妇产科诊疗常规与手术要点

赵卫华　张兰◎主编

吉林科学技术出版社

图书在版编目（C I P）数据

妇产科诊疗常规与手术要点 / 赵卫华，张兰主编. -- 长春 : 吉林科学技术出版社，2019.5

ISBN 978-7-5578-5452-2

Ⅰ. ①妇… Ⅱ. ①赵… ②张… Ⅲ. ①妇产科病一诊疗 Ⅳ. ①R71

中国版本图书馆CIP数据核字(2019)第106102号

妇产科诊疗常规与手术要点

FUCHANKE ZHENLIAO CHANGGUI YU SHOUSHU YAODIAN

主　　编　赵卫华　张　兰
出 版 人　李　梁
责任编辑　郑　旭　解春谊
封面设计　长春市阴阳鱼文化传媒有限责任公司
制　　版　长春市阴阳鱼文化传媒有限责任公司
幅面尺寸　185mm×260mm
字　　数　637 千字
印　　张　33
印　　数　1—300 册
版　　次　2019年5月第1版
印　　次　2020年1月第1版第2次印刷

出　　版　吉林科学技术出版社
发　　行　吉林科学技术出版社
地　　址　长春市净月区福祉大路5788号出版大厦A座
邮　　编　130021
发行部电话/传真　0431-81629530
储运部电话　0431-8605911
编辑部电话　0431-8162951
网　　址　www.jlstp.net
印　　刷　北京虎彩文化传播有限公司

书　　号　ISBN 978-7-5578-5452-2
定　　价　135.00元

如有印装质量问题　可寄出版社调换
因本书作者较多，联系未果。如作者看到此声明，请尽快来电或来函与编辑部联系，以便商洽相应稿酬支付事宜。

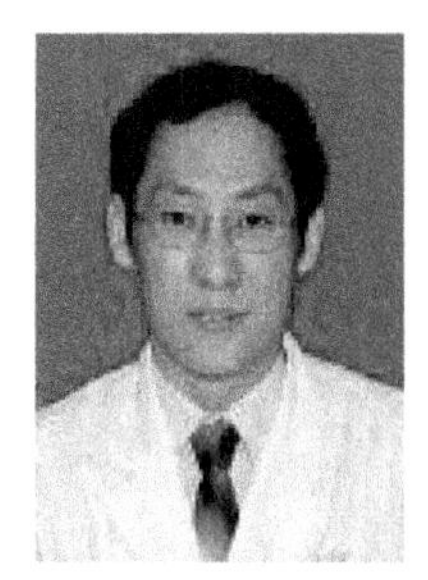

赵卫华，主任医师，教授，医学博士，博士后，硕士研究生导师。现任深圳市第二人民医院产科主任，产前诊断中心，从事妇产科临床、教学、科研等工作二十余年，对各种妇产科疾病诊治有丰富经验，在高危妊娠、难产处理、孕期监护、遗传咨询、产前胎儿疾病筛查与诊断、妊娠合并症并发症处理、危重孕产妇救治、各种困难的手术等方面均有丰富经验。曾参与国家重点攻关项目及国家自然科学基金重点项目的研究与开发，承担多项深圳市科技计划项目，在国内外学术期刊发表论文四十余篇，其中 SCI 收录 6 篇。主编及参编（译）专著 3 部。现任广东省医学教育协会妇产科专业副主任委员、深圳市妇产科学会副主任委员、深圳市围产医学会副主任委员、广东省医师学会围产医师委员会委员、广东省医学会妇产科学分会第十二届委员会成员、广东省地中海贫血防治协会地中海贫血预防专业委员会常委深圳市医师学会理事、广东省妇幼保健学会产科与促进分娩委员会委员、广东省转化医学协会理事、中国超声工程学会永久会员、中国超声工程学会超声治疗专委会常委、世界中医药学会联合会围产医学专业委员会会员、深圳市优生优育协会理事、深圳市预防医学会妇女保健专业委员会常务委员、深圳市仲裁委仲裁员；《国际生殖健康计划生育杂志》、《中华产科急救电子杂志》编委。

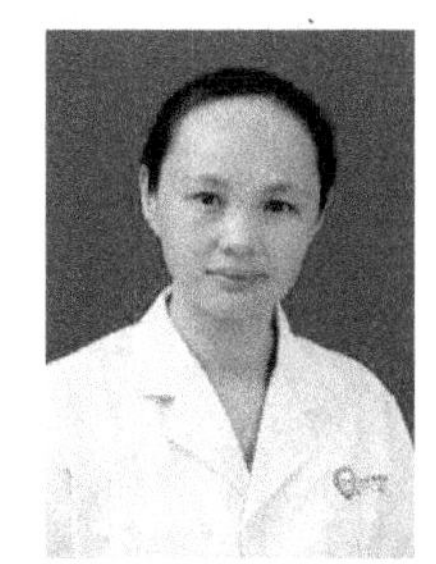

张兰，女，1969 年 3 月出生，医学学士，四川省江油市第二人民医院妇产科主任医师、科主任，中华医学会四川省分会会员，四川省绵阳市医学会妇产科专委会委员、妇产科质控中心专家组委员，江油市妇产科质控中心副主任委员。从事妇产科临床、教学、科研工作多年，熟悉妇科肿瘤的诊治和生殖内分泌疾病如多囊卵巢综合征等的诊治，擅长腹腔镜手术，主要研究方向为宫颈疾病的早期筛查诊断、治疗以及术后长期管理。第一作者发表国家级论文 10 余篇，承担科研 5 项。

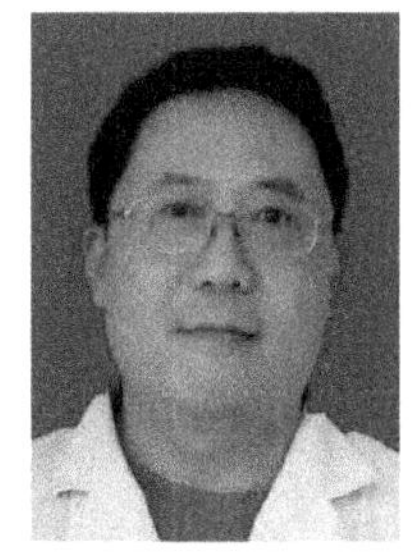

王骧，男，1968 年 5 月生。1992 年 7 月毕业于华西医科大学，2003 年 3 月妇产科临床博士毕业于日本琦玉医科大学，现任职于成都市妇女儿童中心医院。从事妇产科 26 年。熟悉高危妊娠管理，熟悉妊娠合并症及并发症如妊娠期高血压病、妊娠期糖尿病、妊娠期肝内胆汁淤积症、前置胎盘、妊娠合并心脏病的诊治。主要从事瘢痕子宫、产后出血的研究，在预防产时产后出血上经验丰富。发表文章 10 余篇，其中多篇为关于前置胎盘的文章。参与、研究课题 10 余个，主要参与课题《不同剂量低分子肝素对介入治疗凶险性前置胎盘产科血液流变学的影响》、《产程中胎儿宫内血液分析对预测胎儿窘迫的价值研究》、《超声多普勒子宫动脉搏动指数联合血清抗磷脂抗体在胎儿宫内生长受限早期诊断中的应用》。针

对凶险性前置胎盘、瘢痕子宫有丰富的经验和颇多手术技巧，在预防产时产后出血以及产科大出血的抢救上有突出表现。

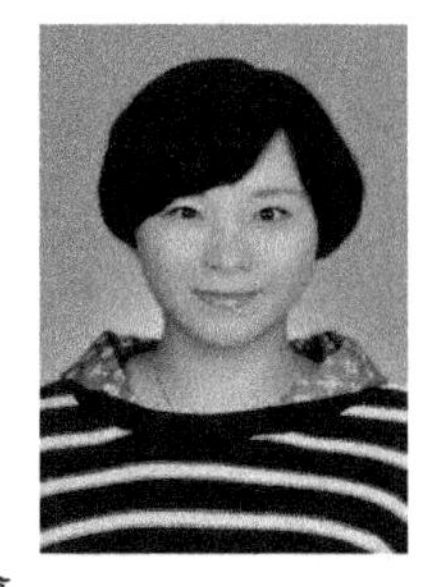

孙冬岩，女，博士研究生，副主任医师，2005年硕士研究生毕业于武汉大学医学院,2008年博士研究生毕业于华中科技大学同济医学院，2015年意大利安科纳联合大学妇儿医院访学3个月，从事妇产科工作20年，擅长微无创手术，擅长腹腔镜、宫腔镜、阴式手术治疗不孕症、输卵管复通术、生殖道畸形、宫腔粘连、各类异常子宫出血、子宫肌瘤、卵巢肿瘤、子宫内膜异位症及腺肌病、宫颈癌前期病变、子宫内膜癌、盆底功能障碍修复等，发表论文15篇。

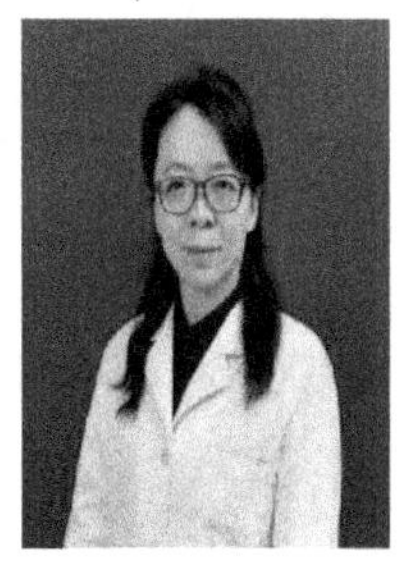

梁雪静，女，1976年11月生，硕士研究生，副主任医师，北京中国医科大学附属航空总医院产科。主要研究方向为妊娠期糖尿病、妊娠期高血压疾病的诊治，擅长妊娠期并发症及各类妊娠期合并症的诊治，对瘢痕子宫的阴道试产及无痛分娩实施有较深的见解。在临床工作中发表数篇论文，多次参与北京市及国家基金科研项目。

编委会

主 编

赵卫华 张 兰

王 骥 孙冬岩 梁雪静

副主编

曾晓玲 张绍敏

汪俊涛 陈 燕 林 莉 成晓燕

编委（按姓氏笔画排序）

赵卫华 深圳市第二人民医院/深圳大学第一附属医院
张 兰 江油市第二人民医院
王 骥 成都市妇女儿童中心医院
孙冬岩 湖北省妇幼保健院
梁雪静 航空总医院
曾晓玲 贵州医科大学附属医院
张绍敏 重庆市巴南区人民医院
汪俊涛 贵阳市妇幼保健院
陈 燕 贵州省思南县人民医院
林 莉 深圳市人民医院/暨南大学第二临床医学
王春燕 云南省保山市第二人民医院
成晓燕 江苏省南通市妇幼保健院
曾玉华 川北医学院附属医院
曾 维 陕西汉中市西乡县人民医院
游 卉 湖南中医药大学第一附属医院

前言

妇产科是临床医学四大主要学科之一，主要研究女性生殖器官疾病的病因、病理、诊断及防治，妊娠、分娩的生理和病理变化及难产的预防和诊治，女性生殖内分泌，计划生育及妇女保健等。现在随着医学的快速发展和医学专业分工的进一步细化，妇产科专业在近年来取得了一系列进步，尤其在妇产科常规治疗与重症的手术诊治方面取得了积极的进展。

本书一共有十六章，第一主编：赵卫华第四章第一节胎盘早剥、第十二节感染性疾病、第十三节妊娠剧吐，第五章第一节难产的定义和病因、第二节难产的临床表现、第三节难产的处理，第六章第一节剖宫产后阴道分娩、第二节再次剖宫产术、第三节胎盘植入，第八章第一节产痛的发生机制、第二节产痛的危害、第三节分娩镇痛的方法、第四节剖宫产后再孕产妇阴道分娩及镇痛、第五节分娩镇痛的技术与管理规范、第六节对分娩镇痛的展望，第十二章第一节剖宫产子宫瘢痕妊娠的发病机制、第四节鉴别诊断，第十三章第三节子宫内膜异位症的腹腔镜手术。

第二主编：张兰第一章第一节闭经、第二节围绝经期综合征、第三节多囊卵巢综合征、第四节高催乳激素血症、第五节痛经、第六节绝经期综合征，第三章第七节卵巢恶性肿瘤、第八节外阴恶性肿瘤、第九节阴道恶性肿瘤，第十三章第四节卵巢良性肿瘤（包块）腹腔镜手术，第十四章不孕症。

第三主编：王骧第四章第三节产后出血、第四节肝脏疾病、第五节妊娠合并心脏病，第七章第一节徒手剥离胎盘术、第二节清宫术、第三节子宫按摩与压迫术、第四节宫腔填塞术、第五节子宫缝合止血，第十一章第一节瘢痕子宫妊娠期管理、第二节瘢痕子宫再次妊娠中晚期引产、第三节瘢痕子宫妊娠阴道分娩，第十二章第五节治疗。

第四主编：孙冬岩第三章第二节子宫内膜癌、第三节子宫肉瘤、第四节原发性输卵管癌、第五节滋养细胞肿瘤、第六节宫颈上皮样瘤变，第十二章第二节临床表现及诊断，第十三章第一节宫腔镜手术、第二节腹腔镜盆腹腔粘连松解术。

第五主编：梁雪静第四章第六节妊娠合并糖尿病、第七节妊娠期高血压疾病，第十一章第四节瘢痕子宫妊娠再次剖宫产、第五节瘢痕子宫再次妊娠子宫破裂、第六节瘢痕子宫妊娠合并早产、第七节瘢痕子宫妊娠合并胎膜早破、第八节瘢痕子宫妊娠内外科主要合并症的处理。

第一副主编：曾晓玲第四章第十四节妊娠合并甲状腺功能亢进、第十五节妊娠合并甲状腺功能减退，第七章第六节动脉内暂时性球囊阻断术、第七节产科血肿清除术，第十五章第一节避孕、第二节输卵管绝育术、第三节避孕失败的补救措施、第四节计划生育措施的选择，第十六章第一节婚前保健、第二节孕期保健、第三节分娩期保健、第四节产褥期保健、第五节哺乳期保健。

第二副主编：张绍敏第九章第四节施行剖宫产术的条件、第五节剖宫产术的术式分类、第六节剖宫产术的手术特点与感染性子宫的剖宫产术、第七节剖宫产术的术前准备、第八节剖宫产术手术人员的位置及患者体位，第十章第一节剖宫产孕妇的病理生理、第二节剖宫产的指征、时机与麻醉的关系、第三节剖宫产的优缺点及分娩镇痛和分娩方式的关系、第四节剖宫产围手术期的生理调控、第五节剖宫产麻醉方式和药物选择、第六节特殊情况下剖宫产麻醉的围手术期管理，第十二章第三节辅助检查。

第三副主编：汪俊涛第二章第一节女性盆底功能障碍性疾病概述、第二节女性盆腔器官脱垂、第三节压力性尿失禁、第四节慢性盆腔痛、第五节女性性功能障碍、第三章第一节宫颈癌。

第四副主编：陈燕第四章第八节妊娠合并心血管疾病、第九节妊娠合并内分泌疾病、第十节妊娠合并血液系统疾病、第十一节妊娠合并肾脏疾病，第九章第一节剖宫产术禁忌证、第二节腹膜外剖宫产术禁忌证、第三节剖宫产术手术时机的选择。

第五副主编：林莉第四章第二节前置胎盘。

写《妇产科诊疗常规与手术要点》时，作者为了进一步促进广大女性对“妇产科学”及相关专业医师对妇产科诊疗常规与手术的正确认识，提高其临床技能，从而满足广大妇产科及相关专业医务工作者的临床需要，在参阅国内外相关研究进展的基础上，结合我们的临床经验编写此书。

《妇产科诊疗常规与手术要点》编委会

目 录

第一章　妇科内分泌疾病

第一节　闭经

一、概述

闭经分为原发性和继发性。原发性闭经系指年龄超过 15 岁（有地域性差异），第二性征已发育，或年龄超过 13 岁，第二性征尚未发育无月经来潮者；继发性闭经则指以往曾建立正常月经，但此后因某种病理性原因月经停止 6 个月，或按自身原来月经周期计算停经 3 个周期以上者。

二、病因及病情分析

（一）原发性闭经

较为少见，往往由于遗传学原因或先天发育缺陷引起。

1.米勒管发育不全综合征

青春期原发性闭经伴有子宫-阴道发育不全，包括先天性无阴道，双角子宫、单角子宫、始基子宫、残角子宫、双子宫等，罕见为先天性无子宫。而外生殖器、输卵管、卵巢发育正常，女性第二性征正常，可伴泌尿道畸形及骨骼畸形。由副中肾管发育障碍引起的先天性畸形，可能系基因突变所致。染色体核型为 46，XX。

2.性腺发育不全，分为染色体正常或异常两类。

（1）特纳综合征：因性染色体异常引起，缺少一个 X 染色体或其分化不完全，表现为卵巢不发育、原发性闭经及第二性征发育不良。染色体核型为 45，XO。Turner 综合征患者，面容呆板，身材矮小，颈粗而短，蹼颈，后发际低，可伴有心血管系统异常，肾脏畸形等。

（2）单纯性腺发育不全：①46，XX 条索状性腺：体格发育无异常，卵巢呈条索状无功能实体，内无生殖细胞和卵泡，子宫发育不良，外生殖器女型，第二性征发育差，人工周期治疗可有撤药性出血；②46，XY 条索状性腺，又称 Swyer 综合征。体格发育无异常，主要表现为条索状性腺及原发性闭经。由于 Y 染色体存在，患者在 10~20 岁时发生性腺母细胞瘤或无性细胞瘤的危险增高，诊断确定后应切除条索状性腺。

（3）对抗性卵巢综合征：由于卵巢的胞膜受体缺陷，不能对促性腺激素产生反应，于是不能分泌激素，不能负反馈抑制垂体。临床特征是卵巢形态饱满，内有多数始基卵泡及少数初级卵泡，第二性征不发育，出现闭经及促性腺激素升高。

（4）雄激素不敏感综合征：又称睾丸女性化完全型。为男性假两性畸形，染色体核型为 46，XY，性腺为睾丸，但未下降而位于腹腔内或腹股沟。睾酮水平虽在男性范围，但不发挥生物学效应，通过芳香化酶转化为雌激素，故表型为女型，至青春期虽乳房隆起丰满，但乳头发育不良，乳晕苍白，阴毛、腋毛稀少。睾丸分泌米勒管抑制因子，阴道呈凹陷状，子宫及输卵管缺如。

（5）低促性腺激素性腺功能减退：其中最常见者是 kollmann,s syndrome（嗅觉缺失综合征）。由于下丘脑 GnRH 分泌缺乏或不足引起。临床以低促性腺激素、低性激素为特征，主要表现为青春期延迟，无月经来潮，无性征发育，而女性内生殖器分化正常。常伴有嗅觉障碍及先天性耳聋。

（二）继发性闭经

较多见，以下丘脑性闭经最常见，依次为垂体、卵巢及子宫性闭经。

1.下丘脑性闭经

最常见，以功能性原因为主。下丘脑脉冲式分泌模式异常导致卵泡发育障碍而闭经。

（1）紧张应激：精神创伤、环境变化等因素造成，多见于年轻未婚妇女，从事紧张脑力劳动者或盼子心切、畏惧妊娠等。闭经多为一时性。

（2）体重下降和营养缺乏。

（3）过剧运动。

（4）药物：长期应用某些药物如吩噻嗪衍生物（奋乃静、氯丙嗪）、利舍平以及留体类避孕药，偶尔也可出现闭经和异常乳汁分泌。一般在停药后 3~6 个月月经自然恢复。

（5）颅咽管瘤：瘤体增大压迫下丘脑和垂体柄时，可引起闭经、生殖器官萎缩、肥胖、颅压增高、视力障碍等症状，称肥胖生殖无能营养不良症。

2.垂体性闭经

主要病变在垂体。腺垂体器质性病变或功能失调可影响促性腺激素的分泌，继而影响卵巢功能而引起闭经。

（1）垂体梗死：常见的为 Sheehan 综合征。由于产后出血、休克，使垂体缺血坏死，尤以腺垂体为敏感，促性腺激素分泌细胞发生坏死，也可累及促甲状腺激素、促肾上腺皮质激素分泌细胞。出现闭经、无乳、性欲减退、毛发脱落等症状，第二性征衰退，生殖器官萎缩，还可出现畏寒、嗜睡、低血压及基础代谢率降低。

（2）垂体肿瘤：催乳素瘤是常见的垂体肿瘤，其次是颅咽管瘤、生长激素分泌细胞瘤、促肾上腺皮质激素细胞肿瘤，促甲状腺激素分泌细胞肿瘤。常见的催乳素细胞肿瘤可引起闭经-溢乳综合征。引起无排卵性不孕，生殖器萎缩等低雌激素症状。压迫脑组织可出现头痛、恶心、呕吐，压迫视交叉可出现视力、视野障碍、失明，压迫垂体后叶出现尿崩症等。

（3）空蝶鞍综合征：因鞍隔不全或某种病变，蝶鞍内出现空隙，脑脊液流向蝶鞍的垂体窝，垂体受压缩小，而蝶鞍扩大；因压迫垂体发生高催乳激素血症，常见症状为闭经，有时泌乳。X 线检查仅见蝶鞍稍增大；CT 检查则显示在扩大的垂体窝中，可见萎缩的垂体和低密度的脑脊液。

3.卵巢性闭经

闭经的原因在卵巢，卵巢分泌的性激素水平低下，子宫内膜不发生周期性变化而导致闭经。

（1）卵巢早衰：指 40 岁前绝经者。表现为继发闭经，常伴更年期症状，具低雌激素及高促性腺激素特征。

（2）卵巢切除或组织破坏。

（3）卵巢功能性肿瘤：睾丸母细胞瘤、卵巢门细胞瘤等产生过量的雄激素抑制下丘脑-垂体-卵巢轴功能而闭经。颗粒-卵泡膜细胞瘤持续分泌雌激素抑制排卵，使子宫内膜增生过长而短暂闭经。

（4）多囊卵巢综合征：由于LH/FSH比值高于正常；雄激素产生过多，雌激素主要是雌酮增加所致，表现为闭经、不孕、多毛和肥胖，且双侧卵巢增大，持续无排卵。

4.子宫性闭经

闭经的原因在子宫。此时月经调节功能正常，第二性征发育也往往正常，但子宫内膜受到破坏或对卵巢激素不能产生正常的反应，从而引起闭经。

（1）Asherman综合征：是子宫性闭经中最常见原因。因人工流产刮宫过度或产后、流产后出血刮宫损伤引起，尤其当伴有子宫内膜炎时，更易导致宫腔粘连或闭锁而闭经。颈管粘连者有月经产生，但不能流出；宫腔完全粘连者则无月经。

（2）子宫内膜炎：子宫内膜遭受破坏易致闭经。

（3）子宫切除后或宫腔放射治疗后。

（4）其他内分泌功能异常：甲状腺、肾上腺、胰腺等功能紊乱也可引起闭经。

三、诊断

（一）病史及体格检查

如前所述。

（二）辅助诊断方法

1.药物撤退试验

（1）孕激素试验：用黄体酮注射液，每日肌肉注射20mg，连用5天；或口服甲羟黄体酮，每日10~20mg，连用5天，停药后3~7天出现撤药出血（阳性反应），提示子宫内膜已受一定水平的雌激素影响但无排卵；若无撤药出血（阴性反应），说明体内雌激素水平低下，应进一步作雌、孕激素序贯试验。

（2）雌、孕激素序贯试验：每晚睡前服补佳乐1mg或妊马雌酮1.25mg连续21天，最后10~12天加用甲羟黄体酮，每日口服8~10mg，停药后3~7天发生撤药出血为阳性，提示子宫内膜功能正常，闭经是由于患者体内雌激素水平低落所致；无撤药出血为阴性，则应重复一次试验，若仍无出血，提示子宫内膜有缺陷或被破坏，可诊断为子宫性闭经。

2.子宫功能检查：主要了解子宫、子宫内膜状态及功能

（1）诊断性刮宫：适用于已婚妇女，了解宫腔情况及内膜病理、内膜对卵巢激素的反应，还可确定子宫内膜结核的诊断。

（2）子宫、输卵管碘油造影：了解宫腔形态、大小及输卵管情况，用以诊断生殖系统发育不良、畸形、结核及宫腔粘连等病变。

3.卵巢功能检查

（1）基础体温测定：显示为双相型提示卵巢有排卵或黄体形成。

（2）B型超声监测：从周期第10天开始用B型超声动态监测卵泡发育及排卵情况。

（3）宫颈黏液结晶检查：羊齿植物叶状结晶越明显、越粗，提示雌激素作用越显著；若见成排的椭圆体，提示在雌激素作用的基础上已受孕激素影响。

（4）阴道脱落细胞检查：表层细胞的百分率越高反映雌激素水平也越高。

（5）血甾体激素测定：做雌孕激素及睾酮的放射免疫测定，血黄体酮≥15.9mmol/L

为排卵标志。若雌、孕激素浓度低，提示卵巢功能不正常或衰竭；若睾酮值高，提示有多囊卵巢综合征、卵巢男性化肿瘤或睾丸女性化等疾病可能。

（6）卵巢兴奋试验：又称尿促性素（HMG）刺激试验。用 HMG 75U/d 肌内注射，连用 4 天。自开始注射第 6 天起，用上述方法了解卵巢能否产生雌激素。若卵巢无反应，提示病变在卵巢；若有反应，则病变在垂体或垂体以上。

4.垂体功能检查

雌、孕激素序贯试验阳性提示患者体内雌激素水平低落，为确定原发病因在卵巢、垂体或下丘脑，需做以下检查：

（1）血 PRL、FSH、LH 放射免疫测定：PRL 升高时应进一步做头颅 X 线摄片或 CT 检查，排除垂体肿瘤。月经周期中 FSH>40U/L，提示卵巢功能衰竭；若 LH>25U/L 高度怀疑为多囊卵巢；若 FSH、LH 均<5U/L，提示垂体功能减退，病变可能在垂体或下丘脑。必要时测定促甲状腺激素、促肾上腺皮质激素水平。

（2）垂体兴奋试验：即 GnRH 刺激试验，用以了解垂体功能减退起因于垂体或下丘脑。

（3）影像学检查：疑有垂体肿瘤时应作蝶鞍 X 线摄片、CT 或 MRI 检查，疑有子宫畸形、多囊卵巢、肾上腺皮质增生或肿瘤时可作 B 超检查。

四、治疗

1.全身治疗

积极治疗全身性疾病，提高机体体质，供给足够的营养，保持标准体重。

2.病因治疗

治疗器质性病变。

3.激素治疗

通过对闭经患者的检查诊断步骤，即可确定为正常、高或低促性腺激素性闭经，据此给予不同的治疗方案。

（1）正常促性腺激素性闭经：ashennan 综合征的治疗：①子宫镜下分离粘连后插入小儿 Foley 导尿管持续 7 天，保持通畅；②大剂量雌激素和孕激素序贯治疗 6 个月，以重建子宫内膜。

（2）高促性腺激素性闭经：①雌激素替代治疗：适用于无子宫者，妊马雌酮 0.625mg，连服 21 天，停药 1 周后重复；②雌、孕激素序贯治疗。

（3）低促性腺激素性闭经：①无生育要求病例：采用周期性孕激素疗法，即甲羟黄体酮 10mg，连续口服 5 天，每 8 周 1 次；②要求生育病例：促排卵治疗；③溴隐亭：适用于高催乳激素血症伴正常垂体或垂体微腺瘤者；④甲状腺片（粉）：适用于甲状腺功能低下引起的闭经；⑤肾上腺皮质激素：适用于先天性肾上腺皮质功能亢进症所致闭经；⑥手术治疗：用于中枢神经系统肿瘤患者。

（张兰）

第二节　围绝经期综合征

一、概述

围绝经期指从接近绝经，出现与绝经有关的内分泌、生物学和临床特征起至绝经 1 年内的期间，即绝经过渡期至绝经后 1 年。在此期间出现一系列性激素减少所致的症状，称为围绝经期综合征。

二、病因与发病机制

围绝经期的最早变化是卵巢功能衰退，然后才表现为下丘脑和垂体功能退化。此时期卵巢渐趋停止排卵，雌激素分泌减少，而促性腺激素分泌增多，FSH/LH 仍小于 1。绝经后，卵巢几乎已不能分泌雌激素，但仍分泌雄激素；促性腺激素水平逐渐升高，由于 FSH 升高较 LH 显著，故 FSH/LH>1。至老年期，雌激素稳定于低水平，促性腺激素也略下降。

围绝经期激素水平的变化引起一系列的相关症状，包括月经紊乱、血管舒缩症状、精神-神经症状等。

三、临床表现

1.月经紊乱

多为月经周期不规则，持续时间长及月经量增加。

2.全身症状

（1）潮热：为围绝经期最常见症状。面部和颈部皮肤阵阵发红，伴有烘热，继之出汗。持续时间不等，每日发作数次至十余次或更多，夜间或应激状态易促发。

（2）精神-神经症状：激动易怒、焦虑或情绪低落、抑郁寡欢、不能自我控制。影响睡眠、记忆力及认知功能，使生活质量及工作效率降低。

3.泌尿、生殖道症状

易反复发作膀胱炎。

4.心血管疾病

发病率上升。

5.骨质疏松

约 25%妇女患有骨质疏松症，其发生与雌激素下降有关。

6.其他

包括皮肤和毛发的变化等。

四、诊断

1.病史及临床表现。

2.FSH 测定

绝经过渡期 FSH>10U/L，提示卵巢储备功能下降；FSH>40U/L，提示卵巢功能衰竭。

3.氯米芬兴奋试验

月经第 5 天起服用氯米芬，每日 50mg，连用 5 天，停药第 1 天测定 FSH，若 FSH>12U/L 提示卵巢储备功能下降。

五、治疗

1.一般治疗

进行心理治疗，必要时可选用适量的镇静药以助睡眠。

2.激素替代治疗（HRT）

（1）适应证：主要包括因雌激素缺乏所致的老年性阴道炎、泌尿道感染、潮热及精神症状，预防存在高危因素的心血管疾病、骨质疏松等。

（2）禁忌证：妊娠、严重肝病、胆汁淤积性疾病、血栓栓塞性疾病、原因不明的子宫出血及雌激素依赖性肿瘤患者等。

（3）制剂及剂量的选择：原则上尽量选用天然雌激素，以雌三醇和雌二醇间日给药最为安全有效。剂量应个体化，以取最小有效量为佳。孕激素制剂中最常用的是甲羟黄体酮，根据各种方案选用不同剂量。现主张雌、孕激素联合治疗以预防诱发子宫内膜增生过长和子宫内膜癌。

（4）用药时间：①短期用药：用药目的主要是为了解除围绝经期症状，待症状消失后即可停药。②长期用药：用于防治骨质疏松，有人主张 HRT 至少持续 5~10 年以上。

（5）不良反应及危险性：①子宫出血：HRT 时的异常出血，多为突破性出血所致，但必须高度重视，查明原因，必要时作诊断性刮宫以排除子宫内膜病变；②雌激素：剂量过大时可引起乳房胀、白带多、头痛、水肿、色素沉着等，应酌情减量（或改用雌三醇）；③孕激素：不良反应包括抑郁、易怒、乳房痛和水肿，患者常不易耐受；④雄激素：有发生高血脂、动脉粥样硬化、血栓栓塞性疾病危险，大量应用出现体重增加、多毛及痤疮，口服时影响肝功能；⑤子宫内膜癌：单一雌激素的长期应用，可使子宫内膜异常增生和子宫内膜癌危险性增加，此种危险性依赖于用药持续时间长短及用药剂量的大小。目前对有子宫者强调雌孕激素联合使用，可降低风险；⑥乳癌：据流行病学研究，雌激素替代治疗短于 5 年者，并不增加乳癌危险性；长期用药 10~15 年，是否增加乳癌的危险性尚无定论。

3.非激素类药物

（1）钙剂：可减缓骨质丢失，如氨基酸螯合钙胶囊，每日口服 1 粒（含 1g）。

（2）维生素 D：适用于围绝经期妇女缺少户外活动者，每日口服 400~500U，与钙剂合用有利于钙的吸收完全。

（3）降钙素：是作用很强的骨吸收抑制剂，用于骨质疏松症。有效制剂为鲑降钙素，用法：100U 肌内或皮下注射，每日或隔日 1 次，2 周后改为 50U，皮下注射，每月 2~3 次。

（4）双磷酸盐类：可抑制破骨细胞，有较强的抗骨吸收作用，用于骨质疏松症。常用氯甲双磷酸盐，每日口服 400~800mg，间断或连续服用。

（张兰）

第三节　多囊卵巢综合征

一、概述

多囊卵巢综合征（PCOS）是一种发病多因性、临床表现呈多态性的内分泌综合征，以雄激素过多和持续无排卵为临床主要特征，是导致生育期妇女月经紊乱最常见的原因之一，其发病原因至今尚未阐明。

二、病因与发病机制

PCOS 的主要内分泌特征包括：①雄激素过多；②雌酮过多；③促性腺激素比率失常；④胰岛素过多。产生以上变化的可能机制涉及以下几方面：

（一）下丘脑-垂体-卵巢轴调节功能异常

由于垂体对 GnRH 敏感性增加，分泌过量 LH 及卵巢中作为雄激素形成酶的细胞色素的功能失调，导致卵巢间质、卵泡膜细胞产生过量雄激素。卵巢内高雄激素抑制卵泡成熟，引起发育中的卵泡闭锁，不能形成优势卵泡，以致雌激素的正常分泌模式中断，但很多小卵泡仍然分泌雌激素，因而 PCOS 患者兼有高雄激素和高雌激素，但以雄激素过多占优势。PCOS 时过多的雄激素主要是雄烯二酮和睾酮，尤其是游离睾酮增加；过多的雌激素主要是雌酮（E_1）增高，是雄烯二酮在周围组织中芳香化酶作用下转化的结果，而雌二醇（E_2）处于早卵泡期水平。持续分泌的雌酮和卵巢小卵泡分泌的一定水平的雌二醇作用于下丘脑及垂体，对 LH 的分泌呈正反馈，对 FSH 的分泌呈负反馈，使 LH 分泌幅度及频率增加，LH 呈持续高水平，而 FSH 水平相对降低。LH 水平上升又促进卵巢分泌雄激素，进一步形成雄激素过多、持续无排卵的恶性循环。

（二）高胰岛素血症和胰岛素抵抗

研究证明，肥胖的 PCOS 患者中有 30%~45%存在胰岛素抵抗和高胰岛素血症。过量的胰岛素作用于卵巢内相应受体，加之局部雄激素的过量分泌，导致卵泡发育，但有成熟障碍，无优势卵泡形成。高胰岛素血症可抑制肝脏性激素结合球蛋白（SHBG）的合成，使体内游离雄激素增加，雄激素尚可通过垂体的胰岛素受体使 LH 分泌增加。严重的胰岛素抵抗患者可发生雄激素过多、胰岛素抵抗和黑棘皮症综合征，表现为高睾酮和高胰岛素状态，黑棘皮症是胰岛素抵抗的标志。

（三）肾上腺内分泌功能异常

50%PCOS 患者中存在脱氢表雄酮（DHEA）及脱氢表雄酮硫酸盐（DHEAS）升高，可能与 PCOS 患者肾上腺中合成甾体激素的关键酶活性增加，以及肾上腺细胞对促肾上腺皮质激素（ACTH）敏感性增加及功能亢进有关。

三、临床表现

PCOS 好发于青春期及生育期妇女，常见的临床表现有：

1.月经失调

为 PCOS 患者主要症状，常表现为闭经或月经稀发，闭经多为继发性，闭经前常有月经稀发或过少，也有少数患者表现为月经过多或不规则出血。

2.不孕

生育期妇女因排卵障碍及月经失调而导致不孕。

3.多毛、痤疮

由高雄激素引起，可出现不同程度的多毛，表现为体毛丰盛，尤其是阴毛，分布常呈男性型。油脂性皮肤及痤疮也常见，与体内雄激素积聚刺激皮脂腺分泌有关。

4.肥胖

50%以上 PCOS 患者肥胖（体重指数>25），其脂肪分布及体态无特异性。肥胖的产生与雄激素过多、未结合睾酮比例增加及雌激素长期刺激有关。

5.黑棘皮症

由雄激素过多引起，常在阴唇、颈背部、腋下、乳房下和腹股沟等处皮肤出现灰褐色色素沉着，呈对称性，皮肤增厚，质地柔软。

四、辅助检查

1.基础体温测定

多表现为单相。

2.B 型超声检查

子宫小于正常；双侧卵巢增大，包膜回声增强，轮廓较光滑，间质增生回声增强，可见多个 2~8mm 直径的无回声区围绕卵巢边缘，称为项链征。成熟卵泡数>10 个（卵泡直径 12~14mm 的中等大小卵泡）。

3.诊断性刮宫

应选择月经前数日或月经来潮 6h 内进行，表现为子宫内膜呈增生期或不同程度增生，无分泌期变化。年龄>35 岁的患者应常规行诊断性刮宫，以早期发现子宫内膜不典型增生或子宫内膜癌。

4.腹腔镜检查

直接窥视，可见卵巢增大，包膜增厚，表面光滑，呈灰白色，有新生血管；包膜下显露多个卵泡，但无排卵征象（排卵孔、白体或黄体）。腹腔镜下取卵巢组织送病理检查，可明确诊断。

5.激素测定

（1）血清 FSH、LH 测定：血清 FSH 值偏低，LH 值升高，LH/FSH≥2~3。LH 无周期性排卵前峰值出现。

（2）血清睾酮、双氢睾酮、雄烯二酮浓度测定：睾酮水平通常不超过正常范围上限 2 倍，DHEA、DHEA-S 浓度正常或轻度升高。

（3）尿 17-酮类固醇：正常或轻度升高，正常时提示雄激素来源于卵巢，升高时提示肾上腺功能亢进。

（4）血清雌激素测定：雌二醇为正常值或稍增高，其水平恒定，缺乏周期性变化，E_1/E_2 高于正常周期。

（5）血清催乳激素（PRL）测定：部分患者血清 PRL 轻度增高。

（6）其他：PCOS 尤其肥胖患者，应测定空腹血糖及口服葡萄糖耐量试验（OGTT），有条件时测定空腹胰岛素水平（正常<20mU/L）及葡萄糖负荷后血清胰岛素最高浓度（正常 150mU/L）。

6.盆腔充气造影或盆腔双重造影

见双侧卵巢增大，大于 1/4 的子宫阴影，约有 1/3 病例卵巢大小在正常范围内。目前此项检查已被腹腔镜取代。

五、诊断与鉴别诊断

1.根据临床表现和辅助检查不难诊断

目前认为诊断 PCOS 的主要标准为：

（1）持续无排卵。

（2）高雄激素。

（3）高雄激素的临床特征。

（4）排除其他病因，次要诊断标准为：①胰岛素抵抗；②LH/FSH 比率多 2~3；③与高雄激素相关的间歇性无排卵；④多毛症。

2.鉴别诊断

（1）卵泡膜细胞增殖症：临床和内分泌征象与 PCOS 相仿但更严重，肥胖和男性化更明显，睾酮水平高达 5.2~6.9nmol/L，而 DHEA-S 正常。镜下表现为卵巢皮质有一群卵泡膜细胞增生。

（2）卵巢男性化肿瘤：如睾丸母细胞瘤、门细胞瘤、肾上腺残迹肿瘤等均可产生过量雄激素，但当血清睾酮值>6.9nmol/L 时，可排除此种类型肿瘤。男性化肿瘤多为单侧性实性肿瘤，进行性增大明显，B 型超声、CT 或 MRI 可行定位。

（3）肾上腺皮质增生或肿瘤：血清 DHEA-S>18.2gmol/L 时，应与肾上腺皮质增生或肿瘤相鉴别。肾上腺皮质增生患者 ACTH 兴奋试验反应亢进，过夜地塞米松抑制试验时抑制率≤0.70；肾上腺皮质肿瘤患者则对这两项试验均无明显反应。

六、治疗

（一）一般治疗

对肥胖的 PCOS 患者，应通过加强锻炼、饮食控制、服用降代谢的减肥药等以减轻体重，有利于降低胰岛素、睾酮及 SHBG 水平，并有可能恢复排卵及生育功能。

（二）药物治疗

1.降低 LH 水平

（1）口服避孕药（OCs）：使卵巢和肾上腺产生的雄激素降低。避孕药中孕激素成分通过反馈作用抑制 LH 的异常高分泌，减少卵巢产生雄激素，而雌激素成分使性激素结合球蛋白浓度增加，导致游离睾酮减少。常用口服短效避孕药，周期性服用。用药 6~12 个周期可抑制毛发生长和治疗痤疮。

（2）醋酸甲羟黄体酮：用于治疗多毛症。醋酸甲羟黄体酮可直接影响下丘脑-垂体轴，减少 GnRH 产生及促性腺激素的释放，导致雄激素及雌激素降低。使用方法为每日 20~40mg 口服，或长效制剂 150mg 肌注，每 6 周至 3 个月 1 次。

（3）促性腺激素释放激素激动剂（GnRH-a）：常用于有生育要求而难于控制的高 LH 水平患者。GnRH-a 可降调节垂体 Gn 分泌，从而减少卵巢合成雄激素。主要药物如戈舍瑞林 3.6mg，曲普瑞林 3.75mg，醋酸曲普瑞林 3.75mg，月经周期第 2 天皮下注射，每 28 天 1 次。使用时为防止骨质丢失及其他激素降低引起的不良反应，可同时使用口服避孕药或雌激素，即反加疗法。

2.降低血雄激素水平

（1）糖皮质激素：适用于 PCOS 雄激素过多为肾上腺来源或混合性来源者。常用药物为地塞米松，每晚 0.25mg 口服，可有效抑制脱氢表雄酮硫酸盐浓度。剂量不宜超过 0.5mg/d，以免过度抑制垂体-肾上腺轴功能。

（2）酮康唑：可抑制类固醇形成酶的细胞色素，降低睾酮、游离睾酮及雄烯二酮水平。使用方法为 20mg，每日 1 次。

（3）螺内酯：是人工合成的 17-螺内酯甾体类化合物，具有抑制卵巢和肾上腺合成雄激素，并在毛囊竞争雄激素受体的作用。抗雄激素时剂量为每日 50~200mg，治疗多毛时需用药 6~9 个月；出现月经不规则者可与口服避孕药联合应用。

（4）醋酸环丙黄体酮（CPA）：可合成 17-羟黄体酮衍生物，与睾酮和双氢睾酮竞争受体，并诱导肝酶加速血浆雄激素的代谢廓清，从而降低雄激素的生物效应。目前常用达英-35，每片含 CPA2mg、炔雌醇（EE）35μg，作周期疗法，即于出血第 1 天起，每日口服 1 片，连续 21 天，停药 7 天后重复，共 3~6 个月。

3.改善 PCOS 的胰岛素抵抗

二甲双胍为双胍类治疗非胰岛素依赖型糖尿病药，通过降低血胰岛素，可纠正 PCOS 患者的高雄激素状态，改善卵巢排卵功能，提高促排卵治疗的效果。

4.诱发排卵：促排卵适用于有生育要求者

（1）氯米芬：是最常用的促排卵药物，适用于有一定内源性雌激素水平的无排卵者。作用机制可能是通过竞争性结合下丘脑细胞内的雌激素受体，以阻断内源性雌激素对下丘脑的负反馈作用，促使下丘脑分泌更多的 GnRH 及垂体促性腺激素。给药方法为月经第 5 天开始，每日 50~100mg，连用 5 天。

（2）促性腺激素：适用于低促性腺激素闭经及氯米芬排卵失败者，促卵泡发育的制剂有尿促性素（HMG）和尿促卵泡激素，包括尿提取 FSH、纯化 FSH、基因重组 FSH。促成熟卵泡排卵的制剂为绒促性素（HCG）。常用 HMG/HCG 联合用药促排卵。HMG 或 FSH 一般每日剂量 75~150U，于撤药性出血第 3~5 天开始，连续 7~12 天，待优势卵泡达成熟标准时，再使用 HCG5000~10000U 促排卵。并发症为多胎和卵巢过度刺激综合征（OHSS）。

（3）促性腺激素释放激素（GnRH）：GnRH 是天然十肽，利用其天然制品促排卵是用脉冲皮下注射或静脉给药，适用于下丘脑性闭经。

由于 PCOS 患者诱发排卵时易发生卵巢过度刺激综合征，必须加强预防措施，主要包括：①HMG-HCG 不作为 PCOS 患者促排卵的首选方案；②多个卵泡达到成熟期或卵巢直径>6cm 时，不加用 HCG。

（三）手术治疗

1.腹腔镜手术

适用于严重 PCOS 对促排卵药物治疗无效者。在腹腔镜下对多囊卵巢应用电凝或激光技术穿刺打孔，每侧卵巢打孔 4 个为宜，可获得 90%的排卵率和 70%的妊娠率，同时又能减少粘连形成。

2.卵巢楔形切除术

剖腹探查后应先确定诊断，然后将双侧卵巢楔形切除 1/3，以降低雄激素水平，减轻多毛症状，提高妊娠率。

（张兰）

第四节　高催乳激素血症

一、概述

高催乳激素血症是指各种原因导致外周血催乳激素异常升高者。

二、病因与发病机制

（一）下丘脑疾患

颅咽管瘤、神经胶质瘤、炎症等病变可影响催乳激素抑制因子（PIF）的分泌，导致血催乳激素升高。

（二）垂体疾患

垂体疾患是引起高催乳激素血症最常见的原因，1/3 以上患者存在垂体微腺瘤。空蝶鞍综合征也可使血催乳激素增高。

（三）特发性高催乳激素血症

诊断前应排除器质性疾患，该类患者血催乳激素多为 2.73~4.55nmol/L（60~100μg/L），部分患者数年后发现存在垂体微腺瘤。

三、临床表现

（一）月经紊乱及不孕

生育年龄患者可不排卵或黄体期缩短，表现为月经少、稀发甚至闭经。无排卵性月经可导致不孕。

（二）溢乳

溢乳是本病的特征之一。闭经，溢乳患者中约 2/3 存在高催乳激素血症，溢乳通常表现为双乳流出或可挤出非血性乳白色或透明液体。

（三）头痛、眼花及视觉障碍

垂体腺瘤增大明显时，由于脑脊液回流障碍及视神经受压，可出现头痛、眼花、呕吐、视野缺损及动眼神经麻痹等症状。

（四）性功能改变

由于垂体 LH 与 FSH 分泌受抑制，出现低雌激素状态，表现为阴道壁变薄或萎缩，分泌物减少，性欲减退。

四、诊断

（一）临床症状

对临床表现为月经紊乱及不孕、溢乳、头痛、眼花及视觉障碍、性功能改变者，应考虑是否存在高催乳激素血症。

（二）血液学检查

血 LH、FSH 水平持续增高、血 PRL>1.14nmol/L（25μg/L）可确诊为高催乳激素血症。

（三）影像学检查

当外周血 PRL>4.55nmol/L（100μg/L）时，应行蝶鞍 CT 或 MRI 检查，明确是否存在微腺瘤或腺瘤。

（四）眼底检查

由于蝶鞍腺瘤可侵犯或/和压迫视交叉，因而眼底视野检查可了解垂体腺瘤的大小、部位，是一种简单、低廉、有价值的检查方法。

五、治疗

确诊后应及时治疗，治疗手段有药物治疗、手术治疗及放射治疗。

（一）药物治疗

1.降催乳激素治疗

目前最常用的药物为溴隐亭

（1）作用机制：溴隐亭是多巴胺受体激动剂，能有效降低催乳激素。溴隐亭对功能性或肿瘤引起的 PRL 水平升高均能产生抑制作用。另外溴隐亭治疗后能缩小肿瘤体积，使闭经-溢乳妇女月经和生育能力得以恢复。

（2）用法：在治疗垂体微腺瘤时，常用的使用方法为：第 1 周 1.25mg，每晚 1 次；第 2 周 1.25mg，每日 2 次；第 3 周 1.25mg，每日晨服，2.5mg，每晚服；第 4 周及以后，2.5mg，每日 2 次，3 个月为 1 个疗程。

（3）主要不良反应有：恶心、头痛、眩晕、疲劳、嗜睡、便秘、直立性低血压等，用药数日后可自行消失。

新型溴隐亭长效注射剂可克服口服造成的胃肠功能紊乱。用法为 50~100mg，每 28 天注射 1 次，起始剂量为 50mg。

2.维生素 B_6 和多巴胺受体激动剂

同时使用时可产生协同作用。

（二）手术治疗

当垂体肿瘤产生明显压迫及神经系统症状或药物治疗无效时，应考虑手术切除肿瘤。术前先短期服用溴隐亭能使垂体肿瘤缩小、术中出血减少，也有利于手术，可能提高治疗效果。

（三）放射治疗

放疗用于不能坚持或耐受药物治疗，不愿手术或不能耐受手术者。放射治疗显效慢，可能引起垂体功能低下、视神经损伤、诱发肿瘤等并发症，不主张单纯放疗。

（张兰）

第五节　痛经

痛经是指行经前后或月经期下腹部疼痛，其他症状包括头痛、乏力、头昏、恶心、呕吐、腹泻、腹胀、腰部胀痛等不适，影响正常工作及生活。它并不是一种疾病，而是一种症状。痛经分为原发性、继发性两种，原发性痛经（PD）又称功能性痛经，是指痛经不伴明显的生殖器官器质性病变，占痛经 90%以上。继发性痛经（SD），又称器质性痛经，则是由盆腔器质性病变所致的，如子宫内膜异位症、子宫腺肌症、盆腔感染、子宫内膜息肉、黏膜下子宫肌瘤、宫腔粘连或安放宫内节育器等，一般在行经规律一段时间后才开始发生。

一、病因

（一）原发性痛经

关于原发性痛经的确切病因至今尚不明确，没有一个理论能全面解释这组症状，不同患者对不同治疗也有不同的反应，因此可能是多因素造成。

1.精神因素

妇女在经期可出现下腹坠胀不适，偶尔也有痉挛性疼痛，这是正常现象。由于疼痛仅是主观感觉，每人的痛阈不同，对于一个精神紧张、感觉过敏的人，月经期的不适，可能忍受不了。临床上可看到某些患者，由于缺乏对月经生理的认识，表现为过度的焦急、紧张和恐惧，但经过适当解释，能获得满意的疗效，可见在原发痛经中精神因素起一定作用。

2.体质因素

有些平时无痛经的妇女，在健康情况减退时，可发生痛经，例如一些贫血或其他慢性疾病患者常常伴有痛经。而某些痛经的妇女，增强体质后，疼痛可以缓解或消失。故有人提出体质因素与原发性痛经有关。

3.子宫收缩异常

原发性痛经的疼痛与子宫肌肉活动增强所导致的子宫张力增加和过度痉挛性收缩有关。正常月经期，子宫腔内的基础张力<1.33kPa，宫缩时压力不超过 16.0kPa，收缩协调频率为 3~4 次/10 分钟，痛经时子宫腔内基础张力升高，宫缩时压力超过 16~20kPa，收缩频率增加，且变为不协调或无节律性的收缩。由于子宫异常收缩增强，使子宫血流量减少，造成子宫缺血，导致痛经发生。凡是可以引起子宫痉挛性收缩的都可发生痛经。

（1）子宫颈口或子宫颈管狭窄，子宫过度倾曲，都可使经血流通而不畅，造成经血潴留，从而刺激子宫收缩而引起痛经。

（2）子宫发育不良时，子宫肌肉与纤维组织比例失调，产生不协调收缩引起痛经。

（3）子宫内膜整块脱落，因而排出不畅，使子宫收缩增强或痉挛性收缩引起痛经，这就是膜样痛经。

4.前列腺素或白三烯合成与释放过度

痛经多发生在有排卵周期的子宫出血，而无排卵周期的子宫出血多无疼痛，这是由于排卵后在孕激素作用下，分泌期内膜能合成较多的前列腺素 $F_{2\alpha}$（$PGF_{2\alpha}$），$PGF_{2\alpha}$刺激子宫肌肉收缩。在痛经的病例中，子宫内膜 $PGF_{2\alpha}$含量增多，因此认为原发痛经患者，在月经期子宫内膜碎片能释放过多的 $PGF_{2\alpha}$，作用于子宫肌层和血管。引起强烈收缩产生疼痛，当 $PGF_{2\alpha}$进入血液循环后，还可引起胃肠道平滑肌收缩，产生恶心、呕吐和腹泻等症状。随着子宫内膜脱落，部分 $PGF_{2\alpha}$被排出体外，部分进入血液循环的 $PGF_{2\alpha}$也被靶器官吸收和破坏，因此痛经常在维持数小时后，逐渐减轻或消失。

（二）继发性痛经

经常与盆腔器质性疾病有关。

1.子宫内膜异位症与子宫腺肌症

（1）子宫内膜异位症：继发性痛经的最常见的原因，也是子宫内膜异位症主要症状之一。产生的原因是由于异位的病灶受周期性卵巢激素的影响，而出现月经的周期性变化，如增生、出血，而引起疼痛。如为内在性子宫内膜异位症，受卵巢激素影响出血，刺激局部子宫肌肉挛缩则痛经更明显。

（2）子宫腺肌症：月经时子宫肌层内的异位子宫内膜在卵巢激素的影响下，发生充血、肿胀以及出血的同时还增加了子宫肌层血管的血量，使子宫肌层扩张引起严重痛经。

2.盆腔感染

由于慢性炎症形成的瘢痕粘连以及盆腔充血，引起的下腹坠胀、疼痛及腰骶部酸痛，常在经期及性交时加重。

3.子宫肌瘤或子宫内膜息肉

因经期子宫充血及经期子宫收缩肌瘤或息肉缺血，均可引起痛经，尤其是黏膜下子宫肌瘤。

4.宫腔粘连及宫颈狭窄

由于手术的损伤及子宫先天性发育异常引起的宫颈狭窄及宫腔粘连，因经血排出不畅，引起子宫收缩，而致痛经。

5.盆腔（淤血）综合征

盆腔静脉淤血由于扩张弯曲的静脉压迫伴随的淋巴管和神经纤维产生盆腔坠痛、骶尾疼痛、性交疼痛、经期盆腔充血，上述症状加重，而致痛经。

6.宫内节育器

与宫内节育所致的损伤、继发感染、IUD 与宫腔不匹配有关。

7.子宫生殖道畸形

如处女膜闭锁、阴道闭锁等，可导致经血排出受阻，子宫收缩，子宫内膜异位症产生，导致痛经发生。

二、诊断要点

诊断原发性痛经，主要需排除盆腔器质性病变，但排除盆腔器质性病变与检查者的水平及所采取的检查手段有密切的关系。

（一）详细询问病史

1.发病年龄

原发性痛经常发生在青春期，初潮后 1~2 年开始，30 岁以后发生率开始下降。多发生在未婚未产的妇女，但常在婚后或一次足月分娩后显著好转。

2.诱因

发生可有一些诱因。如精神创伤、情绪波动、生活环境改变、经期受凉等。

3.疼痛

多在月经来潮后开始，最早出现在经前 12 小时，以行经第 1 天疼痛最为剧烈，持续 2~3 天后缓解。疼痛多为痉挛性，出现阵发性下腹部绞痛、胀痛或坠痛，可放射至腰骶部、腹内侧及阴道、肛门；膜样痛经患者当排出大量脱落的子宫内膜时疼痛剧烈，一旦排出后疼痛迅速减轻。疼痛剧烈者可有面色苍白、四肢厥冷，甚至虚脱。除腹痛外，还可伴有其他消化道症状，如恶心、呕吐、腹泻，也可有膀胱、直肠刺激症状，如尿频、尿急、肛门坠胀感等。也可有头痛、眩晕、乏力、感觉过敏等不适。

（二）全面的体格检查

包括患者神经类型、发育及营养状况，注意周身及局部的器质性病变。

（三）辅助检查

如 B 超、腹腔镜、宫腔镜、子宫输卵管碘油造影，排除盆腔器质性病变，以区别继发性痛经。

（四）痛经程度的测定

一般根据疼痛程度及对日常活动的影响，全身症状，止痛药应用情况而综合测定。

1.轻度

有疼痛，但不影响日常活动，工作很少受影响，无全身症状，很少用止痛药。

2.中度

疼痛使日常活动受影响，工作能力亦有一定影响，很少有全身症状，需用止痛药，且有效。

3.重度

疼痛使日常活动及工作明显受影响，全身症状明显，止痛药效果不好。

三、治疗要点

（一）一般治疗

1.做好月经生理的宣传教育工作，消除焦虑、紧张和恐惧，及时治疗全身慢性疾病，加强锻炼，增强体质，经期避免剧烈运动和过度疲劳、防止受寒，注意经期保护和经期卫生。

2.痛经时可卧床休息和热敷下腹部。

3.还可服用一般非特异性止痛药，如水杨酸盐类、索米痛片等。

（二）前列腺素合成酶抑制剂

1.作用特点

对于不需要寻求避孕措施或对口服避孕药效果不好的原发性痛经患者，可用非甾，体抗炎药。前列腺素合成酶抑制剂因能抑制组织内前列腺素合成酶活性，抑制 PG 合成，使子宫张力和收缩性下降，达到治疗效果，有效率达 60%~90%。此外其还可以减轻相关症状，如：恶心、呕吐、头痛、腹泻等，而且副作用一般较轻，不常见。偶可见消化不良、恶心、厌食、胃灼热、腹泻、便秘、头昏、头痛、烦躁、嗜睡；较为严重的副作用有：皮肤反应、支气管痉挛、暂时性肾功能损害。

2.服药方法

月经来潮即开始服药，连服 2~3 天，因为前列腺素在经期的前 48 小时释放最多，连续服药是为了纠正月经血中 PG 过度合成和释放。如果不是连续服药，而是痛经时临时间断给药，疼痛难以控制。如果开始服药后最后几小时内仍有一定程度疼痛，说明下个周期服药的首剂量要加倍，但维持量不变。

常用药物有：

（1）吲哚美辛（吲哚美辛肠溶片）25mg，每天 3 次，口服。

（2）甲芬那酸片或胶囊首剂 500mg，250mg 每 6 小时一次，口服。

（3）布洛芬片或胶囊 400mg，每天 3 次，口服。

（4）酮洛芬胶囊 50mg，每天 3~4 次，口服。

（5）萘普生片或胶囊首次 500mg，250mg 每 8 小时一次，口服。

禁忌证：胃肠道溃疡，对阿司匹林或相似药品过敏者。

（三）钙离子通道阻滞剂

1.作用特点

硝苯地平可以明显抑制催产素引起的子宫收缩。子宫肌纤维的收缩与舒张受 ATP 及血中游离钙浓度的影响，任何能使 ATP 消耗或降低血中游离钙浓度的药物，均可治疗痛经。硝苯地平是钙通道阻滞剂，可降低血中游离钙浓度，使子宫收缩减弱。

2.用法

经前预先服用 5~10mg，口服，一天 3 次，3~7 天。或痛时用 10mg，舌下含服。

（四）口服避孕药

1.作用特点

口服避孕药是治疗痛经的二线治疗药物，对有避孕要求或者对 NSAIDs 无反应的患者可作为首选治疗，由于可以抑制排卵，减少子宫内膜前列腺素合成，又降低了子宫肌壁对前列腺素的敏感性，从而使痛经缓解。并可限制螺旋动脉发育，使经血量减少。

2.用法

口服避孕药如去氧孕烯炔雌醇片（妈富隆）、屈螺酮炔雌醇片（优思明）等，从月经周期第 1 天开始每晚服药一片，连服 21 天，不能间断。连服 3~6 个周期。

（五）中医中药

中医认为痛经主要是由于气血运行不畅造成，治疗原发性痛经则以通调气血为主，应用当归、芍药、川芎、茯苓、白术、泽泻组成的当归芍药散治疗原发性痛经效果明显。穴位埋线法对治疗青春期痛经有一定的效果。中药食疗也对痛经有辅助作用。

（六）手术治疗

包括子宫神经部分切除术或骶前神经切除术。两者均通过切除盆腔神经通路而达到止痛的目的。仅适用于顽固性痛经药物治疗无效的患者，疗效因人而异。

（七）经皮电神经刺激（TENS）

用于药物治疗无效，副作用不能耐受或不愿意药物治疗的患者。研究发现，其能够有效治疗痛经，副作用小。

（八）高强度聚焦超声技术（HIFU）

主要用于子宫腺肌症所致痛经且药物治疗疗效不佳的患者，由于其具有安全有效、创伤小、痛苦少及保留器官的特点，具有广大的临床应用前景。同时可以结合曼月乐环或 GnRH-a 的使用，增加治疗痛经的疗效。

（张兰）

第六节　绝经期综合征

一、概述

绝经期综合征是指妇女在绝经前后出现雌激素水平波动或较少所致的一系列躯体及精神心理症状。绝经分为自然绝经和人工绝经。自然绝经指卵巢内卵泡生理性耗竭所致的绝经。人工绝经指两侧卵巢经手术切除或放射治疗所致的绝经。人工绝经患者更易发生绝经期综合征。

二、绝经的年龄

绝经年龄根据种族和社会文化背景的不同而有所差异，据报道欧美妇女平均绝经年龄 50.0~52.0 岁；亚洲 48.0~49.4 岁；阿拉伯及发展中国家 47.1~49.4 岁；非洲 48.0~49.0 岁。美国的报道为 51.4 岁；澳大利亚的报道为 51.0 岁；土耳其的报道为 47.8 岁；我国妇女平均绝经年龄为 47.5~49.5 岁。

三、内分泌变化

绝经前后最明显变化是卵巢功能衰退，随后表现为下丘脑-垂体功能退化，下丘脑、垂体、卵巢激素发生特征性变化。

（一）雌激素

卵巢功能衰退的最早征象是卵泡对 FSH 敏感性降低，FSH 水平升高。绝经过渡早期雌激素水平波动很大，由于 FSH 升高对卵泡过度刺激引起雌二醇分泌过多，甚至可高于正常卵泡期水平，故整个绝经过渡期雌激素水平并非逐渐下降，只是在卵泡完全停止生长发育后，雌激素水平才迅速下降。绝经后卵巢极少分泌雌激素，但妇女循环中仍有低水平雌激素，主要来自肾上腺皮质和来自卵巢的雄烯二酮经周围组织中芳香化酶转化的雌酮。绝经后妇女循环中雌酮高于雌二醇。

（二）黄体酮

绝经过渡期卵巢尚有排卵功能，仍有黄体酮分泌。但因卵泡期延长，黄体功能不良，导致黄体酮分泌减少。绝经后无黄体酮分泌。

（三）雄激素

绝经后雄激素来源于卵巢间质细胞及肾上腺，总体雄激素水平下降。其中雄烯二酮主要来源于肾上腺，量约为绝经前的一半。卵巢主要产生睾酮，由于升高的 LH 对卵巢间质细胞的刺激增加，使睾酮水平较绝经前增高。

（四）促性腺激素

绝经过渡期 FSH 水平升高，呈波动型，LH 仍在正常范围，FSH/LH 仍<1。绝经后雌激素水平降低，诱导下丘脑释放促性腺激素释放激素增加，刺激垂体释放 FSH 和 LH 增加，其中 FSH 升高较 LH 更显著，FSH/LH>1。卵泡闭锁导致雌激素和抑制素水平降低，以及 FSH 水平升高，是绝经的主要信号。

（五）促性腺激素释放激素

绝经后 GnRH 分泌增加，并与 LH 相平衡。

（六）抑制素

绝经后妇女血抑制素水平下降，较雌二醇下降早且明显，可能成为反映卵巢功能衰退更敏感的指标。

四、病因

（一）内分泌因素

卵巢功能减退，血中雌激素、孕激素水平下降，影响下丘脑-腺垂体-卵巢轴之间的平衡，干扰自主神经中枢及其支配下的各脏器功能，导致一系列自主神经功能失调的症状。在卵巢切除或放疗后雌激素水平急剧下降，症状更为明显，而雌激素补充后可迅速改善。

（二）神经递质因素

神经递质5-羟色胺（5-HT）水平异常，与情绪变化密切相关。

（三）个体因素

个体性格特征、神经类型，以及职业、文化水平与绝经综合征的发病及症状严重限度密切相关。绝经综合征患者大多神经类型不稳定，且有精神压抑或精神上受过较强刺激的病史。经常从事体力劳动的人发生绝经综合征的较少。

五、影响女性绝经的主要因素

初潮越晚，绝经可能延迟，这与初潮晚则排卵晚有关；首孕年龄与绝经年龄呈负相关；妊娠次数与哺乳与绝经年龄呈正相关，妊娠次数多、哺乳时间越长，绝经年龄越晚。因为妊娠和哺乳时卵巢排卵受到抑制，从而使绝经推迟；流产、刮宫可导致卵巢不反应性早衰，导致早绝经；口服避孕药与绝经也呈正相关，避孕药可以抑制排卵的发生。吸烟可致早绝经，意大利Meschia等报道吸烟者较不吸烟者绝经年龄提前。除此之外，绝经年龄还与遗传、环境、文化限度、职业、体育锻炼、饮食等因素相关。

六、发病机制

卵巢功能减退、性激素水平下降是引起围绝经期综合征的主要原因。卵巢功能衰退后，下丘脑-垂体-卵巢轴的平衡失调，影响自主神经中枢及其支配下的各脏器功能。雌激素受体（ER）除生殖器官外，广泛存在于全身许多组织和器官中，如乳房、皮肤、心肌、冠状动脉、主动脉、肝、肾、骨骼、脂肪组织、泌尿系统及中枢、周围神经元和神经细胞。故当体内雌激素水平下降后，其靶组织和器官可产生功能和组织形态学的变化，从而出现一系列的症状。

（一）神经-内分泌变化

由于卵巢功能的衰退，导致内源性雌激素大幅度下降，林守清等报道雌二醇（E_2）下降在绝经1年时即达65%，以后无明显改变，表明卵巢产生E_2能力的衰退可能在绝经1年内完成，继而导致“下丘脑-垂体-卵巢”轴功能失衡，引起促卵泡激素（FSH）与促黄体生成激素（LH）分泌异常，这是更年期综合征产生的主要原因。

（二）免疫功能的改变

随着年龄的增长，围绝经期妇女的免疫功能也逐年下降。有关学者从生殖内分泌-免疫调节环路探讨围绝经期综合征发病机制，认为由于体内雌激素水平过度下降，免疫活性细胞不能获得生理剂量的雌激素刺激，雌激素受体随之下降，继而免疫活性细胞不能有效产生足够量的IL-2等免疫递质，去甲肾上腺素的比例失调，最终导致围绝经期综合征临床症候群。

（三）自由基的作用

近几年的不断研究发现，体内自由基的含量与衰老也有着密切关系。自由基可与体内物质（如核酸、蛋白质和脂质等）发生反应，生成氧化物或过氧化物，对机体造成损害，导致生物体衰老死亡。更年期与自由基的关系已引起医学界的重视。更年期女性自由基含量升高，自由基清除酶活性下降，体内自由基代谢紊乱。

（四）血管舒缩因子

内皮素、降钙素基因相关肽、一氧化氮是主要的血管舒缩因子。ET 受体大量存在于载脂蛋白 A 中，同时 ET 和 NO 能调节生殖激素，对下丘脑垂体有很好的调节作用，而当 ET 受体与 ET 大量结合时，会引起一系列的生殖轴功能紊乱症状。

（五）细胞凋亡学说

卵巢颗粒细胞凋亡受 Bel-2，Bax 基因调控；卵巢颗粒细胞凋亡可引发更年期综合征。

（六）肾上腺皮质的作用

有实验发现围绝经期模型大鼠的卵巢与肾上腺皮质形态变小，功能减退。

（七）精神社会因素

1997 年报道更年期综合征与精神心理因素密切相关，焦虑、抑郁、人际关系敏感、强迫者发病率高，除此之外还与婚姻家庭问题、工作经济问题等社会因素相关。

七、病理生理

绝经前后最明显变化是卵巢功能衰退，以后表现为下丘脑-垂体功能退化。

（一）雌激素

卵巢功能衰退的最早征象是卵泡对 FSH 敏感性降低，FSH 水平升高。在整个绝经过渡期雌激素水平不呈逐渐下降趋势，过渡期早期雌激素水平可高于正常卵泡期水平，这是因为 FSH 升高对卵泡过度刺激引起雌二醇分泌增多。当卵泡停止生长时，雌激素水平才下降。绝经后卵巢不再分泌雌激素，女性体内低水平的雌激素主要是由来自肾上腺皮质和卵巢的雄烯二酮经周围组织中芳香化酶转化的雌酮，绝经后妇女，雌酮高于雌二醇。

（二）黄体酮

绝经过渡期卵巢还有排卵功能，但卵泡期延长，黄体功能不全，故黄体酮分泌减少。绝经后无黄体酮分泌。

（三）雄激素

绝经后雄激素来源于卵巢间质细胞及肾上腺，总体雄激素水平下降。

（四）促性腺激素

绝经过渡期 FSH 水平升高，LH 仍在正常范围，但 FSH/LH 仍<1；绝经后由于雌激素水平下降，对下丘脑负反馈减弱，刺激垂体释放 FSH 和 LH 增加，其中 FSH 升高较 LH 更显著，FSH/LH>1，约持续 10 年后下降。

（五）促性腺激素释放激素

绝经后 GnRH 分泌量增加，与 LH 持平。

（六）抑制素

绝经后妇女血抑制素水平下降，较雌二醇下降早而明显，可成为卵巢功能衰退更敏感的指标。

八、临床表现

（一）近期症状

1.月经紊乱

绝经过渡期的常见症状。由于无排卵，表现为月经周期不规则、月经期持续时间延长及月经量增多或减少，少数妇女可能突然闭经。

2.血管舒缩症状

血管舒缩性潮热是绝经后妇女特征性症状。潮热从头、颈和胸部突然发作，皮肤红润，温度升高，全身热感。潮热发作从几秒到几分钟，间隔时间不等。发作时多有预感，呼吸加速、心悸、焦虑、烦躁和不安，发作后全身出汗、体温恢复到正常和疲乏无力。

潮热也可于夜间或应激时发生，也可被热、含有香料的食物和饮料所激发。潮热则影响睡眠质量，潮热夜间发作常使妇女突然从睡眠中醒来，大汗淋漓，浸湿衣褥。精神紧张时潮热发作频度增加，症状更重。

绝经前妇女潮热发生率为10%~25%，绝经前紧张综合征妇女潮热发生率更高。绝经后1~3年妇女潮热发生率为50%~85%，无潮热15%~25%，每天都发作潮热者占15%~20%。绝经后4年，潮热发生率降至20%，发作多持续1~2年，25%超过5年。绝经前妇女，切除卵巢越早潮热发生率越高。血管缩舒性潮热的发生率受统计方法和定义的影响，不同民族、地区、职业妇女发生率也不尽相同。

3.自主神经失调症状

常出现如心悸、眩晕、头痛、耳鸣、失眠等症状。

4.精神神经症状

患者常出现注意力不易集中，记忆力减退，情绪波动大，烦躁、易激动、焦虑不安或惊慌恐惧、情绪低落或抑郁等症状。

（二）远期症状

1.泌尿生殖道症状

主要表现为泌尿生殖道萎缩症状，出现阴道干燥、性交痛及反复发生阴道炎，反复尿路感染出现排尿困难、尿急、尿痛等。

泌尿生殖道萎缩：女性泌尿生殖道存在性激素受体，组织形态结构和功能受卵巢激素的调节。绝经后雌激素缺乏引起泌尿生殖道萎缩和相关疾病占总住院患者的10.04%，如绝经后出血占32.72%、外阴阴道裂伤、膀胱直肠膨出和（或）张力性尿失禁占10.9%、子宫脱垂占9.3%、良性卵巢囊肿占11.21%、子宫内膜息肉占9.09%、平滑肌瘤占3.93%、子宫颈癌占3.93%、子宫内膜癌和卵巢癌肿瘤占11.21%。

（1）生殖器官萎缩症状：①外阴：阴毛减少、稀疏、变白和分布范围缩小。外阴皮肤变薄，色素减退，皮肤皱缩，易患营养不良性皮肤病变或癌变。大、小阴唇和阴蒂萎缩、皮下脂肪减少和弹性降低。尿道旁腺和前庭大腺萎缩，分泌减少。处女膜和阴道口萎缩狭窄，伸缩性降低；②阴道：阴道缩短、变窄、穹隆变浅或消失，甚至粘连闭锁。阴道干涩、阴道壁变薄、弹性降低、扩充性、润滑性和容受性和支持力降低。阴道上皮和间质萎缩、变薄、苍白、干燥，糖原减少，pH升高，易于继发感染、损伤和性交痛。细胞学检查以外底层和基底层细胞为主，表层和角化细胞减少、细胞成熟指数和嗜酸性细胞指数降低；③子宫：宫颈直径和长度缩小，宫颈/体比值＝1∶1；鳞柱状上皮交界处上移、宫颈狭窄、糜烂、外翻而暴露出子宫颈管黏膜，易于发生CIN和鳞状细胞癌（外生型和内生型）。宫颈内口和外口狭窄可引起子宫腔积液和积脓。子宫重量减轻，从100g降至50~60g，甚至为10~20g。子宫肌层和子宫内膜变薄，肌瘤萎缩，出现透明样变和钙化，子宫血管硬化和减少。盆腔子宫韧带松弛和盆膈支持力降低引起子宫脱垂；④卵巢：体积缩小、重量减轻、血供减少、被膜皱缩、表面呈灰黄色。皮质内卵泡数量减少或阙如。卵巢间质细胞增生和黄素化。门细胞增生。绝经后妇女可触及卵巢综合征

（PMPOS）发生率为 4%~6%；⑤输卵管：输卵管上皮和肌层萎缩、长度和直径降低、输卵管内皮和黏膜萎缩，活动性和蠕动性降低。

（2）乳房萎缩：乳腺脂肪组织和腺体减少、体积缩小、张力降低、乳房下垂、乳头萎缩、乳晕色素减退、乳房弹性和坚挺性降低。偶可出现乳腺小叶增生、乳腺腺瘤和乳腺癌。

（3）尿道萎缩：尿道缩短、尿道口黏膜外翻，出现尿道肉阜引起尿频、少尿、多尿和夜尿增多。膀胱三角区萎缩和感染，引起尿道综合征。

（4）膀胱萎缩：容量降低、张力、收缩力和逼尿肌力降低，膀胱膨出和位置变化引起尿急性尿失禁、张力性尿失禁或混合性尿失禁。细菌性尿道炎、细菌性膀胱炎和膀胱肿瘤发生率增加。

（5）皮肤黏膜萎缩：皮下脂肪和胶原减少、弹力和紧张力降低。皮肤干燥、多皱，毛发脱落，出现色素沉着和老年斑，易发生皮肤病。口腔干燥、唾液分泌减少，易发生咽峡炎和声音嘶哑。雄激素分泌增加可引起多毛、脂溢和痤疮。甲状腺功能减退可引起黏液性水肿、自主神经功能紊乱引起血管神经性水肿，胃肠道功能减退可引起低蛋白血症和营养不良性水肿。绝经后妇女泌尿生殖道萎缩的治疗详见绝经后性激素补充治疗相关内容。

2.骨质疏松

50 岁以上妇女约半数以上发生绝经后骨质疏松，一般发生在绝经后 5~10 年内，可出现腰背部疼痛、身材变矮，严重者可致骨折。骨质疏松症是一种以骨量减少、骨小梁结构的退行性变，骨丢失、骨质疏松、脆性增加和易发生骨折为特征性疾病，与雌激素降低密切相关。骨质疏松症临床表现为，肌肉和骨关节疼痛、腰背痛、身材矮缩、活动力降低、脊椎骨压缩性骨折引起腰背痛、腰椎前突和脊柱侧弯。肱骨、股骨上端、桡骨远端和肋骨骨折引起急性骨痛和功能障碍。

3.阿尔茨海默病

老年痴呆的主要类型，绝经后期妇女患病率比男性高。阿尔茨海默病（AD）是以获得性、进行性加重的认知、记忆、行为、生活和工作能力丧失为临床特征的疾病。人的一生发生痴呆症的概率为 1/4~1/2。年龄>65 岁者发生率为 14%，>80 岁者发生率达 40%。虽然男性和女性均可患病，但女性发病率高于男性 3 倍，特别是绝经后老年妇女，其与绝经后妇女雌激素降低失去对神经系统结构和功能保护作用相关。美国资料（2003）显示，阿尔茨海默病引起的死亡人数仅次于恶性肿瘤和心血管疾病，病死率位居老年疾病的第 3 位。

4.心血管病变

绝经后妇女动脉硬化、冠心病较绝经前明显增加。

九、辅助检查

血尿常规检查一般无特殊改变。但根据围绝经期所表现的体征做某些特殊检查如 X 线可了解有无骨质疏松；通过心电图、心脏 B 超检查了解心血管疾病；通过血生化检查了解脂代谢与钙磷代谢的改变。还可以测定血、尿中的性激素水平。

十、诊断

根据病史及临床表现不难诊断。但需注意除外相关症状的器质性病变及精神疾病，卵巢功能评价等实验室检查有助于诊断。

（一）血清 FSH 值及 E_2 值测定

检查血清 FSH 值及 E_2 值了解卵巢功能。绝经过渡期血清 FSH>10U/L，提示卵巢储备功能下降。闭经、FSH>40U/L 且 E_2<10~20pg/ml，提示卵巢功能衰竭。

（二）氯米芬兴奋试验

月经第 5 日起口服氯米芬，每日 50mg，共 5 日，停药第 1 日测血清 FSH>12U/L，提示卵巢储备功能降低。

十一、治疗要点

2/3 的围绝经期妇女出现综合征，但由于精神状态、生活环境各不相同，其轻重差异很大，有些妇女不需任何治疗，有些只需要一般性治疗，就能使症状消失，少数妇女需要激素替代治疗才能控制症状。

（一）一般治疗

围绝经期精神症状可因神经类型不稳定或精神状态不健全而加剧，故应进行心理治疗。心理治疗是围绝经期治疗的重要组成部分，它使围绝经期妇女了解围绝经期是自然的生理过程，以积极的心态适应这一变化。必要时可辅助使用适量的镇静药以助睡眠，谷维素可调节自主神经功能，治疗潮热症状。为预防骨质疏松，应坚持体育锻炼，增加日晒时间，饮食注意摄取足量蛋白质及含钙丰富食物，并补充钙剂及维生素 D_3。

（二）激素替代治疗（HRT）

绝经综合征主要是卵巢功能衰退，雌激素减少引起，HRT 是为解决这一问题而采取的临床医疗措施。在有适应证、无禁忌证的情况下，科学、合理、规范地用药并定期监测。

1.适应证

（1）绝经相关症状。

（2）泌尿生殖萎缩的问题。

（3）低骨量及绝经后骨质疏松症。

2.禁忌证

（1）已知或怀疑妊娠。

（2）原因不明的阴道出血或子宫内膜增生。

（3）已知或怀疑患有乳腺癌。

（4）已知或怀疑患有与性激素相关的恶性肿瘤。

（5）6 个月内患有活动性静脉或动脉血栓栓塞性疾病。

（6）严重肝、肾功能障碍。

（7）血卟啉症、耳硬化症、系统性红斑狼疮。

（8）与孕激素相关的脑膜瘤。

3.用药时机

在卵巢功能开始减退及出现相关症状后即可应用。

4.药物种类

（1）雌激素，如雌二醇、戊酸雌二醇、雌三醇等。

（2）孕激素，如炔诺酮、甲羟黄体酮等。

（3）雌、孕、雄激素复方药物，如利维爱等。

5.用药途径

有经肠道和非肠道两种，各有优缺点，可根据病情及患者意愿选用。

（三）非激素类药物

1.选择性5-羟色胺再摄取抑制药

盐酸帕罗西汀20mg，每日1次早晨口服，可有效改善血管舒缩症状及精神神经症状。

2.钙剂

氨基酸螯合钙胶囊每日口服1粒（含1g），可减缓骨质丢失。

3.维生素D

适用于围绝经期妇女缺少户外活动者，每日口服400~500U，与钙剂合用有利于钙的充分吸收。

十二、小结

1.绝经综合征指妇女绝经前后出现性激素波动或减少所致的一系列躯体及精神心理症状。

2.近期表现主要为月经紊乱、血管舒缩功能不稳定、自主神经功能失调及精神症状。远期可表现为泌尿生殖功能异常、骨质疏松及心血管系统疾病等。

3.主要是采用激素补充治疗，并鼓励锻炼身体和健康饮食，建立健康生活方式。

十三、围绝经期生殖健康保健

围绝经期和绝经期妇女，随着生殖内分泌和免疫功能减退，健康素质和体能的降低，精神心理、认知功能、心血管、骨骼、代谢、肿瘤和衰老性疾病发生率明显增加，因此，加强围绝经期和绝经期妇女生殖健康保健十分重要。

围绝经期医学保健和治疗的主要任务是最大限度地维护和延长妇女健康体能、维持良好精神心理状态和社会活动性、早期发现和治疗衰老性疾病，包括抑郁症、阿尔茨海默病、心血管疾病、2型糖尿病、生殖道和乳腺肿瘤、骨质疏松症等。为帮助妇女安全地度过围绝经期和绝经期，应按照科学计划进行定期健康检查。

全面询问病史和体格检查应每年进行1次。询问病史时，应重点了解精神心理、认知功能、营养状况、体力体能、职业环境、性功能、婚姻和子女情况、排便和泌尿功能、生活习惯和不良嗜好（烟、酒和药物滥用）等。每年进行1次乳房、骨盆和阴道的细胞学检查、必要时进行性传播感染（STI）和免疫缺陷病毒（HIV）检查。40岁时进行促甲状腺激素（TSH）测定；60岁以后每2年检测1次TSH。50岁以后进行粪便隐血试验。40岁开始每年进行1次乳房X线检查。年龄>50岁妇女，每年应进行1次粪便隐血试验。年龄为50~55岁妇女推荐进行纤维结肠镜检查，如无阳性发现，无结肠癌家族史妇女则无须重复检查。

妇产科医师应热情地为围绝经期妇女提供医学咨询服务，推荐科学合理的围绝经期保健和防治衰老性疾病的建议，有条件的医疗和妇女保健单位应建立一支专业性技术队伍为围绝经期和老年妇女服务，其工作职责和服务范围，包括：①建立围绝经期妇女生殖健康保健服务网络、机构和专业队伍；②建立社会性和公益性围绝经期妇女公共教育计划；③建立围绝经期妇女保健门诊，提供医学参考。

（张兰）

第二章　女性盆底功能障碍性疾病

第一节　女性盆底功能障碍性疾病概述

盆底肌肉群、筋膜、韧带及其神经构成复杂的盆底支持系统，其互相作用和支持以维持盆腔器官的正常位置。盆底功能障碍（pelvic floor dysfunction，PFD），又称盆底缺陷或盆底支持组织松弛，是各种病因导致的盆底支持薄弱，进而盆腔脏器移位，连锁引发其他盆腔器官位置和功能异常。女性生殖器官由于退化、创伤等因素，导致其盆底支持薄弱，使女性生殖器官与其相邻的脏器发生移位，临床上表现为子宫脱垂、阴道前后壁膨出等疾病。如损伤导致女性生殖器官与相邻的泌尿道、肠道间形成异常通道，临床上表现为尿瘘和粪瘘。这些疾病虽非致命性疾病，却严重影响患者的生活质量。

一、女性盆底组织解剖及功能

女性盆底是由封闭骨盆出口的多层肌肉和筋膜组成，尿道、阴道和直肠则经此贯穿而出。人类直立行走后，骨盆出口就成了盆腹腔的最低点，盆底需要足够的支托组织，防止盆腔脏器从骨盆出口处脱出。这种解剖及生理要求，使得盆底支托组织逐渐演变成能自行扩张的肌肉筋膜组织，能承受盆腔向下的压力，同时也形成了能让胎儿娩出，以及排尿排便的盆底裂隙。若盆底组织结构和功能缺陷，可导致盆腔脏器膨出、脱垂或引起分娩障碍；若分娩处理不当，亦可损伤盆底组织或影响其功能。盆底组织承托并保持子宫、膀胱和直肠等盆腔脏器于正常位置。

盆底前方为耻骨联合下缘，后方为尾骨，两侧为耻骨降支、坐骨升支及坐骨结节。盆腔器官，包括阴道、子宫、膀胱和直肠，在其两侧和后方借助一对融合的肛提肌而维持于盆腔内。肛提肌前部不相连的区域称为肛提肌裂隙。肛提肌裂隙表面由泌尿生殖膈覆盖，尿道、阴道和直肠通过肛提肌裂隙和泌尿生殖膈与外界相通。盆底肌肉中，肛提肌起着最为主要的支持作用。肛提肌是一对宽厚的肌肉，两侧肌肉相互对称，向下向内聚集成漏斗状，每侧肛提肌由前向后外由耻尾肌、髂尾肌和坐尾肌三部分组成。盆腔内筋膜即覆盖盆腔器官表面的筋膜，其在两侧聚集而形成韧带（包括耻骨尿道韧带、主韧带和子宫骶韧带），对盆腔脏器有很强的支持作用。两侧坐骨结节前缘的连线将盆底分为前、后两部：前部为尿生殖三角，又称尿生殖区，有尿道和阴道通过；后部为肛门三角，又称肛区，有肛管通过。

骨盆底由外层、中层及内层组织构成，另有盆腔结缔组织参与骨盆底的构成。

（一）外层

由会阴浅筋膜及其深面的 3 对肌肉与一括约肌组成。

1.球海绵体肌

位于阴道两侧，覆盖前庭球及前庭大腺，向后与肛门外括约肌互相交叉而混合。此肌肉收缩时能紧缩阴道又称阴道缩肌。

2.坐骨海绵体肌

从坐骨结节内侧沿坐骨升支内侧与耻骨降支向上，最终集合于阴蒂海绵体（阴蒂脚处）。

3.会阴浅横肌

自两侧坐骨结节内侧面中线会合于中心腱。

4.肛门外括约肌

为围绕肛门的环形肌束，前端会合于中心腱，后端与肛尾韧带相连。

（二）中层

即会阴隔膜（PM），是一层三角形的致密的肌肉筋膜组织，以往称为泌尿生殖膈，认为其是由尿道阴道括约肌、会阴深横肌和覆盖其上、下面的尿生殖膈上、下筋膜共同构成，现改为会阴隔膜，这是因为目前认为这一结构并非以前所认为的那样由中间肌层、上下膜性层所构成的。它实际上就是一层厚的膜性组织。其上方为骨骼肌，即纹状尿生殖括约肌（以前称会阴深横肌）。女性由于阴道的存在，会阴隔膜不能形成连续的膜状组织以完全封闭盆腔前部。会阴隔膜通过阴道及会阴体附着于耻骨支以提供支托力，防止其下垂。会阴隔膜起自坐骨海绵体肌上方的坐骨耻骨下支内侧，以及阴蒂脚，其内侧附着于尿道、阴道壁和会阴体。在会阴隔膜头侧有两块弓形的肌肉，它们起自耻骨弓后方并覆盖尿道，这两块肌肉分别称作逼尿肌和尿道阴道括约肌。在女性，它们是尿生殖括约肌的一部分，并延续至尿道括约肌。收缩时能压迫尿道远段。在会阴隔膜后方，会阴深横肌的骨骼肌纤维和一些平滑肌纤维相混合。会阴隔膜最主要的功能和其附着在阴道及会阴体有关。通过这些组织，会阴隔膜固定在骨盆出口，能对抗腹内压增高时所产生向下的压力以支托盆底组织。

（三）内层

即盆膈，为骨盆底最里层且最坚韧的组织，由肛提肌及其上、下筋膜组成，有尿道、阴道及直肠贯通其中。肛提肌是盆底最重要的支持结构。它是一对三角形肌肉，两侧肌肉互相对称，向下向内聚集成漏斗状。该肌起自耻骨联合后面、肛提肌腱弓和坐骨棘，止于尾骨、肛尾韧带和会阴中心腱。该肌按纤维起止和排列不同可分为四部。耻骨直肠肌起于耻骨盆面和肛提肌腱弓前份，肌纤维行向后内，并与对侧纤维交织构成U形袢，围绕于直肠和肛管交界处的侧方和后方，起协助肛门括约肌的作用。耻尾肌起于肛提肌腱弓中份，止于肛尾韧带。髂尾肌起于肛提肌腱弓后份和坐骨棘盆面，止于肛尾韧带，以及尾骨侧缘。尾骨肌属于退化结构，位于肛提肌后上方，骶棘韧带的前方。它起于坐骨棘和骶棘韧带，止于尾骨的外侧缘。肛提肌发育因人而异，发育良好者肌束粗大密集，发育较差者肌束薄弱稀疏，甚至出现裂隙。在左右两肌的前内缘与耻骨联合后面的空隙为盆膈裂孔，尿道、阴道和直肠通过盆膈裂孔和会阴隔膜与外界相通。肛提肌的后缘与尾骨肌相邻接。在直肠后方，左、右肛提肌有部分肌纤维会合形成“U”形肌束，攀绕直肠和阴道后壁，参与形成肛门直肠环。目前对肛提肌的基础研究发现，肛提肌作为一个整体发挥作用，但将其分成两个主要部分描述：盆膈部分（尾骨肌和髂尾肌）和支持脏器部分（耻骨尾骨肌和耻骨直肠肌）。肛尾肌或肛提肌板代表尾骨肌在尾骨的融合。盆腔肌肉功能正常时，盆腔器官保持在肛提肌板之上，远离生殖裂孔，腹腔内压力增加将盆腔内器官向骶骨窝推挤，肛提肌板能防止其下降。

（四）盆腔结缔组织

盆腔脏器通过其浆膜层和盆壁肌肉上覆盖的较厚的结缔组织与侧盆壁相连。盆腔脏器外致密的浆膜层不仅将盆壁的神经血管连入脏器，还起到连接器官至盆腔的支托作用。由于盆腔浆膜结缔组织作用的重要性，有人提出它被单独称为盆腔内筋膜。它同切开腹壁时所见的腹直肌筋膜不一样，盆腔内筋膜是由一层胶原及弹性蛋白所构成的网状结构，并与盆腔脏器和盆腔肌肉融合在一起。在某些部位，盆腔内筋膜中有平滑肌组织。

1.子宫韧带

子宫韧带包括阔韧带、主韧带、宫骶韧带及子宫圆韧带。子宫阔韧带是一层腹膜皱襞，它从子宫两侧向外延伸，覆盖于附件组织上。阔韧带本身无支托作用。在阔韧带内，从子宫动脉末端，盆腔内筋膜形成一增厚段，将宫颈和阴道上段连接于侧盆壁上，这一增厚的组织包括主韧带和宫骶韧带。宫骶韧带指形成子宫旁结缔组织内侧缘和道格拉斯窝边界的那部分组织。而主韧带则指将宫颈和阴道外侧缘连接于盆壁的组织。宫骶韧带主要由平滑肌、盆腔脏器自主神经、混合结缔组织和血管组成，而主韧带主要是由血管旁结缔组织和盆腔血管构成。宫骶韧带和主韧带是两个不同的支托组织。主韧带虽然只是由围绕子宫血管周围的结缔组织和神经组成，但它还是很有强度，不仅支托宫颈和宫体，还支托阴道上段。使子宫和阴道在盆膈肛提板的上方保持向后的姿势，并与尿生殖孔分开。圆韧带从子宫肌层延伸而来，它与睾丸纤维索同属一种组织。圆韧带来自阔韧带，从宫体两侧前壁发出。在进入腹膜后腔之前，圆韧带呈圆索状，进入腹膜后腔后，圆韧带从腹壁下动脉深处侧方通过，然后进入腹股沟内环，经腹股沟管从外环穿出后进入大阴唇皮下组织。圆韧带对支托子宫所起的作用不大。

2.阴道筋膜和附着组织

阴道上 1/3 段通过主韧带的向下延伸部而悬吊在盆腔内。在盆腔内，阴道前方是膀胱阴道间隙，其后方与道格拉斯窝相邻。阴道中间 1/3 段通过盆腔弓状腱筋膜附着于盆壁。盆腔弓状腱筋膜是由闭孔肌筋膜和肛提肌筋膜增厚而形成。它代表阴道外膜侧方的附着组织。盆腔弓状腱筋膜上段附着子宫颈和主韧带，下段通过会阴隔膜附着于耻骨，并在盆腔内悬吊阴道前壁。阴道外膜前方的结缔组织和附着组织形成一层耻骨宫颈筋膜。这层筋膜是否是一层独立的组织，手术时是否有利用价值，现在仍有争论。

在后外侧，阴道在盆膈和耻骨上方通过直肠阴道隔附着于盆腔内筋膜的顶部。直肠阴道隔上端与道格拉斯窝处的腹膜相连，下端与会阴体相连。在胎儿，当腹膜凹陷延伸至会阴体时，直肠阴道隔成为一混合筋膜；成人后，直肠阴道隔在道格拉斯窝处的腹膜下方封闭。直肠阴道隔下端附着于会阴体，能起到支托会阴体的作用。直肠阴道隔末端附着在会阴体上，可起到悬吊和支托作用。直肠阴道隔紧贴在阴道后壁及直肠阴道间隙前方。

阴道下 1/3 段与周围组织连接紧密。在前方，它通过会阴隔膜附着在耻骨上。在后方，它和会阴体互相融合。在两侧与肛提肌中间部分黏附在一起。阴道结缔组织在此处最强大，即使是完全性阴道脱垂的患者，结缔组织仍有支托作用。

3.尿道支托组织

当腹压升高时，近侧尿道的支托作用对于排尿自制是很重要的。由于胚胎分化来源相同，故尿道末端与阴道是紧密相连不可分的。通过尿道周围结缔组织，以及阴道，并经会阴隔膜附着于耻骨，尿道末端的固定非常牢固。尿道近段由吊床样组织所支托。此吊床样结构由盆腔内筋膜和阴道前壁构成。其两侧面会形成一向下的压力，将尿道压向吊床样支托组织上，使尿道管腔关闭以对抗膀胱内不断升高的压力。筋膜层的稳固限度决定了尿道关闭机制的有效性。如果筋膜层稳固，就形成了一个强大的支托组织，使尿道能被压迫而关闭。如果筋膜层不稳固，那么尿道关闭机制也会受累及。因此，附着于弓状腱筋膜和肛提肌的筋膜层的完整性将直接影响到排尿的自控机制。

在行阴道检查或者阴道镜检查时，盆腔肌肉会收缩或放松。通过肌肉附着处可使膀胱颈位置自主地产生变化。当盆腔肌肉松弛时，膀胱颈位置下降，则排尿开始。如果肌肉收缩则排尿停止。通过弓状腱筋膜内结缔组织的弹性，可限制膀胱颈向下活动过度。

二、盆腔脏器

（一）子宫

1.位置与毗邻

子宫位于膀胱与直肠之间，其前面隔膀胱子宫陷凹与膀胱上面相邻，子宫颈阴道上部的前方借膀胱阴道隔与膀胱底部相邻，子宫后面借直肠子宫陷凹及直肠阴道隔与直肠相邻。直立时，子宫体几乎与水平面平行，子宫底伏于膀胱的后上方，子宫颈保持在坐骨棘平面以上。成人正常的子宫呈轻度前倾、前屈姿势。

2.血管、淋巴与神经

子宫动脉起自髂内动脉的前干，沿盆侧壁向前内下方走行，进入子宫阔韧带基底部，在距子宫颈外侧约 2cm 处，横向越过输尿管盆部的前上方，至子宫颈侧缘后，沿子宫两侧缘迂曲上行。主干行至子宫角处即分为输卵管支和卵巢支，后者与卵巢动脉分支吻合。子宫动脉在子宫颈外侧还向下发出阴道支，分布于阴道上部。子宫静脉丛位于子宫两侧，该丛汇集成子宫静脉汇入髂内静脉。子宫静脉丛与膀胱静脉丛、直肠静脉丛和阴道静脉丛相续。宫底和子宫体上部的多数淋巴管沿卵巢血管上行，注入髂总淋巴结和腰淋巴结。子宫底两侧的一部分淋巴管沿子宫圆韧带注入腹股沟浅淋巴结。子宫体下部及子宫颈的淋巴管沿子宫血管注入髂内或髂外淋巴结，一部分淋巴管向后沿骶子宫韧带注入骶淋巴结。盆内脏器的淋巴管之间均有直接或间接的吻合。子宫的神经来自盆丛分出的子宫阴道丛，随血管分布于子宫和阴道上部。

3.维持子宫正常位置的韧带

见上文。

（二）子宫附件

1.卵巢

位于卵巢窝内，窝的前界为脐动脉，后界为髂内动脉和输尿管卵巢的后缘游离，前缘中部血管神经出入处称卵巢门，并借卵巢系膜连于子宫阔韧带的后叶，卵巢下端借卵巢悬韧带即骨盆漏斗韧带连于盆侧壁，此韧带为隆起的腹膜皱襞，内有卵巢血管、淋巴管及卵巢神经丛等。

2.输卵管

位于子宫阔韧带的上缘内，长 8~12cm。子宫底外侧短而细直的输卵管峡，输卵管外侧端呈漏斗状膨大的输卵管漏斗，由输卵管腹腔口通向腹膜腔；输卵管的子宫部和输卵管峡由子宫动脉的输卵管支供血，输卵管壶腹与输卵管漏斗则由卵巢动脉的分支供应，彼此间有广泛的吻合。同样，一部分输卵管静脉汇入卵巢静脉，一部分汇入子宫静脉。

3.阴道

上端环绕子宫颈，下端开口于阴道前庭。子宫颈与阴道壁之间形成的环形腔隙，称阴道穹隆。阴道穹隆后部较深，与直肠子宫陷凹紧邻。腹膜腔内有脓液积存时，可经此部进行穿刺或切开引流。阴道前壁短，其上部借膀胱阴道隔与膀胱底、颈相邻，下部与尿道后壁

直接相贴，也有学者提出部分女性尿道完全包埋在阴道前壁内。阴道后壁较长，约10~12cm，上部与直肠子宫陷凹相邻，中部借直肠阴道隔与直肠壶腹相邻，下部与肛管之间有会阴中心腱。

4.直肠相关内容

（1）位置与形态：直肠位于盆腔后部，上于第 3 骶椎平面接乙状结肠，向下穿盆膈延续为肛管。直肠在矢状面上有两个弯曲，上部的弯曲与骶骨的曲度一致，称骶曲；下部绕尾骨尖时形成凸向前的会阴曲。在冠状面上，直肠还有 3 个侧曲，从上到下依次凸向右、左、右。直肠的上、下两端处于正中平面上，直肠腔内一般有 3 条由黏膜和环行平滑肌形成的半月形横向皱襞，称直肠横襞。

（2）毗邻：直肠后面借疏松结缔组织与骶骨、尾骨和梨状肌邻接，在疏松结缔组织内有骶正中血管、骶外侧血管、骶静脉丛、骶丛、骶交感干和奇神经节等；直肠两侧的上部为腹膜腔的直肠旁窝，两侧下部与盆丛、直肠上血管、直肠下血管及肛提肌等邻贴。

（3）血管、淋巴和神经：直肠由直肠上、下动脉及骶正中动脉分布，彼此间有吻合。直肠上动脉为肠系膜下动脉的直接延续，行于乙状结肠系膜根内，经骶骨岬左前方下降至第 3 骶椎高度分为左、右两支，由直肠后面绕至两侧下行，分布于直肠。直肠下动脉多起自髂内动脉前干，行向内下，分布于直肠下部。骶正中动脉发出小支经直肠后面分布于直肠后壁。上述各动脉均有同名静脉伴行。

直肠肌壁外有直肠旁淋巴结。它上份的输出管沿直肠上血管至直肠上淋巴结、肠系膜下淋巴结；下份的输出管向两侧沿直肠下血管注入髂内淋巴结；部分输出管向后注入骶淋巴结。

支配直肠的交感神经来自肠系膜下丛和盆丛，副交感神经来自盆内脏神经，它们随直肠上、下血管到达直肠。

5.膀胱相关内容

（1）位置与毗邻：膀胱空虚时呈三棱锥体状，位于盆腔前部，其上界约与骨盆上口相当。膀胱尖朝向前上，与腹壁内的脐正中韧带相连。膀胱底为三角形，朝向后下膀胱底与子宫颈和阴道前壁直接相贴，与尿生殖膈相邻。膀胱尖与膀胱底之间的部分为膀胱体，其上面有腹膜覆盖，下外侧面紧贴耻骨后隙内的疏松结缔组织，以及肛提肌和闭孔内肌。膀胱充盈时呈卵圆形，膀胱尖上升至耻骨联合以上，这时腹前壁折向膀胱的腹膜也随之上移，膀胱的下外侧面直接与腹前壁相贴。临床上常利用这种解剖关系，在耻骨联合上缘之上进行膀胱穿刺或做手术切口，避免伤及腹膜。

（2）血管、淋巴和神经：膀胱上动脉起自髂内动脉的脐动脉，向下走行，分布于膀胱上、中部。膀胱下动脉起自髂内动脉前干，沿盆侧壁行向下，分布于膀胱下部及输尿

管盆部等。膀胱的静脉在膀胱下部的周围形成膀胱静脉丛，最后汇集成与动脉同名的静脉，再汇入髂内静脉，膀胱的淋巴管多注入髂外淋巴结，亦有少数膀胱的淋巴管注入髂内淋巴结和髂总淋巴结。膀胱的交感神经来自胸 11、12 和腰 1、2 脊髓节段，经盆丛随血管分布至膀胱，使膀胱平滑肌松弛，尿道内括约肌收缩而储尿。副交感神经来自骶 2~4 脊髓节段，经盆内脏神经到达膀胱，支配膀胱逼尿肌，是与排尿有关的主要神经。膀胱排尿反射的传入纤维也通过盆内脏神经传入。

6.输尿管相关内容

（1）盆部：左、右输尿管腹部在骨盆上口处分别越过左髂总动脉末段和右髂外动脉起始部的前面进入盆腔，与输尿管盆部相延续。

输尿管盆部位于盆侧壁的腹膜下，行经髂内血管、腰骶干和骶髂关节前方，向后下走行，继而经过脐动脉起始段和闭孔血管、神经的内侧，在坐骨棘平面，转向前内穿入膀胱底的外上角。女性输尿管盆部位于卵巢的后下方，在经子宫阔韧带基底部至子宫颈外侧约 2cm 处时，有子宫动脉从前上方跨过，恰似“水在桥下流”。施行子宫切除术结扎子宫动脉时，慎勿损伤输尿管。输尿管盆部的血液供应有不同的来源，接近膀胱处来自膀胱下动脉的分支，在女性也有子宫动脉的分支分布。

（2）壁内部：输尿管行至膀胱底外上角处，向内下斜穿膀胱壁，开口于膀胱三角的输尿管。此段长约 1.5cm，即壁内部，是输尿管最狭窄处，也是常见的结石滞留部位。膀胱充盈时，压迫输尿管壁内部，可阻止膀胱内的尿液向输尿管逆流。

三、盆底筋膜间隙

盆筋膜间隙：盆壁筋膜与覆盖盆腔的腹膜之间，形成潜在的筋膜间隙，这些筋膜间隙有利于手术分离脏器，血、液体也易于在间隙内聚集。

（一）耻骨后间隙

耻骨后间隙位于耻骨联合后方与膀胱之间，又称膀胱前间隙其上界为腹膜反折部，下界为尿生殖膈，两侧为盆脏筋膜形成的耻骨膀胱韧带。正常为大量的疏松结缔组织占据。是经腹膜外到达膀胱及子宫下部与阴道的手术途径。也可经此间隙行抗尿失禁手术、膀胱颈悬吊。耻骨后间隙位于耻骨联合后方与膀胱之间，又称膀胱前间隙。其上界为腹膜反折部，下界为尿生殖膈，两侧为盆脏筋膜形成的耻骨膀胱韧带。正常为大量的疏松结缔组织占据，是经腹膜外到达膀胱及子宫下部与阴道的手术途径。也可经此间隙行抗尿失禁手术、膀胱颈悬吊术。

（二）膀胱旁间隙

膀胱旁间隙位于膀胱旁窝的腹膜下方，顶为膀胱旁窝的腹膜及脐内侧韧带；底为盆膈上筋膜；内侧为膀胱柱（即膀胱子宫韧带）；外界为闭孔内肌的筋膜及髂内血管、神经、淋巴管及输尿管等。

（三）直肠旁间隙

又名骨盆直肠间隙，位于直肠两侧与盆侧壁之间。上界为直肠侧窝的腹膜；下界为盆膈；内侧界为直肠筋膜鞘；外侧为髂内血管鞘及盆侧壁；前为子宫主韧带；后为直肠侧韧带；输尿管自直肠侧韧带外侧腹膜下行向下内，经此韧带向前，穿子宫主韧带可至膀胱前（旁）间隙。

（四）直肠后间隙

直肠后间隙也称骶前间隙，为骶前筋膜与直肠筋膜之间的疏松结缔组织，其下界为盆膈，上方在骶岬处与腹膜后隙相延续。此间隙的脓肿易向腹膜后隙扩散。腹膜后隙充气造影术即经尾骨旁进针，将空气注入直肠后隙然后上升到腹膜后隙。手术分离直肠后方时，在此间隙之间做钝性分离，可避免损伤骶前静脉丛。

四、盆腔血管、淋巴和神经

（一）动脉

1.髂总动脉

平第 4 腰椎下缘的左前方，腹主动脉分为左、右髂总动脉。髂总动脉沿腰大肌内侧斜向外下，至骶髂关节前方又分成髂内、外动脉。左髂总动脉的内后方有左髂总静脉伴行，右髂总动脉的后方与第 4、第 5 腰椎体之间有左、右髂总静脉的末段和下腔静脉起始段。

2.髂外动脉

沿腰大肌内侧缘下行，穿血管腔隙至股部。髂外动脉起始部的前方有卵巢血管越过，其末段的前上方有子宫圆韧带斜向越过。近腹股沟韧带处，髂外动脉发出腹壁下动脉和旋髂深动脉，后者向外上方贴髂窝走行，分布于髂肌和髂骨。

3.髂内动脉

为一短干，长约 4cm，分出后斜向内下进入盆腔。其前方有输尿管，后方邻近腰骶干，髂内静脉和闭孔神经行于其内侧。主干行至坐骨大孔上缘处一般分为前、后两干，前干分支多至脏器，后干分支多至盆壁。按其分布，它的分支可分为壁支和脏支。

（二）静脉盆腔的静脉

1.髂内静脉

由盆部的静脉在坐骨大孔的稍上方会聚而成，在骨盆缘、骶髂关节前方与髂外静脉汇合成髂总静脉。髂内静脉的属支较多，可分为脏支和壁支。壁支的臀上、下静脉和闭孔静脉均起自骨盆外，骶外侧静脉位于骶骨前面，它们与同名动脉伴行。脏支起自盆内脏器周围的静脉丛，包括膀胱静脉丛、直肠静脉丛、子宫静脉丛和阴道静脉丛。它们分别环绕在相应器官的周围，并各自汇合成干，注入髂内静脉。女性卵巢和输卵管附近的卵巢静脉丛汇集为卵巢静脉伴随同名动脉上行注入左肾静脉和下腔静脉。

2.骶前静脉丛

位于骶前筋膜前方与直肠固有筋膜之间的直肠后间隙内，由骶前静脉横干、骶中静脉、骶外侧静脉、骶椎旁静脉、骶椎椎前穿通静脉及其属支共同组成。骶前静脉丛紧贴骨面，血管壁薄，大多数无静脉瓣膜，弹性差，故损伤后难以止血。

（三）淋巴

盆腔内淋巴结一般沿血管排列，可分为脏器旁及盆壁淋巴结。脏器淋巴结多沿脏器的动脉分布，其位置、大小、数目并不恒定，主要有膀胱旁淋巴结、子宫旁淋巴结、直肠旁淋巴结和阴道旁淋巴结。盆壁淋巴结主要沿大血管分布，分为髂外淋巴结、髂内淋巴结及骶淋巴结；该三组淋巴结的输出管又注入髂总淋巴结。

（四）神经

盆内的躯体神经来自腰丛和骶丛；植物性神经主要来自骶交感干、腹下丛和盆内脏神经。

五、盆底整体理论及盆底功能性解剖

（一）概述

盆底整体理论是一个与解剖学密切相关的理论，该理论认为盆底是一个平衡的、相互关联的，由肌肉、结缔组织及神经组成的有机整体，其中结缔组织最易受到损害；盆底是一个有着自己独特结构和功能的器官，而非各部分的简单叠加。

盆底整体理论认为，压力性、急迫性尿失禁和排空异常等症状主要起源于不同原因造成的阴道及其支持韧带的松弛，而阴道及其支持韧带的松弛是结缔组织变脆弱的结果。这一理论将压力性尿失禁的治疗重点从提升尿道转为加强其支持结构。而且，整体理论已被扩大应用到包括特发性粪失禁及某些类型的盆腔疼痛在内的功能障碍中。

（二）“三个水平”理论和“吊床假说”

整体理论在其发展中吸纳了 dalancey 的“三个水平”理论和“吊床假说”。“三个水平”理论将支持阴道的筋膜、韧带等结缔组织分为上（I）、中（II）、下（III）三个水平，I水平为最上段支持，由主骶韧带复合体完成；II水平为阴道中段的侧方支持，包括盆筋膜腱弓及阴道直肠筋膜；III水平为远端支持结构，包括会阴体和会阴隔膜。“吊床假说”认为尿道位于盆内筋膜和阴道前壁组成的支持结构（“吊床”）之上，这层支持结构的稳定性依赖于与其侧方连接的盆筋膜腱弓及肛提肌，随着肛提肌的收缩和放松可使尿道上升或下降。当“吊床”功能缺陷时，可产生近端尿道高活动性或阴道前壁膨出（膀胱膨出），导致压力性或急迫性尿失禁的发生。

（三）整体理论的“三腔系统”

整体理论确立了定位结缔组织缺陷的“三腔系统”，将盆腔人为分为前、中、后三区。其中，前区包括尿道外韧带、尿道下方阴道（吊床）、耻骨尿道韧带；中区包括盆筋膜腱弓、耻骨宫颈筋膜，以及位于膀胱颈下方的重要弹性区；后区包括宫骶韧带、直肠阴道筋膜、会阴体。由此形成了判断盆底缺陷类别和层次，并确定修复层面和方法的完整系统。即通过临床症状提示盆底缺陷区域，然后进行阴道检查核对，并模拟手术确定缺陷的部位，结合 24 小时排尿日记、尿垫试验、尿流动力学和会阴超声检查，确定手术方式和部位。

（四）盆底支持系统

盆底支持系统主要包括盆底肌和盆底结缔组织。正常的骨盆支撑来自两者的相互作用。大多数情况下，盆底肌肉是盆内器官的主要支撑来源，它为这些器官支托处提供一个坚实而具有弹性的基底。骨盆肌肉通过结缔组织附属物（盆内筋膜）作为附着体为正常位置的盆内器官提供最佳的支撑。当骨盆肌肉处于松弛状态时，如在排尿或排便过程中，结缔组织附属物能够暂时起到支撑骨盆器官的作用。

盆内筋膜是一个疏松结缔组织网，能够遮盖所有的盆内器官并将这些器官与支持性肌肉和骨盆骨骼相连接。这里的盆内筋膜指的是位于腹膜、肌肉和盆内器官表面之间的组织。组织学上，它是由胶原、弹性蛋白、脂肪组织、神经、血管、淋巴间隙和平滑肌组成。这些成分使得盆内筋膜能够在发挥稳定作用和支撑作用的同时，也能允许盆内脏器移动、膨胀和收缩，从而起到尿液、粪便的蓄存，以及性交、分娩和排便。

（五）盆底动态解剖

盆底肌主要为慢反应纤维，可以支持盆腔脏器，维持其形状、结构及关闭其开口。

尿道的正常状态有 3 种：静息状态下，耻尾肌前部向前拉紧阴道远端，肛提板及肛管纵向肌向后向下拉紧阴道近端，阴道自身弹性及慢反应纤维收缩维持尿道关闭；腹压增加时，以上三方向的快速反应纤维收缩，力量通过阴道传导至尿道及膀胱颈将其维持在较高水平，同时耻尾肌纤维收缩，维持尿道关闭。排尿时，耻尾肌放松，牵拉受体激活排尿反射，肛提板和肛管纵向肌收缩将整个系统向后拉，打开尿液流出道，逼尿肌收缩将尿液排出。

六、女性盆底康复治疗（PFR）定义及其意义

在整体理论的指导下，对盆底支持结构施行训练，以恢复和加强盆底的功能。PFR 的意义有如下三点。

1.预防盆底支持结构的缺陷与损伤。

2.改善与治疗压力性尿失禁，亦可治疗某些尿急、尿频、夜尿症、排空异常及盆腔疼痛等。

3.巩固手术治疗或其他治疗的疗效。

七、盆底功能的评估

（一）仔细询问病史

包括孕产史、慢性腹压增高史，如慢性便秘、慢性咳嗽等、糖尿病等容易导致盆底功能障碍的高危因素。

（二）常规检查

包括会阴情况、妇科检查：

1.会阴检查

了解会阴有无伤口，伤口愈合情况（有无红肿、硬结、触痛或压痛），会阴体弹性，阴道口能否闭合，最大屏气向下用力时会阴平面下移度及同坐骨结节平面的关系。会阴骶神经分布区域的痛温觉，了解有无神经损伤。

2.妇科检查

了解子宫、宫颈位置，并进行 POP-Q 评分。

3.直肠检查

用于评价休息状态或自主收缩状态下的肛门括约肌有无受损。

4.盆底肌肉功能评估

包括盆底肌力、阴道收缩压。盆底肌力评估包括肌肉收缩强度、收缩持续时间及疲劳度、对称性，持续收缩力度及快速收缩次数。临床上常用以下方法：

（1）手测肌力法：患者取膀胱截石位，检查者位于患者的右侧，将食指和中指轻轻置入阴道内，并指导患者按给予的提示进行收缩阴道，测得盆底肌肉的收缩力，其分级见下表，正常人一般在 4 级以上。

（2）阴道最大收缩压：阴道收缩压表示阴道浅深肌层的综合肌力水平。将气囊压力探头放置于阴道或肛门内，通过压力转换器测得阴道最大收缩压，单位为 cmH_2O 或 mmHg，正常人应>20~30cmH_2O。

（3）盆底肌电图描记法：Glazer 评估法：1997 年由美国 Glazer 教授提出，2003 年由欧洲生物反馈协会采纳，并应用于临床。通过对盆底肌肉活动程序化的测量，反映盆底肌肉收缩功能，为正常人及盆底肌肉功能障碍的患者提供了一组描述盆底表面肌电的

数据库。

原理：表面肌电（SEMG）信号是神经肌肉系统在进行随意性和非随意性活动时的生物电变化，经表面电极引导、放大、显示和启示所获得的一维电压时间序列信号。与传统的针式肌电图（NEMG）相比，表面肌电信号探测空间较大、重复性好，为非创伤性操作，为临床研究和基础研究提供了一种无创、动态、实时的评估方法。

步骤及临床意义如下几点：①60 秒的前基线记录：在安静状态下对盆底肌肉 sEMG 的振幅及其变动情况进行最初的评估；②5 次快速收缩：一系列的 5 次快速收缩，每次收缩前休息 10 秒。评估收缩时 SEMG 的最大幅度和阶段性抽动的速度，并能评估快速活动肌纤维对静息电位的影响；③5 次连续收缩和放松：一系列的 5 次快速收缩，每次收缩前休息 10 秒，每次收缩持续 10S。这一部分被称为兴奋或紧张性肌纤维活动测验，它能帮助确定参与收缩的肌纤维类型、收缩的限度，以及兴奋性收缩对静息电位的影响；④连续 60 秒收缩：一次持续 60 秒的收缩，在收缩前后均休息 10 秒。这一部分被称为肌纤维耐力测验，它有助于评估参与持久性收缩的肌纤维的类型；⑤60 秒的后基线记录：持续收缩 60 秒后。让患者休息一段时间，其目的是确定在进行一系列的收缩试验以后，休息时肌电的幅度及其变化性。

八、盆底功能的康复治疗

当今，治疗盆底功能障碍性疾病的方法包括手术治疗和保守治疗。手术方式有近百种，其目的是通过补片等方法重塑盆底“吊床”的解剖结构，从而有望恢复盆底功能。但手术有严格的适应证，并存在着一定的风险，且有时效性，对于一些轻型、产后 PFD 或年老体弱不能耐受手术患者，宜采用保守治疗。保守治疗包括药物治疗、盆底肌锻炼、电刺激及生物反馈技术。药物治疗主要适用于急迫性尿失禁，但口服药物不良反应大，膀胱注射或灌注辣椒辣素等药物存在创伤性，患者常难以接受和坚持。盆底肌锻炼、阴道哑铃、电刺激及生物反馈技术是目前盆底功能康复治疗的主要方法，它能改善盆底肌肉张力和收缩性，增强盆腔器官和膀胱颈支持力，增加尿道括约肌力量，抵抗盆腔内压力的增加，以改善尿失禁和盆腔器官脱垂等盆底功能障碍。

（一）适应证

1.轻、中度压力性尿失禁。

2.混合性尿失禁。

3.轻型盆腔器官脱垂。

4.盆腔手术后辅助治疗。

5.促进产后盆底康复、预防盆腔器官脱垂。

6.提高性生活质量（无性高潮；性交疼痛）。

（二）禁忌证

1.重度盆腔器官脱垂。

2.神经损伤早期。

3.阴道出血或炎症。

4.泌尿系统感染。

5.体内有金属制品（心脏起搏器）。

（三）康复治疗常用的方法（盆底肌肉锻炼）

1.定义

盆底肌肉锻炼，也称凯格尔锻炼法，1948年美国妇产科医生ArnoldKegel针对妇女子宫、膀胱、直肠脱垂和阴道紧缩度降低等问题，创建了盆底肌肉康复锻炼法，简称Kegel法，至今已有70余年历史，经过不断改进，盆底肌肉康复更为有效。

2.原理

患者通过自主的、反复的盆底肌肉群收缩和舒张，增强支持尿道、膀胱、子宫和直肠的盆底肌张力、增加尿道阻力、恢复松弛的盆底肌，达到预防和治疗女性尿失禁和生殖器官脱垂的目的。

九、盆底肌肉锻炼方法及注意事项

盆腔肌肉锻炼（pelvic floor muscle training，PFMT）的主要内容是反复进行缩紧肛门的动作，又称凯格尔运动（Kegel exercises），每次收紧不少于3秒，然后放松，连续做15~30分钟为一组锻炼，每日进行2~3组锻炼；或者刻意不分组，自择时段每天做150~200次，6~8周为一疗程。2011年国际妇科泌尿协会提出的新锻炼方案则要求患者每日3组，每组收缩肛门8~12次，每次都尽力达到自身最长的收缩时间，3~6周后患者即能发现膀胱的控制能力得到了提高，此时应鼓励患者继续坚持练习，训练时间至少为6个月。

通过盆底肌肉锻炼以减轻压力性尿失禁受到多种因素影响。锻炼时要正确、规律、维持一定时间。教会患者如何进行PFMT非常重要，注意如下几点。

（一）让患者了解耻骨-尾骨肌肉群的位置

让患者将两只手指放入阴道内，感觉上述肌群的收缩，如果指尖受到来自侧方的压力，则说明收缩有效。同时将另一只手放于腹部，感知腹部肌肉是否处于放松状态。

（二）正确的收缩

正确的收缩较有力的收缩更重要，盆底肌肉位置较深，患者难以感知肌肉收缩是否正确。在训练过程中可通过阴道压力计、阴道重物、阴道放入球形导管、生物反馈等方法提高阴道的触觉敏感性，避免患者收缩臀大肌及腹肌，而专注于训练阴道、肛门周围的肌肉力量。

（三）不同姿势

运用不同姿势（躺着、坐着或站立）练习，找出最容易操作的姿势，并持续地加以训练。

（四）坚持锻炼

即使症状已经改善，仍需要坚持锻炼，并让患者有意识地训练情境反射，做到咳嗽、打喷嚏或大笑之前，能主动而有力地收缩盆底肌肉，从而预防尿失禁的发生。

（五）排尿中断

还可让患者尝试在排尿过程中停止排尿，以感受盆底肌肉如何发挥作用。当这些肌肉收缩时，排尿应能中断，放松后又能继续排尿。需要强调的是，PFMT的目的并不仅在于加强肌肉力量，适度地放松也非常重要，盆底肌肉收放自如才是目的。

生物反馈法采用模拟的声音信号或者视觉信号来反馈提示正常和异常的盆底肌肉活动状态，以帮助患者和（或）医生了解盆底锻炼的正确性，从而达到有效的盆底锻炼效果。

早期的生物反馈仪设计比较简单，是用中空的管状探头或囊状探头置入阴道，另一端直接连接压力仪，当骨盆底肌肉收缩时，使用者能看到压力的变化。目前生物反馈仪有直接测量压力及测量肌电图两种：①阴道或直肠探头：可以直接测量阴道或肛门肌肉收缩的力量，简单方便，部分探头可反复使用，但使用时必须置入阴道，有些患者较难接受；②肌电图描记系统：有 2 通道和多通道型号，缺点在于患者必须购买探头。两通道肌电图仪用于一般骨盆底肌肉训练，一条通路连接会阴部，监测骨盆底肌肉收缩，另一条通路连接腹部，确定腹部肌肉有无放松而多通道系统能同时检测膀胱、括约肌，以及腹部肌肉的活动。

（六）疗效评价

盆底肌功能锻炼有不受时间、地点及体位限制的特点，虽然有时因为动作单调，无固定练习模式，练习过程乏味而不能很好地坚持，较难达到理想效果，但只要在医务人员指导及家属鼓励和督促，教会患者正确的锻炼方法，持之以恒，是盆底功能障碍性疾病康复治疗的首选方法。

（七）盆底康复器（阴道哑铃）

1.定义

盆底康复器 1985 年 Plevnik 教授提出的加强盆底肌方法，重量从 20~70g 不等，分 5 个重量级，编号为 1~5，重量逐步增加。

2.方法

使用时，从最轻的阴道圆锥开始，使其停留阴道内持续 20 分钟。当感觉到使用 20 克重量的圆锥，能在阴道内掌控时，可以逐步增加圆锥的重量来练习。能适应较重的阴道圆锥后，可通过一些活动过程，如上楼梯、搬重物、咳嗽、跳等来进行练习。每天 1 次，每次 15 分钟，3 个月为一疗程。

3.疗效评价

阴道圆锥训练患者可以自己在家里进行训练，具有简单、易行、安全、有效、无副反应等特点。有效率能达 80%，平时结合凯格尔训练，疗效更佳，可作为是盆底肌锻炼有效的补充手段。

（八）电刺激

1.定义

电刺激是一种较早应用于临床治疗盆底肌肉损伤及萎缩的方法，电刺激能提高神经肌肉兴奋性，唤醒部分因受压而功能暂停的神经细胞，促进神经细胞功能恢复。

2.机制

通过放置在阴道内的电极传递不同强度电流，刺激盆底肌肉和神经，使盆底肌肉收缩强度和弹性增强。同时可反射性抑制膀胱兴奋，通过神经回路进一步增强括约肌收缩，加强控尿。从而达到盆底功能康复和治疗的目的。

3.方法

将消毒的治疗探头轻柔地放进阴道（两个金属均应置于阴道口内），根据临床诊断选择相应的治疗程序，调节电刺激强度。每次治疗 20~30 分钟，每周 2~3 次，10 次为一疗程，2~3 个月后进行第二疗程。平时结合凯格尔训练。

4.疗效评价

电刺激治疗对 SUI 症状的改善率为 35%~60%，有研究追踪调查电刺激治疗的长期效果，发现在电刺激后的 9 个月至 3 年间，有效率可达 56%~91%，并有 30%的患者能达到正常控尿，特别对年轻的女性 UI 患者效果较好。在中国，产后盆底电刺激治疗尚处起步阶段，且电刺激设备，刺激参数、疗程选择等无规范标准，需进一步研发。

（九）生物反馈

1.定义

生物反馈是应用现代科学技术，将人们意识不到的生物信号，如肌电、脑电、皮温、心率、血压等转变为可以被人察觉到的信号，如视觉、听觉信号，让患者通过声音及可视图像反馈刺激大脑来调控身体的功能，从而学会在一定范围内通过意识调控内脏器官的活动，纠正偏离正常范围的内脏活动的一种治疗和锻炼方法。其特点为针对性强，无损伤、无痛苦、无不良反应、方法简便、目前广泛应用于临床治疗。

2.机制

生物反馈方法包括肌肉生物反馈、膀胱生物反馈、A3 反射、场景反射，让患者通过声音及可视图像反馈刺激大脑来进行盆底肌收缩训练，最终让患者在没有生物反馈设备的帮助下进行正确地锻炼，一旦获得满意效果，就可转为行为治疗，即盆底肌肉训练。

3.方法

生物反馈治疗是通过生物反馈治疗仪，将其探头置入阴道或直肠内，以检测盆底肌肉电信号活动，并采用模拟的声音或视觉信号反馈给患者和治疗者，使患者根据这些信号训练，学会自主控制盆底肌的收缩和舒张，同时使治疗者通过反馈的信息指导患者掌握正确的锻炼方法。

4.疗效评价

多数文献报道生物反馈治疗的有效率在 70%~80%。有研究随访 3 个月至 7 年，有效率仍达 71%。

（十）注意事项

1.康复治疗前应常规白带检查和术前三项。

2.为了避免交叉感染，治疗探头做到一人一消毒。

3.应由接受过专门培训的盆底理疗师实施。

4.严格按操作程序，进行电刺激治疗时，应循序渐进地增加强度，以免灼伤阴道壁。

（十一）小结

盆底康复是一种安全、简便、有效的治疗方法，是女性盆底功能障碍非手术疗法中一个良好选择，可以有效预防和治疗女性轻中度压力性尿失禁，帮助改善下尿路症状，促进产后盆底康复，也可以作为盆腔手术前后的辅助治疗。进行盆底锻炼时应循序渐进，适时适量，持之以恒，将可达到较好的疗效。

十、应用电刺激生物反馈疗法治疗产后盆底功能障碍

女性盆底功能障碍多由盆底支持结构先天缺陷或者后天损伤造成，临床主要表现为盆腔器官脱垂、女性性功能障碍及压力性尿失禁等，其发病与妊娠特殊的生理状态及因分娩造成的盆底支持结构损伤密切相关。如果因妊娠与分娩受损的盆底支持结构产后不能及时康复，随着年龄的不断增长，盆底肌功能进一步下降，盆底功能障碍的临床表现会越来越重，最终只能靠外科手术治疗解决，如果能早期接受合理的康复治疗，当可避

免手术治疗。

盆底功能障碍与分娩、肥胖、便秘、盆腔手术史、呼吸系统疾病、绝经等多种因素有关，其中阴道分娩是造成盆底功能障碍最为重要的原因。阴道分娩可造成盆底肌肉筋膜撕裂，阴部血管神经牵拉阻断等盆底结构损伤，如果产后未能及时的给予系统的康复治疗，会导致产妇出现诸如子宫脱垂、尿失禁、性生活质量下降等盆底功能障碍表现。

随着人们对生活质量要求的提高，盆底功能障碍成为影响女性身心健康和生活质量的重要因素。盆底功能障碍的治疗成为一个重要的临床课题，以往盆底功能障碍的治疗主要靠患者自我进行盆底肌功能锻炼，治疗效果一直不能令人满意。最近几年，电刺激生物反馈疗法引起了临床广泛关注，利用生物反馈技术，可以精确的判断、评估肌纤维受损类型和盆底肌肌力，根据患者的具体情况选择不同频率、脉宽的电刺激进行个体化的生物反馈治疗、电刺激能唤醒损伤的神经肌肉，恢复肌肉的弹性和力量，并且患者可以根据反馈信号学习收缩肌肉，进行正确的自我锻炼，从而达到理想的治疗效果。生物反馈治疗还可以将康复器置入阴道内，并逐渐增加康复器重量，锻炼阴道的收缩力，改善阴道松弛。Davila 等通过大量病例临床研究，认为生物反馈疗法增强盆底肌肌力，并可抑制膀胱兴奋，对产后子宫脱垂和尿失禁治疗效果显著，证明了电刺激生物反馈疗法在治疗盆底功能障碍的重要意义。

综上所述，电刺激生物反馈疗法可增强盆底肌肌力，明显的改善子宫脱垂、尿失禁、性生活障碍等盆底功能障碍，值得临床推广。

（汪俊涛）

第二节　女性盆腔器官脱垂

一、概述

女性生殖器官正常位置的维持需要依靠盆底多层肌肉、筋膜的解剖和功能正常。皆盆底组织退化、创伤、先天发育不良或因某些疾病引起损伤，从而张力减低导致其支持能力减弱，使女性生殖器官及相邻脏器位置下移，称为盆腔器官脱垂（pelvic organ prolapse，POP），临床上表现为子宫脱垂、阴道前后壁膨出等疾病。子宫从正常位置沿阴道下降，宫颈外口达坐骨棘水平以下，甚至子宫全部脱出阴道口以外，称为子宫脱垂。

二、盆腔器官脱垂的流行病学研究

盆腔器官脱垂（POP）影响着每个年龄段的成人妇女，但确切的患病率及发病危险因素尚不清楚。

（一）盆腔器官脱垂的患病率

Swift 等对 10 名 18~83 岁妇女进行每年的常规妇科体检中，采用 P0P-Q 量化分期系统评定阴道壁膨出发生率：0 期＝24%，Ⅰ期＝38%，Ⅱ期＝35%，Ⅲ期＝2%。

（二）盆腔器官脱垂发生的危险因素

盆腔器官脱垂发病的危险因素，与妊娠及阴道分娩、年龄、慢性腹内压增加、绝经、雌激素水平低下、嗜烟、手术史等因素有关。其发生常常是多种危险因素综合作用的结果。

1.妊娠与阴道分娩

妊娠期间盆底支持结构的生理改变尚不完全清楚，可能是因为妊娠期间盆腔结缔组织为适应妊娠而过度延伸和腹内压增加所致：初产妇随着妊娠的进展，POP 分期也逐渐增高，但是不能明确是否是真正的病理改变：一些妊娠妇女还有肛提肌纤维断裂的现象这些现象可能是妊娠相关的改变，也可能是妊娠期间肛提肌形态学的正常变异。

很多学者认为，阴道分娩是 POP 发生的一个重要危险因素，可能与直接损伤盆腔内筋膜支持结构和阴道壁，以及直接或间接破坏盆底肌肉和神经有关；经产妇发生 POP 概率随着产次的增加而增大，阴道分娩 4 次的妇女的发病风险是 1 次分娩妇女的 3.3 倍。盆底神经肌肉的过度延伸、损伤，以及多产次与 POP 发生密切相关。其他的产科因素，包括巨大儿、产程延长、会阴侧切、肛门括约肌损伤、硬膜外麻醉、产钳助产，以及催产素的使用等都被认为可能会引起 POP。那么剖宫产能否起到保护作用呢？有研究认为其仅具有部分保护性的作用，活跃期以后选择剖宫产对盆底支持组织的影响与阴道分娩相似。如果为了避免 POP 的发生而大量滥用选择性剖宫产，可能会带来新的与手术相关的潜在危险。

2.年龄及绝经状态

许多流行病学研究认为老年妇女是发生 POP 的高危人群：Nygaard 等对 270 位平均年龄 68.3±5.6 岁老年妇女 POP 患病率及危险因素的横断面研究中发现子宫脱垂：0 期，2.3%；I期，33.0%；II期，62.9%；III期，1.9%；不同程度的 POP 在老年妇女中几乎是普遍存在的，POP 在老年较多见：每 10 年 POP 发病危险性以 100%的速度增加，且年龄是最显著的危险因素之一。年轻妇女出现 POP，遗传疾病、严重的产伤及慢性增加的腹内压等可能是原因所在：有研究表明，绝经后低雌激素水平是引起 POP 发病的常见原因之一，因此体内固醇激素水平可能与盆底支持组织状态有关。有研究通过测定子宫骶韧带组织中雌孕激素受体表达发现，POP 妇女雌孕激素受体严重减少盆底肌肉筋膜和韧带中雌孕激素受体的存在，表明盆底组织是雌孕激素作用的靶器官。但是，雌孕激素受体的分布及其浓度与绝经、激素水平的关系，以及激素在 POP 发病中的具体作用机制有待进一步研究。

3.慢性腹内压增加

引起慢性腹内压增加的因素有很多，如长期便秘、慢性呼吸道疾病、肥胖，以及长期负重等。长期便秘、膳食纤维摄入量与 POP 发生有密切的联系长期便秘可以引起慢性腹内压增高，而这类人群膳食纤维的摄入量往往是严重减少的。吸烟也被认为与 POP 的发生有关，但具体的作用机制尚未完全明了：可能与慢性增加的腹内压，或是烟草中某些有害的成分的作用有关。肥胖与盆底障碍性疾病关系研究颇多很多研究报道了前者与尿失禁的明确关系，而对于其与 POP 之间的研究却具有争议。Hendrix 等通过对 27342 名妇女横断面研究结果显示：在控制了年龄、健康状况等混杂因素后，肥胖是子宫脱垂、阴道前后壁膨出的危险因素之一；但有研究持相反的态度，认为两者之间并无联系。

三、有症状与无症状脱垂

盆腔器官脱垂（POP）是一个重要的健康问题：每年脱垂相关的手术率总计

0.1%~0.3%。一项北美研究显示一生中手术治疗脱垂或压力性尿失禁的风险为11%，其中1/3的患者需要1次以上的修复手术。盆腔器官脱垂是指盆腔器官和与其相邻的阴道壁突入阴道或从阴道脱出，应包括解剖学上的改变和症状两个方面，并不是所有的脱垂患者都有症状。

（一）无症状性脱垂

在全面的病史和体格检查之后，有严重症状需要治疗的妇女应该接受相应的治疗，对于没有脱垂所特有症状的妇女，没有证据支持对脱垂的早期治疗能够有更好的结局。对于无症状妇女给予外科修复是完全没有必要的：无症状妇女通常会询问脱垂是否会加重，如果加重，她们是否应该接受手术治疗来预防以后的进展。目前，我们尚不能预测哪些患者会加重或经历多长时间发展为症状性脱垂：因此，一般情况下对于无症状妇女不推荐手术干预。

尽管没有循证医学的临床试验，但对于无症状性脱垂妇女仍然有一些建议可能降低她们发展成症状性脱垂：许多这样的建议也符合健康生活方式的一般建议。

（二）无症状性膨出的生活方式干预

1.应该保持足够的水分摄入并且在规律的间隔时间内排空膀胱。

2.应该建议排便费力的妇女增加纤维的摄入。

3.应该避免一过性或慢性的腹腔内压力增高（如排便时过分用力、慢性咳嗽或经常负重）。

4.超重者减轻体重。

5.临床上还应该确保处理好伴发疾病。

（三）症状性脱垂

1.临床表现

（1）症状如下几点：①盆腔器官脱垂的患者主要症状为有阴道口组织堵塞或有组织物脱出阴道，也会出现一些伴随症状，应该确定这些症状的存在与否及严重限度；②脱垂相关的伴随症状；③盆腔压迫感或坠胀感；④性功能改变；⑤尿路症状：

1）压力性尿失禁（包括既往有压力性尿失禁史，而随着脱垂严重限度增加该症状消失的情况）。

2）尿急和急迫性尿失禁。

3）混合性尿失禁。

4）尿频。

5）排空困难，如排尿延迟或尿不尽。

6）需要减轻脱垂以排空膀胱。

⑥排便异常症状：

1）便秘。

2）为排便需要辅助减轻脱垂限度或增加腹部、阴道或盲肠压力脱垂的妇女常伴有泌尿系统症状，而产生这些症状的机制可能是完全不同的，有些患者可能因尿道功能异常而出现压力性尿失禁。有一些妇女尿道功能异常但可以控尿，是因为脱垂导致尿道的扭结和梗阻的结果这种症状称为隐匿性的尿失禁，因为只要脱垂没有治疗，尿失禁症状就不会出现。

阴道顶端筋膜缺陷可以导致小肠膨出，因此与阴道穹隆脱垂经常合并存在的是小肠疝、高位膀胱膨出和高位直肠膨出。

直肠阴道筋膜与肛提板和会阴体的连接断裂使得阴道的向后拉力消失，可能导致会阴体侧方移位或会阴体与肛门外括约肌分离，导致排便困难，应该常规问及脱垂患者有关排便的症状后盆底组织膨出的患者大多数没有症状，随着脱垂限度加重，可能出现直肠、阴道及下尿路症状，阴道症状包括阴道管腔增大导致的不适、阴道脱垂黏膜暴露摩擦产生的阴道出血及性交困难直肠症状包括排便困难甚至需要用手挤压协助排便、便秘、便急或便失禁很多研究都显示排便功能障碍与脱垂严重限度没有必然联系。

此外不论年龄大小还应询问脱垂可能导致的性功能方面的影响。

四、体格检查

脱垂患者的体格检查重点在盆腔检查当患者以膀胱截石位进行检查时，首先应看外阴和阴道，特别是看脱垂阴道的暴露上皮有无溃疡或糜烂如溃疡可疑癌变应行活检。

评价盆腔器官脱垂的患者时，特别有用的方法是将盆腔分为不同的区域，分别代表不同的缺陷评估前盆腔和后盆腔时最好用单叶窥具检查。即当检查前盆腔时，把窥具放在阴道后壁向下牵拉，当检查后盆腔时，把窥具放在阴道前壁向上牵拉：在评估后盆腔缺陷时三合诊检查也很有用，用于区分阴道后壁缺损和肠疝或者两者同时存在。

五、辅助检查

（一）膀胱功能评估

盆底膨出的患者可以表现限度不一的下尿路症状，尽管一些患者可能没有明显症状，但是获得膀胱和尿道功能的客观信息仍然很重要，对于严重盆腔器官脱垂患者，脱垂产生的尿道扭曲效应可能掩盖潜在的漏尿问题，因此应该将脱垂复位行膀胱基础功能测定来模拟脱垂，治疗后膀胱尿道功能状态至少应该做以下检查：清洁尿或者插管所得的尿液标本行感染相关的检查、残余尿测定，以及作为门诊膀胱内压测定的一部分行膀胱感觉的评估，目前还没有对残余尿的异常数值达成共识，如果患者排出了 150ml 尿或者更多，残余尿≤100ml 是可接受的。

（二）尿流动力学检查

对于大多数脱垂患者，尤其是没有手术指征的患者，复杂的尿流动力学检查并不是必需的。但如果需要更多的有关逼尿肌功能的数据或更多的有关尿道功能的定量数据就需要进行尿流动力学检查。

（三）影像学检查

对于盆腔器官脱垂的患者并不常规行诊断性影像学检查，但是如果有临床指征，那么可做的检查包括测定膀胱功能的荧光透视检查、怀疑肠套叠或者直肠黏膜脱垂的患者可以行排粪造影检查磁共振成像，对于脱垂患者还没有临床指征广泛应用，主要用于科研目的。

六、POP 的分度

鉴于盆底修复手术的复杂性、多样性，为了比较各种手术的长、短期效果，首先需要对 POP 进行量化，由此才可能客观评价各种手术之间的效果：另一方面，有关盆底功能障碍的研究逐渐受到重视，相关研究日益增多，为便于更好地进行学术交流，也迫切需要一个标准化的分期或分级系统。（图 2-2-1）。

对于 POP 的分度法，目前国际上有了较大的改变，值得我们关注：传统的，或我们长期于临床应用的是子宫脱垂的 3 度标准，是根据 1979 年衡阳会议及 1981 年青岛会议制订的，检查时以患者平卧用力向下屏气时子宫下降的限度，将子宫脱垂分为 3 度。

I度轻型：宫颈外口距处女膜缘<4cm，未达处女膜缘。

重型：宫颈已达处女膜缘，阴道口可见子宫颈。

II度轻型：宫颈脱出阴道口，宫体仍在阴道内。

重型：部分宫体脱出阴道口。

III度宫颈与宫体全部脱出阴道口外。

阴道前壁、后壁膨出是以患者用力屏气时膨出的限度来分度。

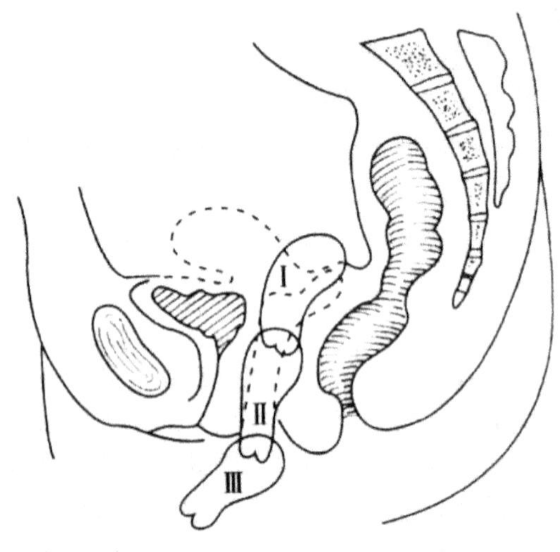

图 2-2-1　子宫脱垂分度

I度阴道壁达处女膜缘，但未膨出于阴道外；II度部分阴道壁已膨出于阴道外；III度阴道壁已全部膨出于阴道外。

目前国际上较为广泛接受和采用的评价 POP 的定量系统有两种，1996 年 Bump 提出并得到国际尿控协会、美国妇科泌尿、妇外科协会研究、调查和认可的盆腔器官脱垂定量分期法和 Badeii-Walker 提出的阴道半程系统分级法，前一种方法更加客观、准确，有更好的可信性和可重复性，并已在国际上 50%的文献中得到应用；后一种方法较为简便易行，临床应用较广，但缺乏客观的量化指标。

七、改良的纽约 POP 分期系统

Srotti 等提出的改良的纽约分期系统是采用在一页纸上表格加图谱的形式，直观形象地描述阴道各部位脱垂的限度：修正的纽约分度系统与 POP-Q 度的描述及记录方法完全不同。其分度的方法是，将阴道的前、后、左、右的 4 个壁，均又分为下段、中段和上段，下段为阴道的下 1/3，约 3cm，即处女膜至膀胱尿道连接处；中段为阴道的中 1/3；上段为阴道的上 1/3 再以轻度、中度、重度衡量每段阴道脱出的面积；轻度为用力后阴道脱出面积的最大直径<3cm；中度为用力后阴道脱出面积的最大直径为 3~6cm；重度为

用力后阴道脱出面积的最大直径每段阴道下降的最低点，采用已下降的阴道与解剖部位（如坐骨棘、膀胱尿道连接处、处女膜）的关系表示，并采用解剖名称进行描述，阴道顶端的脱垂分别用前穹隆、后穹隆、宫颈加以描述并测量尿道轴、会阴体长度、会阴由坐骨结节水平下降的距离、阴裂直径、处女膜至坐骨棘的距离、处女膜至骶骨岬的距离、阴道长度及宫颈长度。将以上测量数据分别记录于简单表格中。并可根据数据，画出阴道的轮廓图，从而便于进行分度。（图 2-2-2）。

与 P0P-Q 分度法相比，修正的纽约分度系统有以下优点：

1.此分度以解剖名称命名各测量点，便于理解、记忆。

2.可同时对阴道侧壁的脱垂限度进行分级。

3.可测量宫颈长度、会阴体下降的限度。

4.可测量尿道活动性。

5.测量结果记录简单、方便，并可根据测量数据画出阴道的轮廓图。

6.此分度在患者仰卧位和站立位时均可应用。

7.与 P0P-Q 分度有许多相同之处，二者可容易进行相互转化或综合。

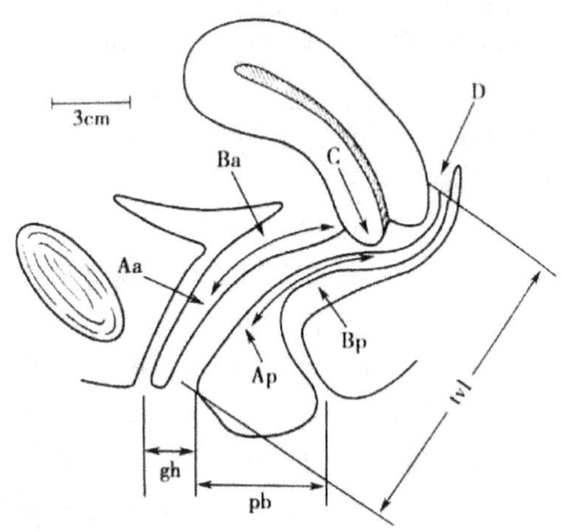

图 2-2-2 POP-Q 的 6 点解剖位置及阴裂、会阴体、阴道长度示意图

表 2-2-1 盆腔器官脱垂评估指示点（POP-Q）

指示点	内容描述	范围
Aa	阴道前壁中线距尿道外口 3cm 处，相当于尿道膀胱沟处	-3 至＋3 之间
Ba	阴道顶端或前穹窿到 Aa 点之间阴道前壁上段中的最远点	在无阴道脱垂时，此点位于-3cm，在这个切除后阴道完全外翻时，此点将为＋TVL
C	宫颈或子宫切除术后阴道顶端所处的最远端	-TVL 至＋TVL 之间
D	有宫颈时后穹隆的位置，它提示了子宫骶韧带附着到近端宫颈后壁的水平	-TVL 至＋TVL 之间

Ap	阴道后壁中线距处女膜 3cm 处，Ap 与 Aa 相对应	-3 至+3 之间
Bp	阴道顶端或后穹窿到 Ap 点之间阴道后壁上段中的最远点，Bp 与 Ap 点对应	在无阴道脱垂时，此点位于-3cm，在这个切除后阴道完全外翻时，此点将为+TVL

表 2-2-2 记录 POP-Q 的 3×3 格表

阴道前壁 Aa	阴道前壁 Ba	宫颈或后穹隆 C
阴裂大小 gh	会阴体长度 pb	阴道总长度 TVL
阴道后壁 Ap	阴道后壁 Bp	阴道后穹隆 D

表 2-2-3 盆腔器官脱垂分度（POP-Q 分度法）

分度	内　　容
0	无脱垂 Aa 、Ap、Ba、Bp 均在 3cm 处，C、D 两点在阴道总长度和阴道总长度-2cm 之间，即 C、D 点量化值≤ -[TVL-2]cm
I	脱垂最远端在处女膜平面上>1cm，即量化值<-1cm
II	脱垂最远端在处女膜平面上<1cm，即量化值≥-1cm，但≤+1cm
III	脱垂最远端超过处女膜平面>1cm，但<[TVL-2]cm
IV	下生殖道呈全长外翻，脱垂最远端即宫颈或阴道残端脱垂超过阴道总长-2cm，即量化值≥[TVL-2]cm

目前尚无文献对该系统进行系统评价：其准确性、可重复性有待进一步临床证实。

无论采用哪种分期或分级系统，均应在患者向下用力屏气做 Valsalva 动作时，以脱垂完全呈现出来的最远端部位计算。检查体位的改变能够影响分期，国际妇科泌尿协会未推荐特殊的检查体位，但要求明确标注是采用何种体位。立位较仰卧的膀胱截石位有更强的腹内压，更能显现出脱垂的最大限度，但有测量时医生和患者均感不便的问题。有报道让患者坐在向下 45°的分娩椅上测量，既可避免立位测量的不便又可得到较为准确的测量数据。

八、诊断

根据病史及检查所见容易确诊。妇科检查前，应嘱咐患者向下屏气判断脱垂的最重限度，并予以分度。同时注意有无溃疡存在，及其部位、大小、深浅、有无感染等。嘱患者在膀胱充盈时咳嗽，观察有无溢尿情况，即压力性尿失禁情况。注意子宫颈的长短，做宫颈细胞学检查。如为重症子宫脱垂，可触摸子宫大小，将脱出的子宫还纳，做双合诊检查子宫两侧有无肿块。应用单叶窥器可辅助阴道全面检查，压住阴道前壁时叫患者向下用力，可显示肠疝和直肠膨出。妇科检查还应注意盆底肌肉组织的检查，主要了解肛提肌的肌力和生殖裂隙宽度。如有大便失禁还应肛门指诊时注意肛门括约肌功能。

九、鉴别诊断

（一）阴道壁肿物

阴道壁肿物在阴道壁内，固定、边界清楚。膀胱膨出时可见阴道前壁有半球形块状物膨出，柔软，指诊时可于肿块上方触及宫颈和宫体。

（二）宫颈延长

双合诊检查阴道内宫颈虽长，但宫体在盆腔内，屏气并不下移。

（三）子宫黏膜下肌瘤

患者有月经过多病史，宫颈口见红色、质硬之肿块，表面找不到宫颈口，但在其周围或一侧可扪及被扩张变薄的宫颈边缘。

（四）慢性子宫内翻

罕见。阴道内见翻出的宫体，被覆暗红色绒样子宫内膜，两侧角可见输卵管开口，三合诊检查盆腔内无宫体。

十、治疗

（一）非手术疗法为盆腔器官脱垂的一线治疗方法

1.盆底肌肉锻炼和物理疗法

可增加盆底肌肉群的张力。盆底肌肉（肛提肌）锻炼适用于国内分期轻度或 POP-Q 分期I度和II度的盆腔器官脱垂者。也可作为重度手术前后的辅助治疗方法。嘱咐患者行收缩肛门运动，用力收缩盆底肌肉 3 秒以上后放松，每次 10~15 分钟，每日 2~3 次。

2.子宫托

是一种支持子宫和阴道壁并使其维持在阴道内而不脱出的工具。有支撑型和填充型。以下情况尤其适用子宫托治疗：患者全身状况不适宜做手术；妊娠期和产后。膨出面溃疡手术前促进溃疡面的愈合。

子宫托也可能造成阴道刺激和溃疡。子宫托应间断性地取出、清洗并重新放置，否则会出现包括瘘的形成、嵌顿、出血和感染等严重后果。

3.中药和针灸

补中益气汤（丸）等有促进盆底肌张力恢复、缓解局部症状的作用。

（二）手术治疗

对脱垂超出处女膜的有症状的患者可考虑手术治疗。根据患者不同年龄、生育要求及全身健康状况，治疗应个体化。手术的主要目的是缓解症状，恢复正常的解剖位置和脏器功能，有满意的性功能并能够维持效果。可以选择以下常用的手术方法，合并压力性尿失禁患者应同时行膀胱颈悬吊手术或悬带吊术。

1.曼氏手术（manchester 手术）

包括阴道前后壁修补、主韧带缩短及宫颈部分切除术。适用于年龄较轻、宫颈延长的子宫脱垂患者。

2.经阴道子宫全切除及阴道前后壁修补术

适用于年龄较大、无须考虑生育功能的患者，但重度子宫脱垂患者的术后复发概率较高。

3.阴道封闭术

分阴道半封闭术（又称 LeFort 手术）和阴道全封闭术。该手术将阴道前后壁分别剥离长方形黏膜面，然后将阴道前后壁剥离创面相对缝合以部分或完全封闭阴道。术后失去性交功能，故仅适用于年老体弱不能耐受较大手术者。

4.阴道前后壁修补术

无症状阴道前后壁膨出的患者不需手术治疗。重度有症状的患者应行阴道前后壁修补术，加用医用合成网片或生物补片来达到加强局部修复、减少复发的作用。合并压力性尿失禁者应同时行膀胱颈悬吊手术或阴道无张力尿道中段悬吊带术。

5.盆底重建手术

重建主要针对中盆腔的建设，通过吊带、网片和缝线把阴道穹隆组织或宫骶韧带悬吊固定于骶骨前、骶棘韧带，也可自身宫骶韧带缩短缝合术。子宫可以切除或保留，可以经阴道或经腹腔镜或开腹完成。目前，应用较多的是子宫/阴道骶前固定术、骶棘韧带固定术、高位骶韧带悬吊术和经阴道植入网片盆底重建手术。

（三）预防

避免腹压增加的疾病和劳作。有子宫脱垂者在行子宫切除应同时顶端重建，以免术后发生穹隆膨出和肠膨出。

十一、子宫脱垂

子宫从正常位置沿阴道下降，宫颈外口达坐骨棘水平以下，甚至子宫全部脱出阴道口以外，称子宫脱垂。

（一）诊断要点

1.了解既往分娩情况。

2.有否慢性咳嗽及便秘史。

3.有无压力性尿失禁。

4.盆腔检查

屏气用力时子宫脱垂的限度及压力性尿失禁的情况，宫颈有无延长，阴道前后壁膨出限度，阴道有无炎症，有无溃疡形成。注意有无合并小肠疝。站立位，一脚抬高，患者增加腹压时，检查直肠阴道隔内有无小肠肠管。

5.高龄（65 岁以上）患者应查肺功能和超声心动及相关内科疾病检查并评价。

6.注意是否合并宫颈延长。

（二）病因

1.妊娠、分娩，特别是产钳或胎吸下困难的阴道分娩，盆腔筋膜、韧带和肌肉可能因过度牵拉而被削弱其支撑力量。若产后过早参加体力劳动，特别是重体力劳动，将影响盆底组织的恢复，导致未复旧的子宫有不同限度下移。

2.慢性咳嗽、腹腔积液、频繁地举重或者便秘而造成腹腔内压力增加，可导致子宫脱垂。肥胖，尤其是腹型肥胖，也可致腹压增加导致子宫脱垂。随着年龄的增长，特别是绝经后出现的支持结构的萎缩，在盆底松弛的发生或发展中也具有重要作用。

3.医源性原因包括没有充分纠正手术时所造成的盆腔支持结构的缺损。

（三）临床表现

1.症状

轻症患者一般无不适。重症子宫脱垂可牵拉子宫韧带，盆腔充血，患者有不同限度的腰骶部酸痛或下坠感，站立过久或劳累后症状明显，卧床休息则症状减轻。重症子宫脱垂常伴有排便排尿困难、便秘，残余尿增加，部分患者可发生压力性尿失禁。但随着膨出的加重，其压力性尿失禁可消失，取而代之的是排尿困难，甚至需要手助压迫阴道前壁帮助排尿，易并发尿路感染。外阴肿物脱出后经卧床休息，有的能自行回缩，有的患者经手也不能还纳。暴露在外的宫颈和阴道黏膜长期与衣裤摩擦，可致宫颈和阴道壁发生溃疡而出血，如感染则有脓性分泌物。子宫脱垂不管限度多重一般不影响月经，轻度子宫脱垂也不影响受孕、妊娠和分娩。

2.体征

不能回纳的子宫脱垂常伴有阴道前后壁膨出，阴道黏膜增厚角化，宫颈肥大并延长。随脱垂子宫的下移，膀胱、输尿管下移与尿道开口形成正三角区。

（四）鉴别诊断

1.阴道壁肿物或膀胱膨出阴道壁肿物在阴道壁内，固定、边界清楚。膀胱膨出时可见阴道前壁有半球形块状物膨出，柔软，指诊时可于肿块上方触及宫颈和宫体。

2.宫颈延长双合诊检查阴道内宫颈虽长，但宫体在盆腔内，屏气并不下移。

3.子宫黏膜下肌瘤患者有月经过多病史，宫颈口见红色、质硬之肿块，表面找不到宫颈口，但在其周围或一侧可扪及被扩张变薄的宫颈边缘。

4.慢性子宫内翻很少见。阴道内见翻出的宫体，被覆暗红色绒样子宫内膜，两侧角可见输卵管开口，三合诊检查盆腔内无宫体。

（五）治疗

治疗以安全、简单和有效为原则。

1.非手术治疗

（1）盆底肌肉锻炼和物理方法：可增加盆底肌肉群的张力。盆底肌肉（肛提肌）锻炼适用于国内分期轻度或者 POP-Q 分期I度和II度的子宫脱垂者。嘱咐患者行收缩肛门运动，用力收缩盆底肌肉 3 秒钟以上后放松，每次 10~15 分钟，每日 2~3 次。

（2）放置子宫托：子宫托是一种支持子宫和阴道壁并使其维持在阴道内而不脱出的工具。以下情况尤其适用于子宫托治疗：患者全身状况不适宜做手术；妊娠期和产后。若膨出面溃疡，手术前应促进溃疡面的愈合。

2.手术治疗

对脱垂超出处女膜有症状的患者可考虑手术治疗。根据患者不同年龄、生育要求及全身健康状况，治疗应个体化。手术的主要目的是缓解症状，恢复正常的解剖位置和脏器功能，有满意的性功能并能够维持效果。可以选择以下常用的手术方法，合并压力性尿失禁患者应同时行膀胱颈悬吊手术或悬带吊术。

（1）曼氏手术（Manchester 手术）：包括阴道前后壁修补、主韧带缩短及宫颈部分切除术。适用于年龄较轻、宫颈延长的子宫脱垂患者。

（2）经阴道子宫全切除及阴道前后壁修补术：适用于年龄较大、无须考虑生育功能的患者，但重度子宫脱垂患者的术后复发概率较高。

（3）阴道封闭术：分阴道半封闭术和阴道全封闭术。该手术将阴道前后壁分别剥离长方形黏膜面，然后将阴道前后壁剥离创面相对缝合以部分或完全封闭阴道。术后失去性交功能，故仅适用于年老体弱不能耐受较大手术者。

（4）盆底重建手术：阴道穹隆或宫骶韧带悬吊，通过吊带、网片和缝线固定于骶骨前或骶棘韧带上，可经阴道、腹腔镜或开腹完成。

十二、老年盆腔器官脱垂的治疗原则及术式选择

盆腔器官脱垂即盆腔器官脱至阴道口甚至阴道外，由于年龄是其重要致病因素之一，

因此在老年人群中具有较高的发病率。据一项美国妇女健康组织对平均年龄为 69 岁女性的调查结果显示，其中 65%有脱垂的症状。我国自 2000 年已进入老龄化社会，以 65 岁及 65 岁以上占人口比例的数据为参考，此指标从 2002 年的 7.3%上涨至 2012 年的 9.4%2。2012 年我国 65 岁以上的老年人口已达到 1.27 亿，且每年仍以 800 万人的速度增加。有关专家预计，到 2050 年，我国老龄人口将达到总人口数的 1/3。如此庞大的人群，加之 POP 的高发病率，高风险、人群的特殊性等因素，我国妇科泌尿医生将面临很大的挑战。只有在对患者全身状况、术中和术后风险，以及疗效进行充分评估，才能选择更合适的治疗方式。

（一）非手术治疗

老年女性随着生理功能衰退，常合并多种内外科疾病，其心、肺、肾等功能损害，手术耐受性差。对于脱垂症状不是很严重，以及合并严重内外科疾病的老年患者通常采用保守治疗方式。保守治疗主要指行为矫正、盆底功能锻炼，以及子宫托等。行为矫正包括积极治疗合并症、减轻体重、防止便秘，以及减少提重物等腹压增加的行为，从而预防脱垂症状进一步加重。盆底功能锻炼主要以盆底肌锻炼即凯格尔锻炼为主，辅以生物反馈治疗或电刺激等盆底功能锻炼方法，增强盆底功能锻炼效果。子宫托是一种古老的治疗盆腔器官脱垂的方法，尤其适用于年龄大、有严重内科合并症不能耐受手术，性生活稀少或对手术治疗有顾虑而不愿接受手术治疗的患者。至今为止，大量研究结果表明子宫托在治疗 POP 中具有很高的安全性、有效性。根据我国盆底器官脱垂治疗指南草案，子宫托的选择应当遵循个体化原则，类型的选择与严重限度、阴道口的完整性及性生活需求等因素有关，大小的选择与阴道的长度及宽度有关，一般选择能够舒适佩戴的最大号子宫托。

（二）手术治疗

不愿意尝试保守治疗、不满意保守治疗效果，以及保守治疗失败的患者需要行手术治疗。盆腔器官脱垂手术历史悠久，种类繁多，被认为是一种具有低致死率、中度风险的手术。手术能够明显改善患者的生活质量，获得较高的满意度。但是老年患者具有住院时间长、恢复慢、术中术后并发症多等特点。因此，需要术前综合评估患者的全身状况，选择合适的手术方式、积极预防术中术后可能出现的并发症是成功治疗老年盆腔器官脱垂的关键因素。

POP 的手术治疗分为重建性手术和封闭性手术。重建性手术以整体理论为指导，目的在于恢复脱垂器官的解剖学位置。此类手术围手术期合并症发生率高、手术风险大、麻醉高风险性，因此不适于高龄、身体状况差或者同时伴随内外科合并症，以及无性生活需求的患者。阴道封闭性或半封闭性手术是将阴道管腔部分或全部关闭从而使脱垂的器官回放至阴道内，属于非生理性恢复，在手术时间、创伤限度、康复时间上具有很大的优势。对于无阴道性生活要求且有合并症、手术风险大的高龄人群尤为适合。

1.阴道封闭术适应证

通常，阴道封闭术主要用于无性生活要求、高龄、重度 POP 而体弱手术耐受性差的患者。但是对于上述标准，目前尚无统一的确切指标。如年龄，何为高龄？目前国际上行阴道封闭术的患者平均年龄在 65 岁以上，Sung 的一项全国性住院患者资料分析结果显示，年龄>80 岁的患者行阴道封闭术治疗时并发症发生率明显降低。综合国内外文献报道，年龄≥75 岁的重度 POP 患者，建议以阴道封闭术为主。另外，对于严重 POP 伴阴裂大尤其是超过 6cm 时，同时合并陈旧性会阴体裂伤，组织薄弱及复发性 POP 的患者，也可以应用阴道封闭术治疗。阴道封闭术同时行肛提肌＋会阴体修补术可以进一步加强阴道关闭的作用，从而起到减少脱垂复发的作用。同时行会阴体缝合术还有助于保持尿道在正常位置，减少术后压力性尿失禁的发生。

由于阴道封闭术改变了正常的解剖结构，封闭了阴道，使患者丧失了阴道性交的能力，对患者及其家属造成生理和心理上的不适感。有研究表明，65~74 岁的女性和 75~80 岁的女性发生性行为的比例分别为 40%和 17%。Wheeler 等调查了 32 例接受阴道封闭术的患者，行阴道封闭术后后悔者占 9%（3/32）。部分患者会出现术前因重度脱垂造成的对性活动无兴趣，术后随着脱垂问题的解决而重新有了性活动要求的现象。鉴于以上原因，在选择阴道封闭术时，特别是有配偶的患者，术前必须本人及家属（尤其是配偶）充分沟通，需要双方充分知情，以及患者对失去阴道后自我形象改变做好充足的心理准备。

2.手术要点和经验体会

（1）避免相邻器官的损伤：对于子宫阴道重度脱垂的患者，不仅有子宫脱垂、阴道膨出，还有膀胱、直肠等盆腔器官解剖位置的改变。脱垂患者因器官膨出解剖结构变异大，且阴道空间狭小，不容易暴露术野，因而极易发生损伤。同时，阴道封闭术主要是以改善患者生活质量为目的，因此，术者必须熟悉盆底解剖结构，精细操作。术中视情况行膀胱镜检查以明确有无膀胱损伤，直肠指诊以明确有无穿透直肠。膀胱直肠损伤一般及时发现及时修补，术后加强使用抗生素。

（2）包埋多余膨出组织切除部分阴道壁黏膜如果发现阴道膀胱间或直肠阴道间的筋膜完全断裂，出现膀胱和直肠黏膜薄弱膨出面积过大情况时，可分别以荷包缝合还纳加固。

（3）新的会阴体成形阴道封闭术同时行肛提肌＋会阴体修补术可以进一步加强阴道关闭的作用，加强阴道纵隔的支撑作用，从而起到减少脱垂复发的作用。

（4）预防术后尿失禁的发生：施行封闭术时阴道前壁黏膜分离不要距尿道口太近，以免过度牵拉尿道引起术后尿失禁的发生。多数学者认为，尿道下阴道黏膜保留的长度与术后尿失禁的发生率直接相关，尿道下阴道黏膜的分离不应超过尿道膀胱沟处。通常保留尿道外口内 3cm 即尿道下沟水平的阴道黏膜，这样不仅可以尽量避免术后尿失禁或排尿方向的改变，而且同时为术后可能发生的压力性尿失禁（SUI）预留抗尿失禁手术空间。对于术前存在压力性尿失禁者，可同时进行尿失禁手术。

（5）充分止血：预防血肿的发生，以及切开阴道壁前由阴道筋膜间隙注射生理盐水，形成水垫准确分离阴道筋膜层亦是手术的要点。

3.是否放置网片

目前，报道的阴道封闭术的治愈率为 91%~100%，百余年来治愈率未发生明显变化。阴道封闭术后脱垂复发的病例少见。Hanson 等 13 对 216 例行阴道封闭术的患者随访 5 年，结果显示，3 例术后脱垂复发。Goldman 等 14 报道 118 例行阴道封闭术的患者中有 1 例术后脱垂复发，其他报道脱垂复发的比例为 1%~3%。有关阴道封闭术后脱垂复发的原因目前尚不清楚，我们根据临床经验考虑可能是阴道封闭术并未纠正盆腔的解剖缺陷，靠缝合患者自身的阴道筋膜，以及阴道黏膜来防止盆腔器官的脱垂。由于老年患者阴道组织薄弱，弹性差，随着年龄的进一步增长，盆腔器官脱出可能再次发生。长期慢性咳嗽、便秘、体重指数较高、活动量偏大、严重盆腔器官脱垂特别是脱垂时间比较长导致阴道筋膜组织薄弱，以及阴道黏膜组织角质化严重，这些均是术后脱垂复发的危险因素。上述患者行阴道封闭术时可考虑植入网片。合成网片偏硬，形成瘢痕、导致侵蚀及纤维包裹的发生率相对偏高。生物补片是取材于动物或人的组织，经脱细胞处理去除组织细胞但保留细胞外基质的框架结构，在体内可进行生物代谢而降解。不仅能让组织完全塑形重建，而且再生组织强韧持久，补片侵蚀的发生率相对较低。

十三、阴式中盆腔重建术治疗以中盆腔缺陷为主的盆腔器官脱垂临床疗效

盆腔器官脱垂（POP）又称盆底缺陷（PFD），根据膨出的具体位置及器官不同分为前、中、后盆腔缺陷，发生率分别为34%、14%及18%。由于中盆腔在盆底支持结构中的重要性，对于中盆腔缺陷的治疗越来越受到关注。临床上中盆腔缺陷多以手术治疗为主，传统术式中阴式全子宫切除加阴道前后壁修补复发率高达20%~40%，已逐渐被其他术式所替代。随着对盆底结构的深入了解及网片技术的发展，推动着手术方式的不断改进。本研究就阴式中盆腔重建术治疗以中盆腔缺陷为主的盆腔器官脱垂的临床疗效进行分析。

（一）盆腔器官脱垂的理论基础及治疗

DeLancey 于 1992 年提出了阴道 3 个水平理论，将支持阴道的筋膜、韧带等组织分为 3 个水平，认为顶端支持（第一水平）即最上段的支持由主骶韧带复合体形成，也是盆底最为主要的支持力量。第一水平的薄弱容易导致子宫或阴道穹隆脱垂即中盆腔缺陷，因此，临床工作中越来越重视对中盆腔缺陷的治疗。目前，临床上多采用腹腔镜下应用网片的阴道骶骨固定术，其已被认为是治疗阴道穹隆脱垂的标准术式，成功率达78%~100%。适用于以中重度中盆腔缺陷为特征的年轻患者。其优点是对顶端缺陷矫正较好，能维持正常阴道位置且不向上牵拉阴道，但该术式不足之处除了术中并发症（骶前血管损伤所致大出血、肠道及泌尿系统损伤等）及术后并发症（网片侵蚀、肠道症状等）外，其对阴道前后壁修补及阴道旁修补不充分，如出现术后复发，为二次修复手术增添一定的困难，并且术中用健康的组织修复已受损的组织有悖微创主旨。

（二）阴式中盆腔重建术的疗效

近年来，微创正式成为创伤性治疗的追求目标，随着盆底重建手术发展的日趋成熟，阴式置入网片治疗盆腔器官脱垂的严重并发症已逐渐减少。本研究所提出的阴式中盆腔重建术适用于以子宫或穹隆脱垂为主，伴或不伴前后阴道上端（上 1/2 处）膨出者。本术式优点除了手术创伤小、污染少、术后恢复快等，更独特的优势在于如下两点。

1.本术式对于同时伴有前后阴道上端（上 1/2）膨出的患者，术中可视膀胱及直肠膨出具体大小而决定修复的范围，治疗确切。亦对阴道前后壁膨出矫正充分，同时兼顾处理阴道旁缺陷，使阴道旁及阴道前后壁复发率大大降低，对盆腔器官脱垂的修补更充分、持久。

2.临床实践发现，中盆腔缺陷及因宫颈延长所致的盆腔器官脱垂大多伴有阴道前壁的短缩，术后能否恢复阴道正常形态一直是临床治疗中的一个难题，而在本术式中该问

题则迎刃而解，即无论是否伴有阴道前壁缩短，都能使阴道保持较好的完整性、接近阴道正常形态。

阴式中盆腔重建术治疗以中盆腔缺陷为特征的盆腔器官脱垂疗效明确，使患者的生活质量得到明显提高，临床值得推广。

（汪俊涛）

第三节　压力性尿失禁

一、盆底生理和病理

（一）尿控的生理机制

正常女性尿控机制是由膀胱、尿道、盆底肌肉群、结缔组织和神经系统之间复杂的相互作用完成的，是结构与功能协调关系的体现，其中任何环节异常都会影响整个系统的功能状态尿道对于维持尿自禁意义重大，不论静息状态还是腹压增加时，尿道内压必须超过膀胱内压才能保持尿液不流出。正常尿控机制主要由以下两方面维持。

（二）压力性尿失禁的病理机制

压力性尿失禁是储尿期的下尿路功能障碍，因尿道控尿机制异常，腹压增加时膀胱内压大于尿道内压而使尿液不自主流出。年龄和分娩是发生压力性尿失禁的高危因素。压力性尿失禁的病理生理学机制近一个世纪以来一直都在争论中，至今仍有许多未知因素需要进一步探索，目前较为公认的是尿道高活动性学说和内括约肌缺失学说，两者并不是相互排斥的。通过超声和动态核磁显像发现，绝大多数的压力性尿失禁患者都有不同限度的尿道高活动表现和括约肌功能障碍共存，没有良好的盆底支持，尿道的过度活动也会使括约肌丧失收缩的有效性：维持尿自禁是一个复杂的动态神经解剖网络功能，理解尿失禁的病理生理机制可以帮助提供个体化的治疗方案及预防策略。

二、压力性尿失禁

压力性尿失禁（stress urinary incontinence，SUI）的定义是指：喷嚏、咳嗽或劳动、运动等腹压增高时出现不自主的尿液自尿道口漏出；这种漏尿不是由逼尿肌收缩压或膀胱壁对尿液的张力压引起的。其特点是正常状态下无遗尿，而腹压突然增高时尿液自动流出。也称真性压力性尿失禁、张力性尿失禁、应力性尿失禁。

（一）发病率

SUI 的发病率报道不一，中国成年女性的患病率约为 18.9%，而在 50~59 岁年龄段 SUI 的患者最高，为 28.0%。尽管这个发病率相当高，但是仍有部分尿失禁的患者在没有出现令人烦恼的状况前没有得到及时诊断及治疗。

（二）病因

压力性尿失禁分为两型。90%以上为尿道高活动型尿失禁，过去称解剖型压力性尿失禁，为盆底组织松弛引起。盆底松弛的原因：

1.妊娠与阴道分娩损伤。

2.绝经后雌激素减低或先天发育不良所致的支持薄弱。

3.尿道、阴道手术。

4.盆腔巨大肿物等原因。不到10%的患者为尿道内括约肌障碍型，为先天发育异常所致。

（三）高危因素

大多数研究都认为生育、年龄，以及肥胖是尿失禁的高危因素。对于不同类型尿失禁，关于压力性尿失禁的高危因素研究相对发展比较快（上述都是发生压力性尿失禁的高危因素），对于急迫性尿失禁而言，分娩及肥胖可能是其主要高危因素。

（四）临床表现

几乎所有的下尿路症状及许多阴道症状都可见于压力性尿失禁。腹压增加下不自主溢尿是最典型的症状，而尿急、尿频，急迫尿失禁和排尿后膀胱区胀满感亦是常见的症状。80%的压力性尿失禁患者伴有膀胱膨出。

（五）分度

有主观分度和客观分度。前者又分以下三级，临床常用；后者主要基于尿垫试验。

1.主观分度

（1）I级：尿失禁只有发生在剧烈压力下，诸如咳嗽，打喷嚏或慢跑。

（2）II级：尿失禁发生在中度压力下，诸如快速运动或上下楼梯。

（3）III级：尿失禁发生在轻度压力下，诸如站立时。患者在仰卧位时可控制尿液。

2.客观分度：推荐采用1小时尿垫试验，我国常用的标准如下：

轻度：0g<1h漏尿量<2g。

中度：2g≤1h漏尿量<10g。

重度：10g≤1h漏尿量<50g。

极重度：50g≤1h漏尿量。

（六）诊断

无单一压力性尿失禁的诊断性试验，以患者的症状为主要依据。压力性尿失禁除常规查体、妇科检查及相关的神经系统检查外，还需相关压力试验、指压试验、棉签试验和尿动力学检查等辅助检查，排除急迫性尿失禁、充盈性尿失禁及感染等情况。

1.压力试验

检查前嘱患者不要排尿并使膀胱充盈时，取膀胱截石位或站立位，反复咳嗽或用力10次，观察有否溢尿，如有溢尿为阳性。

2.指压试验

压力试验阳性时需做此试验。膀胱充盈时，取膀胱截石位，检查者用食指和中指伸入阴道，分开并置于后尿道两侧，按压膀胱和尿道交界处，注意勿压在尿道上。将尿道旁组织向耻骨的方向托起，即将膀胱颈向上推，尿道随之上升，从而恢复膀胱和尿道的正常角度，故又称膀胱颈抬高试验。行诱发试验观察有否溢尿，如无溢尿为阳性。

3.棉签试验

用于测量尿道轴与水平面的关系，估计尿道移位限度。患者取膀胱截石位，将尿道外口周围消毒后，用蘸有局麻药的细棉签一根，轻轻插入患者尿道内，深约4cm，让患者向下屏气或咳嗽，正常情况下棉签摆动<15°；棉签摆动在15°~30°为可疑；>30°为异常。

4.尿垫试验

1988 年国际尿控学会制订了尿垫试验规范，以便对世界范围内的研究资料进行比较，常用的是 1 小时护垫试验或 24 小时护垫试验，推荐 1 小时护垫试验。具体方法：检查前尿垫称重，膀胱排空后，15 分钟内喝 500ml 水，随后 30 分钟行走，上下台阶，最后 15 分钟做规定的动作（快步走 3 分钟，上下楼梯 1 分钟，原地跑 1 分钟，坐下起立 10 次，用力咳嗽 10 次，拾起地面 5 个小物体再用自来水洗手 1 分钟）然后尿垫称重，大于 1g 为阳性。要求患者试验后排尿并记录尿量。

5.残余尿测定

测定残余尿可评价膀胱的收缩能力及有无膀胱出口梗阻，正常残余尿量应小于 50ml。测定方法有直接插导尿管或超声检查。

6.尿常规及尿培养

排除泌尿系统炎症。

7.尿流率测定

是唯一的无创性尿动力学检查。大体估计膀胱储尿及排空功能，排除尿道梗阻。正常应大于 20ml/秒，如果小于 15ml/秒和尿量少于 150ml 为异常。

8.尿动力学检查

复杂性压力性尿失禁需行此检查以明确诊断、指导治疗。

9.影像学检查

（1）B 超（了解尿道膀胱颈关系、尿道与耻骨联合距离）

以下四项指标如果符合两项的有诊断价值：①pul-r：静止期尿道近段长度<2cm；②pul-s：压力期尿道近段长度<1.5cm；③puv：膀胱尿道后角>100°；④uvj-h：膀胱尿道交界处移动度>10cm。

（2）膀胱尿道造影：正常膀胱尿道后角<90°，压力性尿失禁患者常>110°~115°（目前极少做）。

（3）核磁共振：能清楚地显示 SUI 患者术前术后膀胱尿道后角的改变，同时也能显示盆底软组织结构变化（有条件者可以做）。

10.膀胱镜检查

尿道膀胱镜检查：必要时辅助诊断，可以帮助诊断膀胱结石、肿瘤、憩室或以前手术的缝合情况。

11.鉴别诊断

症状和体征最易混淆的是急迫性尿失禁，而引起急迫性尿失禁有以下原因，均可通过尿动力学检查来鉴别诊断。

（1）尿道狭窄：尿道口狭窄、尿道狭窄、后尿道瓣膜、前列腺肥大或前列腺癌、尿道损伤、尿道异物、尿道结石等。除有相关尿道狭窄症状外，尿动力学检查可排除。

（2）膀胱病变：神经性膀胱（包括先天性脑脊膜膨出造成的神经损伤、后天性外伤、药物的影响），膀胱结石，膀胱颈部肿瘤，输尿管膨出，膀胱内血块阻塞，膀胱颈挛缩等。除有相关膀胱疾患症状外，尿动力学检查可排除。

（3）输尿管病变：输尿管结石、肿瘤、外伤、手术时误结扎，腹膜后广泛纤维性病变等。除相关输尿管病变症状外，尿动力学检查可排除。

（4）泌尿系感染：包括间质性膀胱炎、泌尿系结核、其他泌尿系感染，均可引起急迫性尿失禁，该类疾患有感染症状，抗感染治疗有效。

（七）尿失禁的发生及转归

既往观点认为尿失禁是一种退行性改变，但是目前一些研究已经显示在任何年龄段都有女性发生尿失禁或是尿失禁好转。目前还无法确定任何一个患者尿失禁的好转是由于医疗干预及手术治疗的效果还是由于尿失禁自身的疾病发展过程所致。在没有给予治疗的情况下尿失禁为何可以好转？或许是因为某些影响因素的改变如减肥、工作改变，或许是因为随着尿失禁自然病程的发展其严重限度也会改变。

（八）预防

以上提到的高危因素都是潜在可变的，对于 BMI>30 的肥胖妇女，减肥可以减轻尿失禁的严重限度。剖宫产需求日益增加，所以现在更加需要了解剖宫产对于特定的患者是否具有预防盆底损伤的作用。目前，关于尿失禁的预防方面有保证的研究还不多，而且关于尿失禁预防的研究甚少。对于分娩方式如选择性剖宫产对于尿失禁影响的研究，可以考虑将有尿失禁家族史的妇女作为理想的研究组。戒烟及治疗便秘可能对预防尿失禁有一定益处。

（九）压力性尿失禁的非手术治疗

在压力性尿失禁的治疗中，非手术治疗是重要的组成部分：一般认为，非手术治疗是压力性尿失禁的第一线治疗方法，主要对轻、中度患者有效，对重度患者治疗效果不够理想，但可作为手术治疗前后的辅助治疗。

1.生活方式干预及膀胱训练

生活方式干预主要包括减轻体重、戒烟、禁止饮用含咖啡因饮料、生活起居规律、避免强体力劳动（包括提拎和搬动重物）、避免参加增加腹压的体育活动等。

膀胱训练是通过改变排尿习惯调节膀胱功能，通过指导患者记录每日的饮水和排尿情况，填写膀胱功能训练表，有意识延长排尿间隔，使患者学会通过抑制尿急而延迟排尿。膀胱训练的关键部分是制订排尿计划。

行为训练的主要技巧在于盆底肌肉训练，改善自主控尿能力。当患者在排尿间隔期间感到尿急，可指导她们采用控制尿急的方法，如分散注意力或放松，直到排尿时间到来。

其他简单的行为治疗也能减少尿失禁。在一项随机研究中，一种简单的自助手册可平均减少 43%的漏尿。

2.盆底肌肉锻炼

盆底肌训练：也称 Kegel 训练，是以锻炼耻骨尾骨肌肉为主的一种主动盆底复建方法。患者通过自主、反复的盆底肌肉群的收缩和舒张，增强支持尿道、膀胱、子宫和直肠的盆底肌张力，增加尿道阻力，恢复盆底肌功能，达到预防和治疗尿失禁的目的。

阴道重锤训练：1985 年由 Plevnik 介绍，患者可在阴道内放入圆锥形重物，在咳嗽或行走时为避免重物脱出而加强盆底肌收缩，建议患者从轻的重物开始训练。

3.盆底电磁刺激

盆底电刺激疗法：将电极放置在会阴部皮肤，根据设定的参数刺激患者盆底肌，从而辅助患者训练盆底肌。研究者认为电刺激可以帮助无法自主收缩盆底肌的患者被动运动，从而训练肌肉力量。电刺激方法有两种：快速最大功能性电刺激和慢性低强度刺激。Smith 报道经阴道电刺激治疗 SUI 患者颇具疗效，57 例患者中 66%症状明显改善。

生物反馈：又称加强的盆底肌锻炼，其原理是借助阴道或直肠内的电子生物反馈治疗仪，监视盆底肌的电活动，同时也可监测腹部肌肉活动和逼尿肌活动，将这些肌肉活动的信息转为听觉和视觉信号反馈给患者，指导患者进行正确的、自主的盆底肌肉锻炼。

4.抗尿失禁子宫托

子宫托仍是子宫脱垂的非手术治疗的一线治疗方法，其优点是并发症少，患者经过学习后能够自己操作。近年，出现了一些新型子宫托，其设计有在为尿道和膀胱颈提供不同限度的支撑，以改善压力性尿失禁的症状。对于配合 PFMT 依从性较差的患者或治疗无效的患者，尤其是不适合手术治疗者，可考虑使用抗尿失禁子宫托。新型的治疗压力性尿失禁的子宫托在设计上有一个位于中线的把手或尿道旁有一叉状物，在耻骨后支撑尿道。

5.射频治疗及其他

近年还有利用射频治疗压力性尿失禁获得满意疗效的报道，利用射频电磁能的振荡发热使膀胱颈和尿道周围局部结缔组织变性，导致胶原沉积、支撑尿道和膀胱颈的结缔组织挛缩，结果抬高了尿道周围阴道旁结缔组织，恢复并稳定尿道和膀胱颈的正常解剖位置，从而达到控尿目的。

6.药物治疗

迄今为止，尚缺乏全球公认的既有效而又无不良反应的治疗 SUI 的药物。目前，主要有三种药物治疗用于 SUI 的治疗：α-肾上腺素能激动剂、三环抗抑郁药和局部雌激素治疗。

（十）压力性尿失禁的术式选择

压力性尿失禁是最常见的一种女性盆底功能障碍性疾病。压力性尿失禁的手术方法很多，目前，多沿用的术式为耻骨后膀胱尿道悬吊术和阴道无张力尿道中段悬吊带术。因阴道无张力尿道中段悬吊术更为微创，在许多发达国家已成为一线手术治疗方法。压力性尿失禁的手术治疗一般在患者完成生育后进行。

三、经耻骨后路径的尿道中段悬吊术

经阴道无张力吊带（TVT）技术的发展是基于 Ulmsten 关于尿控的学说。Ulmsten 认为控尿是耻骨尿道韧带的张力、耻尾肌和肛提肌的力量、尿道下阴道吊床的支撑这三种解剖结构联合作用的结果。这三种结构由阴道和周围结缔组织相互结合并相互协调来控制膀胱颈和尿道的开放和关闭。其中耻骨尿道韧带的张力在协调肌肉和阴道吊床支撑之间起着极其重要的作用。如果耻骨尿道韧带的张力不足，耻尾肌地向前收缩和肛提肌板的向后收缩将使尿道在压力下的扭曲关闭作用消失。

（一）手术适应证

1.解剖型压力性尿失禁。

2.尿道内括约肌障碍型压力性尿失禁。

3.合并有急迫性尿失禁的混合性尿失禁，保守治疗无效。

（二）手术禁忌证

1.未完成发育的患者。

2.妊娠患者。

3.计划要妊娠的患者。

（三）优点

阴道无张力尿道中段悬吊带术，尤其是用医用材料尿道悬吊术与其他手术方式相比，其优点如下：

1.可适用于肥胖患者。

2.可采取局麻方式手术，适于年老体弱、不能耐受手术者。

3.平均出血量少，手术时间短，术后住院时间短。

4.无严重并发症发生。

5.对既往手术失败的患者仍有较高的成功率。

（四）手术方法

1.采用椎管内麻醉或局麻，前者效果确切，麻醉范围大，患者无痛苦；后者较简便，可以术中配合咳嗽调节吊带松紧，但麻醉范围较小，患者痛苦。

2.患者取截石位，插入 Foley 球囊尿管排空膀胱，于耻骨后注入生理盐水 120ml 以扩大膀胱前间隙（分左右两点注射），以防穿刺时损伤膀胱。

3.于阴道前壁注射生理盐水，扩大阴道尿道间隙，于尿道外口下方 1cm 处纵向切开阴道前壁，切口长 1.5cm。向两侧耻骨后方向分离，深约 3cm。

4.助手将导引杆外套 12 号 Folley 尿管后经尿道口插入膀胱，并将膀胱扳向对侧，防止穿刺针损伤膀胱。

5.于耻骨上 2cm，下腹中线左右旁开 2.5cm 取两个 0.5~1.0cm 小的腹部切口。左示指插入阴道，穿刺针分别经切口于尿道下方两侧插入，穿过尿生殖膈，紧贴耻骨后向上于下腹中线左右旁开 2.5cm 处切口分别穿出。

6.行膀胱镜检查，明确穿刺针没有穿破膀胱后，拔除穿刺针，引出吊带，使吊带呈 U 形包绕尿道中段下方。

7.调整吊带松紧度，以尿道和吊带之间能较轻松置入一小号弯组织剪尖为宜。再注入生理盐水 250ml 充盈膀胱，嘱患者咳嗽（局麻下）或按压下腹（硬外麻下），观察尿道口溢尿 1~2 滴为松紧适宜。

（五）作用机制

关于 TVT 的作用机制，研究者们从它对排尿、尿动力学参数，以及影像学及结缔组织改变的影响做了广泛的研究。在近期的一项研究中，尿动力学评价提示它可以减小静态最大尿道闭合压而增加动态尿道最大闭合压，增加静态和动态下的功能性尿道长度。另一些学者提出尿道流出道梗阻是 TVT 手术成功的基础。压力流率检查提示尿道阻力、排尿后残余尿量增加，以及最大尿流率减低是一种可能的机制。而利用超声和磁共振检查的影像学和组织学研究发现，吊带保留在尿道中段或偏侧远端并且凸面对尿道。在所有被研究的患者中吊带的位置都固定在腹壁，术后两年尿道旁结缔组织活检的生化分析提示胶原数量没有变，而胶原代谢增加。

（六）并发症

TVT 手术相关的并发症远远低于与其相似的耻骨阴道悬吊手术。其主要的并发症为血管损伤、阴道网片暴露、尿道侵蚀、肠管损伤及尿潴留等术后排尿障碍。详见本章第五节“抗尿失禁悬吊带手术并发症及复发的诊断和处理”。阴道前壁修补术通过阴道前壁修补，对尿道近膀胱颈部折叠筋膜缝合达到增加膀胱尿道阻力作用，以往一直为压力性尿失禁治疗的主要手术。该手术方法比较简单，但解剖恢复和临床效果均较差，术后一年治愈率仅约30%，并随时间推移而下降，目前已少用。

四、女性压力性尿失禁手术治疗的几个新观点

（一）女性压力性尿失禁手术治疗概述

随着人口老龄化，压力性尿失禁的发病率越来越高，给家庭和社会带来极大的负担。尽管有各种非手术治疗方法，但是从主客观治愈率和远期效果来看，手术干预优于非手术方法，占有重要的地位。当前手术治疗方式主要有以下几种：①应用合成材料的尿道中段悬吊带术（MUS）；②应用自体筋膜放置于膀胱尿道结合部的耻骨阴道吊带术；③以Burch手术为代表的耻骨后膀胱颈悬吊术；④尿道周围注射法；⑤人工尿道括约肌等。需要根据患者情况个体化选择术式。总体来讲，各种吊带手术和耻骨后膀胱颈悬吊术是一线术式。

（二）主要抗尿失禁手术评价

1.阴道无张力尿道中段悬吊带术

阴道无张力MUS主要分为耻骨后路径和闭孔路径两种方式完成。抗SUI和治疗脱垂的手术可同时进行，但在吊带拉紧前应完成脱垂修补。但对于合并重度脱垂的患者，未提示存在隐匿性尿失禁（UI）的患者，目前不建议进行预防性抗UI手术。

2.耻骨后膀胱颈悬吊术

进行手术为耻骨后膀胱颈悬吊术的代表，即经耻骨后将膀胱颈及近端尿道两侧的阴道壁缝合悬吊于Cooper韧带，以上提膀胱颈及近端尿道，从而减少膀胱颈的活动度。

3.单纯型压力性尿失禁的诊断和术前不需要尿动力学检查

2014年6月美国妇产科学会和妇科泌尿学会发布联合公告，建议将SUI分为单纯型和复杂型两类，这两种类型的术前评估及处理不同，宜区别对待。

五、TVT和TVT-O手术治疗压力性尿失禁的疗效分析

压力性尿失禁是中老年妇女的常见病，其特点是正常状态下无遗尿，腹压突然增高时尿液自动流出。发病率国内报道约40%，国外报道41.6%~81%。无张力阴道吊带术（TVT）是治疗女性压力性尿失禁（SUI）的有效、微创术式，其临床应用价值已得到广泛的认可。而经闭孔经阴道无张力尿道中段悬吊术（TVT-O）是在TVT基础上进行改良，避免了损伤膀胱、尿道和引起耻骨后血肿的风险。

（一）TVT

阴道前壁尿道外口下方约1cm做倒“U”型切口，先于黏膜下注射50ml生理盐水，潜行分离，然后切开，保护尿道完整，两侧游离显露膀胱底，向上贴近耻骨弓游离，于膀胱颈旁达耻骨后间隙。耻骨联合上方一横指距中线1.5cm两侧做0.3cm的切口，在阴道手指引导下，于耻骨上向阴道穿入Sparc针，膀胱尿道镜检查证实针不在膀胱和尿道后，带入可吸收吊带，调整吊带张力，至膀胱充盈150~200ml轻压膀胱不漏尿为止，尿道水平角15度左右，耻骨上剪除多余的吊带。膀胱底部盆底侧韧带用4-0丝线做荷包缝合，悬吊膀胱。留置气囊尿管。

（二）TVT-O

分别在尿道水平上方2cm与左右大腿根部外2cm交界处做两切口，阴道前壁尿道外口下方1.0cm做纵切口行长约1.5cm，钝性分离后，薄剪刀以45度角向外分离，当有突破感后，置入吊带穿刺器，经闭孔穿刺出左右大腿外侧切口，带入可吸收吊带，调整吊带张力，至膀胱充盈200~300ml轻压膀胱不漏尿为止，剪除多余的吊带。

（三）疗效评价治愈

症状消除，尿可自解并可控制；有效：症状改善，偶有尿失禁；无效：症状无改变或加重。

（汪俊涛）

第四节　慢性盆腔痛

一、概述

慢性盆腔痛（chronic pelvic pain，CPP）时一个笼统的涵盖很多特殊病因的术语，时一种涉及多学科、可引起盆腹腔多种器官功能异常、影响患者社会行为和生活质量的常见的疾病表现形式。患者的疼痛可能来源于生殖系统、泌尿系统、消化系统、运动系统及神经内分泌系统等。

为了缓解与慢性盆腔疼痛（CPP）相关的苦痛，已出现了多种药物、疗法及手术方式。遗憾的是收效甚微。导致疗效差异的可能原因是我们对疼痛机制所知有限。通常，当标准治疗失败或者未发现明确病因时，会建议患者到胃肠病科、泌尿科、神经科或者精神科就诊。患者或许最终被介绍到慢性盆腔疼痛中心或被给予疼痛的经验性治疗方法，或者当没有找到任何疼痛原因时，给予阿片类药物治疗。

当谈及它或治疗它时，尽管我们假定它是可以被治好的，但挫折感总是伴随出现，并只会导致疼痛持续存在。临床上，一部分诊断的挑战在于破解：①是否存在一个确定了的疼痛状态，它尚未被诊断和治疗过；②是否存在一个确定了的疼痛状态，已被准确诊断，在偶然时刻发作了（例如，无症状的子宫内膜异位症）；③是否存在进展性神经病理性疼痛。

二、痛觉种类

1.痛觉异常

因通常不激发疼痛的刺激所导致的疼痛。

2.中枢性疼痛

中枢神经系统原发性功能失调引起的疼痛。

3.慢性盆腔疼痛

非月经性疼痛持续6个月或6个月以上，局限于盆腔、盆腔下方的前腹壁或腰骶部，严重得足以导致功能障碍或需要药物或手术治疗。

4.感觉障碍

一种令人不悦的异常感觉，可以是自发的，或是诱发的。

5.子宫内膜异位症

子宫内膜之外的部位存在两种或两种以上的下列成分

（1）子宫内膜上皮成分。

（2）子宫内膜间质成分。

（3）子宫内膜腺体。

（4）带有含铁血黄素的巨噬细胞。

6.痛觉过敏

对正常疼痛刺激的过度反应。

7.肌筋膜疼痛综合征

在肌肉或筋膜内存在的局限的、可重复的，应激过度的压痛点为特征的，可以导致功能障碍的不同类型的疼痛。

8.神经病理性疼痛

外周或中枢神经系统的原发损伤、功能障碍或一过性混乱引起的疼痛。

9.神经痛

在某一神经或某些神经分布区域内的疼痛。

10.疼痛

一种令人不愉快的感觉或情感体验，与事实的或潜在的组织损伤相关，或用损害来描述。

三、慢性盆腔痛的特点

（一）多因素作用在发病机制中的作用

对慢性盆腔疼痛患者而言，即使存在诱发因素，多个因素的共同作用也往往要超过单因素作用。

（二）心理反应始终伴随着疼痛的全过程

痛觉包括感觉和情感两方面，因此，痛觉一方面取决于刺激的性质和强度，但更重要的是依靠于个体的心理状态和以往获得疼痛的经验。慢性疼痛相对于急性疼痛，患者的心理反应差异限度更大，受到社会心理因素制约的限度更大。

（三）定义

目前的定义已经将痛经和性交困难这些周期性发生的疼痛排除在 CPP 以外，但必须注意的是：

1.月经周期在 CPP 的发生发展过程中，常起着非常重要的作用。

2.国外有调查研究表明，28%的 CPP 妇女诉性生活受限，这种性功能障碍有 71%为深部性交困难。慢性盆腔疼痛和性交痛经常同时出现在很多疾病的临床表现之中。

（四）特征

CPP 可以是某些疾病的其中一类症状，但它又不仅仅是一种症状，它已经构成一种疾病。因此，消除疼痛本身就成了最恰当的治疗措施。由于这种长期而顽固的疼痛会导致患者出现心理或躯体障碍的全身综合征，也有人将其命名为：慢性盆腔疼痛综合征，其具备如下特征。

疼痛症状存在 6 个月或 6 个月以上。

常规的治疗方法对于症状的缓解无效。

患者所感知的疼痛与查体所探查到的器质性病变的限度不一致，甚至完全排除器质性疼痛，考虑为心因性诊断。

出现躯体症状，甚至产生抑郁症的一些表现：食欲减退、反应迟钝、失眠健忘、消化不良、便秘等。

体力活动受限，逐渐脱离职业、家庭和人际交往。

四、慢性盆腔疼痛的分类

（一）根据病因分类

分为单一病因和多种病因。

（二）按系统分类

分为泌尿系统、生殖系统、消化系统、肌肉骨骼系统、神经系统和其他。

（三）按发病机制分类

分为炎症引起的疼痛（包括生物源性和化学源性炎症引起的疼痛）、血管病变引起的疼痛（包括血管痉挛、血管腔狭窄闭塞及栓塞等）、免疫性疾病引起的疼痛、内分泌性疾病引起的疼痛、代谢性疾病引起的疼痛（包括钙磷代谢障碍引起的骨性疼痛）、神经功能异常引起的疼痛、心因性疾病引起的疼痛。

（四）按表现形式分类

分为局限性疼痛、放射性疼痛、牵涉性疼痛。

（五）其他分类

分为功能性疼痛和器质性疼痛。

1.功能性疼痛

是指无明确器质性或病理生理学基础的主诉，通过各种检查也未发现器质性异常，这些病例通常是由多因素引起的，特别是心理作用至关重要。患者的疼痛反应有些是身体对外界刺激产生防御保护的结果，当伤害性刺激撤销以后，疼痛却依然存在，几乎所有这类型的患者都有紧张状态、情绪障碍或人格障碍，尤其以抑郁最为常见。患者主诉的疼痛不像是一种感官的知觉，而更像是一种情绪。按照现代生物-社会心理医学模式，有学者亦称其为心理或精神性慢性盆腔疼痛。

2.器质性盆腔疼痛

它是通过细致的体格检查、腹腔镜甚至子宫造影检查，可以证实存在的组织器官病理改变。

五、病因及临床表现

CPP是涉及生殖系统、泌尿系统、消化系统、肌肉骨骼系统，以及心理疾患等多学科的一种常见疾病，可以直接导致多种器官功能的障碍，并引起患者社会行为及家庭生活的障碍，且对一般药物疗效不佳。现分述如下几点。

（一）妇科原因所致慢性盆腔痛

1.子宫内膜异位症

半数以上出现CPP症状的患者被确诊患有子宫内膜异位症。子宫内膜异位症的疼痛特点为在青春期或生育期有痛经病史，进行性加重，且持续时间也加长，随着病情发展，在非月经期也可出现疼痛及性交痛。妇科检查可以发现子宫直肠陷凹及宫骶韧带有触痛结节，三合诊检查对发现病灶有帮助。

2.盆腔炎性疾病后遗症

急性附件炎、盆腔结缔组织炎、子宫内膜炎均可引起盆腔充血、粘连，造成 CPP。多表现为下腹部坠胀痛及腰骶部酸胀感，常伴乏力、白带多等，常在性交后、月经初、劳累后及机体抵抗力降低后症状加重。妇科检查：子宫一侧或两侧有片状增厚、压痛，B 超检查发现宫旁血流信号丰富。

3.盆腔粘连

盆腔粘连常由盆腹腔手术后及其炎症引起，一般术后数周可形成粘连，2~3 个月后，粘连带增粗收缩，并可有神经支配，引起疼痛不适。疼痛一般至少要到手术后 2~3 个月才出现。粘连部位与疼痛有直接关系，如右侧肠粘连，则左侧卧位可诱发疼痛。体格检查时粘连的限度和类型难以肯定，有时检查者感觉有增厚的感觉，或盆腔器官活动度欠佳。

4.盆腔淤血综合征

盆腔淤血综合征指由于盆腔静脉淤血引起下腹部、腰骶部疼痛，并向大腿放射的症状，是育龄妇女 CPP 的主要原因之一。

5.肌筋膜疼痛

肌筋膜疼痛综合征（MFPS）是临床上最大一组未认识的和未治疗的急性和慢性病症。通过让患者平卧在检查床上，抬起双足或头及肩膀，使躯干弯曲，腹直肌放松，用一个手指沿前腹壁定位疼痛触发点，以检测腹壁肌筋膜疼痛。一旦被定位，触发点可以通过冰敷、牵拉及注射局麻药来成功治疗。

6.其他

退化性子宫肌瘤、遗留/残余卵巢综合征、子宫脱垂等亦是导致 CPP 的妇科原因之一。

（二）非妇科原因

引起慢性盆腔痛常见的非妇科原因有：间质性膀胱炎、肠激惹综合征、肌肉骨骼系统的异常等。

1.间质性膀腕炎

IC 是一种膀胱的非细菌性慢性炎症，是慢性盆腔痛的高危因素。其定义和诊断标准尚有争议，要诊断 IC 需详细询问病史，了解疼痛时是否伴有尿频、尿急或夜尿次数增多；辅以尿细菌培养、尿细胞学检查、尿流动力学检查、钾溶液敏感试验（PST）、膀胱镜检查和膀胱组织活检。

2.肠激惹综合征

IBS 是一种肠道的功能紊乱，病因不清楚。主要症状为慢性反复发作的腹部及盆腔的疼痛，伴有肠道功能障碍，包括便秘和腹泻。慢性盆腔痛患者中 50%~80%有肠激惹综合征的症状。典型症状有下腹痛、腹胀、嗳气、排气增多、腹泻、便秘、排便疼痛及排便不净的感觉。疼痛特点是疼痛弥散无固定痛点，以左下腹多见，伴有腹泻、便秘或二者交替出现，睡眠时疼痛和腹泻的症状消失，进食、月经前后加重。患者经常焦虑紧张。腹部可有轻度到中度的腹胀，左下腹或全腹有轻压痛。

3.腹壁及盆腔肌筋膜疼痛激发点

TrPs是指与肌筋膜的紧张性过高或可触及的高敏感性结节有关的肌肉过度应激点。当局部肌肉紧张或牵拉时，会引起疼痛。表现为特定部位的触痛、牵拉疼痛、活动受限和周期性发作的特点。由于疼痛使局部肌肉的伸展受限，患者会讲述一些特定的动作可引起疼痛，当这些点受到刺激时会引起局部肌纤维的震颤。肌电图是有价值的检查手段。

4.肌纤维疼痛综合征

FMS是一种慢性弥散性的肌肉疼痛，常伴有慢性疲劳和家族性自主神经异常。FMS经常会引起慢性盆腔痛。疼痛是FMS的典型表现。疼痛部位可能累及肌肉，也可累及肌腱和骨的连接处。患者常感疲倦、乏力，有时伴有睡眠障碍。

5.盆底疼痛综合征

是指盆底的一块肌肉或多个肌肉的疼痛或触痛，包括肛提肌、尾骨肌、梨状肌及其筋膜。症状通常模糊，位置不确定。大多数患者的疼痛是单侧的。最常见的体征是盆底的一个或多个肌肉的痉挛和触痛。给受累的肌肉加压可以诱发或加重患者的疼痛。

6.非器质性病变-神经精神因素-抑郁

当慢性盆腔痛没有发现有上述任何原因，而体检及实验室检查也无阳性发现时，要考虑到神经精神因素引起的慢性盆腔痛，抑郁症患者中部分会合并有慢性盆腔痛。诊断主要依靠临床症状，抑郁症患者的症状主要有：①情绪低落，几乎每天如此；②对任何事情及人都失去兴趣；③明显的体重变化；④失眠或睡眠过多；⑤精神亢奋或呆滞；⑥没有精力、疲乏；⑦无价值感；⑧无法集中精力、缺乏独立处理事情的能力；⑨反复发作的自杀想法和行为。以上症状持续至少两周，诊断要点必须包括：情绪悲伤或沮丧；对任何事情都没有兴趣。

六、慢性盆腔痛的心理因素

患者有时会得到这样的信息“你的疼痛都源自你的大脑”。无论患者是真的被这样告知，还是只是听说都无关紧要。这种观念反映了一直被临床医生接受的疼痛的躯体模式，即疼痛限度和组织损伤限度有直接联系。但它不能解释客观体征和疼痛严重限度的不一致性。更现代的说法认为，疼痛的中心模式包括决定疾病和苦恼的末梢感受和中央通路的效应。

CPP的心理状况是重要的。因此，区别出抑郁、焦虑和恐慌发作是值得的。尽早得到专业的心理学指导通常是有帮助的。初级保健医生可以进行初步的筛选测验，包括Beck抑郁问卷，Zimg抑郁指数或患者健康问卷-2（PHQ-2）。对于实施者来说，PHQ-2是一个尤其简单的确认问卷，由2个问题组成。

与CPP相关的抑郁通常造成睡眠紊乱（失眠或嗜睡）、对愉快事件失去兴趣、负罪感、精力缺乏、注意力不易集中、食欲改变（减退或增强）、精神运动性改变和自杀倾向。治疗方案主要包括5-羟色胺再摄取抑制剂，三环类抗抑郁药和心理疗法。处方药物的临床医生除了要清楚抑郁症的诊断标准，还应该熟悉这些药物的不良反应和禁忌证。有自杀倾向的患者需立即进入危机干预单元处理。

七、子宫内膜异位症引起慢性盆腔痛的机制

盆腔疼痛是子宫内膜异位症主要的临床症状，与内异症的分期和病变部位有关。异位内膜周期性的生长和局部的炎症反应可引起盆腔各处的粘连。近年来一篇关于480例子宫内膜异位症的研究表明，72.3%的患者存在盆腔粘连，其中卵巢、子宫底部和后部、

输卵管等部位的粘连与盆腔痛有关。研究认为，粘连的部位与子宫内膜异位症引起盆腔疼痛有关。另一项在对患者清醒状态下实施腹腔镜手术，并让其对粘连处导致的疼痛评分，研究的统计数据表明，粘连主要通过限制器官移动引起痛感，即能使两个器官移位的、较薄的、疏松的粘连处疼痛更为明显，固定两个器官的、较厚的、致密的粘连处疼痛则更轻微，其中腹膜处的粘连是疼痛最明显的部位。

深部浸润型子宫内膜异位症是子宫内膜异位症的一种特殊类型，是指病灶浸润深度≥5mm 常见于子宫骶韧带、子宫直肠陷凹、阴道穹隆、直肠阴道隔等。这一类型的子宫内膜异位症常引起盆腔疼痛，因盆腔疼痛的类型与 DIE 浸润的器官种类有关，将这种疼痛称为“位置相关的疼痛”。除了上述肉眼可见的原因之外，进一步研究还发现内异症患者体内微观的变化。

1.炎症因子/致痛因子

许多炎症因子、细胞因子都参与子宫内膜异位症的形成并介导盆腔疼痛的产生。研究子宫内膜异位症患者的腹膜液后发现，腹膜液中的炎症因子与子宫内膜异位症的复发有关，其中和妊娠相关蛋白与子宫内膜异位症引起的慢性盆腔痛有关，但其具体的致痛机制不详。转化生长因子、TRPV1 和瘦素的高表达通过疼痛感受器传导、促炎症反应及血管形成引起疼痛，但具体传导通路及机制有待进一步研究。

异位子宫内膜中类固醇生成急性调控蛋白和芳香酶的表达增加使得异位子宫内膜表现出高雌激素合成的状态，高水平的雌激素刺激环氧化酶 2 的表达增加，而 COX-2 水平升高促进 PGE_2 的产生增加，前列腺素 E_2 即是炎症的产物又是有名的致痛因子，还是 SAR 和芳香酶的最重要的激活蛋白。这样便形成了一个持续形成 E_2 和 PGE_2 的正反馈循环，因此，PGE_2 这样的正反馈循环中不断地产生积聚引起疼痛。

2.痛觉神经传导

Quinn 认为，子宫内膜受损后会导致子宫峡部的神经增生，表现为间质中的神经纤维增生，微小神经瘤的形成和动脉周神经纤维增生，这些需要 5~10 年的时间。这些神经增生部位中的神经营养因子及 NGF 特殊的酪氨酸激酶受体的表达也增加。目前多项有关比较腹膜的异位子宫内膜及正常子宫内膜的研究发现，腹膜上的异位子宫内膜是受 Adea 感觉神经纤维、C 感觉神经纤维、胆碱能神经纤维及肾上腺素能神经纤维支配，同时，子宫内膜异位症患者子宫内膜功能层中的小神经纤维的密度也异常升高，这些异位子宫内膜中的自主感觉神经支配与子宫内膜异位症疼痛的发生相关。也有研究发现，子宫内膜异位症引起的粘连部位有神经纤维的渗入，由此引起的盆腔疼痛因粘连的解剖部位不同而有特征性的表现，如性交痛、排便痛、尿道及肠道的症状。

3.血管生成

近年研究发现，血管上皮生长因子在子宫内膜异位症患者的血清及腹膜液中显著增加，并且与疾病的严重限度有关，有学者认为，有显著盆腔疼痛的子宫内膜异位症患者中血管形成的现象较无疼痛表现者更多见，而且这些患者的血管结构也有所不同，但有待更进一步的研究来证实。

4.免疫细胞的作用

（1）巨噬细胞：研究发现，子宫内膜异位症患者腹膜液及腹膜异位灶中的巨噬细胞及巨噬细胞迁移抑制因子增多，提示子宫内膜异位症可能是异位内膜免疫功能失常的结果。

（2）树突状细胞：免疫反应的改变促进着子宫内膜异位症的发生与发展。树突状细胞是具有抗原递呈能力，在免疫反应初期起重要作用的细胞之一。

八、盆腔痛的假说—粘连

盆腔炎症疾病（PID）、子宫内膜异位症、肠道炎症疾病或者既往手术史都可以造成盆腔粘连；但是也有50%的病例没有有意义的既往史。尽管CPP患者中常有粘连，但是很难确定粘连是否导致盆腔痛，或这仅仅是一个偶然的发现。

九、临床诊断

（一）病史

根据慢性盆腔痛的定义，如果患者自述腹部、盆腔、腰骶部、会阴或臀部非周期性疼痛，持续超过6个月，则不论相关的辅助检查是否有阳性发现，都应诊断为慢性盆腔痛，详细地询问病史非常重要，从中可了解疼痛的特点、强度、部位、性质、加重或缓解因素、与月经的关系、伴随症状、变化特点，对生活的影响限度。

（二）体格检查

要进行细致全面的体格检查及神经精神方面的评估，包括患者的步态、站立的姿势、座位的姿势及仰卧位时的姿势。让患者指出疼痛部位，如患者用一个手指指出疼痛部位说明疼痛部位明确局限，引起疼痛的原因可能单一。而泛泛的指认说明疼痛范围不确定，相对来说引起疼痛的原因不易明确。

1.立位体格检查

检查患者是否有倾斜步态，脊柱前凸、驼背、脊柱侧弯或单腿站立。找出引起疼痛的典型姿势。检查患者单腿站立时是否会引起耻骨联合部位的疼痛。站立位时检查是否有各种疝（腹股沟疝、股疝等）。让患者取直腿弯腰体位，将一手示指插入阴道，另一手示指插入直肠，可以发现是否有盆底肌肉松弛障碍。

2.座位体格检查

仔细观察患者的坐姿，如将全身重量集中在一侧臀部或始终保持前倾的坐姿提示可能有肛提肌的痉挛或盆底疼痛综合征。对背部及腰骶部进行触诊以观察有无不适或疼痛，用单个手指触诊，如发现疼痛激发点，可在该处注射1%利多卡因以评价激发点与疼痛的关系。

3.仰卧位检查

采用屈腿、膝盖贴近胸部的姿势来检查是否有腰骶部的功能障碍、疼痛或腹部的薄弱。检查局部皮肤是否有感觉过敏，以及腹部皮肤的反射。用单个手指的触诊来发现激发点，即按压腹部疼痛部位，让患者抬头以增加腹肌紧张度，如疼痛加重提示疼痛来自肌筋膜，如疼痛减轻说明疼痛来自盆腹腔内。注意是否有手术瘢痕，触诊注意是否有疝。触诊注意有无筋膜的薄弱或紧张，注意耻骨联合有无压痛。

4.膀胱截石位

注意观察外阴有无肿胀、静脉曲张、分泌物性状、阴道壁有无肿胀、着色，阴道双合诊检查宫颈有无触痛、后穹隆有无触痛结节、子宫的大小、质地、活动度、附件区有无包块、活动度及触痛等，同时要通过阴道检查或（和）直肠指诊对盆底肌肉进行检查，注意有无触痛、肌紧张等。

（三）辅助检查

要根据患者的病史、体征和接受限度等来选择相应的检查。

1.实验室检查

（1）血液分析：根据白细胞数、分类等可以判断是否为炎症引起的盆腔疼痛，另外可判断有无贫血。

（2）尿液分析、尿液培养：对盆腔疼痛伴有尿频、尿急、尿痛等泌尿系症状者要行尿液分析检查，必要时做尿培养。

（3）性激素检查：怀疑残留卵巢综合征时要进行性激素检查。

（4）性病相关检查：怀疑性病引起的炎症时要行性病相关检查，包括分泌物检查及血液检查等。

2.超声检查

经阴道超声检查可发现盆腔的包块、积液、炎症性改变、盆腔静脉淤血综合征等，是诊断慢性盆腔痛必不可少的辅助检查。

3.影像学检查

包括盆腹腔 X 线检查、盆腔静脉造影、CT、MRI 等。盆腔静脉造影是确诊盆腔静脉淤血综合征的必要手段。

4.腹腔镜检查

是诊断和治疗慢性盆腔痛非常有帮助的检查手段，可以明确诊断由子宫内膜异位症、慢性盆腔炎、粘连等引起的盆腔疼痛，也是诊断特发性慢性盆腔痛常用的排除诊断手段，可疑盆腔异常的慢性盆腔痛应行腹腔镜检查。慢性盆腔痛患者查体无盆腔异常者行腹腔镜检查时，约 50%有异常。近年来开始开展腹腔镜触痛检查技术，即在局麻下进行腹腔镜检查，患者处于清醒状态，通过探针或牵拉组织诱导出与平时相似的疼痛，从而确定疼痛来源，并可绘制疼痛图谱。

5.其他内镜检查

（1）膀胱镜：怀疑间质性膀胱炎时要行膀胱镜检查。

（2）纤维结肠镜：怀疑肠激惹综合征时要行纤维结肠镜检查除外肠道的器质性病变。

十、诊断的注意事项

研究结果表明，在临床工作中，CPP 的诊断往往会倾向于患者第一个接触的专科医生，例如，泌尿科的医生诊断是会偏向于泌尿科疾病的诊断，而妇产科的医生诊断时会偏向于妇产科疾病。要想得到一个客观的诊断，每个医生对于 1 个 CPP 的诊断必须要脱离自己的专业保持 1 个新的观点。ShoakesDA 等提出了 UPOINT 系统，包括 6 个区域：泌尿、精神心理、器官特异性、感染性、神经系统和肌肉敏感性。这些区域的划分界定了诊断的范围和临床治疗的方法。UPOINT 系统现在被很多治疗 CPP 的国际机构采纳，只有限定了疼痛潜在的病因，才会有针对性的治疗，否则就会出现经验主义的治疗方案。诊断性腹腔镜会用于对 CPP 的诊断过程中，但是研究报道大约有 11.2%的 CPP 患者会接受腹腔镜检查，而有 33%~55%的 CPP 患者在腹腔镜检查并没有发现盆腔异常病变。

十一、诊断及鉴别诊断

CPP 病因常为多种因素并存，确切诊断并不容易，临床上要根据病史、体格检查和辅助检查来综合判断。因病因不同，诊断要点也不同，现分述如下。

（一）子宫内膜异位症

超声彩色多普勒检测卵巢内膜异位囊肿已被广泛采用，腹腔镜则为诊断子宫内膜异位症的“金标准”，但是单次检查常不能全面评估病情；目前使用非侵入性的磁共振成像技术（MRI）诊断内膜异位囊肿比超声及 CT 更具特异性；脂肪饱和技术的应用可检出直径>4mm 的小内异囊肿，且可以重复操作以评估病情。

（二）盆腔炎性疾病后遗症

患者常有急性盆腔炎发作及反复发作史，性交后、月经初、劳累后及机体抵抗力降低后症状加重。妇科检查：子宫一侧或两侧有片状增厚、压痛，B 超检查发现宫旁信号丰富。

（三）盆腔粘连

除手术史及体格检查外，诊断性腹腔镜手术对了解盆腔粘连的特性及其在 CPP 发生的作用上有很大的帮助。

（四）盆腔淤血综合征

根据患者的临床特征，结合必要辅助检查，一般均能确诊。常用的辅助检查如下。

1.体位试验

取胸膝卧位，下腹痛减轻或消失；若臀部向后紧贴足跟，使头部和胸部稍高于下腹部，股静脉回流受阻，下腹痛出现或加重，为体位试验阳性。

2.盆腔静脉造影术

盆腔血流正常时，造影剂通常在 20 秒内流出盆腔，而在盆腔静脉淤血时，静脉回流明显减慢。

3.放射性核素盆腔血池扫描

可发现盆腔淤血局部静脉曲张，血液淤积形成“血池”，放射性核素形成浓聚区。

4.阴道色彩多普勒超声检查

可探及子宫卵巢不同限度的增大、宫旁血管充盈，以及盆腔静脉淤血扩张征象。

5.腹腔镜检查

因术中臀部抬高，不一定能发现静脉曲张和明显的盆腔淤血，但可与其他 CPP 相鉴别。

6.剖腹探查术

术中可见盆腔静脉增粗、迂回、屈曲或成团。

（五）肛提肌痉挛

体格检查时可触及肛提肌疼痛，且疼痛在嘱患者收缩肛提肌时加重，此检查是诊断的有效方法。

（六）梨状肌痉挛

CPP 时盆底肌的病变占有一定的比例，但这种病变引起的疼痛在临床上较妇科原因引起的疼痛少，详细的病史询问有助于做出鉴别。

（七）肠激惹综合征

对于伴有胃肠道疾病的患者需与消化科医师共同诊治。

（八）尿道综合征

疑有此病的患者该类患者需与泌尿科医师共同诊治。

十二、慢性盆腔疼痛的治疗

慢性盆腔痛的治疗问题仍然是一个具有挑战性的课题，治疗的目标在于改善功能并尽可能地缓解疼痛，提高生活质量，预防慢性症状的复发。治疗方案包括药物、手术、物理治疗和心理治疗等多种手段，往往需要多种治疗综合在一起，并按个体化方案实施具体治疗。

（一）药物治疗

CPP 的药物治疗包括镇痛药、激素类药物、抗抑郁药物和心理调节药物等。临床上常以缓解疼痛为主要治疗目的。

1.镇痛药

主要包括外周性和中枢性镇痛药。直接针对外周神经的镇痛药物包括阿司匹林、对乙酰氨基酚。中枢性镇痛药主要包括阿片类药物。中枢性镇痛药治疗急性疼痛的疗效得到公认，对 CPP 的治疗存在争议，可以试用于其他治疗均失败的 CPP 患者。但要注意防止医源性成瘾，应避免应用于有服用药物成瘾病史的患者临床研究表明，一级镇痛药物可以取得较好疗效。非类固醇类抗感染药的疗效存在较大的个体差异。因此，至少在试用 3 种不同的非类固醇类抗感染药确认无效时，再改用其他药物。由于 CPP 的治疗是一个长期的过程，在使用这些外周镇痛药时，要注意药物的不良反应。

2.抗抑郁药

对伴有抑郁症的 CPP 患者，可考虑使用三环类或四环类抗抑郁药，如阿米替林、丙米嗪、氯米帕明等，可增强 CPP 患者对疼痛的耐受性，提高睡眠质量，减轻抑郁症状，使疼痛的强度减弱和持续时间缩短。丙米嗪和盐酸度洛西汀更适用于泌尿系统症状的患者。如果出现抗胆碱能不良反应，选择性 5-羟色胺再摄取抑制剂（SSRIs）类药物，如帕罗西汀和西酞普兰可能会更有效。如果抑郁症状明显，考虑使用米氮平。加巴喷丁、普瑞巴林、卡马西平等主要用于神经痛的抗癫痫药物也可用于治疗 CPP。另外，可使用肌松药、激动剂和右美沙芬等辅助治疗。

联合用药可提高疗效。如联合应用外周镇痛药及中枢性镇痛药、抗抑郁药和中枢性镇痛药。如果疼痛由于肌肉痉挛造成，则可使用镇静剂或肌松药联合中枢性镇痛药或非类固醇类抗感染药。

心理调节药谷维素主要作用于间脑的自主神经系统与分泌中枢，改善和调节自主神经功能失调、内分泌平衡障碍及精神失调等症状，同时能稳定情绪、减轻焦虑及紧张状态，具有弱安定作用，使患者身心放松，从而缓解部分心理因素引起的慢性盆腔痛。但长期服药可能出现皮疹、乳房肿胀、油脂分泌过多、脱发、体重增加等不良反应。

3.激素类药物

（1）子宫内膜异位症：激素抑制治疗主要原理是造成体内低雌激素环境，使异位内膜萎缩退化、坏死而达到治疗目的。包括假孕治疗：口服避孕药和孕激素类；假绝经治疗：促性腺激素释放激素激动剂、达那唑、孕三烯酮。

（2）盆腔淤血综合征：抑制卵巢功能的药物如醋酸甲羟黄体酮（MPA）或 GnRH-ct 已被证明可在短期内显著减轻疼痛。

（二）物理治疗

1.高强度聚焦超声骶前神经毁损术治疗

高强度聚焦超声（HIFU）是指“能够将超声波束聚焦于靶组织令其生热以致消融而又不损伤周围健康结构的一种治疗技术”。HIFU 是一项非侵入性、微创伤的新型超声加热技术，在超声精确定位下，骶前神经在热辐照范围内遭到损毁，适用于子宫腺肌病和盆腔炎的慢性发作。

2.体外高频热疗机治疗

可以使局部组织血管扩张，组织细胞的通透性升高，局部组织温度升高，血液循环及淋巴循环加快，组织营养增强，促进新陈代谢产物和致痛及诱发炎症的化学物质加速排出，从而产生治疗作用、缓解疼痛。热效应还可降低骨盆底肌肉的张力，缓解盆底肌肉痉挛，从而消除患者会阴和腰骶部肌肉的胀痛感，使疼痛缓解。

3.低频脉冲电刺激治疗

电刺激的作用可加速肌肉收缩和神经传导运动，使得机体血液循环加速，直接改善盆腔的血液循环，减少盆腔血管淤血限度。另外，局部低频电刺激有抑制前列腺素分泌、对抗前列腺素的作用，提高痛阈，从而缓解疼痛。采用神经肌肉治疗仪在非月经期给予低频电刺激治疗，每月 10 次，共 3 个月，适用于盆腔炎和盆腔淤血综合征。

4.中药保留灌肠配合超短波理疗

超短波疗法是应用超高频电场作用于人体，在高频电场的作用下产生的热效应使机体的表层和深层组织都能较均匀地受热，使深部组织血管扩张、充血，促进血液、淋巴循环，降低中枢和周围神经系统兴奋性，增强白细胞的吞噬功能，消除病灶，促进组织病理产物的吸收。中药保留灌肠与超短波相结合，药物可以更快地在盆腔弥散，有利于药液的吸收，增强了疗效。适用于盆腔炎和盆腔淤血综合征。

（三）心理生理学治疗

心理生理学治疗包括帮助患者、心理咨询、放松治疗、压力的管理，以及生物反馈等疗法。应用这些形式治疗后慢性疼痛的严重限度，以及发生频率都会减少。有些患者应用生物反馈疗法的同时应用一些药物会有所帮助。

（四）外科治疗

许多微创技术可以缓解疼痛，包括如下：

1.腹腔镜下盆腔粘连松解术

腹腔镜下盆腔粘连松解术对 60%~90%的慢性盆腔疼痛患者能缓解症状。粘连松解术治疗慢性盆腔痛的机制是切除异常组织，恢复正常的解剖。目前腹腔镜是诊断盆腔粘连的“金标准”，腹腔镜下粘连分解术也成为“金标准”术式。

2.子宫切除术

子宫腺肌病或子宫肌瘤引起的慢性盆腔痛进行子宫切除术是有效的治疗方法。40 岁以上或绝经期的盆腔静脉淤血综合征患者如保守治疗无效，也可考虑行全子宫及双附件切除，将曲张的子宫静脉和卵巢静脉尽量多地切除。但是，对于没有子宫病理学改变的慢性盆腔痛患者，有高达 40%的复发率。子宫切除术可以经腹或腹腔镜下进行。

3.阻断神经传导路径的手术

腹腔镜骶前神经切除术（LPSN）和腹腔镜子宫神经切断术（LUNA）能够阻断来自盆腔的痛觉传入神经，被广泛应用于慢性盆腔痛的治疗。LUNA 将靠近宫颈处的宫骶韧带部分切断，阻断部分神经丛；LPSN 则分离并切除骶前神经丛（也称上腹下丛）。

（五）咨询

向心理学家、泌尿科医师、神经科医师、消化科医师，以及其他相关专业的医师进行咨询非常重要，特别是在进行有创或破坏性治疗之前。

（六）盆底康复治疗

1.电刺激治疗

电刺激治疗 CPP 的机制是：①局部电刺激可通过兴奋粗纤维关闭疼痛传入的闸门，加速肌肉收缩从而加速血液循环，减轻盆腔淤血并减少渗出，接触盆腔炎症及其与周围组织的粘连，达到改善 CPP 的目的；②电刺激可能通过激活脑内的内源性吗啡多肽能神经元，导致内源性吗啡样多肽释放，抑制前列腺素分泌从而减轻疼痛。局部电刺激治疗包括经阴道电刺激治疗和经皮肤电刺激治疗，经皮肤电刺激治疗的研究报道较多。经阴道电刺激治疗与经皮肤电刺激相比，电刺激更加接近盆腔组织，电流经过组织的阻力降低，研究报道 24 例 CPP 患者，经阴道电刺激治疗后 2、4 周和 7 个月后盆腔疼痛症状都明显减轻，BemardesN 等对 26 例 CPP 患者采用随机双盲试验，与安慰剂组相比，经阴道电刺激治疗 CPP 具有显著效果。

2.盆底生物反馈生物反馈疗法

治疗是指将电子生物反馈治疗仪置入阴道或直肠内，把盆底肌肉活动的信息转化为听觉和视觉信号反馈给患者，指导患者自主进行盆底肌肉训练，并形成条件反射，进而增强盆底肌肉锻炼的效果。研究报道盆底生物反馈疗法能有效地缓解 CPP，治疗有效率达 68.1%。

3.盆底肌肉锻炼

加强盆底肌肉的锻炼可增强盆底肌肉的张力，恢复松弛的盆底肌从而改善盆腔充血，减少炎性渗出及促进炎症吸收从而缓解 CPP。盆底肌肉锻炼的方法不同的研究方法各不相同。赵园园对 PID 导致的 CPP 患者进行指导肌肉锻炼治疗，做阴道收紧与放松动作，每次收紧至少 3 秒，然后放松，连续 15~20 分钟，每日 2~3 次，逐渐增加肌肉收缩次数及强度直到持续时间增至 10 秒以上，4 周为 1 个疗程，共 3 个疗程。研究结果治疗 CPP 的有效率达 68.2%。其他治疗方法：Rakhshaee 报道坚持系统专业的瑜伽练习可以明显缓解 CPP 的疼痛限度。而 Lee 在研究中发现，相对于安慰剂组，使用针灸治疗 CPP 可以明显地缓解疼痛。通过饮食的调节也可以对 CPP 的治疗起到有效的辅助作用。研究发现多食用新鲜水果和蔬菜会减少身体内自由基的含量而增加机体的免疫力，从而治疗 CPP。新鲜水果和蔬菜可以增加天然 COX 抑制剂，减少前列腺素及炎性细胞因子的产生，从而治疗 CPP。绿茶和红葡萄酒中含有天然抗氧化的物质，在大鼠的模型中摄入一定剂量的绿茶和红葡萄酒抑制了 EMs 的病灶的增长，从而起到到的治疗 CPP 的作用。

十三、经皮低频脉冲电刺激治疗女性慢性盆腔痛

慢性盆腔痛（CPP）为妇女最常见的病症，一般是指病程超过 6 个月以上的非周期性盆腔疼痛，且盆腔器官无明显创伤和病理改变。

因盆腔内器官病变或组织损伤所致，疼痛所在部位和其强度亦多与损伤的器官和病变范围直接相关，起病急，临床表现明显，诊断多无困难，一般均能在短期内治愈；而慢性盆腔痛与急性盆腔痛表现不同，它具有下述特征：

1.导致疼痛的疾病很多，但有时即使采用多种诊断方法，包括腹腔镜检查，甚至剖

腹探查，亦难以发现任何器质性病变。

2.疼痛限度不一定与病变限度成正比，而由病灶是否侵犯神经决定。

3.心理因素可能在病程发展中起重要作用。

4.患者可伴有抑郁、焦虑、多疑等症状。

5.凡病因不明且病程较长者，疗效不佳慢性盆腔痛病因复杂。

（汪俊涛）

第五节　女性性功能障碍

一、女性正常性反应和性反应周期

性反应和性反应周期均为性行为的具体表现。将性反应周期划分为性欲期、性兴奋期、性平台期、性高潮期和性消退期。

（一）性欲期

心理上受非条件性和（或）条件性刺激后对性的渴望阶段。性欲的增高和减退是由脑的高级活动中枢对兴奋中心和抑制中心的平衡来加以调的，其中兴奋中心对多巴胺敏感时，抑制中心对5-羟色胺敏感，性欲的高低也取决于女性体内的睾酮水平，其唤起阈在女性的胎儿期即已经被初步确定。此期以性幻想和性渴望为特征，故只有心理变化，而无明显生理变化。

（二）兴奋期

此期的特征是出现阴道润滑和乳头的竖起。由于阴道壁的血管充血导致体液渗出，充血使阴蒂增大但还未达到真正的勃起，大阴唇隆起分开，阴道内2/3扩张，子宫颈和子宫体提升，乳房表面的静脉走行清晰可见。

（三）性平台期

性兴奋不断积聚、性紧张持续稳定在较高水平的阶段，又称持续期、高涨期，也是由副交感神经系统介导的此期生殖器充血更加明显，阴蒂勃起，阴道更加湿润，尤其是阴道下1/3段因不自主的显著充血和肌肉紧张而呈特征性的缩窄，内径可减至原先的60%，达到“高潮平台”，此时的阴道对插入的阴茎会产生一种“紧握”的作用而阴道上2/3扩张伴子宫位置提升，乳房进一步肿胀，全身肌肉紧张更加明显并出现部分肌强直，心率继续增快，呼吸继续加快、加深，血压进一步升高，胸前和颈部皮肤可出现粉红色的皮疹，称为“性红晕”。平台期之末，阴蒂主体从正常的阴部悬垂位置后退，缩回至阴蒂包皮。

（四）高潮期

此期的特征为子宫、高潮平台（充血的阴道外1/3）和肛门括约肌的同时节律性收缩，开始间隔时间0.8秒，以后强度、持续时间和节律性方面均有减弱。

（五）消退期

此期所发生的解剖和生理变化是与持续期和兴奋期相反的过程，高潮平台消失，子宫回到原有位置，阴道缩短变窄，阴蒂回到正常位置。

二、性欲和性行为

性欲是一个极复杂、多层次、多含义的概念，很难用简单的定义加以确切描述，它不仅体现生物学的驱动力，也是生物学、心理学、社会学和宗教文化的相互作用的终点。性欲是人类本能之一，是一种在一定生理心理基础上性刺激的激发下，希望与性伴侣完成身心结合的欲望。性刺激可以是来自触觉、视觉、听觉、嗅觉及味觉等非条件的感官刺激，也可以是建立在性幻想、性意识、性知识、性经验等复杂思维活动基础上的条件刺激。性欲可分为接触欲和胀满释放欲。女性表现为要求抚摸和阴道容纳的欲望。这种欲望在青春期前不明显，青春期后逐渐增强并成熟。性成熟后的性欲称为成熟性欲，成熟性欲使得性行为具有生殖意义。性欲在绝经后逐渐减弱，但能保持终身。

性行为指为满足性欲和获得性快感而出现的动作和活动，可分为狭义和广义两种。

性行为的连续过程称为性生活，大致包括双方性信号传递、性交前爱抚、性交及性交后爱抚等过程。性欲是性生活的驱动力，而性生活是性欲释放的载体。理想的性生活应是双方自愿的、和谐的和愉快的，是充分的生理释放和心理宣泄，并有愉悦的精神享受。

三、影响性欲和性行为的因素

人类的性欲和性行为是多因素综合作用的结果。

（一）生理因素

性欲和性行为是一种本能，个体的生殖器解剖结构，以及神经内分泌的生理调节，是性欲和性行为的生物学基础。

（二）心理因素

是人类性行为独有的影响因素，决定性行为的动力、取向和方式。

（三）遗传因素

通过对双胎的遗传流行病学调查发现，个体长期的性功能水平及性功能障碍的易感性主要受遗传因素影响，而性功能的短期改变主要受环境因素影响。基因组分析显示，多巴胺和5-羟色胺基因等变异可能影响女性性欲和性唤起。

（四）社会因素

人的社会属性决定人类性行为是特殊的社会行为，两性关系是一切人际关系的前提和起源。社会以它的风俗、宗教、伦理、规章及法律，修饰和制约个人性行为的内容和方式，使人类性行为必然接受社会的制约。但随着人类的科学发展和对自身行为认识的不断深入，社会对人类性行为多样性的认可度也在不断改变。

四、女性性反应的神经内分泌调节

性反应的完成依赖于神经及内分泌系统的调控。

性反应的神经调控基本是反射性调控。初级中枢位于腰骶部脊髓，来自生殖器或其他性敏感区的刺激，通过感觉神经传入初级中枢，再由中枢通过传出神经达到性器官引起性兴奋。第二级中枢位于下丘脑和垂体，下丘脑除对下一级脊髓中枢有直接调控作用外，还通过垂体前后叶分泌各种垂体激素参与性反应的调控。第三级中枢即最高中枢位于大脑皮层和边缘系统，包括扣带回、海马及杏仁等部位。大脑皮质通过接受下级中枢和来自全身外周感觉器官传入的神经冲动，经综合处理后，产生性兴奋或抑制。

五、女性性功能障碍定义及流行病学

（一）女性性功能障碍定义

根据 WHO 国际疾病分类法，性功能障碍的定义是指：任何一个个体不能以各种方式参加到他或她所希望的性关系中，包括性要求缺乏或丢失、性厌恶、生殖系统反应消失、性高潮障碍、非器质性阴道痉挛、非器质性性交困难。而女性性功能障碍（female sexual dysfunction，FSD）则特指由于心理或器质性的原因所引起的女性在性反应周期中的一个环节或几个环节发生障碍，以及性交疼痛障碍，导致不能产生满意的性交所必需的性生理反应和性快感。其中，性欲异常包括性欲低落和性厌恶；性唤起异常包括主观激动不足或缺乏生殖器或其他躯体反应；性高潮异常包括高潮延迟或缺失；性疼痛异常包括性交痛、阴道痉挛和非性交性活动导致的疼痛。

（二）女性性功能障碍的流行病学

目前国内外对 FSD 设计科学的大样本调查资料较少，1992 年美国健康及生活质量数据调查显示 FSD 发病率约 43%，其中 32%是性欲缺乏，其次为高潮障碍和性疼痛。近年来美国一项 1550 名社区妇女的调查中约 50%至少存在一种性问题。韩国一份 504 名妇女调查报告显示 43.1%存在 FSD，以性唤起异常最多。一份 1009 名土耳其妇女调查报告示 43.4%存在 FSD。由于 FSD 缺乏标准的诊断方法，不同的问卷用于其流行率研究，可造成结果的差异性。总的来说，FSD 的发病率约在 40%~50%，其中性欲异常和性高潮障碍最为常见，分别约占 FSD 的 32%~44%和 30%~49%。

六、女性性功能障碍危险因素

已有一些因素呈现出与女性的性功能和满意度相关，其中与其关联最强的因素：精神健康、性关系和伴侣的性功能。

（一）精神健康

欲望和唤起性低不仅和临床抑郁有联系，还与缺乏精神愉快感的心境恶劣有联系，这种心境恶劣与自我评价低、频繁的焦虑和抑郁想法相关。在北美最近一项可靠的样本中，缺乏情绪愉快感是预测女性性苦恼的一个较强因素。临床反复发作的抑郁既往史与性唤起和性快感降低、生理上和感情上的不满意有关。甚至在控制了目前的心情、药物、婚姻状态及物质滥用等因素后，也是如此。不幸的是，尽管对很多女性来说，治疗抑郁可以改善她们的性问题，然而，抗抑郁剂可能进一步抑制其性反应和性欲。我们知道，抑郁的女性在抑郁发作时手淫可能会更多。

（二）性关系

一项广泛性的、针对 926 位 18~65 岁瑞典女性，了解其性反应的社会心理影响因素的研究中显示，对伴侣关系的满意度是有无性功能障碍的两个最重要影响因素之一。在对中年女性的研究中（包括对经历绝经期的长程研究中），支持同样的结果。

（三）伴侣的性功能

在最近的瑞典研究中证实，伴侣的性功能是和女性的性功能和满意度有强关联的第二个因素。其他的研究巩固了这些发现，同时，我们知道，对于老年女性，性活动终止的主要原因是缺乏有性功能的伴侣。

（四）个体因素

临床报告有性高潮障碍的女性在她们不能掌控的环境中或不能控制自己的身体反应

时，通常会特别地不适。在对外阴前庭炎综合征（VVS）女性的研究中发现显著的特征：明显地害怕来自他人的负性评价、明显的自责、躯体化增多及灾难化。大部分阴道痉挛的女性有一种害怕阴道被穿透的恐怖症，然而未报告其他形式的恐怖症高于对照。

（五）伴侣关系持续时间

新的伴侣关系中，通常容易有性反应且性欲高。研究指出，1年之后，女性的性欲降低而男性却没有降低，同时，对于柔情的渴望，女人升高而男人则降低。临床中经常可见，处于长期稳定异性恋关系中，有性问题的妇女报告：其伴侣对她缺乏感情上的亲密感，不愿透露他的感受、希望和恐惧。

（六）不育

以怀孕为目标导向的性行为可能导致性功能障碍，这种性交是按计划进行的，且双方都可能并无欲望。亲密感会被多次的检测和期待结果的压力所破坏。女性报告说，紧张的评估和对辅助生殖技术的需求会对其自我形象和身体形象及自我的性价值感产生负面影响。不幸的是，这些变化通常不可逆，甚至在成功怀孕后也不可逆。不满的感觉是常见的：因为实际上，女性需要接受多次操作程序，而男性通常只进行一次精液分析。

（七）药物

对性有负面作用的药物包括抗抑郁剂（大多数典型的SSRIs）、麻醉剂、GnRH拮抗剂（脑垂体激素拮抗剂）/低雌激素避孕药、芳香酶抑制剂、抗雄激素类药和β受体阻滞剂。

（八）慢性疾病

慢性疾病可以从多方面改变性功能和性满意度。

（九）全子宫切除术

去神经的外科手术损伤了支配阴道壁上血管的自主神经，因此消除了润滑作用，同时损害了作用于外阴和阴蒂血管的自主神经，因而减少了外阴和阴蒂的充血。剥离骶骨子宫韧带损伤了下腹神经，并且切断主韧带破坏了骨盆内脏神经。保留神经的子宫切除术现在已有描述，近期的研究结果也很鼓舞人心。宫颈癌去神经手术治疗和性虐待，二者对产生性功能障碍有协同作用。一项研究中报告性满意缺乏的比例：既没有性虐待也没宫颈癌的女性中有20%；有过性虐待但没有宫颈癌的女性中有31%；有宫颈癌但没有性虐待的女性中有28%；有性虐待和宫颈癌的女性中有45%。同样，报告有明显痛苦的情况：18%的女性既无性虐待也没有癌症；39%的曾经有过性虐待但无癌症；23%的人有癌症但无性虐待史；44%的人同时有性虐待和癌症史。在没有宫颈癌的女性中非常罕见性交困难，有癌症的女性中报告有性交困难的为12%，同时有癌症和性虐待史的女性中有30%。

（十）子宫内膜异位症和慢性盆腔炎性疾病

妇科疾病导致性交困难，譬如慢性盆腔炎性疾病或者子宫内膜异位症会造成明显的性交痛苦。

（十一）多囊卵巢综合征

已报道与对照组相比较，多囊卵巢综合征与性欲低和性反应低有关，虽然该疾病的雄性激素水平高。通过降低后者的水平，治疗与之相关的多毛症，可以改善性欲与性反应。

（十二）反复的性传染疾病

由于害怕性传染疾病（STI），性驱力和性唤起能力可以明显降低，譬如疱疹和 HIV。随着对女性性驱力低的原因的解释和讨论，考虑到性行为安全的明确指导是必须的。关于疱疹的常见困难是无皮损的情况下去除病毒，而且不能确定长期的抗病毒治疗是否能预防复发。

（十三）外阴的营养不良

最常见的造成外阴营养不良的原因是苔藓样硬化。刺激阴蒂引起的疼痛也许是由于牵拉阴蒂头部，阴茎、人造阴茎或者手指试图插入所带来的疼痛会涉及内部。

（十四）乳腺癌

乳腺癌后的性功能障碍，是疾病诊断 1 年之后最可能发生的持续性痛苦，特别是在化疗造成的过早绝经之后。调查研究提示，性健康最重要的预测因素：无阴道干燥、情绪状况良好、积极的身体形象、高质量的关系，以及伴侣没有性功能障碍。当“医疗性的绝经”由于应用 GnRH 拮抗剂辅助治疗而成为一过性时，性功能障碍表现为可逆性的。然而，他莫西酚不会对性功能有持续性的改变，最近，芳香酶抑制剂的应用不断增加，已经导致性交困难的女性数量增加，这与其抑制肾上腺前提（或者任何卵巢的）细胞内制造雌激素造成的严重的雌激素缺乏有关。

（十五）糖尿病

Meta 分析和对照研究都证实抑郁和女性性功能障碍之间的关联性很强。与之相反，性功能问题与年龄、身体重量指数、糖尿病的持续时间、血糖控制、激素治疗、糖尿病并发症或绝经期状态几乎没有关联。尽管阴道内壁功能紊乱在糖尿病中很常见，但是只有少数一些研究报告有润滑液的减少。外阴充血的减少对有效性刺激的干扰尚未进行过研究。临床印象中 1 型糖尿病女性常会发生性高潮障碍，这尚未得到科学研究的支持。性交困难常常是由于绝经后不恰当地抑制局部雌激素所致或者由于患有慢性念珠菌病。后者可能会使一些女性易患 VVS。

（十六）下尿道症状

伴或不伴脱垂的下尿道症状与欲望、性动机及性反映问题的发病率增加有关联。手术有可能纠正性功能障碍，或者无法纠正，并且有可能造成新的障碍。不幸的是，并不是所有的研究都提供了详细的术前评估。治疗压力性失禁的前端悬垂术会降低敏感性，因为阴道的神经支配集中在阴道壁的前端和末端。已经显示，继发于 Burch 膀胱颈悬吊术和阴道后壁缝合术的性交困难，从术前的 8%增加到术后的 20%。然而，有数据显示，在单纯的阴道后壁缝合术后，或者同时采取了特定缺陷修补术的其他阴道手术后，性交困难会显著改善。需要对解压阴道带（TVT）手术后的性功能进行更多的研究，但是有数据表明性反应有显著的下降。研究者提示 TVT 降低了生殖器敏感性和阴道润滑。

（十七）怀孕

怀孕时有很多因素会影响女性的性欲：包括她的身体变化和任何医疗约束，她自身的性价值观、民间风俗及宗教信仰。在没有早产、产前出血或宫颈松弛的情况下，没有证据显示性行为（包括高潮或者性交）增加了怀孕并发症的风险。性问题也许由于怀孕所产生的人际关系困难所致，或由于伴随着怀孕的一些应激因素所致，包括身体、情绪，以及经济因素。性乐缺乏与这些方面相关：母亲的个性、抑郁、童年经历、关系冲突、难于怀孕、早先流产史、担心损害胎儿。

（十八）产后

性活动的动力下降原因：疲乏、担心吵醒婴儿、性吸引力感的下降、情绪变化、存在的身体困难（包括持续的阴道出血和恶露、会阴的不适感、痔疮、乳房痛），以及阴道润滑减少（尤其是母乳喂养）。有一些但不是所有的研究都报告：母乳喂养的女性与用奶瓶喂奶的女性比较，前者的性生活更少，性满足感更少。尽管剖宫产的女性更倾向于早些恢复性交，但分娩方法与性功能及性满意度之间并无确定的相关性。与之类似，行外阴侧切术对性功能的影响也无确定的证据。

七、女性性功能障碍的分类

1.美国精神疾病诊断与统计学手册第4版（DSM-VI）和世界卫生组织的国际疾病和相关健康问题统计学分类（ICD-10），将女性性功能障碍分为如下几类：

（1）性欲障碍（性欲低下、性厌恶）。

（2）性唤起障碍。

（3）性高潮障碍。

（4）性交疼痛障碍（性交疼痛、阴道痉挛）。

（5）全身疾病状态导致的性功能障碍。

（6）应用物质导致的性功能障碍。

（7）未特别分类的性功能障碍。

在以上分类的定义中，对女性性功能障碍的定义为“性欲异常或在性反应周期中发生心理生理变化并引起显著痛苦和人际关系困难”，由于其重点强调的是精神异常，因此受到质疑和批评。美国泌尿系统疾病基金会性健康委员会在此基础上制订了国际专家共同认可的有关女性性功能障碍的分类（CCFSD）如下几类。

性欲低下障碍（性欲低下、性厌恶障碍）。

性唤起障碍。

性高潮障碍。

性疼痛障碍（性交疼痛、阴道痉挛、其他性疼痛障碍）。

无论是DSM-VI和ICD-10还是CCFSD的分类都是基于Masters和johnson及caplan的线性反应周期，因此仍存在一定缺陷。但CCFSD的分类中加入了心理诱因，并且仍保留了“引起个人痛苦”的标准。

八、分类的定义

尽管分类略有不同，CCFSD对四类性功能障碍的定义依然采用了DSM-VI和ICD-10的概念如下。

（一）性欲障碍

分为性欲低下和性厌恶。性欲低下障碍是指持续或反复地性幻想/想法和（或）向往或接受性活动的欲望不足（或缺乏），并引起个人痛苦。性厌恶是指持续或反复地恐惧厌恶和回避与性伴侣的性接触，并引起个人痛苦。

（二）性唤起障碍

性唤起障碍是指持续和反复地不能达到或维持充分的性兴奋，引起个人痛苦，可能表现为缺乏主观的性兴奋，或缺乏生殖器（润滑/肿胀）或其他躯体反应。

（三）性高潮障碍

性高潮障碍是指在充分的性刺激和唤起后，持续或反复地难以达到、推迟甚至不能获得性高潮，并引起个人痛苦。

（四）性交疼痛障碍

分为三个类型：性交疼痛、阴道痉挛和非性交性疼痛。性交疼痛是指持续或反复的与性交相关的生殖器疼痛。阴道痉挛是持续或反复地在阴茎插入时出现阴道外 1/3 肌肉的痉挛性收缩，导致阴道插入困难，并引起个人痛苦。非性交性疼痛障碍是指在非插入性刺激下引起持续或反复的生殖器疼痛。

根据病史、体格检查和实验室检查，各类性功能障碍又可分为原发性和继发性；完全性和境遇性；器质性、心因性、混合性和原因不明性。

九、性功能障碍的诊断

对与性功能有关的问题进行诊断和治疗，会使患者从中获益；在问诊的过程中，医生必须对患者富有同情心，关注患者的性健康，掌握一定的沟通技巧可以使获得的信息更加全面可靠。

十、女性性功能障碍的治疗

随着基础研究的深入，FSD 的治疗有很大的进步，主要分为药物治疗和心理治疗两方面。药物治疗方面，除激素补充或替代治疗外，其他药物治疗还处于早期试验阶段。但我们应该认识到，并非所有的女性性功能障碍均为心理性因素所致，有些药物治疗可以奏效。

（一）一般性教育

首先教育患者与性伴侣了解生殖系统解剖和性过程的正常生理反应是非常必要的，让患者了解随年龄和血管功能不良所引起的性生理改变，强调一般健康状况与性功能的关系，并应向患者强调停止吸烟和饮酒对维持或恢复性功能的重要性。

（二）心理治疗

1.心理分析疗法

利用分析性的知识与技术探索可能存在的心理因素，包括幼小时的创伤事件、潜意识境界的情结、幼小时的亲子关系、性心理的发展经过等，了解问题的性质，给予治疗或配合其他治疗方法。

2.认知疗法

不合理信念和错误思维方法是患者 FSD 之源，摆事实讲道理和布置作业，让患者纠正不合理的信念或错误推理方法，以达到治疗目的。

3.人本主义疗法

它与心理分析和行为治疗不同，不是探究潜意识的性情结合改变反应形式来纠正不正常的性行为，而是着重调动人的主体内在的潜能进行自我治疗。对患者的性障碍采取非评判性的态度，建立朋友式的咨询关系，讲授性解剖、性生理、心理方面的知识，坚信人具有完善功能，促进患者自我调节治疗性障碍。

4.家庭系统疗法

性生活是家庭整体生活的组成部分，应该相互交流性生活的感受、意见方面的信息。FSD 的产生与夫妻双方均有关系，因而夫妻双方应加强交流，女方更应主动，提出自己的喜好，在性生活中积极参与，主动配合，夫妇双方作为一个整体需加强沟通，互相主动以治疗 FSD。

（三）物理治疗

1.生物反馈疗法

20 世纪 60 年代末，随着控制论、系统论和信息论的兴起，出现了认知行为疗法。利用现代电子学仪器，把与心理生理过程有关的人体功能活动的生物学信息加以处理和放大，以人们易于感受和理解的信息方式（如视觉和听觉）显示给人，训练人们对这些信息的识别能力，有意识地控制自身的心理活动，解除性紧张、性焦虑和性恐惧，提高性感觉。

2.电刺激治疗

利用神经肌肉电刺激治疗仪对盆底浅层及深层肌肉进行松弛的刺激治疗，使身心放松，解除阴道局部肌肉的痉挛和紧张。

3.催眠疗法

利用催眠术使受术者进入催眠状态，然后运用心理分析，采取暗示、模拟、想象、年龄倒退、临摹等方法进行治疗，清醒后使 FSD 患者回归到自然的性反应状态。这种方法对歇斯底里性痉挛症状，如阴道痉挛和性交疼痛的效果最好，但对涉及神经系统所引起的症状，效果不理想。

4.行为疗法

（1）放松训练：放松身心，加速新陈代谢，治疗阴道痉挛的目标是逆转引起痉挛的条件反射。夫妻双方了解问题的性质后，给他们布置第一次“家庭作业”，即用阴道扩张器逐步扩张阴道。方法是：夫妻共同参与，在妻子的监视和控制下，将涂有消毒润滑油的扩张器插入阴道。扩张器由最小号开始，逐步加大至相当于阴茎直径大小。一旦较大的扩张器能成功地插入，将其保留在阴道内几个小时。用这种方法就可以使阴道痉挛逐渐减轻直至消失，女方也在此过程中学会适应阴道内放置东西。

此后转入进一步的治疗。临床上应用神经肌肉电刺激治疗仪进行盆底肌肉的放松治疗，对阴道痉挛也有很好的疗效。

（2）性感集中训练：性感集中训练是一种依据系统脱敏理论设计的行为疗法。多数性唤起障碍患者均能改善。该疗法的出现对人类性治疗学起到了划时代的推动作用。皮肤是最大的性器官，也是与生殖系统有别的人类性系统的中心器官，由爱抚而触发的身体感受是性的重要肉体因素，这是性感集中训练的最基本要素。

（3）Kegel 锻炼：女方将手指伸入阴道，使阴道肌肉收缩，并能自己感觉到收缩肌紧握手指，移开手指时肌肉收缩保持 3 秒，放松，重复 10 次；女方不放入手指，自己有意识地收缩、放松阴道外口括约肌，重复 10~15 次；女方自己想象阴道内塞入东西时的感觉，主动收缩阴道肌，保持收缩 3 秒，放松，重复 10 次。用以治疗阴道痉挛、阴道松弛。

（4）性高潮肌肉感觉训练：主动收缩阴道肌、尿道肌和肛门肌，可训练附着在会阴中心腱，围绕阴道周围和尿道周围的坐骨海绵体肌、球海绵体肌和会阴浅横肌的收缩感觉，以治疗性高潮障碍。也可用自慰或振荡器治疗。

（5）手淫治疗：FSD 妇女通过自我刺激阴蒂达高潮，手淫时最好伴有性幻想，同时安排在不受外界干扰的时间和地点，尽量采用自己喜欢的方式进行，还应对其进行技术上的指导。

（6）振荡器的治疗：手淫治疗失败的患者可利用振荡器来达到治疗的目的，振荡器是一种保健按摩器，通过机械振动产生低或高频率的刺激，从而使感受器获得足够的刺激，诱发性兴奋，促进性高潮。

（四）药物治疗

除了激素补充疗法外，主要是将治疗男性勃起功能障碍的药物用于妇女，且已经取得初步效果。

1.性激素补充疗法

雌激素可以增加生殖器血流、改善阴道湿润，多数试验得出雌激素对性欲、阴道湿润及高潮频率有改善作用，但性交频率无明显差异。Sarrel 等研究发现补充外源性的雌激素和雄激素比单用雌激素或安慰剂，可以提高绝经妇女的性欲和性交频率，但对性高潮没有明显影响。雌激素补充治疗的代表性药物是利维爱，其有效成分是 7-甲异炔诺酮，每片含 2.5mg，它具有雌、孕激素活性和弱的雄激素活性，因而能稳定任何原因引起的卵巢功能衰退所致的下丘脑垂体系统的功能。每天服利维爱 2.5mg 可改善血管舒张异常症状如潮红、多汗，抑制骨质丢失，刺激阴道黏膜，对抗凋亡与萎缩；并可增加阴蒂的敏感性和性欲，减轻性交疼痛，对性欲与情绪有良好的作用，可作为全面性激素补充药物。

2.多巴胺受体激动剂

动物实验表明，性功能与下丘脑及附近神经核的传导物质多巴胺有明显关系，阿扑吗啡（脱水吗啡）是多巴胺受体的激动剂，最初用于帕金森病，但发现用药后这些患者的性欲与性唤起得到增强，此药是短效制剂，毒副反应少，患者耐受性好，可与其他药物合用。

3.作用于 NO-cGMP 通路的药物

主要包括 PDE5 抑制剂西地那非和左旋精氨酸。PDE5 存在于人的阴茎、阴蒂等外阴组织中，受抑制后 cGMP 分解减少，可致这些部位的平滑肌松弛，血管扩张，阴蒂勃起。西地那非是特异的 PDE5 抑制剂，服药后 60 分钟内在性刺激下即可发挥作用，疗效与剂量有关。西地那非可改善 FSD 患者的主观症状，有利于性唤起，可增加阴道润滑和阴蒂敏感。西地那非轻微降低收缩压与舒张压，但引起临床低血压的情况则很少见，但不宜与降血压药物合用，尤其不能与含硝酸类扩张血管的药物合用，如果合用，有引起患者死亡的危险。

左旋精氨酸是 NO 合成的前体物质，在 NOS 作用下分解为 NO 和左旋瓜氨酸。左旋精氨酸在大鼠试验证实可改善勃起，在男性性功能障碍治疗的初步研究结果也令人鼓舞。该药对 FSD 治疗的研究工作在进行中。

4.抗抑郁药

非三环类的三唑吡啶类抗抑郁药曲唑酮，可通过抑制 5-羟色胺重吸收等机制促进性行为，曾用于改善男性勃起功能障碍，但鉴于其不良反应较大，目前较少研究。有报道其可用于改善女性性功能，剂量为 50~100mg/天。当 FSD 患者系由于抑郁症状所致，可考虑给予曲唑酮或三环类抗抑郁药物治疗。

5.受体阻滞剂

酚妥拉明是非选择性肾上腺能受体阻滞剂，可引起阴茎及阴蒂海绵体和血管平滑肌舒张，能增加绝经后妇女阴道血流，改善性唤起功能，此药原为注射剂，常用于阴茎海绵体内注射以治疗男性勃起功能障碍，现已有口服剂供应，更为方便。其他受体阻滞剂如哌唑嗪、等同样具有舒张平滑肌和动脉壁的作用，可用于治疗 FSD。

6.前列腺素 E_1

为一种尿道内使用、经尿道黏膜吸收的 0.01%凝胶制剂。药物经黏膜吸收后可致阴茎勃起，自 1995 年起用于男性患者。阴道内使用的类似制剂正在临床观察中，研究的目的是确定其对 FSD 治疗的有效性。

7.中药

有研究发现用含银杏树叶的草药合剂治疗 202 例性欲低下的女性患者，其中 131 例服药后自述性欲、性交、性幻想及对性交的满意度等均显著提高。可见中国医学在治疗 FSD 方面有广泛的前景。

（五）基因治疗

近年来，随着人体基因工程的开展，基因疗法在临床应用取得了长足的进展。基因疗法是指在基因水平上对疾病进行人工干预，也就是说将特异基因转入到宿主，从而达到改善、治疗或根治某种疾病或病理状态的目的应用到 FSD，性器官位于体表且血液循环也较慢，所以是适于进行基因治疗的。与平滑肌松弛有关的神经递质或酶等生化物质都将成为基因治疗的对象。

（六）计算机辅助治疗

将先进的计算机辅助的虚拟技术引入性治疗领域。虚拟技术的使用是让患者戴上一个特定的头盔，穿上特定的布满传感器的治疗衣，在特定的治疗场所中按计算机所编定的程序去体验各种性的感受，患者的问题也就得到相应的解决。随着电子技术的发展，这一疗法将有光明的前景。

FSD 病因错综复杂，患者表现各异，故其治疗应因人而异，根据不同的患者采用不同的治疗方案。但是，目前对 FSD 有效的治疗方法仍未完善，各种药物治疗 FSD 的有效性和安全性尚存在争议，对治疗的评价体系还有待规范，需更深入地探讨研究。

十一、电刺激联合生物反馈治疗围绝经期女性性功能障碍

据报道半数女性患性功能障碍，其发病率随着年龄的增加而增高，特别是在绝经期后。FSD 所带来身体和精神上的困扰影响人们的生活质量，同时因为自卑也造成社会交往方面的障碍。其治疗手段有性治疗、心理治疗、物理治疗和药物治疗等，电刺激联合生物反馈是一个安全、无创的治疗手段。

（一）对象

围绝经期女性，排除心理因素后，即可。

（二）女性盆底肌肉肌力分级

根据国际通用会阴肌力测试法（GRRUG），盆底肌肉肌力分 6 级：盆底肌肉收缩持续 0 秒肌力为 0 级，持续 1 秒肌力为I级，持续 2 秒并能完成 2 次肌力为II级，持续 3 秒并能完成 3 次肌力为III级，持续 4 秒并能完成 4 次肌力为IV级，持续 5 秒或 5 秒以上并能完成 5 次以上肌力为V级。

（三）适应证及禁忌证

适应证：阴道松弛、性交痛、性高潮少或没有的已婚女性；慢性盆腔炎、阴道炎反复发作而影响性生活的女性；性激素分泌减少、盆腔性神经受到损伤引起性欲低下的女性。

相对禁忌证：心理障碍而非器质性疾病引起性功能障碍者；肾脏疾病引起的性功能障碍者；生殖器官先天畸形，身体严重虚弱的患者。

（四）治疗方法

在盆底康复师指导下，采用法国 PHENIXU8 低频神经肌肉治疗仪，步骤如下几点。

1.给予频率为 85Hz、脉宽为 500ps 和频率为 15Hz、脉宽为 500us 的电刺激，唤醒患者深层和浅层肌肉收缩的本体感觉。

2.设置频率为 8~32Hz、脉宽为 320~740ps 的电刺激和生物反馈，训练患者学会I类肌纤维收缩，以及学会分开会阴与腹部的收缩。

3.设置频率为 30Hz、脉宽为 500ps 增加深层和浅层肌肉I类肌纤维肌力。

4.设置频率为 20~80Hz、脉宽为 20~320ps，让患者学习深层和浅层肌肉II类肌纤维肌力，锻炼II类肌纤维肌力。

给予 A3 的生物反馈训练模块，让患者关注模块练习，而且需要模拟咳嗽时，患者收缩盆底肌肉，训练患者在性生活时能通过反射性收缩盆底肌肉从而达到性高潮。

给予各种场景的生物反馈模块，让患者跟着模块练习，训练患者在各种体位都能使盆底肌肉收缩从而达到性高潮。每次治疗 15~30 分钟，每周 2 次，10 次为一个疗程。

（五）患者性功能障碍总体改善情况

性功能障碍改善主要表现在性交疼痛的缓解或消失，其次为性高潮频度的增加。

十二、女性性功能障碍诊治中的注意事项

女性性功能障碍（FSD）是指发生在女性性反应周期中一个或几个环节的障碍（性欲减退障碍、性唤起障碍、性高潮障碍），以及性交疼痛障碍。

与性功能障碍发病相关的因素涉及解剖、生理、生化、病理、心理甚至社会，其中心理社会因素起了最重要作用。妇产科医生应注意以下问题。

（一）年龄和绝经因素

随着妇女的年龄增加和绝经，体内的雌激素水平不断下降，出现进行性生殖器官萎缩、盆腔血流量减少及盆底肌肉张力降低等，这些均可导致性兴奋和性高潮障碍，尤其是阴道萎缩和干燥可直接引起性交困难和性交痛。但绝经后妇女因体内雄、雌激素比例相对提高，不再担心妊娠等原因性欲并不下降，部分人可能反而增加。

（二）手术因素

各种妇科手术均可能影响女性性功能。最常见的是双侧卵巢切除导致的卵巢去势。外阴根治术直接破坏外生殖器解剖，对性功能的影响极大。子宫和阴道手术也可因为改变阴道解剖结构和盆腔血流等原因影响性功能。有时甚至连输卵管结扎术也影响性功能，但其原因并不清楚。

（三）放疗因素

因肿瘤实施的放射治疗可引起卵巢去势和阴道粘连，从而影响性功能。

（四）神经性因素

许多中枢和外周神经系统的疾病和损伤均可引起女性性功能障碍，如脊髓损伤或退行性病变、癫痫、糖尿病性神经病变等。

（五）血管性因素

高血压、动脉粥样硬化、心脏病、糖尿病等疾病可影响髂动脉及其分支的血流，减少会阴部血供，导致性刺激时进入阴道和阴蒂的血流明显减少，称为“阴道充血和阴蒂勃起供血不足综合征”。

（六）妊娠和产后因素

妊娠期可因对胎儿的关心和自身体型的改变，引起女性性功能减退。产褥期可因会阴疼痛、阴道分泌物减少及生殖器尚未复旧等因素影响女性性功能。

（七）妇科疾病因素

会阴创伤、阴道感染，以及解剖发育异常（如阴道横隔、纵隔或斜隔）和子宫内膜异位症的性交疼痛障碍，应对其器质性疾患进行包括手术在内的治疗之外，还应着重进行心理治疗。

总之，部分女性性功能障碍与妇产科疾病密切相关，需要妇产科医生了解其病史采集的特殊性，并分析可能妇科疾病的关系并进行正确处理，必要时多科协作。

（汪俊涛）

第三章 妇科肿瘤

第一节 宫颈癌

一、概述

宫颈癌是妇科常见的恶性肿瘤之一，可表现为不规则阴道流血或阴道大量出血，引起生命危险。宫颈癌是指发生在宫颈阴道部或移行带的鳞状上皮细胞、柱状上皮下的储备及宫颈管黏膜柱状上皮的恶性肿瘤。宫颈癌是全球女性中仅次于乳腺癌的第二位常见恶性肿瘤。在一些发展中国家其发病率仍居首位，我国女性生殖系统恶性肿瘤中宫颈癌发病率居第一位。

二、病因与发病机制

宫颈癌病因至今尚未完全明了。宫颈癌发病可能是多种因素综合在一起，各因素间有无协同或对抗作用，尚待进一步研究。

目前认为人乳头瘤病毒感染，特别是高危型别的持续性感染，是引起子宫颈癌前病变和宫颈癌的基本原因。

1.人乳头瘤病毒（HPV）

HPV 为乳头多瘤空泡病毒科 A 亚群，是一类具有高度宿主特异性和亲和力的无包膜小的双链环状 DNA 病毒，由核心和蛋白衣壳（L_1、L_2）组成。其基因组中含有 8 个开放阅读框架和 1 个游离调节区，其中 E2、E6 和 E7 三个开放阅读框架为病毒癌基因。目前已发现 120 余种 HPV 亚型，其中近 10 多种亚型感染与宫颈癌发病有关。

分子流行病学调查已发现 99.8%的宫颈癌标本中有高危 HPV 型别 DNA 存在，超过 2/3 的标本被检出 HPV16 或 18 型，之后依次为 HPV45、31、33、52、58 型。且发现 HPV 高危型别的 DNA 能随机整合到宿主基因组并表达 E6、E7 癌基因并使宿主细胞永生化。因此证实 HPV 特别是高危型别的持续性感染是引起子宫颈癌癌前病变和宫颈癌的基本原因。其致癌机制被认为是持续感染 HPV 再加上机体免疫功能的下降以及宫颈局部微环境改变因素使 HPVDNA 整合于宿主染色体脆位区并表达 E6、E7 癌基因，在其他辅助致癌因素协同作用下通过：①抑制 P53、Rb 等抑癌基因功能；②激活端粒酶活性；③抑制细胞凋亡和逃逸正常的免疫监视而最终导致细胞周期失控而永生化称为癌变细胞。

2.单纯疱疹病毒（HSV）

目前尚无证据证实 HSV 可直接致癌。一般认为 HSV-2 是宫颈癌发病的协同因素。

3.其他病原体

巨细胞病毒、梅毒螺旋体、滴虫、衣原体、真菌等感染也可能与宫颈癌发病有关。

4.相关危险因素

如过早性生活、早婚、多个性伴侣。性生活活跃、性生活不洁、早生育、多产、密产、配偶不洁性行为、宫颈病变等。

三、临床表现及分期

1.临床表现

（1）症状：早期宫颈癌常无症状，也无明显体征，与慢性宫颈炎无明显区别，有时甚至见宫颈光滑，尤其老年妇女宫颈已萎缩者。有些宫颈管癌患者，病灶位子宫颈管内，宫颈阴道部外观正常，易被忽略而漏诊或误诊。患者一旦出现症状，主要表现为：①阴道出血：年轻患者常表现为接触性出血，发生在性生活后或妇科检查后出血。出血量可多可少，根据病灶大小、侵及间质内血管的情况而定。早期出血量少，晚期病灶较大，表现为大量阴道出血，一旦侵蚀较大血管可能引起致命性大出血。年轻患者也可表现为经期延长、周期缩短、经量增多等。老年患者常主诉绝经后不规则阴道流血。一般外生型癌出血较早，血量也多，内生型癌出血较晚；②阴道排液：患者常诉阴道排液增加，白色或血性，稀薄如水样或米泔状，有腥臭味。晚期因癌组织破溃、坏死，继发感染有大量脓性或米汤样恶臭分泌物；③晚期癌的症状：根据病灶侵犯范围出现继发性症状。病灶波及盆腔结缔组织、骨盆壁、压迫输尿管或直肠、坐骨神经时，患者诉尿频、尿急、肛门坠胀、大便秘结、里急后重、下肢肿痛等；严重时导致输尿管梗阻、肾盂积水，最后引起尿毒症。到疾病末期，患者出现恶病质。

（2）体征：镜下早期浸润癌及早期宫颈浸润癌，局部无明显病灶，宫颈光滑或轻度糜烂，如一般宫颈慢性炎症表现。随着宫颈浸润癌的生长发展，类型不同，局部体征亦不同。外生型见宫颈赘生物向外生长，呈息肉状或乳头状突起，继而向阴道突起形成菜花状赘生物，表面不规则，合并感染时表面覆盖灰白色渗出物，触之易出血。内生型则见宫颈肥大、质硬，宫颈管膨大如桶状，宫颈表面光滑或有浅表溃疡。晚期由于癌组织坏死脱落，形成凹陷性溃疡，整个宫颈有时被空洞替代，并覆有灰褐色坏死组织，恶臭。癌灶浸润阴道壁见阴道壁有赘生物，向两侧宫旁组织侵犯，妇科检查扪及两侧增厚，结节状，质地与癌组织相似，有时浸润达盆壁，形成冰冻骨盆。

子宫颈癌的临床分期应根据仔细的临床检查，由有经验的医师于治疗前确定，盆腔检查、三合诊检查具有特殊重要性。分期一经确立，不能因治疗后有新的发现而改变已确定的分期。确定分期的基础是进行细致的临床检查。这些检查包括视诊、触诊、阴道镜检查、宫颈勺搔刮术、宫腔镜、膀胱镜、直肠镜、静脉肾盂造影、骨及肺的X线检查；可疑直肠、膀胱受累者，要由病理学检查证实。血管造影、淋巴造影、腹腔镜检查对确定治疗方案有帮助，但对所发现的问题不作为确定分期的依据。

根据国际妇产科联盟（FICO，2009）子宫颈癌的临床分期如下：

0期：原位癌，上皮内癌；0期的病例不应该包括在浸润癌的任何治疗中。

I期：宫颈癌局限子宫颈（扩展至宫体将被忽略）。

IA期：镜下浸润癌。浸润的范围限定于从上皮基底测量的间质浸润深度不超过5mm，不管是上皮或腺体来源，不管是静脉或淋巴脉管浸润，都不改变分期。

IA_1期：可测量的间质浸润深度不超过3mm，宽度不超过7mm。

IA_2期：可测量的间质浸润深度大于3mm，但不超过5mm，宽度不超过7mm。

IB期：肉眼可见癌灶局限子宫颈或临床前期病灶大于IA_2期。

IB_1期：临床癌灶不超过4.0cm。

IB_2期：临床癌灶大于4.0cm。

II期：肿瘤超出宫颈，但浸润未达盆壁，肿瘤已累及阴道，但未达到下1/3。

IIA期：无明显宫旁浸润。

IIA_1期：临床癌灶不超过4.0cm。

IIA_2期：临床癌灶大于4.0cm。

IIB期：有宫旁浸润。

III期：肿瘤扩展到骨盆壁，直肠检查在盆壁和肿瘤间无间隙，肿瘤累及阴道下1/3；任何不能找到其他原因的肾盂积水或肾无功能者均属III期。

IIIA期：肿瘤没有扩展到盆壁，但累及阴道下1/3。

IIIB期：肿瘤扩展到骨盆壁和/或引起肾盂积水或肾无功能。

IV期：肿瘤超出真骨盆，或侵犯膀胱或直肠黏膜。

IVA期：肿瘤侵犯至邻近器官。

IVB期：肿瘤播散至远处器官。

分期注意事项：①0期包括上皮全层均有不典型细胞，但无间质浸润者；②IA（IA_1期及IA_2期）诊断必须根据显微镜下的观察确定；③III期应为宫旁浸润达盆壁、肿瘤与盆壁间无间隙，而且增厚为结节状时，方能确诊；④即使根据其他检查定为I期或II期，但有癌性输尿管狭窄而产生肾盂积水或肾无功能时，亦应列为III期；⑤膀胱泡样水肿不能列为IV期。膀胱镜检查见隆起及沟裂，同时通过阴道或直肠检查能证实该隆起或沟裂与肿瘤固定时，应视为膀胱黏膜下受侵，膀胱冲洗液有恶性细胞时，应在膀胱壁取活体组织病理检查证实。

四、辅助检查

根据病史和临床表现，尤其有接触性出血者，应想到宫颈癌的可能，需全身检查及妇科三合诊检查，并采用以下辅助检查：

1.B超检查

高分辨阴道B超，可发现宫颈内形态不规则的低回声区，血流信号丰富，或者宫颈增粗，局部膨大，与周围组织无明显界限。此外，B超尚可帮助了解子宫及附件有无包块及其大小、性状和包膜是否完整、属囊性或实性等。

2.脱落细胞学检查

在除去宫颈表面分泌物后，以宫颈口为中心，用宫颈液基细胞学采集细胞的小刷子顺时针方向转15圈，做细胞学检查。阳性者必要时行阴道镜检查，宫颈行多点活检或宫颈锥形切除，连续切片病理检查。

3.碘试验

将碘溶液涂子宫颈和阴道壁，观察其着色情况。正常宫颈阴道部和阴道鳞状上皮含糖原丰富，被碘溶液染为棕色或深赤褐色。若不染色为阴性，说明鳞状上皮不含糖原。瘢痕、囊肿、宫颈炎或宫颈癌等鳞状上皮不含或缺乏糖原，均不染色，故本试验对癌无特异性。碘试验主要识别宫颈病变危险区，以便确定活检取材部位，提高诊断率。

4.阴道镜检查

可发现醋白上皮及有异形性血管区，并取活检，以提高诊断正确率。

5.宫颈和宫颈管活组织检查

是确诊宫颈癌最可靠和不可缺少的方法。选择宫颈鳞-柱交接部的 3、6、9、12 点处取 4 点组织做活检，或在碘试验、阴道镜观察到的可疑部位取活组织做病理检查。所取组织应包含上皮及间质，若宫颈刮片为III级或III级以上涂片，宫颈活检阴性时，应用小刮匙搔刮宫颈管，刮出物送病理检查。

6.宫颈环形电切或锥形切除术

主要用于以下情况：①宫颈细胞学多次阳性，阴道镜检查阴性或镜下活检阴性，颈管刮除术阴性；②宫颈细胞学诊断较阴道镜下活检重，或提示可疑浸润癌；③CINII~III病变或颈管刮除术阳性；④宫颈细胞学提示腺上皮异常；⑤阴道镜检查或镜下活检怀疑早期浸润癌或怀疑宫颈原位腺癌。

7.确诊后分期

确诊宫颈癌后，根据具体情况，进行胸部 X 线摄片、淋巴造影、膀胱镜、直肠镜检查等，以确定其临床分期。

五、鉴别诊断

1.宫颈糜烂或宫颈息肉

均可引起接触性出血，外观难与I期宫颈癌相区别，应做宫颈刮片、阴道镜检查等，最后做活检以除外癌变。

2.宫颈结核

偶表现为不规则阴道流血和白带增多，局部见多个溃疡，甚至菜花样赘生物，需与宫颈癌鉴别，宫颈活检是唯一可靠的鉴别方法。

3.宫颈乳头状瘤

为良性病变，多见于妊娠期；表现为接触性出血和白带增多，外观乳头状或菜花状，经活检除外癌变，即可确诊。

4.宫颈子宫内膜异位症

宫颈可出现多个息肉样病变，甚至波及穹窿部，肉眼难与宫颈癌鉴别，须经宫颈活检才能确诊。

六、治疗

（一）治疗原则

现代宫颈癌的治疗对策概括为强调综合治疗，注重生活质量。除了常规治疗方法外，由新辅助化疗、同步放化疗、放射治疗和手术治疗等不同组合形成的综合治疗成为当今处理各期宫颈癌的一个重要策略。宫颈癌治疗强调个体化原则，根据患者的临床分期、年龄、一般情况、肿瘤相关因素及并发症等决定治疗方案，旨在增强治疗效果，提高生存质量，减少并发症。

（二）止血

1.流血多者可立即置妇科手术床，迅速检查阴道内癌瘤情况。如为大块癌灶崩脱，即可用干纱布按压止血，查看有无活动性动脉出血，可用小血管钳夹住血管结扎止血。

2.由于癌组织不可轻易清除，可局部以云南白药、凝血酶粉等止血药敷压于出血面而止血，再逐层严密地用纱布填塞阴道。

3.静脉输广谱抗生素预防感染，酌情输血、止血药，局部压迫止血时采用腔内放疗。

经以上处理多能止血。

（三）手术治疗

1.目的

手术治疗的目的是切除宫颈原发病灶及周围已经或可能受累的组织，减少并发症。其原则是既要彻底清除病灶，又要防止不适当地扩大手术范围，尽量减少手术并发症，提高生存质量。

2.手术范围

宫颈癌的临床分期是以宫颈癌原发灶对主韧带、骶韧带和阴道的侵犯而确定的，因此宫颈癌手术是以切除宫旁主韧带、骶韧带和阴道的宽度来确定的。

（1）宫颈癌的手术范围：子宫、宫颈、主韧带、骶韧带、部分阴道和盆腔淋巴结，一般不包括输卵管和卵巢。

（2）盆腔淋巴结清扫手术范围：双侧髂总淋巴结、髂外淋巴结、髂内淋巴结，深腹股沟淋巴结，闭孔深、浅淋巴结，不包括腹主动脉旁淋巴结。如果髂总淋巴结阳性，可以清扫到腹主动脉旁淋巴结。

3.手术类型

（1）主要类型

I型扩大子宫切除：即筋膜外全子宫切除术。

II型扩大子宫切除：即次广泛子宫切除术，切除 1/2 骶主韧带和部分阴道。

III型扩大子宫切除：即广泛性全子宫切除术，靠盆壁切除骶主韧带和上 1/3 阴道。

IV型扩大子宫切除：即超广泛性全子宫切除术，从骶主韧带根部切除，阴道 1/2~2/3。

V型扩大子宫切除：即盆腔脏器廓清术（前盆、后盆、全盆）。

（2）根治性宫颈切除术及盆腔淋巴结清扫术：人们称这种手术为宫颈根治术，适合治疗菜花型IA~IIA 期宫颈癌。根据报道可适用于：①年龄在 40 岁以下；②强烈要求保留生育功能；③临床分期IA~IIA 期；④肿瘤体积<$2cm^3$ 表浅浸润或 LEEP 锥切后示宫颈肿瘤体积小；⑤临床上无影响生育的证据；⑥无脉管内浸润；⑦阴道镜检查宫颈管侵犯少；⑧无盆腔淋巴结转移。

手术范围：基本手术包括切除盆腔淋巴结，80%宫颈及部分主韧带、宫骶韧带，阴道 2~3cm，切断子宫动脉（再吻合或不再吻合），或仅切断子宫动脉下行支。将阴道切缘与残留宫颈间质缝合。用可吸收缝线在内口水平做预防性环形缝合，防止怀孕时宫颈管功能不全，支持无力。

（3）保留神经的宫颈癌广泛手术：主要方法是在切除主韧带时识别并推开盆腔交感神经。在未保留神经的患者中，常有尿潴留；而保留了一侧或双侧神经的患者，尿潴留发生率明显下降。

4.各期宫颈癌的治疗方案

（1）微小浸润癌：①IA_1 期：没有生育要求的行筋膜外全子宫切除术（I型扩大子宫切除手术）。如果同时存在阴道上皮内瘤变应该切除相应的阴道段。如果患者有生育要求，可行宫颈锥切，即完整的移行带切除，术后 3 个月、6 个月追踪随访宫颈细胞学检查，如果这两次宫颈细胞学检查均为阴性，以后每年进行一次宫颈细胞学检查；②IA_2 期：IA_2 期宫颈癌有潜在淋巴结转移率，可行次广泛子宫切除术（II型扩大子宫切除术）

加盆腔淋巴结切除术。要求保留生育功能者，可选择广泛宫颈切除术加盆腔淋巴结切除术、大范围的宫颈锥切术及盆腔淋巴结切除术。主要应用细胞学检查随访，同时参考 HPV 检测，术后 3 个月和 6 个月一次；两次细胞学检查均正常后，每半年一次；1 年后每年一次。

（2）浸润癌：①IB_1~IIA（肿瘤体积在 4cm）期：选用手术或放疗，预后均良好。标准的手术治疗方法是广泛子宫切除术（III型扩大子宫切除术）及盆腔淋巴结切除术，髂总淋巴结有癌转移者，做腹主动脉旁淋巴切除或取样。绝经前如双侧卵巢正常，可保留双侧卵巢。维持卵巢在盆腔的生理位置，如果术后需要放疗，可行卵巢腹腔内移位至结肠旁沟并加用银夹标示。保持术后足够阴道长度，如果阴道切除 3cm 以上，可做延长阴道的处理。条件允许可行经阴道或腹腔镜广泛子宫切除术和腹腔镜下盆腔淋巴结切除术。放射治疗标准方案是盆腔外照射加腔内近距离放疗。术后有复发高危因素应该采用同步放化疗，可改善生存率；②IB_2~IIA（肿瘤体积≥4cm）期：在手术或放疗前采用新辅助化疗，可减小肿瘤体积，使手术易于进行，并控制亚临床转移。适应证：宫颈癌Ib2~IIa（巨块型）、IIB 期较为年轻的患者。化疗方案以顺铂为基础的联合方案。

PF 方案：顺铂＋5-氟尿嘧啶（5-Fu）。

BIP 方案：顺铂＋博来霉素＋异环磷酰胺。

PVB 方案：顺铂＋长春新碱＋博来霉素。

给药途径为静脉全身化疗与动脉插管化疗或超选择介入治疗。同期放化疗即盆腔外照射加腔内近距离放疗，同时应用以顺铂为基础的化疗。

（3）晚期宫颈癌IIB~IV期：标准的初始治疗为同期放化疗即盆腔外照射加腔内近距离放疗，同时应用以顺铂为基础的化疗。IVA 期患者癌症没有浸润盆壁，特别是合并有膀胱-阴道瘘或者直肠阴道瘘者，初始治疗可选择盆腔脏器廓清术。

（四）放射治疗

放射治疗适于各期宫颈癌，IIB~IVB 期以同步放化疗为主，放射治疗采用腔内照射与体外照射相结合的方法。F1Go 2006 年报道，按此治疗模式采用同步放化疗的各期宫颈癌的 5 年生存率分别为：IIB 期 70.5%，IIIA 期 48.2%，IIIB 期 50.2%，IVA 期 36.2%，IV期 84.6%；手术治疗效果I期 86.3%，IIA 期 75.0%。

I~IIa 期子宫颈癌的根治性放射治疗效果与根治性手术治疗效果相当，IIB~III期子宫颈癌的根治性放射治疗效果明显优于手术治疗。晚期子宫颈癌患者接受放射治疗，虽不能获得理想的根治疗效，但部分患者可能获得较好的姑息作用。放射治疗对IVA 期、部分IVB 期及手术后局部及区域复发的子宫颈癌患者，也有重要的治疗价值。

1.治疗原则

（1）照射区包括整个靶区：子宫颈癌放射治疗的靶区应包括子宫颈癌局部肿瘤及受癌肿侵犯或潜在受癌肿侵犯的部位，即子宫体、阴道、宫旁组织及盆腔各组淋巴结。部分患者的照射靶区甚至应包括腹主动脉旁淋巴结。

（2）腔内照射与体外照射结合：子宫颈癌患者除极早期（IA 期）可能单用腔内放射治疗达到根治效果外，其他各期浸润癌都需要采用腔内与体外照射相结合的治疗方法。单行体外照射的局部控制率低，而正常组织受此剂量照射后并发症发生率却较高。因此，单纯体外照射不作为常规根治性放射治疗方法。

（3）有效控制癌症，保护正常组织：子宫颈癌为中度放射敏感性肿瘤，因此必须给予较高剂量照射，如A点剂量达到70~80Gy，才能够有效控制癌肿。放射治疗时，应注意保护直肠、膀胱、乙状结肠、小肠、骨（股骨头、股骨颈）和输尿管等正常组织，以避免出现严重的放射性并发症。

（4）个体化治疗：子宫颈癌患者之间存在着较大的个体差异。应根据每例患者的具体情况，精心设计个体化治疗方案。

2.放射治疗方式

放射治疗照射的方法分为体外照射和体内照射两种。两种照射方式采用不同的放射治疗设备。两种照射方式相结合可产生互补效果。

（1）体外照射：又称为远距离放射治疗，是子宫颈癌放射治疗的重要组成部分，除子宫颈原位癌和IA_1期子宫颈癌患者可以单独用腔内照射外，其他各期子宫颈癌均应配合体外照射。

体外照射的靶区是盆腔，包括子宫、宫颈及子宫旁组织、阴道上段、盆腔组织及盆腔淋巴结区。照射剂量：分次剂量1.8~2.0Gy/次，每周9~10Gy。多野照射时，每天应该同时照射诸照射野，以减少晚期并发症。总剂量：全盆腔40~50Gy，IIB~IIIB期宫旁>50Gy。应该将照射范围内的剂量不均匀性控制在10%以下。盆腔野的范围：IB期照射的上界位于第5腰椎下缘水×平，IIA期至IV期的上界位于第4~5腰椎的间隙水平；外界位于骨盆骨缘外2cm处，相当于股骨头中线部位；阴道未受侵犯者的下界在骨盆闭孔下缘水平，约相当于耻骨联合上缘下4~5cm处，阴道受侵犯者的下界视病变范围而下移。中挡块野照射用至少5个半价层厚，宽4cm地挡铅。晚期及阴道下段受累者应考虑照射野包括腹股沟淋巴结。盒状技术的侧野（10~12）cm×16cm大小，包括髂外淋巴结，前界于耻骨联合，上界到骶2、3交界水平，后界可以据直肠钡灌肠结果确定，如肿块大或子宫骶骨韧带受累，后界位于骶骨3~4交界处。常规盆腔照射野IB期为15cm×15cm，IIA、IIB、III和IV期面积稍大些，约为18cm×15cm。

（2）腔内照射：是近距离放射治疗的方式之一。近距离放射治疗在宫颈癌放射治疗中具有举足轻重的作用。用子宫颈癌腔内放射治疗的技术包括传统腔内照射技术、后装放射治疗技术、中子腔内照射技术。

（3）临床分期与放射治疗方案：美国NCCN宫颈癌诊断治疗指南（2007年），不同临床分期的放射治疗方案如下：

IA期：腔内照射＋盆腔体外照射。A点总剂量75~80Gy（传统体外照射分割＋LDR腔内治疗）。

IB_1期和IIA期（宫颈局部肿瘤≤4cm）：盆腔体外照射＋腔内照射。A点总剂量80~85Gy。

IB_2期和IIA期（宫颈局部肿瘤>4cm）：盆腔体外照射＋含铂类药物同步化疗＋腔内照射。A点总剂量≥85Gy（1类证据）。也有选择A点总剂量75~80Gy＋辅助性子宫切除术（3类证据），该方案尚存在争议。

IIB期、IIIA期、IIIB期、IVA期：对IB_2期及IB_2期以上的患者，建议行CT或PET检查以了解盆腔和腹主动脉旁淋巴结情况，对影像学发现淋巴结增大者建议行细针穿刺或分期手术，对病理提示阳性的大的残留淋巴结建议行术中放射治疗。对影像学提示无淋巴结增大或者分期手术显示肿瘤局限于盆腔者：盆腔体外照射＋含铂类药物同步化疗＋腔内照射。A 点总剂量≥85Gy。对伴腹主动脉旁淋巴结转移者：腹膜后淋巴结清扫术后扩大野体外照射＋含铂类药物同步化疗＋腔内照射。A 点总剂量>85Gy。

（4）放射治疗的特殊问题：①阴道狭窄：可适当增加全盆腔照射剂量，相应减少腔内照射剂量；②宫颈残端癌：可适当增加体外照射剂量，并根据残存宫颈管的长度和阴道扩张度而决定腔内治疗方法和剂量。腔内治疗时，应尽量行残余宫颈管内腔内照射，完全不能置放宫腔管者，可以适当增加阴道穹隆的放射剂量。如果局部肿瘤大，可行肿瘤组织间插植照射；③合并子宫脱垂：在放射治疗时应注意使子宫恢复到正常位置，并进行填塞和固定。子宫脱垂患者在放射治疗时，应该特别注意子宫复位及固定放射源问题，从而保证治疗效果；④合并妊娠：

1）中晚期子宫颈癌及不宜手术的早期子宫颈癌都可进行放射治疗，合并早期妊娠的患者，外照射可以使胚胎死亡妊娠终止，流产常发生于放射治疗后 2~4 周，流产后可开始行腔内照射。

2）合并中期妊娠，可行剖宫取胎术，剖宫术前可先给约 20Gy 剂量的阴道腔内照射，以控制癌细胞的活力，减少癌肿的扩散；也可以单行放射治疗，用放射治疗引产。

3）合并晚期妊娠者，胎儿有可能存活者，可以先行剖宫产，术后 4 周内开始放射治疗。

⑤腹主动脉旁淋巴结转移：手术分期后，如果发现患者腹主动脉旁有小的淋巴结受累以及有可以控制的盆腔病变，术后放射治疗除进行全盆腔照射外，还应该考虑进行腹主动脉旁野照射。对腹主动脉旁淋巴结转移患者常用的放射治疗方法是，将常规体外照射的上界沿腹主动脉走向，向上扩展至第 12 胸椎水平，野宽 8~10cm。照射总剂量一般给予 30~45Gy，照射时应注意保护肾脏和脊髓。当剂量>50Gy 时，正常组织损伤率明显增高。另一种放射治疗方法，即术中照射，手术中充分暴露癌灶区，推开并保护胃肠道等正常组织，在直视下用直线加速器进行电子线束放射治疗，剂量 15~25Gy，术后 10~14 天进行体外照射，腹主动脉野追加 25Gy；⑥宫颈腺癌：为提高宫颈腺癌的放射治疗效果，可以采取下列两项或其中一项措施：其一是放射治疗辅以手术治疗，即在放射治疗结束后行保守性子宫切除术，以减少中心性复发；其二是适当提高放射治疗的剂量，主要是增加宫腔管治疗的剂量。因此对宫颈腺癌患者进行放射治疗时，在常规根治性放射治疗剂量的基础上，追加宫腔管内放射治疗 A 点剂量为 8~10Gy；⑦桶状肿瘤：是指宫颈癌患者颈管内的内生型巨大肿瘤，其直径大于或等于 5cm。最好采用综合性治疗方法，放射治疗时应适当增加腔内照射剂量。综合治疗一般采用放射治疗与手术治疗相结合的方法，先进行全盆腔体外照射，剂量给予 40Gy，待宫颈局部肿瘤缩小及宫旁组织变软以后，进行宫腔和阴道的腔内照射，剂量约 45Gy（体外照射和腔内照射阴道黏膜的总剂量为 80~100Gy），放射治疗结束后 6 周进行保守性子宫切除；⑧宫颈局部巨大肿瘤：宫颈局部外生巨大肿瘤者，其肿瘤突向阴道内生长，肿瘤可能占据 1/2 阴道腔，甚至沿阴道腔突出至阴道口水平。放射治疗应注意两点：

1）体外照射野的下界应适当下移。

2）适量增加宫颈局部的腔内照射剂量。

⑨止血：对宫颈局部肿瘤明显活动性出血者，应尽快止血。方法可采用腔内照射，

放射源置入阴道紧贴肿瘤表面，一般剂量参考点位于 1cm 深处，腔内照射剂量给予每次 8~10Gy。宫颈巨大肿瘤大出血时，用上述“夹攻法”可取得理想的止血作用。还可用体外照射方法止血，剂量为每日 4~5Gy，疗程 2~3 天，经该方法治疗一般能止血；⑩肥胖：合并肥胖的宫颈癌患者的盆腔照射野前后径明显增大。用 ^{60}CO 治疗机行体外盆腔对野照射时，其皮下组织受量明显高于正常体型的患者。盆腔野前后外径≥24cm 的肥胖患者，最好用高能射线进行体外照射，如 18~25MeV 直线加速器治疗机。肥胖患者也可采用加双侧野的盆腔四野体外照射技术。

（5）姑息性放射治疗：子宫颈癌姑息性放射治疗用于晚期盆腔病变或盆腔外有癌转移，或术后复发等无根治希望的宫颈癌患者。姑息性放射治疗的主要目的在于改善患者的症状，延长其生存时间。

改善盆腔病变造成的影响：可采用全盆腔体外照射，照射野可根据条件选择前后对野、多野、旋转野或钟摆野照射。姑息性放射治疗的盆腔中心总剂量一般不超过 60Gy。

止痛：局限性骨转移引起剧烈疼痛时，可用放射治疗止痛。姑息性放射治疗是骨转移疼痛治疗的有效手段。用于骨转移治疗的主要作用在两方面：①控制疼痛；②减少病理性骨折的危险。

（五）化学治疗

1.适应证

局部肿块巨大（直径大于或等于 4cm）或桶状宫颈，可在术前行化疗或放化疗联合应用；有预后不良因素者，如手术发现髂总动脉以上有淋巴结转移、盆腔淋巴结阳性、宫旁转移、切缘阳性、放疗不敏感或病理分级Ⅲ级以上者；中晚期患者综合治疗；不能控制的癌性出血；转移复发患者的姑息治疗。

2.用药途径、方案及剂量

（1）全身用药：因单药的有效率低，缓解期短，全身化疗多采用联合化疗。联合化疗中含顺铂的化疗方案可达到 40%~75%的反应率。以下是常用的化疗方案：

PVB 方案：第 1 天，DDP 60mg/m^2，静脉滴注；第 1 天，VCR 1mg/m^2，静脉滴注；第 1~3 天，BLM25mg/m^2，肌内注射。3 周重复。

BIP 方案：第 1 天，BLM 15mg，静脉滴注；第 1~5 天，IFO 1g/m^2，静脉滴注；第 1 天，DDP 50mg/m^2，静脉滴注。3 周重复。

FIP 方案：第 1~3 天，5-Fu 500mg/m^2，静脉滴注；第 1~3 天，IFO 1g/m^2，静脉滴注；第 1~3 天，DDP 30mg/m^2，静脉滴注。4 周重复。

FACV 方案：5-Fu 500mg/m^2，静脉滴注，第 1 天、第 8 天；ADM 45mg/m^2，静脉滴注，第 1 天；CTX 100mg，口服，第 1~14 天；VCR 1.4mg/m^2，静脉滴注，第 1 天、第 8 天。4 周重复。

BM 方案：BLM 5mg，静脉滴注，第 1~7 天；MMC 10mg，静脉滴注，第 18 天。15 天 1 周期。

BOMP 方案：BLM 30mg，静脉滴注，第 1~4 天；VCR 0.5mg/m^2，静脉滴注，第 1 天、第 4 天；MMC 10mg/m^2，静脉滴注，第 2 天；DDP 50mg/m^2，静脉滴注，第 1 天、第 22 天。6 周重复。

PM 方案；DDP 50mg/m^2，静脉滴注，第 1 天、第 22 天；MMC 10mg/m^2，静脉滴注，

第 1 天。6 周重复。

PFM 方案：DDP 100~120 mg，静脉滴注，第 1 天；5-Fu 750 mg，静脉滴注，第 1 天；MMC 4mg，静脉滴注，第 1~5 天。4 周重复。

国际抗癌联盟推荐化疗方案：BLM 10mg/m^2，肌内注射，每周 1 次；MTX 10mg/m^2，每周 2 次；ADM 20~30mg/m^2，静脉注射；DDP 50mg/m^2，静脉滴注。3 周重复。

（2）动脉灌注用药：通过选择性或超选择性动脉插管技术，在明确局部病灶的基础上，将化疗药物通过导管直接注入肿瘤供血动脉。一般来讲，动脉灌注化疗可使局部药物浓度提高，而使全身药物浓度减少。疗效和毒性反应则取决于肿瘤类型、肿瘤血供状态、药物的作用机制与代谢动力学。最常应用动脉灌注化疗的妇科恶性肿瘤是宫颈癌。

动脉插管灌注化疗适用于以下情况：①术前辅助化疗，使部分手术切除有困难者或不能切除者的手术率提高；②不能手术切除的中晚期肿瘤的姑息治疗；③复发性肿瘤；④难以控制的肿瘤出血；⑤术后辅助治疗；⑥配合放射治疗。

（3）腹腔内用药：腹腔化疗可取得与全身用药相似的疗效，其机制有待进一步探讨。其方法同卵巢癌腹腔化疗。常用药物为 DDP 160~180mg，3~4 周重复，2~3 个疗程。

（六）综合治疗

所谓的综合治疗是指根据患者的机体状况、肿瘤的病理类型、播散及浸润的范围、临床分期和发展趋向，有计划、合理地应用现有的治疗手段，尽可能地提高治愈率，改善患者的生存质量。综合治疗是现代肿瘤治疗的一个趋势，但并非全部宫颈癌均需采用化疗与放疗的综合治疗。

1.手术与放射综合治疗

（1）低剂量（半量）放疗后行根治性手术：①适应证：IB 期宫颈癌局部癌灶直径>4cm 或桶状型肿瘤者。IIA 期宫颈癌病灶明显浸润阴道穹窿部者；病理为细胞分化差，III级以上者；黏液腺癌、鳞腺癌患者；②放射剂量、手术方式及手术时间：一般给予半量放射。可采用腔内镭疗 2 次，宫腔剂量为 1500mg/h 左右，穹窿部 2000mg/h 左右，或给予后装治疗 2~3 次，A 点量 3500cGy。大菜花型癌瘤者可设中心野（8cm×8cm）^{60}Co 外照射，总量 3000~3500cGy，2~4 周后行广泛性子宫切除和盆腔淋巴结清扫术。

（2）足量（根治量）放射后辅助子宫切除术和/或盆腔淋巴结切除术：①放射剂量及时间：按宫颈癌的常规根治量（腔内及体外）给予。腔内镭疗 7000~9000 mg/h，4~6 周或后装治疗，A 点量 7000cGy，6 周，同时 ^{60}Co 或加速器外照射 4500cGy，6 周左右。无腔内治疗设备者，可单纯行 ^{60}Co 或加速器外照射 6000cGy，6 周，6~8 周后手术；②手术方式及适应证：

1）筋膜外子宫切除术或子宫次广泛切除术：适于Ib 期及II期宫颈癌患者，尤其是宫颈呈桶状或腺癌者。这些患者由于大块癌瘤存在，特别是直径达到或超过 6cm 时，血液不能供给必需的氧，肿瘤对放疗的敏感性降低。要杀灭肿瘤就需要较大的放射量，相当于通常的 2.5 倍。

2）腹膜外盆腔淋巴结切除术：至今尚无一种放射治疗方法能完全破坏所有淋巴结转移癌，因而有人主张根治量放疗后行盆腔淋巴结切除术以提高治愈率。

3）盆腔淋巴结切除及筋膜外全子宫切除术：考虑到根治量放疗后同时存在局部残余肿瘤和淋巴结转移癌的可能性，采用此术式有一定的治疗作用。

2.术后放疗

（1）适应证：术前诊断为非癌或早期癌（0 期及IA 期），术后病理检查证实为浸润癌而未行根治术者。手术切除的边缘或近手术切缘（<5mm）有癌瘤或血管瘤栓、淋巴管瘤栓者、附件受累者、盆腔或腹主动脉旁淋巴结阳性者。有些学者提出无淋巴结转移而间质浸润较深，达肌层外 1/3 者，或有脉管浸润及癌细胞分化程度差的患者，在行广泛性全子宫切除及盆腔淋巴结切除术后及时放疗，能防止复发，提高疗效。

（2）照射方式及剂量：应因人而异，放疗多以外照射为主，阴道残存癌患者可给予阴道腔内治疗，照射范围应包括最易复发的部位，手术与放疗的间隔时间多为 1 个月。一般于术后 1 个月给予盆腔外照射，总剂量 45Gy 左右，但阴道断端有残癌者或手术切缘有癌浸润者，术后 1 个月做后装治疗 5~6 次，A 点总量达 50Gy 左右，腹主动脉旁转移的淋巴结未行手术切除者，术后腹主动脉旁区给予 30~45Gy 的照射量。

3.手术与化疗综合治疗

新辅助化疗（NACT）加手术治疗

（1）目的及适应证：新辅助化疗（NACT）指患者在手术前行 2~3 疗程的化疗，其目的是：①缩小瘤体以利手术切除；②部分不宜手术（无放疗单位）的IIB 期患者，放化疗后可获根治手术机会；③减少术中扩散或消除亚临床病灶；④提高生存率。

新辅助化疗主要应用于高危宫颈癌IB~IIB 期，如局部肿瘤>4cm，或桶状宫颈、腺癌、分化程度差（m 级以上的患者）。

（2）给药途径及化疗方案：给药途径为全身静脉和动脉介入及动脉插管。常用化疗方案为 PT（DDP/CBP、TAX）、PVB（DDP、VCR、BLM）、PVBM（DDP、VCR、BLM、MMC）、BIP（BLM，IFO、DDP）、PFM（DDP、5-Fu、MMC）等。

4.化疗与放疗综合治疗

（1）同步放化疗适应证：同步放化疗（CCR）指在放疗的同时使用化疗。同步放化疗主要应用于IB_2期及选择性应用于中晚期患者。

（2）化疗方案：①DDP：20mg/m^2；静脉滴注，每周 1 次，与放疗同时开始，共 6 周；②DDP：30~40mg/m^2，静脉滴注，每周 1 次，与放疗同时开始，共 6~8 周；③DDP：20mg/m^2，5-Fu 500mg/m^2，静脉滴注，第 1~5 天，3~4 周重复，同时放疗；④MMC：4mg，5-Fu 500mg/m^2，静脉滴注，第 1~5 天，3~4 周重复；⑤HU：50mg，放疗后第 1 天开始，每日 2 次，口服 2 周，停药 2 周重复，共用 2 个疗程。

（七）宫颈癌合并妊娠的处理

1.特点

早期妊娠时或妊娠期出现不规则流血应引起注意，常规作阴道窥器检查，如有宫颈可疑病变应作宫颈刮片细胞学检查及阴道镜检查、活检。妊娠期宫颈鳞-柱状交接部因受高水平雌激素的影响，移行带区的细胞出现不典型增生，可以类似宫颈原位癌，不必处理，产后能恢复正常。

2.处理

妊娠时宫颈锥切术可导致孕妇与胎儿的不良后果，因此仅用于阴道镜检查异常和宫颈细胞学检查高度怀疑宫颈癌者，且手术时间应选择在妊娠中期。妊娠早期宫颈锥切术的流产率高达 33%以上。

宫颈癌IA期合并妊娠的处理，目前多参照国外根据锥切病理所采用的治疗方法：

（1）IA_1期：间质浸润深度≤3mm，无脉管浸润者，可维持妊娠至足月，经阴道分娩；若不需再生育者，于产后6周行全子宫切除术。

（2）IA_2期：间质浸润深度为3~5mm，伴脉管浸润者，妊娠也可维持至足月。分娩方式采用剖宫产，同时行广泛性子宫切除及盆腔淋巴结清扫术。

宫颈癌IB期合并妊娠一经确诊，尽快行广泛性子宫切除及盆腔淋巴结清扫术。

宫颈癌II~IV期合并早期妊娠者，先行体外照射，待胎儿自然流产后再行腔内放疗；中、晚期妊娠者，应先剖宫取胎，然后给予常规体外及腔内放疗。

（汪俊涛）

第二节　子宫内膜癌

一、概述

子宫内膜癌多发生于绝经后或围绝经期妇女，少数发生于40岁以下年轻妇女，绝经前后的不规则阴道流血是其主要症状，正确处理阴道流血对子宫内膜癌的诊断和治疗较为重要。子宫内膜癌是发生于子宫内膜的一组上皮性恶性肿瘤，以来源于子宫内膜腺体的腺癌最常见。子宫内膜癌为女性生殖道常见三大恶性肿瘤之一，占女性全身恶性肿瘤7%，占女性生殖道恶性肿瘤的20%~30%，近年发病率在世界范围内呈上升趋势。

二、病因与发病机制

确切病因仍不清楚，可能与长期持续的雌激素刺激、体质因素以及遗传因素有关。根据临床资料与流行病学研究结果，子宫内膜癌的发生机制可分两类：雌激素依赖型和非雌激素依赖型。前者分化较好，预后良好，多发生于年轻女性；后者分化差，癌周内膜多萎缩，常见于年老、体瘦妇女。

三、临床表现

1.病史

对于有月经紊乱史，特别是有子宫内膜增生过长史、不孕史、长期服用激素药物、卵巢肿瘤尤其是颗粒细胞瘤，合并肥胖、高血压、糖尿病的患者，一旦不规则阴道出血应高度怀疑子宫内膜癌。

2.症状

（1）早期：多无症状。

（2）主要表现：绝经后阴道流血、尚未绝经者经量增多、经期延长或月经紊乱；阴道排液为血性或浆液性（因阴道排液异常就诊者约为25%）；下腹疼痛、宫腔积脓、腰骶部疼痛、贫血、消瘦及恶病质等相应症状。

（3）妇科查体：早期无明显异常，晚期可有子宫明显增大，并宫腔积脓时触痛明显，宫颈管内偶有癌组织脱出，触之易出血。癌灶浸润周围组织时，子宫固定或在宫旁扪及不规则结节状物。

四、分期

子宫内膜癌分期现采用FIGO 2009年制订的手术-病理分期：

I期：癌局限子宫体。

IA：无或<1/2肌层浸润。

IB：≥1/2肌层浸润。

II期：肿瘤累及宫颈间质，未超出子宫。

III期：肿瘤局部或区域扩散。

IIIA：肿瘤累及子宫浆膜层和/或附件。

IIIB：阴道和/或宫旁受累。

IIIC：盆腔和/或腹主动脉旁淋巴结转移。

$IIIC_1$：盆腔淋巴结阳性。

$IIIC_2$：腹主动脉旁淋巴结阳性和（或）盆腔淋巴结阳性。

IV期：肿瘤侵犯膀胱和（或）直肠黏膜，和/或远处转移。

IVA：肿瘤侵犯膀胱和（或）直肠黏膜。IVB：远处转移，包括腹腔内和/或腹股沟淋巴结转移。

五、辅助检查

1.细胞学检查

仅从阴道后穹窿或宫颈管吸取分泌物做涂片检查寻找癌细胞，阳性率不高。用特制的宫腔吸管或宫腔刷放入宫腔，吸取分泌物查找癌细胞，阳性率达90%。此法作为筛查，最后确诊仍须根据病理检查结果。

2.分段诊疗性刮宫

分段诊疗刮宫是最常用、最有价值的诊断方法，是确诊本病的主要依据。适应证为绝经后阴道出血；绝经后阴道B超内膜厚≥5mm；生育年龄阴道不规则出血；B超提示宫腔内有回声团。先刮宫颈管，用探针探宫腔，继之刮宫腔，刮出物分别装瓶送病理。若刮取组织量多呈豆腐渣样，内膜癌可能性极大，应立即停止搔刮，以防子宫穿孔或癌灶扩散。组织学常见的病理类型：①内膜样腺癌（占80%~90%）；②腺癌伴鳞状上皮分化：腺癌组织中含鳞状上皮成分，伴化生鳞状上皮成分者称为棘腺癌（腺角化癌），伴鳞癌者称为鳞腺癌；③浆液性腺癌：又称为子宫乳头状浆液性腺癌（UPSC），恶性程度高，预后极差；④透明细胞癌：恶性程度高，易早期转移。

3.B超检查

可了解子宫大小、宫腔内有无占位性病变、子宫内膜厚度、肌层浸润深度。极早期可见宫腔线紊乱、中断。典型声像图为子宫增大或绝经后子宫相对增大，宫腔内见实质不均回声区，形态不规则，宫腔线消失，有时见肌层内不规则回声紊乱区，边界不清，可作出肌层浸润的诊断。

4.宫腔镜检查

可直视下观察病变情况，可疑部位取活体组织行病理学检查，提高早期内膜癌的诊断率。适应证为异常出血而诊疗性刮宫阴性；了解有无宫颈管受累；早期癌的直视下活检。

5.CA125、CT、MRI、淋巴造影等检查有条件者可选用血清CA125检测、CT、MRI

和淋巴造影等检查。

六、鉴别诊断

需与下列疾病作鉴别：

1.绝经过渡期功能失调性子宫出血（简称绝经过渡期功血）

主要表现为月经紊乱，如经量增多、经期延长、经间期出血或不规则流血等。妇科检查无异常发现，与内膜癌的症状和体征相似。临床上难以鉴别。应先行分段刮宫，确诊后再对症处理。

2.老年性阴道炎

主要表现为血性白带，需与内膜癌相鉴别。前者见阴道壁充血或黏膜下散在出血点，后者见阴道壁正常，排液来自宫颈管内。老年妇女还须注意两种情况并存的可能。

3.子宫黏膜下肌瘤或内膜息肉

多表现为月经过多及经期延长，需与内膜癌相鉴别。及时行分段刮宫、宫腔镜检查及B型超声检查等，确诊并不困难。

4.原发性输卵管癌

主要表现为阴道排液、阴道流血和下腹疼痛。分段刮宫阴性，宫旁扪及块物，而内膜癌刮宫阳性，宫旁无块状物扪及，B型超声检查有助于鉴别。

5.老年性子宫内膜炎合并宫腔积脓

常表现为阴道排液增多，浆液性、脓性或脓血性。子宫正常大或增大变软，扩张宫颈管及诊刮即可明确诊断。扩张宫颈管后即见脓液流出，刮出物见炎性细胞，无癌细胞。内膜癌合并宫腔积脓时，除有脓液流出外，还应刮出癌组织，病理检查即能证实。要注意两者并存的可能。

6.宫颈管癌、子宫肉瘤

均表现为不规则阴道流血及排液增多。宫颈管癌病灶位子宫颈管内，宫颈管扩大形成桶状宫颈。子宫肉瘤一般多在宫腔内导致子宫增大。分段刮宫及宫颈活检即能鉴别。

七、治疗

1.治疗原则

子宫内膜癌以手术治疗为主，辅以放疗、化疗及激素药物治疗。手术范围需根据临床分期及术中所见确定手术范围。

2.治疗方法

子宫内膜癌主要的治疗方法为手术、放疗、化疗及内分泌治疗。治疗应根据子宫大小、肌层是否被癌浸润、宫颈管是否累及、癌细胞分化程度及患者全身情况等而定。

（1）子宫内膜癌出血的治疗：阴道流血一般不会很汹涌，患者失血或贫血程度较重者应配血以便必要时输血。同时给予止血及抗感染治疗，流血来自宫口，流量不猛者，可先以探针了解宫腔情况，诊断所需子宫内膜标本刮取或刷取后，用纱布撒上止血药粉填塞，填塞必须不留空隙，用力不可过猛，填满宫腔、宫颈、阴道。当子宫内膜癌穿透子宫浆膜层，引起腹腔内出血时应立即行剖腹探查止血。根据病灶范围及患者机体情况做相应范围的手术处理。

（2）手术治疗：是首选的治疗方法。手术目的：一是进行手术-病理分期，确定病变范围及预后相关因素；二是切除癌变的子宫及其他可能存在的转移病灶，是子宫内膜癌的主要治疗方法。

①子宫内膜癌各期手术方案：I期：应行筋膜外全子宫切除及双侧附件切除术，具有以下情况之一者，应行盆腔及腹主动脉旁淋巴结切除或取样：

1）可疑的腹主动脉旁、髂总淋巴结及增大的盆腔淋巴结。

2）特殊病理类型为透明细胞癌、乳头状浆液性腺癌、鳞状细胞癌、癌肉瘤、未分化癌。

3）子宫内膜样腺癌 G3。

4）侵犯肌层深度≥1/2。

5）癌灶累及宫腔面积超过 50%。

II期：手术可以作为临床上发现有明显宫颈浸润患者的初始治疗，应施行根治性子宫切除术、双侧盆腔淋巴切除术和选择性腹主动脉旁淋巴结切除术。淋巴结阴性者，不宜增加放疗。初始治疗不适合手术者，可以采用全盆腔照射和腔内近距离照射，然后辅以全子宫切除及选择性腹主动脉旁及盆腔淋巴结清扫术。

III期：由于有阴道或宫旁浸润，在对转移病灶做全面检查后最好行盆腔外照射放疗。治疗完毕后，可以手术切除者行剖腹探查术。有盆腔外转移的患者，根据患者的不同情况，可选用扩大放射治疗野、全身化疗或者激素治疗。如果超声证实附件有包块或受侵犯，为了判断肿物的性质和进行手术病理分期，应该直接进行手术而不做术前照射。多数情况下可施行肿瘤细胞减灭术，如果子宫可切除则应行全子宫切除及附件切除术。

手术标本必须由有经验的病理专家检查，因为术后切除标本的病理检查可能会发现在子宫内膜和卵巢均有原发灶，而非子宫内膜癌转移至卵巢。

IV期：有盆腔外转移证据的患者常用全身化疗或激素治疗。局部照射也可能有益，尤其是脑转移或骨转移，盆腔照射有助于控制局部病灶和防止由局部病灶引起的出血或并发症。

②手术医师的选择：低危肿瘤（分化好和<1/2 肌层浸润）的淋巴结阳性率在 5%以内，不需要全面的手术分期。这类患者可以由普通妇科医师进行手术。但是有子宫外病变需行淋巴切除的高危患者，应转诊给专门的妇科肿瘤专家。全面术前检查特别是病理学和影像学资料可有效、正确地分流患者。对于腹腔镜技术经验丰富的医师来说，允许对分化好的子宫内膜癌行腹腔镜辅助阴式子宫切除，但如果发现转移则应改为开腹手术。如果需要进行手术分期，也可以通过腹腔镜进行淋巴结切除术。

③放疗：是治疗子宫内膜癌有效方法之一。单纯放疗仅用于有手术禁忌证或无法手术切除的晚期患者。放疗是内膜癌最主要的术后辅助治疗。可明显降低局部复发，提高生存率。对已有深肌层浸润、淋巴结转移、盆腔及阴道残留病灶的患者，术后均需加用放疗。

已发表的资料提示，辅助放疗不是低或中度危险的 I 期患者的指征。这包括：所有无浆膜侵犯的 G1 肿瘤和<1/2 肌层浸润的 G2 肿瘤。对全面手术分期已经排除子宫外病变的较高危妇女，放疗的效果仍不肯定，但许多人仍保留外照射以减少盆腔复发。另外有学者提倡对高危的病例，如 G3 级和>1/2 肌层浸润的肿瘤施以辅助放疗。对于淋巴结阴性的高危患者，多数选择单纯阴道内近距离照射。

④化疗：为晚期或复发子宫内膜癌综合治疗措施之一，也可用于术后有复发高危因

素患者的治疗，以期减少盆腔外的远处转移。常用的化疗药物有顺铂、阿霉素、氟尿嘧啶、环磷酰胺、丝裂霉素等；可以单独应用，也可几种药物联合应用，也可与孕激素合并应用。

⑤孕激素治疗：对晚期或复发癌可用孕激素治疗，也用于治疗子宫内膜不典型增生和试用于极早期要求保留生育功能的患者。孕激素以高效、大剂量、长期应用为宜，至少应用 12 周以上方可评定疗效。常用药物为醋酸甲羟黄体酮 200~400mg/d。

过去孕激素治疗得到广泛应用，但是近期研究表明辅助性孕激素治疗对提高子宫内膜癌患者的生存率没有益处。

⑥抗雌激素制剂治疗：他莫昔芬为一种非甾体类抗雌激素药物，并有微弱雌激素作用，也可用于治疗内膜癌。其适应证与孕激素治疗相同。一般剂量为 10~20mg，每日口服 2 次，长期或分疗程应用。他莫昔芬有促使孕激素受体水平升高的作用；受体水平低的患者可先服他莫昔芬使孕激素受体含量上升后，再用孕激素治疗或两者同时应用可望提高疗效。药物不良反应有潮热、畏寒、烦躁等类似围绝经期综合征的表现；骨髓抑制表现为白细胞、血小板计数下降，其他不良反应可有头晕、恶心、呕吐、不规则阴道少量流血、闭经等。

⑦几种特殊情况：

1）子宫切除术后诊断的子宫内膜癌：对子宫切除术后才诊断为子宫内膜癌者的处理相当棘手，尤其是附件未切除者。这种情况最常发生于因为盆腔器官脱垂而行阴式全子宫切除术的患者。如为 G3 级、深肌层浸润、有淋巴血管区域受累者，应再次手术切除附件和完成手术分期，也可以凭经验以盆腔外照射来代替。G1 或 G2 级、浅肌层浸润、无淋巴血管区域受累者一般不需进一步治疗。

2）不宜手术治疗的患者：过度肥胖和严重心肺疾病通常是子宫内膜癌患者不宜手术的原因。腔内近距离照射可以达到 70%的治愈率，在有高危预后因素如淋巴结受累的情况下可以结合外照射。分化好、有全身麻醉禁忌证和不宜放疗者可选用大剂量激素疗法。

3）年轻妇女子宫内膜癌的诊断：对生育年龄妇女诊断子宫内膜癌应慎重，因为子宫内膜癌在 35 岁以下的妇女中不常见，而且该年龄段子宫内膜癌也易与子宫内膜重度不典型增生相混淆。应注意与雌激素相关的疾病，如颗粒细胞瘤、多囊卵巢或肥胖鉴别。孕激素可以成功治疗不典型增生，在这种情况下，如果非常希望保留生育能力，应用孕激素是可取的。可疑的病变应该由有经验的病理医师检查。如果确诊为癌，可以选用全子宫及附件切除术。如果不能肯定有癌症的存在，那么最后的选择取决于患者，如果患者选择保守治疗就需要经过彻底的咨询并签署医疗文件。

4）腹水细胞学阳性：腹水细胞学阳性通常难以诊断，须在全部的细胞病理检查后才能判断反应性间皮细胞的恶性表现。如果经过手术分期没有发现其他子宫外病变的征象，这种情况的处理尚有争论，因为没有足够的数据说明腹水细胞学阳性与复发风险和治疗效果有何关系。

5）复发：局部复发者根据其初始治疗的不同选择手术、放疗或两者联合使用。大的病灶应该切除。盆腔孤立的病灶，特别是在初始治疗 1 年或 2 年后复发者都是潜在的手术切除有效者。在这种情况下，如果患者原来已接受放射治疗，扩大或根治手术是恰当的。经过正确选择的病例行盆腔脏器清除术的治疗效果与子宫颈癌相似。全身复发的患者适用激素疗法（MPA 50~100mg，每日 3 次；或醋酸甲地黄体酮 80mg，每日 2 次或每日 3 次）。孕激素治疗应持续到疾病缓解或静止后，最大临床治疗效应将在首次治疗 3 个月或以上才出现。对晚期或复发、不愿意手术和/或放疗的患者，推荐使用顺铂、紫杉醇和阿霉素化疗。

⑧随访：完成治疗后应定期随访，及时确定有无复发。

随访时间：术后 2 年内，每 3~6 个月 1 次；术后 3~5 年，每 6 个月至 1 年 1 次。

随访检查内容包括：

1）盆腔检查（三合诊）。

2）阴道细胞学涂片检查。

3）胸片（6 个月至 1 年）。

4）晚期者，可进行血清 CA125 检查，根据不同情况，可选用 CT、MRI 等。

（孙冬岩）

第三节　子宫肉瘤

一、概述

子宫肉瘤罕见，是恶性程度高的女性生殖器肿瘤，来源于子宫肌层或肌层内结缔组织和子宫内膜间质，占子宫恶性肿瘤 2%~4%。好发于围绝经期妇女，多发年龄为 50 岁左右。

二、组织发生及病理

根据不同的组织发生来源，主要有：

1.子宫平滑肌肉瘤

最多见，约占 45%。来自子宫肌层或子宫血管壁平滑肌纤维，也可来自子宫肌瘤肉瘤变。易发生盆腔血管、淋巴结及肺转移。巨检见肉瘤呈弥漫性生长，与子宫肌层无明显界限。若为肌瘤肉瘤变常从中心开始向周围播散，剖面失去漩涡状结构，常呈均匀一片或鱼肉状。色灰黄或黄红相间，半数以上见出血坏死。镜下见平滑肌细胞增生，细胞大小不一，排列紊乱，核异型性，染色质多、深染且分布不均，核仁明显，有多核巨细胞，核分裂象>5/10HP。许多学者认为核分裂象越多者预后越差（生存率：5~10/10HP 为 42%，>10/10HP 为 15%）。

2.子宫内膜间质肉瘤

来自子宫内膜间质细胞。分两类：

（1）低度恶性子宫内膜间质肉瘤：少见。有宫旁组织转移倾向，较少发生淋巴、肺转移。巨检见子宫球状增大，有多发性颗粒样、小团状突起，质如橡皮富弹性，用镊夹起后能回缩，似拉橡皮筋感觉。剖面见子宫内膜层有息肉状肿块，黄色，表面光滑，切面均匀，无漩涡状排列。镜下见子宫内膜间质细胞侵入肌层肌束间，细胞质少，细胞异型少，核分裂象少（<10/10HP），细胞周围有网状纤维围绕，很少出血坏死。

（2）高度恶性子宫内膜间质肉瘤：少见。恶性程度较高。巨检见肿瘤向腔内突起呈息肉状，质软，切面灰黄色，鱼肉状，局部有出血坏死，向肌层浸润。镜下见内膜间质细胞高度增生，腺体减少、消失。瘤细胞致密，圆形或纺锤状，核大，分裂象多(>10/10HP)，细胞异型程度不一。

3.子宫恶性中胚叶混合瘤

不少见。肿瘤含肉瘤和癌两种成分，又称癌肉瘤。巨检见肿瘤从子宫内膜长出，向宫腔突出呈息肉样，多发性或分叶状，底部较宽或形成蒂状。晚期浸润周围组织。肿瘤质软，表面光滑。切面见小囊腔，内充满黏液，呈灰白或灰黄色。镜下见癌和肉瘤两种成分，并可见过渡形态。

三、临床表现

早期症状不明显。最常见的症状是不规则阴道流血，量或多或少，出血来自向宫腔生长的肿瘤表面溃破。若合并感染坏死，可有大量脓性分泌物排出，内含组织碎片，味臭。患者常诉下腹部块物迅速增大，晚期肿瘤向周围组织浸润，压迫周围组织，出现下腹痛、腰痛等。当肿瘤压迫直肠、膀胱时出现相关脏器压迫症状。癌肿转移腹膜或大网膜时出现血性腹水。晚期出现恶病质、消瘦、继发性贫血、发热等全身衰竭现象。

四、诊断

1.妇科检查

子宫增大，质软，表面不规则。有时宫口扩张，宫口内见赘生物或经宫口向阴道脱出息肉样或葡萄状赘生物，暗红色，质脆，触之易出血。

2.诊断性刮宫

对于恶性中胚叶混合瘤和多数子宫内膜间质肉瘤，分段刮宫是有效的辅助诊断方法。刮出物送病理检查可确诊。因子宫肉瘤组织复杂，刮出组织太少易误诊为腺癌。有时取材不当仅刮出坏死组织易误诊或漏诊。

3.其他

若肉瘤位于肌层内，尚未侵犯子宫内膜，单靠刮宫无法诊断。B 型超声及 CT 等检查可协助诊断，但最后确诊必须根据病理切片检查结果。手术切除的子宫肌瘤标本也应逐个详细检查，有可疑时即做冰冻切片以确诊。子宫肉瘤易转移至肺部，故应常规行胸部 X 线摄片。

4.鉴别诊断

应注意子宫平滑肌瘤与子宫平滑肌肉瘤的鉴别。前者有分裂象活跃的平滑肌瘤，也有非典型性平滑肌瘤，易与子宫平滑肌肉瘤混淆。应注意询问有无子宫肿物迅速增大病史，尤其是绝经后肿物不断长大，伴有腹痛、出血等症状，应想到子宫平滑肌肉瘤的可能。确诊必须依靠病理检查，多数患者就诊时已是晚期。对于子宫内膜间质肉瘤应注意其为低度恶性或高度恶性，二者的预后及处理有所不同。

五、治疗

治疗原则应以手术为主。

1.手术治疗

I期行全子宫及双侧附件切除术。宫颈肉瘤、子宫肉瘤II期应行广泛子宫切除术及双侧盆腔淋巴结清扫术，必要时行腹主动脉旁淋巴结活检。为了便于临床分期及估计预后，术中应注意留取腹水或腹腔冲洗液进行细胞学检查。即使对于盆腹腔转移的患者，切除子宫仍能有效地缓解症状。

对于因子宫肌瘤而行部分子宫切除或子宫肌瘤切除的患者，术中应立即切开标本进行检查，仔细辨认有无肉瘤变的可能，必要时进行快速冰冻病理检查。若术中未能诊断，对于年轻、迫切需要保留子宫者，如果肿瘤为低度恶性、病变局限、没有侵及血管，可以严密随诊暂时不进行第二次手术。其他情况均应再次开腹手术，切除全子宫及双侧附件。

2.辅助治疗

根据病情早晚，术后加用化疗或放疗有可能提高疗效。恶性中胚叶混合瘤、高度恶性子宫内膜间质肉瘤对放疗较敏感。常用化疗是顺铂（P）、放线菌素 D（A）、环磷酰胺（C）药物联合应用，5 天为 1 个疗程，静脉注射，每 4 周重复 1 个疗程。目前认为阿霉素治疗平滑肌肉瘤较有效，顺铂、异环磷酰胺联合应用治疗恶性中胚叶混合瘤效果较好。低度恶性子宫内膜间质肉瘤细胞含雌、孕激素受体，孕激素治疗有一定效果。

（孙冬岩）

第四节　原发性输卵管癌

一、概述

原发性输卵管癌是少见的女性生殖道恶性肿瘤，其发病率仅占妇科恶性肿瘤 0.5%。平均发病年龄为 52 岁。多发生于绝经后。

二、病因与发病机制

病因不明。70%患者有慢性输卵管炎，50%有不孕史，推断慢性炎性刺激可能是发病诱因。慢性输卵管炎虽多见，但输卵管癌患者却罕见，炎症即使与发病有关，也并非是唯一诱因。

三、病理

单侧居多，好发于输卵管壶腹部，病灶起自黏膜层。早期呈结节状增大，病程逐渐进展，输卵管增粗形如腊肠。切面见输卵管管腔扩大，壁薄，乳头状或菜花状赘生物。伞端有时封闭，内有血性液体，外观类似输卵管积水。镜下为腺癌，根据癌细胞分化程度及组织结构分 3 级：I级为乳头型，恶性程度低；II级为乳头腺泡型，恶性程度高；III级为腺泡髓样型，恶性程度最高。

四、转移途径

脱落的癌细胞可经开放的伞端转移至腹腔，种植在腹膜、大网膜、肠表面。也可循淋巴管转移至腹主动脉旁淋巴结或盆腔淋巴结。因子宫及卵巢与输卵管间有密切的淋巴道沟通，故常被累及。也可经血循环转移至肺及阴道等器官。

五、临床表现

临床上常表现为阴道排液、腹痛、盆腔肿块，称输卵管癌“三联征”。

1.阴道排液

最常见。排液为浆液性黄色水样，量或多或少，呈间歇性，有时为血性，一般无臭味。当癌灶坏死或浸润血管时，可出现阴道流血。

2.腹痛

多发生于患侧，为钝痛，以后逐渐加剧呈痉挛性绞痛。当阴道排出水样或血性液体后，疼痛常随之缓解。

3.盆腔肿块

部分患者扪及下腹肿块，大小不一，表面光滑。妇科检查可扪及肿块，位于子宫一侧或后方，活动受限或固定不动。

4.腹水

较少见，呈淡黄色，有时呈血性。

六、诊断

术前诊断率极低，因少见易被忽视，输卵管位于盆腔内不易扪及，检查不够准确，症状不明显，故常被误诊。若对本病有一定认识，提高警惕，应用各种辅助检查，本病术前诊断率将会提高。常用的辅助检查方法：

1.B 型超声检查：可确定肿块部位、大小、性状及有无腹水等。

2.阴道细胞学检查：涂片中见不典型腺上皮纤毛细胞，提示有输卵管癌可能。

3.分段刮宫：排除宫颈癌和子宫内膜癌后，应高度怀疑为输卵管癌。

4.腹腔镜检查：见输卵管增粗，外观如输卵管积水呈茄子形态，有时可见到赘生物。

5.鉴别诊断：输卵管癌与卵巢肿瘤、输卵管卵巢囊肿不易鉴别。若不能排除输卵管癌，宜及早剖腹探查确诊。

七、治疗

治疗原则以手术为主，辅以化疗、放疗的综合治疗，应强调首次治疗的彻底性和计划性。手术范围应包括全子宫、双侧附件及大网膜切除术。若癌肿已扩散至盆腔或腹腔，则应按卵巢上皮性癌的处理原则，仍应争取大块切除肿瘤，行肿瘤减灭术及盆腔淋巴结清扫术。术后辅以化疗和放疗。

（孙冬岩）

第五节　滋养细胞肿瘤

一、概述

妊娠滋养细胞疾病是由一组与妊娠相互关联的疾病组成，包括完全性葡萄胎、部分性葡萄胎、胎盘部位滋养细胞肿瘤及绒毛膜癌。妊娠滋养细胞肿瘤主要继发于葡萄胎妊娠，少数也可继发于其他任何类型的妊娠。滋养细胞肿瘤的治愈率可达 80%~90%，使其最早成为少数可治愈的实体肿瘤之一。葡萄胎亦称水泡状胎块是指妊娠后胎盘绒毛滋养细胞异常增生，终末绒毛转变成水泡，水泡间相连成串，形如葡萄得名。妊娠滋养细胞肿瘤 60%继发于葡萄胎，30%继发于流产，10%继发于足月妊娠或异位妊娠。继发于葡萄胎排空后半年以内的妊娠滋养细胞肿瘤的组织学诊断多数为侵蚀性葡萄胎，1 年以上者多数为绒毛膜癌，半年至 1 年者绒毛膜癌和侵蚀性葡萄胎均有可能，时间间隔越长，绒毛膜癌可能性越大。继发于流产、足月妊娠、异位妊娠后者组织学诊断应为绒毛膜癌。

二、葡萄胎

（一）概述

葡萄胎是来自胚胎滋养叶细胞的一种病变。因妊娠后胎盘滋养细胞增生、间质水肿，形成大小不一的水泡，水泡间借蒂相连成串，形如葡萄而得名，也称水泡状胎块。其特点是病变局限于子宫腔，不侵入肌层，无远处转移。分为部分性和完全性两种。过去认为部分性葡萄胎继续发展即成为完全性葡萄胎，两者是发展程度上的差异。近年来根据细胞染色体的研究已明确两者是不同类型的疾病。完全性葡萄胎染色体多数为 46，XX，少数是 46，XY，其染色体基因组是父系来源；而部分性葡萄胎染色体多分为三倍体，69，XXX 或 69，XXY。

（二）临床表现

1.完全性葡萄胎

（1）停经后阴道流血：为最常见的症状。停经时间 8~12 周，开始有不规则阴道流血，量多少不定，时出时停，反复发作，逐渐增多。若葡萄胎组织从蜕膜剥离，母体大血管破裂，可造成大出血，导致休克，甚至死亡。

（2）子宫异常增大、变软：约有半数以上葡萄胎患者的子宫大于停机月份，质地变软，并伴有血清 HCG 水平异常升高。

（3）腹痛：因葡萄胎增长迅速和子宫过度快速扩张所致，表现为阵发性下腹痛，一般不剧烈，能忍受，常发生于阴道流血之前。若黄素化囊肿扭转或破裂，可出现急腹痛。

（4）妊娠剧吐：多发生于子宫异常增大和 HCG 水平异常升高，出现时间一般较正常妊娠早，症状严重，且持续时间长。

（5）妊娠期高血压疾病征象：多发生于子宫异常增大，出现时间较正常妊娠早，可在妊娠 24 周前出现高血压、水肿及蛋白尿，而且症状严重，容易发展为子痫前期，但子痫罕见。

（6）卵巢黄素化囊肿：一般无症状，多由 B 超检查做出诊断。通常在水泡状胎块清除后 2~4 个月自行消退。

（7）甲状腺功能亢进征象：约 7%的患者可出现轻度甲状腺功能亢进表现，如心动过速、皮肤潮湿和震颤，但突眼少见。

2.部分性葡萄胎

部分性葡萄胎可有完全性葡萄胎的大多数症状，但一般程度较轻。子宫大小与停经月份多数相符或小于停经月份，一般无腹痛，妊娠剧吐也较轻，常无妊娠期高血压疾病征象，一般不伴有卵巢黄素化囊肿。部分性葡萄胎在临床上也可表现为不全流产或过期流产，进在对流产组织行病理检查时才发现。

（三）辅助检查

1.绒毛膜促性腺激素（β-HCG）测定

葡萄胎时因滋养细胞高度增生，产生大量 HCG，血清中 HCG 浓度通常大大高于正常妊娠相应月份值，利用这种差别可作为辅助诊断。血β-HCG超过100kU/L，常高达1500~2000kU/L，且持续不降。由于正常妊娠时HCG分泌峰值在停经60~70天，可能与葡萄胎发病时间同期，而造成诊断困难，应连续测定HCG或与B型超声检查同时进行，即可作出鉴别。

2.HCG的定量测定

目前多用放射免疫法测定。正常妊娠尿或血中HCG高峰在60~70天，一般在160kIU/L。12周开始下降，波动在10kIU/L上下，而葡萄胎测定值常在160kIU/L以上，一般都在500k~600kIU/L，且持续不下降。

血β-HCG超过100kIU/L，常高达1500~2000kIU/L，且持续不下降，应考虑葡萄胎。但在孕12周左右，即在正常妊娠血HCG处于峰值时，有时较难鉴别，应根据动态变化结合B超检查作出诊断。

3.超声检查

为重要的辅助诊断方法，B超下葡萄胎时见明显增大的子宫腔内充满粗点状或落雪状图像，但无妊娠囊可见，也无胎儿结构及胎心搏动征。

4.X线胸片或肺部CT

肺部结节状阴影，棉球状或团块状。转移灶以右下肺多见。

5.免疫组化

免疫组化发现P57、KIP2在完全性葡萄胎的绒毛滋养细胞和绒毛间叶细胞中不表达，在绒毛间滋养细胞岛和蜕膜中表达，部分性葡萄胎则是正常表达。

6.病理检查

清宫后将组织送病理，提示完全性及部分性两类，完全性葡萄胎表现为绒毛组织全部变为葡萄状组织，其特点是绒毛间质水肿变性、中心血管消失及滋养细胞增生活跃等，无胎儿、脐带或羊膜囊成分；而部分性葡萄胎则表现为胎盘绒毛部分发生水肿变性及局灶性滋养细胞增生活跃，并可见胎儿、脐带或羊膜囊等成分。

7.胎心多普勒超声检查

无胎心显示。

8.子宫腔内窥镜检查

镜下可见灰白色或淡蓝色、大小不等、细蒂相连、透明的水泡状物，水泡之间有蜕膜样组织及出血区，或飘浮的子宫内膜。

（四）治疗

由于葡萄胎随时可发生阴道大出血，故一经确诊或来诊时已发生大出血，首要的处理是及时予以清除，一般采用吸宫术，继以并发症的治疗，防治恶变。

1.术前准备

术前做好大出血及休克的救治准备，如输液、备血。有严重贫血而无活动出血时，宜先少量多次输血，待情况平稳后再行手术，但也不宜久等。

2.术中注意事项

（1）充分扩张宫颈，选用大号吸管（一般用8号管），以免葡萄胎组织堵塞吸管而影响操作。如遇葡萄胎组织堵塞吸头，可迅速用卵圆钳钳取。待基本吸净后再用刮匙沿宫壁轻刮2~3周。

（2）出血多时可用催产素静脉滴注（10IU，加人5%葡萄糖液500ml中），但应在宫口已扩大，开始吸宫后使用，以免宫口未开，子宫收缩，将葡萄胎组织挤入血管。

（3）手术操作力求轻柔。因葡萄胎子宫极软，易发生穿孔。由于第一次吸宫术时，子宫大而软（尤其在大子宫者），很难一次吸净，需在第一次清宫后1周左右，行第二次刮宫术。一般不需进行第三次刮宫，除非高度疑有残存葡萄胎必须再次刮宫。如非必要，以少刮为宜。目前主张子宫小于12周大小时，应争取一次清宫干净。

3.术后处理

（1）仔细检查吸（刮）出物的数量、血量、葡萄粒的大小，并详细记录。密切观察阴道流血量。

（2）将宫腔内吸出物与宫壁刮出物分别送病理检查，以了解滋养细胞实际增生程度。每次刮宫的刮出物均应送检。

（3）为预防继发感染，术后可予抗生素治疗，但不宜时间过长。

必须强调的是，葡萄胎禁忌采用引产方法，因可能使葡萄胎组织进入血流，甚至造成广泛肺栓塞。

4.并发症及其处理

（1）合并重度子痫前期：血压高于21.3/14.6kPa（160/110mmHg）、水肿明显，伴蛋白尿时，应先给予解痉、降压、镇静、酌情扩容、利尿等治疗。遇有心力衰竭或子痫发作时，更应积极控制心力衰竭或制止抽搐，待情况好转或稳定后，尽早行清宫手术。因不清除葡萄胎，妊娠高血压疾病也难恢复正常。

（2）水电解质紊乱：长期流血及严重妊娠呕吐可使患者发生脱水及电解质紊乱，应在治疗中加以纠正。

（3）葡萄胎栓塞：葡萄胎可经血循环转移或游走至身体其他部位，最常见于肺及阴道。小量栓子有可能自行消退，大量肺栓塞可致猝死。为预防其发生，应注意在子宫口未开时忌用缩宫素（催产素）、前列腺素等宫缩剂，避免在葡萄胎排出前施行子宫切除术，挤压子宫或用力刮宫造成子宫壁损伤，使葡萄胎经子宫壁进入血运。有栓塞发生者，宜用化疗。

（4）黄素化囊肿：多数在葡萄胎清除后能自然消退，无须处理。但如发生扭转，则需及时手术探查，如术中见卵巢外观无明显变化，血运尚未发生障碍，可将各房囊内液穿刺吸出，使囊肿缩小自然复位，不需手术切除。如血运已发生障碍，卵巢已有变色坏死，则应切除病侧卵巢而保留健侧卵巢。

（5）子宫穿孔：如吸宫开始不久发现穿孔，应立即停止操作，剖腹探查，并根据患者年龄及对生育的要求，决定剖宫取胎或切除子宫。如在葡萄胎块已基本吸净后发现穿孔，应停止操作，严密观察。如无活动性子宫出血，也无腹腔内出血征象，可等待1~2周后再决定是否再次刮宫。疑有内出血应及早开腹探查。

5.预防性化疗

指征：对于年龄>40岁或<18岁；子宫明显大于孕周（比实际停经天数大4周）或并发黄素化囊肿（直径>6cm）；HCG值>105IU/L；随诊有困难，或曾有葡萄胎史等。

预防性化疗的起始时间为清宫术前3天或清宫当时，多持续1~2疗程，至HCG转阴性。常用的化疗药物：氨甲蝶呤10mg/d清宫术术后3周内开始，连续7天口服或肌内注射，化疗1疗程；放线菌素D10μg/（kg•d）连续5天静脉滴注，化疗1疗程；完全性葡萄胎用氟尿嘧啶20~25mg/（kg•d）吸宫术术前3天；或术后7天开始，静脉滴注10天为1个疗程，共2个疗程（间隔2~4周）；高危葡萄胎给予氟尿嘧啶25~30mg/（kg•d）吸宫术术前3天；或术后7天开始，静脉滴注10天为1个疗程，共2个疗程（间隔20天）。

6.子宫切除术

年龄超过40岁者，葡萄胎恶变率较年轻妇女高4~6倍，处理时可直接切除子宫、保留附件；若子宫超过孕14周大小，应考虑先吸出葡萄胎组织再切除子宫。然而，单纯切除子宫只能去除病变侵入局部的危险，不能防止转移的发生。

7.定期随访

可早期发现持续性或转移性滋养细胞肿瘤。葡萄胎清除后每周做一次HCG定量测定，直到降低至正常水平。开始3个月内仍每周复查一次，此后3个月每半月一次，然后每月一次持续半年，第2年起改为每半年一次，共随访2年。随访内容除每次必须监测HCG外，应注意有无异常阴道流血、咳嗽、咯血及其他转移灶症状，妇科检查、盆腔B型超声及X线胸片检查也应重复进行。

葡萄胎处理后应避孕1~2年，最好用阴茎套；不宜使用宫内节育器，因可混淆子宫出血原因；含有雌激素的避孕药可能促进滋养细胞生长，以不用为妥。

三、侵蚀性葡萄胎

（一）概述

侵蚀性葡萄胎是妊娠滋养细胞肿瘤的一种，继发于葡萄胎后，多数在葡萄胎清除术后6个月内发生。葡萄胎组织细胞侵入肌层或转移至子宫外，最常见的转移部位是肺和阴道，少数转移到脑，临床发生阴道大出血、腹腔内出血、咯血或脑转移症状，病情危重。

侵蚀性葡萄胎病理可分为三种类型：①宫腔内有大量水泡状胎块，肉眼观察很似良性葡萄胎，增生的滋养细胞侵入肌层血窦；②病灶部位可见少量水泡样出血坏死，镜下滋养细胞不同程度增生，分化不良；③病灶部位可见极少量残存绒毛，大部分为出血坏死，滋养细胞高度增生，分化不良，形态上极像绒癌。

（二）病因和发病机制

绒毛的滋养细胞都有侵蚀母体的能力，在正常情况下，母体组织可对抗它的侵蚀，但成为葡萄胎后滋养细胞的侵蚀力增强，其中5%~10%葡萄胎发生恶变。恶变原因不清，可能与营养不良、种族、遗传、免疫机制有关。

近代细胞遗传学提出完全空卵受精学说。即完全性葡萄胎来自父方，精子染色体发生内在复制，而不完全性葡萄胎通常是三倍体，其中完全性葡萄胎恶变率高于不完全性葡萄胎。另外，葡萄胎患者年龄大，子宫增大大于妊娠月份，以小水泡为主，HCG（绒毛膜促性腺激素）高者恶变机会大。

（三）临床表现

侵蚀性葡萄胎患者均有半年内发生葡萄胎的病史，出现血HCG的升高等症状而就诊，其常见的临床表现包括：

1.阴道不规则出血

常表现为阴道不规则出血，出血量可多可少，严重者可突然大量的阴道出血，造成患者失血性休克。

2.腹痛

由于肿瘤细胞侵犯子宫肌层，或宫腔积血均可刺激子宫平滑肌细胞，引起肌细胞痉挛性收缩，从而造成腹痛。或黄素化囊肿引起下腹部不适。严重时癌组织穿破子宫壁，引起腹腔内大出血，表现为急腹症和失血性休克。

3.转移灶表现

发生在阴道或外阴的转移灶，一般为紫蓝色结节状。可以在性交或妇科检查时溃破而表现大量出血。转移至肺部的病灶可引起患者胸痛、咳嗽或咯血。

4.妇科检查

子宫不均匀性增大，质地较软。有黄素化囊肿时，可以在子宫旁扪及囊性肿块。阴道或外阴转移时，可发现转移灶呈紫蓝色，触之易出血，且出血量往往较大。

5.血或尿 HCG 明显升高。

（四）诊断

1.病史

葡萄胎清宫术后 1 年内 HCG 升高。

2.妇科检查

（1）外阴、阴道有时可见转移结节：①结节多位于阴道前壁或尿道口；②呈紫蓝色结节，直径大小在 2~3cm；③结节表面出现破溃继发感染。

（2）注意宫颈有无转移结节，一般少见。

（3）子宫稍大而软。病灶靠近浆膜层时子宫表面不平，有压痛。

（4）双侧卵巢黄素化囊肿，一般直径小于 8cm。

（5）当转移灶穿破子宫肌层形成阔韧带内血肿时可在宫旁扪及不规则包块，有压痛。

3.辅助检查

（1）血 HCG：葡萄胎清宫后，患者如 HCG 滴度下降后复又上升，或持续到 8~12 周仍未恢复至正常值，即应考虑发展为恶性葡萄胎的可能。国外多数学者也以患葡萄胎 8 周（或 60 天）HCG 滴度仍高或出现转移作为按侵蚀性葡萄胎处理的标准。近来采用与 LH 无交叉反应的 HCG-β 亚单位检测，对早期确诊恶性葡萄胎更为有利。辅以下列检查，对明确诊断甚有帮助。

（2）刮宫：为排除残存葡萄胎，可行诊断性刮宫。如刮宫术后血 HCG 降至正常范围，证实为残存葡萄胎；若刮宫术后 HCG 仍不下降，则可考虑诊断为侵蚀性葡萄胎。

（3）子宫碘油造影：此方法较为简便，对了解滋养细胞瘤在宫内病变情况，鉴别良性或恶性病变，确定病变范围和部位，准确性较高。①造影剂侵入肌壁，出现“龛影”。若肌层病变不与宫腔相通，则造影时宫壁无造影剂侵入。因此，阴性所见不能排除宫壁间有病变可能；②造影剂溢入静脉，可见卵巢或子宫静脉部位出现粗细均匀的黑线，但转瞬即逝，易被误认为是极为通畅的输卵管显像。其区别在于：静脉较粗而输卵管粗细不均，静脉流向头部而输卵管流向两侧或向下。应注意除外以下呈假阳性的情况：

1）可能因造影时间不适当，子宫内膜尚未修复。

2）子宫内膜有结核。

③造影出现宫腔充盈缺损，对除外残余葡萄胎和宫腔粘连（经刮宫可鉴别）有诊断价值。

（4）盆腔动脉造影：此法在确诊良性与恶性滋养细胞肿瘤上的价值高，但要求有造影设备及专业技术人员。由于侵蚀性葡萄胎和绒癌为瘤组织侵入肌层，破坏血管，在肌层内形成动静脉瘘（血窦）。在动脉造影中可见到：①患侧子宫动脉屈曲变粗，子宫壁血管丰富，病灶部位出现多血管区；②弓形动脉不经过子宫肌壁血管网，而直接和肌壁间异常的动静脉瘘相通；③静脉提前出现，称静脉早现；④病变区造影剂排空延续。

（5）超声检查：病变达到一定大小，B 型超声扫描检查可见异常的回声波出现，彩色超声检查可见病灶区有异常血流。

（6）X 线胸片：有肺转移时可见转移灶阴影，多为散在多发，呈棉絮片状。

根据上述的临床症状、体征及血（或尿）的 HCG 测定，一般诊断不困难。确诊靠病理检查见深肌层内有葡萄胎组织浸润，肉眼或镜下可见绒毛结构。随着化疗的进展，多数患者经单纯化疗即可获得痊愈，子宫标本难以获得。因此，无病理诊断者，以临床诊断为治疗依据。侵蚀性葡萄胎临床诊断标准见绒癌部分。

（五）治疗

1.滋养细胞肿瘤所致阴道流血抢救措施

自 20 世纪 80 年代成功开展滋养细胞肿瘤化疗以来，恶葡、绒癌成为可以治愈的癌症，还可以保留生殖功能。但有时在急诊抢救中还不得不借助于手术及放疗。因阴道或腹腔内大流血等必须立即局部止血或剖腹探查止血，目的是及时制止出血，抢救患者生命。

如阴道流血多、必须紧急有效地止血。咯血多为痰中带血或吐血。如流血仅以阴道内的转移灶不断出血，将镭锭置于阴道癌灶旁，或局部用纱条敷以止血药，如云南白药、凝血酶粉等止血，然后再配合局部或全身化疗、手术或放疗。

如遇腹内出血，特别是阔韧带内出血，必须立即开腹止血，并备鲜血输注以抢救生命。开腹后如为一侧阔韧带内浸润癌或恶葡急性破裂出血，血涌如注，立即一面止血，一面快速切开阔韧带前叶破口，清除其中水泡状胎块或癌组织。流血多时立即行子宫动脉上行支结扎或髂内动脉结扎及腹主动脉间断阻断术止血，手术野暴露清楚后缝扎病灶处小血管止血，或局部敷以止血药，经以上处理多能奏效。如经以上处理仍不能控制出血，应考虑行阴道上子宫切除止血。

2.化疗

（1）化疗药物选择及使用方法：出血控制和贫血等情况纠正后，应尽快开始化疗。国内常用于治疗恶性滋养细胞肿瘤的药物为氟尿嘧啶（5-Fu）和放线菌素 D（KSM）。国外以氨甲蝶呤（MTX）为主。此外，还有环磷酰胺（CTX）、消卡芥（AT-1258）和长春新碱（VCR）等。

氟尿嘧啶及 KSM 疗效好，不良反应少。MTX 毒性则较大，中毒后可用四氢叶酸解救，MTX 1mg，四氢叶酸 0.1mg。

氟尿嘧啶是嘧啶类抗代谢药物。用药途径有口服、静脉或动脉注入、腔内或瘤内注射。主要选用静脉滴注。药物吸收后分布于全身。除脑外，对全身转移皆有效。因为药物通过血脑屏障差，故对脑转移治疗效果差。

KSM 是我国发展的新型抗癌抗生素，与国外放线菌素 D 在化学结构上相似。其作用在于干扰蛋白合成，从而影响癌细胞分裂。

氟尿嘧啶是细胞周期特异性药物，KSM 是细胞周期非特异性药物，两者合用可提高疗效。患者有多处转移者，或两种药物效果不佳，可采用两种以上药物或换另一种药物。

氟尿嘧啶单独用药剂量为 28~30mg/（kg•d），每日总量溶于 500ml5%葡萄糖溶液中，在 6~8h 静滴完毕，25~28 滴/分，每日总量在 1500mg。短期静推不良反应大，且疗效差。10 天为 1 个疗程。间隔 2 周。

氟尿嘧啶与 KSM 联合应用，每日剂量可减为 25~26mg/（kg•d），且总量约为 1250mg，8 天为 1 个疗程，间隔 3 周。

KSM 单独使用每日量为 8~10μg/kg，溶于 500ml 5%葡萄糖溶液中静滴，2~4h 滴完。10 天为 1 个疗程，与氟尿嘧啶合并应用每日总量 300μg，8 天为 1 个疗程。国外每日量常为 10~12μg（kg•d）静滴 5 天为 1 个疗程。KSM 局部刺激性较大，静脉穿刺时注意避免外溢。否则发生局部疼痛和硬结。

在化疗过程中，已出现较明显的毒性反应，白细胞急剧下降到 3×10^9/L 以下；严重的恶心、呕吐，以致影响水电解质平衡失调；口腔黏膜溃疡出血；阵发性腹痛腹泻，排出大便为水样黑绿色并很快导致缺水等，均提示应减少药物剂量或减少疗程天数，或停药，以免导致不可逆的毒性反应及并发症而危及患者生命。

（2）化疗疗程的长短：疗程间隔可参照机体恢复状况而定，如血象，心、肝、肾功能和消化道功能的恢复，一般维持在比较稳定的状况后可行下一疗程化疗。一般的疗程间隔为化疗后 3 周。若毒性反应轻，血象恢复快，疗程间隔可以缩短至 2 周；反之，则可适当延长疗程间隔。

（3）更换药物的指标：通常在化疗 1~2 疗程后有明显疗效，包括血 HCG 下降，症状减轻、消失或转移灶的缩小等。如连续 2~3 疗程后未见明显疗效，应及时更换药物或改变治疗方案。有时，开始用的第一疗程疗效显著，但二、三疗程后病情未见继续好转，这种情况亦宜更改药物或治疗方案。

疗程数是指化疗至完全恢复正常状态（包括巩固治疗疗程）所需的疗程。常依据临床期别、滋养细胞肿瘤对化疗药物的敏感程度而定。

（4）药物的不良反应、并发症及其防治：化疗期间除密切观察疗效外，还必须密切观察药物引起的不良反应，以及由于不良反应而导致的合并症。有报道个别病例不是死于肿瘤而是死于化疗合并症，这是值得注意的问题。几乎所有的抗癌药物均可引起不同程度的骨髓抑制（全血细胞减少，白细胞数下降、血小板减少）、消化道反应（恶心、呕吐、口腔溃疡、黏膜糜烂；腹痛、腹泻；肠黏膜糜烂、溃疡、出血等）、心肝肾功能的损害以及皮疹、脱发、色素沉着、指甲凹纹等。其中以造血系统的功能障碍和消化道损害为主要表现。由于免疫功能降低，白细胞与血小板降低及消化道黏膜损伤、肝功能损害等导致的严重并发症有细菌性败血症、真菌性败血症、中毒性休克、伪膜性肠炎和消化道出血等。

选择合适的化疗剂量，提高患者体质；对症处理，纠正水电解质紊乱；监测血细胞、血小板的变化等是防治不良反应和预防并发症的主要措施。一旦出现并发症后积极治疗，包括去除病因，控制感染、止血、纠正水电解质紊乱，输血补液，应用中药、抗生素预防感染，防治休克等。

（5）停药指标：要达到根治，减少复发，治疗必须彻底。停药指标为：①临床无症状；②肺转移灶完全消失；②HCG 每周测定 1 次，连续 3 次正常。然后再巩固 1~2 个疗程，停药后随访 2~3 年，对比较难治的患者，为防止复发可以多用几个疗程，但由于这些药物绝大部分均为免疫抑制剂，也不是疗程越多越好。

一般情况下，侵蚀性葡萄胎化疗 2~3 个疗程后 HCG 可降至正常，临床无症状或转移灶消失，绒毛膜癌为 2~4 个疗程。巩固治疗侵蚀性葡萄胎为 2~3 个疗程，绒毛膜癌为 3~4 个疗程。复杂的病例则需增加疗程数，辅以手术或放疗等治疗。

3.其他治疗

（1）放射治疗：20 世纪 60 年代开展化疗治疗本病以来，加以手术配合，基本上解决了恶性滋养细胞瘤的治疗，可达到治愈，放疗仅用于顽固的局部单个病灶，如阴道转移结节、小于 3cm 的肺部转移灶、骨转移灶等，放疗多在化疗的基础上进行，单纯的放疗现已不使用。

对阴道转移结节的反复出血病灶，采用纱条压迫同时加用局部放疗，可使肿瘤缩小及迅速止血。骨转移灶的化疗作用比较慢，辅以放疗可增加疗效。

放疗配合化疗，必须注意两者的治疗剂量及机体反应，化疗剂量相应减小。

（2）中医中药治疗：实践证明，一些中草药对滋养细胞疾病有一定治疗作用，如天花粉、穿心莲、紫草根等，有报道用穿心莲液配合化疗治疗早期恶性滋养细胞肿瘤有一定疗效。

（3）免疫治疗：主要是增强免疫功能的方法作为辅助治疗，包括输入血浆、血清、白蛋白、球蛋白、多种氨基酸等，或用中药参芪扶正蜜丸强壮滋补助阳，提高机体免疫功能，也可用干扰素、转移因子等作为辅助用药。

四、绒毛膜癌

（一）概述

绒毛膜上皮癌简称绒癌，是一种高度恶性的滋养细胞肿瘤。其特点是滋养细胞失去原有绒毛或葡萄胎的结构，而散在侵入子宫肌层并可转移至其他器官或组织，造成严重破坏，可迅速致死。

（二）病因与发病机制

目前尚不清楚。有以下几种可能：

1.与营养缺乏、多次分娩、近亲结婚有关。尚缺乏足够证据。

2.病毒学说：尚未得到进一步的证明。

3.染色体异常：可能是病变的后果，尚难以肯定是病因。

4.免疫学方面的异常：与本病的发生有一定关系，但亦有待于寻找更多的证据。

滋养细胞在一定条件下由隐匿型非增殖细胞进入增殖状态，形成肿瘤。患者年龄大，与前次妊娠间隔时间长，HCG 水平极高，肿瘤大，有肝、肾、脑转移，曾行过化疗者，夫妇双方为单一血型 A、B，及 AB 型均属绒癌高危因素，发生的绒癌恶性度高，难以治愈，预后差。

（三）临床表现

发生在葡萄胎清宫术后 6 个月以上或足月妊娠、流产后。最常见的转移器官是肺部，其他分别为阴道、脑、肝和肾。临床表现有：

1.子宫增大，阴道不规则出血。

2.腹痛。

3.转移灶表现：阴道转移灶呈紫蓝色结节状，触之易出血。肺部转移可引起胸痛、咳嗽或咯血，严重时可造成血胸或急性肺动脉栓塞。脑转移引起颅内压升高、脑组织损失，甚至脑疝死亡。

4.妇科检查：子宫增大，质地较软。如果阴道内有转移灶可见紫蓝色结节。黄素化囊肿时能扪及增大的卵巢。

（四）诊断

1.症状

（1）前次妊娠性质：在妊娠性绒癌中，前次妊娠性质可以为葡萄胎，也可以为流产（包括宫外孕、人工流产、自然流产、稽留流产）或足月产（包括早产）。

（2）潜伏期：从前次妊娠之后至发病，中间相隔的时间自数月至数年不等，偶尔亦可与妊娠同时存在，此时称妊娠合并绒癌。

（3）临床症状：①阴道不规则出血：葡萄胎、流产或足月产之后，阴道有持续性不规则出血，量多少不定。有时也可出现一段月经正常的时间，以后再发生闭经，然后阴道流血，此时和一般流产极易相混。如绒癌和妊娠同时存在，则亦可表现为妊娠中反复出血，易误诊为先兆流产（早期妊娠）或前置胎盘（晚期妊娠）。出血量多少不定，但以反复大出血为多见；②恶病质：绒癌恶性程度高，肿瘤在体内多处破坏，大量消耗，使患者极度衰弱，出现恶病质；③贫血、感染：长期阴道流血可使患者发生严重贫血，出现头晕、心慌等贫血症状。此外，这种肿瘤也极易感染，可早期出现体温升高等感染症状；④转移灶的症状：如有转移发生，则可出现与转移灶相关的症状，如阴道转移破溃出血，可发生阴道大出血；肺转移，患者可有咯血、憋气等，肺转移瘤破裂，出现突发剧烈胸痛等；脑转移可出现头痛、喷射性呕吐、抽搐、偏瘫以及昏迷等；消化道转移可出现呕吐及柏油样大便；肾转移可出现血尿。

2.体征

（1）盆腔检查：阴道分泌物极臭。子宫增大，柔软，形状不规则。患侧之子宫动脉有明显搏动。如有盆腔动静脉瘘存在，可触到像猫喘样的血流感觉。有时可摸到双侧黄素化囊肿，但不如在葡萄胎中常见，也不常见像葡萄胎那样大于手拳的。如破入阔韧带，则在其内形成血肿。

（2）与转移瘤相关的体征：①阴道转移：可见阴道内单个或多个紫蓝色结节，以阴道前壁或尿道下为多见；②宫颈转移：可见自颈口伸出紫黑色肿物，或宫颈上、下唇处穴出紫色肿物。颈管内转移，则使宫颈膨大如橘样；③脑转移：早期体征不多且多为一过性。脑瘤体征和脑转移瘤的部位、病灶大小、病变发展程度（包括脑水肿及出血）等有关。可出现神志障碍、肢体无力、瘫痪、膝腱反射亢进或消失，瞳孔不等圆、不等大或出现病理反射。

根据上述病史、临床症状与体征，典型的病例诊断较容易。但有些不典型的病例，诊断还有一定困难，尤其是没有病理标本检查时，困难更多。应用必要的辅助检查，明确诊断极为重要。

3.辅助检查

（1）血和尿 HCG 测定：根据大量临床病例观察，足月产或流产后血（或尿）内 HCG 测定显示多迅速转为阴性，个别的病例尿妊娠试验转阴时间较长，但无超过 1 个月的。葡萄胎排出后，一般不超过 2 个月 HCG 测定即为阴性。

（2）X 线诊断：因绒癌和侵蚀性葡萄胎很早就发生转移，尤其肺转移，故 X 线检查是临床诊断的一个重要手段。绒癌肺转移在 X 线上的表现分为两大类：①片状阴影：为边缘不规则的云片状阴影，从形态上很难和非典型肺炎或浸润型肺结核相鉴别。如追踪观察，可见这些片状阴影逐渐发展融合形成环形；②球形阴影：有不同大小、边缘模糊和边缘清楚两种，以边缘模糊者多见，经过一定时间后，逐渐变为边缘清楚。

除上述两种类型外，有时沿肺纹理可见成串的小结节，或末端膨大，如鼓槌，或肺野有细密的粟粒样阴影。这些病变有时可自行消失，但继续发展即成为片状球形阴影。在一次肺片上可同时出现一种或几种病变，是绒癌肺转移的一大特点，有助于区别肺原发癌或其他癌肿肺转移。

（3）CT 和核磁共振检查：CT 对发现肺部较小病灶和脑、肝等部位的转移灶有较高的诊断价值。磁共振主要诊断脑和盆腔病灶。

4.组织学诊断

在子宫肌层或子宫外转移灶中若见到绒毛或蜕化的绒毛阴影，则诊断为侵蚀性葡萄胎；若仅见成片滋养细胞浸润及坏死出血，未见绒毛结构者，诊断为绒癌。若原发灶和转移灶诊断不一致，只要任何一组织切片中见有绒毛结构，均诊断为侵蚀性葡萄胎。

（五）治疗

绒毛膜癌是侵蚀性很强的肿瘤，病程进展快，早期容易转移引起阴道或腹腔大出血而危及患者生命，局部放疗，压迫止血或急诊手术是毋庸置疑的，目的是及时制止出血，抢救患者生命。除紧急手术外，大多数情况下需进行的各种手术几乎都是在化疗后进行的。

1.化疗

是治疗恶性滋养细胞肿瘤的主要方法。少数病例需辅以手术或放射治疗。随着近代化学治疗发展，恶性滋养细胞肿瘤的治愈率明显提高。侵蚀性葡萄胎基本上可达到无死亡，绒癌的死亡率也下降至 20%左右，年轻妇女可经单纯化疗而不切除子宫获得痊愈，能保留生育功能。

原则上要根据原发病（侵蚀性葡萄胎与绒癌）及其病情发展的不同阶段，采用不同治疗方案和给药途径。

（1）常用化学药物

①5-氟尿嘧啶（5-Fu）：5-Fu 是嘧啶类抗代谢药物，可以口服、静脉注射、静脉滴注、动脉用药、腔内或瘤内注射。口服吸收不规则，以静脉滴注效果好。药物吸收后分布于全身，主要在肝脏内代谢。

5-Fu 是细胞周期特异性药物，在细胞周期中主要作用于 S 期，阻碍细胞的核酸合成。用量为 28~30mg/（kg•d），加入 5%葡萄糖溶液 500ml 中缓慢静脉滴注，8h 滴完。10 天为 1 个疗程，疗程间隔 2 周。腔内或瘤内注射用量为 500~1000mg/次，不用稀释。

药物不良反应主要为造血功能障碍，尤以白细胞下降明显，其次为消化道反应，恶心、呕吐、口腔溃疡、腹泻，严重时发生伪膜性肠炎，色素沉着，常见于面部或滴注药物的静脉皮肤。对肝功能影响较小，免疫抑制作用较轻。

②放线菌素 D（KSM）：KSM 为细胞周期非特异性药物，其作用为干扰蛋白质的合成，从而影响癌细胞分裂。口服吸收不好，且破坏其结构和作用。静脉注射可在体内广泛分布，以领下腺、肝、肾中含量较高。50%~70%由胆汁排出，10%由尿排出。

KSM 用量为 8~10μg/（kg•d）加入 5%葡萄糖溶液 500ml 中静脉滴注，2~4h 滴完，10 天为 1 个疗程，疗程间隔 2 周。药物刺激性大，一般不作腔内注射。

药物的不良反应有血小板下降、口腔溃疡、脱发，对肝功能影响小。KSM 为免疫抑制剂，有抑制免疫功能的不良反应。

③氨甲蝶呤（MTX）：MTX 为抗代谢药，干扰叶酸的代谢，抑制二氢叶酸还原酶，使叶酸不能还原为四氢叶酸从而干扰 DNA 的合成，抑制滋养细胞增生。药物可以肌内注射、静脉滴注、鞘内注射、腔内注射或瘤内注射。药物进入机体内即和血浆蛋白结合，在体内不分解，全部由肾脏排出，肾功能不好则积蓄体内，肝易受损。MTX 中毒后可用四氢叶酸解救。

用量：10~15mg/d，加入 5%葡萄糖溶液 500ml 中静脉滴注，2~4h 滴完，5~7 天为 1 个疗程，疗程间隔 3 周。对脑转移行鞘内注射，10~15mg/次，溶于 4~6ml 蒸馏水中，每 2~3 天注射 1 次。

不良反应有口腔溃疡、皮疹、脱发等。

④消卡芥（AT1258）：AT1258 为一种烷化剂，属氮芥类药物，其苯环上第 5 位碳原子上的氢原子被硝基取代，提高了抗癌活性而降低了毒性。静脉注射分布于全身，以肾脏最多，主要从尿排出，少量从粪中排出。

用量为 30~40mg，加入 20ml 生理盐水中静脉注射。常和 5-Fu 或 KSM 合用，每次用量为 30mg。

主要不良反应是骨髓抑制。

（2）药物的选择：5-Fu 和 KSM 疗效好，不良反应轻，常作为首选药物。①5-Fu 不仅对肺转移有效，对消化道、泌尿道及生殖道转移也有效。药物刺激性小，用药途径多，可静脉滴注、动脉滴注、腔内或瘤内注射，也可口服；②KSM 虽对其他转移也有效，但对肺转移较好，尤其是 5-Fu 或 AT1258 联合用药，效果更好；③6MP 和 MTX 疗效虽好，但不良反应大，尤其 6MP 对肝脏之损害最甚，故作为第二线药物。MTX 可鞘内给药，适用于治疗脑转移。

（3）用药的剂量：用药剂量要视患者具体情况而定。药物用量应足量。如肥胖者（体重超过 60kg），药物耐受能力差，应用规定范围的低限；而瘦小患者（体重小于 40kg）用量可偏大，应用规定范围的高限。不但要注意按公斤体重的日用均量，还要注意每日的用药总量（氟尿嘧啶日总量，单药应用不超出 1750mg），联合用药日总量不可超出 1625mg。KSM 联合用药日总量不超过 350μg。

（4）给药途径：主要根据病灶部位及患者情况而定。同一药物，给药途径不同，所起作用也不相同。静脉给药后药物通过右心进入肺部，肺部受药量最大，故肺转移者最好采用静脉给药。动脉插管给药，药物立即进入动脉所灌注的脏器，如肝动脉插管给药药物直接进入肝脏，适用于治疗肝转移；子宫动脉插管给药，子宫受药量最大；鞘内用药则脑组织和脊髓受药最直接。

（5）给药速度：不同药物之理化性质、作用机制及临床药代动力学各异，故给药途径及给药速度要求不同。

5-Fu 呈非线性二室开放模型之药物代谢动力学特点，故以恒速持续静脉（或动脉）滴注为好，可取得高效低毒的疗效，而静推则不良反应增加，疗效也不好。

MTX 一次静脉注射 20mg 连续 5 天，其不良反应少，一般也很少致死，若采用静脉持续滴注 24h 给药，即使每天只用 5mg，只用 2 天，也可致患者死亡。

（6）疗程长短：疗程长短与疗效和毒性有关，疗程过长毒性就大，疗程过短，疗效就差。根据北京协和医院经验，1 个疗程以 8~10 天为宜。根据细胞动力学观点，从肿瘤倍增时间看，一个细胞周期为 2~4 天；8~10 天可包括 3 个周期。这样在第 1 周期没有杀死的癌细胞，可以在第 2 或第 3 周期内被杀死。

（7）疗程间隔：疗程间隔时间长短主要依据病情需要和药物不良反应消退情况而定。5-Fu 和 KSM 毒性作用较轻，停药后血象恢复快，间隔时间较短，如单一用药，间隔 2 周，两药合并应用间隔 3 周，在应用时还需根据病情调整，如病情急，可缩短疗程间隔。如血象未恢复，病情不稳定，可适当延长间隔时间。

（8）疗效观察：化疗后疗效观察主要依血或尿 HCG 测定，或肺转移时胸片的变化。药物的应用，一般并不立即见效，HCG 明显下降需在化疗用药 1 个疗程后 4 天左右。肺转移灶吸收需在停药后 2 周才明显。因此，为观察疗效而进行的这些检查均不宜过早，否则常造成错误，以为药物无效。

（9）换药指标：一般情况下，用完 1 个疗程即可出现明显疗效，但有时用完 1 个疗程后效果不十分明显，继续用完第二个疗程才有明显疗效。因此评定一个药物有无效果，至少要用药 2 个疗程。如果连续用药 2~3 个疗程仍未见明显效果，则宜及时换药，或两药合并应用。有的药物开始应用效果明显，但用 2~3 疗程后病情却未继续好转，此时亦需考虑换药。

（10）停药指征：要达到根治，减少复发，治疗必须彻底。目前尚无法测定体内有无残存的滋养细胞，因此，停药指标为：①临床无症状；②肺转移灶完全消失；③HCG 每周测定一次，连续 3 次正常，然后再巩固 1~2 疗程，停药后随访 2~3 年。对比较难治的患者。为防止复发可以多用几个巩固疗程，但由于这些药物大部分为免疫抑制剂，也不是疗程越多越好。

2.转移瘤的治疗

（1）外阴阴道转移：转移瘤未破溃时，全身静脉滴注氟尿嘧啶，多数均能自然消失。如转移瘤破溃大出血，可行阴道填塞压迫止血，并立即开始静脉滴注氟尿嘧啶。以纱布压迫时必须注意先查清出血部位再填塞，切忌盲目堵塞。纱条填塞 24h（最多 36h）需更换一次，以免继发感染。出血后勿过早做阴道检查，以免引起再次出血。阴道结节消失后，很少遗留瘢痕。

（2）宫旁和盆腔转移：一般经全身用药可使其消失。如疗效不好，可加用局部注射 5-Fu。注射可经腹壁或阴道，注意严格无菌操作，并经常改变进针部位，以防反复穿刺致转移瘤破溃。用药量不宜大，以免瘤内张力过大。有条件者，可行股动脉逆行插管，并保留导管于患侧子宫动脉，滴注 5-Fu 或 MTX，以提高疗效。

（3）肺转移：一般均采用静脉滴注给药，疗效较好。耐药病例，且病灶局限于肺的一叶者，可以合并患叶切除。手术前后需合并使用化疗。如转移瘤破裂发生血胸，在全身治疗的同时，可加用胸腔局部化疗（先抽出部分血液，然后注入 5-Fu 1000~1250mg，当日全身化疗应减量或停用）。如发生大咯血，可静脉滴注垂体后叶素，并及时化疗。

（4）脑转移：静脉滴注抗癌药物，以控制其他脏器的病灶。鞘内注射 MTX，每次 10~15mg，溶于 4~6ml 注射用水（不用生理盐水），每隔 2~3 天 1 次，3~4 次为 1 个疗程。每疗程 MTX 总量为 40~50mg。除上述治疗外，对脑转移患者，应积极对症处理，避免患者死于脑疝，失去化疗机会。应急主要采取以下措施：积极降低颅内压；应用镇静止痛剂，以防抽搐或烦躁不安加重脑水肿或脑出血；给予有效的止血药物；严格控制液体摄入量，注意电解质和酸碱平衡；加强护理，预防吸入性肺炎和褥疮等并发症。

3.手术治疗

大多数病例经过化疗获得痊愈。但有些病例，手术治疗仍有必要。手术指征包括：

（1）子宫原发灶或转移灶破裂发生大出血（子宫穿孔、脾破裂等），只有立即手术，切除出血脏器，才能挽救患者生命。

（2）耐药病例中，子宫或肺内残余病变久治不消，亦需采用手术手段。化疗无效时可切除子宫，年轻患者保留卵巢。术中应注意盆腔内有无充血，必要时可在双侧卵巢血管内（静脉）每侧推入氟尿嘧啶 250mg。

（3）为明确诊断和临床分期，必要时需手术探查。

（4）患者年龄大，已无生育要求，治疗前又为高危状态，化疗结束后切除子宫。

4.放射治疗

在化学治疗取得成功前，放射治疗常用以配合手术治疗以提高疗效。但在临床实践中发现，放疗效果并不理想。因此，自有了有效化疗后，放射治疗已较少应用。但最近又报道，对脑转移采用全脑照射，对初治病例 50%可以获得痊愈。

五、胎盘部位滋养细胞肿瘤

（一）概述

胎盘部位滋养细胞肿瘤（PSTT）指来源于胎盘种植部位的一种特殊类型的、较为罕见的滋养细胞肿瘤。

本病一般为良性，但也可以为恶性。

（二）临床表现

1.病史

一般继发于足月产（或早产）、流产或葡萄胎后，或与妊娠同时存在。

2.症状

主要表现为不规则阴道流血，有时闭经，可伴有贫血。少数病例以转移症状为首发症状，转移部位以肺为主，也可经血行多处转移。

3.妇科检查

子宫可呈均匀或不规则增大。一般如 8~16 周大小。其他体征有贫血貌、肾病综合征者可有水肿、蜘蛛痣、脾肿大、高雄激素体征等。

（三）辅助检查

1.血 HCG 测定

仅 1/3~1/2 患者 HCG 升高，通常低于 3000IU/L。

2.血 HPL 测定。

3.超声检查

B 超提示子宫肌层内肿块，有时类似子宫肌瘤回声，彩色多普勒超声显示为舒张期成分占优势的低阻抗富血流肿块图像。

4.胸片检查

以诊断肺转移。

5.MRI

以诊断子宫病灶。

6.诊断性刮宫

许多胎盘部位滋养细胞肿瘤（PSTT）常通过刮宫首先作出诊断，一般根据刮宫标本已可进行 PSTT 病理组织学诊断。

（四）诊断

PSTT 的诊断必须依靠病理。其特点为：

1.单一类型的中间型滋养细胞，缺乏典型的细胞滋养细胞和合体滋养细胞，无绒毛结构，出血坏死较少见。

2.免疫组化染色，大多数肿瘤细胞 HPL 阳性，仅少数 HCG 阳性。

3.临床上可以通过刮宫标本诊断 PSTT。但若准确判断 PSTT 侵蚀子宫肌层的深度，必须靠子宫切除标本。

4.血β-HCG 可轻度升高或正常，血 HPL 可有轻度升高。

5.B 型超声

显示子宫肌层内低回声区。彩色多普勒超声可见肿瘤部位呈现血流丰富、低阻抗血流图像。

6.鉴别诊断

（1）稽留流产：宫内刮出物有胎囊及绒毛。

（2）绒癌：有典型的细胞滋养细胞和合体滋养细胞，常伴大量出血和坏死。

（3）合体细胞子宫内膜炎：胎盘部位浅肌层有合体细胞浸润，并混有不等量的炎细胞。

（4）当 PSTT 的肿瘤细胞呈梭形时需与平滑肌肉瘤相鉴别，PSTT 核分裂象少，其临床表现也不同于平滑肌肉瘤。

（五）治疗

1.手术

是首选治疗方法，手术范围一般为全子宫加双侧附件切除术。对疑有淋巴转移者可加行盆腔淋巴结清扫术。年轻妇女，无卵巢转移证据者可保留卵巢。

2.化疗

主要适用手术后辅助化疗及年轻要求保留生育功能患者刮宫后。一般主张联合用药。

3.诊断性刮宫

适用于年轻要求保留生育功能，组织学检查可提示核分裂象等，影像学检查子宫增大不明显，且有条件随访者。

4.放疗

主要适用于转移瘤，对孤立、局部复发病变最有效。

（孙冬岩）

第六节　宫颈上皮样瘤变

一、子宫颈解剖学

子宫颈上端与子宫峡部相连，因解剖上较狭窄，称为解剖学内口。在其下方宫腔内膜开始转变为子宫颈黏膜，称为组织学内口。子宫颈管腔为梭形，称为子宫颈管，未生育女性宫颈管长 2.5~3.5cm。子宫颈管下端称为子宫颈外口，未产妇子宫颈外口呈圆形，已产妇因横裂分为前唇和后唇 3 以阴道为界，可将子宫颈分为上下两部，分别称为子宫颈阴道上部（占子宫颈的 2/3）和子宫颈阴道部（占子宫颈的 1/3）。子宫颈阴道上部两侧与子宫主韧带相连，而子宫颈阴道部则突入阴道内。

子宫颈主要由结缔组织构成，含少量平滑肌纤维、血管及弹力纤维。子宫颈管黏膜为单层高柱状上皮，黏膜内腺体分泌碱性黏液，形成黏液栓堵塞子宫颈管。黏液栓成分及性状受性激素影响，发生周期性变化。子宫颈阴道部由复层鳞状上皮覆盖，表面光滑。子宫颈外口柱状上皮与鳞状上皮交界处，是子宫颈癌及其癌前病变的好发部位。

正常情况下，子宫颈具有多种防御功能，包括黏膜免疫、体液免疫及细胞免疫，是阻止下生殖道病原菌进入上生殖道的重要防线，但子宫颈也容易受性交、分娩及宫腔操作的损伤，且子宫颈管单层柱状上皮抗感染能力较差，容易发生感染。因子宫颈阴道部鳞状上皮与阴道鳞状上皮相延续，阴道炎症可引起子宫颈阴道部炎症。若子宫颈管黏膜炎症得不到及时彻底治疗，可引起上生殖道炎症。

二、子宫颈组织学

1.子宫颈上皮由子宫颈阴道部鳞状上皮和子宫颈管柱状上皮组成，子宫颈组织学的特殊性是发生宫颈上皮内瘤样变（CIN）和宫颈癌的病理学基础。

（1）子宫颈阴道部鳞状上皮由深至浅可分为基底带、中间带及浅表带 3 个带。基底带由基底细胞和旁基底细胞组成。基底细胞和旁基底细胞含有表皮生长因子受体（EGFR）、雌激素受体（ER）及孕激素受体（PR）。基底细胞为储备细胞，无明显细胞增生表现，在某些因素刺激下可以增生，也可以增生成为不典型鳞状细胞或分化为成熟鳞状细胞。旁基底细胞为增生活跃的细胞，偶见核分裂象。中间带与浅表带为完全不增生的分化细胞，细胞渐趋死亡、脱落。

（2）子宫颈管柱状上皮为分化良好细胞，而柱状上皮下细胞为储备细胞，具有分化或增生能力，通常在病理切片中见不到。柱状上皮下储备细胞的起源，有两种不同观点：①直接来源于柱状细胞。细胞培养和细胞种植实验结果显示，人柱状细胞可以双向分化，即分化为 CK7 和 CK18 阳性分泌黏液的柱状细胞和分化为 CK13 阳性的储备细胞；②来源于子宫颈鳞状上皮的基底细胞。

（3）转化区，也称为移行带分为以下三种：①原始鳞-柱状交接部：胎儿期，来源于原始鳞-柱状交接部尿生殖窦的鳞状上皮向头侧生长，至子宫颈外口与子宫颈管柱状上皮相邻，形成原始鳞-柱状交接部；②生理鳞-柱状交接部：青春期后，在雌激素作用下，子宫颈发育增大，子宫颈管黏膜组织向尾侧移动，即子宫颈管柱状上皮及其下的间质成分到达子宫颈阴道部，使原始鳞-柱状交接部外移。原始鳞-柱状交接的内侧，由于覆盖的子宫颈管单层柱状上皮菲薄，其下间质透出呈红色，外观呈细颗粒状的红色区，称为柱状上皮异位。由于肉眼观似糜烂，过去称为“宫颈糜烂”，实际上并非真性糜烂，现已废弃这一名词。此后，在阴道酸性环境或致病菌作用下，外移的柱状上皮由原始鳞-柱状交接部的内侧向子宫颈口方向逐渐被鳞状上皮替代，形成新的鳞-柱状交接部，即生理鳞-柱状交接部；③转化区：原始鳞-柱状交接部和生理鳞-柱状交接部之间的区域，称为转化区。在转化区形成过程中，新生的鳞状上皮覆盖子宫颈腺管口或伸入腺管，将腺管口堵塞，腺管周围的结缔组织增生或形成瘢痕压迫腺管，使腺管变窄或堵塞，腺体分泌物潴留于腺管内形成囊肿，称为子宫颈腺囊肿。子宫颈腺囊肿可作为辨认转化区的一个标志。绝经后雌激素水平下降，子宫颈萎缩，原始鳞-柱状交接部退回至子宫颈管内。

转化区表面被覆的柱状上皮被鳞状上皮替代的机制：①鳞状上皮化生：暴露于子宫颈阴道部的柱状上皮受阴道酸性影响，柱状上皮下未分化储备细胞开始增生，并逐渐转化为鳞状上皮，继之柱状上皮脱落，被覆层鳞状细胞所替代。化生的鳞状上皮偶可分化为成熟的角化细胞，但一般均为大小形态一致、形圆而核大的未成熟鳞状细胞，无明显表层、中层、底层 3 层之分，也无核深染、异型或异常分裂象。化生的鳞状上皮既不同于子宫颈阴道部的正常鳞状上皮，镜检时见到两者间的分界线；又不同于不典型增生，因而不应混淆。子宫颈管腺上皮也可鳞化而形成鳞化腺体；②鳞状上皮化：子宫颈阴道部鳞状上皮直接长入柱状上皮与其基膜之间，直至柱状上皮完全脱落而被鳞状上皮替代。

转化区成熟的化生鳞状上皮对致癌物的刺激相对不敏感，但未成熟的化生鳞状上皮却代谢活跃，在人乳头瘤病毒等的刺激下，发生细胞异常增生、分化不良、排列紊乱、细胞核异常、有丝分裂增加，最后形成 CIN。

三、定义

宫颈上皮内瘤变是一组与宫颈浸润癌密切相关的癌前期病变的统称，包括宫颈不典型增生和宫颈原位癌，反映了宫颈癌连续发展中的过程，即由宫颈不典型增生（轻-中-重）-原位癌-早期浸润癌-浸润癌的一系列病理变化。CIN 已被国内外病理学者和妇科肿瘤学者所接受。

CIN 是发病率及病死率居女性恶性肿瘤的第二位的宫颈癌密切相关的癌前病变，由低级到高级逐渐发展，反映了宫颈癌发生发展中的连续病理过程。近年随着宫颈癌早诊早治工作的广泛开展，使宫颈癌的预防和治疗时间明显前移，使更多的 CIN 被发现，近年呈现发病增加和年轻化趋势，已引起广泛关注。宫颈作为子宫的重要组成部分，与生殖关系密切，且对受孕和维持妊娠及分娩具有重要作用。CIN 作为最常见的宫颈病变，了解其与生殖医学的关系，尤其是掌握妊娠合并 CIN 的诊治特点有着极为重要的临床意义。

四、发病率

CIN 的发生多与生殖道的持续人乳头瘤病毒感染有关。近年来，宫颈癌患病的“年轻化”和 CIN 发病率的增加十分明显，且呈上升趋势，并有全球普遍性，中国调查结果也同样显示了这一趋势，这都归因于 HPV 的感染。据调查表明，80%的女性在其一生中都有过发生生殖道 HPV 感染，其中 5%发生生殖道疣，35%宫颈刮片异常，25%发生 CIN，而小于 1%发生宫颈癌。在开始性生活的 2 年内的女性 50%都能发现生殖道 HPV 感染。而全球青年中初次性交的年龄偏低，如美国为 16~17 岁，韩国平均为 13.3 岁等，这就必然导致上述的宫颈上皮内瘤变的“年轻化”及发病率的增加。

五、分类

宫颈上皮内病变分为低级别鳞状上皮内病变（LSIL）、高级别鳞状上皮内病变（HSIL）和原位腺癌（AIS）。LSIL 包括 CINI、轻度不典型增生、扁平湿疣等，大部分 LSIL 常自然消退。HSIL 包括 CINII、CINIII、中度不典型增生、重度不典型增生、原位癌，这是一组具有恶性转化风险的病变。原位腺癌包括中度腺上皮内瘤变和重度腺上皮内瘤变（CGIN），具有很大的进展风险。

六、病因

HPV 为宫颈上皮内病变主要致病因子，慢性感染、性传播疾病、吸烟等为协同因素。

（一）低级别鳞状上皮内病变（LSIL）

目前已知的 HPV 亚型有 120 多种，其中 40 多个可以感染宫颈。大部分感染由 13-15 个 HPV 高危亚型（16，18，31，33，35，45，51，52，56）和 4-6 个低危亚型（6，11，42，43，44）引起，其中高危亚型感染占 80%~85%，其余为低危亚型感染。LSIL 中 HPV 通常为非整合状态，宿主基因组相对稳定。随着鳞状上皮的成熟分化，感染易被机体清除。

（二）高级别鳞状上皮内病变（HSIL）

HSIL 是高危型 HPV 感染导致，超过 50%的病例为 HPV16 和 HPV18 合感染。慢性炎症、性传播疾病、吸烟等慢性损伤因子可能导致宿主 DNA 损伤，使基因组处于不稳定状态，HPVDNA 则容易发生和宿主基因组的整合。HSIL 中 HPV 的整合随病变进展不断提高。整合状态的 HPV 过度表达 E6 和 E7 蛋白，它们分别降解 p53 和抑制 Rb 基因，使得机体最重要的 2 个抑癌基因的失活，通过一系列的生物学效应，导致：①抑制局部免疫功能，使感染得以持续；②使感染的鳞状细胞去分化、和永生化状态，因而形成局部鳞状细胞的单克隆性过度增生，局部上皮内病变形成。

（三）原位腺癌（AIS）

绝大多数由高危型 HPV 感染导致，最常见的亚型为 HPV18 和 HPV16，其致病机制目前不完全清楚。

1.CIN 的分级

CIN 分为 3 级，反映了 CIN 发生的连续病理过程。

I级：即轻度异型。上皮下 1/3 层细胞核增大，核质比例略增大，核染色稍加深，核分裂象少，细胞极性正常。

II级：即中度异型。上皮下 1/3~2/3 层细胞核明显增大，核质比例增大，核深染，核分裂象较多，细胞数量明显增多，细胞极性尚存。

III级；包括重度异型和原位癌。病变细胞占据 2/3 层以上或全部上皮层，细胞核异常增大，核质比例显著增大，核形不规则，染色较深，核分裂象多，细胞拥挤，排列紊乱，无极性。

目前，CIN 的病理学分级采用二级分级。即低级别病变（CINI）和高级别病变（包括 CINII和 CINIII）。

七、临床表现

（一）症状

CIN 约 30%~55%无明显症状，部分有白带增多、白带带血、接触性出血或性交出血的表现。

（二）体征

无明显特异性表现，可与妊娠期宫颈的生理变化相似，外观可见轻度-中度鳞柱交界外移，有时见红色斑或白色斑，红斑为正常移行带或其前的柱状上皮，白斑是由于角化或过度角化所致。

八、诊断

子宫颈上皮内瘤变（CIN）诊断程序采用三阶梯诊断流程，包括：

1.子宫颈/阴道细胞病理学和（或）HPVDNA 分子检测。

2.阴道镜检查。

3.组织病理学诊断。

（一）子宫颈/阴道细胞学

不论采用传统的巴氏制片还是液基薄层制片，建议采用子宫颈/阴道细胞病理学诊断的 TBS 报告系统。

1.细胞学诊断总体分类

未见上皮内病变细胞或恶性细胞（NILM）、其他细胞（子宫内膜细胞出现在 40 岁以后妇女涂片中要报告）和上皮细胞异常。

上皮细胞异常包括鳞状上皮细胞异常和腺上皮细胞异常。其中鳞状细胞异常包括：①非典型鳞状细胞（ASC）：又包括无明确诊断意义的非典型鳞状细胞（ASC-US）和非典型鳞状细胞不除外高度鳞状上皮内病变（ASC-H）；②鳞状上皮内低度病变（LSIL），包括核周挖空细胞或 CINI；③鳞状上皮内高度病变（HSIL），包括 CIN2 和 CIN3；④鳞状细胞癌（SCC）。

腺细胞异常：①非典型腺细胞（AGC）：包括非典型颈管腺细胞和非典型宫内膜腺细胞，以及无其他具体指定：②非典型腺细胞倾向瘤变（AGC-FN）；③颈管原位腺癌；④腺癌（颈管、宫内膜、子宫以外、其他）。

2.细胞学异常处理

（1）对 ASC-US 病例，可直接行阴道镜检查或 6~12 个月后复查细胞学或采取 HPVDNA 检测进行分层处理，如高危型 HPVDNA 阳性的 ASC-US 病例建议行阴道镜检查，阴性的 ASC-US 病例可 6~12 个月后复查细胞学。

（2）对 ASC-H 及 LSIL 的病例，应做阴道镜检查及可疑病灶处活检。

（3）对于 HSIL 的病例，必须做阴道镜检查及可疑病灶处活检，也可直接做诊断性锥切。

（4）非典型腺细胞病例处理：所有病例都应做 HPVDNA 检测、阴道镜和颈管检查及子宫内膜检查。

3.HPVDNA 检测

（1）30 岁以上女性（已婚或未婚但有性生活）可行高危型 HPV 检测，建议有条件者进行细胞学和 HPV 联合检测。

（2）如 HPV16/18 型阳性者，无论细胞学结果如何均建议行阴道镜检查。

（二）阴道镜检查

在阴道镜的指导下，对所有可疑癌前期病变区取活检组织学标本。宫颈醋白上皮、点状血管和镶嵌为 CIN 最常见的异常阴道镜“三联征”图像。在不具备阴道镜的条件下，也可以开展子宫颈的肉眼观察，即涂醋酸后或碘液后的肉眼观察（VIA/VILI），在病变部位即有醋白上皮或碘不着色处取多点活检，进行组织病理学检查。

（三）组织病理学诊断

1.宫颈活检及颈管内膜刮取术（ECC）

当细胞学异常而阴道镜检查阴性或为不满意的阴道镜检查，应常规做 ECC。绝经前后的妇女宫颈萎缩或光滑时，ECC 更有意义。

2.宫颈环行电切术（LEEP）或宫颈锥切术的适应证为

（1）宫颈细胞学多次诊断 HSIL，阴道镜检查阴性或不满意或镜下活检阴性，颈管刮除术阴性。

（2）宫颈细胞学诊断较阴道镜下活检诊断病变级别高，或提示可疑浸润癌。

（3）CIN2/3 病变。

（4）宫颈细胞学提示腺上皮异常倾向瘤变，或更高级别诊断者，无论 ECC 结果如何。

（5）阴道镜检查或镜下活检怀疑早期浸润癌或怀疑宫颈原位腺癌。

九、处理

（一）高危型 HPV 感染不伴宫颈病变的处理

6 个月后复查细胞学，1 年以后复查细胞学和 HPV。

（二）CINI的处理

由于 CINI 病例在以后的随访中有较高的比例可以转为正常，因此，对于 CINI的处理越来越趋向于保守。可暂按炎症处理。

1.需要处理的指征

CINI并细胞学结果为 HSIL/AGC 或以上的病例，或 CINI 病变持续 2 年，其他情况均可观察随访，不需治疗。

2.处理的方法

阴道镜检查满意者，需治疗者可采用冷冻、电灼、激光、微波等物理治疗；阴道镜检查不满意者应采用 LEEP 或锥切治疗。

3.随访

6 个月后复查细胞学，如无异常 1 年以后复查细胞学和 HPV。如细胞学结果是 ASC-US 及以上病变或高危型 HPV 阳性，需行阴道镜检查。

（三）CINII/III的处理

1.观察

仅妊娠期的 CINII/III可观察，每 3 个月进行一次细胞学和阴道镜联合检查，产后 6~8

周再次进行评估，按重新评估后情况处理。其他病例需要治疗。

2.治疗

阴道镜检查满意的CINII可选择LEEP或物理治疗，但之前必须行ECC除外宫颈管内病变。CINIII应行LEEP或宫颈锥形切除术，子宫切除术一般不作为CINII/III治疗的首选。

3.随访

每3~6个月进行宫颈细胞学和（或）HPV检测，连续3次正常后，可选择每年1次的细胞学和（或）HPV，随访时任一项阳性均建议行阴道镜检查。CINII/III病例要坚持随访20年。CINII/III全子宫切除术后18个月内定期进行细胞学的随访及阴道镜检查2次，若均为阴性，以后每年进行1次阴道细胞学检查。

十、并发症及处理

（一）宫颈锥切术常见的并发症包括

1.伤口感染

主要原因是经血等污染导致伤口污染所致，其主要预防方法是术后预防性使用抗生素，外阴、人工阴道清洁护理。

2.术中术后大出血

术中手术解剖结构要清晰，锥切范围不可过大，及时结扎血管止血。术后阴道大出血，多为创面感染或结痂脱落，血管受损破裂。可阴道塞纱压迫及止血治疗，一般经过非手术治疗均可治愈，必要时缝扎止血。

（二）全子宫切除手术常见的并发症

1.伤口感染

主要预防方法是术后预防性使用抗生素、保持伤口清洁。

2.术中大出血、盆腔血肿

手术解剖结构要清晰，分离小心，及时结扎血管止血。术后止血治疗，一般经过非手术治疗均可治愈。

3.直肠、膀胱损伤

常规术前肠道准备，术后常规膀胱镜检查，若发现损伤及时行修补术。

十一、对普通人群、绝经期后、免疫功能低下妇女CIN的治疗原则

（一）宫颈细胞学结果≤LSIL阴道镜检查满意的CINI

可不做治疗、保守观察，12个月后重复宫颈细胞学＋阴道镜检查。

（二）宫颈细胞学结果≤LSIL、阴道镜检查不满意的CINI

应除外宫颈管内有无CINII，III或宫颈浸润癌后，再决定后续处理。

（三）宫颈细胞学结果≥LSIL、经活检确诊为CINII，III的处理

无论阴道镜检查结果满意/或不满意，原则上均应行宫颈锥切术，目的为不遗漏宫颈管内隐匿的病变，特别是宫颈浸润癌。宫颈锥切术前宜行阴道镜检查，以明确CIN的解剖学位置及其分布特征。

（四）对阴道镜检查结果满意、ECC结果为阴性，且CIN病灶面积较小

可以选择物理治疗。

十二、对妊娠期妇女CIN的治疗原则

（一）宫颈细胞学结果≤LSIL、阴道镜检查满意的CINⅠ

原则上不取宫颈活检、不做治疗、禁止行ECC，推迟至产后6周后重复宫颈细胞学或联合阴道镜检查。

（二）宫颈细胞学结果≤LSIL、阴道镜检查不满意的CINⅠ

保守观察至产后6周重复宫颈细胞学或联合阴道镜检查。

（三）宫颈细胞学结果≥LSIL、经活检确诊为CINⅡ，Ⅲ的处理

在有经验的医生排除了宫颈癌后，对CINⅡ，Ⅲ的治疗，原则上推迟至产后6周评估处理。在妊娠期，可以每3个月重复细胞学和阴道镜检查。

十三、对青春期妇女/或年轻未生育妇女CIN的治疗原则

（一）对CINⅠ不做治疗

建议每年细胞学复查，如24个月后结果为ASCUS或以上改变，进行阴道镜检查。

（二）对CINⅡ的治疗

在有经验的阴道镜专家检查评估后，依然可以在一年内每4~6个月重复一次宫颈细胞学检查。

（三）对CINⅢ的治疗

宫颈锥切术。最好由经验丰富的医生实施本手术，术前应对其未来妊娠可能发生的早产或胎膜早破的风险履行告知义务。

十四、对CIN治疗后的随访

（一）LSIL（CINⅠ/HPV）

每12个月重复一次宫颈细胞学或宫颈细胞学检查。

（二）HSIL（CINⅡ，Ⅲ包括原位癌）

每4~6个月重复一次宫颈细胞学检查，连续2次结果正常后，可进入常规筛查（每年1次），有条件者，建议终身随访。

（孙冬岩）

第七节　卵巢恶性肿瘤

一、概述

卵巢恶性肿瘤是女性生殖器三大恶性肿瘤之一，至今缺乏有效的早期诊断方法，卵巢恶性肿瘤5年存活率仍较低，徘徊在25%~30%。随着宫颈癌及子宫内膜癌诊断和治疗的进展，卵巢癌已成为严重威胁妇女生命的肿瘤。

二、卵巢恶性肿瘤的转移途径

（一）卵巢恶性肿瘤的转移特点

通常外观局限的肿瘤，却在腹膜、大网膜、腹膜后淋巴结、横膈等部位已有亚临床转移。其转移途径主要通过直接蔓延及腹腔种植，瘤细胞可直接侵犯包膜，累及邻近器官，并广泛种植于腹膜及大网膜表面。

（二）淋巴道转移

也是重要的转移途径，有三种方式：

1.沿卵巢血管走行，从卵巢淋巴管向上达腹主动脉旁淋巴结。

2.从卵巢门淋巴管达髂内、髂外淋巴结，经髂总淋巴结至腹主动脉旁淋巴结。

3.沿圆韧带入髂外及腹股沟淋巴结。横膈为转移的好发部位，尤其右膈下淋巴丛密集，故最易受侵犯。

（三）血行转移

少见，终末期时可转移到肝及肺。

三、临床表现

早期常无症状，仅因其他原因作妇科检查偶然发现。一旦出现症状常表现为腹胀、腹部肿块及腹水等。症状轻重取决于：①肿瘤的大小、位置、侵犯邻近器官的程度；②肿瘤的组织学类型；③有无并发症。肿瘤若向周围组织浸润或压迫神经，可引起腹痛、腰痛或下肢疼痛；若压迫盆腔静脉，出现下肢水肿；若为功能性肿瘤，产生相应的雌激素或雄激素过多症状。晚期时表现消瘦、严重贫血等恶病质征象。三合诊检查在阴道后穹窿触及盆腔内散在质硬结节，肿块多为双侧，实性或半实性，表面高低不平，固定不动，常伴有腹水。有时在腹股沟、腋下或锁骨上可触及肿大淋巴结。

四、诊断

卵巢肿瘤虽无特异性症状，根据患者年龄、病史特点及局部体征可初步确定是否为卵巢肿瘤，并对良、恶性作出估计，并进行相关辅助检查。

（一）症状

早期卵巢癌常无症状，偶尔因肿瘤生长或播散引起局部隐痛不适，不易引起患者重视。所谓卵巢癌“三联征”是指：①40 岁以上妇女；②有腹胀、腹痛等胃肠道症状；③较长时间的卵巢功能障碍。三联征至少应引起妇科医生的警惕，盆腔检查发现附件包块及包块性质的估价，仍是非常重要的。

1.短期内出现腹胀，腹部肿块及腹水。

2.腹部包块迅速增长，外形多不规则，实质性居多，肿瘤浸润周围组织或压迫神经时，可引起腰痛或坐骨神经痛，若压迫盆腔静脉，可出现下肢水肿。

3.腹水增长迅速，表示癌组织在腹腔内蔓延，癌肿扩散到肺或胸膜，可出现胸腔积液（但尸解证实其中一部分胸腔积液并非转移，可能为 Meigs 综合征）。

4.晚期癌患者可出现消瘦、贫血、低热、乏力、食欲消失等恶病质现象。

（二）妇科检查

早期卵巢癌体积小，为区别生理性囊肿与肿瘤，一般以 5cm 为界，定期查 2 个月。如果为功能性囊肿可缩小，如果增大，应警惕。盆腔肿块大于 5cm 者，必须认真对待。但肿瘤<5cm，—直持续存在仍不能放松警惕，卵巢浆液性癌中有些病例原发肿瘤体积小即开始卵巢外转移。故肿瘤小亦应注意，尤其实质性肿瘤，50%是恶性的。任何绝经后妇女，摸到盆腔包块，应作腹腔镜检查或手术探查，因为绝经后妇女 25%的卵巢肿瘤和 50%的实质肿瘤都是恶性的。妇科检查如果有下述发现，应高度怀疑卵巢癌。

1.附件包块是实性或囊实性，其中 50%是恶性的，而囊性只有 10%是恶性的。

2.肿瘤粘连固定者多为恶性。

3.恶性者 70%累及双侧。

4.肿瘤不规则，表面结节感多为恶性。

5.子宫直肠窝结节、质硬，有时附件肿物与子宫直肠窝结节连成一片（除外内异症、炎性包块），约 90%是卵巢癌。

6.腹水或合并胸腔积液，特别为血性腹水者。曾有不少卵巢癌腹水被误诊为结核性腹膜炎，以致耽误治疗达数月之久。

7.肿瘤生长迅速者。

8.合并上腹部包块，可能为大网膜转移。

9.锁骨上、颈部、腋下或腹股沟淋巴结肿大者，尤其左锁骨上淋巴结肿大者。

（三）B 型超声检查

能检测盆腔肿块部位、大小、形态及性质，对肿块来源作出定位，是否来自卵巢，也可提示肿瘤性质，如囊性或实性，良性或恶性，并能鉴别卵巢肿瘤、腹水和结核性包裹性积液。恶性肿瘤的超声特点：①肿块多为实性；②肿块内回声不规则，强弱不均；③囊壁厚，不整齐，有突向囊腔的实性区或乳头；④肿瘤有浸润或穿破囊壁向外生长时，肿块的轮廓不清，边缘不整齐；⑤常合并腹水。有经验的医生 B 型超声检查的临床诊断符合率超过 90%，但直径<1cm 的实性肿瘤不易测出。通过彩色多普勒超声扫描，能测定卵巢及其新生组织血流变化，有助于诊断。

（四）肿瘤标志物

1.血清 CA125

卵巢上皮癌除黏液性囊腺癌外，此抗原可增高，可用卵巢癌单克隆抗体 CA125 来测定。82%上皮性癌的 CA125>35U/ml，但约 6%良性疾病患者和 1%的健康妇女 CA125>35U/ml，所以并不具备高度特异性，可作为术前诊断术后病情监测的辅助指标。

2.血清唾液酸或脂连唾液酸检测（LSA）

LSA 是肿瘤蛋白过度合成和释放的结果，是肿瘤发生发展过程中的伴随现象。有报道 LSA 对上皮性癌的敏感性为 83%。但炎症时 LSA 可随急性期反应蛋白的增高而上升，会出现假阳性。

3.血清甲胎蛋白（AFP）

是卵巢内胚窦瘤的标志物，未成熟畸形瘤、绒毛膜癌、胚胎癌含有内胚窦结构者 AFP 也可升高，AFP 常先于临床体征出现，可作为肿瘤诊断及术后病情监测指标。

4.血清绒毛膜促性腺激素（HCG）

绒毛膜癌或其他生殖细胞肿瘤含有绒癌成分者均可阳性（如果 HCG 及 AFP 均阳性则为胚胎癌）。

5.类固醇激素的测定

卵巢性索间质肿瘤中的各种不同组织类型的肿瘤，有一部分有分泌类固醇激素的功能，近年发现尚可同时分泌孕激素。颗粒细胞瘤及环管状性索间质瘤可分泌雌激素，卵巢支持细胞瘤及间质细胞瘤、卵巢硬化间质瘤可分泌雄激素，血内睾酮可升高。肿瘤切除后，激素水平可下降，肿瘤复发则升高，故可作为监测病情的标志物。

6.血清乳酸脱氢酶（LDH）

卵巢癌患者血清及腹水中 LDH 明显升高。而良性肿瘤时含量低，故 LDH 对卵巢癌尤其生殖细胞恶性肿瘤的诊断有一定帮助。

7.神经细胞特异性烯醇化酶（NSE）

NSE 可大量存在于正常神经组织及神经细胞肿瘤中，因此对于神经细胞肿瘤和神经内分泌性肿瘤有诊断价值。报道（1989）未成熟畸胎瘤及无性细胞瘤也可使 NSE 升高，对该两种肿瘤检测有意义。

8.米勒管抑制激素（Mis）

由男性胎儿的性腺间质细胞产生，可使米勒管退化。女性胎儿出生后，卵巢间质细胞和颗粒细胞也可分泌 Mis，来源于性索间质的各种肿瘤可能都会分泌该激素，故可作为性索间质瘤的监测指标。有国外报道 Mis 是颗粒细胞瘤一个敏感、特异、可靠的标志物。

9.滤泡调节蛋白（FRP）

由卵巢颗粒细胞分泌，有调整滤泡发育及分泌类固醇激素的功能，检测发现，79%颗粒细胞瘤患者血清 FRP 升高。

10.CEA（癌胚抗原）

上皮性囊腺癌的阳性率达 46%，但如果 CA125 正常，CEA 增高，则可能为胃肠道癌肿。

（五）腹腔镜检查

直接看到肿块大体情况，并对整个盆、腹腔进行观察，又可窥视横膈部位，在可疑部位进行多点活检，抽吸腹腔液行细胞学检查，用以确诊及术后监测。但巨大肿块或粘连性肿块禁忌行腹腔镜检查。腹腔镜检查无法观察腹膜后淋巴结。

（六）放射学诊断

1.胃肠钡餐检查

可帮助了解卵巢肿瘤有无转移、侵犯胃肠道，排除胃肠道原发病变，协助鉴别腹水和巨大卵巢肿瘤。

2.X 线胸片

可显示肺部情况，以了解胸腔有无积液及肺部有无转移灶。

3.CT 检查

可显示肿物图像，有无肝、肺及腹膜后淋巴转移。但 CT 检出率与癌灶的体积大小有关。直径<1cm 的病灶，检出率为 10%；直径>1cm，为 37%；直径多 2cm，检出率为 42%。腹膜后淋巴转移的检出率更低，因为 80%转移淋巴结直≤1cm。但术前淋巴造影可比较准确地估价盆腔及腹主动脉旁淋巴结转移，准确率达 80%~90%，提高了术中淋巴清除的主动性和彻底性。

4.静脉肾盂造影

了解肾功能，肿瘤与膀胱及输尿管的关系，利于术前估计手术难度和范围。在无特殊适应证时作 CT、静脉肾盂造影及钡灌肠对诊断并无帮助。

（七）细胞学检查

阴道脱落细胞涂片找癌细胞用以诊断卵巢恶性肿瘤，阳性率不高，诊断价值不大。腹水或腹腔冲洗液找癌细胞对Ⅰ期患者进一步确定临床分期及选择治疗方法有意义，并可用以随访观察疗效。卵巢癌常很早穿破包膜向囊外生长，有时包膜外观正常，但已有癌肿浸润，致癌细胞脱落于盆腔。Elkings 报道局限在卵巢、包膜完整的卵巢癌，腹腔冲洗液中有 5%可找到癌细胞，如果已有腹水则癌细胞阳性率更高。可结合病情采取以下不同方法取材。

1.阴道后穹窿吸液涂片检查找癌细胞。

2.子宫直肠窝穿刺吸液或冲洗液查癌细胞。

3.腹水查癌细胞。

4.瘤体穿刺细胞学检查。

五、卵巢恶性肿瘤的鉴别诊断

（一）子宫内膜异位症

内异症形成的粘连性肿块及直肠子宫陷凹结节与卵巢恶性肿瘤很难鉴别。前者常有进行性痛经加重、月经过多、经前不规则阴道流血等。试用孕激素治疗可辅助鉴别，B 型超声检查、腹腔镜检查是有效的辅助诊断方法，有时需剖腹探查才能确诊。

（二）盆腔结缔组织炎

有流产或产褥感染病史，表现为发热、下腹痛，妇科检查附件区组织增厚、压痛、片状块物达盆壁。用抗生素治疗症状缓解，块物缩小。若治疗后症状、体征无改善，块物反而增大，应考虑为卵巢恶性肿瘤。B 型超声检查有助于鉴别。

（三）结核性腹膜炎

常合并腹水，盆、腹腔内粘连性块物形成，多发生于年轻、不孕妇女。多有肺结核史，全身症状有消瘦、乏力、低热、盗汗、食欲不振、月经稀少或闭经。妇科检查肿块位置较高，形状不规则，界限不清，固定不动。叩诊时鼓音和浊音分界不清。B 型超声检查、X 线胃肠检查多可协助诊断，必要时行剖腹探查确诊。

（四）生殖道以外的肿瘤

需与腹膜后肿瘤、直肠癌、乙状结肠癌等鉴别。腹膜后肿瘤固定不动，位置低者使子宫或直肠移位，肠癌多有典型消化道症状，B 型超声检查、钡剂灌肠等有助于鉴别。

（五）转移性卵巢肿瘤

与卵巢恶性肿瘤不易鉴别。若在附件区扪及双侧性、中等大、肾形、活动的实性肿块，应疑为转移性卵巢肿瘤。若患者有消化道症状，有消化道癌、乳癌病史，诊断基本可成立。但多数病例无原发性肿瘤病史。

六、治疗

首选手术治疗。根据患者年龄、对生育的要求、肿瘤的性质、临床分期以及患者全身情况等综合分析而确定手术范围。若为恶性肿瘤，依据术中冰冻检查确定的病理类型，决定手术范围及术后辅以相应的化学药物治疗或放射治疗。

（张兰）

第八节　外阴恶性肿瘤

一、概述

外阴癌是指原发于外阴皮肤、黏膜及其附属器官和前庭大腺的癌灶，以鳞状细胞癌最常见，其余为恶性黑色素瘤、腺癌、巴氏腺癌、Paget 病及汗腺癌、基底细胞癌、非特异性腺癌（NOS）等，此外，尚有为数不少的转移癌。近年来，外阴癌发病率有增长趋势，可能与人乳头瘤病毒、单纯疱疹病毒感染有关。另外，也与免疫抑制、高血压、糖尿病有关。

二、病因及发病机制

流行病学调查发现，与外阴癌发病有关的因素有：

1.人乳头瘤病毒（HPV）感染，60%的外阴癌患者可检测出 HPV-DNA，以 HPV16、18、31 型多见。

2.梅毒、湿疣和淋巴肉芽肿同外阴癌发生有关。北京协和医院的资料表明，外阴癌患者梅毒感染率较一般患者高 5~6 倍；国外有 50%以上的外阴癌患者曾有梅毒和淋巴肉芽肿的报道，但其内在的关系尚不清楚。

3.外阴的慢性营养障碍，如外阴硬化性苔藓、外阴增生性营养障碍等被认为是外阴的癌前病变，是外阴鳞状细胞发生癌变的高危因素。

4.最近的研究表明，生殖道其他部位癌前病变、恶性肿瘤及外阴的上皮内瘤变同外阴癌发生有关。20%外阴癌患者常并发第二种肿瘤，一般为宫颈癌或宫颈癌前病变，进一步说明二者在病因方面存在共性。

5.肥胖、高血压、糖尿病、吸烟可能与外阴癌有一定关系，但不是外阴癌发生的独立危险因子。

6.外阴癌前病变 VIN 发展为浸润癌与年龄有关。

7.外阴部慢性刺激由于外阴部组织结构及解剖学特点，易受月经、大小便、阴道分泌物等刺激或污染，长期慢性刺激可能为外阴癌的诱因之一。

三、临床表现

（一）症状

外阴癌年龄分布广泛，但主要以绝经后妇女为主。最常见的症状为外阴瘙痒，此症状多持续较长时间 5~20 年。瘙痒常常并非由于癌灶本身引起，多数患者有外阴前驱病变的病史，如外阴硬化萎缩性苔藓、外阴增生性营养障碍等。外阴癌常表现为局部溃疡和疼痛及各种不同形态的肿物，如结节状、菜花状、溃疡状。肿物合并感染或较晚期癌可出现分泌物增多、异味，渗液和出血。

（二）体征

病灶可累及外阴、会阴或肛门四周的任何部位，分中位型和侧位型。前者位于阴蒂、尿道口、阴道口、会阴后联合及会阴体；后者包括大小阴唇，大阴唇最多见，其次为小阴唇、阴蒂、会阴、尿道口、肛门周围等。病灶大小不一，癌灶周围皮肤可以正常也可合并白斑，或其他色素沉着。早期局部丘疹、结节或小溃疡；晚期见不规则肿块，伴或不伴破溃或呈乳头样肿瘤，有时见“相吻病灶”。若癌灶已转移至腹股沟淋巴结，可扪及一侧或双侧腹股沟淋巴结增大、质硬、固定。

（三）并发身体其他部位的原位癌

外阴癌有15%~33%并发身体其他部位的原位癌，其中以生殖道癌较多见，约为身体其他部位的两倍，又以宫颈癌最为多见。合并宫颈癌者国内报道有6.3%~15%，国外报道为1.9%~35%。大部分为原位癌或早期浸润癌。

四、诊断

外阴癌常伴有外阴瘙痒，外观大小不一，如菜花样、溃疡或肿块，恶性黑色素瘤可表现为色素沉着的肿物。肿物合并感染或晚期癌时可出现疼痛、渗液和出血。根据活组织病理检查，诊断不难。早期常被患者本人及医务人员忽略而漏诊。若有可疑应及时做活组织检查，明确诊断后再予治疗。为保证病理诊断的正确性，活检时应尽量取新鲜的病灶组织。凡临床疑为黑色素瘤者，应在做好手术准备的情况下取活检，取材时尽量将肿物完整地切除，行快速冰冻病理检查，一旦确诊为该病，应立即行手术治疗。采用甲苯胺蓝染色外阴部，再用1%醋酸洗去染料，在蓝染部位做活检，或借用阴道镜观察外阴部皮肤也有助于定位活检，提高活检阳性率；外阴病灶呈浅表糜烂者，可在病灶处取材行涂片细胞学检查；外阴癌治疗前，应行B超或CT、MRI等检查，了解盆腹腔、腹膜后淋巴结和较晚期病灶与周围组织、器官的情况，从而在治疗前作出准确分期，为制订治疗方案提供依据；对一些较晚期的外阴癌需做膀胱、直肠镜检查，以了解膀胱、直肠的情况；近年来国外学者将前哨淋巴结活检技术引人早期外阴癌的治疗，阴性者可免除腹股沟淋巴结清扫术。

五、治疗

外阴癌的治疗是以手术为主，传统的手术方法是广泛的外阴根治术加腹股沟淋巴结清扫术，有时还附加盆腔淋巴结清扫术。长期以来，这种传统的手术普遍应用于不同期别及不同组织分化类型的外阴癌，取得了较好的治疗效果。然而，外阴癌手术对患者创伤较大，多数手术伤口不能I期愈合，术后外阴严重变形，影响性生活及患者心理，老年患者也难以接受创伤性较大的手术，且易产生各种并发症，如肿瘤累及尿道、肛门或直肠又难以作广泛切除，达不到根治的目的，影响疗效和生活质量。近年来随着外阴癌临床研究的深入，对外阴癌生物行为的深入了解，以及放疗设备和技术的改进，化疗的合并应用，对外阴癌的处理也有了很多改进。众多学者提倡缩小手术范围；对浸润癌患者治疗强调个体化，应根据患者的年龄、期别、病变部位及范围、肿瘤浸润深度、有无淋巴结转移等个体差异来选择不同的治疗方式；而且由于放疗技术和设备的改进，一些晚期患者通过放疗、化疗替代了脏器的清扫，或成功缩小了手术范围，国内外许多作者报道一些不宜手术的晚期病例，经放疗后得到根治。

近年来外阴癌的治疗有以下进展：

1.对浸润癌患者治疗个体化。

2.对局限性肿瘤采用改良的部分外阴根治术切除代替全外阴根治切除。

3.对外阴癌根治切除及腹股沟淋巴结清扫术采用三切口，保留皮肤及皮下间桥。

4.对 T_1 期肿瘤浸润深度<1mm者不做腹股沟淋巴结清扫术。

5.一侧 T_1 期病变无淋巴管间隙受累，同侧腹股沟淋巴结阴性不做对侧腹股沟淋巴结清扫。

6.当腹股沟有多个淋巴结转移时，取消常规盆腔淋巴结清扫术，而代之以腹股沟及盆腔淋巴结区放疗，合并化疗。

7.对晚期外阴癌采用放疗、手术综合治疗和放化疗、手术综合治疗代替部分患者盆腔脏器切除术加外阴根治切除术。

（张兰）

第九节 阴道恶性肿瘤

一、概述

阴道恶性肿瘤是发生在阴道部位的恶性肿瘤。80%~90%阴道癌是继发性的，可自子宫颈癌直接蔓延，或来自子宫内膜癌、卵巢癌及绒毛膜癌，另外膀胱、尿道或直肠癌亦常可转移至阴道。原发性阴道恶性肿瘤很罕见，占女性生殖器官恶性肿瘤的1%~2%，是由Cruveilhier在1826年第一次报道。阴道鳞状上皮癌占多数，为阴道恶性肿瘤的93%；腺癌次之，占4%~5%；其他如恶性黑色素瘤、葡萄状肉瘤、内胚窦瘤、纤维肉瘤、平滑肌肉瘤、淋巴肉瘤和血管肉瘤等极为罕见，不少妇产科医生在医疗实践中，只见过仅有的几例患者，因阴道的继发性癌较多见，在诊断原发性肿瘤前应考虑及排除继发性阴道癌的可能性。国内岑尧、王少平分析了国内原发性阴道癌1033病例，以鳞癌为主81.53%，腺癌12.7%，阴道肉瘤0.59%，恶性黑色素瘤0.59%，胚胎癌0.10%。Ⅰ期占12.78%，Ⅱ期38.53%，Ⅲ期占41.63%，Ⅳ期6.58%，总的5年生存率53.68%。

二、病因

大多数学者研究认为人类乳头状瘤病毒感染是引起原发性阴道癌的原因，大约有50%阴道癌患者可以测到HPV的DNA。由于阴道没有易于使HPV感染的未成熟上皮细胞的移行区，HPV的感染机制是通过由于性交或棉塞的应用造成黏膜擦伤而引起的，由于通过化生的鳞状细胞使擦伤愈合，HPV可能以在宫颈移行区相似的方式生长。有30%的原发性阴道癌患者曾经患有宫颈原位癌或浸润癌病史，这种现象被称为“区域效应学说”。大多数（95%）的阴道恶性肿瘤为鳞状细胞癌，其余则包括原发性与继发性腺癌，继发性鳞状细胞癌（在老年妇女中），透明细胞腺癌（在年轻妇女中）及黑色素瘤。最常见的阴道肉瘤，葡萄状肉瘤（胚胎性横纹肌肉瘤）的发病率高峰在3岁。

三、病理

病理上大体有3种类型：

1.菜花型

如延误治疗，菜花状肿物可充满整个阴道。开始常发生于阴道后壁上1/3处，癌细胞多高度分化，属外生型，很少向内浸润。

2.浸润型或溃疡型

癌肿形成溃疡，主要见于阴道前壁，常迅速向阴道周围浸润。

3.黏膜型

发展慢，可长时间局限于黏膜层，为阴道原位癌。但阴道原位癌更多伴发或继发子宫颈原位癌，或宫颈浸润性癌的周边改变。组织学上原发性阴道癌几乎都是鳞状上皮癌，极少为腺癌。

四、阴道恶性肿瘤的扩散与转移

由于阴道的特殊解剖关系，（结缔组织疏松、壁薄、淋巴丰富），癌瘤较易扩散。扩散途径主要为直接蔓延，淋巴转移及偶有远处转移。阴道上段癌瘤的淋巴转移途径基本同子宫颈癌；阴道下 1/3 基本同外阴癌；中 1/3 可以上下两个途径转移，从阴道下部的病损经过腹股沟淋巴结；从阴道上部的病变经过盆腔淋巴结，或血行转移。阴道癌可直接延伸扩散至局部阴道旁组织、膀胱或直肠。

五、临床表现

阴道恶性肿瘤的主要临床表现有：阴道不规则出血，性交后出血及绝经后出血；白带增多，甚至阴道有水样、血性分泌物伴有恶臭；随着病情发展可出现腰、腹痛，大小便障碍（包括尿频、尿血、尿痛及便血、便秘等）；严重者可形成膀胱-阴道瘘或直肠阴道瘘；晚期患者则可有肾功能障碍、贫血及其他继发症状，如肺转移可出现咳嗽、咯血，表浅淋巴结转移可触及肿大的淋巴结等。阴道局部病灶以乳头状或菜花型最多见，其次为溃疡状或浸润型。10%~20%的患者在诊断时没有症状。

阴道癌常发生于阴道后壁上 1/3 处，多数患者主诉绝经后少量不规则出血，恶臭分泌物和疼痛。清洁的塑料窥阴器有利于我们观察整个阴道壁。有时还需用碘溶液来处理以帮助分清肿瘤的界线。直肠阴道三合诊检查可帮助了解有无黏膜下、阴道旁侵犯或直肠受累。仅约 20%阴道癌患者可通过巴氏涂片和盆腔检查诊断。除了胸部 X 线检查和静脉肾盂造影以外，膀胱和直肠乙状结肠镜亦可作为常规检查。CT 和 MRI 可鉴别腹膜内和腹膜外病灶。MRI 还可以鉴别放射性纤维化病灶和复发性肿瘤。

六、临床分期

阴道恶性肿瘤临床分期按病变范围而定，是决定治疗方案和推测生存期的重要依据。现介绍 FIGO（1992 年）分类法如下：

0 期：原位癌或上皮内瘤变 3 级。

I期：肿瘤局限阴道壁。

II期：肿瘤累及阴道下组织但未扩散至骨盆壁。

III期：肿瘤扩散至骨盆壁。

IV期：肿瘤扩散超过真骨盆，或侵犯膀胱，或直肠黏膜，泡状水肿不能分为IV期。

IVA：肿瘤侵犯膀胱和/或直肠黏膜和/或超出真骨盆。

IVB：扩散至远处器官。

七、诊断

阴道恶性肿瘤诊断并不困难，一般常规妇科检查均可发现阴道异常表现。阴道壁新生组织亦容易取得组织送病理检查确诊。对于阴道壁无明显新生组织而异常者，如部分阴道壁充血、表浅糜烂，组织弹性不好乃至僵硬、结节，则应采取涂片送细胞学检查及阴道镜下检查，并在阴道镜协助下进行活检。

由于原发性阴道癌发病率低，在确诊本病时应严格除外继发性癌，特别是宫颈癌。以往曾有严格定义，即在诊断原发性阴道癌时，宫颈应完好无瘤，此项规则已变更，现采用诊断原则为：

1.宫颈和外阴未见癌肿。

2.距接受放射治疗的宫颈癌 10 年。

3.浸润性宫颈癌手术治疗 5 年后，宫颈原位癌手术治疗 2 年后。

4.尿道有肿物者，应诊断尿道癌。

对于病理已确诊的浸润性阴道癌应检查血尿常规、血生化、胸片、膀胱镜及直肠镜检查，必要时可行钡灌肠或骨骼放射检查，CT 及 MRI 检查可以判断是否转移。

八、治疗

（一）放疗和化疗

由于解剖上的原因，阴道膀胱间隔及阴道与直肠间隔不过 5mm，使得阴道癌的治疗较困难，而且本病发生较少，一个治疗中心，往往在几十年的时间内才能积累数量较多的病例，所介绍的经验往往又不是当今的技术条件。总结数十年多位专家的经验，放疗加化疗比单纯手术效果好，尤其是晚期患者，放疗和化疗综合治疗可以明显提高患者的生存率，延长生存时间。

（二）介入化疗治疗

目前，介入化疗在妇科癌症的治疗中得到广泛应用，为阴道恶性肿瘤的介入化疗提供了基础。阴道血供来源于髂内动脉分支，向供应肿瘤血供的相应血管内注入化疗药物，可增加癌组织药物浓度，有针对性地杀伤肿瘤细胞，提高治疗效果的同时降低毒副反应。陈春林等报道，动脉注药化疗后，癌组织药物浓度显著高于静脉化疗的药物浓度。

（三）中药治疗

对于阴道癌的治疗，有人首选全息肿瘤康复液中药治疗，取得十分理想的疗效。首先通过中药促进肿瘤细胞分化、促使肿瘤细胞自然凋亡；另一方面缓解患者的症状，如疼痛、下腹坠胀、出血及大小便的排出障碍。通过全息肿瘤康复液中药治疗患者所具有的临床症状如疼痛、出血、大小便排出障碍等，治疗 3~5 天就有所缓解，症状的彻底消失大约需要 1 个月。一般治疗 3 天，患者可出现排瘤的现象，坏死的肿瘤组织可自阴道、肠道、尿道排出，据观察，一次性排出最多的坏死肿瘤组织约 500g，堵塞的腔道立即可以畅通。

（四）综合治疗

根据患者具体情况进行个体化治疗是目前肿瘤治疗的趋势。原发性阴道癌患者，可按患者的个体情况综合放化疗和手术以及中药进行治疗，既能缩小手术范围，保持器官功能，又给予患者较大的治愈机会，治疗后生活质量亦有保证。手术方式有多种，放疗有术前、术后，腔内、腔外等多种方式及不同配合。

（张兰）

第四章　母体合并症并发症及分娩处理

第一节　胎盘早剥

一、概述

（一）定义

妊娠20周后或分娩期，正常位置的胎盘在胎儿娩出前部分或全部从宫壁剥离，称为胎盘早剥。

（二）高危因素

胎盘早剥的高危因素包括产妇有血管病变、机械因素、子宫静脉压升高、宫腔内压力骤减、高龄多产、外伤等。

（三）分级

胎盘早剥的病理为胎盘后出血，进而出现临床症状，随着剥离面增大，病情逐级加重，危及胎儿及孕妇生命。在临床上推荐使用胎盘早剥分级标准。作为对病情的判断与评估（见表4-1-1）。

表4-1-1 胎盘早剥的分级

分级	临床特征
0级	胎盘后有小凝血块，无临床症状
I级	阴道出血；可有子宫压痛和子宫强直性收缩；产妇无休克发生；胎儿无窘迫发生
II级	可能有阴道出血，产妇无休克；有胎儿窘迫发生
III级	可能有外出血；子宫强制性收缩明显，触诊呈板状，持续性腹痛，产妇发生出血性休克，胎儿死亡；30%产妇有凝血功能指标异常

《胎盘早剥临床诊断与处理规范》（第1版）推荐使用0~III级的分级该分级主要以母亲和胎儿的可以检查到的不同程度的临床表现和实验室检查为依据，实用性更高。如胎盘早剥出现胎死宫内时，不管孕产妇的临床症状轻重，一律归为III级。因为胎盘早剥一旦发生胎儿死亡，孕产妇弥散性血管内凝血（DIC）的风险明显增高。再如：胎盘早剥伴有胎儿窘迫发生，胎儿达可存活孕周，为II级，则以手术终止妊娠为宜。为了使临床医师能够准确地诊断和治疗，推荐使用以上指南中的胎盘早剥分级。

二、诊断

要着重考虑胎盘早剥的高危因素，仔细询问病史。胎盘早剥的临床典型症状是阴道出血、腹痛、子宫收缩和子宫压痛。在早剥早期，多表现为胎心率的变化及宫缩间歇放松不良。严重时，宫缩呈持续性，宫腔压力高，宫底升高，甚至呈板状，胎心消失。Ⅲ级患者病情凶险，可迅速发生休克，凝血功能障碍，甚至多器官功能损害。当早剥发生在后壁胎盘时，表现为腰背部疼痛。可伴有阴道出血，表现为陈旧性不凝血。典型的临床表现：阴道出血、腹痛、子宫收缩和子宫压痛。

超声是诊断症状不典型的胎盘早剥的常用方法，然而其敏感性有限，无异常发现时不能排除胎盘早剥的发生，但可以鉴别引起妊娠晚期出的血前置胎盘，并在保守治疗过程中，监测病情发展。胎心监护可以用于监测判断胎儿宫内状况。通过血常规、凝血功能、肝肾功能、DIC 等检查，了解失血状况以及各重要脏器如肝、肾、血液系统的血肿胎盘胎头损害情况。

三、治疗

胎盘早剥的治疗应根据孕周、早剥的分级、有无并发症、宫口开大情况等决定。

监测产妇生命体征，发现休克表现应积极输血、补液维持血液循环系统的稳定；有 DIC 表现应尽早纠正凝血功能障碍。使血红蛋白维持在 100g/L，血细胞比容超过 30%，尿量超过 30mL/h。

（一）终止妊娠指征

1.胎儿死亡。

2.孕 32 周以上，胎儿存活，胎盘早剥Ⅱ级以上。

3.保守治疗过程中，病情加重，出现胎儿窘迫。

（二）保守治疗指征

1.孕 32~34 周，0~1 级胎盘早剥者，积极促胎肺成熟。

2.28~32 周以及<28 周极早产产妇，病情轻，母胎状态稳定，可保守治疗延长孕周。保守治疗过程中，密切监测早剥情况，一旦病情加重，应立即终止妊娠。分娩时机应仔细评价母胎风险、权衡母胎利益最大化。

（三）终止妊娠方式

1.阴道分娩

胎儿已死亡，在评价产妇生命体征前提下首选。

2.剖宫产

（1）胎位异常如横位无法从阴道分娩者。

（2）32 周以上，胎儿存活，Ⅱ级以上早剥，尽快手术，抢救胎儿。

（3）阴道分娩过程中，如出现胎儿窘迫征象或破膜后产程无进展者，应尽快手术。

（4）近足月者，胎盘早剥仅为 0~1 级者，病情可能随时加重，应考虑终止妊娠并剖宫产分娩为宜。

（赵卫华）

第二节　前置胎盘

一、胎盘的生理病理

胎盘（placenta）是后兽类和真兽类哺乳动物妊娠期间由胚胎的胚膜和母体子宫内膜联合长成的母子间交换物质的过渡性器官。胎儿在子宫中发育，依靠胎盘从母体取得营养，而双方保持相当的独立性。胎盘还产生多种维持妊娠的激素，是一个重要的内分泌器官。有些爬行类和鱼类也以胎生方式繁殖后代，胚胎生长出一些辅助结构如卵黄囊、鳃丝等与母体组织紧密结合，以达到母子间物质的交换，这样的结构称假胎盘。产妇分娩后的胎盘还是一味中药，称之为人胎衣、紫河车。

胎儿附属物包括胎盘、胎膜、脐带和羊水，它们对维持胎儿宫内的生命及生长发育起重要作用。胎盘是最重要的胎儿附属物，胎儿-胎盘循环的建立是母胎之间物质交换的基础。胎盘具有气体交换、营养物质吸收、代谢物排泄、合成及免疫功能。

（一）胎盘形成及足月胎盘

1.胎盘的形成

晚期囊胚着床后，着床部位的滋养层细胞迅速分裂增生，内层为细胞滋养细胞，是分裂生长的细胞；外层为合体滋养细胞，是执行功能的细胞，由细胞滋养细胞分化而来。与底蜕膜相接触的绒毛营养丰富发育良好，称为叶状绒毛膜。胎盘的主要结构叶状绒毛形成历经三个阶段：①初级绒毛：绒毛膜表面长出呈放射状排列的合体滋养细胞小梁，绒毛膜深部增生活跃的细胞滋养细胞深入进去，形成合体滋养细胞小梁的细胞中心索；②次级绒毛：初级绒毛继续增长，胚外中胚层长入细胞中心索，形成间质中心索；③三级绒毛：约在受精后第 3 周末，胚胎血管长入间质中心，绒毛内血管形成。一个初级绒毛干及其分支形成一个胎儿叶，一个次级绒毛干及其分支形成一个胎儿小叶。每个胎盘有 60~80 个胎儿叶、200 个胎儿小叶。

每个绒毛干中均有脐动脉和脐静脉，随着绒毛干一再分支，脐血管越来越细，最终形成胎儿毛细血管进入三级绒毛，此时，胎儿-胎盘循环建立。绒毛之间的间隙称绒毛间隙。在滋养细胞侵入子宫壁的过程中，子宫螺旋血管破裂，直接开口于绒毛间隙，绒毛间隙充满母体血液，游离绒毛悬浮于其中，母儿间物质交换在悬浮于母血的绒毛处进行。

2.胎盘的结构

胎盘由胎儿部分的羊膜和叶状绒毛膜，以及母体部分的底蜕膜构成。

（1）羊膜为附着在胎盘胎儿面的半透明薄膜。羊膜光滑，无血管、神经及淋巴。正常羊膜厚 0.02~0.05mm，电镜见上皮细胞表面有微绒毛，使羊水与羊膜间进行交换。

（2）叶状绒毛膜为胎盘的主要结构。

（3）底蜕膜来自胎盘附着部位的子宫内膜，占胎盘很小部分。固定绒毛的滋养层细胞与底蜕膜共形成绒毛间隙的底，称为蜕膜板。从此板向绒毛膜伸出蜕膜间隔，不超过胎盘厚度的 2/3，将胎盘母体面分成肉眼可见的 20 个左右母体叶。

3.足月胎盘

妊娠足月胎盘呈盘状，多为圆形或椭圆形，正常胎盘重 450~650g，约占新生儿体重的 1/6，直径约 22cm，中央厚度约 2.5~3cm，边缘薄。胎盘分胎儿面母体面。胎儿面被覆羊膜，呈灰白色，光滑半透明，脐带动静脉从胎盘脐带附着处分支向四周呈放射状分布直达胎盘边缘，脐动脉位于脐静脉上，其分支穿过绒毛膜板，进入绒毛干及其分支。

妊娠晚期，母体子宫螺旋动脉的血液以每分钟约 500ml 流量进入绒毛间隙，胎儿血液同样以每分钟约 500ml 流量流经胎盘；妊娠足月胎盘的绒毛表面积达 12~14m^2。相当于成人肠道总面积，母儿之间有一个巨大的交换场所，胎儿体内氧含量低、代谢废物浓度高的血液经脐动脉流至绒毛毛细血管，与绒毛间隙中的血进行物质交换，脐静脉将含氧最高、营养物质丰富的血液带回胎儿体内，以保证胎儿宫内生长发育。胎儿血和母血不直接相通，之间隔有绒毛毛细血管壁、绒毛间质及绒毛滋养细胞层，构成母胎界面，有胎盘屏障作用。

（二）胎盘功能

胎盘是母体与胎儿间进行物质交换的器官，是胚胎与母体组织的结合体，具有物质交换、防御、合成，以及免疫功能。

1.物质交换功能

包括气体交换、营养物质供应和排出胎儿代谢产物。物质交换及转运方式有：①简单扩散：物质通过细胞质膜从高浓度区扩散至低浓度区，不消耗能量，如 O_2、CO_2、水、钠钾电解质等；②易化扩散：物质通过细胞质膜从高浓度区向低浓度区扩散，不消耗能量，但是需特异性载体转运，如葡萄糖的转运；③主动运输：物质通过细胞质膜从低浓度区逆方向扩散至高浓度区，需要消耗能量及特异性载体转运，如氨基酸、水溶性维生素及钙、铁等；④其他：较大物质，如大分子蛋白质、免疫球蛋白等可通过细胞质膜裂隙，或通过细胞膜内陷，形成小泡向细胞内移动等方式转运。

2.防御功能

胎盘屏障的防御作用极为有限。各种病毒（如风疹病毒、巨细胞病毒等）及大部分药物均可通过胎盘。细菌、弓形虫、衣原体、螺旋体不能通过胎盘屏障，但可在胎盘部位形成病灶，破坏绒毛结构后进入胎体感染胚胎及胎儿。母血中免疫抗体如 IgG 能通过胎盘，使胎儿在生后短时间内获得被动免疫力。

3.合成功能

胎盘合体滋养细胞能合成多种激素、酶和细胞因子，对维持正常妊娠起重要作用。激素有蛋白、多肽和类固醇激素，如人绒毛膜促性腺激素、人胎盘生乳素、雌激素、孕激素等。酶有缩宫素酶、耐热性碱性磷酸酶等。另外还能合成前列腺素、多种神经递质和多种细胞因子与生长因子。

4.免疫功能

胎儿是同种半异体移植物。正常妊娠母体不排斥胎儿，其具体机制目前尚不清，可能与早期胚胎组织无抗原性、母胎界面的免疫耐受，以及妊娠期母体免疫力低下有关。

（三）胎盘异常

胎盘是最重要的胎儿附属物，妊娠期逐渐增加的子宫血流量及胎儿-胎盘循环的建立保障了母胎之间的物质交换。各种胎盘形态、结构及功能的异常，可导致胎儿血供减少，影响胎儿生长发育甚至缺氧、死亡，也是导致产科出血性疾病的重要原因。

1.形态和大小异常

（1）双叶胎盘：典型的胎盘是一个圆形或椭圆形的盘状结构。双叶胎盘是两个大小一致，分开的胎盘，脐带附着于连接两者的绒毛板或胎膜上。偶然可见三个或三个以上分开的胎盘叶，称为多叶胎盘。双叶或多叶胎盘增加胎盘前置、出血的概率。

（2）副胎盘：主胎盘以外的胎膜上有一个或多个胎盘小叶形成，是较多见的一种胎盘异常。脐带附着于主胎盘上，无脐带胶质保护的血管分支沿胎膜行走至副胎盘小叶。

如果这些裸露的血管正好覆盖在子宫颈口，称为血管前置，一旦撕裂，就会导致胎儿失血，危及胎儿生命。分娩时，胎儿及主胎盘娩出后，副胎盘滞留子宫腔还可导致子宫收缩不良及产后出血。

（3）膜状胎盘：是一种罕见的胎盘异常。大部分或全部的胎膜上附着绒毛小叶，胎盘呈膜状。这种异常胎盘发生前置胎盘及胎盘粘连、植入的概率增加，可导致出血。轮状胎盘的胎盘呈环状，属于膜状胎盘的一种，据报道增加了产前出血及胎儿生长受限的概率。

（4）巨大胎盘：随着妊娠进展，胎盘厚度逐渐增加，如果胎盘厚度大于 50mm 为巨大胎盘。病理基础为绒毛肿大，常见原因为母亲糖尿病、严重贫血，胎儿水肿或梅毒、弓形体、巨细胞病毒所致的感染。

2.胎盘附着、剥离异常

妊娠期胎盘正常附着位置在子宫体部。分娩过程中，胎儿娩出后宫腔体积缩小，胎盘从子宫壁剥离，随之娩出。各种病理因素所致的胎盘附着部位、深度及剥离时间的异常，均增加出血的概率，是严重的产科并发症。

（1）前置胎盘：当胎盘附着在子宫下段，达到或覆盖子宫颈内口，位置低于胎儿先露部，称为前置胎盘。其是产前出血的常见原因，也易发展为产后出血。

（2）胎盘粘连、植入、穿透：为胎盘滋养细胞不同程度侵入子宫肌层所导致的胎盘异常附着。其是产后出血的高危因素，甚至是危及生命的大出血，也是产科子宫切除的主要原因。

（3）胎盘早剥：妊娠 20 周后，正常位置的胎盘在胎儿娩出前剥离称为胎盘早剥。胎盘早剥易发生出血、凝血功能障碍及胎儿宫内窘迫、死亡等母儿严重并发症。

3.胎盘循环障碍

（1）子宫胎盘血液供给障碍：妊娠期母体多种疾病可影响到胎盘血液供给，进而危害胎儿，如妊娠期高血压疾病、心功能不全、贫血、肺功能不良等。子宫胎盘血供减少或母血 PO_2 降低，容易发生胎儿宫内生长受限或胎儿窘迫。

（2）胎盘绒毛间隙病损：包括胎盘绒毛组织中的纤维素沉积、血栓、梗死等。少量的病损在成熟胎盘中是常见的现象，表现为胎盘表面或绒毛间的黄白色小结节，但如果胎盘绒毛间隙中上述病损较多，可导致胎盘功能不良，影响胎儿生长发育。

4.胎盘肿瘤

（1）妊娠期滋养细胞疾病：是一组妊娠期发生的滋养细胞异常增生性疾病。

（2）绒毛膜血管瘤：为胎盘良性肿瘤，由血管及绒毛基质组成。小的绒毛膜血管瘤往往无症状。直径>5cm 的绒毛膜血管瘤可因胎盘内动静脉血管交通支形成，导致胎儿贫血、水肿，其出血、早产、羊水异常和胎儿生长受限的发生率也增加。

（3）胎盘转移性肿瘤：胎盘恶性转移性肿瘤很罕见。有报道黑色素瘤、白血病、淋巴瘤、乳腺癌发生胎盘转移，肿瘤细胞常局限于绒毛膜间隙，但黑色素瘤可转移至胎儿。

二、前置胎盘定义

胎盘在正常情况下附着于子宫体部的后壁，前壁或侧壁。前置胎盘（placenta previa）即胎盘附着于子宫下段或覆盖于子宫颈内口上，位于胎先露之前。前置胎盘的表现是在妊娠中期至妊娠晚期可以出现轻微直至严重的阴道出血；是妊娠期的严重并发症，处理不当可危及母儿生命安全。它是引起孕产妇死亡和围生儿死亡的重要原因之一。也是妊娠晚期阴道流血最常见的原因。

三、前置胎盘发病率

在多数情况下，妊娠 28 周前前置胎盘状态不出现症状，如因胎盘位置异常附着出现多量阴道流血或者妊娠 28 周后胎盘位置仍附着于子宫下段才诊断前置胎盘。国内报道前置胎盘的发病率为 0.24%~1.57%，国外报道为 0.5%。导致的原因有子宫内膜病变和损伤，胎盘异常，受精卵滋养层发育迟缓等。

四、前置胎盘的病因

（一）子宫内膜病变与损伤

1.人工流产与前置胎盘关系

有报道人工流产术使前置胎盘的发生率提高 7~15 倍。也有人证实人工流产后即妊娠者，前置胎盘发生率为 4.6%。人工流产刮匙清宫或人流吸引均可损伤子宫内膜，引起内膜瘢痕形成，再受孕时蜕膜发育不良，使孕卵种植下移；或因子宫内膜血供不足，为获得更多血供及营养，胎盘面积增大，因而导致前置胎盘。国内很多研究报道都证实了人工流产和前置胎盘发生的相关性，且流产次数愈多，前置胎盘发生率愈高。

2.既往剖宫产与前置胎盘发生的关系

李志凌等报告有剖宫产史的前置胎盘发生率是无剖宫产的 5.95 倍。Miller 等 1996 年报道有剖宫产史的前置胎盘发生率较无剖宫产的增加了 3 倍。并且，经历了 2 次及 3 次或以上剖宫产的孕妇，其前置胎盘发生率分别增高了 1.9%和 4.1%，其结论为随着既往剖宫产次数的增加前置胎盘的发生率亦增加。相反，也有些学者对此持不同的观点，尽管既往有剖宫产史的孕妇发生前置胎盘的危险性增加，但其危险性不随既往剖宫产次数增加而增加。对于既往剖宫产导致前置胎盘发生率增加的机制虽不很清楚，但人们提出了一些假说。如有学者认为前次为古典式或子宫下段直切口剖宫产，宫体或下段纵向有瘢痕形成，再次妊娠对局部蜕膜供血差，易导致前置胎盘的发生。也有人提出子宫下段的瘢痕可能以某种方式吸引胎盘种植或者胎盘黏附于子宫下段，从而导致前置胎盘的发生率增加，胎盘植入机会也大。

3.孕妇年龄与前置胎盘的关系

许多学者研究发现，随着孕妇年龄的增加，前置胎盘的发生率也增加。从生理学方面来说，随着妇女年龄的增加，胶原蛋白替代子宫肌层动脉壁的正常肌肉成分也愈多。并也有学者发现，带有硬化性损害的子宫肌层内动脉所占的百分比在各个年龄时期是不同的。如在 17~19 岁时，仅占 11%；在 20~29 岁时，占 37%；在 30~39 岁时，占 61%；而在 39 岁以后，则占 83%。这些血管壁损害可以限制动脉管腔的扩张，继而影响胎盘的血运，在蜕膜上表现为血管发育缺陷。这些情况被推测在高龄孕妇前置胎盘的发生过程中有可能起重要作用。

4.产次与前置胎盘的关系

前置胎盘好发于经产妇在过去为人们广泛认同，有些学者认为每次妊娠不论结局如何，都可以造成胎盘种植部位的子宫内膜损伤，其结果使下次妊娠时不利胎盘种植，而使胎盘种植的部位移向子宫下段，也有人认为是反复的妊娠使这些部位的子宫内膜血供减少，为使再次妊娠时，绒毛间隙获得充足的血供，必须增加胎盘附着的面积，从而增加了发生前置胎盘的危险性。

总之，上述这些因素引起子宫内膜炎或子宫内膜受损，使子宫蜕膜生长不全，当受精卵着床后，血液供给不足，为摄取足够营养，胎盘伸展到子宫下段。

（二）胎盘面积过大和胎盘异常

胎盘大小异常如在双胎或多胎妊娠时，胎盘的面积较单胎的面积增大而达到子宫下段，有报道双胎的前置胎盘发生率较单胎高一倍。胎盘形态异常，主要指副胎盘，膜状胎盘等，当副胎盘时，主胎盘虽在宫体部，而副胎盘则可位于子宫下段近宫颈内口处。膜状胎盘大而薄，直径达30cm，能扩展到子宫下段，其原因可能与胚囊在子宫内膜种植过深，使包蜕膜绒毛持续存在有关。

（三）吸烟

许多研究已表明，孕妇吸烟将增加发生前置胎盘的危险性。Williams 等研究发现，吸烟孕妇发生前置胎盘的危险性增加了 2 倍。亦有研究报道，吸烟的数量与前置胎盘的发生具有明显的相关性，吸烟量每天<10 支时发生前置胎盘的可能性为 0.8；吸烟量每天>40 支时，发生前置胎盘的可能性为 3.1。关于其发生的机制，考虑由于孕妇吸烟时暴露于尼古丁与一氧化碳中，导致低氧血症，从而引起胎盘肥大，由此增加了胎盘种植于子宫下段的危险性，导致前置胎盘的发生。

（四）辅助生育技术

与自然受孕相比人工助孕前置胎盘发生风险增加 6 倍，曾自然受孕再次人工辅助生育者，则前置胎盘风险增加 3 倍。

（五）胎儿性别

研究发现前置胎盘在男性胎儿孕妇中较多见，原因可能与母体激素或者早熟有关。

五、前置胎盘分类

（一）4 级分类法

1.完全性前置胎盘（complete placenta previa）

子宫颈内口完全为胎盘所覆盖。

2.部分性前置胎盘（partial placenta previa）

子宫颈内口部分为胎盘所覆盖。

3.边缘性前置胎盘（marginal placenta previa）

胎盘的边缘恰位于子宫颈口旁。

4.胎盘低置（low-lying placenta）

胎盘种植于子宫下段，其边缘虽未达子宫颈内口，但与其相靠甚近。

（二）3 级分类法

1.完全性前置胎盘（complete placenta previa）

子宫颈内口完全为胎盘所覆盖。

2.部分性前置胎盘（partial placenta previa）

子宫颈内口部分为胎盘所覆盖。

3.边缘性前置胎盘（marginal placenta previa）

胎盘种植于子宫下段，其边缘不超越子宫颈内口。以上 2 种分类法，因胎盘低置在临床上影响较小，与边缘性前置胎盘易混淆，因之目前常用 3 级分类法。

由于晚期妊娠临产后宫颈口的扩张，可以使宫颈口与胎盘的关系发生改变，例如临产前的边缘性前置胎盘，临产后宫颈口扩大而成为部分性前置胎盘，因此其分类应根据处理前的最后一次检查而定。

六、前置胎盘发病机制

正常情况下，孕卵经过定位、黏附和穿透 3 个阶段后着床在子宫体部及子宫底部，偶有种植于子宫下段者；子宫内膜此时迅速发生蜕膜变化，根据蜕膜与受精卵所在部位的关系，蜕膜可分为底蜕膜、包蜕膜和真蜕膜。包蜕膜覆盖于囊胚上，随囊胚的发育长大而突向官腔；妊娠 12 周左右，包蜕膜与真蜕膜相契而逐渐融合，子宫腔消失。而囊胚发育分化而形成的羊膜、叶状绒毛膜与底蜕膜形成胎盘。胎盘位于子宫底部、前后壁或侧壁上，在子宫下段发育者较少，但如在下段发育生长，也有可能通过移行（migration）而避免了前置胎盘的发生，但如子宫内膜有病变或胎盘过大等原因使受精卵种植于下段，而胎盘在妊娠过程中的移行又受阻，子宫就地发育，或其血供不足，胎盘扩延覆盖于或紧靠子宫颈内口而形成前置胎盘；另外，包蜕膜在妊娠 3 个月时继续有血流供应，滑泽绒毛膜不退化，于近宫颈内口部与对侧真蜕膜相互融合而胎盘形成，也发育成前置胎盘。

关于胎盘移行（placental migration）的现象是在 B 超用于产科才认识到的。1970 年 King 报道了胎盘游走的性质后人们才认识到其意义。Maclure 及 Dornal（1990）在妊娠 18 周时做超声检查的 1490 例中有 25%的胎盘种植于低下的位置，但是在分娩时，385 例中仅 7 例仍处于低下位置。Sanderson 及 Mihon（1991）发现 4300 例在 18~20 周做 B 超者 12%的胎盘位置低下，但未覆盖内口，这种前置并不持久也不出血，相反，如在晚期妊娠胎盘覆盖于子宫颈内口上则仍有 40%会持续而成为前置胎盘。这显示了处于位置低下的胎盘的一种移行能力，这可能与妊娠晚期子宫下段的发育而使种植于低位的胎盘被动向上迁移而远离子宫颈内口所致。

但子宫下段剖宫产的下段切口瘢痕阻止了种植于低位的胎盘随妊娠晚期子宫下段形成而上移，而使前置胎盘的发生率升高，剖宫产次数越多，瘢痕组织形成越明显，前置胎盘的发生率越高。

自然流产及人工流产、引产，多次分娩均可损伤子宫内膜，若伴有感染，则损伤更明显，妊娠时蜕膜层发育不良，此均有利于前置胎盘的发生。若受精卵在不健康的子宫内膜着床，为摄取足够的血供，胎盘边缘部位的叶状绒毛向四周伸展而扩大了胎盘的面积，以致达到子宫下段甚至覆盖子宫颈内口而发生了前置胎盘，因此在临床上所见的胎盘往往较正常大而薄。

关于吸烟者已有研究证实其胎盘大而重，此系尼古丁的缩血管作用并伴有一氧化碳而导致胎盘慢性缺氧所致，在镜下亦可见蜕膜部位有坏死，胎盘中亦有微栓形成；推测吸烟的妊娠妇女的胎盘为摄取更多的氧以致使胎盘过大而覆盖了子宫颈内口。而可卡因则通过儿茶酚胺发生血管收缩和痉挛，但是能协助去毒的血浆胆碱酯酶在妊娠期活性降低以致使大如子宫动脉发生暂时性的痉挛和小的胎盘螺旋动脉闭塞和毁损，血流灌注量减少，刺激胎盘为寻找新的区域摄取有效的氧供应使胎盘的面积代偿性地增大而发生前置胎盘。

关于双胎，2 个胎盘远较一个胎盘的面积为大，这也是发生前置胎盘的原因之一。

七、临床表现

特点为妊娠晚期无痛性反复性阴道流血，可伴有因出血多所致的相应症状。出血可发生于中期妊娠的晚期和晚期妊娠的早期，发生出血较早者，往往由于出血过多而流产。

（一）无痛性阴道出血

妊娠晚期或临产时。突发性无诱因、无痛性阴道流血是前置胎盘的典型症状。妊娠晚期子宫峡部逐渐拉长形成子宫下段，而临产后的宫缩又使宫颈管消失而成为产道的一部分。但附着于子宫下段及宫颈内口的胎盘不能相应的伸展。与其附着处错位而发生剥离，致血窦破裂而出血。初次出血一般不多。但也可初次即发生致命性大出血。随着子宫下段的逐渐拉长。可反复出血。完全性前置胎盘初次出血时间较早，多发生在妊娠 28 周左右，出血频繁。出血量也较多；边缘性前置胎盘初次出血时间较晚，往往发生在妊娠 37~40 周或临产后，出血量较少；部分性前置胎盘的初次出血时间及出血量则介于以上两者之间。部分性及边缘性前置胎盘胎膜破裂后。若胎先露部很快下降，压迫胎盘可使出血减少或停止。

（二）贫血、休克

反复出血可致贫血，其限度与阴道流血量及流血持续时间呈正比。有时，一次大量出血可致孕妇休克、胎儿发生窘迫甚至死亡。有时，少量、持续的阴道流血也可导致严重后果。

（三）胎位异常

常见胎头高浮，约 1/3 出现胎位异常，其中以臀位和横位为多见。

八、诊断

孕 28 周后胎盘附着于子宫下段，其下缘甚至达到或覆盖宫颈内口，其位置低于胎先露部，可诊断为前置胎盘，但其临床类型随诊断时期不同，分类可有差别，目前均以处理前最后一次检查来确定其分类。临床上，对任何可疑前置胎盘，在没有备血或输液情况下，不能做肛门或阴道检查，以免引起出血，甚至是致命性出血。

（一）病史

妊娠晚期或临产后突发无痛性阴道流血，应考虑前置胎盘；了解每次出血量，以及出血的总量。但也有许多前置胎盘无产前出血，通过超声检查才能获得诊断，同时应询问有无多次刮宫或多次分娩史。

（二）体征

反复出血者可有贫血貌，严重时出现面色苍白、四肢发冷、脉搏细弱、血压下降等休克表现。

1.腹部体征

子宫大小与停经月份相符，子宫无压痛，但可扪及阵发性宫缩，间歇期能完全放松。可有胎头高浮、臀先露或胎头跨耻征阳性，出血多时可出现胎心异常，甚至胎心消失；胎盘附着子宫前壁时可在耻骨联合上方闻及胎盘血流杂音。

2.宫颈局部变化

一般不做阴道检查，如果反复阴道出血，怀疑宫颈阴道疾病，需明确诊断，则在备血、输液、输血或可立即手术的条件下进行阴道窥诊，严格消毒外阴后，用阴道窥器观察阴道壁有无静脉曲张、宫颈糜烂或息肉等病变引起的出血，不做阴道指检，以防附着子宫颈内口处的胎盘剥离而发生大出血。如发现宫颈口已经扩张，估计短时间可经阴道分娩，可行阴道检查，首先以一手食、中两指轻轻行阴道穹隆部扪诊，如感觉手指与胎先露部之间有较厚的软组织，应考虑前置胎盘，如清楚感觉为胎先露，则可排除前置胎盘；然后，可轻轻触摸宫颈内有无胎盘组织，确定胎盘下缘与宫颈内口的关系，如为血块则易碎，若触及胎膜并决定阴道分娩时，可刺破胎膜，使羊水流出，胎先露部下降压迫胎盘而减少出血。

（三）辅助检查方法

1.实验室检查

根据病情选择做血常规、凝血功能等检查。

2.其他辅助检查

（1）超声检查：近年来国内外妇产科领域已广泛应用B型超声检查，对胎盘定位的准确率达95%，通过B型超声可清楚看到子宫壁、胎先露部、胎盘和宫颈的位置，并根据胎盘边缘与宫颈内口的关系进一步明确前置胎盘的类型。因其简单、安全、可靠、无创伤、且可重复检查，所以已取代了放射性核素扫描定位，间接胎盘造影等方法。

（2）B型超声诊断前置胎盘时须注意妊娠周数。妊娠中期胎盘占据宫壁一半面积，因此胎盘贴近或覆盖宫颈内口的机会较多;妊娠晚期胎盘占据宫壁面积减少到1/3或1/4。子宫下段形成及伸展增加了宫颈内口与胎盘边缘之间的距离，故原来在子宫下段的胎盘可随宫体上移而改变成正常位置胎盘。所以许多学者认为，若妊娠中期B型超声检查发现胎盘前置者，不宜诊断为前置胎盘，而应称胎盘前置状态。

3.应用B型超声诊断前置胎盘发生，误诊的可能原因及避免的方法。

（1）假阳性：①膀胱过度充盈，宫颈被拉长，子宫下段受压而向后方移位，使子宫前后壁相互靠近而构成类似前置胎盘的声像图，此时应部分排空膀胱后再检查；②子宫下段局限性收缩，使该部位子宫肌壁增厚或隆起时，局部回声增强，其声像图酷似胎盘，因此应待子宫松弛后再复查。

（2）假阴性：对母儿更不利，应尽可能避免。①膀胱未充盈；②后壁胎盘，由于声束在胎儿部分衰减，其声影往往使后壁胎盘无法显影，此时，可上推胎头再扫查。其次可测定胎头与骶岬间的距离，如>1.6cm应高度怀疑；③宫颈内口积血，内口积血之液性暗区有时被误认为羊水液性暗区，仔细观察可发现暗区上方为胎盘回声而不是胎先露便可鉴别。此外，内口积血时，常伴有活动性阴道出血，也有助于诊断。

4.用阴道B型超声检查，能清楚辨认宫颈内口与胎盘的关系，其准确率几乎达100%，能减少腹部B型超声检查存在的假阳性率或假阴性率。操作时应轻柔，避免出血及预防感染。

（1）磁共振显像：此亦为无损害的检查胎盘异常如前置胎盘等的方法之一。但该方法检查步骤较复杂，亦较昂贵，故无法取代B超。

（2）造影剂膀胱造影及放射性核素扫描法：造影剂膀胱造影法用胎盘嵌入胎儿头部及膀胱之间使其间隔较大的机制，充盈膀胱后在X线对孕妇直立位做正、侧位造影，两者间距超过 2cm 以诊断前置胎盘，但此法准确度不高，臀位又不适用，而且放射线对母、儿均有损害，故现已不用。放射性核素 113mIn（113m 铟）曾用于检查前置胎盘，但因准确性、对前置胎盘类型的区别均不如 B 超检查法，且需特殊设备，故亦已为 B 超所取代。

（3）产后检查胎盘及胎膜：产后胎盘的形态，一般较大，较薄，有时呈长圆形或不规则形，少数有副胎盘。胎盘前置部位往往附有暗褐色陈旧血块，胎膜破口边缘与胎盘边缘的垂直距离在 2cm 以内可诊断为低置胎盘。

九、前置胎盘的鉴别诊断

前置胎盘应与胎盘早期剥离、胎盘边缘窦破裂、帆状胎盘前置血管破裂、宫颈炎症及宫颈癌相鉴别。仔细地询问病史和体格检查有助于鉴别诊断。如有困难，可行 B 超检查。胎盘早剥时，B 超可发现胎盘增厚、胎盘后血肿；胎盘边缘窦破裂时，胎盘位置正常。如果 B 超发现胎盘位置正常，可行阴道窥诊，直视宫颈有无病变。帆状胎盘前置血管破裂为胎儿出血，由于血管的位置异常，在胎膜发生破裂时血管亦发生破裂，突然出血，胎儿迅速死亡，对母亲危害不大。

十、对母儿的影响

（一）对孕妇的影响

1.产后出血

分娩后由于子宫下段组织菲薄、收缩力差，附着于此处的前置胎盘不能完全剥离，血管不能有效紧缩闭合，易发生产后出血，血量多而且难于控制。产妇因贫血对产后出血的耐受力下降，一旦出血稍多，便可发生休克，危及生命。

2.植入性胎盘

前置胎盘附着于了宫下端，蜕膜发育不良，胎盘绒毛可穿透底蜕膜侵入胎盘剥离面，成植入性胎盘，导致胎盘剥离不全。当前置胎盘伴发植入性胎盘时，因胎盘附着的部位较低、内膜较薄，症状更为严重，需行子宫切除术。

3.羊水栓塞

羊水可通过前置胎盘附着处病理性开放的子宫静脉窦进入母体血液循环。前置胎盘是发生羊水栓塞的诱因之一。

4.产褥感染

产前反复出血，使产妇体质下降，前置胎盘剥离面接近宫颈外口，细菌易经阴道侵入胎盘剥离面。产后出血使产妇体质更加虚弱，于产褥期易发生产褥感染。

（二）对胎儿及新生儿的影响

前置胎盘胎儿并发症增加，主要包括胎位异常、早产（约 46.56%）、先天性疾病、呼吸窘迫综合征和贫血，围生儿病死率较正常妊娠增高，因前置胎盘占据子宫腔下部，妨碍胎头的入盆，致使异常胎位的发病率增高。为挽救孕妇或胎儿的生命而终止妊娠，使早产率增加。反复出血降低母儿血流交换使胎儿的营养供给不足及胎盘附着位置异常可使胎盘纤维化、老化，致胎儿在宫内处于慢性缺氧状态，低体重儿发生率增加。此外，妊娠晚期孕妇大量出血，生前供氧不足，出生时手术操作可能损伤胎盘小叶而发生新生儿失血，可致新生儿死亡。

十一、治疗

治疗原则为止血、纠正贫血、预防感染、适时终止妊娠。根据前置胎盘类型、出血限度、妊娠周数、胎儿宫内状况、是否临产等进行综合评估，给予相应治疗。

（一）期待治疗

期待治疗的目的是在母儿安全的前提下，延长妊娠时间，提高胎儿存活率。适用于妊娠<36 周，一般情况良好，胎儿存活，阴道流血不多，无须紧急分娩的孕妇。需在有母儿抢救能力的医疗机构进行。对于有阴道流血的患者，强调住院治疗（证据等级：II-2C）。密切监测孕妇生命体征及阴道流血情况。常规进行血常规、凝血功能检测并备血。监护胎儿情况，包括胎心率、胎动计数、胎儿电子监护及胎儿生长发育情况。

1.一般处理

阴道流血期间建议减少活动，血止后可适当活动。

2.纠正贫血

目标是维持血红蛋白含量在 100g/L 以上，血细胞比容在 30%以上，增加母体储备，改善胎儿宫内缺氧情况。

3.止血

在期待治疗过程中，常伴发早产。对于有早产风险的患者可酌情给予宫缩抑制剂，防止因宫缩引起的进一步出血，赢得促胎肺成熟的时间。常用药物有硫酸镁、β受体激动剂、钙通道阻滞剂、非类固醇抗感染药、缩宫素受体抑制剂等。

在使用宫缩抑制剂的过程中，仍有阴道大出血的风险，应做好随时剖宫产手术的准备。值得注意的是，宫缩抑制剂与肌松剂有协同作用，可加重肌松剂的神经肌肉阻滞作用，增加产后出血的风险。

4.糖皮质激素的使用

若妊娠<34~35 周，应促胎肺成熟。应参考早产的相关诊疗指南。

5.宫颈环扎术

宫颈环扎术止血及改善预后的效果不肯定，无足够证据。

6.期待治疗

过程中阴道大出血的预测如下。

（1）宫颈管长度：妊娠 34 周前经阴道超声测量宫颈管长度，如宫颈管长度<3cm 大出血而急诊剖宫产手术的风险增加。如覆盖宫颈内口的胎盘较厚（>1cm），产前出血、胎盘粘连、植入及手术风险增加。

（2）胎盘边缘出现无回声区：覆盖宫颈内口的胎盘边缘出现无回声区，出现突然大出血的风险是其他类型前置胎盘的 10 倍。

（3）位于前次剖宫产子宫切口瘢痕处的前置胎盘即“凶险性前置胎盘”常伴发胎盘植入、产后严重出血，子宫切除率明显增高。

（二）终止妊娠

1.终止妊娠的时机

（1）紧急终止妊娠：阴道大出血危及孕妇生命安全时，不论胎龄大小均应立即剖宫产；阴道流血量较多，胎肺不成熟者，可经短时间促肺成熟后终止妊娠；期待治疗过程中出现胎儿窘迫，胎儿已能存活，可急诊剖宫产终止妊娠。

（2）择期终止妊娠：无产前出血或出血少者，完全性前置胎盘在妊娠达 36 周，部分性及边缘性前置胎盘在妊娠满 37 周后终止妊娠。

2.终止妊娠的方法

（1）剖宫产：择期剖宫产是处理前置胎盘的首选。

剖宫产指征：①完全性前置胎盘；②部分性及边缘性前置胎盘出血量较多，先露高浮，短时间内不能结束分娩者；③胎心、胎位异常者。

术前应积极纠正休克、备血、输液，做好处理产后出血及抢救新生儿的准备。子宫切口的选择原则上应避开胎盘，以免增加孕妇和胎儿的失血。对于前壁胎盘，可参考产前超声定位及术中探查所见，遵循个体化原则灵活选择子宫切口。胎儿娩出后，立即子宫肌壁内注射宫缩剂，待子宫收缩后剥离胎盘，如果剥离过程中发现合并胎盘植入，不可强行剥离，应根据植入面积大小给予相应处理，若胎盘剥离后，子宫下段胎盘剥离面出血多，可参考“产后出血”的处理采取相应措施。若各项措施均无效，尤其合并胎盘大部分植入者，应向家属交代病情，果断切除子宫。

（2）阴道分娩：适用于边缘性前置胎盘，出血不多、枕先露、无头盆不称及胎位异常，估计短时间内能分娩者。在有条件的医院，备足血源的情况下，可在严密监测下进行阴道试产。宫颈口扩张后，人工破膜，加强宫缩促使胎头下降压迫胎盘，减少出血并加速产程进展。一旦产程停滞或阴道流血增多，应立即剖宫产结束分娩。

（三）紧急转运

若反复出血或阴道流血多，而当地医院无条件处理，应在充分评估母儿情况，建立静脉通道，在输血输液、止血、抑制宫缩的条件下，由医务人员护送，迅速转诊至上级医院。

（四）“凶险性”前置胎盘的处理

“凶险性”前置胎盘的处理需多科协作，必须在有良好医疗条件的医院内进行，因此，应当尽早明确诊断，及时转诊，平衡母体及胎儿两方面的利益，合理期待，尽量择期剖宫产终止妊娠。必须重视围术期处理，做好产后出血抢救的准备，由技术熟练、急救经验丰富的医生实施手术。

十二、诊治指引

（一）入院标准

如明确诊断或可疑前置胎盘出现阴道出血、胎心异常、腹痛即可收入院。

（二）危急值报告

1.血常规

WBC、HB 下降明显，凝血功能异常、实验室数据提示合并其他脏器功能明显异常。

2.B 超

提示前置胎盘伴胎盘后大血肿。

（三）会诊标准

1.孕妇大出血、失血性休克需要抢救需请内科、外科及麻醉科会诊。

2.胎龄较小，但患者病情加重，要终止妊娠者，需请新生儿科会诊。

3.如胎盘植入穿透子宫壁达邻近的器官，如膀胱，需请泌尿外科会诊，术前可能需要先行膀胱镜检查及插输尿管导管再行剖宫产，术中必要时行膀胱修补术。

4.孕妇合并其他内外科疾病需请相应科室会诊。

（四）入出ICU标准

孕妇大出血、失血性休克、DIC需要抢救生命需手术后转入ICU。如孕妇阴道出血少，生命体征平稳可考虑转出ICU。

（五）术前谈话要点

1.不接受手术治疗可能的严重后果

一旦前置胎盘孕妇反复发生严重出血甚至休克者，无论胎儿周数、成熟与否，为了母亲安全立即剖宫产终止妊娠，如不进行手术可能出现孕妇大出血、失血性休克、胎儿宫内窘迫、新生儿窒息及贫血等，危及母儿生命。

2.可供选择的其他治疗方法

非手术治疗或阴道分娩，非手术治疗适用于妊娠<34周，胎儿体重<2000g、胎儿存活、阴道出血量不多、一般情况良好的孕妇。阴道分娩适用于边缘性前置胎盘（胎盘边缘到宫内口距离>2cm）、枕先露、阴道出血不多、无头盆不称和胎位异常，且宫颈口已扩张，估计在短时间内能结束分娩者，在输液、备血条件下，可给予阴道试产。

3.术中术后可能出现的问题

前置胎盘术中有大出血可能，需要中央静脉插管，做好抢救产妇及新生儿准备，备血。如大出血非手术治疗无效，最终可能切除子宫。

4.新生儿

多为早产儿，出血多可致胎儿窘迫，甚至缺氧死亡，早产儿抢救费用高，并发症及合并症多。

（六）出院标准

经住院安胎治疗，孕周未满36周，无明显阴道出血、腹痛、胎盘早剥，胎儿发育正常，病情稳定者。

（七）随访指导

1.病情稳定，孕周>28周<36周者，可嘱其定期返院产检，如出现阴道出血、腹痛立即就诊。

2.孕周<28周胎盘低置状态，定期B超了解胎盘位置，如出现阴道出血、腹痛立即就诊。

十三、诊治禁忌

（一）诊断或疑似前置胎盘时，应禁止肛查、灌肠及阴道检查

目前阴道检查仅限于无B超设备、诊断不明确，在终止妊娠前需要明确诊断而决定分娩方式时进行。检查前必须做好输血输液及手术准备后方可进行。检查方法：取膀胱截石位，严格消毒外阴后，先用窥器检查有无阴道壁静脉怒张，宫颈是否已消失、展平、扩张，有无宫颈息肉、黏膜下肌瘤、癌或其他引起出血的病灶。然后用手在宫颈周围的阴道穹部轻轻触诊，如清楚扪及胎儿显露便可排除前置胎盘。如手指与胎显露之间有较厚的海绵状组织，应拟诊为前置胎盘。操作必须轻柔，以防止人工剥离胎盘面而加重出血。用食指轻轻伸入宫颈，明确宫颈是否展平、消失、扩张至几厘米，如宫颈已经部分扩张，无活动性出血，要注意胎盘边缘与宫口的关系以确定前置胎盘的类型。胎膜膨出，无禁忌证时，即可行人工剥膜术，以便胎头下降压迫胎盘而止血。阴道检查过程中始终注意勿将胎盘组织从附着处进一步分离再加重出血。检查过程中如发生大出血，应立即

停止检查，手术结束分娩。

（二）完全性前置胎盘原则上禁止从阴道分娩

完全性前置胎盘原则上不能从阴道分娩，对阴道打洞术应持慎重态度。限于死胎和无剖宫产条件或不允许转院及无交通工具的不得以情况下，因地制宜姑息治疗。尽管有报道死胎经打洞未发生大出血且顺利分娩，但毋庸置疑，胎盘打洞时可发生严重出血，而初产妇产程长，无法保证打洞术后经臀牵引或头皮牵引在产程中不再出血，且增加产褥感染率。近年来已经不推行臀牵引或头皮牵引，这些方法有引起宫颈撕裂、加重出血的危险且胎儿受损机会大，病死率高。

十四、预后

（一）孕妇

1.贫血、感染

前置胎盘对母亲的主要威胁是阴道出血，少量阴道流血对孕妇危害不大，但是大量的阴道流血使患者发生严重贫血，甚至出现出血性休克，使患者处于极度危险状态，如抢救不及时可以死亡。由于出血及手术使其他并发症的危险度亦增加，Crane 等（2000）报道在 8 年中 93996 次分娩中有前置胎盘 308 例，其子宫切除的相对危险度为 33.26，脓毒血症为 5.55，血栓性静脉炎为 4.85。因此，对母体的危险应予以重视。

2.胎盘植入

子宫下段的蜕膜发育不如子宫体部，而前置胎盘的患者胎膜发育更较无前置胎盘者为差，部分的底蜕膜发育不完全或不发育，Nitabuch 层亦不发育，因此前置胎盘患者的胎盘发生胎盘植入的可能性远高于正常部位的种植者。如绒毛发育侵入肌层则有可能发生部分植入或完全植入。近来文献有关前置胎盘的胎盘植入者甚多，Fox（1972）复习了 1945~1969 年的 622 例胎盘植入其中的 1/3 发生在前置胎盘。胎盘植入伴前置胎盘的危险性又高于一般的前置胎盘。Ota 等（2000）报到 Dokkyo 大学医院中 9716 例分娩中 10 例胎盘植入，40%患者伴发前置胎盘或胎盘低置者。Zaki 等（1998）报到 23070 例分娩中，有前置胎盘 110 例（0.48%），其中 12 例（0.05%）有前置胎盘胎盘粘连，其发生率与前次剖宫产关系密切，无剖宫产史者仅 4.1%，有剖宫产史术≥3 次者竟高达 60%。作者认为如有前次剖宫产史，前置胎盘的胎盘粘连可能性增加，前次剖宫产次数越多，发生率越高，其危险在于术中的出血及切除子宫的可能性增加。尤有甚者，前置胎盘，胎盘植入侵犯膀胱（Pelosi，2000），侵犯阔韧带（Lin 等，1995）等均已有多篇报道，此等情况，使母亲的危险格外增加，术者务须在术前有所准备。Suzuki 等（2001）曾对 7 例健康但合并前置胎盘的孕 34~35 周妇女做自体供血，在 15min 内集血 400ml，其母体子宫动脉、脐动脉及胎儿大脑中动脉的彩色多普勒流速波在术中及术后均无改变，在母体供血后 24h 胎儿大脑中动脉的搏动指数明显下降，说明胎儿大脑中动脉搏动指数的下降可能提示胎儿有延迟性的窒息。

（二）胎儿及新生儿

1.宫内缺氧

前置胎盘常有多次反复出血，若出血不多，对胎儿影响不大。但若突发性大量出血，母体发生出血性休克，子宫血供亦明显减少，胎儿在宫内可因严重缺氧而死亡。

2.新生儿呼吸窘迫综合征

在前置胎盘的积极的期待疗法实施前，完全性前置胎盘常因出血而终止妊娠，因此早产率较高，新生儿小，容易发生新生儿呼吸窘迫综合征（RDS），Bckku 等（2000）报告 99 名前置胎盘孕妇于妊娠 30~35 周时剖宫产其 RDS 发生率与对照组相比各为 29.3% 及 6.9%，有显著差异，因此死亡率亦高，不过自期待疗法实施后，兼以地塞米松类药物预防 RDS，其新生儿死亡率已有明显下降。Lin 等（2001）亦报告 40 例前置胎盘与相同孕期的对照组于孕 33 周终止妊娠，尽管前置胎盘患者部分事先也用类固醇药物，但发生 RDS 者 2 组各为 21/40 及 10/40，差异极为显著，作者认为除前置胎盘本身外，尚有其他高危因素导致 RDS。

3.预后评估

前置胎盘影响胎儿的生长发育，33 周以后尤为明显，一方面由于反复出血降低母儿血流交换，使胎儿的营养供给不足，另一方面也与胎盘附着位置异常和反复多次出血促使胎盘纤维化，致使胎儿在宫内处于慢性缺氧状态有关。

前置胎盘患者早产儿、低体重儿的发生率较高，新生儿窒息及死亡率也增加。

由于子宫下段肌组织菲薄、收缩力差，附着于此处的胎盘剥离面血窦不易关闭，易发生产后出血；胎盘剥离面靠近宫颈内口时，产褥感染机会也将增加。另外，前置胎盘患者羊水栓塞、植入性胎盘的发生率亦较高。

采取有效的避孕措施，避免多次人工流产及刮宫损伤，预防感染。发生妊娠期出血时，应及时就医，尽早做出诊断和处理。

十五、小结

前置胎盘是妊娠晚期可危及母儿生命的严重并发症之一。妊娠晚期突发无痛性阴道流血，应考虑前置胎盘。阴道流血时间、频率、出血量与前置胎盘类型有关。超声检查为目前诊断前置胎盘最有效的方法。根据阴道流血量、有无休克、妊娠周数、胎儿是否存活、是否临产及前置胎盘类型等可采取期待疗法或终止妊娠。如果前置胎盘发生严重出血而危及孕妇生命安全时，不论胎龄大小均应立即终止妊娠。剖宫产是处理前置胎盘的主要手段。“凶险性”前置胎盘合并胎盘植入的概率高，分娩时易导致难以控制的大出血，严重危及母儿生命，强调早期明确诊断，无救治条件应及时转诊。重视围术期处理及产后出血的抢救。

十六、前置胎盘合并胎盘植入

前置胎盘合并胎盘植入的发生率为 1%~5%，并随着剖宫产次数增多而明显增高。

（一）诊断

1.临床表现

前置胎盘合并胎盘植入的诊断主要根据临床表现、术前超声及 MRI 检查及术中所见。对于无产前出血的前置胎盘，需要警惕胎盘植入的可能性。术中发现胎盘与宫壁无间隙，或胎盘附着处持续大量出血，应及时做出判断和相应处理。

2.超声诊断

胎盘内多个不规则的无回声区伴丰富血流信号和（或）膀胱壁连续性的中断，强烈提示胎盘植入可能。其他具有提示意义和诊断参考价值的超声征象包括子宫肌层变薄（厚度<1mm），胎盘和子宫分界不清。

3.MRI 诊断

MRI 对诊断胎盘植入有很大的帮助，能更清楚地显示胎盘侵入肌层的深度、局部吻合血管分布及宫旁侵犯情况，可提供准确的局部解剖层次，指导手术路径。

此外，术后病理检查有助于明确诊断。

（二）治疗

1.剖宫产手术前评估

（1）根据胎盘位置及植入情况制订合理的手术方案。

（2）术前充分告知手术风险，并签好子宫切除知情同意书。

（3）充分备血。

（4）联合麻醉科、ICU 及新生儿科共同救治。

（5）确保手术期间的止血药物和用品，如前列腺素类药物、止血海绵等。

2.手术时机

无症状的前置胎盘合并胎盘植入者推荐妊娠 36 周后行手术。伴有反复出血症状的前置胎盘合并胎盘植入者促胎肺成熟后提前终止妊娠。

3.手术方式

建议择期剖宫产终止妊娠。后壁胎盘或前侧壁胎盘植入者，可行子宫下段剖宫产术；前壁胎盘植入者，行子宫体部剖宫产术。胎儿娩出后，依据出血量、植入的限度、患者是否有生育要求及病情决定处理方式，主要包括子宫切除术及保守治疗。

（1）子宫切除术：①适应证：胎盘植入面积大、子宫壁薄、胎盘穿透、子宫收缩差、短时间内大量出血（数分钟内出血>2000ml）及保守治疗失败者。有文献报道，立即切除子宫的患者病死率为 5.8%~6.6%，试图保留子宫的患者病死率为 12.5%~28.3%。无生育要求可作为子宫切除术的参考指征；②子宫切除术类型：推荐子宫全切除术。胎儿娩出后不剥离胎盘直接缝合切口后行子宫全切除术。

（2）保守治疗：对生命体征平稳、出血量不多、植入范围小者行保守治疗。包括保守性手术、药物治疗、栓塞治疗：①保守性手术：局部缝扎止血，可采用局部“8”字、间断环状缝合或 B-Lynch 法缝合、压迫止血。为减少因强行剥离胎盘而产生的出血，剖宫产时可将胎盘部分或全部留在宫腔内，术后可配合氨甲蝶呤等药物治疗或栓塞治疗。产后应密切随访，抗生素预防感染，加强子宫收缩，观察阴道流血情况、有无感染征象等；②药物治疗：治疗胎盘植入的药物有氨甲蝶呤、米非司酮等。给药途径和用药剂量根据胎盘植入的部位、深浅和面积大小而异；③栓塞治疗：预防性结扎或阻塞盆腔血管对胎盘植入的作用不明确，需要进一步研究。

十七、前置血管

前置血管（vasa praevia）是一种十分少见的产科疾病。其表现是妊娠中、晚期无痛性的阴道出血，易误诊为前置胎盘或胎盘早期剥离延误处理而使胎儿死亡。正常情况下，脐带附着于胎盘中心或偏中心部位，但有少量脐带附着于靠近胎盘的胎膜上，脐血管可以分散成数支在羊膜及绒毛膜之间经过，然后附着于胎盘的边缘部分。前置血管的危险在于先露部下降时，可直接压迫血管，导致胎儿窘迫，但更危险的是胎膜的自然破裂或人工破裂时由胶原纤维固定于胎膜上的前置血管亦可被损伤而发生出血。这种出血纯粹是属于胎儿的出血，对母体无害，可是对胎儿的危险极大。前置血管应归为前置胎盘范畴。

（一）诊断

前置血管的典型临床症状是妊娠晚期无痛性阴道流血，色鲜红，多发生在胎膜破裂时。前置血管发生破裂，胎儿失血，可致胎儿窘迫，胎儿病死率极高。先露部压迫前置的血管影响胎儿血供也可危及胎儿生命。由于出血主要来自胎儿，孕妇一般没有生命危险。

产前诊断前置血管十分困难。超声检查是诊断前置血管的主要手段。应用经阴道超声多普勒检查发现脐带插入的位置较低，有助于诊断。产时识别前置血管的要点是：阴道检查扪及索状、搏动的血管；胎膜破裂时伴阴道流血，同时出现胎心率变化。

（二）检查

1.实验室检查

要确定孕期阴道出血来源于母亲或胎儿是相当困难的，不少学者在这方面做了尝试和努力，目前基本方法有以下几种：

（1）显微镜下观测红细胞的来源：一般用观察有核红细胞来区别出血的来源，如有较多的有核红细胞，提示血液来自胎儿的可能性很大，但这并非十分具有特征性的方法。

（2）ApT 试验取试管置阴道血 2~3ml，加等量水，以 2000r/min（转/分）离心，采集上清液加 1% NaOH，观察 2min，如为母血，色为棕黄，如为胎儿血，则仍为粉红。

（3）Ogita 试验：取试管置阴道血 1 滴加 5 滴碱性液（0.1g 分子量 KOH）摇晃 2min，加 10 滴预先制备的溶液（400ml 的 50%饱和硫酸铵及 1ml 的 10g 分子量盐酸），其混合液以毛细管滴于滤纸上成为直径 20mm 一个圆圈，在 30s 内，如为变性成人血红蛋白及细胞碎片则仍位于中心，而抗碱性的胎儿血红蛋白在周围形成一个带色的圈。

（4）Loendersloot 试验：取试管内置 0.1g 分子量 KOH 10ml，加阴道血数滴，如为胎儿血，则试管内仍为粉红色，如为母血，在 20s 内颜色的将转变为棕黄色。

（5）蛋白电泳试验：本法需时 1h 左右，先以 Beckman 溶血试验剂将阴道血稀释 1 倍，再以顺丁烯二盐酸缓冲液稀释 5 倍，然后将溶血物质进行电泳，本法敏感度较高，但须一定设备，需时长。

（6）Kleihauser 试验：先将血制成血液涂片，空气干燥 20min，并以 80%乙醇固定 5min，以流水轻轻冲洗后干燥，再将涂片置于洗液中（FeCl3 14.8mmol/L 及 Hemastoxylin 16.5mmol/L）20s，又以流水轻轻冲洗，然后以 ergthrosin 0.1g/100ml 染色 2min，再以水清洗，干燥，镜检。如细胞含胎儿血红蛋白（Hb-F）则染色将为明显的红棕色，如为成人血红蛋白（Hb-A）则看来如同“幻影”。

对以上各种方法，评价其优劣，应根据其敏感性、特异性、实验的复杂程度及报告速度等衡量。Odansi 等（1996）曾将上述方法列表如下：

综上所述，Ogita 方法简单易行，胎儿血浓度达 20%即可呈现阳性。试验时间仅 5min 即可，因此在阴道出血原因不明，见红过多均可用以了解是否有前置血管。须注意试剂标签，每月更换 1 次，做试验时最好有阳性对照组以保证其准确性。

2.其他辅助检查

（1）超声检查：1987 年 Gianopoulos 等首次用超声扫描诊断前置血管。该例为一低置胎盘，在宫颈内口上方疑有一副胎盘，在此可见血管搏动，故认为可能有脐带存在，用多普勒超声确定为胎儿血管，但数次扫描该血管的位置固定不变，因此怀疑为一前置血管，于妊娠 40 周时行选择性剖宫产，得一活婴，并证实此为一前置血管。1988 年 Hurluy 又以产前超声检查各于孕 18 周及孕 27 周时疑为前置血管，该 2 例均为双叶胎盘，第 2 例尚有反复的产前出血，2 例均于孕 37~38 周时做剖宫产，各得一活婴，检查其胎盘均证实有前置血管。

（2）磁共振检查：磁共振成像（magnetic resonance imaging，MRI）亦为检查前置血管的方法，准确率高，Nimmo 等（1988）曾有报道，但其费用高故用 MRI 诊断本病难以推广。

（3）羊膜镜检查（amnioscopy）：通过羊膜镜直接看到帆状血管经过子宫颈内口是十分可靠的办法，Browne 等（1968）曾以此法对 1434 例孕妇做 3589 次羊膜镜检查发现 2 例前置血管，但该法亦有其局限性。Young 等（1991）用此法与 B 超结合，查出了两名用 B 超筛查时漏诊的两名前置血管患者。作者也认为前置血管易出现在双叶胎盘或有副胎盘者、低置胎盘、多胎胎盘、IVF 妊娠、产程中出血或胎心率不规则等情况下，当在人工破膜前做羊膜镜检查将有助于发现前置血管。

（三）治疗

如在产前已确诊为前置血管，应在具备母儿抢救条件的医疗机构进行待产，妊娠达 37~38 周终止妊娠以避免前置血管破裂或受压所带来的危害。分娩方式当然选择剖宫产。如发生前置血管破裂，虽然学者们都认为胎儿预后较差，但如胎儿存活，宜即刻以剖宫产终止妊娠，积极备血，新生儿复苏术，请新生儿科医师参加抢救。新生儿一般均有重度贫血，脸色苍白，应考虑立即输血，输入途径之一为脐静脉，因配血需要时间，紧急时可用 O 型血。如胎儿已死亡，则经阴道分娩。

十八、凶险性前置胎盘

1993 年 Chattopadhyay 首先将前次剖宫产，此次为前置胎盘者定义为凶险型前置胎盘。凶险型前置胎盘可包括以下几种情况：①有剖宫产史的中央性前置胎盘，且胎盘主体在子宫前壁；②年龄>35 岁，有多次流产史，彩超高度怀疑胎盘植入者；③超声显示胎盘面积较大，胎盘“端坐”子宫颈口上方，附着于子宫下段前后左右壁，宫颈管消失者；④剖宫产术中见子宫下段饱满，整个子宫下段前壁及两侧壁血管怒张明显者。凶险型前置胎盘产前出血量与普通型前置胎盘无差别，产后出血量及子宫切除率却大大增加。据报道其剖宫产术中平均出血量高达 3000ml 以上，甚至可达 10000ml 以上，子宫切除率也高达 50%以上。

（一）症状

凶险性胎盘前置，最为明显的症状就是妊娠晚期无任何原因无痛性阴道出血，出血的原因是由于子宫的增大，特别是子宫下段因胎盘附着或胎盘植入不能够相应伸缩，而引起错位分离，导致出血的状况，第一次出血的量可能较少，也可能首次即出现大量出血，孕妇中、晚孕期阴道出血一定要引起足够的重视，随着子宫下段不断伸展，出血往往反复出现，而且出血量越来越多。阴道出血发生的时间早晚，发生的次数出血量的多少与凶险性胎盘前置的类型是有非常大的关系。

（二）处理

凶险型前置胎盘的处理需要产科、影像、检验、输血科甚至 ICU 等多学科协作，应根据患者阴道流血量、有无休克、妊娠周数、胎儿是否存活，是否临产等因素综合判定，应该遵循个体化原则。其处理包括期待疗法及终止妊娠两方面，应注意平衡孕妇及胎儿两方面的利益。

1.对胎儿的影响

（1）胎儿发育缓慢：因为凶险性前置胎盘会引起胎盘供血不足，使胎儿吸收不到充足的养分而发育受限。

（2）胎位不正：如果胎盘堵住子宫口的话，宝宝就不能安稳地以头朝下的姿势固定住。容易引起横位或臀位。

（3）早产及更严重后果：凶险性前置胎盘出血大多发生于妊娠晚期，容易引起早产。

2.对孕产妇的影响

（1）产后出血：分娩后由于子宫下段肌肉组织菲薄收缩力较差，附着于此处的胎盘剥离后血窦一时不易缩紧闭合，故经常会发生产后出血。

（2）植入性胎盘：胎盘绒毛因子宫蜕膜发育不良等原因可以植入子宫肌层，凶险性前置胎盘偶见并发植入性胎盘，胎盘植入于子宫下段肌层，使胎盘剥离不全而发生大出血。

（3）产褥感染：凶险性前置胎盘的胎盘剥离面接近宫颈外口，细菌易从阴道侵入胎盘剥离面，又加以产妇贫血，体质虚弱，故易发生感染。

（三）凶险型前置胎盘的预测及诊断

1.按既往凶险性前置胎盘的定义，凶险性前置胎盘诊断的“两要素”即瘢痕子宫和前置胎盘，但凶险型前置发生胎盘植入风险高，临床诊断主要依据高危因素、临床症状与体征以及辅助检查，但合并胎盘植入时，确诊则需依据手术所见以及组织病理学检查结果。分娩前对患者结局的预测与诊断是减少此类患者不良妊娠结局的重要措施，也是近年来临床医师关注的重点。

（1）分娩前诊断：主要依据高危因素、症状、体征及辅助检查。

其中，高危因素主要为有剖宫产史，伴有前置胎盘高危因素的患者，当高度怀疑前置胎盘伴有胎盘植入的可能，临床上不能确定诊断时，应进行相关辅助检查。

凶险性前置胎盘患者产前出血较多见，但伴有胎盘植入患者不一定出现产前阴道出血。

（2）辅助检查（影像学检查）：主要包括超声检查和MRI。超声检查具有无创、费用较低、可反复检查等优点，故可作为疑为凶险性前置胎盘患者的首选检查方法。超声检查对前置胎盘诊断价值高。如超声显示胎盘着床部位子宫正常结构紊乱、弥漫性或局灶性胎盘实质内腔隙血流、胎盘后方正常低回声区变薄或消失、子宫浆膜-膀胱交界处血管丰富，应考虑凶险性前置胎盘伴有胎盘植入。MRI可显示胎盘与子宫瘢痕和子宫的位置关系，以及胎盘侵犯子宫的深度，对于评价子宫后壁胎盘、肥胖和多胎妊娠患者时，MRI明显优于超声检查。

目前认为，胎盘植入在MRI上有6个特征性征象：①胎盘侵入子宫肌层信号；②胎盘直接侵犯盆腔内组织器官信号；③T_2加权像上胎盘内低信号带；④胎盘内信号不均匀；⑤膀胱呈“帐篷样”改变；⑥子宫下段膨出。

其中①和②为直接诊断胎盘植入的征象；③~⑥为间接征象，提示胎盘植入的可能性大。英国皇家妇产科医师学院（Royal College of Obstetricians and Gynaecologists，

RCOG）的指南建议，患者于妊娠 20 周可进行常规超声筛查，并定期随访与超声检查，在分娩前多能诊断，有症状、体征，临床上高度怀疑凶险性前置胎盘而又不能确诊时，可进行 MRI 检查。

2.凶险性前置胎盘的处理

凶险性前置胎盘患者往往有剖宫产史以及腹腔脏器手术史，手术后腹腔粘连、妊娠后胎盘膀胱植入增大再次手术的困难。凶险性前置胎盘患者出血可发生于产前、产时和产后，且出血迅速、出血量大，所以凶险性前置胎盘患者临床处理需要针对以上情况，往往需要多学科的团队合作，包括产科、泌尿外科、新生儿科、麻醉科、血液科和重症医学科等。根据患者阴道出血量、孕周、生命体征以及胎儿宫内存活情况等进行个体化处理，其处理一般包括期待治疗和终止妊娠。

（1）期待治疗：主要是在保证孕产妇安全的前提下，尽量延长孕周，尽最大可能提高围产儿成活率。此时的处理原则与一般前置胎盘类似，包括抑制宫缩、止血、纠正贫血、预防感染和适当使用糖皮质激素促进胎肺成熟。期待治疗适用于阴道出血量不多、患者生命体征平稳、胎儿未成熟、胎儿存活者。

（2）终止妊娠：①终止妊娠的方式与时机：凶险性前置胎盘患者应到有重症孕产妇救治能力的医疗中心进行期待治疗。这些医疗中心不但救治医疗资源充足（设备、血库等），而且配备了对孕妇和新生儿救治具有丰富经验的产科和新生儿科医师。终止妊娠的方式依据前置胎盘类型、患者一般情况以及胎儿情况决定。中央型前置胎盘或产前出血较多，以及具备其他剖宫产指征患者多选择剖宫产术。终止妊娠的时机主要依据患者阴道出血量、生命体征和胎儿情况。当患者出现明显的活动性出血时，不论孕周大小，都应立即终止妊娠。对不伴有产前出血的凶险性前置胎盘患者，虽分娩孕周仍有争议，但为降低此类患者严重并发症发生率，多数专家推荐择期剖宫产。为降低急诊剖宫产率，美国妇产科医师学会（American College of Obstetricians and Gynecologists，ACOG）、RCOG 和加拿大妇产科医师协会（Society of Obstetricians and Gynaecologists of Canada，SOGC）均推荐在妊娠 34~37 周施行择期剖宫产术。

②围手术期准备：建立凶险性前置胎盘患者处置路径，组成多学科团队，进行反复演练，由有经验的上级医师担任术者，同时配置麻醉科、新生儿科、泌尿外科和介入科等专科医师，是减少并发症的关键。建立静脉通道，准备抢救的设备和血源是保障严重产后出血患者安全的有效措施。术前做好充分的医患沟通，告知术中、术后可能出现的并发症，取得患者和家属的知情同意，是避免医疗纠纷的前提。

③手术方法：剖宫产虽已成为最常见的手术之一，但凶险性前置胎盘患者的剖宫产手术存在腹腔粘连程度、胎盘植入程度、出血速度与出血量的“三大不确定性”，术者在选择腹壁竖或横切口时可采取“三参照”原则，即参照前置胎盘临床诊治指南，参照术者临床经验，并参照患者意愿选择腹壁切口。子宫切口原则上应尽量避开胎盘，以达到减少术中出血量、方便手术的目的。由于凶险性前置胎盘患者的胎盘附着于子宫瘢痕处，易发生胎盘植入累及膀胱，增加分离子宫膀胱腹膜反折困难，应避免不必要的膀胱损伤。对手术过程中发生产后出血的患者，行 B-Lynch 缝合、“8”字缝扎止血、宫腔填塞、子宫动脉或髂内动脉结扎或/和子宫动脉栓塞术等仍是临床上常用的方法。

④凶险性前置胎盘伴胎盘植入的处理：近年来，胎盘植入患者胎盘原位保留或者延

迟切除子宫已经成为常见治疗方法，主要适用于凶险性前置胎盘伴胎盘植入而无活动性出血、生命体征平稳以及有生育要求并愿意接受随访的患者。有研究报道了4例分娩时采取胎盘原位保留的患者，术后由于慢性盆腔疼痛和胎盘不能吸收而在宫腔镜下施行残留胎盘切除术，术后1个月4例患者均恢复了月经周期，并有2例成功妊娠。胎盘原位保留虽然可降低子宫切除率，减少红细胞输血量，但孕妇发生晚期产后出血、严重感染的概率增加。近年来，有学者在血管阻断（血管栓塞、子宫血管阻断）情况下尽量去除植入胎盘组织后保留子宫，发现可以减少患者手术后感染、晚期产后出血发生率，是值得尝试与借鉴的方法。

⑤子宫切除：主要针对手术过程中严重产后出血、生命体征不平稳，或者保守治疗过程中晚期产后出血、感染，经治疗后效果不明显，危急患者生命者。切除出血灶是凶险性前置胎盘患者行全子宫或部分子宫切除的原则。

（四）凶险型前置胎盘在终止妊娠时要注意

1.做好充分的术前准备，对所有瘢痕子宫前壁胎盘的孕妇，尽可能在产前明确胎盘与瘢痕的关系，请有经验的超声医生对瘢痕部位覆盖胎盘的孕妇进行会诊，明确是否有超声下的植入征象。

2.术前与患者建立良好的沟通，告知其术中可能出现的产后、出血以及术中、为抢救生命，有子宫切除的可能性。

3.术前常规备血，做好输血准备，建立畅通的静脉通道。

4.手术、由经验丰富的产科医师上合并做好抢救准备，手术要胆大心细，术中需要仔细检查胎盘附着部位，切忌盲目徒手剥离胎盘，一旦发现为完全植入性前置胎盘时，应考虑及时切除子宫，快速有效地止血，挽救产妇的生命。

十九、临床特殊情况的思考和建议

（一）前置胎盘孕妇终止妊娠时机的选择

合适的时间终止妊娠在前置胎盘的处理中十分重要，过早终止不利于新生儿的成活，一味碍于延长孕龄的考虑，可能会丧失最佳处理时机而增加母婴危险。一般情况下，对于无阴道流血的前置胎盘孕妇，尽量延长孕周至足月后终止妊娠；若有少量阴道流血，完全性前置胎盘可在孕36周后、部分性及边缘性前置胎盘可在孕37周后终止妊娠；若阴道流血量较多，胎肺不成熟者，可经短时间促肺成熟后终止妊娠；一旦前置胎盘发生严重出血而危及孕妇生命安全时，不论胎龄大小均应立即剖宫产。

（二）前置胎盘围手术期处理

1.前置胎盘多倾向于剖宫产终止妊娠，对出现紧急情况出血较多者应在积极纠正休克、备血、输液的同时，及时手术。

2.无论何种条件下手术均尽可能在手术前行B超检查，确定胎盘的确切位置及分布，应选用手术熟练的主刀和助手用最短的时间娩出胎儿，可有效减少出血，减少并发症。如为选择性手术，则应在充分与家属沟通后，并准备全麻设备。

3.手术中注意根据胎盘附着于子宫的位置而选择子宫切口，在胎盘位于下段前壁时，进腹后往往可见下段部位血管充盈或怒张，做子宫切口时应尽可能避开，或先行血管结扎，采用子宫下段偏高纵切口或体部切口，推开胎盘边缘后破膜，娩出胎儿。但应避免纵切口向下延伸而撕裂膀胱，更不主张撕裂胎盘而娩出胎儿。但在紧急情况时已误入胎盘者，则尽量将胎盘沿宫壁剥离后娩出胎儿，也可撕裂胎盘娩出胎儿，助手应快速将脐带自胎盘侧向新生儿侧挤压并切断以减少新生儿失血。侧壁前置胎盘可选择下段横切口，在无胎盘侧做一小切口后撕开子宫壁向另一侧延长，同时将胎盘向一侧推移娩出胎儿。后壁前置胎盘可选择子宫下段横切口，但由于胎盘挤压往往使先露部高浮，导致出头困难，故可将切口适当向上，也可为扩大切口留有余地。

4.胎儿娩出后，立即以缩宫素 20U 子宫肌壁内及子宫下段肌壁内注射以加强子宫收缩，必要时可使用欣母沛宫体注射，并徒手剥离胎盘。胎盘剥离后，子宫下段胎盘附着面往往不易止血，可用热盐水纱垫直接压迫，也可在吸收性明胶海绵上放置凝血酶压迫出血处，或用可吸收线 8 字缝合血窦、双侧子宫动脉或髂内动脉结扎、髂内动脉栓塞，以及宫腔内纱条填塞、B-Lynch 缝合术等方法止血。如无效或合并胎盘植入，可行子宫全切除术或子宫次全切除术（应完全切除胎盘附着的出血处）。

5.前置胎盘术中出血量估计尤其重要，前壁前置胎盘或中央性前置胎盘尤其大部分胎盘位于前壁时，手术分娩出血较多，可引起休克，甚至可危及生命，即使保住生命，有时因输血不及时或输血量不足，往往可引起严重并发症。故术中正确及时估计出血量和及时输血是避免产妇不良后果发生的有效办法。前置胎盘术中出血往往较急，吸引器难以完全将溢出之血液及羊水完全吸净。可采用多种统计出血方法综合分析出血量并及时补充。同时要预防继发性宫缩乏力、DIC、感染等不良后果的发生。

（1）双侧子宫动脉结扎术：首先结扎左侧子宫动脉，结扎位置在子宫下段的上半部分。术者站在患者的右侧，稍面向患者，左手握住子宫，向右前托起，手掌部分置于子宫左缘，小鱼际向下，拇指置于子宫下段的前方，其余四指放在左右侧阔韧带后的 Douglas 窝内，以保护肠管。用 1 号全吸收线（大弯圆针）由前至后穿过左侧阔韧带，然后左手四指的引导下，在左侧子宫血管内侧 2cm 处由后至前穿过子宫肌层，打结，同法行右侧子宫动脉结扎。

（2）双侧髂内动脉结扎术：手术通常在腹膜后进行，入路可从前面圆韧带与盆漏斗韧带间进入，也可由后面盆漏斗韧带与髂外动脉间的阔韧带后叶进入，以骶骨岬为标志，沿髂耻线向外二横指，此处相当于输尿管下方及髂内、髂外动脉分支处。用长直无齿镊提起后腹膜，纵向剪开后腹膜约 5cm 长，用食指钝性分离髂总及髂内动脉周围的疏松组织，并将输尿管向内侧推开，充分暴露髂总动脉分叉处，向下内侧为髂内动脉，向外上方为髂外动脉。术者可用长直无齿镊轻巧提起髂内动脉鞘，再用长弯圆头止血钳稍游离髂内动脉与髂外、髂内静脉之间疏松组织，注意勿过深，然后由外向内、向下、再向上挑起、髂内动脉并穿过，顺势带出 1 号全吸收线（大弯圆针），无条件的可用两根 7 号丝线以备结扎用，为防误扎髂外动脉，术者可提起缝线，用食、拇指收紧，使其暂时阻断血流，判断正确后结扎止血。

（3）B-Lynch 缝合术：取出子宫，拆除子宫下段切口处缝线，第一针自切口下 2cm，距离子宫右侧缘 2cm 处进针，切口对侧 2cm 出针，自子宫前壁浆膜表面行至左侧宫底，后转行至自子宫后壁切口对侧水平进针穿入宫腔，自第一针对应的子宫后壁出针，沿子宫后壁浆膜表面行至宫底部，行 8 字路径至切口左侧上方 2cm 处进针，切口下方 2cm 处出针缝合子宫下段切口，缝线打结后包绕着两侧的子宫动脉通过阔韧带无血管区域，于子宫后方打结。

术后记录生命体征、尿量、阴道出血量和腹腔引流液量、血红蛋白和血细胞比容。出院后随访伤口愈合情况、深静脉血栓、脓毒症或子宫坏死、膀胱阴道瘘。

（4）宫腔纱条填塞术：术者一手放于产妇腹壁上固定宫底并向下压，以另一手示、中指夹纱布条的一端送达宫腔内，从宫底一侧填向另一侧，其他手指将纱布条填紧，逐步向外均匀填满整个宫腔，不留空隙。最后再向内平均用力压紧，但不可用力过猛。宫腔填满后，再以同法继续填满宫颈及阴道。外阴覆盖无菌纱布垫。同时注射宫缩剂、按摩子宫，并以沙袋压迫包扎腹部。

（三）中期妊娠引产问题临床诊断

前置胎盘须于妊娠28周后诊断，但有部分要求行中期妊娠引产的患者中，发现胎盘位置低或呈中央性表现，在引产过程中，仍可能面临大出血的棘手问题。临床传统采用利凡诺羊膜腔内注射引产，其效果肯定。但为减少出血，在引产过程中，要求尽量缩短分娩时间并有较好的子宫收缩，在进入产程后加用缩宫素，并于产后加大用量。也有推荐在利凡诺注射前48小时起口服米菲司酮50mg，每天2次×3天，可显著地诱导子宫内膜细胞凋亡，使整个胎盘均匀自子宫壁剥离，减少出血。也有用天花粉注射引产，因天花粉蛋白是直接作用到胎盘，胎盘的血窦被凝固的纤维蛋白沉着，血流阻塞，分娩时可有效减少出血，但要注意预防过敏反应。使用方法为：天花粉蛋白皮试为阴性后，用天花粉蛋白试探液0.045mg做肌内注射，同时肌内注射地塞米松10mg。观察2小时，患者无不适，给予天花粉蛋白注射液1.2mg肌内注射，6小时后给予地塞米松10mg肌内注射，第2天给予地塞米松10mg肌内注射×3天，监测体温、脉搏、血压，密切注意宫缩胎动，阴道流血，至胎儿、胎盘娩出。

（林莉）

第三节　产后出血

一、概述

（一）定义

阴道分娩后出血量≥500mL或剖宫产分娩后出血量≥1000mL即为产后出血。不管是阴道分娩或手术后，只要出血量≥1000mL即称严重产后出血。经子宫收缩剂、持续性子宫按摩或按压等保守措施无法止血，需要外科手术、介入治疗甚至切除子宫的严重产后出血称为难治性产后出血。由于产后出血量常常被低估，因此报道的产后出血发生率较实际的要低，产后出血量≥500mL的实际发生率达到11%~17%，产后出血量≥1000mL的实际发生率达到3%~5%。

（二）病因和高危因素

产后出血的四大原因是子宫收缩乏力、产道损伤、胎盘因素和凝血功能障碍，四大原因可以合并存在，可以互为因果，每种原因又包括相应的病因和高危因素。

1.子宫收缩乏力

子宫收缩乏力是产后出血最常见的原因胎儿娩出之后，子宫肌正常的收缩和缩复能有效地压迫肌束间的血管，这是防止产后出血过多最有效的自我止血方式。任何影响子宫肌正常收缩和缩复功能的因素都有可能使得子宫肌肉不能正常挤压血管，导致子宫收缩乏力性产后出血，短时间就可能发生严重的失血甚至休克。子宫收缩乏力包括以下高危因素：

（1）全身因素产妇体质虚弱、合并慢性全身性疾病或精神紧张等。

（2）药物因素过多使用麻醉剂、镇静剂或宫缩抑制剂等。

（3）产程因素急产、产程延长或滞产、试产失败等。

（4）产科并发症子痫前期等。

（5）羊膜腔感染胎膜破裂时间长、发热等。

（6）子宫过度膨胀羊水过多、多胎妊娠、巨大儿等。

（7）子宫肌壁损伤多产、剖宫产史、子宫肌瘤剔除术后等。

（8）子宫发育异常双子宫、双角子宫、残角子宫等。

2.软产道损伤

任何可能导致会阴、阴道、子宫颈或子宫损伤的医源性或非医源性因素都可能导致产后出血的发生，软产道损伤形成的血肿则是一种隐性出血。各种软产道损伤的高危因素如下：

（1）宫颈、阴道或会阴裂伤急产、手术产、软产道弹性差、水肿或瘢痕等。

（2）剖宫产子宫切口延伸或裂伤胎位不正、胎头位置过低。

（3）子宫破裂子宫手术史。

（4）子宫内翻、多产次、子宫底部胎盘、第三产程处理不当。

3.胎盘因素

胎盘因素导致产后出血的原因包括胎盘早剥、前置胎盘、胎盘植入、胎盘滞留、胎盘胎膜残留等。近年来，由于高人工流产率和高剖宫产率，胎盘因素导致的产后出血越来越突出。其高危因素如下：

（1）胎盘早剥妊娠期高血压疾病、腹部外伤、仰卧位低血压综合征等。

（2）前置胎盘多次人工流产、多产、产褥感染、瘢痕子宫等。

（3）胎盘植入多次人工流产、剖宫产史、子宫内膜炎、蜕膜发育不良等。

（4）胎盘滞留宫缩乏力、膀胱膨胀、胎盘剥离不全、胎盘嵌顿等。

（5）胎盘胎膜残留胎盘小叶、副胎盘等。

4.凝血功能障碍

产妇发生凝血功能障碍的原因包括妊娠合并血液系统疾病、妊娠合并肝脏疾病、产科并发症引起的弥散性血管内凝血（DIC）、抗凝治疗等。具体病因和高危因素如下：

（1）血液系统疾病遗传性凝血功能疾病、血小板减少症等。

（2）产科并发症重度子痫前期、胎盘早剥、死胎、羊水栓塞、败血症等。

（3）肝脏疾病重症肝炎、妊娠期急性脂肪肝等。

（4）抗凝治疗心脏换瓣术后长期口服华法林等。

二、诊断

产后出血的主要临床表现是产后阴道流血过多、剖宫产时胎盘剥离面出血不止以及失血过多引起的休克表现。突然大量的产后出血易得到重视和早期诊断，而缓慢的持续少量出血和血肿易被忽视，如果产后阴道出血量虽不多，但产妇有严重失血的症状和体征时，需考虑到以上情况，应仔细检查子宫收缩情况、软产道损伤情况以及有无血肿形成。产后失血量的绝对值对不同体重者意义不同，最好能计算出失血量占总血容量的百分数，妊娠末期总血容量（L）的简易计算方法为非孕期体重（kg）×7%×（1＋40%），或非孕期体重（kg）×10%。

产后出血事实上是一个临床事件或临床过程，其诊断应建立在准确估计出血量的同时积极寻找出血原因的基础之上。一旦怀疑产妇发生产后出血，需要快速监测产妇的生命体征、回顾产程有无异常、检查软产道有无损伤、观察产妇有无焦躁不安、评估血流动力学是否稳定。诊断产后出血要做到及时、准确，诊断延误可能危及产妇生命。

（一）估计出血

量估计产后出血量的方法包括目测法、称重法、容积法、面积法、监测生命体征、休克指数、测定血红蛋白及血细胞比容的变化等。值得注意的是，由于孕期血容量的增加使得孕妇对出血的耐受性提高，从失血到发生失代偿休克常无明显征兆，并且失血性休克的临床表现往往滞后，容易导致诊断及处理不及时。因此，失血速度也是反映病情轻重的重要指标，重症的情况包括：失血速度>150mL/min、3 小时内出血量超过血容量的 50%、24 小时内出血量超过全身血容量等。

1.目测法

是产科医师最常用的估计产后出血量的方法，但其极易导致出血量被低估，利用目测法估计产后出血量所得到的产后出血发生率可能比实际产后出血发生率要低 30%~50%。因此，有学者甚至建议将目测法估计出血量的 2 倍作为产后实际的出血量来指导临床处理。

2.称重法

是较为客观的计算产后出血量的方法，即称重分娩前后消毒巾、纱布的重量，重量的差值除以血液比重 1.05 即可换算成产后出血量。临床上还可用一次性棉垫垫于会阴处，称重分娩前后棉垫的质量来估计产后出血量。

3.容积法

断脐后迅速置一弯盘或便盆紧贴于产妇会阴部，用量杯测量收集到的包括第三产程的所有失血量。若有条件还可使用标有刻度的一次性产后血液收集带，可直接于收集带上读出产后出血的量。

4.面积法

按事先测定了的血液浸湿纱布、消毒巾的面积来计算出血量，如 10cm×10cm 纱布浸湿后含血量为 10mL、15cm×15cm 纱布浸湿后含血量为 15mL 等。由于不同质地的纱布或消毒巾吸水能力的不同以及浸湿范围的不均匀等因素，此法测定的出血量只是一个大概的估计值。

5.生命体征

可参考 Benedetti 出血程度的分级标准，见（表 4-3-1）。

表 4-3-1　Benedetti 出血程度分级

	I级	II级	III级	IV级
出血量（%）	15	20~25	30~35	40

脉搏（次/分）	正常	100	120	140
收缩压（mmHg）	正常	正常	70~80	60
平均动脉压（mmHg）	80~90	80~90	50~70	50
组织灌注	直立性低血压	外周血管收缩	面色苍白、烦躁、少尿	虚脱、无尿、缺氧

6.休克指数

计算休克指数可以粗略估算出血量，但产妇代偿能力较强，应注意产后出血从代偿发展为失代偿休克的变化较为迅速，见（表 4-3-2）。

7.血红蛋白

血红蛋白每下降 10g/L，失血 400~500mL。但是在产后出血早期，由于血液浓缩，血红蛋白值常不能准确反映实际出血量。

表 4-3-2 休克指数与估计失血量

休克指数估计失血量（mL）	估计失血量	占血容量的比例（%）
<0.9	<500	<20
1.0	1000	20
1.5	1500	30
2.0	≥2500	≥50

（二）寻找出血原因

1.子宫收缩乏力

胎盘娩出之后，应常规触诊子宫底检查子宫张力和子宫大小，以了解子宫收缩情况。具体方法是单手或双手置子宫底处，触诊子宫前壁，注意不要把腹壁的脂肪组织误认为子宫肌肉。如果触及子宫体积大、质地较软，结合阴道持续流血，可基本做出子宫收缩乏力的诊断，但还应排除其他原因导致的产后出血。

2.软产道损伤

包括会阴阴道裂伤、宫颈裂伤、产后血肿、子宫内翻和子宫破裂。如果在胎儿刚娩出后即发生持续的阴道流血，检查子宫收缩良好且血液颜色鲜红，则应考虑软产道损伤的可能，尤其是使用阴道助产者。一旦怀疑软产道损伤，应仔细检查以尽早发现损伤的具体位置和损伤的程度，必要时应麻醉下进行检查并及时处理。

3.胎盘因素

包括胎盘娩出困难和胎盘胎膜残留。前者包括胎盘部分剥离、胎盘植入、胎盘嵌顿等，后者则可能是由于副胎盘、胎盘小叶等原因导致。若胎儿娩出后 10~15 分钟胎盘仍未娩出，并出现阴道大量出血，颜色暗红，应考虑胎盘娩出困难，可能原因是胎盘粘连、胎盘植入甚至胎盘穿透等。胎盘娩出后应仔细检查其完整性，若发现胎盘胎膜不完整或胎盘胎儿面有残留的血管断端，则应考虑胎盘组织残留或副胎盘的存在，需进行宫腔检查。

4.凝血功能障碍

先天性的遗传性假血友病、血友病等凝血功能障碍常在非孕期即诊断。另外，妊娠并发症如子痫前期、胎盘早剥、死胎或者妊娠合并症如重症肝炎、急性脂肪肝等也可导致凝血功能障碍。如果产妇阴道持续流血，且血液不凝、止血困难，同时合并穿刺点渗血或全身其他部位出血，并排除了因子宫收缩乏力、胎盘因素及软产道损伤引起的出血，应考虑到凝血功能障碍或DIC的形成，检测血小板计数、凝血时间、纤维蛋白原等指标不难做出诊断。

三、预防

产后出血的预防应从产前保健做起，分娩期的处理尤其是第三产程的积极干预是预防产后出血的关键，产后2小时或有局危因素者产后4小时是产后出血发生的高峰，因此，产后观察也非常重要。

（一）产前保健

产前积极治疗基础疾病，如纠正贫血和凝血功能障碍，充分认识产后出血的高危因素，高危孕妇尤其是凶险性前置胎盘、胎盘植入者应在有输血和抢救条件的医院分娩。

（二）分娩期处理

产后出血与分娩过程关系密切，积极处理第三产程（AMTSL）是预防产后出血的关键，其能够有效降低产后出血量和发生产后出血的风险。

1.预防性使用子宫收缩药

使用子宫收缩药是积极处理第三产程以预防产后出血常规推荐的最重要的措施，一线药物是缩宫素；如果缺乏缩宫素，还可使用米索前列醇或麦角新碱。

（1）缩宫素使用方法为头位胎儿前肩娩出后、胎位异常胎儿全身娩出后、多胎妊娠最后一个胎儿娩出后予缩宫素10U加入500mL液体中以100~150mL/h静脉滴注或肌内注射。

（2）卡贝缩宫素可用做预防剖宫产产后出血用，其半衰期长（40~50分钟），起效快（2分钟），给药简便，100μg单剂静脉推注，可减少治疗性子宫收缩药的使用，其安全性与缩宫素相似。

（3）麦角新碱妊娠子宫对麦角新碱非常敏感，产后少量应用即可引起显著的子宫收缩，使用方法为0.2mg肌内注射。麦角新碱的缺点在于其副作用明显，包括恶心、呕吐、出汗、血压升高等，高血压、偏头痛者禁用。

（4）米索前列醇可口服、舌下给药、直肠给药或阴道内给药，口服吸收较快、生物利用度高。米索前列醇用于预防产后出血的常用剂量为200~60μg，建议单次给药，当剂量超过600μg时，呕吐、发抖和发热等副作用的发生明显增加且具有剂量相关性。

（5）前列腺素制剂：如卡前列氨丁三醇，在高危孕妇如低置胎盘等，可能预防严重产后出血。

2.钳夹脐带的时机

一般情况下，推荐在胎儿娩出后1~3分钟钳夹脐带，相比胎儿娩出后及时钳夹脐带，其能够减少新生儿贫血的发生。仅在怀疑胎儿窒息而需要及时娩出并抢救的情况下才考虑娩出胎儿后立即钳夹并切断脐带。

3.关于控制性牵拉脐带

控制性牵拉脐带以协助胎盘娩出并非预防产后出血的必要手段，仅在接生者熟练牵拉方法且认为确有必要时选择性使用。

4.关于预防性子宫按摩

预防性使用子宫收缩药后，不推荐常规进行预防性的子宫按摩来预防产后出血。但是，接产者应该在产后常规地触摸宫底，以适时了解子宫收缩情况。

（三）产后观察

产后2小时，或有高危因素者产后4小时，是发生产后出血的高危时段，应密切监测产妇生命体征、神志状态、阴道流血情况、宫缩情况以及会阴切口有无血肿，发现异常应及时处理。另外，鼓励产妇排空膀胱或直接导尿以减少充盈的膀胱对子宫收缩的干扰，产妇早期接触新生儿、早吸吮能反射性地诱发子宫收缩，这些措施也能从某种程度上预防产后出血的发生。

四、处理

（一）一般处理

产后出血的抢救强调多学科的团队协作。发生产后出血时，应在寻找出血原因的同时进行一般处理，包括向有经验的助产士、上级产科医师、麻醉医师等求助，通知血库和检验科做好准备。建立双静脉通道，积极补充血容量；进行呼吸管理，保持气道通畅，必要时给氧；监测出血量和生命体征，留置尿管，记录尿量；交叉配血；进行基础的实验室检查（血常规、凝血功能、肝肾功能检查等）并动态监测。

产后出血的治疗目标包括两个方面：一是采用有效方法阻止进一步的失血；二是维持正常组织灌注和氧气供应的循环血容量。因此，产后出血的抢救相应地要做到有效地针对病因进行止血，同时积极补充并维持有效的循环血容量，尽量减少出血的时间以及失血性休克的进展。

（二）止血处理

1.子宫收缩乏力

（1）子宫按摩及按压：可经腹按摩子宫或经腹和经阴道联合按压子宫，按摩或按压时间以子宫恢复正常收缩并能保持收缩状态为止，要配合应用子宫收缩药。

（2）使用子宫收缩药：缩宫素为预防和治疗产后出血的一线药物。治疗产后出血方法为：缩宫素10U肌内注射或子宫肌层或宫颈注射，以后10~20U加入500mL晶体液中静脉滴注，给药速度根据患者的反应调整，常规速度250mL/h，约80mU/min。静脉滴注能立即起效，但半衰期短（1~6分钟），故需持续静脉滴注。缩宫素应用相对安全，大剂量应用时可引起高血压、水中毒和心血管系统副作用；快速静脉注射未稀释的缩宫素，可导致低血压、心动过速和（或）心律失常，禁忌使用。因缩宫素有受体饱和现象，无限制加大用量反而效果不佳，并可出现副作用，故24小时总量应控制在60U内。

卡贝缩宫素使用方法同预防产后出血。对于已经控制的产后出血，仍可考虑使用100μg卡贝缩宫素来维持较长时间的子宫收缩。

卡前列氨丁三醇前列腺素$F_{2\alpha}$的衍生物（15-甲基$PGF_{2\alpha}$），是强效子宫收缩药，可引起全子宫协调有力的收缩。用法为250μg深部肌内注射或子宫肌层注射，3分钟起作用，30分钟达作用高峰，可维持2小时；必要时可重复使用，总量不超过2000μg。哮喘、心脏病和青光眼患者禁用，高血压患者慎用；副作用轻微，偶尔有暂时性的恶心、呕吐等。

米索前列醇系前列腺素E1的衍生物，可引起全子宫有力收缩，在没有缩宫素的情况下也可作为治疗子宫收缩乏力性产后出血的一线药物，使用方法为200~60μg顿服或舌下给药。米索前列醇的副作用明显，恶心、呕吐、腹泻、寒战和体温升高较常见；高血压、活动性心、肝、肾脏病及肾上腺皮质功能不全者慎用，青光眼、哮喘及过敏体质者禁用。

其他治疗产后出血的子宫收缩药还包括卡孕栓、麦角新碱等，可酌情使用。

（3）止血药物：如果子宫收缩药止血失败，或者出血可能与创伤相关，可考虑使用止血药物。推荐使用氨甲环酸，其具有抗纤维蛋白溶解的作用，一次 0.25~0.5g 静脉滴注或静脉注射，一天 0.75~2g。

（4）宫腔填塞：如果子宫按摩或按压联合强效子宫收缩药都无法有效止血，可首先采用宫腔填塞的方法来止血。宫腔填塞包括水囊压迫填塞和纱条填塞两种方法，阴道分娩后宜选用水囊压迫，剖宫产术中可选用水囊或纱条填塞。宫腔填塞后应密切观察出血量、子宫底高度、生命体征变化等，动态监测血红蛋白、凝血功能的状况，避免宫腔积血，水囊或纱条放置 24~48 小时后取出，要注意预防感染。

（5）子宫压迫缝合：最常用的是 B-Lynch 缝合或改良的子宫加压缝合技术，适用于子宫收缩乏力、胎盘因素和凝血功能异常性产后出血，子宫按摩和子宫收缩药无法有效止血并有可能切除子宫的患者。缝合前可先试用两手加压按压子宫观察出血量是否减少，以估计 B-Lynch 缝合止血成功的可能性。B-Lynch 缝合术后并发症的报道较为少见，但尚有感染和组织坏死的可能，应掌握手术适应证。

（6）盆腔血管结扎：包括子宫动脉结扎和髂内动脉结扎。子宫血管结扎适用于难治性产后出血，尤其是剖宫产术中子宫收缩乏力或胎盘因素的出血，经子宫收缩药和按摩子宫无效，或子宫切口撕裂而局部止血困难者。髂内动脉结扎术手术操作困难，适用子宫颈或盆底渗血、宫颈或阔韧带出血、腹膜后血肿、保守治疗无效的产后出血。

（7）经导管动脉栓塞（TAE）：适用于经保守治疗无效的各种难治性产后出血（包括子宫收缩乏力、产道损伤和胎盘因素等），在有条件的医院可采用。禁忌证：产妇生命体征不稳定、不宜搬动，合并有其他脏器出血的 DIC，严重的心、肝、肾和凝血功能障碍，对造影剂过敏者。

（8）子宫切除：适用于经保守治疗方法无效者。一般为次全子宫切除术，如前置胎盘或部分胎盘植入宫颈时需行子宫全切除术。由于子宫切除时仍有活动性出血，故需以最快的速度“钳夹、切断、下移”，直至钳夹至子宫动脉水平以下，然后缝合打结，注意避免损伤输尿管。亦可在切除过程中，先用血浆管将子宫下段捆扎以减少子宫切除过程中的出血量。

2.软产道损伤

充分暴露手术视野，在良好照明下，查明损伤部位，缝合裂伤以恢复原解剖结构，必要时在麻醉下处理。发现血肿尽早处理，可采取切开清除积血、缝扎止血或碘伏纱条填塞血肿压迫止血，24~48 小时后取出。若为子宫内翻，应进行还纳术，还纳后静脉滴注缩宫素，直至子宫收缩良好。若为子宫破裂，立即开腹行手术修补或行子宫切除术。

3.胎盘因素

胎儿娩出后，应尽量等待胎盘自然娩出。

（1）胎盘滞留伴出血：对胎盘未娩出伴活动性出血可立即行人工剥离胎盘术，并加用强效子宫收缩药。对于阴道分娩者术前可用镇静剂，手法要正确轻柔，勿强行撕拉，防止胎盘残留、子宫损伤或子宫内翻。

（2）胎盘胎膜残留：对胎盘、胎膜残留者应用手或器械清理，动作要轻柔，避免子宫穿孔。

（3）胎盘植入：胎盘植入伴活动性出血，若为剖宫产可先采用保守治疗方法如盆腔血管结扎、子宫局部楔形切除、介入治疗等；若为阴道分娩应在输液和（或）输血的前提下，进行介入治疗或其他保守手术治疗。如果保守治疗方法不能有效止血，则应考虑及时行子宫切除术。

（4）凶险性前置胎盘：指附着于子宫下段剖宫产瘢痕处的前置胎盘，常常合并有胎盘植入，产后出血量往往较大。如果保守治疗措施如局部缝扎或楔形切除、血管结扎、压迫缝合、子宫动脉栓塞等无法有效止血，应早期做出子宫切除的决策，以免发展为失血性休克和多器官功能衰竭而危及产妇生命。对于有条件的医院，亦可采用预防性髂内动脉球囊阻断技术，以减少术中出血。

4.凝血功能异常

凝血检查结果一旦确诊为凝血功能障碍，尤其是 DIC，应迅速补充相应的凝血因子。包括：新鲜冷冻血浆、血小板、冷沉淀、纤维蛋白原等。

（1）血小板：产后出血尚未控制时，若血小板低于（50~75）$\times 10^9$/L 或血小板降低出现不可控制的渗血时，则需考虑输注血小板，治疗目标是维持血小板水平在 50×10^9/L 以上。

（2）新鲜冷冻血浆：新鲜冷冻血浆是新鲜抗凝全血于 6~8 小时内分离血浆并快速冷冻，几乎保存了血液中所有的凝血因子、血浆蛋白、纤维蛋白原。使用剂量 10~15mL/kg。

（3）冷沉淀：输注冷沉淀主要为纠正纤维蛋白原的缺乏，如纤维蛋白原浓度高于 1.5g/L 不必输注冷沉淀。冷沉淀常用剂量为 1~1.5U/10kg。

（4）纤维蛋白原：输入纤维蛋白原 1g 可提升血液中纤维蛋白原 0.25g/L，一次可输入纤维蛋白原 4~6g。总的来说，补充凝血因子的主要目标是维持凝血酶原时间及活化凝血酶原时间<1.5 倍平均值，并维持纤维蛋白原水平在 1g/L 以上。

（三）成分输血

成分输血在治疗产后出血中起着非常重要的作用。应结合临床实际情况掌握好产后出血的输血指征，既要做到输血及时、合理，又要尽量减少不必要的输血及其带来的不良结局。

1.红细胞悬液

产后出血应该何时输注红细胞尚无统一的指征，往往是根据失血量的多少、临床表现如休克相关的生命体征变化、止血情况和继续出血的风险、血红蛋白水平等综合考虑以决定是否输血。一般情况，血红蛋白>100g/L 可不考虑输红细胞，而血红蛋白<60g/L 几乎都需输血，血红蛋白<70g/L 应考虑输血，如果出血较为凶险且出血尚未完全控制或继续出血的风险较大可适当放宽输血指征。在我国，每个单位红细胞悬液是从 200mL 全血中提取的，每输注两个单位红细胞可使血红蛋白水平提高约 10g/L，对于保留子宫者，应尽量维持血红蛋白>80g/L。另外，有条件的医院还可酌情考虑自体血过滤后回输。

2.凝血因子

补充凝血因子的方法同前所述，包括输注新鲜冷冻血浆、血小板、冷沉淀、纤维蛋白白原等。另外，在药物和手术治疗都无法有效止血且出血量较大并存在凝血功能障碍的情况下，有条件的医院还可考虑使用重组活化因子VII（rFVIIa）作为辅助的治疗方法，但不推荐常规使用，使用剂量为9μg/kg，可在15~30分钟内重复给药。

3.止血复苏及产科大量输血方案

止血复苏强调在大量输注红细胞时早期、积极的输注血浆及血小板以纠正凝血功能异常（无须等待凝血功能检查结果），而限制早期输入过多的液体来扩容，允许在控制性低压的条件下进行复苏。过早输入大量的液体容易导致血液中凝血因子及血小板的浓度降低而发生“稀释性凝血功能障碍”，甚至发生DIC；过量的晶体液往往积聚于第三间隙中，可能造成脑、心、肺的水肿及腹腔间隔室综合征等并发症。

产科大量输血是抢救严重产后出血的重要措施，但目前并无统一的产科大量输血方案（MTP），按照国内外常用的推荐方案，建议红细胞、血浆、血小板以1∶1∶1的比例（如10U红细胞悬液＋1000mL新鲜冷冻血浆＋1U机采血小板）输注。如果条件允许，还可以考虑及早使用rFVIIa。

五、产后出血防治流程图

我国《产后出血预防与处理指南》将产后出血的处理分为预警期、处理期和危重期，分别启警戒线，应迅速启动一级急救处理，包括迅速建立两动一级、二级和三级急救方案，见（图4-3-1）。

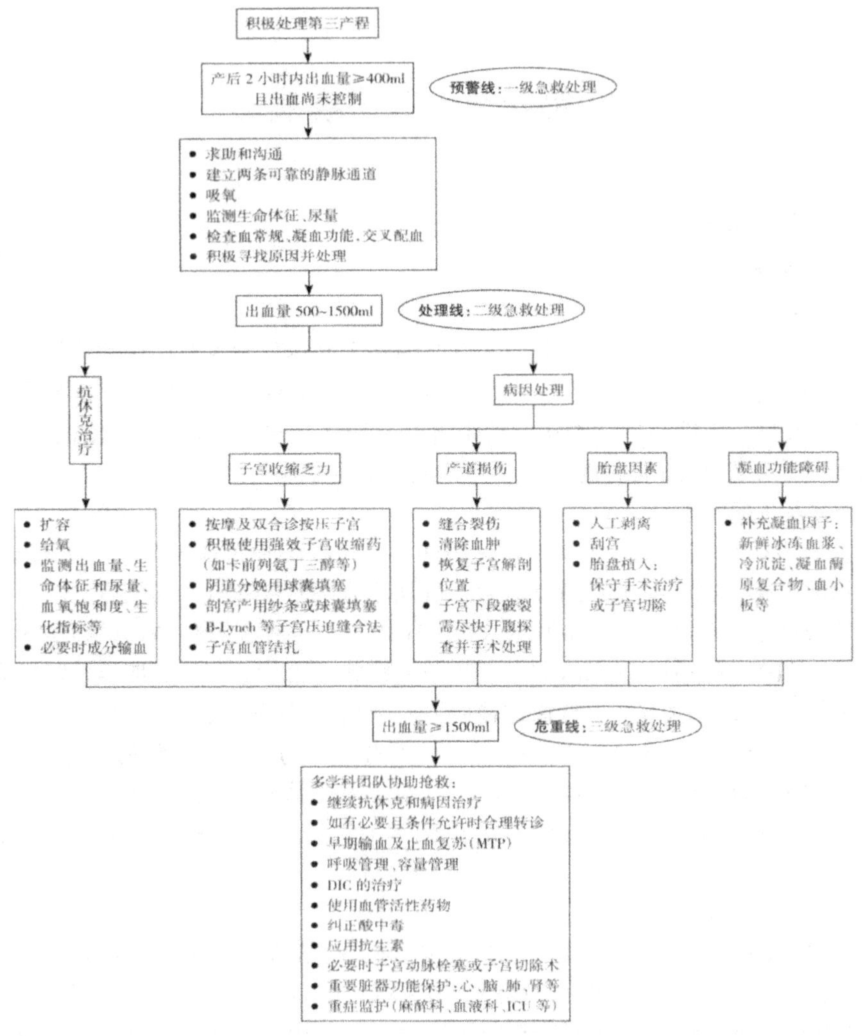

图 4-3-1 产后出血的防治流程图

畅通的静脉通道、吸氧、监测生命体征和尿量、后2小时出血量达到400mL且出血尚未控制为预警戒线，应迅速启动一级急救处理，包括迅速建立两条畅通的静脉通道、吸氧、监测生命体征和尿量、向上级医护人员求助、交叉配血，同时积极寻找出血原因并进行处理；如果继续出血，应启动相应的二、三级急救措施。病因治疗是产后出血的最重要治疗，同时抗休克治疗，并求助麻醉科、重症监护室（ICU）、血液科医师等协助抢救。在抢救产后大出血时，团体协作十分重要。

如果缺乏严重产后出血的抢救条件，应尽早合理转诊。转诊条件包括：①产妇生命体征平稳，能够耐受转诊；②转诊前与接诊单位充分的沟通、协调；③接诊单位具有相关的抢救条件。但是，对于已经发生严重产后出血且不宜转诊者，应当就地抢救，可请上级医院会诊。

（王骧）

第四节　肝脏疾病

一、病毒性肝炎

（一）概述

1.定义

病毒性肝炎是由肝炎病毒引起的、以肝细胞变性坏死为主要病变的传染性疾病。肝炎病毒分为甲型、乙型、丙型、丁型、戊型等5种，其中以乙型肝炎病毒最为常见，我国约8%的人群是慢性乙型肝炎病毒携带者。孕妇肝炎发生率是非孕妇的6倍，而急性重型肝炎是非孕妇的66倍，是我国孕产妇死亡的主要原因之一。

2.分类及发病特点

甲型肝炎病毒（HAV）主要经消化道传播，母婴传播可能性极小，抗HAV-IgM阳性即可诊断。HAV感染后临床症状较轻，肝功能衰竭发生率低，感染后可获得持久免疫力，不造成慢性携带状态。乙型肝炎病毒（HBV）主要经血液传播，母婴传播是其重要途径之一，HBV感染后可造成急性、慢性或无症状携带状态，妊娠期容易发展成重型肝炎。丙型肝炎病毒（HCV）主要通过输血、血制品、母婴传播等途径传播，易转为慢性肝炎，进展为肝硬化、肝癌。丁型肝炎病毒（HDV）为一种有缺陷的嗜肝RNA病毒，必须依赖HBV而存在，传播途径同HBV。戊型肝炎病毒（HEV）传播途径与HAV相似，极少发展为慢性肝炎，但妊娠期感染HEV，尤其是合并HBV感染，易发生重型肝炎。

3.妊娠与病毒性肝炎的相互影响

（1）妊娠对病毒性肝炎的影响：妊娠本身不增加对肝炎病毒的易感性，但妊娠期新陈代谢率高，营养物质消耗增多，糖原储备降低；妊娠早期食欲缺乏，使肝脏抗病能力降低；妊娠期产生的大量雌激素需在肝脏内代谢和灭活，并妨碍肝脏对脂肪的转运和胆汁的排泄；胎儿代谢产物需经母体肝内解毒；分娩时的体力消耗、缺氧、出血、手术及麻醉等均可加重肝脏负担；以上因素易致病毒性肝炎病情加重，增加治疗的难度。此外，妊娠并发症引起的肝损害、妊娠剧吐等，均易与急性病毒性肝炎混淆，增加诊断难度。

（2）病毒性肝炎对母胎影响：①对孕产妇的影响：妊娠早期合并急性病毒性肝炎可使早孕反应加重；妊娠晚期合并急性病毒性肝炎，可能因醛固酮的灭活能力下降，使妊娠期高血压疾病的发生率增加；分娩时因凝血因子合成功能减退，易发生产后出血。妊娠晚期发生重型肝炎的死亡率较非孕妇高，在肝功能衰竭的基础上，以凝血功能障碍所致的产后出血、消化道出血、感染等为诱因，最终导致肝性脑病和肝肾综合征，威胁孕产妇的安全；②对围产儿的影响：妊娠合并病毒性肝炎使流产、早产、死胎、死产、新生儿窒息率及死亡率明显升高，此与妊娠晚期患急性黄疸型肝炎特别是急性重型肝炎有关。妊娠早期患病毒性肝炎，胎儿畸形发生率约高2倍。妊娠期患病毒性肝炎，病毒可通过胎盘屏障垂直传播感染胎儿，尤以乙型肝炎母婴传播率高，围产儿T细胞功能尚未完全发育，对 HBsAg 有免疫耐受，容易成为慢性携带状态，以后可能发展为肝硬化或原发性肝癌。

（二）诊断

妊娠期病毒性肝炎的诊断与非孕期相同，但比非孕期困难。应根据流行病学询问病史，结合临床表现及实验室检查综合判断。

1.病史

与肝炎患者密切接触史，6 个月内曾接受输血、注射血制品史。潜伏期甲型病毒性肝炎平均约为 30 天，乙型病毒性肝炎 90 天，输血所致的丙型病毒性肝炎 50 天，戊型病毒性肝炎 40 天。

2.临床表现

孕妇出现不能用妊娠反应或其他原因解释的消化道症状，如食欲减退、恶心、呕吐、腹胀、肝区痛、乏力、畏寒及发热等。部分患者有皮肤巩膜黄染、尿色深黄，孕早、中期可触及肝脾大并有肝区叩痛。妊娠晚期受增大子宫影响，肝脏极少触及，若能触及多系异常。甲型、乙型、丁型病毒性肝炎黄疸前期的症状较为明显，而丙型、戊型病毒性肝炎的症状相对较轻。

3.辅助检查

（1）血常规：急性期白细胞常稍低或正常，淋巴细胞相对增多；慢性肝炎白细胞常减少；急性重型肝炎白细胞计数和中性粒细胞百分比可明显增加。

（2）肝功能：丙氨酸氨基转移酶、天门冬氨酸氨基转移酶升高。

（3）血清学及病原学检测：甲型病毒性肝炎检测血清 HAV 抗体及血清 HAVRNA。HAV-IgM 阳性代表近期感染，HAV-IgG 在急性期后期和恢复期出现，属保护性抗体。

乙型病毒性肝炎检测血清中“乙肝两对半”和 HBVDNA。乙型肝炎表面抗原（HBsAg）为最常用的 HBV 感染指标，该指标阳性是 HBV 感染的特异性标志，其滴度高低与乙型病毒性肝炎传染性强弱有关，可用于预测抗病毒治疗效果。乙型肝炎表面抗体（HBsAh）是保护性抗体，表示机体有免疫力，不易感染 HBV。接种 HBV 疫苗后，HBsAb 滴度是评价疫苗效果的指标。乙型肝炎 e 抗原（HBeAg）通常被视为存在大量病毒的标志，滴度高低反映传染性的强弱。在慢性 HBV 感染时，HBeAg 阳性提示肝细胞内有 HBV 活动性复制。乙型肝炎 e 抗体（HBeAh）阳性表示血清中病毒颗粒减少或消失，传染性减弱。乙型肝炎核心抗体（HBrAh）IgM 型阳性见于急性乙型病毒性肝炎及慢性肝炎急性活动期，IgG 型阳性见于乙型病毒性肝炎恢复期和慢性 HBV 感染。HBVDNA 主要用于观察抗病毒药物疗效和判断传染性大小。

丙型病毒性肝炎检测血清 HCV 抗体阳性可诊断为 HCV 感染，但多为既往感染，不可作为抗病毒治疗的证据。检测血清 HCVRNA 阳性是病毒血症的直接证据。

丁型病毒性肝炎通过检测血清中 HDV 抗体来测知 HDV 感染。戊型病毒性肝炎常检测 HEV 抗体。由于其抗原检测困难，抗体出现晚，在疾病急性期有时难以诊断，即使抗体阴性也不能排除诊断，需反复检测。

（4）妊娠合并重型肝炎的诊断要点各种类型肝炎病毒均可引起重型肝炎，其中乙型、乙型与丙型、乙型与丁型肝炎重叠感染为重型肝炎的重要原因。孕妇感染戊型肝炎后也容易发生重型肝炎。出现以下情况时考虑重型肝炎：①消化道症状严重；②血清总胆红素 17.1μmol/L 或黄疸迅速加深，每天上升>17.1μmol/L；③凝血功能障碍，全身出血倾向，凝血酶原时间百分活动（PTA）<40%；④肝脏缩小，出现肝臭气味，肝功能明显异常，酶胆分离，白蛋白/球蛋白比例倒置；⑤肝性脑病；⑥肝肾综合征。妊娠合并重型肝炎早期主要症状有乏力、食欲缺乏、尿频、皮肤巩膜黄染、恶心呕吐、腹胀等，一旦出现以上情况，应引起高度重视，及时行肝功能、凝血功能、肝脏 B 超检查。若出现以下三点即可临床诊断为重型肝炎：出现乏力、食欲缺乏、恶心呕吐等症状；PTA<40%；血清总胆红素 17.1μmol/L。

（三）处理

1.妊娠前及妊娠后一般处理原则

孕前常规检测“乙肝两对半”，若 HBsAh 阴性应接种乙型肝炎疫苗以防妊娠期感染 HBV。感染 HBV 的育龄女性应由感染科或肝病科专科医师评估肝脏功能，在孕前检查肝功能、HBVDNA 以及肝脏 B 超，最佳受孕时机是肝功能及肝脏 B 超正常且 HBVDNA 低水平。若有抗病毒治疗指征，药物首选干扰素，停药 6 个月后可以考虑妊娠。口服抗病毒药物需要长期治疗，最好选用替比夫定、替诺福韦，可延长至妊娠期使用，且具有较强的抗耐药性。若已妊娠，妊娠早期急性肝炎经保守治疗后好转者，可继续妊娠，慢性肝炎妊娠后加重，可能是肝炎急性发作，对母胎均有危害，应及时终止妊娠。妊娠中晚期应尽量避免终止妊娠，因分娩过程或药物可能对肝脏有影响、加重肝损害。加强胎儿监护，积极防治子痫前期。

2.非重型肝炎的处理

（1）内科治疗：原则与非孕期相同：①应适当休息、避免过量活动。饮食以清淡高营养高热量、低脂肪易消化的食物为主，必要时予葡萄糖静脉滴注，避免服用可能损害肝脏的药物；②保肝治疗可应用葡醛内酯、多烯磷脂酰胆碱、腺苷蛋氨酸、门冬氨酸钾镁及还原型谷胱甘肽等保肝药物；③可予大量维生素 C 增加抗感染能力并促进肝细胞再生与改善肝功，可予维生素 K，促进凝血酶原、纤维蛋白原和某些凝血因子合成作用；④治疗期间严密监测肝功能、凝血功能等指标。

（2）产科处理：患者经内科治疗后病情好转，可继续妊娠。治疗效果不好，肝功能及凝血功能等指标继续恶化的孕妇，应考虑终止妊娠。近期的研究证明，慢性 HBV 感染孕妇的新生儿经正规预防后，剖宫产与自然分娩的新生儿 HBV 感染率比较，差异无统计学意义，说明剖宫产并不能降低 HBV 的母婴传播率。因此，不能以阻断 HBV 母婴传播为目的而选择剖宫产分娩，分娩方式以产科指征为主，分娩前数天肌内注射维生素 K1，每天 20~40mg，根据凝血功能障碍程度，备新鲜血、凝血因子、血小板等，阴道分娩中，防滞产，必要时可行产钳或胎头吸引器助产，缩短第二产程，以降低肝炎病毒母婴传播风险并减轻肝脏负担，注意防止产道损伤，胎盘娩出后，加强宫缩，减少产后出血，但对于病情较严重、短期内不能经阴道分娩者或胎儿有存活希望但血清胆汁酸严重升高者可考虑行剖宫产终止妊娠。

3.重型肝炎的处理

（1）内科治疗：原则如下：①保肝治疗：人血白蛋白可促进肝细胞再生，改善低蛋白血症；肝细胞生长因子促进肝细胞再生；胰高血糖素-胰岛素联合治疗能改善肝脏对氨基酸和氨的异常代谢，防止肝细胞变性坏死并促进肝细胞再生；选用葡醛内酯、多烯磷脂酰胆碱、腺苷蛋氨酸为主的两种以上护肝药物；②对症支持治疗：采用新鲜冷冻血浆及冷沉淀改善凝血功能。酸化肠道，减少氨的吸收。肝肾综合征、肝性脑病、高钾血症、肺水肿时可考虑血液透析；③防治并发症：如凝血功能障碍、肝肾综合征、肝性脑病、感染等，内科治疗无效，可考虑人工肝支持系统或肝移植手术；④防治感染：如胆道、腹腔、肺部等部位的感染，有计划地逐步升级使用强有力的广谱抗生素，用药 2 周以上经验性使用抗真菌药物，可使用丙种球蛋白增强机体抵抗力；⑤严密监测病情变化：包括肝功能、凝血功能、生化、血常规等指标，尤其注意 PTA、总胆红素、转氨酶、白蛋白、纤维蛋白原、肌酐等指标。监测中心静脉压、24 小时出入量、胎儿宫内情况，注意水电解质酸碱平衡。

（2）产科处理：①重视妊娠合并重型肝炎患者的早期临床表现，早期识别病患并及时转送到条件较好的三级医院集中诊治是现阶段降低妊娠合并重型肝炎病死率的重要举措之一；②适时终止妊娠：妊娠合并重型肝炎在短期内病情多数难以康复，临床上应积极治疗，待病情有所稳定后选择人力充足的有利时机终止妊娠，即凝血功能、白蛋白、胆红素、转氨酶等重要指标改善并稳定 24 小时左右；或在治疗过程中出现以下产科情况，如胎儿窘迫、胎盘早剥或临产；③分娩方式：宜选择有利时机终止妊娠，若已临产估计短期内分娩能顺利结束者宜阴道分娩，否则应果断采用剖宫产终止妊娠。妊娠合并重型肝炎常发生产时、产后出血，这是患者病情加重与死亡的主要原因之一，必要时剖宫产同时行子宫次全切除术，有助于预防产后出血、产褥感染、减轻肝肾负担，可明显改善预后。剖宫产术中及术后应采取足够措施减少及预防出血，如子宫动脉结扎、B-lynch 缝合、促子宫收缩药物应用等；④围术期处理：术前行中心静脉插管，建立静脉通道，监测中心静脉压；留置导尿管，用精密尿袋测量尿量，及时发现肾衰竭并调整补液量；减少对肝脏有损害的麻醉用药量，禁用吗啡类镇静药；请新生儿科医师到场协助处理新生儿。术后注意口腔、腹部切口、腹腔引流管、导尿管、中心静脉插管、补液留置管等管道的护理，防治并发症，继续防治感染、保肝并补充凝血因子及白蛋白等对症支持治疗。

4.HBV 母婴传播阻断

2012 年《亚太地区慢性乙型肝炎治疗共识》指出：为了防止 HBV 母婴传播，对于 HBVDNA>2×10^6IU/mL 的妊娠妇女在妊娠末 3 个月可使用替比夫定治疗，替诺福韦也可作为选择之一。2013 年，我国《乙型肝炎病毒母婴传播预防临床指南（第 1 版）》指出：对 HBV 感染孕妇在孕晚期不必应用乙型肝炎免疫球蛋白（HBIG）。新生儿预防措施如下：①足月新生儿 HBV 预防卜孕妇 HBsAg 阳性时，无论 HBeAg 是阳性还是阴性，新生儿必须在出生后 12 小时内肌内注射 HBIG100~200U 并全程接种乙型肝炎疫苗（0、1、6 个月 3 针方案），采取此正规预防措施后，对 HBsAg 阳性而 HBeAg 阴性孕妇的新生儿保护率为 98%~100%，对 HBsAg 和 HBeAg 均阳性孕妇的新生儿保护率为 85%~95%；②早产儿 HBV 预防：HBsAg 阳性孕妇的早产儿出生后无论身体状况如何，在 12 小时内必须肌内注射 HB1G100~200U，间隔 3~4 周后需再注射一次。如生命体征稳定，无须考虑体质量，尽快接种第 1 针疫苗；如果生命体征不稳定，待稳定后，尽早接种第 1 针；1~2 个月后或者体重达到 2000g 后，再重新按 0、1、6 个月 3 针方案进行接种。HBsAg 阳性孕妇的新生儿正规预防后，不管孕妇 HBeAg 阴性还是阳性，均可行母乳喂养。

二、妊娠期肝内胆汁淤积症

（一）概述

1.定义

ICP是妊娠期特有的并发症，以妊娠中、晚期皮肤瘙痒，肝酶、胆汁酸水平升高为其主要临床表现；偶有患者可伴黄疸、脂肪痢、恶心、呕吐、肝脾大。ICP对多数母亲是一个良性过程，妊娠终止后瘙痒及肝功能损害迅速恢复正常。主要危害胎儿，使围产儿病死率升高。发病率0.1%~15.6%，有明显的地域和种族差异，智利、瑞典及我国长江流域等地发病率较高。

2.病因

病因和发病机制尚未充分阐明，除高雌激素水平外，还可能与雌激素代谢异常及肝脏对妊娠期生理性增加的雌激素高敏感性有关3ICP的种族差异、地区分布性、家族聚集性和再次妊娠的高复发率均支持遗传因素在ICP发病中的作用。ICP发病率还与季节、血硒水平等有关。

具有ICP高危因素的人群其发病率明显升高，如孕妇年龄>35岁；具有慢性肝胆疾病史；肝炎病毒携带者；前次妊娠患ICP或有ICP家族史；多胎妊娠等。

3.并发症

（1）ICP对胎婴儿的影响：可引起早产、胎儿窘迫、羊水粪染、难以预测的突然死胎、新生儿颅内出血等。

（2）ICP对孕妇影响：ICP对多数母亲是一个良性过程，妊娠终止后往往症状迅速消失，部分患者可因严重瘙痒而影响睡眠甚至出现精神症状。ICP孕妇的严重并发症为维生素K缺乏致凝血时间延长导致产后出血，但发生率很低。

（二）诊断要点

1.妊娠中、晚期出现的瘙痒

往往是ICP的首发症状。无皮疹性瘙痒、有时有抓痕、常见部位在手掌和脚掌为其主要特征。妊娠瘙痒中仅约28%~60%确诊为ICP。因此，妊娠中、晚期出现的瘙痒仅为筛查ICP的指征。

2.血清转氨酶和（或）胆汁酸水平升高

不能用其他原因解释的肝功能异常是ICP最重要的诊断依据。多数ICP患者的转氨酶2~10倍增高，以ALT及AST升高为主，一般不超过1000U/L。血清胆汁酸水平升高目前被认为是ICP重要的诊断及监测指标。临床上多以总胆汁酸（TBA）>10μmol/L为诊断标准。

3.排除其他原因导致的瘙痒及肝功能异常

ICP是一个排除性诊断。诊断前需筛查甲、乙、丙肝炎病毒及EB、巨细胞病毒，行肝胆B超检查，以排除其他疾病（如病毒性肝炎、原发性胆汁淤积性肝硬化、胆道疾病、子痫前期、妊娠期急性脂肪肝）所致的肝功能异常。在我国无症状的乙型肝炎病毒感染者（乙肝病毒携带着）妊娠的人群较多。临床上该类孕妇出现孕期的瘙痒，肝酶轻度升高，胆汁酸水平升高，无明显消化道症状，分娩后肝功能恢复正常，对这类患者能否诊断为ICP存在争议。英国RCOG指南认为丙肝携带者及胆囊结石为ICP的高危因素，国外不少临床研究资料也将上述两类患者列入ICP进行分析因此，对于肝炎病毒携带者，孕晚期出现瘙痒、轻度肝酶升高、血清胆汁酸升高、无明显消化道症状者，其临床经过及预后同 ICP，可作为 ICP 进行诊断及管理。

4.分娩后 2~4 周内症状消失及血液生化改变恢复正常

所有诊断为 ICP 的孕妇需进行产后随访。有报道正常产褥期 10 天内肝酶可生理性升高，因此 ICP 肝功能复查应在产后 10 天以上。产后持续存在的胆汁淤积应排除 ICP 的诊断。

（三）处理

ICP 治疗的要点为：①药物治疗，以期减轻母亲的症状，延长孕周；②ICP 的监护：每周复查肝功能，加强胎儿监护；③适时终止妊娠。

1.药物治疗

（1）表面润滑剂：孕期使用炉甘石液、薄荷醇水乳等润肤剂是安全的。临床经验也表明它们可短暂地改善孕妇瘙痒症状。

（2）熊去氧胆酸：目前为广泛接受的治疗 ICP 一线药物。常用剂量为 15mg/（kg•d）或 1g/d。常规剂量疗效不佳，又无明显的副作用时，可加大剂量为每天 1.5~2.0g。

（3）S-腺苷蛋氨酸：我国指南推荐为 ICP 的二线药物，或与熊去氧胆酸联合用药。静脉滴注每天 1g，口服每次 500mg，每天 2 次。

（4）维生素 K：ICP 患者食物中脂肪的吸收减少，可影响脂溶性维生素 K 的吸收。RCOG 指南建议 ICP 患者凝血酶原时间延长或有明显脂肪泻者，可每天口服水溶性维生素 K10mg，以预防产后出血及胎儿和新生儿出血。

2.加强监护

ICP 胎儿宫内缺氧是一个急性过程。常规的胎儿监护手段：胎儿电子监护、B 超检查、胎儿生物物理评分以及孕妇自数胎动均不能有效预测胎儿宫内急性缺氧。在目前缺乏有效胎儿监护手段的条件下，每周监测肝酶、胆汁酸水平的变化，34 周后每周 1~2 次胎心电子监护，必要时行胎儿生物物理评分仍是临床常用的 ICP 监护手段。多胎妊娠、阳性家族史、既往 ICP 死胎史及高总胆汁酸水平（如≥40μmol/L）可作为评估 ICP 胎儿局风险的参考。

3.分娩时机及方式

由于缺乏有效预测 ICP 胎儿宫内缺氧/死胎的手段，对 ICP 死胎的担心是临床的焦点。以往我国临床上普遍存在对 ICP 分娩时机及方式的过度干预，ICP 剖宫产率极高。目前普遍接受 ICP 的积极管理，包括一系列的处理方案：有效剂量的熊去氧胆酸治疗，加强胎儿监护及肝功能检测，37~38 周积极引产、终止妊娠。引产过程中加强产时胎儿监护，避免宫缩过强，产程中可人工破膜，及早发现羊水粪染。高总胆汁酸水平（如≥4μmol/L）、既往 ICP 死胎史、新生儿窒息或死亡史、羊水粪染、合并多胎妊娠或重度子痫前期等，可放宽剖宫产指征。

三、妊娠期急性脂肪肝

（一）概述

1.定义

妊娠期急性脂肪肝为一种少见、原因未明、出现于妊娠晚期的急性肝脂肪变性。其病理特征为肝细胞内含有大量脂肪微囊泡。本病发病率 1/16000~1/7000，多见于青年初产妇、双胎及男胎，病情险恶，病死率较高。

2.病因

妊娠期急性脂肪肝病因不明，可能系妊娠期激素变化使脂肪酸代谢发生障碍，致游离脂肪酸堆积在肝细胞、肾、胰、脑等脏器，造成多脏器损害；已有多例复发病例和其子代有遗传缺陷（如胎儿基因突变）的报道，故妊娠期急性脂肪肝可能是先天遗传性疾病，任何降低胎儿长链脂肪酸代谢的基因缺陷，都可能造成对母体肝脏线粒体β氧化毒性，从而导致妊娠期急性脂肪肝；此外，病毒感染、药物（如四环素）、营养不良、免疫机制、妊娠期高血压疾病等多因素对线粒体脂肪酸氧化的损害作用可能也有关。

（二）诊断

1.临床表现

妊娠期急性脂肪肝常发生于妊娠晚期，多发生于妊娠31~42周，也有发病于23周的报道。多见于初产妇、男胎、多胎妊娠，大约50%患者可发展为子痫前期，20%患者合并HELLP综合征。起病急，80%患者骤发持续性恶心、呕吐，伴上腹部疼痛、厌油等消化道症状，后出现黄疸并迅速加深，血清总胆红素可达171μmol/L以上。肝功能严重受损，出现全身出血倾向，凝血因子合成不足，可继发DIC，引起凝血功能障碍，出现皮肤、黏膜等多部位出血，特别是产后大出血。可发生持续重度低血糖、肝性脑病、肾衰竭、胰腺炎、胃肠功能障碍等多器官系统受累表现，围产儿死亡率高。

2.辅助检查

①血常规：白细胞高，可达（20~30）×10^9/L，血小板低。②尿常规：尿蛋白常为阳性，因肾排泄功能障碍，尿胆红素常为阴性。③肝功能：转氨酶轻中度升高，一般在300IU/L以下，超过10001U/L者少见。血清胆红素升高，30~61μmol/L不等。④凝血功能：凝血酶原时间延长，纤维蛋白原降低：⑤低血糖和高血氨：见于肝功衰竭时。⑥肾功能：尿酸较早增高，提示肾小管功能失常，晚期血尿素氮及肌酐明显升高，提示肾衰竭。⑦B超显示肝区弥漫性的密度增高区，呈雪花样强弱不均，CT提示肝实质为均匀一致的密度减低，B超及CT对及早检出脂肪肝很有帮助，必要时可行MRI检查。⑧组织学检查：肝穿刺活检提示肝细胞质中有脂肪小滴，表现为弥漫性微滴性脂肪变性。但妊娠期急性脂肪肝常合并凝血功能异常，组织学检查不常用。

3.诊断要点

无法用其他原因解释出现以下情况中的6项以上，可诊断急性脂肪肝：①呕吐；②腹痛；③烦渴/多尿；④肝性脑病；⑤高胆红素血症；⑥低血糖；⑦高尿酸；⑧白细胞数增高；⑨腹水或明亮的肝脏（超声）；⑩转氨酶升高；⑪高血氨；⑫肾功能损害；⑬凝血功能障碍；⑭泡性脂肪变（肝穿刺活检确诊）。

（三）处理

保守治疗母婴死亡率极高，确诊后或高度疑诊的患者应尽快终止妊娠并给予最大限度的支持性治疗。支持治疗措施如下：①予低脂肪低蛋白、高碳水化合物，静脉滴注葡萄糖纠正低血糖，保持水电解质酸碱平衡；②予广谱抗生素预防感，37~38周积极引产、终止妊娠。引产过程中加强产时胎儿监护，避免宫缩过强，产程中可人工破膜，及早发现羊水粪染。高总胆汁染；③质子泵抑制剂或H_2受体拮抗剂保护胃黏膜预防应激性溃疡；④予保肝治疗（参照妊娠合并肝炎）；⑤成分输血：INR>1.5应输新鲜冷冻血浆，纤维蛋白原<1g/L 应输冷沉淀或纤维蛋白原，低蛋白血症输注 A 蛋白，贫血输注红细胞；⑥血浆置换：国外多用，可清除血液内激惹因子，补充凝血因子，减少血小板聚集，促进血管内皮修复；⑦肾上腺皮质激素：短期使用可保护肾小管上皮，可用氢化可的松每天 200~300mg 静脉滴注；⑧重视多学科协作，防治肝性脑病、肾衰竭、感染等并发症。

妊娠期急性脂肪肝一旦确诊或高度怀疑时，无论病情轻重、孕周大小，均应尽快终止妊娠，以提高母胎存活率，因为本病可迅速恶化，危及母胎生命，易出现死胎并加重 DIC 发生，而肝功能只有在妊娠终止后才有可能改善：分娩后多数病情缓解终止妊娠方式目前尚无一致意见，多数专家认为应首选剖宫产终止妊娠，因剖宫产时间短，可减少待产过程中体力消耗，减轻肝肾负担围术期应注重纠正凝血功能障碍对病情较重的患者，保守治疗无效者应积极行子宫切除，可以减少产后出血、产后感染，消除子宫缩复对肝肾负担，缩短肝功能恢复时间，提高母胎存活率，术后禁用镇静、止痛剂一些专家认为宫颈条件成熟、估计短时间可经阴道分娩者，可严密监测下阴道分娩，在尽快纠正凝血功能异常同时，行引产以尽快终止妊娠若胎死宫内，宫颈条件差，短期不能经阴道分娩的也应行剖宫产，为抢救孕妇生命争取时间和机会。

产后多数产妇病情改善，预后良好，肝脏损害一般产后 4 周能恢复，少数患者可能病情继续恶化，发生胃肠出血、呼吸窘迫综合征、急性胰腺炎及肾性尿崩症等并发症，需继续严密监测治疗，若发生不可逆性肝衰竭，可能需肝移植。

（王骧）

第五节　妊娠合并心脏病

一、概述

妊娠合并心脏病是产科严重的合并症，是孕产妇死亡的主要原因，发病率 0.5~1.5%。由于妊娠，子宫增大，血容量增多，加重了心脏负担，分娩时子宫及全身骨骼肌收缩使大量血液涌向心脏，产后循环血量的增加，均易使有病变的心脏发生心力衰竭。妊娠合并心脏病、妊娠高血压综合征、产后出血同列为产妇死亡的三大原因。

妊娠合并心脏病，以风湿性心脏病最为常见，占 80%左右，尤以二尖瓣狭窄最为多见，是严重的妊娠合并症，在中国孕产妇死亡占第二位。同时，由于长期慢性缺氧，致胎儿宫内发育不良和胎儿窘迫。临床上以妊娠合并风湿性心脏病多见，尚有先天性、妊高征心脏病，围产期心肌病，贫血性心脏病等。心脏病患者能否安全渡过妊娠、分娩关，取决于心脏功能，故对此病必须高度重视。

二、症状体征

1.心力衰竭

心脏病患者若原来心功能已受损或勉强代偿，可因妊娠而进一步心功能代偿不全，在风心病孕妇，心功能不全表现为：

（1）肺弃血：多见于二尖瓣病变，患者气急，劳累后更甚，两肺基底部有细湿啰音，

X 线检查示间质水肿。

（2）急性肺水肿：多见于重度二尖瓣狭窄，由于高血容量使肺动脉压增高所致，患者突然气急，不能平卧，咳嗽，咯泡沫样痰或血，两肺散在哮鸣音或湿啰音。

（3）右心衰竭：常见于年龄较大，心脏扩大较显著，有心房颤动者，平时即有劳动力减退，或曾有心务衰竭史，在先心病孕妇，动脉导管未闭，房间隔缺损，室间隔缺损等伴有肺动脉高压者，常导致右心衰竭；肺动脉瓣狭窄和法洛四联症，由于右心室压力负荷过重，也多表现为右心衰竭。

（4）主动脉瓣狭窄则可因左心室压力负荷过重而表来左心衰竭。

2.感染性心内膜炎

无论风心病或先心病均可因菌血症而并发感染性心内膜炎，如不及时控制可促发心力衰竭而致死。

3.缺氧及发绀

在发绀型先心病，平时即有缺氧及发绀，妊娠期外周阻力低，发绀加重，非发绀型，左至右分流的先心病孕妇，若因失血等原因而血压下降，可致暂时性逆向分流，即右至左分流，从而引起发绀及缺氧。

4.栓塞

妊娠期间，血液处于高凝状态，加上心脏病伴有的静脉压增高及静脉血液瘀滞，易于并发栓塞症，血栓可能来自盆腔，引起肺栓塞，使肺循环压力增高，从而激发肺水肿，或使左至右分流逆转为右至左分流，若为左右心腔交通的先心病，则血栓可能通过缺损而造成周围动脉栓塞。

三、治疗方法

（一）心力衰竭的治疗原则

妊娠合并心力衰竭与非妊娠者心力衰竭的治疗原则类同。

1.强心

应用快速洋地黄制剂以改善心肌状况。首选去乙酰毛花苷，用 0.4mg 加 25%葡萄糖液 20ml，缓慢静脉注射，需要时 2~4 小时后加用 0.2~0.4mg，总量可用至 1.2mg。亦可用毒毛花苷 K，0.25mg 加 25%葡萄糖液 20ml，缓慢静脉注射，需要时 2~4 小时后再注射 0.125~0.25mg，适当的洋地黄化量为 0.5mg。奏效后改服排泄较快的地高辛维持。孕妇对洋地黄类强心药的耐受性较差，需密切观察有无毒性症状出现。

2.利尿

常用呋塞米 40~60mg 静脉注射，以利尿而降低循环血容量及减轻肺水肿。可重复使用，但需注意电解质平衡。

3.扩血管

心力衰竭时，多有外周血管收缩增强，致心脏后负荷增加，应用扩血管药可起“内放血”作用。选用硝酸异山梨酯 5~10mg、巯甲丙辅氨酸 12.5mg 或哌唑嗪 1mg，每日 3 次。

4.镇静

小剂量吗啡（5mg）稀释后静脉注射，不仅有镇静、止痛、抑制过度兴奋的呼吸中枢及扩张外周血管，减轻心脏前后负荷作用，且可抗心律失常，常用于急性左心衰竭、肺水肿抢救。

5.减少回心静脉血量

用止血带加压四肢，每隔 5 分钟轮流松解一个肢体。半卧位且双足下垂可起相同作用。

6.抗心律失常

心律失常可由心力衰竭所致，亦可诱发或加重心力衰竭，严重者应及时纠正。快速房性异位节律，用电击复律安全有效，亦可选用奎尼丁、普鲁卡因胺等。快速室性异位节律多用利多卡因、盐酸美西律（美西律）、苯妥英钠，后者尤适用于洋地黄中毒者。高度或完全性房室传导阻滞原则上安装临时起搏器，亦可静脉滴注异丙基肾上腺素。

（二）妊娠期心脏病西医治疗方法

1.终止妊娠的指征

原有心脏病的妇女能否耐受妊娠，原决于多方面的因素，如心脏病的种类、病变程度、心功能状况、有无并发症等。在评估心脏病孕妇耐受妊娠的能力时，既需慎重思考妊娠可能加重心脏负担而危及生命，也要避免过多顾虑，致使能胜任者丧失生育机会。凡有下列情况者，一般不适宜妊娠，应及早终止：

（1）心脏病变较重，心功能Ⅲ级以上，或曾有心衰竭史者。

（2）风心病伴有肺动脉高压、慢性心房颤动、高度房室传导阻滞，或近期内并发细菌性心内膜炎者。

（3）先心病有明显发绀或肺动脉高压症。

（4）合并其他较严重的疾病，如肾炎、重度高血压、肺结核等。但如妊娠已超过 3 个月，一般不考虑终止妊娠，因对有病心脏来说，此时终止妊娠其危险性不亚于继续妊娠。如已发生心力衰竭，则仍以适时终止妊娠为宜。

2.继续妊娠的监护

心力衰竭是心脏病孕妇的致命伤，而心脏负荷因血浆容量与已报关耗量增加等生理变化而加重及其代偿功能减退及导致心力衰竭的主要环节。因此，加强孕期监护的目的在于预防心力衰竭，而具体措施可概括为减轻心脏负担与提高心脏代偿功能两项。

（1）减轻心脏负担：应注意以下几方面：①限制体力活动。增加休息时间，每日至少保证睡眠 10~12 小时。尽量取左侧卧位以增加心搏出量及保持回心血量的稳定；②保持精神舒泰，避免情绪激动；③进高蛋白、少脂肪、多维生素饮食。限制钠盐摄入，每日食盐 3~5g 以防水肿。合理营养，控制体重的增加速度，使每周不超过 0.5kg，整个孕期不超过 10kg；④消除损害心功能的各种因素，如贫血、低蛋白血症、维生素尤其是 B1 缺乏、感染、妊娠高血压综合征；⑤如需输血，多次小量（150~200ml）；如需补液，限制在 500~1000ml/d，滴速。

（2）提高心脏代偿功能：包括以下几方面：①心血管手术：病情较重，心功能Ⅲ~Ⅳ级，手术不复杂，麻醉要求不高者，可在妊娠 3~4 个月时进行。紧急的二尖瓣分离术（单纯二尖瓣狭窄引起急性肺水肿）可在产前施行。未闭动脉导管患者期间发生心力衰竭，或有动脉导管感染时，有手术指征；②洋地黄化：心脏病孕妇若无心力衰竭的症状和体征，一般不需洋地黄治疗，因为此时应用洋地黄不起作用。况且孕期应用洋地黄不能保证产时不发生心力衰竭，一旦发生反应而造成当时加用药物困难。再者，迅速洋地黄化可在几分钟内发挥效应，如密切观察病情变化，不难及时控制早期心力衰竭。故而，通常仅在出现心力衰竭先兆症状或早期心力衰竭时、心功能Ⅲ级者妊娠28~32周时（即孕期血流动力学负荷高峰之前）应用洋地黄。由于孕妇对洋地黄的耐受性较差，易于中毒，故宜选用快速制剂，如去乙酰毛花苷（毛花苷C）或毒毛花苷K毒（毒毛旋花子甙K）。维持治疗则选用排泄较快的地高辛，一般用至产后4~6周血循环恢复正常为止。

此外，心功能Ⅰ级、Ⅱ级的孕妇应增加产前检查次数，20周以前至少每2周由心内科、产科医师检查一次，以后每周一次，必要时进行家庭随访。除观察产科情况外，主要了解心脏代偿功能及各种症状。定期作心电图、超声心动图检查，以利对病情作出全面估计，发现异常、有心力衰竭先兆，立即住院治疗。预产期前2周入院待产，既能获充分休息，也便于检查观察。凡心功能Ⅲ级或有心力衰竭者应住院治疗，并留院等待分娩。

3.分娩期与产褥期的处理

（1）分娩方式的选择：心脏病孕妇的分娩方式，主要取决于心功能状态及产科情况。

①剖宫产：剖宫产可在较短时间内结束分娩，从而避免长时间子宫收缩所引起的血流动力学变化，减轻疲劳和疼痛等引起的心脏负荷。此外，在持续硬膜外麻醉下进行手术过程中，孕妇血压、平均动脉压及心率的变化均较经阴道分娩为小。然而，手术增加感染和出血的机会，手术本身也是一种负担。因此，当存在产科原因时（如胎位异常、胎儿较大等情况），可适当放宽剖宫产指征，但仅于心功能Ⅲ~Ⅳ级、活动性风湿热、肺动脉高压或肺淤血、主动脉缩窄等情况下，行选择性剖宫产。术前、术中和术后心脏监护，术后抗感染等均是保证手术安全不可缺少的重要措施。

②阴道分娩：心功能Ⅰ~Ⅱ级者，除非有产科并发症，原则上经阴道分娩。心脏病孕妇的平均产程和正常孕妇相比，无明显差别，但必须由专人负责密切监护。临床后即选用抗生素预防感染，使待产妇取半卧位，并给吸氧。如宫缩较强，阵痛难忍，可予以哌替啶（杜冷丁）50~100mg肌肉注射；亦可采用持续硬膜外麻醉，既可减轻疼痛，又有利于第二产程的处理。严密观察心率与呼吸频率，第一产程中，每小时测一次；第二产程中每10分钟测一次。宫缩间歇期内，如心率>100次/分或两侧肺底轻度气促，乃重度心力衰竭的先兆，应立即进行洋地黄化，静脉推注去乙酰毛花苷或毒毛花苷K。待等宫口开全后、胎头高位适宜时，即行手术助产以缩短第二产程。先心病由左至右分流者更应避免屏气动作。胎儿前肩娩出后，立即肌肉注射吗啡10mg、缩宫素10u。胎盘娩出后，腹部加压沙袋（1kg重）。密切观察血压、脉搏及子宫缩变情况。记录阴道出血量。

（2）产褥期处理要点：由于加强孕期及产时监护，患者多能顺利过关。但是，若放松产褥期监护，则很有可能功亏一篑。据统计75%心脏病孕产妇死亡发生于产褥早期。①继续用抗生素防止感染，以杜绝亚急性细菌性心内膜炎的发生；②曾有心力衰竭的产妇，应继续服用强心药物；③注意体温、脉搏、呼吸及血压变化，子宫缩复与出血情况；④产后卧床休息24~72小时，重症心脏病产妇应取半卧位以减少回心血量，并吸氧。如无心力衰竭表现，鼓励早期起床活动。有心力衰竭者，则卧床休息期间应多活动下肢，以防血栓性静脉炎；⑤心功能Ⅲ级以上的产妇，产后不授乳。哺乳增加机体代谢与液量需要，可使病情加重；⑥产后至少住院观察2周，待心功能好转后始可出院。出院后仍需充分休息，限制活动量。严格避孕。

四、预防护理

1.未孕时有器质性心脏病的育龄妇女，如有以下情况则不宜妊娠

（1）心功能Ⅲ级或Ⅲ级以上，严重的二尖瓣狭窄伴有肺动脉高压或有较明显发绀的先天性心脏病患者应先行修复手术，如不愿手术或不能手术者。

（2）风湿性心脏病伴有心房颤动者或心率快难以控制者。

（3）心脏明显扩大（提示有心肌损害或严重瓣膜病变）或曾有脑栓塞恢复不全者。

（4）曾有心力衰竭史或伴有严重的内科并发症如慢性肾炎，肺结核等患者，上述患者应严格避孕。

2.妊娠期

（1）治疗性人工流产患器质性心脏病的孕妇如有上述不宜妊娠的指征应尽早做人工流产，妊娠3个月内可行吸宫术，妊娠超过3个月，应选择适合的终止妊娠措施，孕期出现心力衰竭者，须待心衰控制后再做人工流产。

（2）加强产前检查心功能I，II级孕妇可继续妊娠，应从孕早期开始进行系统产前检查，严密观察心功能情况，最好由产科和内科共同监护，临床看到心功能I级或II级患者孕期劳累或有上呼吸道感染时，可迅速恶化为III级，甚至出现心力衰竭，必须住院治疗者并非罕见，本病患者往往精神紧张，应多予安慰，避免情绪波动。

（3）预防心衰每天夜间保证睡眠10小时，日间餐后休息0.5~1小时，限制活动量，限制食盐量每天不超过4克，积极防治贫血，给予铁剂，叶酸，维生素B和C，钙剂等，加强营养，整个妊娠期体重增加不宜超过11公斤。

（4）早期发现心衰当体力突然下降，阵咳，心率加快，肺底持续湿性音且咳嗽后不消失，水肿加重或体重增长过快时，均应提高警惕。

（5）及时治疗急性心衰取半卧位以利呼吸和减少回心血量，立即吸氧，给予镇静剂，利尿剂（一般以速尿静注或口服），静注强心药物毛花苷C或毒毛旋花子甙K，症状改善后可酌情口服洋地黄制剂地高辛，每日0.25~0.5毫克，作维持量。

（6）适时入院即使无症状，也应于预产期前2周入院，孕期心功能恶化为III级或有感染者应及时住院治疗。

（7）有心脏病手术史者的处理仍取决于手术后心脏功能情况。

3.分娩期

（1）产程开始即应给抗生素，积极防治感染，每日4次测体温，勤数脉搏和呼吸。

（2）使产妇安静休息，可给少量镇静剂，间断吸氧，预防心衰和胎儿宫内窘迫。

（3）如无剖宫产指征，可经阴道分娩，但应尽量缩短产程，可行会阴侧切术，产钳术等，严密观察心功能情况，因产程延长可加重心脏负担，故可适当放宽剖宫产指征，以硬膜外麻醉为宜，如发生心衰，须积极控制心衰后再行剖宫产术。

（4）胎儿娩出后腹部放置沙袋加压，防止腹压骤然降低发生心衰，并立即肌注吗啡0.01克或苯巴比妥钠0.2克，如产后出血超过300毫升，肌注催产素10~20单位，需输血输液时，应注意速度勿过快。

4.产褥期产妇应充分休息，严密观察体温，脉搏，心率，血压及阴道出血情况，警惕心衰及感染，继用抗生素，绝育术应予考虑。

五、病理病因

（一）原有的心脏病变（25%）

原先存在的心脏病，以风湿性及先天性心脏病居多，高血压性心脏病、二尖瓣脱垂和肥厚型心脏病少见。

（二）妊娠因素（35%）

由妊娠诱发的心脏病，如妊高征心脏病、围生期心脏病。

1.妊娠期的血容量增加。

2.心输出血量增加，在妊娠 13 到 23 周达高峰。

3.妊娠期膈肌上升，大血管扭曲，心脏及血管位置改变，加重心脏负担。

4.妊娠期新陈代谢增高。

六、疾病诊断

若孕前即知患有器质性心脏病，当然不存在诊断问题，但有些患者可无自觉症状而不就医，由妊娠引起的一系列心血管系统的功能改变，可导致心悸，气急，水肿等症状，也可伴有心脏轻度增大，心脏杂音等体征以及 X 线，心电图改变，从而增加心脏诊断困难，不过，若发现下列异常，应考虑存在器质性心脏病。

1.Ⅲ级以上，粗糙的收缩期杂音。

2.舒张期杂音。

3.严重的心律失常，如心房颤动或扑动，房室传导阻滞等。

4.X 线摄片示心影明显扩大，尤其个别心房或心室明显扩大。

5.超声心动图显示心瓣膜，心房和心室病变。

本病主要鉴别是妊娠合并心脏病还是心脏病合并妊娠。

七、检查方法

1.常规作心电图检查有助诊断。

2.超声心动图有助于确诊有无肺动脉高压及先天性心脏病的类别。

八、并发症

1.心力衰竭，最容易发生在妊娠 32~34 周、分娩期及产褥早期。

掌握早期心力衰竭特点：

（1）轻微活动后即出现胸闷、心悸、气短。

（2）休息时心率每分钟超过 110 次，呼吸每分钟超过 20 次。

（3）夜间常因胸闷而坐起呼吸，或到窗口呼吸新鲜空气。

（4）肺底部出现少量持续性湿啰音，咳嗽后不消失。

2.亚急性感染性心内膜炎：若不及时控制，可诱发心力衰竭。

3.静脉栓塞和肺栓塞，妊娠时血液呈高凝状态。心脏病伴静脉压增高及静脉淤滞，有时可发生深部静脉血栓，栓子脱落可诱发肺栓塞，是孕产妇重要死因。

九、饮食保健

（一）妊娠期心脏病宜食

妊娠心脏病患者，要多食高蛋白、高热量食物，并从怀孕第 4 个月起要少吃盐，还要注意满足维生素的摄入，以维持机体的需要，防止发生贫血。因为维生素 Bl 缺乏，可引起心脏功能失调。专家提倡，发生妊娠合并心脏病的孕妇，宜多吃一些高蛋白的鸡蛋、豆腐以及其他豆制品，还要多吃一些含铁丰富的动物肝及绿叶蔬菜。

（二）妊娠期心脏病忌食

1.控制食盐量食盐的主要成分为氯和钠。

2.限制脂肪量和胆固醇量每日膳食中，尽量避免食用含动物性脂肪及胆固醇较高的食物，如动物油脂、肥肉、肝、肾、脑、肺、蛋黄、鱼子等。以食用植物油及豆制品为宜。但植物油也不可过多，因过多的植物油也会促使患者肥胖。

3.忌食刺激性食物饮食中尽量少用生姜、辣椒、胡椒面等辛辣调味品，严禁吸烟、饮酒，去掉喝浓茶、浓咖啡等不良嗜好。

（王骧）

第六节　妊娠合并糖尿病

一、概述

（一）定义

妊娠合并糖尿病包括两种情况：①妊娠前已患有糖尿病，也称为糖尿病合并妊娠（PG1）M）；②妊娠期糖尿病（DM）：妊娠期发生的糖代谢异常，通常发生在妊娠的中后期。孕期首次检查被诊断的糖尿病患者，如果血糖升高程度已经达到非孕期 DM 标准，应将其诊断为 DM 而非 GDM。PGDM 占妊娠合并糖尿病总数的 10%~20%，GDM 占妊娠合并糖尿病的 80%~90。

（二）病因

1.PGDM

PGDM 包括 1 型糖尿病和 2 型糖尿病其病因和发病机制较复杂，至今尚未完全明了。目前认为，DM 是由多种遗传和环境因素共同作用导致的复杂疾病其中 1 型糖尿病多为自身免疫性疾病，2 型糖尿病多涉及胰岛素功能和分泌两方面的缺陷。

2.GDM

病因尚不十分明确，但与胰岛素抵抗相关。导致孕期胰岛素抵抗增加的因素很多，如妊娠期激素水平的变化、自身免疫与遗传效应、血中游离脂肪酸水平改变，胰岛素受体后信号转导功能异常等。近年来的研究更指出，炎症因子和脂肪因子在妊娠期糖尿病的发病中起重要作用。

（三）妊娠合并糖尿病对妊娠的影响

1.妊娠合并糖尿病对孕妇的影响

（1）妊娠早期自然流产：多见于 PGDM 孕妇，孕前及妊娠早期高血糖，易导致胎儿畸形发生，严重者胎儿发育停止，最终发生流产。因此，糖尿病妇女宜在血糖控制接近或达到正常后再考虑妊娠。

（2）子痫前期（PE）：妊娠合并糖尿病患者 PE 的发生率为正常孕妇的 2~3 倍。妊娠合并糖尿病患者的早期尿蛋白总量≥190mg/24h 是发生 PE 的高危因素，且孕期空腹血糖越高越易发生 PE。

（3）羊水过多：孕期的血糖水平与羊水量密切相关，糖尿病孕妇较非糖尿病孕妇羊水过多的发生率高 10 倍，而羊水过多可引起子宫收缩乏力、胎盘早剥、妊娠期高血压疾病等。

（4）早产：妊娠中期血糖持续升高可导致分娩发动。尿蛋白阳性和高 HbAlc 水平是糖尿病孕妇发生早产独立的危险因素。此外，糖尿病患者抵抗力下降，易合并感染，也是早产的重要原因之一。

（5）其他：孕期血糖控制不良时巨大儿发生率上升导致肩难产、产道损伤、手术产的概率增高。并且产程延长易发生产后出血。

2.妊娠合并糖尿病对胎儿及新生儿的影响

（1）胎儿畸形：孕前及妊娠早期高血糖是导致胎儿畸形的高危因素。畸形常为多发，包括心脏缺血、中枢神经管畸形、肺发育不全和骨骼发育缺陷等。

（2）巨大儿：是最常见的胎儿并发症。糖尿病孕妇为胎儿提供过多的葡萄糖，不断刺激胎儿胰岛细胞，使胰岛素分泌增多，从而使胎儿过度发育，经阴道分娩容易造成产伤。

（3）胎儿生长受限（FGR）：主要见于 PGDM 孕妇。糖尿病孕妇胎盘血管病变与并发妊娠期高血压疾病是发生 FGR 的高危因素。

（4）新生儿呼吸窘迫综合征：孕期高血糖引起胎儿发生高胰岛素血症，从而拮抗糖皮质激素促进肺表面活性物质的合成和释放，使胎儿肺表面活性物质减少，推迟胎儿肺成熟。

（5）新生儿低血糖：为妊娠合并糖尿病母亲分娩新生儿最常见并发症。新生儿脱离母体高血糖环境后，高胰岛素血症仍存在，若不及时补充糖，易在生后 6 小时内出现血糖水平急剧降低，严重时危及新生儿生命。

（6）产伤：糖尿病胎儿肩头颈比例增加容易导致肩难产，因此锁骨骨折和臂丛神经受损的发生率随之增加。

（7）其他：新生儿红细胞增多症、高胆红素血症、低钙血症和低镁血症等的发生率，均较正常妊娠的新生儿高。

二、诊断

基于 2014 年中华医学会妇产科学分会产科学组修订并出台的《妊娠合并糖尿病诊治指南（2014）》细则：

（一）PGDM 诊断标准

符合以下两项中任意一项者，可确诊为 PGDM。

1.妊娠前已确诊为糖尿病的患者。

2.妊娠前未进行过血糖检查的孕妇，尤其存在糖尿病高危因素者，首次产前检查时需明确是否存在糖尿病，妊娠期血糖升高达到以下任何一项标准应诊断为 PGDM：①空腹血浆葡萄糖（FPG）≥7.0mmol/L（126mg/dl）；②75g 口服葡萄糖耐量试验（OGTT）服糖后 2 小时血糖≥11.1mmol/L（200mg/dl）；③伴有典型的高血糖症状或高血糖危象，同时任意血糖≥11.1mmol/L（200mg/dl）；④糖化血红蛋白（HhA1c）≥6.5%：米用美国国家糖化血红蛋白标准化项目（NGSP）/糖尿病控制与并发症试验（DCCT）标化的方法，但不推荐妊娠期常规用 HbAlc 进行糖尿病筛查。

（二）GDM 诊断标准

1.推荐医疗机构，应对所有尚未被诊断为糖尿病的孕妇，在妊娠24~28周以及28周后首次就诊者，进行75g OGTT。75g OGTT的诊断标准：FPG及服糖后1~2小时的血糖值分别为5.1mmol/L、10.0mmol/L、8.5mmol/L。任何一点血糖值达到或超过上述标准即诊断为GDM。

2.孕妇具有DM高危因素或者医疗资源缺乏地区，建议妊娠24~28周首先检查FPG。FPG≥5.1mmol/L，可以直接诊断为GDM，不必再做75g OGTT；FPG<4.4mmol/L，发生GDM可能性极小，可以暂时不做75g OGTT。

3.孕妇具有GDM高危因素，首次OGTT结果正常者，必要时可在孕晚期重复OGTT。

4.随孕周增加，早孕期FPG逐渐下降，因而，早孕期FPG不能作为GDM诊断依据。未定期检查者，如果首次就诊时间在孕28周以后，建议初次就诊时进行75g OGTT或FPG。

三、处理

妊娠合并糖尿病的处理原则为维持血糖正常范围，减少母儿并发症，降低围产儿死亡率。妊娠合并糖尿病的处理方式包括：妊娠前咨询，妊娠期监测与治疗，分娩时机选择和分娩方式确定，以及围产期和产后的处理。

（一）妊娠前咨询

为减少糖尿病患者的不良妊娠结局，建议所有计划妊娠的糖尿病、糖耐量受损（IGT）或空腹血糖受损（IFG）的妇女进行妊娠前咨询。糖尿病患者若已并发严重心血管病变、肾功能减退或眼底增生性视网膜病变者应避孕若已妊娠应尽早终止。准备妊娠的糖尿病患者，应在孕前将血糖调至正常水平，HbA1c降至1%以下，最好6.5%以下。如果HhA1c在8%以上建议积极控制血糖暂不妊娠。

（二）妊娠期监测

1.孕妇血糖监测

（1）血糖监测方法：包括自我血糖监测和连续动态血糖监测。自我血糖监测方法包括大轮廓试验（测定0点、三餐前30分钟及三餐后2小时共7次血糖）和小轮廓试验（测定0点、空腹及三餐后2小时共5次血糖），适用于高血糖孕妇治疗过程中血糖的监测并指导孕期胰岛素用量。连续动态血糖监测主要用于血糖控制不理想的PGDM或血糖明显异常而需要家用胰岛素的GDM孕妇。

（2）妊娠期血糖控制标准：PGDM患者：FPG、餐前及夜间血糖宜在3.3~5.6mol/L，餐后峰值血糖5.6~7.1mmol/L，HhA1c<6.0%。GDM患者：空腹及餐后2小时血糖值分别≤5.3mmol/L、6.7mmol/L；夜间血糖不低于3.3mmol/L；妊娠期HhA1c宜<5.5%，且全天无低血糖表现。

（3）尿酮体的监测：有助于及时发现孕妇碳水化合物或能量摄入的不足，是早期糖尿病酮症酸中毒（DKA）的一项敏感指标。

2.孕妇并发症的监测

主要包括妊娠期高血压疾病、羊水过多、DKA、感染、甲状腺功能及肾功能的监测。

3.胎儿的监测

妊娠中期检查排除胎儿中枢神经系统和心脏等系统发育异常。妊娠晚期注意监测胎儿腹围和羊水量的变化。需要应用胰岛素或口服降糖药物者，孕32周起，每周行1次无应激试验（NST）。

（三）妊娠期治

1.营养治疗

（1）营养治疗原则：在满足母儿的营养需要基础上，合理控制总能量，严格限制碳水化合物的摄入，维持体重适宜增长（表 4-6-1），维持血糖在正常范围，且不发生饥饿性酮症。

（2）热卡分配：孕期每天总热量：7531~9205kJ。碳水化合物占 45%~55%，蛋白质 20%~25%，脂肪 25%~30%；早餐摄入 10%~15%热卡，午餐和晚餐各 30%，每次加餐（共 3 次）可各占 5%~10%。

2.运动治疗

（1）运动形式：孕期运动必须结合自身的情况。不推荐高强度、有风险的刺激性运动，如跳跃、篮球、潜水、滑雪、骑马等。推荐游泳、孕妇体操、瑜伽、上下楼梯、骑车、步行等。

表 4-6-1 基于妊娠前体质指数推荐的孕妇每天能量摄入量及妊娠期体质量增长标准

妊娠期 BMI（kg/m²）	能量系数 kcal/（kg•d）	妊娠期体质量增长值（kg）	妊娠中晚期每周体质量增长值（kg）均数	范围
<18.5	35~40	12.5~18.0	0.51	0.44~0.58
18.5~24.9	30~35	11.5~16.0	0.42	0.35~0.50
>25.0	25~30	7.0~11.5	0.28	0.23~0.33

注：BMI：体质指数

（2）运动强度：推荐中等强度的运动。即耗费体力水平中等并且使呼吸稍微比平常加快的活动，耗氧量占机体最大耗氧量的 40%~60%，运动时间：宜在餐后 1 小时进行，每次运动持续 30 分钟以上（可从 10 分钟起逐渐增加），每周运动合计 150 分钟以上。

3.药物治疗

糖尿病合并妊娠患者通过生活方式干预后血糖仍不达标者，首先推荐应用胰岛素控制血糖。虽然口服降糖药物在糖尿病孕妇中应用的安全性和有效性不断被证实，但我国尚缺乏相关研究，且这两种口服降糖药均未纳入我国妊娠期治疗糖尿病的注册适应证。

（1）胰岛素用药时机：糖尿病孕妇经饮食治疗 3~5 天后，测定 24 小时的末梢血糖（血糖轮廓试验）。如果空腹或餐前血糖≥5.3mmol/L，或餐后 2 小时血糖≥6.7mmol/L，或调整饮食后出现饥饿性酮症，增加热量摄入后血糖又超过妊娠期标准者，应及时加用胰岛素治疗。

（2）胰岛素治疗原则：尽早使用胰岛素；尽可能模拟生理状态；避免血糖忽高忽低及低血糖；剂量和胰岛素治疗方案必须个体化；必须在饮食治疗的基础上进行；妊娠期最好用人胰岛素或超短效胰岛素类似物；妊娠期不宜用长效胰岛素。

4.DKA 治疗

治疗原则：立即补液、持续小剂量应用胰岛素、纠正代谢和电解质紊乱、纠正酸碱平衡紊乱、去除诱因，防止可能导致复发的因素。血糖>16.6mmol/L，先予胰岛素 0.2~0.4U/kg 一次性静脉注射，继而小剂量胰岛素 0.1U/（kg•h）持续静脉滴注，并从使用胰岛素开始每小时监测 1 次血糖。血糖>13.9mmol/L 时，应将胰岛素加入 0.9%氯化钠注射液，当血糖≤13.9mmol/L 日才，开始用 5%葡萄糖液或葡萄糖盐水加入胰岛素，直至血糖降至 11.1mmol/L 以下、尿酮体阴性并可平稳过渡到餐前皮下注射治疗时停止补液。

（四）分娩时机的选择

无须胰岛素治疗而血糖控制达标的 GDM 孕妇，如无母儿并发症，在严密监测下可待预产期。PGDM 及胰岛素治疗的 GDM 孕妇，如血糖控制良好且无母儿并发症，在严密监测下，妊娠 39 周后可终止妊娠；血糖控制不满意或出现母儿并发症，应及时收入院观察，根据病情决定终止妊娠时机。

故妊娠合并糖尿病患者是否需要终止妊娠，需综合评估糖尿病分类、血糖控制理想与否、胎儿是否为巨大儿、孕期是否有并发症、胎儿肺部成熟度、胎儿宫内状况等。

（五）分娩方式

1.糖尿病本身不是剖宫产指征。决定阴道分娩者，应制订分娩计划，产程中密切监测孕妇的血糖、宫缩、胎心率变化，避免产程过长。

2.择期剖宫产的手术指征为糖尿病伴严重微血管病变，或胎位异常等其他产科指征。妊娠期血糖控制不好、胎儿偏大（尤其估计胎儿体质量≥4250g 者）或既往有死胎、死产史者，应适当放宽剖宫产指征。

（六）围产期处理

1.一般处理

鼓励进食，及时胎心监护，密切注意产程进展，积极预防感染。

2.引产和择期剖宫产前一天晚停用中效或长效胰岛素，临产后或手术当天停用所有皮下注射胰岛素。产程中密切监测血糖，每 2 小时测定血糖一次，维持血糖在 4.44~6.7mmol/L。

（七）产后处理

1.糖尿病孕妇的产后血糖控制目标及胰岛素应用，参照非妊娠期血糖控制指标（表 4-6-2）。产后应避免高糖和局脂饮食。

表 4-6-2 非孕期血糖异常的分类及诊断标准（2014 年 ADA 标准）

分类	FPG（mmol/L）	服糖后 2 小时血糖（mmol/L）	hbalc（%）
正常	<5.6	<7.8	<5.7
糖耐量受损	<5.6	7.8~11.0	5.7~6.4
空腹血糖受损	5.6~6.9	<7.8	5.7~6.4
糖尿病	≥7.0	或≥11.0	≥6.5

注：FPG 和服糖后 2 小时血糖两项条件须同时符合；ADA：美国糖尿病学会；FPG：空腹血浆葡萄糖；hbalc：糖化血红蛋白。

2.推荐所有孕妇于产后 6~12 周进行随访，并监测血糖。产后 FPG 反复≥7.0mmol/L，应视为 PGDM，建议转内分泌专科治疗。

3.鼓励母乳喂养

产后母乳喂养可减少产妇胰岛素的应用和子代远期发生糖尿病的风险。

4.新生儿生后应严密监测血糖变化以及时发现低血糖；新生儿均按高危儿处理；提

早喂糖水、开奶；常规检查血红蛋白、血钾、血钙等；密切注意新生儿呼吸窘迫综合征的发生。

（梁雪静）

第七节　妊娠期高血压疾病

一、概述

妊娠期高血压疾病占全部妊娠的5%~10%，可在妊娠期间内发生，也可是原有高血压在妊娠期进一步发展。概括分为：妊娠期高血压，发生在妊娠20周后，又称妊娠诱发高血压；子痫前期-子痫综合征；孕前存在或称之慢性高血压，可伴发出现子痫前期；其他高血压状况有白大衣高血压及短暂性高血压等，但也有发生子痫前期综合征的风险。子痫可以发生在产前，也可以发生在产时和产后，而且产后迟发的子痫前期-子痫临床已经不少见。子痫可以发生在子痫前期，尤其是重度子痫前期的基础上，也可以发生在尚未看到典型的高血压和蛋白尿表现的临床病例中，尤其见于产时和产后子痫。对于如何终止妊娠和处理已经确诊的妊娠相关高血压疾病是降低对母胎损害的重要临床过程之一。而在产前及时发现亚临床期病例并早期诊断发病者，以及产后严密监控进展者也是重要的临床干预环节。

二、关于妊娠期高血压疾病诊断标准的变迁及临床应用

伴随着对妊娠期高血压疾病多种发病因素和多通路病因发病机制的深刻认知，诊断标准也在不断变迁。2008年，澳大利亚和新西兰产科医学协会就已经强调蛋白尿并非是子痫前期的限定性诊断标准，当妊娠20周后存在高血压同时又伴有1种或以上的终末器官系统被累及或损害都可以考虑为子痫前期，包括存在的胎盘和胎儿的被累及和受损害。因为无论是慢性高血压还是妊娠期高血压或子痫前期，都有可能发展到重度高血压和（或）重度子痛前期，故建议采纳“非重度”和“重度”用于病情判定称谓；蛋白尿的有无及程度并不作为子痫前期诊断标准的限定指标，也未作为重度子痫前期的判定指标。加拿大妇产科学会在2014年指南修改版中进一步明确虽然蛋白尿未作为重度的评定标准，但强调应对所有孕妇进行尿蛋白监测，一经发现显著蛋白尿，诊断已经明确，虽不需重复检测但不能忽视母胎整体状况评估。

在国内外已经出版和颁布的教科书及指南中都可以查看到不同时期颁发的各种分类和诊断标准。分类和诊断标准的变迁虽然显示出对疾病认识的不断提升，但我们要意识到患者群体并无实质的改变，重要的是如何将这些提升的认识用来指导和提高对这一疾病群体的诊治能力。

（一）应认识的疾病特点

要认识与妊娠期相关的各种高血压疾病存在着发病异质性和病情演变性：

1.与高血压疾病相关。

2.病因为多因素性。

3.病情动态可发展性，进展缓急不同，无论是未达重度的轻症表现者，还是称其为“非重度”者，都有向重度发展的可能。

4.临床表现变化大，个体间呈现多系统被累及的不平行性或面临损害性。

（二）应认识的临床处理关键点

1.及时评估重度子痫前期疾病发展程度以及并发症监控是个案化分类处理的关键。

2.及时干预未达重度者，使其重度病情延缓至晚发，或维持在非重度阶段，最大限度减免对母胎伤害是重要处理原则。

（三）应考虑分类的临床践行点

慢性高血压为孕前即已经存在的各种原发或继发性高血压；妊娠期高血压为妊娠期首次出现的收缩压≥140mmHg 或舒张压≥90mmHg；既往血压正常在 20 周后收缩压≥140mmHg 或舒张压≥90mrnHg，无论是伴有病理性蛋白尿还是伴有其他 1 个或 1 个以上系统累及或损害表现时都可以做出子痫前期的诊断；孕前高血压或妊娠期高血压出现病理性蛋白尿或发生 1 个或 1 个以上系统累及损害时都可考虑已经伴发子痫前期。重度高血压和重度子痛前期的血压标准是收缩压≥160mmHg 或舒张压≥110mmHg。重度子痫前期为：①子痫前期出现重度高血压；②伴有或不伴有蛋白尿；③和（或）发生母体其他器官系统受累或并发症；④和（或）胎盘-胎儿受累及。影响到终末器官系统时可有不同的程度，包括被累及或出现相关的并发症：①中枢神经系统受累为持续性头痛、视觉障碍或其他脑神经症状，严重并发症包括子痫、后路可逆性白质脑病综合征、皮质盲或视网膜脱离、Glasgow 昏迷评分<13、脑卒中，短暂性脑缺血发作，可逆性缺血性神经功能缺损等；②心肺功能受累表现有胸痛、呼吸困难、血氧饱和度降低，并发症见于即使是降压药联合使用仍不能控制的重度高血压、血氧饱和度<90%，需要持续供氧和正性肌力支持、肺水肿、心肌缺血或梗死等；③血液系统受累见于白细胞及 INR 或 APTT 升高、血小板降低，严重并发症有血小板计数<50×10^9/L、需要输注某些血液制品等；④肾脏累及见于血肌酐和（或）血尿酸增高，少尿，严重并发症有急性肾损伤或需要透析等；⑤肝受累表现有恶心或呕吐、右上腹或上腹疼痛等消化系统表现、血清肝酶、LDH 或胆红素升高、低白蛋白血症和（或）腹水、胸腔积液等，并发症为肝功能严重异常、肝血肿或破裂；⑥胎盘-胎儿受累可见胎心率异常、胎儿生长受限、羊水过少、舒张末期血流缺失或反向，严重并发症包括胎盘早剥、静脉导管 A 波反向、胎死宫内等。

三、子痫前期-子痫的发病危险因素

（一）与发病相关的高危因素

初产妇，目前还是我国占绝对比例的妊娠群体；孕妇年龄过小或>35 岁；多胎妊娠，也是我国伴随助孕技术而增长的妊娠群体；既往妊娠存在的高血压病史；潜在的疾病或病史，包括慢性高血压、慢性肾炎、自身免疫性疾病（如抗磷脂抗体综合征、系统性红斑狼疮等）、糖尿病；肥胖；高血压家族史；低社会经济状况；营养不良；饮食习惯，是我国不同地域的不同影响因素。其他因素包括环境甚至与季节影响有关。

（二）与分娩期/产后的严重并发症相关的因素

分娩期和产后期都可以出现严重母胎并发症和子痫，相关因素包括：产前重度子痫前期；重度高血压，尤其是产前重度高血压持续时间较长者；早发型重度子痫前期，尤其是发展迅速者；产前未能探查和警觉到以及未能及时干预的子痫前期，无论产时产后都有可能以重症呈现或迅速发展成重度；母体潜在基础疾病未能及时干预，使得产前/产后伴发子痫前期-子痫综合征；产后迟发子痫前期-子痫（发生在产后48小时）或产后高血压，多与母体产前产时子痫前期发病基础情况包括病情和病程以及医疗干预措施相关，尤其对潜在者的未知；产后复发或再发子痫前期-子痫，多与产后监测、过早出院或停止治疗相关，需要及时重新启用硫酸镁等治疗措施。

无规律的产前检查者是子痫前期发病和重度发病的高发人群。产前和（或）产时未能充分评估子痫前期伴发其他器官系统受累程度而未予以恰当的处理是产时和产后发生不良事件的影响因素之一。

四、终止妊娠前的准备和处理

妊娠期高血压疾病的治疗需综合考虑疾病严重程度、病程及诊断（或发病）孕周，评估分析是否有由重度子痫前期引起的多脏器功能受累。选择在对母体和胎儿双方利益伤害最小的时机终止妊娠，及时合理干预，避免病情进一步加重或造成更严重的损害，获得能够健康成长的新生儿并使母体迅速恢复健康。

（一）分娩前准备

妊娠高血压疾病在妊娠期的病情复杂、变化快，分娩和产后生理变化以及各种不良刺激等均可能导致病情加重。因此，对产前、产时和产后的病情进行密切监测和评估并给予及时干预十分重要。准备工作包括：

1.产前评估母体-胎盘-胎儿状况，及时诊断。

2.评估病情和器官受累程度，尽可能分析早发型重度子痫前期或重度子痫前期的病程和发生时间。

3.评估胎儿成熟度和宫颈条件，适时引产和终止妊娠的决策制订，34孕周前考虑糖皮质激素促胎肺成熟。

4.针对个体处于的妊娠期高血压状况及时给予或继续此前的治疗性干预：包括降压药应用，预防和治疗子痫的硫酸镁应用，保证充分休息等。

5.监测和预防子痫、心脑血管意外和胎盘早剥及胎儿窘迫等严重母胎并发症。

（二）监控内容

包括母体、胎盘、胎儿全方面，尤其注意动态变化和监测。

1.母体

（1）病史：尽可能获得更多的信息。

（2）临床表现：注意临床症状和体征的发展变化，包括各系统受累及的表现，如头痛、视觉异常、上腹痛和体重过快增加以及尿量变化等。

（3）检查项目：①血压检测：必要时进行血压变化的动态检查；②测定尿蛋白：检测随机尿蛋白定性和（或）尿蛋白定量；③实验室检查：包括血常规、肝肾功能和乳酸脱氢酶及凝血功能、心电图等。重症者注意动态检查。

依据临床表现和不同病情及病程，考虑扩展的项目包括脑、心肺、肝肾等方面的特殊检查项目：眼底检查；凝血功能；血电解质；超声等影像学检查肝、胆、胰、脾、肾等脏器；动脉血气分析；心脏彩超及心功能测定；必要时行头颅CT或MRI检查。

（4）与母体基础疾病相关的指标监测：必要的自身免疫病相关指标或代谢指标检查。

2.胎儿-胎盘

（1）胎心、胎动、胎心电子监护。

（2）临床或超声评估胎儿发育大小、宫内状况、羊水量。

（3）子宫动脉和脐带血流指数的多普勒超声检测。

（4）胎盘形态和回声的超声影像学变化。

五、终止妊娠时机和指征的选择

（一）妊娠期高血压、病情未达重度的子痫前期患者

可期待至孕 37 周以后。

（二）重度子痫前期患者

1.<孕 26 周经治疗病情不稳定者建议终止妊娠；需要注意个案处理原则。

2.孕 26~28 周，根据母胎情况及本地母胎诊治能力决定是否可以行期待治疗。注意个案处理原则。

3.孕 28~34 周，如病情不稳定，经积极治疗 24~48 小时病情仍加重，应终止妊娠；如病情稳定，可以考虑期待治疗，并建议转至具备早产儿救治能力的医疗机构。注意个案处理原则。

4.>孕 34 周患者，胎儿成熟后可考虑终止妊娠；对无器官受累及的病例在严密监控以及保证母胎安全情形下减少晚期早产儿出生也是可能的。注意个案处理原则。

5.孕 37 周后的重度子痫前期患者可考虑终止妊娠。

（三）子痫控制病情稳定后可考虑终止妊娠

（四）终止妊娠指征

重要的是对病情进行分层个案评估，尤其是早发重度子痫前期，既不失终止时机，又争取获促胎肺成熟时间。

1.重度子痫前期发生母体其他器官系统严重并发症需要稳定母体状况后尽早终止妊娠，在 24 小时内或 48 小时内终止妊娠，不考虑是否完成促胎肺成熟。

2.妊娠<34 周的重度子痫前期存在母体其他器官系统累及时，评定母体系统累及程度和胎儿安危，在病情稳定情况下争取给予促胎肺成熟时间，48 小时后终止妊娠。

3.胎儿宫内危险是终止妊娠的决定性胎儿因素。

4.母体因素和胎盘-胎儿因素的整体评估是终止妊娠的决定性因素。如妊娠未达 34 周，虽然母体仅有其他器官系统单一累及，但病情发展快速或出现胎盘-胎儿受累及，综合评估终止妊娠时机，避免母胎不良事件。

六、终止妊娠方式选择

（一）分娩方式选择

需考虑母胎状况和胎龄、胎先露、宫颈情况，尤其注意个案处理原则。

1.妊娠期高血压疾病患者，如无产科剖宫产指征，原则上考虑阴道试产。但如果不能短时间内阴道分娩、病情有可能加重或试产过程中病情有加重趋势，应放宽剖宫产指征。

2.重度子痫前期如无禁忌证，可以引产和阴道分娩。

3.产时子痫控制后，母体病情稳定，阴道分娩并非禁忌证。除非抽搐反复发作和不可控制，或者尚存在其他重要脏器的累及和损害等复杂病情及孕妇不能配合的情形。

4.对不成熟胎儿考虑阴道分娩耐受程度。需要考虑影响因素有：胎龄、宫颈条件、

母胎病情需要的紧急处理医疗支持条件和新生儿重症监护协同需求等。

5.在更严重病例，或估计引产难成功者或引产失败者，应及时改行剖宫产。

6.胎儿窘迫，剖宫产是迅速终止妊娠的方法，但不能忽视胎龄以及早产儿近远期预后及家庭和医疗条件问题。

7.对早发型重度子痫前期需要治疗性终止妊娠者，更不能忽视胎龄以及早产儿近远期预后及家庭和医疗条件问题，避免盲目且从单方面考虑的剖宫产。

（二）引产和阴道分娩要考虑的因素

1.宫颈条件，一般可应用前列腺素或渗透性扩张器促宫颈成熟。

2.胎儿安危和新生儿重症监护条件。

3.母体病情严重程度所需要的紧急处理等。

4.需要严格的个体化处理原则。在某些重症病例，从决定终止妊娠到分娩结束有可能需要控制在 24 小时内或 48 小时内。

七、产时处理

子痫前期尤其重度子痫前期产时存在病情变化和进展风险，需要随时评估和干预。

（一）监测母体病情变化和胎儿安危

注意监测血压和必要的生化指标变化及母体体征变化，注意胎儿电子监护和宫缩频度变化，必要时超声检查以了解胎盘回声动态变化，及时发现胎盘早剥先兆。

（二）预防子痫

应用硫酸镁。硫酸镁是治疗子痫和预防子痫发作的一线药物。硫酸镁控制子痫再次发作的效果优于地西泮、苯巴比妥和冬眠合剂等镇静药物。除非存在硫酸镁应用禁忌证或者硫酸镁治疗效果不佳，否则不推荐使用苯巴比妥和苯二氮䓬类（如地西泮）用于子痫的预防或治疗。

1.应用时机

重度子痫前期预防子痫；反复发作的子痫；重度子痫前期引产或临产中；重度高血压和重度子痫前期在产程中转向剖宫产术，术中依据病情酌情使用硫酸镁，实施个体化处理原则，注意硫酸镁对心脏的抑制作用；产后继续应用至少 24~48 小时，早发重度子痫前期可依据病情延长应用或重新启用硫酸镁。

2.应用选择

预防子痫发作：阴道试产前的重度子痫前期已经用者和未启用者都需要应用硫酸镁预防子痫；对于产前未达重度的子痫前期和重度高血压者依据试产过程中病情的重向转化可以启用硫酸镁，剖宫产术中依据个体病情决定应用与否。

3.应用方法

（1）静脉用药：控制子痫和预防子痫发作，负荷剂量 2.5~5.0g，溶于 10%葡萄糖溶液 20mL 静脉推注（15~20 分钟），或 5%葡萄糖溶液 100mL 快速静脉滴注，继而 1~2g/h 静脉滴注维持。

（2）肌内注射：试产中如已经有降压药和缩宫素等静脉开放通路占用，可以改用肌内注射硫酸镁：25%硫酸镁 20mL＋2%利多卡因 2mL 臀部肌内注射，每 4 小时一次。

4.使用硫酸镁必备条件

膝腱反射存在；呼吸≥16 次/分；尿量≥25mL/h；备有 10%葡萄糖酸钙。镁离子中毒时停用硫酸镁并缓慢（5~10 分钟）静脉推注 10%葡萄糖酸钙 10mL。如患者同时合并肾功能不全、心肌病、重症肌无力等，则硫酸镁应慎用或减量使用。对产前持续用药者如有条件，可监测血清镁离子浓度。

（三）继续控制血压

应用降压药物。

1.控压目标

收缩压≥160mmHg 和（或）舒张压≥110mmHg 应给予降压处理；收缩压≥140mmHg 和（或）舒张压≥90mmHg 的高血压患者可使用降压药。孕妇未伴发脏器功能损伤时，收缩压应控制在 130~155mmHg，舒张压应控制在 80~105mmHg；孕妇并发脏器功能损伤，则收缩压应控制在 130~139mmHg，舒张压应控制在 80~89mmHg。注意平稳降压，血压不低于 130/80mmHg。

2.抗高血压药物

产前口服降压药物可以维持血压者可以继续在产程中应用。常用药物有拉贝洛尔、硝苯地平短效或缓释片。如口服药物不能控制血压，使用静脉用药。

（1）拉贝洛尔：用法：50~150mg 口服，3~4 次/天。静脉注射：初始剂量 20mg，10 分钟后如未有效降压则剂量加倍，最大单次剂量 80mg，直至血压被控制，每天最大总剂量 220mg。静脉滴注：50~100mg 加入 5%葡萄糖溶液 250~500mL，根据血压调整滴速；血压稳定后改口服。

（2）硝苯地平：用法：5~10mg 口服，3~4 次/天，24 小时总量不超过 60mg。紧急时舌下含服 10mg，起效快，但不推荐常规使用。

（3）尼莫地平：用法：20~60mg 口服，2~3 次/天；静脉滴注：20~40mg 加入 5%葡萄糖溶液 250mL，每天总量不超过 360mg。

（4）尼卡地平：用法：口服初始剂量 20~40mg，3 次/天。静脉滴注：1mg/h 起，根据血压变化每 0 分钟调整剂量。

（5）酚妥拉明：用法：10~20mg 溶入 5%葡萄糖溶液 100~200mL，以 10mg/min 的速度静脉滴注，必要时根据降压效果调整滴注剂量。

（6）甲基多巴：用法：250mg 口服，每天 3 次，以后根据病情酌情增减，最高不超过 2g/d。

（7）硝酸甘油：主要用于合并急性心力衰竭和急性冠脉综合征时高血压急症的降压治疗。起始剂量 5~10μg/min 静脉滴注，每 5~10 分钟增加滴速至维持剂量 20~50μg/min。

（8）硝普钠：强效血管扩张剂。用法：50mg 加入 5%葡萄糖溶液 500mL 按 0.5~0.8μg/（kg•min）缓慢静脉滴注。仅适用于其他降压药物应用无效的高血压危象孕妇。最好在胎儿娩出前应用不超过 4 小时。

（四）监测和处理严重并发症

重度子痫前期和重度妊娠高血压出现重要器官受损或被累及表现，如肺水肿、心衰、高血压脑病和脑血管意外、胎盘早剥、胎儿窘迫等，对症处理，停止阴道试产，剖宫产终止妊娠，多学科联合处理并发症。

（五）镇静药物

在预防及治疗子痫时，苯妥英钠和苯二氮䓬类药物（例如地西泮）仅在应用硫酸镁有禁忌或硫酸镁无效时才考虑应用。在抽搐持续而硫酸镁未准备就绪时，可考虑给予地西泮或氯硝西泮静脉推注。终止妊娠前不能保证充分休息的病例适当给予镇静药。

在阴道试产期间或产程中，注意恰当使用镇静药物。第一产程：应当保证孕妇充分休息，在潜伏期如产妇疲惫不堪或宫缩不协调，可酌情给予哌替啶 50~100mg 帮助休息，并协调宫缩；进入活跃期，可以考虑加用地西泮 10mg 静脉推注，镇静的同时可以减轻宫颈水肿；适当缩短第二产程。如果产程中产妇出现子痫的前驱症状，在应用硫酸镁的同时，还可用苯巴比妥 0.1g 肌内注射。

麻醉镇痛：在凝血功能正常的子痫前期孕妇阴道分娩中采用区域麻醉；可以在临产前即放置区域麻醉所需的硬膜外导管。采用分娩阵痛的产妇产程中可能不需要使用镇静药物。

（六）注意产程进展

及时发现产程异常注意宫缩、宫颈和胎先露变化，依据产程进展予以相应处理。

八、产后处理

（一）预防子痫

近年来产后子痫的发生率增高。这种情形多与产前保健状况及模式、能否早期发现子痫前期、产时以及产后是否恰当预防性使用硫酸镁有关。对于重度子痫前期和子痫患者产后继续使用硫酸镁，依据具体情况酌情停用或及时重新启用硫酸镁。分娩 48 小时以后发生的惊厥及出现神经功能缺损、长时间昏迷或非典型子痫的患者，应该判断有无其他诊断。

（二）继续控制血压

产后继续应用抗高血压药物。产后血压持续>150/100mmHg 可以考虑用降压药，可以同时使用两种降压药，并且口服与静脉联合给药。对于重度高血压难以控制时及早使用硝普钠。由于产后更易出现心衰、肺水肿以及脑水肿等并发症，注意利尿药的配伍应用。对于产后持续高血压要注意延长应用时间以及筛查母体的基础疾病或潜在疾病。

（三）镇静药

重度子痫前期和子痫患者，产后在应用硫酸镁及有效降压的同时，应当充分使用镇静药物，预防产后子痫。若经阴道试产和分娩，产后即可给予镇静药以保证休息。对于剖宫产者在麻醉效用消失前给予镇静药以保证充分休息。可采用地西泮 10mg 肌内注射，每 8 小时一次，与冬眠合剂 1/3~1/2 量肌内注射，每 8 小时一次，在 24 小时内交替应用。对于轻度子痫前期或产后子痫前期缓解较好但休息差者也可适当给予镇静药物。

（四）预防产后出血以及其他并发症

注意血压和脉率变化，注意尿量和阴道出血量变化，继续应用宫缩剂，预防产后出血。此外，及时发现剖宫产者腹腔内外出血以及阔韧带内血肿的发生，及时发现阴道分娩者阴道壁血肿的问题。依据病情继续监测母体症状、体征以及实验室指标变化，监测和预防母体严重并发症。

（梁雪静）

第八节　妊娠合并心血管疾病

一、概述

心脏病患者妊娠后，无论是妊娠期、分娩期还是产褥期均可能因心脏负担加重而诱发心力衰竭，是孕产妇死亡的主要原因之一，居第二位，仅次于产后出血，为非直接产科死因的第一位，应给予充分重视。同时，由于长期慢性缺氧，导致胎儿宫内发育不良和胎儿窘迫。最常见的妊娠合并心脏病的种类依次是先天性心脏病、风湿性心脏病、妊娠期高血压疾病性心脏病、围生期心肌病、贫血性心脏病及心肌炎等。心脏病孕妇在妊娠32周时、分娩期及产后3天内心脏负荷最重，易发生心力衰竭。因此，对心脏病合并妊娠者，在处理上应加倍注意。

二、病因和发病机制

（一）妊娠对心脏的影响

随着妊娠的进展，子宫逐渐增大，胎盘循环建立，母体代谢率增高，内分泌系统会发生很多变化，因此导致母体对氧及循环血液的需求大大增加，在血容量、血流动力学等方面将发生一系列的改变。

孕妇的血容量较非孕期增加，一般于妊娠第6周开始，32~34周达高峰，较妊娠前增加30%~45%，此后维持在较高水平，产后2~4周逐渐恢复正常。血容量增加引起心脏排出量增加和心率加快。妊娠早期主要引起心排出量的增加，至4~6个月时增加最多，较孕前平均增加30%~50%。心排出量受孕妇体位影响极大，约5%的孕妇可因体位改变而使心排出量减少出现不适，如仰卧位低血压综合征的出现。

妊娠中晚期需增加心率以适应血容量的增多，分娩前1~2个月心率平均每分钟增加10次。对血流限制性损害的心脏病如二尖瓣狭窄及肥厚性心肌病患者，可能会出现明显的症状甚至发生心力衰竭。

妊娠晚期子宫增大、膈肌上升使心脏向左、向上移位，心尖冲动向左移位2.5~3.0cm。由于心脏排出量增加和心率加快，心脏工作量增大，导致心肌轻度肥大。心尖部第一心音和肺动脉瓣第二心音增强，并可有轻度收缩期杂音。这种心脏改变有时与器质性的心脏病不易鉴别，增加了妊娠期心脏病的诊断难度。

（二）分娩对循环功能影响

第一产程：临产后每阵宫缩约有500ml血液由子宫挤入周围血循环，回心血量增加，使右心房压力增加约15%，右心室充盈，心率加快，心搏出量增加20%，平均动脉压增高10%，这些因素都增加心脏的负荷；再加上宫缩时耗氧量的加大，均可使已经负荷加重的心脏更进一步加重负担。虽然宫缩过后，心率及心搏出量即短暂恢复正常，但心功能代偿不良者此时往往因产程中心脏负担加重致病情恶化而发生心衰。

第二产程：因宫缩仍然存在，阵发性心脏负荷加重未减。另外，随着宫缩的出现，产妇全身用力，此时腹肌与骨骼肌亦都收缩，从而使周围血流阻力显著增加，使心脏后负荷更为加重。在宫缩全身用力地同时，产妇要屏气，肺吸入多量气体，横膈下降，腹肌收缩腹压加大，亦使内脏血液大量流入心脏。因此在第二产程中，心脏的负荷最重。

如原有的先天性心脏病室间隔缺损血液自左向右分流的产妇，此时可因右心室压力增高而致右向左分流出现发绀。若心功能代偿不良，此时易发生心衰。

第三产程：胎儿娩出后，子宫迅速排空缩小，腹腔内压力骤减，血液易淤滞于内脏的血管床，此时回心血量骤减，心搏出量会减少。又因很快内脏血管游滞的血液会回到心脏使心脏负荷加重，此时循环动力学变化比较明显。另外，产后胎盘排出后，胎盘循环消失，排空的子宫收缩使大量的血液从子宫进入母体血循环中。以上血流动力学改变，可使心脏负荷加重，若原有心脏病则易引起心力衰竭。

（三）产褥期对母体循环功能的影响

产后24~72h，由于子宫缩复，致使多量的血液进入母体循环。另外，由于妊娠期内分泌激素影响使体内潴留的水分随妊娠的结束而排出。途径：①以尿液形式自泌尿系统排出，②以汗液形式自皮肤排出。以上因素均可增加循环系统的负担，妊娠终止后母体内多余液体逐渐排出后，才能恢复正常，一般上述变化在产后持续至少2周，要4~6周才恢复正常，故心脏病合并妊娠产后2周仍可能发生心力衰竭危险。

（四）心脏病对妊娠及胎儿的影响

妇女如有心脏病并不影响受孕。如心功能正常，大部分孕妇能顺利地度过妊娠而安全分娩。妊娠期出现心功能不良造成母体缺氧可引起子宫收缩而致早产或胎儿宫内缺氧，发育迟缓甚至窘迫，或胎死宫内等。

三、临床表现

（一）病史

患者妊娠前有心悸、气短、心力衰竭病史，或曾有风湿热病史，体检、X线、心电图检查曾诊断有器质性心脏病。部分患者已明确自己患有心脏病及心脏病的类型。

（二）症状

患者有劳力性呼吸困难，经常夜间端坐呼吸、咯血，经常胸闷等不适。甚至严重者已有心力衰竭的表现。由于正常妊娠存在生理性变化，如心悸、气短、乏力等类似心脏病的症状，要注意进行鉴别。

（三）体征

患者可有发绀、杵状指（趾）、持续性颈静脉怒张等体征。心脏听诊，如发现舒张期杂音，一般提示有器质性病变；Ⅲ级或Ⅲ级以上收缩期杂音，性质粗糙而时限较长者应考虑心脏病的诊断。有时诊断比较困难，须待产后随访再确诊。严重的心律失常，如心房扑动、心房颤动、房室传导阻滞、舒张期奔马律出现，均提示有心肌病变；而期前收缩和阵发性室上性心动过速有时可在无心脏病的孕妇中发现，应注意识别。

根据以上病史、症状和体征可初步作出心脏病的诊断，并做相应的辅助检查帮助诊断。

四、辅助检查

1.心电图

可有严重的心律失常，如心房颤动、心房扑动、三度房室传导阻滞、ST段及T波异常等改变。

2.超声心动图

有助于确诊有无肺动脉高压及先天性心脏病的类别。

3.X 线检查

并发心力衰竭时，可见心界扩大。

五、治疗

（一）孕前咨询

心脏病患者一定要进行孕前咨询，由心内科及产科医师根据患者心脏病种类、病变程度、是否需手术矫治、心功能分级及医疗条件等，综合判断能否耐受妊娠。在评估心脏病孕妇耐受妊娠的能力时，既需慎重思考妊娠可能加重心脏负担而危及生命，也要避免过多顾虑，致使能胜任妊娠者丧失生育机会。

1.允许妊娠

心脏病变较轻，心功能Ⅰ~Ⅱ级，既往无心力衰竭病史，亦无其他并发症者可以妊娠。

2.不宜妊娠

凡有下列情况者，一般不适宜妊娠：①心脏病变较重，心功能Ⅲ级以上，或曾有心力衰竭史者；②风心病伴有肺动脉高压、慢性心房颤动、高度房室传导阻滞，或近期内并发细菌性心内膜炎者；③先心病有明显发绀或肺动脉高压症；④合并其他较严重的疾病，如肾炎、重度高血压、肺结核等。存在以上情况者，如已妊娠应劝其及早终止妊娠。但如妊娠已超过 3 个月，一般不考虑终止妊娠，因为对心脏病患者来说，此时终止妊娠其危险性不亚于继续妊娠，可在严密监护下继续妊娠。如已发生心力衰竭，则仍以适时终止妊娠为宜。

（二）加强妊娠期管理

1.终止妊娠

（1）不宜妊娠的心脏病孕妇，应在妊娠 12 周前行人工流产。

（2）已发生心力衰竭者，控制后再终止妊娠。

（3）妊娠已达 12 周者，不宜引产，应密切监护，积极防治心力衰竭，使之渡过妊娠和分娩期。但对于顽固性心力衰竭的患者，为减轻其心脏负担，应与内科医师配合，在严密监护下行剖宫取胎术。

2.预防心力衰竭

心力衰竭是心脏病孕妇的主要死因，因此，加强孕期监护的目的在于预防心力衰竭，而具体措施可概括为减轻心脏负担与提高心脏代偿功能两项。

（1）定期产前检查：能及早发现心力衰竭的征象。在妊娠 20 周前，应每 2 周产前检查 1 次；妊娠 20 周后，尤其是 32 周后，发生心力衰竭的概率增加，应每周 1 次产前检查。每次产前检查除一般产科检查的内容外，应注意心脏病及其功能情况的变化，定期进行超声心动图检查，测定心脏射血分数，每分钟心排血量、心脏排血指数及室壁运动状态，发现早期心力衰竭的征象，应立即住院治疗。孕期经过顺利者，也应在妊娠 36~38 周提前住院待产。

（2）减轻心脏负担：①休息：限制体力活动，增加休息时间，每日至少保证睡眠 10~12h。尽量取左侧卧位以增加心排血量及保持回心血量的稳定。保持精神舒坦，避免情绪激动；②饮食：进高蛋白、少脂肪、多维生素饮食，限制钠盐摄入，每日食盐 4~5g 以防水肿。合理营养，控制体重的增加速度，使每周不超过 0.5kg，整个孕期不超过 12kg。妊娠 20 周以后预防性应用铁剂预防贫血；③预防和治疗引起心力衰竭的诱因：预防上呼吸道感染，纠正贫血、低蛋白血症、维生素尤其是 B_1 缺乏，防治妊娠高血压疾病和其他并发症及合并症。治疗心律失常，孕妇心律失常发生率较高，对频繁的室性期前收缩或快速室性心律失常，必须给予药物治疗；④如需输血，多次少量（150~200ml）；如需补液，限制在 500~1000ml/d，滴速<10~15 滴/分。

（3）提高心脏代偿功能：①心血管手术：病情较重，心功能Ⅲ~Ⅳ级，手术不复杂，麻醉要求不高者，可在妊娠 3~4 个月时进行。紧急的二尖瓣分离术（单纯二尖瓣狭窄引起急性肺水肿）可在产前施行。动脉导管未闭患者妊娠期间发生心力衰竭，或有动脉导管感染时，有手术指征；②洋地黄化：心脏病孕妇若无心力衰竭的症状和体征，一般不需洋地黄治疗，原因：

1）此时应用洋地黄不起作用。

2）孕期应用洋地黄不能保证产时不发生心力衰竭，一旦发生反而造成当时加用药物困难。

3）迅速洋地黄化可在数分钟内发挥效应，如密切观察病情变化，不难及时控制早期心力衰竭。因此，通常仅在出现心力衰竭先兆症状或早期心力衰竭、心功能Ⅲ级者，妊娠 28~32 周时（即孕期血流动力学负荷高峰之前）应用洋地黄。由于孕妇对洋地黄的耐受性较差，易中毒，故宜选用快速制剂，如去乙酰毛花苷（西地兰）或毒毛花苷 K 毒（毒毛花苷 K）。维持治疗则选用排泄较快的地高辛，一般用至产后 4~6 周血循环恢复正常为止。

（三）妊娠期处理

1.心脏病孕妇的分娩方式

主要取决于心功能状态及产科情况。

2.阴道分娩及分娩期处理

心功能Ⅰ~Ⅱ级者，胎儿不大、胎位正常，宫颈条件好，无产科并发症者，可在严密监护下阴道分娩。分娩过程中如产程进展不顺利，宫缩乏力，宫口开大停滞，或心功能不全有进一步恶化者，应立即改行剖宫产结束分娩。

（1）第一产程：安慰和鼓励产妇，消除紧张情绪。临产后即给予抗生素预防感染，使待产妇取半卧位，并给予吸氧。密切注意血压、脉搏、呼吸、心率，每小时测 1 次。适当应用地西泮、哌替啶等镇静剂。如宫缩较强，阵痛难忍，可予以哌替啶（杜冷丁）50~100mg 肌内注射；亦可采用持续硬膜外麻醉，既可减轻疼痛，又有利于第二产程的处理。一旦发现心力衰竭的征象，则按心力衰竭的治疗原则处理。

（2）第二产程：避免用力屏气增加腹压，先心病由左至右分流者更应避免屏气动作。应行会阴侧切术、胎头吸引或产钳助产，尽可能缩短第二产程。胎儿前肩娩出后，立即肌内注射吗啡 10mg、缩宫素 10U，禁用麦角新碱，以防静脉压升高。

（3）第三产程：胎盘娩出后，腹部加压沙袋（1kg 重），以防腹压骤降诱发心力衰竭。密切观察血压、脉搏及子宫收缩情况，记录阴道出血量。产后出血过多时，应及时输血、输液，注意输注速度不要过快。

3.剖宫产

有产科指征者及心功能Ⅲ级或以上者，均应选择剖宫产分娩。麻醉方式以连续硬膜外阻滞麻醉为宜，一则麻醉效果满意，二则麻醉后下肢血管扩张可减少一部分回心血量，减轻心脏负担。麻醉中不应加肾上腺素，麻醉平面不宜过高。为防止仰卧位低血压综合征，可采取左侧卧位15°，上半身抬高30°，术中、术后严格限制输液量。不宜再妊娠者，可同时行双侧输卵管结扎术。近年来主张对心脏病产妇放宽剖宫产指征，减少产妇因长时间宫缩引起的血流动力学改变。

（四）产褥期处理

由于加强孕期及产时监护，患者多能顺利分娩。但是，若放松产褥期监护，则很有可能功亏一篑。据统计75%心脏病孕产妇死亡发生于产褥早期。

1.继续用抗生素防止感染，以杜绝亚急性细菌性心内膜炎的发生。

2.曾有心力衰竭的产妇，产后如心率超过100次/分，应继续应用强心药物。

3.注意体温、脉搏、呼吸及血压变化，子宫缩复与出血情况。

4.产后卧床休息24~72h，重症心脏病产妇应取半卧位以减少回心血量，并吸氧。如无心力衰竭表现，鼓励早期起床活动。有心力衰竭者，则卧床休息期间应多活动下肢，以防血栓性静脉炎。

5.心功能I~II级者可以哺乳，但产妇应避免劳累，心功能III级以上的产妇不宜哺乳，应及时给予回奶药回奶。哺乳增加机体代谢与液量需要，可使病情加重。

6.产后至少住院观察2周，待心功能好转后始可出院。出院后仍需充分休息，限制活动量。严格避孕。

（五）心力衰竭的诊治

心脏病是心力衰竭的发生基础。从妊娠、分娩及产褥期血流动力学变化对心脏的影响来看，妊娠32~34周、分娩期及产褥期的最初3天，是心脏病患者最危险的时期，极易发生心力衰竭。

首发的左心衰竭见于二尖瓣病、主动脉瓣病及因动脉导管未闭或室间隔缺损所致的左至右心内分流。临床表现是肺充血与肺毛细血管血压升高所致：呼吸困难、端坐呼吸、咳嗽、咯血、肺部啰音、肺动脉瓣区第二心音亢进与肺活量减小而静脉压正常。急性左心衰竭表现为阵发性呼吸困难和急性肺水肿。

右心衰竭通常继发于左心衰竭。首发的右心衰竭见于肺动脉高压、肺动脉口狭窄等。临床表现主要起源于体循环静脉充血与静脉压升高：浅表静脉充盈、皮下水肿、肝大与触痛、发绀、腹水、胸腔积液、心包积液以及肾、胃肠与神经系统障碍。

1.早期诊断

心力衰竭的早期症状为：无其他原因可解释的倦怠，轻微活动后即感胸闷、气急，睡眠中气短憋醒和/或头部须垫高，肝区胀痛，下肢水肿。早期体征有：休息时，心率>120次/分，呼吸>24次/分，颈静脉搏动增强，肺底湿啰音，交替脉，舒张期奔马律，尿量减少及体重增加。

2.治疗原则

妊娠合并心力衰竭与非妊娠者心力衰竭的治疗原则类同。

（1）强心：应用快速洋地黄制剂以改善心肌状况。首选去乙酰毛花苷，用0.4mg加入25%葡萄糖液20ml，缓慢静脉注射，必要时2~4h后加用0.2~0.4mg，总量可用至1.2mg。亦可用毒毛花苷K，0.25mg加入25%葡萄糖液20ml，缓慢静脉注射，需要时2~4h后再注射0.125~0.25mg，适当的洋地黄化量为0.5mg。奏效后改服排泄较快的地高辛维持。孕妇对洋地黄类强心药的耐受性较差，需密切观察有无毒性症状出现。

（2）利尿：常用呋塞米 40~60mg 静脉注射，以利尿而降低循环血容量及减轻肺水肿。可重复使用，但需注意电解质平衡。

（3）扩血管：心力衰竭时，多有外周血管收缩增强，致心脏后负荷增加，应用扩血管药可起“内放血”作用。选用硝酸异山梨酯 5~10mg、巯甲丙辅氨酸 12.5mg 或哌唑嗪 1mg，每日 3 次。

（4）镇静：小剂量吗啡（5mg）稀释后静脉注射，不仅有镇静、止痛、抑制过度兴奋的呼吸中枢及扩张外周血管，减轻心脏前后负荷作用，且可抗心律失常，常用于急性左心衰竭、肺水肿抢救。

（5）减少回心静脉血量：用止血带加压四肢，每隔 5min 轮流松解一个肢体。半卧位且双足下垂可起相同作用。

（6）抗心律失常：心律失常可由心力衰竭所致，亦可诱发或加重心力衰竭，严重者应及时纠正。快速房性异位节律，用电击复律安全有效，亦可选用奎尼丁、普鲁卡因胺等。快速室性异位节律多用利多卡因、美西律、苯妥英钠，后者尤适用于洋地黄中毒者。高度或完全性房室传导阻滞原则上安装临时起搏器，亦可静脉滴注异丙基肾上腺素。

（7）妊娠晚期心力衰竭患者处理：原则是待心力衰竭控制后再行产科处理，应放宽剖宫产指征。如为严重心力衰竭，经内科治疗无效，继续发展可能导致母儿死亡，可边控制心力衰竭边紧急剖宫产，取出胎儿，减轻心脏负担，以挽救孕产妇生命。

（六）心脏手术的指征

妊娠期血流动力学改变使心脏储备能力下降，影响心脏手术后的恢复，加之术中用药及体循环对胎儿的影响，一般不主张在孕期手术。若心脏瓣膜病孕妇妊娠早期出现循环障碍症状，又不愿终止妊娠，内科治疗效果不佳，手术操作不复杂，可在孕期行瓣膜置换术和瓣膜切开术。手术宜在妊娠 12 周以前进行，手术前后主要保胎和预防感染。人工瓣膜置换术后需长期应用抗凝剂，在妊娠及哺乳期最好选用肝素而不用华法林，因华法林可通过胎盘进入母体，也可进入乳汁，导致胎儿畸形及胎儿、新生儿出血的危险。

（陈燕）

第九节　妊娠合并内分泌疾病

一、妊娠合并糖尿病

（一）概述

糖尿病是一种多基因遗传的内分泌代谢性疾病，有家族遗传倾向。在原有糖尿病的基础上合并妊娠；或在妊娠前有隐性糖尿病，妊娠后进展为临床糖尿病；或妊娠期新发生或首次发现的糖尿病（又称妊娠期糖尿病）。孕期易发生酮症酸中毒及低血糖，使病情加重。

（二）病因和发病机制

1.妊娠期糖代谢的改变

妊娠期由于孕期内分泌的变化与体内糖的代谢异常，尤其是妊娠末期胰岛素降解糖的作用减弱，抗胰岛素作用增强，因此，妊娠具有容易发生糖尿病的病理学基础。其主要表现为：

（1）孕期血容量增加，血液稀释，胰岛素分泌量不足，且孕妇体内许多种激素在周围组织中均有抗胰岛素作用。其目的是使母体对葡萄糖的利用量和消耗量降低，以满足胎儿对葡萄糖的需要和摄取。因此，妊娠后半期胰岛素的需要量较非孕期增加 1 倍以上。

（2）脂肪分解加速，为供给孕妇能量的另一来源。随妊娠进展，空腹血糖开始下降，又由于脂肪分解加速，血中游离脂肪酸增多，可出现酮症酸中毒。

（3）胎盘激素致糖尿作用：胎盘产生的有些激素可减少肾小管回吸收糖；孕期血容量增加，肾小球滤过率增多，肾小管回吸收糖减少均可导致肾糖阈有不同程度减低，致使尿糖不能正确反应病情的轻重。

2.糖尿病对妊娠的影响

（1）糖尿病患者大多有小动脉内皮细胞增厚和管腔狭窄，易发生妊娠期高血压疾病，比普通孕妇高 4~8 倍。因此，子痫、胎盘早剥、脑血管意外发生率相对较高。

（2）致羊水过多发病率高，胎儿畸形发生率高，死胎、死产、新生儿死亡率高，糖尿病患者常伴有严重血管病变，胎盘血供受影响，功能下降，故死胎、死产发生率高。糖尿病母亲所生新生儿往往由于母体血糖供应中断而产生反应性低血糖，以及因肺泡表面活性物质不足从而引起呼吸窘迫综合征。另外，糖尿病时由于手术产多、早产多，或因病情提前终止妊娠均可影响新生儿成活率。

3.对胎儿的影响

（1）巨大胎儿：发生率高达 25%~42%，其原因主要为孕妇血糖高，通过胎盘转运，而胰岛素不能通过胎盘，使胎儿生长期处于高血糖状态，刺激胎儿胰岛 B 细胞增生，产生大量胰岛素，活化氨基酸转移系统，促进蛋白、脂肪合成和抑制脂肪降解所致。

（2）胎儿生长受限：发生率为 21%，常见于严重糖尿病伴有血管病变时，如肾脏、视网膜血管病变。

（3）早产：发生率为 10%~25%。有羊水过多、妊娠期高血压疾病、胎儿窘迫以及其他严重的并发症，常需提前终止妊娠。

（4）胎儿畸形：发生率为 6%~8%，明显高于非糖尿病孕妇。血糖过高、糖化血红蛋白>8.5%以及有血管病变的孕妇均可使胎儿畸形率增加，可能与代谢紊乱、缺氧或应用糖尿病治疗药物有关。

（三）临床表现

1.出现“三多一少”，即多食、多饮、多尿，体重减轻。早期妊娠易发生妊娠剧吐、真菌感染。

2.两次随意检查尿糖阳性或空腹尿糖阳性。有明显的糖尿病家族史。巨大儿分娩史或本次妊娠胎儿巨大、羊水过多者。

3.原因不明的死胎、死产、新生儿死亡史，妊娠期明显肥胖，孕期反复多次外阴、阴道真菌感染。

（四）诊断

1.具有妊娠期糖尿病的高危因素和/或临床症状

妊娠期糖尿病的高危因素有糖尿病家族史、孕期尿糖多次检测为阳性、年龄大于30岁、孕妇体重大于90kg、复发性外阴阴道假丝酵母菌病、反复自然流产、死胎、足月分娩呼吸窘迫综合征儿史、分娩巨大儿或畸形儿史、本次妊娠胎儿偏大或羊水过多者。

2.血糖测定

2次或2次以上空腹血糖>5.8mmol/L者即可诊断为糖尿病。

3.糖筛查试验

目前多数学者建议对有高危因素者在妊娠24~28周进行糖筛查试验。方法为将葡萄糖粉50g溶于200ml水中，5min服完，其后1h测血糖值若≥7.8mmol/L为糖筛查异常；若≥11.2mmol/L则为妊娠期糖尿病的可能性极大。对糖筛查异常出孕妇再进行空腹血糖检查，若空腹血糖异常可诊断为糖尿病，空腹血糖正常者再进行葡萄糖耐量试验。

4.葡萄糖耐量试验（OGTT）

目前我国多采用75g糖耐量试验。指空腹12h后，口服葡萄糖75g，其诊断标准为空腹5.6mmol/L，1h 10.3mmol/L，2h 8.6mmol/L，3h 6.7mmol/L。其中2项或2项以上达到或超过正常值即可诊断为妊娠期糖尿病，若仅1项高于正常值，诊断为糖耐量异常。

5.妊娠合并糖尿病的分期

目前采用1994年美国妇产科医师协会（ACOG）推荐的分类，其中B-H分类普遍使用White分类法：

A级：妊娠期出现或发现的糖尿病。

B级：显性糖尿病，20岁以后发病，病程小于10年，无血管病变。

C级：发病年龄在10~19岁，或病程达10~19年，无血管病变。

D级：10岁以前发病，或病程≥20年，或者合并单纯性视网膜病。

F级：糖尿病性妊娠。

R级：有增生性视网膜病变。

H级：糖尿病性心脏病。

此外，根据母体血糖控制进一步讲GDM分为A_1与A_2两级：

A_1级：空腹血糖<5.8mmol/L，经饮食控制，餐后2小时血糖<6.7mmol/L。A_1级GDM母儿合并症较少，产后糖代谢异常多能恢复正常。

A_2级：经饮食控制，空腹血糖≥5.8mmd/L，餐后2小时血糖≥6.7mmol/L，妊娠期需加用胰岛素控制血糖。A_2级GDM母儿合并症较多，胎儿畸形发生率增高。

（五）治疗

1.治疗原则

（1）尽早做出诊断，并明确糖尿病的严重程度。

（2）经常监测孕妇血糖，使空腹或饭后血糖接近正常。

（3）严重者适时终止妊娠，加强孕期保健。

（4）新生儿重点护理。

2.内科处理

（1）检查眼底，尿常规、肾功能，以估计有无血管或肾病变。

（2）饮食疗法：糖尿病患者妊娠期控制饮食十分重要，部分患者仅需饮食控制即能将血糖控制在正常范围内。饮食疗法的目标是保证母亲与胎儿的营养，维持血糖在正常水平，预防酮症酸中毒的发生，保持正常的体重增加。孕早期糖尿病孕妇所需的热卡与非孕期相同。孕中期以后，每周热量增加3%~8%，其中糖类占40%~50%，蛋白质占20%~30%，脂肪占30%~40%。控制餐后1h血糖值在8.0mmol/L以下。此外每日补充钙剂1~1.2g，叶酸5mg，铁剂15mg。如饮食控制能达到空腹血糖在5.6mmol/L（100mg/dl）左右，而孕妇又无饥饿感较为理想，否则需用药物治疗。

（3）药物治疗：口服降糖药，孕妇禁用，因药物可通过胎盘使胎儿胰岛素分泌过多，导致胎儿低血糖而死亡，亦有导致畸形的报道。妊娠期用胰岛素治疗糖尿病有以下几个特点：①维持血糖水平接近正常值，即空腹血糖在5.6mmol/L（100mg/dl），餐后1h 6.6mmol（120mg/dl）左右；②由于孕妇内分泌改变，胰岛素用量较非孕期增加约1倍；③胎盘生乳素半衰期短，临产后不用长效胰岛素，胎盘娩出后，胰岛素减量到原用量的一半。

3.产科处理

（1）糖尿病患者可否妊娠的指标：①糖尿病患者孕前应确定糖尿病的严重程度。已有严重心血管病史，肾功能减退或眼底有增生性视网膜炎者即前述D、R、F级应避孕，若已妊娠，宜早日终止；②器质性病变轻，如A或B级或控制较好的可继续妊娠，孕期加强保健管理，积极控制糖尿病；③从孕前开始，在内科医师协助下严格控制血糖值。确保受孕前、妊娠期及分娩期血糖值在正常范围内。

（2）妊娠期对胎儿的监护：①妊娠早期因妊娠反应的影响，给血糖的控制带来困难，应密切监测血糖的变化，及时调整胰岛素用量以防出现低血糖。每周检查1次至妊娠第10周；②妊娠中期应每2周检查血糖1次，一般在妊娠第20周时胰岛素的用量开始增加，应及时调整。同时应做B超检查胎儿情况，排除胎儿畸形；③每月测定肾功能及糖化血红蛋白含量，同时进行眼底检查；④孕妇自我胎动计数监测，从妊娠32周开始，每日3次，每次1h。若12h内胎动数<10次，提示胎儿宫内缺氧；⑤每周测孕妇尿雌三醇（E_3），若尿E_3<10mg/24h提示胎盘功能不良，则测孕妇血清胎盘生乳素（HPL），孕35周以后HPL<6pg/ml属胎盘功能减退；⑥定期B超监测胎头双顶径、羊水量和胎盘成熟度。对有可能提前终止妊娠者应评价胎肺成熟度后再做决定。

（3）分娩时间的选择：①原则上应在加强母儿监护、控制血糖的同时，尽量推迟终止妊娠的时间；②若血糖控制良好，孕晚期无合并症，胎儿宫内状态良好，应等待至近预产期也就是38~39周终止妊娠；③若血糖控制不满意，伴有血管病变、合并重度子痫前期、严重感染、胎儿生长受限胎儿窘迫时，应该及早抽取羊水，了解胎肺成熟情况并向羊膜腔内注入地塞米松促胎肺成熟，待胎肺成熟后尽快终止妊娠。应注意糖尿病孕妇经静脉应用地塞米松后会使血糖明显升高，应及时调整胰岛素用量。

（4）分娩方式选择：①糖尿病本身不是剖宫产指征。疑巨大儿、胎盘功能不良、糖尿病病情转重或并发妊娠期高血压疾病、胎位不正或有其他产科指征，均应行择期剖宫产；②剖宫产前3h，停止应用胰岛素，以免新生儿发生低血糖。糖尿病并发血管病变者多需提前终止妊娠，常选用剖宫产；③若经阴道分娩，也应及时监测血糖、尿糖和尿酮体，使血糖不低于5.6 mmol/L（100mg/dl），以防发生低血糖。也可按照4g糖加1U胰岛素的比例输液。产程中密切监测宫缩、胎心变化，避免产程延长，应在12h以内结束分娩，产程超过16h者易于发生酮症酸中毒。

（5）新生儿的处理：①不论孕周及体重，均应按早产护理；②出生后及时取脐血检查血糖。足月新生儿血糖低于 2.22mmol/L 可诊断为新生儿低血糖；③为防新生儿低血糖，产后 30min 开始滴注或口服 25%葡萄糖液，多数患儿的血糖能在产后 6h 之内恢复正常；④注意保温、吸氧，早开奶，应混合喂养，提早喂糖水。注意防止低血糖、低血钙、高胆红素血症及呼吸窘迫综合征的发生；⑤接受胰岛素治疗的母亲，哺乳不会对新生儿产生不利影响。

（6）产后处理：①分娩后由于胎盘排出，对抗胰岛素的激素水平下降很快，故产后 24h 胰岛素的用量应减半，48h 应减至原量的 1/3，甚至有些患者不必应用胰岛素；②妊娠期糖尿病患者应在产后尽早查空腹血糖，空腹血糖正常者应于产后 6~12 周行 OGTT 检查，异常者可能为产前未查出的糖尿病患者，正常者也要定期检查血糖，以防发生糖尿病，如再次妊娠，60%~70%会再次发生糖尿病。对于产后血糖不正常的妊娠期糖尿病患者，应认为是糖尿病合并妊娠，并按糖尿病进行相关治疗。

二、妊娠期糖尿病酮症酸中毒

（一）概述

孕期糖尿病酮症酸中毒（DKA）可引起母儿患病率和死亡率增加，对母儿危害很大。DKA 主要见于 1 型糖尿病合并妊娠及未能及时诊断治疗的妊娠期糖尿病患者，由于妊娠期复杂的代谢变化，加上高血糖及胰岛素相当或绝对不足，引起糖、脂肪和蛋白质代谢紊乱，脂肪分解加速，血中酮体急剧升高，以致水电解质紊乱及酸碱平衡失调，出现以高血糖、高血酮和代谢性酸中毒为主要临床表现的代谢综合征。

（二）临床表现

1.轻度

指单纯酮症，无酸中毒发生，往往临床无任何症状。

2.中重度

中度指伴发轻度和中度酸中毒者，重度指合并昏迷和/或二氧化碳结合力<10mmol/L 者。

中重度糖尿病酮症酸中毒患者早期主要表现为四肢无力、疲乏、极度口渴、多饮、多尿等。部分患者可表现出胃肠道症状，如恶心、呕吐和食欲下降等。患者呼吸代偿性加快、加深，呼出的气体有烂苹果味（丙酮气味）。酸中毒进一步加重时则表现为呼吸抑制。发病初期因渗透性利尿而表现为多尿，随后因严重脱水而表现为少尿及皮肤干燥。脱水进一步加重可出现心率加快、脉搏细数、血压下降等循环衰竭表现，同时可有神经系统表现，如头痛、头晕、精神不振、烦躁、嗜睡，甚至昏迷等。

酮症酸中毒发生在孕早期有致畸作用，发生在孕中晚期引起胎儿窘迫甚至胎死宫内，同时也影响胎儿神经系统发育。

（三）辅助检查

1.尿常规

尿糖＋＋~＋＋＋＋，尿酮体＋＋~＋＋＋＋，尿比重>1.025，甚至 1.030。部分患者尿蛋白阳性。

2.血糖

多数表现为血糖升高，也有部分患者血糖正常或降低。

3.血常规

白细胞和中性粒细胞升高。

4.生化检查

血清钠、钾、氯常偏低，但血液浓缩时可表现为正常或偏高。严重者可表现为低蛋白血症、肝酶升高、尿酸和尿素氮升高，心肌酶异常和肌酐升高等。

5.血气分析

二氧化碳结合力、pH 值、碱剩余下降，阴离子间隙增宽，多表现为代谢性酸中毒，部分患者由于过度换气，可出现呼吸性碱中毒。

6.糖化血红蛋白常升高。

7.胎儿监测

可表现为胎儿窘迫或胎死宫内。

（四）治疗

1.治疗原则

快速补充足量液体，恢复有效循环血量，改善组织缺血缺氧状态，同时给予小剂量胰岛素持续静脉滴注纠正酮症酸中毒。

2.治疗措施

孕期及分娩时除监测血糖外，还应监测尿酮体，如酮体持续阳性，则进行血气分析，了解是否存在酸中毒。轻度患者只需鼓励饮水、调整饮食及胰岛素用量；中重度患者需进一步治疗。

（1）补液：快速补充足量液体，恢复有效循环血量。原则上先快后慢。补液可以有效补充血容量，改善微循环，改善组织缺血缺氧状态，减少毒性代谢产物的产生，增加尿量以加速代谢产物的排出。

补液总量＝累积丢失量＋生理需要量＋继续丢失量

通常第一个 24h 内至少应补足 4000~5000ml。前 2 个小时应补充 1000~2000ml，以便能较快补充血容量，改善周围循环及肾功能。随后应根据肾脏功能及尿量酌情控制输液速度。患者清醒时，应鼓励饮水。

补液种类根据患者血糖水平决定，血糖<13.9mmol/L 者可选择 5%葡萄糖氯化钠。血　　　糖>13.9mmol/L 者可选择 0.9%氯化钠。

补液注意事项：糖尿病合并子痫前期或心脏病者补液速度不宜过快，否则易导致心力衰竭、肺水肿、脑水肿和子痫等，甚至引起产妇死亡。

（2）胰岛素：胰岛素是治疗酮症酸中毒的关键性药物，原则上小剂量应用。

小剂量胰岛素持续静脉滴注用于纠正糖尿病酮症酸中毒的优点：①小剂量更接近生理需要量和胰岛素生理释放模式；②避免大剂量胰岛素治疗造成的低血糖、低血钾、脑水肿和循环衰竭，使血糖下降更平稳；③更容易抑制酮体的产生和转化；④更容易根据血糖水平随时调整胰岛素的浓度和速度。应每小时监测 1 次血糖，每 2h 监测 1 次尿酮体，根据血糖值调整胰岛素剂量。

1）血糖<13.9mmol/L 者：胰岛素加入 5%葡萄糖氯化钠静脉滴注（葡萄糖/胰岛素＝2-3g/U），速度为 3~4U/h。

2）血糖>13.9mmol/L 者：胰岛素加入 0.9%氯化钠静脉滴注，速度为 4~6U/h。如果患者不能进食，每日葡萄糖输入量不少于 150g，如果可以进食，可适当给予皮下注射胰岛素，以减少酮体进一步产生。

3）纠正电解质紊乱：电解质紊乱主要是低钠、低氯、低钾血症，前两者通过输入生理盐水即可纠正，低钾血症往往需重点纠正。

4）纠正酸中毒：在积极补液、灭酮改善微循环酸中毒往往可以纠正，只有在重度酸中毒（pH<7.2）时才需补碱。酮症酸中毒往往合并乳酸性酸中毒，不宜用乳酸盐进行纠正，一般选择5%碳酸氢钠溶液100~200ml。

5）防治诱因：可以减少酮体及其他不良代谢产物的进一步产生，对于控制酮症酸中毒十分必要。感染常是本病的重要诱因，而酸中毒又常并发感染，即使找不到感染灶，只要患者体温高、白细胞增多，应给予抗生素治疗。

6）积极处理并发症：并发症包括：心血管并发症（休克、心力衰竭、心律不齐、心脏停搏）、脑水肿、急性肾衰竭、感染、DIC、严重呕吐或伴有急性胃扩张等。

三、妊娠合并甲状腺功能亢进症

（一）概述

甲状腺功能亢进症（简称甲亢）是体内甲状腺激素过高，引起机体的神经、循环、消化等系统兴奋性增高和代谢亢进的内分泌疾病。由于妊娠期间各种内分泌腺及各器官系统都会发生一系列的生理变化，又涉及母体与胎儿，故妊娠合并甲亢在诊断、治疗上与非孕期不尽相同。

（二）病因和发病机制

妊娠后，母体脑垂体前叶促甲状腺激素（TSH）以及胎盘分泌的促甲状腺激素释放激素（TRH）和绒毛膜促性腺激素（HCG）共同作用，使甲状腺组织增生、肥大，血运增加，新生腺泡腺腔胶样物质增多；甲状腺激素合成和分泌增加。由于胎盘雌激素的影响，母体肝脏合成甲状腺素结合球蛋白（TBG）增加，使血浆中总结合态甲状腺素（T_4）及总三碘甲状腺原氨酸（TT_3）也增高，但游离的T_3、T_4保持在相对稳定的水平，与非孕期比较无明显差异。故在第一孕期末T_3、T_4达到高峰，第二、三孕期由于TBG的增加与T_3、T_4结合增多而FT_3、FT_4处于低水平，故临床上早孕期甲亢加重，孕中晚期可稍微缓解。

轻症和经过治疗后能够控制的甲亢患者，一般不影响妊娠。但重症及不易控制的甲亢病例，由于甲状腺激素分泌过多，抑制垂体前叶分泌促性腺激素，常合并月经异常和无排卵，故不易妊娠。此外甲状腺激素分泌过多，亦会产生多方面的影响，使神经、肌肉的兴奋性增加，故引起流产、早产和死胎。妊娠期高血压疾病、产时子宫收缩乏力、产后感染等发生率也相应增高。

（三）临床表现

1.症状

（1）起病可急、可缓，也可突然发作，进展迅速，甚至出现甲状腺危象。

（2）有新陈代谢亢进和类儿茶酚胺样全身反应，如心悸、心动过速、畏热、多汗、神经过敏、精神衰弱、食欲亢进但消瘦，或体重不随孕月增加而增长、疲乏、腹泻。

（3）—般妊娠早期甲亢症状可一过性加重，妊娠中期以后渐趋稳定。但引产、分娩、手术产及感染时，又可使甲亢症状加重。

2.体征

心率及脉搏加快，甲状腺肿大，可触及震颤及听到杂音；突眼、手指震颤，脉压增宽。

（四）辅助检查

1.体格检查

发现患者突眼、甲状腺肿大并可触到震颤，听到血管杂音。

2.基础代谢率（BMR）

正常孕妇 BMR 较非孕期增高，为 20%~30%，甲亢时>＋30%。

3.血清 TT_3、TT_4 测定

正常妊娠时轻度增高，甲亢时期明显增高，TT_4 多 180.6nmol/L，TT3≥3.54nmol/L。

4.FT_3、FT_4 测定

正常非孕期是 FT_3 3.9~7.4pg/dl，FT_4 20~40pg/ml，正常妊娠时正常或稍偏低，甲亢时升高。

5.TBG

正常非孕妇女 13~34pg/dl，妊娠时增高，甲亢时明显增高。

（五）治疗

1.甲亢合并妊娠

为高危妊娠，应酌情增加产科检查次数，注意胎儿宫内生长情况，控制妊娠期高血压疾病。

2.轻度甲亢

一般不用抗甲状腺药物，可适当给予镇静剂和休息等辅助和对症治疗，加强营养。

3.抗甲状腺药物的应用

用于中、重度甲亢。首选丙硫氧嘧啶（PTU），胎盘对其通透性很低，对胎儿影响小。它不但可阻断甲状腺激素合成，且阻断甲状腺素（T_4）在周围组织中转化成发挥效能的三碘甲状腺原氨酸（T_3），使血清 T_3 水平迅速下降。常用剂量 150~300mg/d。甲亢控制后逐渐减量，在预产期前 2 周停药或使用控制甲亢的最小有效剂量，为 25~100mg/d。不可骤然停药。一般 PTU 用量在 100mg/d 以下，对胎儿甲状腺不会产生抑制作用。

妊娠期禁用 ^{131}I 进行诊断和治疗。胎儿甲状腺在孕 9~10 周时就有浓集碘的作用。^{131}I 可以影响胎儿的发育，有可能造成先天性甲状腺功能低下，并有可能致胎儿畸形，所以孕期禁田。

4.β受体阻滞剂

普萘洛尔 10~20mg，口服，每日 3 次，能缓解由于过多的甲状腺素引起交感神经兴奋症状。但普萘洛尔可引起子宫收缩及影响胎儿宫内发育，并能抑制心脏功能，故只用于甲亢危象时。

5.产科处理

（1）妊娠期：甲亢孕妇易发生胎儿生长受限，新生儿出生体重偏低，孕期应加强监护。注意宫高、腹围的增长，每 1~2 个月进行超声检查，估计胎儿体重。发现胎儿生长受限（FGR）应及时住院治疗。孕期避免感染、情绪激动，避免甲亢危象的发生。妊娠 37 周时应住院待产，进行相关监护，并决定分娩方式。

（2）分娩方式：此类患者多能经阴道顺利分娩。临产后给予精神安慰，减轻疼痛，

吸氧、补充能量。缩短第二产程，病情重者可手术助产。有产科指征时剖宫产。分娩过程中应注意预防感染、预防并发症的发生，避免产后出血及甲状腺危象。产后应加大抗甲状腺药物的应用量。

（3）哺乳问题：抗甲状腺药物可通过乳汁分泌，对新生儿甲状腺有抑制作用，产后服用 PTU 者，乳汁中药物含量很低，24h 内乳汁中药物含量仅为母亲口服量的 0.07%，因此可以考虑让产后服用 PTU 的母亲给婴儿哺乳。产后需服用其他抗甲状腺药物者，以不哺乳为宜。

6.新生儿准备

新生儿应做好充分复苏准备，脐血检查 TSH 及 T_3、T_4，注意检查有无甲状腺肿大，观察有无甲低、甲亢征象。注意随访婴儿智力、体力发育。

7.甲亢的手术治疗

妊娠期间手术出血多，难度大，易造成流产、早产、喉返神经损伤等并发症，故很少应用，仅在甲状腺明显肿大产生压迫症状或药物控制困难或怀疑有癌变时才采用手术治疗，手术时间应选择在妊娠中期。

四、妊娠合并甲状腺危象

妊娠合并甲状腺功能亢进者发生甲状腺危象的概率为 1%，但发病急，若不及时治疗，常可致命。

（一）临床表现

1.高热

危象前期体温持续>37.8℃，危象期>39℃，可高达 41.1℃。可有大汗淋漓、脱水表现，可能合并感染。

2.心血管症状

约占 50%，可出现心动过速、心房颤动和室性早搏，偶见心脏停搏。高血压、脉压加大，可能与心排血量增加有关。充血性心力衰竭多见，可并发肺水肿甚至心源性休克。

3.中枢神经系统功能失常

可见于 90%的患者，表现为焦虑、精神激动、躁动、失定向、谵妄和精神病。常见手指震颤和肌无力。可能出现情绪不稳定、迟钝和昏迷。

4.消化系统

症状危象出现前体重减轻、腹泻。发作时厌食、恶心、呕吐和腹痛。偶见黄疸、肝大并有压痛。

5.甲状腺和眼征

甲状腺呈弥漫性增大，有震颤和杂音。双眼凝视，眼裂大，呈中毒性眼病征。

患者死亡原因多为高热虚脱、心力衰竭、肺水肿、水电解质紊乱等。

（二）辅助检查

1.甲状腺功能

血清 TT_4（甲状腺素总量）>180nmol/L，血清 TT_3（总三碘甲状腺原氨酸）>3.5mnol/L；血清 PT_4（游离甲状腺素）和血清 FT_3（游离三碘甲状腺原氨酸）水平升高而促甲状腺素（TSH）浓度降低或正常；血清促甲状腺素释放激素（TRH）兴奋试验阴性，即静脉注射 TRH 后 TSH 无升高；促甲状腺素受体抗体（TRAb）可能阳性。

2.其他

高血糖多见，25%患者有高血钙，血浆肾上腺皮质激素水平低下，白细胞计数升高。

（三）治疗

及时诊断及治疗，避免孕妇及胎儿死亡。

1.支持治疗

临床高度怀疑甲状腺危象时，应立即进行支持治疗，不必等化验结果。给予吸氧、记出入量、持续心电监护，静脉补充液体和电解质，物理降温，酌情给予退热药。

2.心血管异常的处理

心动过速可给予普萘洛尔 1mg 静脉缓慢注入，每 5min1 次，共 10mg；或稀释于 5%葡萄糖液静脉滴注，1mg/min；亦可 40~60mg/6h 口服。此药能阻断外周组织 T_4 转化为 T_3，并阻断儿茶酚胺释放，改善高热、震颤和躁动等症状。但合并充血性心力衰竭者需待心力衰竭控制后再用，此药有增加洋地黄毒性的作用。普萘洛尔能影响胎儿发育及对缺氧的耐受性，发生胎儿窘迫、胎儿生长受限、低血糖等不良后果，故只宜在危象期间短时间应用，分娩期禁用。心力衰竭者注意输液速度和血钾浓度，用快速洋地黄时要进行心电监护。

3.诱因治疗

及早应用广谱抗生素，及时处理难产，积极治疗子痫前期及糖尿病等。

4.阻断甲状腺素合成和转化

首选丙硫氧嘧啶（PTU），首次剂量 600mg，以后每 6h/200mg，可口服或研碎后经鼻饲注入或直肠灌注。PTU 不易通过胎盘屏障，对胎儿较安全。用药至总 T_4（TT_4）处于妊娠期正常值（68.9~210.6nmol/L）的稍高水平，危象控制后维持最低有效剂量。

5.阻止甲状腺激素的释放

复方碘口服溶液 5~10 滴，每 6~8h1 次；或用碘化钠 0.25g 加入 10%葡萄糖液静脉滴注，每 8~12h1 次。如患者对碘剂过敏，可改用碳酸锂 300mg，每 6~8h1 次。碘能通过胎盘，引起胎儿甲状腺肿大和功能减退，甚至新生儿死亡，故在危象控制后立即停药。

6.糖皮质激素应用

甲状腺危象患者处于肾上腺皮质功能相对不足状态，而糖皮质激素可以抑制甲状腺素分泌以及 T_4 向 T_3 转化，减轻外周组织对甲状腺激素的反应并有退热、抗毒与抗休克作用。氢化可的松 100mg 静脉滴注，每 8h1 次，病情控制后减量直至停用。或地塞米松 2mg 静脉注射，每小时 1 次，共 4 次。

7.甲状腺次全切除术

孕早期发生甲状腺危象者，可在危象控制后于孕中期施行甲状腺手术。若危象发生于孕晚期，则产后危象控制后手术。

8.胎婴儿监护

持续监护宫缩和胎心，持续胎儿心动过速并甲状腺肿大提示胎儿甲亢。新生儿出生后应查甲状腺及 T_3、T_4 及 TSH，了解其甲状腺功能。

9.妊娠及分娩的处理

早孕者甲状腺危象控制后可不做人工流产，继续妊娠。孕晚期病情控制后可选择阴道分娩或剖宫产。分娩期应用镇静剂，缩短产程，适当放宽剖宫产指征。合并心力衰竭者以剖宫产为宜。

10.产后处理

产后仍应监测甲状腺激素和TSH，酌情增加抗甲状腺药物剂量。

（陈燕）

第十节　妊娠合并血液系统疾病

一、妊娠合并缺铁性贫血

（一）概述

妊娠合并贫血是妊娠期常见并发症，当血红蛋白低于100mg/L，红细胞低于$3.5\times10^{12}/L$，血细胞比容低于0.30，即可诊断妊娠合并贫血。多见于缺铁性贫血、巨幼红细胞性贫血，再生障碍性贫血较少见。当血色素低于60g/L，为重度贫血。严重贫血孕期易合并妊娠期高血压疾病，甚至可发生贫血性心脏病。分娩时易发生产后出血及感染。胎儿在宫内生长发育迟缓，胎儿窘迫、围生儿死亡率增高，是危害母婴的一种严重并发症，应予以高度重视。

（二）病因和发病机制

1.妊娠期铁的需要量增加

妊娠期血容量增加，红细胞数量增加，胎儿胎盘血循环建立，胎儿生长发育对铁的需要增加，以及为产后出血及哺乳消耗而储存足够的铁，使孕妇在孕晚期需铁900~1000mg。当怀孕双胎时，对铁的需要量则更大。

2.铁的摄入不足

一般饮食中含铁10~15mg，通过胃肠道吸收10%，到孕晚期最大吸收率可达40%，仍不能满足孕妇对铁的需求。妊娠期胃酸分泌减少，影响铁的吸收。如果孕妇饮食中营养不良、偏食，造成铁的摄入不足，吸收不良，均可造成缺铁性贫血。

3.妊娠前缺铁性贫血存在

（1）妊娠前有慢性失血性疾病，如月经过多等，造成慢性贫血。

（2）慢性营养不良、胃肠功能紊乱、胃酸缺乏、胃黏膜萎缩及慢性腹泻等，有造成铁吸收障碍的慢性疾病。

（3）慢性感染及肝肾疾病，尤其是泌尿系统感染，常使红细胞生成障碍，又影响红细胞的寿命及红细胞破坏后的再利用，抑制了机体利用储备铁的能力。

妊娠前存在缺铁性贫血的因素，妊娠后随着对铁的需要量的增加，摄入吸收不足，使孕期发生缺铁性贫血的机会增多。当缺铁现象发生后，首先是铁储存降低，骨髓内含铁血黄素消失；铁粒幼细胞减少或消失；其次是血清铁下降，运铁蛋白饱和量下降；骨髓内铁粒细胞和幼红细胞数量减少。致使红细胞生成量减少。但每个红细胞内仍有足量血红蛋白，而后每个红细胞不能获得足够铁合成血红蛋白，导致低色素小细胞数量增多。最后肌蛋白及酶类的含铁量降低，出现组织病理变化，如缺铁性贫血吞咽综合征、匙状指甲等，这是在缺铁情况下，机体反应的不同过程。

（三）临床表现

1.诱因、病史

有缺铁性贫血的诱因，病史中有月经过多、长期偏食、孕早期呕吐、胃肠功能紊乱等。

2.症状

（1）早期或轻者可无明显症状。

（2）重者可有疲劳、乏力、脱发、活动后心慌、气短、食欲不佳。

3.体征

（1）皮肤、黏膜苍白。

（2）可有指甲异常、匙状甲、舌炎。

（四）辅助检查

1.血红蛋白低于100g/L，红细胞低于3.5×10^{12}/L，血细胞比容低于0.30，平均红细胞容积（MCV）<80fl，白细胞和血小板在正常范围内，可诊断贫血。

2.末梢血涂片，红细胞体积小，色淡，形态及大小不均。

3.骨髓涂片，红细胞系统增生，红系轻中度活跃，中晚幼红细胞增生为主，含铁血黄素铁粒幼细胞减少或消失。

4.血清铁<6.5μmol/L（35μg/dl），总血清铁结合力<80.55μmol/L（450μg/dl），血清铁蛋白<12μg/L，转铁蛋白饱和量<0.16。

（五）治疗

1.治疗原则

原则为补充铁剂并且去除导致缺铁性贫血的原因。

2.一般治疗

增加营养，左侧卧位，吸氧，每日2~3次，每次0.5~1h，提高母血中氧含量，改善胎儿宫内慢性缺氧状态。

3.补充铁剂

（1）增加含铁饮食：如海带、黑木耳、猪肝、紫菜、香菇、豆制品、肉类、蛋类及新鲜蔬菜。

（2）促进铁的吸收：积极治疗胃肠系统疾病，对胃肠道功能紊乱和消化不良者给予对症处理。补充维生素C及稀盐酸，促进铁的吸收。

（3）减少铁的丢失：积极治疗慢性出血疾病，如痔疮、钩虫病，减少铁的丢失。

（4）补铁药物治疗：口服药物服用时忌饮茶，肌内注射药物时，应行深部注射。

①硫酸亚铁，0.3~0.6g，每日3次，口服；②10%枸橼酸铁剂，10~20ml，每日2次，口服；③葡萄糖酐铁，首次肌内注射50mg，无反应可增到100mg，每日1次注射，250~300mg可上升血红蛋白10g/L；④山梨醇铁，50~75mg，每日肌内注射1次，200mg可上升血红蛋白10g/L；⑤同时补充叶酸10mg，每日3次，肝精2mg，每日1~2次口服，促进血红蛋白合成。

4.输血

血红蛋白低于60g/L、接近预产期或需行剖宫产者，可以少量多次输入新鲜血或输入红细胞，每次150~200ml，慢输。应注意防止加重心脏负担诱发急性左心衰竭。

5.预防产时并发症

（1）临产可给予维生素 K_1，维生素 C，尽量减少出血。

（2）血红蛋白低于 80g/L，临产后配血。

（3）产程中防止宫缩乏力、产程延长。第一产程中间断吸氧，第二产程持续吸氧，必要时助产，但应避免产伤导致出血过多。第三产程积极防治产后出血，胎肩娩出后可肌内注射或静脉注射催产素 10U，也可于胎儿娩出后肛门内放置卡前列甲酯栓 1mg。产后出血量<500ml，即使是未达到标准，也应输血，因贫血患者对出血耐受力差。

（4）产程中严格无菌操作，产后应用抗生素，预防感染。

二、妊娠合并再生障碍性贫血

（一）概述

再生障碍性贫血是由多种原因引起的骨髓造血功能的衰竭。临床是以全血细胞减少为主要表现的一组综合征。妊娠合并再生障碍性贫血，常因妊娠血液系统的生理变化而病情加重，血液稀释加重贫血，导致胎儿发育迟缓、胎儿窘迫、胎死宫内；血小板极度低下，造成出血、胎盘早剥、脑出血、产后出血；白细胞减少，造成感染、败血症。出血或感染常致孕产妇死亡，围产儿死亡率上升，因此是孕产期严重的并发症。

（二）病因和发病机制

1.病因

再障病因较为复杂，半数为原因不明的原发性再障，少数女性在妊娠期发病，分娩后缓解，再次妊娠时复发。目前认为妊娠不是再障的病因，但妊娠有可能使原有的病情加剧。

2.再障对妊娠的影响

孕妇血液相对稀释，使贫血加重，易发生贫血性心脏病，甚至造成心力衰竭。由于血小板数量减少和质的异常，以及血管脆性增加、通透性增加，可引起鼻、胃肠道黏膜出血。由于外周血粒细胞、单核细胞及丙种球蛋白减少、淋巴组织萎缩，使孕妇防御功能低下，易引起感染。再障孕妇易于发生妊娠期高血压疾病，使病情进一步加重。分娩后胎盘剥离面易于发生感染，甚至引起败血症。颅内出血、心力衰竭以及严重的呼吸道、泌尿道感染或败血症常是再障孕产妇的重要死因。

3.再障对胎儿的影响

一般认为孕期血红蛋白超过 60g/L 时对胎儿影响不大。分娩后能存活的新生儿，一般血象正常，极少发生再障。但若血红蛋白<60g/L，则会对胎儿不利，可导致流产、早产、胎儿生长受限、死胎及死产。

（三）临床表现

1.症状

乏力、心慌、气短、鼻衄、牙龈出血等出血倾向；易感染，多以呼吸道感染的症状为主或其他系统感染症状。

2.体征

面色苍白或蜡红，皮肤黏膜可见散在出血斑或出血点。常可合并感染，如肺部感染、口腔炎、扁桃体炎、尿道或皮肤感染等。

（四）诊断

1.以下指标提示病情危重。

（1）血红蛋白<60g/L，血小板<20×10^9/L，白细胞<4×10^9/L，提示病情严重。

（2）发生出血、反复感染。

（3）胎儿窘迫、新生儿死亡率高，孕产妇死亡率高。

2.实验室及其他检查

（1）周围血象：白细胞、红细胞、血小板均减少，血红蛋白低，网织红细胞减少。

（2）骨髓象：骨髓各类细胞均减少，巨核细胞显著减少或消失，可见成熟淋巴细胞及浆细胞等非造血细胞成分。

（五）治疗

1.终止妊娠指征

（1）再障患者病情未缓解应严格避孕，一旦怀孕，应早期行人工流产。

（2）妊娠 3 个月以内发病或孕前发病，早孕时血红蛋白<60g/L，应终止妊娠。

（3）妊娠中、晚期再障患者，血红蛋白<60g/L，经治疗无改善者，应终止妊娠。

2.支持疗法

适用于妊娠中、晚期的再障患者。

（1）少量、间断、多次输入新鲜血。

（2）间断输入成分血。①浓缩红细胞，争取将血红蛋白提高 70g/L 以上；②血小板<20×10^9/L，伴有出血倾向时应间断输入血小板；③白细胞极低时，为防止感染，也可输入白细胞，增加抗感染的能力。

3.肾上腺皮质激素的应用

在血小板极低时，多次输入血小板，可导致血小板抗体的产生，加速血小板的破坏，使血小板不但不上升，反有下降。临床仍有出血倾向时，可慎重应用肾上腺皮质激素，如泼尼松 10mg，每日 3 次口服，注意长期应用可致新生儿肾上腺皮质功能不全，也可抑制母体免疫功能，易感染，不宜久用。也可用蛋白合成激素，如甲烯隆 5mg，每日 2 次口服，有刺激红细胞生成的作用。

4.药物治疗

（1）氨肽素：5 片，每日 3 次，口服。

（2）利可君（利血生）：10mg，每日 3 次，口服。

（3）维生素 B_4：10mg，每日 3 次，口服。

（4）中药治疗：补肾、益气、养血。基本方：党参 10~15g、黄芪 10~15g、生熟地各 10g、阿胶 10g、淫羊藿 15g、补骨脂 10g、菟丝子 10~30g、枸杞子 10g、肉苁蓉 10g、丹参 15~30g、当归 10g、砂仁 1.5g、陈皮 6g。

5.积极防治并发症

（1）妊娠期左侧卧位，间断吸氧，并予高蛋白、高维生素、低脂肪饮食。

（2）妊娠期注意防止出血、防止感染，防止妊娠期高血压疾病发生。

（3）分娩期配新鲜血及血小板。产程中间断吸氧；适当应用催产素，防止宫缩乏力；第二产程适当助产，防止产妇过度用力；防止产道血肿。有剖宫产指征，可在输新鲜血、血小板不太低的情况下行手术，剖宫产时如果有出血倾向，可一并切除子宫，以免产后出血及感染。

（4）产褥期继续支持疗法，应用宫缩剂加强宫缩，预防产后出血及应用广谱抗生素防治感染。

三、妊娠合并血小板减少性紫癜

（一）概述

妊娠合并血小板减少性紫癜，可分为原发性和继发性两种。由于妊娠期间血液稀释，常使本病加重。严重时可发生胎盘早剥，脑出血导致孕产妇死亡，围产儿死亡，分娩时加重出血，是妊娠期、分娩期严重的内科合并症之一。

（二）病因和发病机制

原发性血小板减少性紫癜（ITP），是一种自身免疫性疾病，体内产生损害自身血小板的 IgG 抗体。这种抗血小板的 IgG 主要产生于脾脏，被抗体致敏的血小板很易在脾脏内被清除，脾脏同时可产生血小板凝集因子，破坏致敏的血小板。此种患者体内血小板存活期仅为 40~230min。IgG 可通过胎盘，使新生儿出生后出现暂时性血小板减少的临床表现。

继发性血小板减少紫癜多由于感染、药物过敏、DIC、红斑狼疮和血液病所致，妊娠期较少见。

（三）临床表现

1.妊娠对 ITP 的影响

妊娠一般不影响本病进程及预后。但妊娠可使稳定型的 ITP 患者复发，也可使活动型的 ITP 病情加重，出血机会增加。

2.ITP 对妊娠的影响

主要是出血，尤其是血小板低于 50×10^9/L 的孕妇。在分娩过程中，产妇用力屏气可以诱发颅内出血、产道裂伤出血及血肿形成。如产后子宫收缩良好，产后大出血并不多见。ITP 患者妊娠时，发生自然流产、早产以及围生期母儿死亡的危险性均较正常产妇高。

3.ITP 对胎儿及新生儿的影响

由于部分抗血小板抗体可通过胎盘进入胎儿血循环，引起胎儿血小板破坏，导致胎儿、新生儿血小板减少。在母体血小板低于 50×10^9/L 的孕妇中，胎儿或新生儿发生血小板减少的概率为 9%~45%。严重者有发生颅内出血的危险。这种血小板减少多为一过性，出生后脱离母体，新生儿体内的血小板抗体逐渐消失，血小板将逐渐恢复正常。胎儿及新生儿血小板减少的机会与母体血小板不一定成正比。胎儿出生前，母体抗血小板抗体含量可间接帮助了解胎儿血小板的情况。诊断胎儿血小板减少往往需要胎儿头皮采血或经母体腹壁脐静脉穿刺抽血证实，但穿刺往往会造成凝血功能差的胎儿失血。

（四）诊断

1.有黏膜、皮肤等出血史。临床出现出血及皮肤出血点、瘀斑。

2.有导致血小板减少的诱因，如感染、药物过敏、DIC、红斑狼疮等病史。

3.实验室检查

见血小板减少，凝血酶原时间、凝血时间延长。毛细血管脆性试验阴性，血小板抗体检查阳性。骨髓象显示巨核细胞增多或正常，但不减少，而成熟型血小板减少。抗血小板抗体多为阳性。

4.应排除其他原因引起的血小板减少，如再生障碍性贫血、药物性血小板减少、妊娠合并 HELLP 综合征、遗传性血小板减少等。

（五）治疗

1.不宜任娠指征

（1）血小板减少性紫癜病情始终不平稳，血小板<50×10⁹/L，并有出血倾向者，不宜妊娠。

（2）孕 12 周以前血小板减少性紫癜病情严重，需用激素治疗者，为防胎儿畸形，应及时终止妊娠。

2.药物治疗

（1）定期动态监测血小板计数。如果血小板>50×10⁹/L，临床无出血倾向，可以给予维生素 C、叶酸、硫酸亚铁、氨肽素 5 片，每日 3 次，口服。

（2）当血小板<50×10⁹/L，临床出现出血倾向时：①输注新鲜血或血小板；②地塞米松 5~10mg 每日 3 次，口服，或泼尼松每天 60~100mg，连服 5 天，停药 2 天；或连服 3 天，停药 1 天。持续 3~4 个周期，病情好转后再减量，也可静脉注射氢化可的松；③输入丙种球蛋白：可竞争性抑制单核-巨噬细胞系统的 Fc 受体与血小板结合，减少血小板的破坏。大剂量丙种球蛋白 400mg/（kg•d），5~7 天为 1 个疗程。

3.脾切除

严重的免疫性血小板减少达 10×l0⁹/L 以下，输血小板、激素、免疫抑制剂治疗效果不明显时，可以考虑施行脾切除术，有学者主张在妊娠 3~6 个月，或剖宫产术中同时切除脾脏，从而去除产生血小板抗体和破坏血小板的场所。

4.免疫抑制剂或化学药物

可用于激素治疗和脾切除无效者，主要作用是抑制单核-巨噬细胞系统吞噬并刺激骨髓产生血小板。常用的药物如下：

（1）长春新碱：1~2mg，静脉注射，7~10 天 1 次，至少 4~5 次。

（2）环磷酰胺：50~100mg，每日口服，2~3 个月 1 个疗程。

5.分娩期处理

（1）分娩方式选择：原则上以阴道分娩为主，因为剖宫产时出血比经阴道分娩出血更多，危险性更大。但经阴道分娩有使血小板低的胎儿通过产道时因挤压造成颅内出血的可能，故应适当掌握剖宫产指征。①剖宫产指征：有产科指征者；血小板<50×10⁹/L，胎儿头皮血血小板<50×10⁹/L；有脾切除史者；②阴道分娩，尽量避免滞产及手术助产，防止产后血肿。

（2）分娩时处理：①手术及阴道分娩，均要在输入血小板及新鲜血的情况下进行；②剖宫产术前，产程中可应用大量激素。氢化可的松 500mg，或地塞米松 20~40mg，静脉注入，或配合丙种球蛋白 400mg/kg，输新鲜血、血小板，联合应用，可以减少抗体生成，除去已形成的抗体，改变细胞的免疫机制，吸附剩余血小板抗体，增加血小板，减少出血；③积极预防产后出血，血压不高可应用麦角新碱 0.2~0.4mg，静脉注入。认真检查软产道，及时准确缝合伤口，防止产道血肿。产后应用抗生素，防止感染；④新生儿出生后观察血小板计数，新生儿血小板<50×10⁹/L，或母体在产前长期应用激素治疗时，新生儿生后应给予泼尼松治疗，2.5mg，每日 2 次，1 周后逐渐减量；⑤免疫性血小

板减少性紫癜，新生儿可以母乳喂养，但母乳中含有抗血小板抗体，应视母亲情况和新生儿情况而定，可以单纯人工喂养。

四、妊娠合并特发性血小板减少性紫癜

（一）概述

妊娠合并特发性血小板减少性紫癜（ITP）是一种常见的自身免疫性血小板减少性疾病，又称免疫性血小板减少性紫癜，其特点为免疫性血小板破坏过多致外周血小板减少。临床上分为急性型和慢性型。急性型多见于儿童，慢性型好发于青年女性。主要表现为皮肤黏膜出血、月经过多，严重者发生内脏出血，甚至颅内出血而死亡。本病不影响生育，因此合并妊娠者不少见，是妊娠期、分娩期内科合并症之一。

（二）临床表现

ITP 主要表现为皮肤黏膜出血和贫血。轻者仅有四肢及躯干皮肤的出血点、紫癜及瘀斑、牙龈出血、鼻出血，严重者可出现消化道、生殖道、视网膜及颅内出血。查体：脾不增大或轻度增大。实验室检查见血小板<100×10⁹/L，一般当血小板<50×10⁹/L 时才会出现临床症状。凝血酶原时间、凝血酶时间延长，毛细血管脆性试验阴性，血小板抗体检查阳性。骨髓象显示巨核细胞增多或正常，但不减少，而成熟型血小板减少。

（三）辅助检查

1.血小板计数

急性型血小板常<20×10⁹/L，慢性型多在（30~80）×10⁹/L。由于血小板减少，故出血时间延长，血块收缩不良，束臂试验阳性。除大量出血外，一般无明显贫血及白细胞减少。

2.血小板形态及功能

外周血小板形态可有改变，如体积增大，形态特殊，颗粒减少，染色过深。周围血中巨大血小板为一些较幼稚的血小板，它反映了血小板更新加速。

3.骨髓检查

骨髓巨核细胞数正常或增多。急性型者幼稚巨核细胞增多，但产生血小板的巨核细胞均明显减少。慢性型者巨核细胞多显著增多，但胞质中颗粒减少，嗜碱性较强，产生血小板的巨核细胞明显减少或缺如，胞质中出现空泡变性。在少数病程较长的难治性 ITP 患者，骨髓中巨核细胞可减少。

4.血小板抗体

急性型的血小板表面相关抗体（PA IgG）比慢性型者高，其升高为暂时性。在血小板上升前 PA IgG 已迅速下降，甚至恢复正常。缓解期患者，持续高水平 PA IgG，提示血小板代偿性破坏，患者易复发。脾切除后 PA IgG 降至正常。如仍然升高，则表示抗体在肝产生，或有副脾存在。一般而言，PA IgG 高低和血小板计数相关，但有假阳性或假阴性。

5.其他辅助检查

根据病情、临床表现、症状、体征，选择 B 超、X 线、CT、MRI、肝肾功能检查等。

（四）治疗

对于血小板<20×10⁹/L 并有出血倾向者，及时输新鲜血或血小板，防止重要器官出血（脑出血）及产后出血。

1.妊娠期处理

ITP 患者病情始终不平稳，血小板<50×10^9/L 并有出血倾向者，不宜妊娠。如已妊娠，孕 12 周以前病情严重，需用激素治疗者，为防止胎儿畸形，应及时终止妊娠。否则 ITP 患者一旦妊娠一般不必终止。在妊娠期间治疗原则与单纯 ITP 患者相同，用药时尽可能减少对胎儿的不利影响。

（1）一般支持疗法：对隐性出血严重者，应注意休息，防止各种创伤及颅内出血。可用一般止血药如卡巴克络、氨甲环酸、巴曲酶等止血。出血严重时可输新鲜血。应在采血后 6h 内输入为宜，可保持 80%~90%的血小板活力，而采血后 24h 者，其活力明显下降，一般不宜采用。

（2）药物治疗：①可以给予口服维生素 C、叶酸、硫酸亚铁、氨肽素等治疗；②给予地塞米松 5~10mg 口服，每日 3 次，或泼尼松每日 60~100mg 口服，连用 5 天，停药 2 天；或连用 3 天，停药 1 天。持续 3~4 个周期，病情好转后再减量。也可静脉滴注氢化可的松治疗；③输入丙种球蛋白：可竞争性抑制单核-巨噬细胞系统的 Fc 受体与血小板结合，减少血小板的破坏。用法：大剂量丙种球蛋白 400mg/（kg•d），5~7 天为 1 个疗程。

（3）脾切除：是治疗本病较为有效的方法之一。当输血小板、应用激素治疗效果不佳，有出血倾向，血小板<50×10^9/L 时可考虑脾切除，有效率可达 70%~90%。手术最好在妊娠 3~6 个月进行。然而脾切除可明显增加流产、早产、胎儿死亡的发生率。若不是病情严重，其他治疗方法无效，一般应尽量避免在孕期手术。

（4）输血小板：输入血小板会刺激体内产生抗血小板抗体，加快血小板破坏。因此，只有在血小板<20×10^9/L 并有出血倾向时，为防止重要器官出血（脑出血）、手术或分娩时应用。可输新鲜血或血小板

2.分娩期处理

（1）分娩方式选择：原则上以阴道分娩为主，因为 ITP 孕妇最大风险是分娩时出血。若行剖宫产，手术创口大，增加出血风险。但是 ITP 孕妇有一部分合并胎儿血小板减少，经阴道分娩时有发生新生儿颅内出血的危险。故可适当放宽 ITP 孕妇剖宫产的指征。剖宫产指征为：血小板<50×10^9/L；有出血倾向；胎儿头皮血或胎儿脐血证实胎儿血小板<50×10^9/L；有脾切除史者。

（2）分娩时处理：产前或术前应用大量皮质激素：氢化可的松 500mg 或地塞米松 20~40mg 静脉注射。可配合丙种球蛋白 400mg/kg，输新鲜血、血小板等联合应用，以减少抗体形成，除去已形成的抗体，改变细胞的免疫机制吸附剩余血小板抗体，增加血小板，减少出血。积极预防产后出血，认真检查软产道，及时准确缝合伤口，防止产道血肿。产后应用抗生素预防感染。

（3）新生儿处理：出生后观察血小板计数，新生儿血小板<50×10^9/L，或母体在产前长期应用激素治疗时，新生儿出生后应给予泼尼松治疗，2.5mg 口服，每日 2 次，1 周后逐渐减量。

（陈燕）

第十一节　妊娠合并肾脏疾病

一、妊娠合并急性肾盂肾炎

（一）概述

急性肾盂肾炎是妊娠期及产褥期最常见的泌尿系统合并症，发病率约 2%，如不及时积极治疗，可发展为败血症。如急性肾盂肾炎治疗不彻底，可反复发作，演变为慢性肾盂肾炎，延续多年，最终导致肾衰竭。

（二）病因和发病机制

1.妊娠期生理性肾盂积水妊娠期肾盂及输尿管扩张是常见的，发生率为 60%，妊娠早期约有 80%有轻度肾盂积水，随孕周增加而渐加重，产后 4 周内恢复正常，少数可维持到产后 16 周。肾盂积水多无症状，属生理性。有 75%~80%孕妇右侧肾盂输尿管扩张重于左侧，仅 10%左侧重于右侧。

引起肾盂积水的原因主要是增大的子宫压迫输尿管造成机械性梗阻。此外因左右输尿管及其相关髂血管在骨盆入口边缘的解剖位置不同，右输尿管在骨盆入口边缘横跨右髂动脉，而左输尿管则在骨盆入口的斜上方跨越左髂动脉，使右输尿管易受压。同时左侧有乙状结肠在妊娠子宫与左侧输尿管之间缓冲，使左输尿管免于轻受压。扩张的输尿管使尿液淤积，有利于细菌上行感染。

2.妊娠期胎盘产生大量雌、孕激素及促性腺激素，引起输尿管的扩张，蠕动减弱。膀胱平滑肌松弛，对张力的敏感性减低，排尿不完全，残余尿增多，易于细菌在膀胱内繁殖。

3.妊娠期常有生理性糖尿，尿液中氨基酸及水溶性维生素等营养物质增多，有利于细菌生长。

4.致病菌以大肠杆菌最常见，其次为肺炎杆菌、变形杆菌、葡萄球菌。

（三）临床表现

患者起病急骤，迅速出现高热、寒战，单侧或双侧腰痛，伴恶心、呕吐、头痛、全身不适、疲乏无力、食欲减退等，伴或不伴尿频、尿急、尿痛、血尿等症状。体格检查：急性病容，弛张高热，甚至达 40℃或以上，一侧或双侧肾区叩击痛，重压肋脊角常有压痛。高热及毒素刺激子宫可引起宫缩导致流产、早产、死胎等。

（四）病情危重指标

1.高热、寒战、伴恶心、呕吐、脱水、酸中毒。

2.出现中毒性休克，肾功能受损。

3.出现高血压、贫血，或合并妊娠期高血压疾病，胎儿窘迫。

（五）诊断

1.妊娠期突然寒战、高热、疼痛并沿输尿管、膀胱放射，伴膀胱刺激症状。

2.体温≥38℃，右肾区或双肾区叩击痛。

3.治疗前新鲜中段尿沉淀检查可见成堆白细胞或脓细胞。每高倍视野中白细胞超过 5 个或成堆，每高倍视野找到 20 个以上细菌。多次尿培养，菌落超过 10^5 个/ml 均可诊断。常见病原菌为大肠埃希菌。偶有发病之初尿检查未见异常者，需要再次送检。

4.辅助检查

（1）末梢血检查：白细胞增高伴核左移。可有暂时性血尿素氮及肌酐升高。

（2）红细胞沉降率：红细胞沉降率增快。

（3）肾功能检查：了解尿素氮、肌酐有无升高，确定肾实质有无受损。

（4）B 超检查：了解肾的大小、形态、肾盂肾盏的状态及肾盂积水的情况等。

（5）作血尿素氮与肌酐检查，以确定肾实质有无受损。

（六）鉴别诊断

根据患者临床表现可作出初步诊断，但发热需与上呼吸道感染及产褥感染相鉴别；腹痛需与急腹症如急性阑尾炎、胆绞痛、急性胃肠炎、子宫肌瘤变性、胎盘早剥等相鉴别；腰痛需与单纯急性肾盂及输尿管积水相鉴别。

（七）治疗

治疗原则是抗感染治疗及使尿引流通畅。一旦确诊急性肾盂肾炎应住院治疗，根除菌尿症，以免发展成慢性肾盂肾炎。严密观察病情，及时发现、处理中毒性休克。

1.一般措施

（1）卧床休息：如为双侧肾盂肾炎，则左右轮换侧卧，以减少子宫对输尿管的压迫；如为右侧肾盂肾炎，则左侧卧位，以便尿液引流通畅。

（2）多饮水：每日饮水量达 2500ml 以上，使尿量每日在 2000ml 以上，有利于肾盂和输尿管的冲洗与引流。饮水不足者补液。有小便困难、疼痛等症状者，给予解痉和镇静药物。

（3）严密监测生命体征：监测体温、血压、脉搏及呼吸等生命体征，记录尿量。有呼吸困难者应拍胸片及监测血气分析。

2.支持治疗

补充足量液体，纠正水电解质紊乱及酸碱平衡失调，改善全身状况。体温过高时应予以物理降温。

3.抗感染治疗

急性肾盂肾炎在未得到细菌培养和药物敏感试验结果之前，即应根据临床经验开始治疗。因大肠埃希菌是本病最常见的致病菌，故可首选氨苄西林或头孢菌素，前者治疗大肠埃希菌引起的肾盂肾炎的有效率达 80%，但对产气杆菌致病者无效。已有培养结果者则选用对细菌敏感及对胎儿安全的药物。氨苄西林 1~2g 静脉滴注，每 6h1 次；或头孢曲松 2g 静脉滴注，每 12h 1 次。如用药得当，24h 后尿培养即可转为阴性，48h 可基本控制症状；若 72h 后仍未见明显改善，应重新评估抗生素的选用是否恰当，以及有无潜在的泌尿系统疾病，如泌尿系梗阻等。当急性症状控制后可酌情改为肌内注射或口服用药。治疗至少持续 2~3 周，完成治疗后 7~10 天复查尿培养，仍为阳性者还要继续治疗；阴性者每月做尿培养 1 次。该病复发率为 20%左右。

4.积极救治中毒性休克

一旦发生中毒性休克应与内科或 1CU 医师协调处理，以预防发生多器官功能衰竭。

5.产科处理

高热及毒素刺激子宫可引起宫缩，导致流产、早产、死胎等。有流产及早产先兆者，给予保胎治疗，严密监护胎儿情况，尤其对晚期妊娠者，更应注意胎心变化，避免胎死宫内，有产科指征者在积极抗感染的同时行剖宫产娩出胎儿。

6.治疗

最少 2~3 周，完成治疗后 7~10 天复查尿培养。

二、妊娠合并慢性肾炎

（一）概述

慢性肾炎是由多种原因引起原发于肾小球的一组疾病。大部分是免疫复合物沉积引起的自身免疫性疾病。为慢性进行性疾病，病程均在 1 年以上。临床特征为蛋白尿、血尿、水肿、高血压，后期出现贫血及肾功能障碍，自从开展肾穿刺活组织检查以来，发现妊娠合并慢性高血压患者中，20%有慢性肾炎病变。以往认为慢性肾炎对母婴危害严重，往往建议患者避免妊娠。近年因围生期监护及治疗手段的进步，许多患慢性肾炎妇女的妊娠结局大为改善。

（二）临床表现

1.一般认为妊娠能使已有的慢性肾炎加重。妊娠期血液处于高凝状态，容易发生纤维蛋白沉积和新月体的形成。妊娠使肾小球高灌注和高滤过，易使原有病变的肾小球发生硬化和玻璃样变，加重肾损害。妊娠某些并发症如妊娠期高血压疾病，也会加重肾脏病变的程度，严重时可发生肾功能衰竭或肾皮质坏死。

2.慢性肾炎若病情轻，仅有轻微蛋白尿，无高血压，肾功能正常，对母儿影响较小。若妊娠前已有高血压及氮质血症，妊娠势必加重病情，甚至发生肾功能衰竭。随妊娠进展，肾功能将进一步恶化，流产、死胎、死产发生率随之增加。慢性肾炎病程长者，由于胎盘绒毛表面被纤维素样物质沉积，滋养层物质交换受阻，胎盘功能减退，影响胎儿发育，甚至胎死宫内。

（三）诊断

1.既往有慢性肾炎病史，在妊娠前或妊娠 20 周前有持续蛋白尿或伴管型尿、水肿、贫血、高血压和肾功能不全等，诊断本病并不困难。

2.对未行系统产前检查，以往又无明确的肾炎史者，在妊娠晚期出现上述表现，与妊娠期高血压疾病不易鉴别，须认真分析、鉴别。

（四）治疗

血压正常、肾功能正常或轻度肾功能不全者，一般可耐受妊娠。慢性肾炎病程较长，已有明显高血压及中、重度肾功能不全的妇女，妊娠后母儿预后不容乐观，不宜妊娠。凡不适合继续妊娠者，于孕早期应动员患者实施人工流产。如血压在 19.95/13.3 kPa（150/100 mmHg）以下，血肌酐<132.6μmol/L 可继续妊娠。一旦血压超过 21.28/14.63 kPa（160/110 mmHg），血肌酐>265.2μmol/L 积极治疗仍不能控制时，应终止妊娠。继续妊娠者均按高危妊娠处理，加强产前检查。妊娠 32 周前至少每 2 周检查 1 次，32 周以后每周检查 1 次。同内科医生协同，对母儿双方进行全面监护。

每月测定肾功能。发现肾功能减退时，应寻找原因，如泌尿系感染，水、电解质紊乱等，要及早予以纠正。严密监测血压，及时发现并治疗妊娠期高血压疾病，预防子痫前期及子痫。定期检查尿常规及尿培养，取侧卧位以利尿液引流，减少或避免泌尿系统感染。定期检查血红蛋白及人血白蛋白，纠正贫血及低蛋白血症。

密切监测胎儿在宫内的安危、胎盘功能、胎儿生长发育情况及胎儿成熟度。如胎儿宫内储备功能下降，宫内环境恶化，胎儿初具体外生存能力，应适时终止妊娠。对于36周前需终止妊娠者，需进行促胎儿肺成熟治疗，以预防新生儿呼吸窘迫综合征。

三、妊娠合并急性肾功能衰竭

（一）概述

急性肾功能衰竭（简称急性肾衰，ARF）在产科较少见，但妊娠期发生ARF则发展成双侧肾皮质坏死及慢性肾衰，是产科极严重的并发症。

（二）病因和发病机制

1.妊娠期发生ARF，有其特殊性和诱因

（1）在妊娠期肾血管易发生痉挛：子宫过度充盈，肌张力增加，能反射性地引起肾血管痉挛。妊娠期最常见的妊娠期高血压疾病加重了肾血管痉挛，肾小球受损，使肾小球毛细血管通透性增加。

（2）妊娠期血液处于高凝状态：纤维蛋白原升高而纤溶物质下降，因而溶解血管内栓子的能力下降。很多妊娠并发症都会释放出凝血活酶，在小动脉痉挛及血管壁受损的基础上形成微血栓而致双侧肾皮质坏死，造成不可逆的肾衰，导致产妇死亡。

（3）妊娠期处于致敏状态：妊娠期ARF大多由产科疾病引起，如失血、感染、子痫及弥散性血管内凝血（DIC）等。

2.产科常见的发病原因

（1）胎盘早剥造成的失血性休克，使小动脉痉挛，肾供血不足，在原有肾损害的基础上加重了高凝状态。

（2）妊娠期高血压疾病：单纯妊娠期高血压疾病发生ARF较少见，但当妊娠期高血压疾病有严重并发症如胎盘早剥、胎死宫内、DIC等时易有ARF。

（3）产科失血性休克：大量出血时，肾血管收缩，肾血流量可减少30%~50%，因此出现尿少，尿比重升高。如血压进一步下降到5.3~8 kPa（40~60 mmHg），因肾小球毛细血管水压过低，尿液不能滤过。肾脏长时间缺血，即可出现双侧肾皮质坏死或肾小管变性坏死。

（4）严重感染：产科的严重感染可引起感染中毒性休克，其感染灶主要在子宫，如感染性流产、妊娠晚期宫内感染、产褥感染、子宫破裂感染等。子宫内的坏死组织有利于细菌迅速繁殖，如为革兰阴性细菌崩解后释放出内毒素，很快地被子宫创面吸收而进入母体血液循环，此时孕产妇抵抗力低，盆腔血运丰富，内毒素可促使儿茶酚胺释放，引起小动脉强力收缩，肾血流下降；内毒素并损害血管内皮细胞，因而促进了DIC的发生和发展，同时细菌可造成肾间质感染，这些情况均促进ARF发生。

（5）弥散性血管内凝血（DIC）：DIC是一个严重的病理过程，产科很多严重疾病如感染性流产、羊水栓塞、死胎、胎盘早剥等均引起微循环内广泛的纤维蛋白沉积，血小板和红细胞聚集而形成弥散性微血栓，导致循环障碍。肾血管内广泛微血栓形成时，因肾组织坏死而发生ARF。

（三）临床表现

1.少尿期

一般在发病后12~24h出现。

（1）少尿改变：凡24h尿量少于400ml或每小时少于17ml，称为少尿。如24h尿量少于100ml，则称为无尿。少尿持续时间越短，预后越好，如超过2个月，则病情难以恢复，预后较差。

（2）氮质血症：急性肾衰时，机体内的蛋白质代谢产物不能从肾脏排泄，加上蛋白质分解代谢旺盛，引起血液中尿素氮含量大幅度增加，导致临床出现氮质血症的症状。轻者仅血或尿中尿素氮增高而无临床症状；中度者先有厌食、恶心、呕吐，进而有腹胀、腹泻等消化道症状，严重者可有中枢神经系统症状，如头昏、头痛、嗜睡、烦躁不安、抽搐及昏迷。

（3）代谢性酸中毒：急性肾衰时，由于酸性物质潴留并消耗过多的碱储备，加上肾小管泌氢、制碱能力低下，致钠离子和碱性磷酸盐不能回收和保留，致血pH下降，细胞内酶的活动抑制和改变，使中间代谢产物积聚，出现代谢性酸中毒。患者表现为烦躁不安，胸闷气憋，严重时可出现典型的深大呼吸。此外尚有恶心、呕吐、嗜睡、昏迷、心律失常、低血压或心搏骤停等。

（4）水中毒：在肾脏排尿少时，如摄入过多液体和钠盐，则可发生水中毒。临床表现为全身水肿、急性肺水肿和脑水肿。由于心脏负担加重，可引起心力衰竭。水中毒又加重了电解质紊乱。

（5）电解质紊乱：①高钾血症：肾小管排泄功能障碍，钾排出减少，而组织损伤、细胞蛋白分解使内生钾增加，钾中毒时，临床表现烦躁，神志恍惚，反应迟钝，手足感觉异常，肌肉疼痛，唇围麻木、软弱无力。严重时心肌受影响，心跳缓慢，心律不齐，甚至心搏骤停。心电图的改变往往在临床症状出现前已显示；②低钠血症：摄入过少或排出过多均可导致低钠血症，也可因血钠分布紊乱而致，如酸中毒时钠的细胞内转移，不能理解为体内缺钠。中度低钠血症时可无症状或仅有倦怠头晕、神情淡漠。严重低血钠时由于体液渗透压下降而使脑组织处于相对高渗状态，形成脑水肿，导致低渗性昏迷；③高镁血症：在ARF时，体内过剩的镁不能排出可致高镁血症，最早表现为深部腱反射消失，心动过速，各种心脏传导阻滞，血压降低，肌张力低下，嗜睡，重者昏迷；④高磷低钙血症：急性肾衰时肾排磷功能的降低，血磷上升，一般无症状。但血钙及血磷的浓度是相互制约的，血磷高则血钙低。正常血清钙有一半与蛋白结合，另一半以游离状态存在。酸中毒时，蛋白结合钙可转变为游离钙，一旦酸中毒被纠正，部分游离钙又回到结合状态。因此血游离钙降低。血钙降低时可产生手足抽搐症，低血钙还加重高血钾对心肌的毒性。

（6）高血压：主要是肾脏产生过多的升压物质引起。此外和输入过多的钠盐有一定关系，在妊娠期高血压疾病的基础上，血压升高可诱发心力衰竭及脑血管意外。

2.多尿期

24h尿量超过400ml显示肾功能恢复，即进入多尿期。患者尿量增多，每日可达3000~6000ml，自觉症状好转。此时尿量虽多，但肾功能尚未恢复，氮质血症、代谢产物的积聚仍存在，此时并发症很多，尚未脱离危险，4~5天后因大量水、电解质排出，引起脱水及严重的水电解质紊乱，尤其表现在低血钾、低血钠、低血氯。多尿期持续1~3周，氮质血症逐渐消失，而肾功能也逐渐恢复，症状改善，全身情况开始好转，精神转佳，食欲渐增。

3.恢复期

此时肾小管功能继续恢复。

（四）辅助检查

1.尿液检查

（1）尿量24h少于400ml，每小时少于17ml。

（2）尿色深、浑浊，镜检有红细胞。尿蛋白＋~＋＋。尿比重在1.010~1.015，如固定在1.010或小于1.010时，可确认为ARF。

（3）尿钠上升，大于40mmol/L。

（4）尿中尿素氮与肌酐量下降。

尿/血浆尿素氮比值<10，其他原因引起的少尿>15。

尿/血浆肌酐比值<10，其他原因的少尿约>20。

2.血液检查

（1）外周血检查：贫血，红细胞大小不等，形态异常，有破碎细胞；血小板减少；白细胞轻上升伴核左移；血沉加快。

（2）血浆二氧化碳结合力降低。

（3）电解质紊乱，少尿期血镁>6mmol/L，血磷>3mmol/L，血钾>6mmol/L，血钠<130mmol/L，血韩<4.5mmol/L。

（4）血尿素氮、肌酐升高：血清尿素氮正常值1.8~7.1mmol/L（5~20mg/dl），中度、重度与肾衰终末期分别为7.1~8.9mmol/L，>8.9mmol/L和>21.3mmol/L。血浆肌酐正常值为44.2~132.5μmol/L（0.5~1.5mg），轻、中、重度肾衰时分别为132.5~221mmol/L，221~442μmmol/L，>442μmol/L。

3.超声波检查及肾穿刺活体组织检查。

4.当补充足够的血容量仍无尿。但此试验在心肺功能不全时不宜采用。

5.利尿试验用20%甘露醇250ml，30min内静脉滴注，观察2~3h，如每小时的尿量少于40ml，ARF可能性大，或呋塞米60mg，每小时静脉注射1次，连续3次，如每1h尿量仍少于40ml，则有急性肾小管坏死。

（五）治疗

1.全身性治疗

（1）控制液体量：①少尿期：应严格限制入量，在补充血容量同时又要防止入量过多而引起急性心衰、肺水肿等。要准确计算出入量以求体液平衡。每日进入体内的总液量应是显性失液量（尿、粪、呕吐物、引流液、引流物）等加不显性失液量（皮肤、呼吸散发的水分，800~900ml）减去内生水液量（食物氧化和细胞代谢所释放的水分，300~400ml），也即每日补液量是显性失液量加400~500ml。输液时要注意速度，结合临床情况给予增减；②多尿期：多数患者在少尿晚期体内已滞留多量水和盐，故补液应适量减少，否则影响水肿的消退。每日补液方法是尿量的1/4补生理盐水，1/4补等渗乳酸钠液，余1/2补5%葡萄糖。一般每日补液量不超过3500ml，要求每日体重减0.1~1.5kg。

（2）利尿剂的应用：主要用于少尿期，多尿期不用。当血容量纠正后，外周血压恢复，而肾血管痉挛依然存在时应给利尿剂治疗。①甘露醇：易被肾小球滤过，通过肾小球时又不被重吸收，随之带出大量水分，故能消除肾小管细胞及肾间质水肿，冲出肾小管内沉积的管型，解除肾血管痉挛而改善肾血流。用法：20%甘露醇250ml，快速静脉滴注，当尿量每小时仍少于 40ml 时可重复 1 次，同时需注意心脏功能。若仍无尿，不宜再用；②呋塞米：作用于肾小管抑制肾小管对钠的再吸收，为强利尿剂。常用剂量为 60~100mg，溶于 50%葡萄糖 20ml，静脉注射，2 次/日。

（3）抗凝治疗：妊娠期血液处于高凝状态，血管内溶栓能力下降造成肾小球之毛细血管广泛微血栓形成，肾小球与肾小管襻栓子形成是导致急性肾皮质坏死的主因。近来有学者主张采用肝素治疗 ARF，特别在严重感染，有保护肾脏的作用。肝素用法：12.5~25mg，每 6h 静脉滴注 1 次，1~2 次，再结合临床表现与实验室检查指标来确定是否继续应用。

（4）预防或控制感染：急性肾功能衰竭时机体抵抗力较低，同时子宫、腹部、阴道的创面感染的机会很大，因此要重视预防感染；抗生素多经肾脏排出，故应尽量选用对肾脏损害小的药物。一般选用青霉素、氨苄西林、羧苄西林、红霉素及三代头孢菌素等抗生素。

2.透析疗法

透析疗法是纠正 ARF 尿毒症、水电解紊乱和酸中毒的最理想方法。近年来学者多主张对 ARF 者进行早期透析治疗，是指 ARF 少尿期及出现并发症以前就开始透析。因此一旦诊断 ARF，就应早做透析，缩短少尿期，为机体恢复创造有利条件。

（陈燕）

第十二节　感染性疾病

一、绒毛膜羊膜炎

（一）概述

绒毛膜羊膜炎（CAM）也称羊膜腔感染综合征（IAIS），主要是指羊膜腔、胎盘及（或）蜕膜组织在妊娠期或分娩期发生非特异性感染。国外报道，妊娠妇女绒毛膜羊膜炎的发生率为 1%~5%，早产者则可能达到 25%。

1.病因

各种病原体通过生殖道上行感染或者通过血液系统经胎盘导致绒毛膜羊膜炎。

（1）非特异性细菌感染：非特异性细菌感染为绒毛膜羊膜炎的主要原因。大部分阴道寄生的细菌为非致病菌，但当机体免疫力下降、阴道防御功能降低时，这些细菌上行引起羊膜及羊膜腔感染，导致绒毛膜羊膜炎。研究发现，细菌性阴道病（厌氧杆菌及阴道加德纳菌）及阴道 B 族溶血性链球菌感染占非特异性细菌性绒毛膜羊膜炎的 80%以上。

（2）TORCH 感染：妊娠期发生 TORCH 感染，即巨细胞病毒感染、单纯疱疹病毒感染、弓形虫感染、风疹病毒感染、B-19 微小病毒感染，均可通过胎盘或血液感染胎儿，引起胎盘、羊膜腔感染。

（3）性传播疾病：妊娠期患淋病、梅毒、艾滋病、衣原体感染、支原体感染等性传播疾病，可通过阴道上行感染或血液经胎盘引起绒毛膜羊膜炎。

（4）其他诱因：①胎膜早破：阴道或羊膜本身的炎症常常是导致胎膜早破的原因，

胎膜破裂后，炎症上行感染，导致绒毛膜羊膜炎；②宫颈环扎术：尤其是紧急宫颈环扎术，因环扎的指征常为宫颈口松弛甚至羊膜囊外凸，此类情况下，已经失去了宫颈管内黏液保护栓的保护作用，胎膜与阴道的细菌从直接接触，且环扎线/带可能产生一定的异物或炎症反应；③有创性产前诊断方法：绒毛活检、羊膜腔穿刺、胎儿镜等有创性操作，如消毒不严格、手术时间长、患者抵抗力差或患者本身有某种潜在性感染因素，可能造成羊膜腔感染；④死胎滞留宫内可继发羊膜腔感染。

2.并发症

（1）母体并发症：增加早产、晚期流产、死胎、胎膜早破的发生率。根据多个回顾性研究，绒毛膜羊膜炎会使难产、剖宫产、子宫收缩乏力及产后出血的发生率增加 1 倍。而今抗生素的及时应用，感染性休克、凝血障碍及成人呼吸窘迫综合征等严重并发症已罕有发生，但在有绒毛膜羊膜炎状态下进行剖宫产术的手术并发症是其他情况下的 1.5~3 倍，包括出血、切口感染、盆腔脓肿、血栓栓塞及子宫内膜炎等。

（2）胎儿并发症：羊膜腔或胎盘感染，病原体侵入胎儿消化道、呼吸道甚至血液循环，致使胎儿宫内窘迫。新生儿出生出现窒息、体温升高或不升、呼吸不规则或发绀、抽搐等。还可能发生新生儿脐炎、肺炎、脑膜炎、败血症，使新生儿死亡率升高。不过，这些情况同分娩孕周及新生儿体重呈负相关，足月或体重超过 2500g 的新生儿，新生儿发病率明显低于早产或低体重儿。即使短期内无明显新生儿异常表现，有报道其远期神经发育异常的发生风险有所增加。

（二）诊断

本病轻症患者常没有明显的临床症状和体征，呈现隐匿性感染，早期诊断困难。即使是有症状的绒毛膜羊膜炎，其临床表现也无特异性，常表现为母体发热（>38℃），同时伴有下列至少一项指标异常：孕妇白细胞升高、孕妇或者胎儿心动过速、宫体压痛或羊水异味。羊水或宫腔分泌物的细菌培养有助于诊断，胎盘及胎膜的病理组织学检查可最后确定诊断。

1.临床表现

（1）发热：孕妇体温超过 38℃，无其他原因可以解释，注意需排除因区域麻醉后所致的发热。

（2）脉率加快：孕妇脉率>100 次/分，排除麻醉、疼痛及药物等以外的因素。

（3）胎心率加快：绒毛膜羊膜炎严重时，致使胎儿感染，胎儿发生宫内缺氧和酸中毒，表现为胎心率加快，常≥160 次/分，除外母体用药及其他原因胎儿缺氧等因素后。

（4）羊水异味：多数患者首先表现为胎膜早破，胎膜破裂后开始可能为清亮的羊水，逐渐会变得混浊，继而发展为脓性，严重时会有腐臭味。

（5）子宫压痛：绒毛膜羊膜炎刺激和感染子宫肌层后，会引起子宫压痛。但需同胎盘早剥引起的子宫压痛相鉴别。

（6）感染性休克：病情严重时可导致感染性休克甚至死亡。

2.辅助诊断

（1）血常规：孕妇外周血白细胞计数明显增多，可≥15×10^9/L，并出现核左移现象。注意，如仅为临产后的非感染性白细胞升高，外周血白细胞计数不会超过 20×10^9/L。

（2）C-反应蛋白（CRP）：炎症急性期血清 C-反应蛋白增高。在细菌感染发生时，

CRP 的上升可早于 WBC 的上升及发热的出现，而炎症一旦消失，迅速降至正常，具有较高的敏感性。

（3）血清及羊水白介素 6（IL-6）：正常值不超过 150.33pg/mL。随着破膜时间延长，绒毛膜羊膜炎的发生率明显升高，母血及羊水中 IL-6 水平也随之增高，浓度可高达正常状态下的 100~1000 倍。IL-6 对亚临床绒毛膜羊膜炎预测的敏感性达 72%、特异性达 68%；而对于有临床表现的绒毛膜羊膜炎诊断敏感性达 100%、特异性达 83%，且随着浓度的进一步升高，其组织学绒毛膜羊膜炎程度也随之升级，但临床应用不多。

（4）细菌等病原体的培养：对于革兰阴性杆菌，可行革兰染色快速诊断；同时可行外周血或羊水的细菌培养、支原体培养及衣原体抗原检测，有助于诊断。

（5）基质金属蛋白酶（MMP）：羊水中检测 MMP-8 及 MMP-9，如阳性，可协助诊断。MMP-8 的敏感性为 92%、特异性达 60%；MMP-9 敏感性达 77%、特异性达 100%，较传统的 CRP、IL-6 的诊断价值更高，但临床并不常用。

（三）处理

一旦诊断绒毛膜羊膜炎，应立即予以广谱抗生素，然后予催产素引产，尽快结束妊娠。期待治疗没有任何帮助。

1.抗生素应用的探讨

（1）抗生素应用的时机：一旦诊断，立即开始使用，不论是否终止妊娠。有两个回顾性研究和一个随机对照研究均发现，产前即开始应用广谱抗生素可明显降低母胎并发症。即使是对于那些诊断后 1 小时内已经终止妊娠的绒毛膜羊膜炎孕妇，如果其仅于分娩后开始应用抗生素，与分娩前即给予规范抗生素治疗的孕妇相比，其新生儿败血症发生率（19.6%vs.2.8%，P<0.001）及新生儿死亡率（4.3%vs.0.9%，P＝0.07）均相对较高，而且后者血培养阳性的新生儿败血症的发生率也偏低（P＝0.06）。

（2）抗生素种类的选择：妊娠期及临产时需注意药物对孕产妇及胎儿的影响。孕产妇应用抗生素后，药物可在短时间内通过胎盘屏障而进入胎体，有些抗生素可引起孕产妇及胎儿的毒性反应，应注意各类抗菌药物的药理特性和副作用。

由于绒毛膜羊膜炎常为大肠埃希菌、变形杆菌、厌氧菌及葡萄球菌等的混合感染所致，所以需选用对杆菌及球菌都有效的抗生素，通常使用氨苄西林 2g 或青霉素 500 万 U 静脉滴注，每 6 小时重复一次；对于有厌氧菌定植的绒毛膜羊膜炎，可考虑加用甲硝唑或奥硝唑等抗生素覆盖抗菌谱。对于一些耐药菌株，可根据细菌培养的药敏结果，调整抗生素应用，必要时可以使用万古霉素等抗生素。

（3）分娩后抗生素使用的探讨：关于分娩后的抗生素使用问题，虽然有一定的争议，但多个随机临床试验均发现，只要是分娩前已经采用规范抗生素治疗，那么：①不论何种分娩方式，分娩后加用单次抗生素的效果与长时间加用抗生素效果相当；②分娩后是否应用口服抗生素对孕妇产后并发症的发生无明显影响。

2.糖皮质激素应用探讨

对于绒毛膜羊膜炎的孕妇，如果评估会在孕 34 周前早产分娩，是否应用糖皮质激素是非常有争议的话题。根据糖皮质激素的作用原理，可加重母胎感染状况，因此美国国立卫生研究院（NIH）发布的共识中，将糖皮质激素列为绒毛膜羊膜炎治疗的禁忌证。但还是有一些观察性的回顾研究认为，糖皮质激素的应用，尤其是对于孕周<32 周的绒

毛膜羊膜炎孕妇，使用后并未使新生儿的预后恶化。荷兰的一个meta分析认为，对于有亚临床绒毛膜羊膜炎的孕33周前分娩的孕妇，使用糖皮质激素是安全有效的。不过，目前仍需要更多的随机对照临床研究来对其安全性及有效性进行评估，所以我们在临床应用中仍需谨慎。

3.分娩方式的选择

（1）分娩时机的选择：羊膜腔感染一经确诊，无论孕周大小应尽快终止妊娠。因为感染时间越长，产褥病率越高，新生儿感染和死胎的可能性越大。所以处理的关键在于及早给予足够的抗生素后及时终止妊娠。

（2）分娩方式的选择：剖宫产不是绒毛膜羊膜炎孕妇唯一的分娩方式，应结合产科情况综合判断：①宫颈成熟者，引产成功率高，如已临产产程进展顺利，能在短时间内结束分娩者，在抗生素应用同时，应积极促进孕妇经阴道尽快分娩。②如综合评估，认为孕龄小胎儿成活可能性低，也应尽量争取阴道分娩，减少母体手术并发症。③对于感染严重但又不具备阴道分娩条件者，则应以剖宫产终止妊娠；由于抗生素的发展，对腹膜外或经腹膜内剖宫产已无特殊要求。

（3）新生儿处理：产程中应连续胎心监护，如有胎儿基线变异减小或出现晚期减速预示可能胎儿酸中毒，如出现持续的胎儿心动过速预示着胎儿败血症可能，以上均需尽快结束分娩并做好新生儿娩出时的复苏准备。新生儿应加强监护并使用抗生素防治感染。

二、妊娠期人免疫缺陷病毒感染

（一）概述

艾滋病（AIDS）是由人免疫缺陷病毒（HIV）感染引起的一种以细胞免疫功能严重损害为临床特征的恶性性传播疾病，常合并各类感染及患各种恶性肿瘤，临床死亡率极高。统计至2011年底，全球约有3400万HIV感染者，其中250万为新感染者（包括33万15岁以下儿童）。母婴/胎垂直传播是儿童感染HIV的主要途径，其中2/3来自妊娠期及分娩时的感染，也可经母乳喂养感染新生儿。近年来，我国HIV感染者逐年增加，由此引发母婴传播病例也增加，应引起产科医师的重视。

1.病因

（1）病原体：艾滋病是由一种逆转录RNA病毒-HIV所引起。HIV侵入人体后主要是破坏T_4辅助淋巴细胞，它与T_4细胞表面的CD4受体结合，利用其逆转录酶将T_4细胞的DNA转变成RNA来复制自己，机体大量T_4细胞遭破坏而致严重免疫缺陷，易患条件致病性感染与肿瘤。

（2）传播方式：HIV存在于精液、血液、眼泪、白带、、胎盘和乳汁中，并通过性接触、血行传播、母婴/胎垂直传播等方式扩散。妇女感染HIV的主要途径有：与HIV感染者性接触；使用污染的血制品；使用污染针头与注射器。而HIV感染妇女，在妊娠期可以通过胎盘感染胎儿，在分娩过程中（无论是经阴道分娩或剖宫产）胎儿可通过吸入带有HIV的羊水或血受到感染，出生后通过母乳喂养，也可使新生儿受染，称为母婴/胎垂直传播。在HIV感染产妇的阴道、宫颈分泌物及羊水、血等体液中均分离出HIV，且现在已经证实大多数儿童HIV感染是由母婴/胎传播所致。

2.并发症

（1）母体并发症：HIV感染者最常见的并发症为肺炎、、腹泻、结核及恶性肿瘤，但妊娠对母体病情不会造成明显的影响，尤其在发达国家及地区。但在一些贫穷且医疗资源匮乏的国家和地区，常因营养问题及合并感染性疾病而导致孕妇发病甚至死亡。

（2）胎儿并发症：因 HIV 的母婴/胎传播在任何时期均可发生，孕早期即可发生经胎盘垂直传播，分娩时经产道或产后哺乳将病毒传给婴儿。由于妊娠期抗病毒药物的联合应用、营养支持、剖宫产及代乳品的喂养，在发达国家，母婴/胎垂直传播率已降至 2%，但在非洲撒哈拉沙漠等资源匮乏地区，垂直传播率仍高达 20%~45%，随之导致的流产、早产、胎儿宫内不匀称性发育受限、死胎、死产、新生儿及儿童期死亡及发病（合并结核、肺炎、营养不良、疟疾等）。

（二）诊断

1.临床表现

大约 82%的 HIV 感染孕妇无症状，12%有 HIV 相关症状，仅 6%为艾滋病。

（1）艾滋病进展的主要临床表现为体重下降、疲劳、持续发热、盗汗、腹泻、厌食、恶心、呕吐、咽痛、关节痛等。

（2）条件致病性感染：由于 HIV 导致全身免疫功能低下，有些患者可出现 HIV 相关的条件致病性感染，如卡氏肺孢子虫病肺炎、弓形虫病、全身真菌感染、活动性肺结核、巨细胞病毒感染、囊球菌性脑膜炎等。并可伴有其他性传播疾病，如梅毒、尖锐湿疣、沙眼衣原体感染等。

（3）恶性肿瘤：其中 Kaposi 肉瘤（KS）最常见，约 1/3 的患者初诊时已有 KS，呈现为多灶性的肿瘤，表现为皮肤多发的血管结节，少数可侵犯内脏。少数患者可患有淋巴母细胞肉瘤、霍奇金病等。

2.辅助诊断

（1）外周血象：血小板计数减少，血色素下降，CD4 淋巴细胞计数<200μL，或 200~500/mL，但 CD4/CD8<1，可协助 AIDS 的诊断。

（2）血清学诊断：酶联免疫法（ELISA）查 HIV 抗体可用于筛查，敏感性>99.5%。如阳性则应进一步用 Westernblot 确定抗原的特异性病毒蛋白，或用免疫荧光试验（1FA）确定诊断。但抗体检测阳性不能排除既往 HIV 感染，对于新近 HIV 的感染需用 ELISA 法测 P24 核心抗原或 PCR 法测 HIVRNA。

如抗 HIV 抗体阳性，无任何临床表现，CD4 淋巴细胞总数正常，CD4/CD8>1，血清 P24 抗原阴性，应诊断为无症状 HIV 感染。如血清学检测阳性，并出现一些常见的临床症状，如淋巴结病、口腔黏膜白斑病、口疮、血小板减少，或获得肿瘤病理依据，即可诊断 AIDS。

（三）处理

1.关于抗病毒治疗探讨

（1）抗病毒药物的选择：目前比较成熟的抗病毒药物为逆转录酶抑制剂及蛋白酶抑制剂，妊娠期治疗方案与非孕期相同，核苷逆转录酶抑制剂齐多夫定（齐多夫定，ZDV）为首选。通过对所有 HIV 阳性孕妇用 ZDV 的多中心研究肯定了 ZDV 能降低母婴 H1V 传播；用 ZDV 治疗的母婴传播率为 8.3%，而用安慰剂的高达 25.5%。大量的研究资料表明，核苷逆转录酶抑制剂（ZDV、TDF 等）与抗病毒的蛋白酶抑制剂的联合运用可明显减少 HIV-RNA 水平，提高短期生存率，降低发病率。因此，美国围产期 HIV 指南工作小组建议妊娠期 HIV 感染者使用联合治疗方案。

（2）抗病毒用药的时机：不同的回顾性研究发现，如用药为孕 14~34 周、分娩期以及产后对新生儿用药 6 周且无母乳喂养者，出生后 18 个月时对病毒的抑制率仍能达到 66.2%；而对于母乳喂养者，即使联合了 ZDV 和拉米夫定（3TC），自孕 36 周起开始治疗至分娩后 1 天，同时新生儿用药 7 天，在出生 4~8 周时对病毒的抑制率可达 62.75%，但治疗效果不能维持到 18 个月时。

2.关于分娩方式的探讨

HIV 感染孕妇的分娩方式一直存在争议。一些学者认为 HIV 感染不是剖宫产指征，因为胎儿在宫内往往已感染 HIV。剖宫产不能防止母婴传播。1995 年国际围产期 HIV 小组一项包括 15 个前瞻研究的 Meta 分析结果显示，剖宫产可使 H1V 的垂直传播率减少 1/2。HIV 感染的孕妇妊娠期、产时和产后用抗病毒治疗，以及分娩时选择剖宫手术可减少 87%的 HIV 垂直传播。根据此项资料及其他研究结果，美国妇产科医师学会（ACOG）于 2000 年建议对 RNA>1400copies/mL 的 HIV 感染孕妇于孕 38 周采取择期剖宫产手术终止妊娠。如急需诊手术，也尽量选择在临产或胎膜破裂前进行剖宫产。

3.关于母乳喂养的探讨

母乳喂养明显增加母婴传播概率，因此即使经过抗病毒治疗的孕妇，也不建议母乳喂养。如因经济因素等坚持母乳喂养者，建议哺乳期<6 个月，以尽量降低母婴传播。

三、妊娠合并梅毒

（一）概述

梅毒是由苍白密螺旋体即梅毒螺旋体引起的慢性传染病，是严重危害人类健康的性传播疾病。梅毒螺旋体自表皮或黏膜破损处进入体内，经 3~4 周的潜伏期后发病，早期外阴部、宫颈及阴道黏膜发红、溃疡，如果没有得到及时治疗约有 1/3 发展为晚期梅毒，本病传染力虽弱，但可引起神经梅毒及心血管梅毒等，后果严重。

孕妇梅毒螺旋体能通过胎盘传给胎儿，引起晚期流产、早产、死产或分娩先天梅毒儿。2008 年，WHO 报告每年新增妊娠梅毒患者 186 万例，但遗憾的是，其中很大一部分未经治疗或未经足量抗生素治疗。

1.病因

（1）病原体：为梅毒螺旋体，亦称苍白密螺旋体，在暗视野可见其运动似波浪形、摆动或绕长轴旋转。其在人体外生活力较弱，不耐高温，在干燥环境下或阳光直射下迅速死亡。

（2）传播方式：传染者的皮肤或黏膜上均存在有梅毒螺旋体，主要通过性交，也可通过、输血及意外直接接种（如处理污染物品及标本或手术时不慎被感染）进行传播。孕妇感染后可通过胎盘或产道传给胎儿，即称母婴/胎垂直传播。妊娠 14 周前，胎盘绒毛膜有合体滋养层与细胞滋养层两层细胞，梅毒螺旋体不易穿透胎盘；14 周后滋养细胞减少并逐渐萎缩，其可通过胎盘经胳静脉进入胎儿体内，造成胎儿感染（胎传梅毒）。不过，通常孕妇感染时间越短，传染性越强，胎儿被感染机会越大；而晚期梅毒孕妇传染性低，故发生胎传梅毒概率较小。

2.并发症

（1）母体并发症：妊娠梅毒妇女症状同非孕妇女相同。

（2）胎儿并发症：约妊娠14周起，梅毒螺旋体可通过胎盘感染胎儿，引起肺、肝、脾、胰和骨骼病变而引起晚期自然流产或死产（占30%~40%）、早产、足月分娩先天梅毒儿（其中约2/3为无症状者，即隐性胎传梅毒）。随着孕周的增加，感染风险随之增加。而胎传梅毒的症状受孕周、母体梅毒分期、母体治疗状况和胎儿的免疫反应的影响。未经治疗的梅毒病程4年以内的妊娠梅毒孕妇，其子代不良结局发生率可高达近70%，而非梅毒孕妇则仅为14.3%。有临床症状的胎传梅毒患儿主要表现为骨软骨炎及骨膜炎，尤以婴儿时期为甚，还可有肝脾大、间质性肝炎、骨髓外造血、鼻炎、鼻梁下陷、慢性脑膜炎、动脉内膜炎、慢性咽炎、中耳炎、“白色肺炎”、肾炎、恒牙异常、间质性角膜炎及脉络膜炎等。

（二）诊断

结合孕妇的病史、体格检查、实验室检查、影像学检查以及分娩后的胎盘检查来综合分析，得出诊断。

1.临床表现

按照病程，可分为三期。

（1）一期梅毒：主要表现是硬性下疳，多见于外阴前庭部、子宫颈及阴道，常为单个病灶。初起时局部发红，逐渐形成圆形或椭圆形表浅溃疡，边缘较硬，创面覆盖灰色薄层，内含大量梅毒螺旋体。初期感染后，可引起淋巴结炎，有时可触及腹股沟淋巴结肿大，无触痛。

（2）二期梅毒：一般于硬性下疳6~8周后，开始出现二期梅毒疹，多见于阴道下段及前庭部，呈多种形态，同时存在斑疹、丘疹、滤泡或结节等，并于阴唇、会阴及肛门周围形成多发性淡红色湿疣状突起，融合成扁平湿疣。此期梅毒螺旋体已进入血液循环，可累及身体任何器官，胸部和四肢皮肤可见红棕色斑疹，口腔、咽喉部的黏膜出现红斑或灰白色糜烂面。此外，患者常发生暂时性脱发，检查发现腹股沟、腋窝、颈部和枕后等处淋巴结肿大。

（3）晚期梅毒：约有1/3未经治疗的梅毒患者发展成晚期梅毒。患者外生殖器及阴道壁出现“梅毒瘤”样病变，有时形成溃疡，溃疡愈合后遗留瘢痕，可形成阴道狭窄。晚期梅毒虽然传染力弱，血清反应可能阴性，但由于病变可侵入和破坏任何组织和器官，一般于感染10~20年后发生神经梅毒及心血管梅毒及其他脏器的损害，后果严重。

2.辅助诊断

（1）病原体检查：早期梅毒、复发性梅毒及早期先天性梅毒的病变处，可取创面渗出物涂片，进行暗视野镜检，查找梅毒螺旋体，应连续检查2~3次，晚期梅毒此检查常为阴性。

（2）血清学检查：包括非螺旋体血清试验（NTTs）和螺旋体血清试验（TTs）两类。NTTs常采用性病研究实验室试验（VDRL）和快速血桨反应素试验（RPR），可作为大量人群中的筛查试验和治疗监测，在一期梅毒中的阳性率为75%，在二期梅毒中的阳性率为100%，但在妊娠、自身免疫性疾病及感染状态下，有时可出现假阳性。一期梅毒足量治疗1年后以及二期梅毒治疗2年内，NTTs常可转阴。TTs常采用梅毒螺旋体颗粒凝集试验（TPPA）和荣光螺旋体抗体吸收试验（FTA-ABS），可作为确诊试验，在一期梅毒中的阳性率为75%（TPPA）和85%（FTA-ABS），在二期梅毒中的阳性率为100%，但一些由其他螺旋体引起的疾病（如莱姆病、钩端螺旋体病等），检测可呈假阳性。

（3）影像学检查：对于妊娠梅毒孕妇的胎儿进行超声检查时，如发现胎儿水肿、肝脾大、羊水过多伴胎盘增厚等情况，可高度怀疑胎儿梅毒感染。

（4）介入性产前诊断：通过羊膜腔穿刺和经皮脐静脉穿刺获得羊水和脐血，进行病原学检测、胎儿血生化检查（转氨酶升高、贫血、血小板减少等则预示着胎儿感染）。

（三）处理

妊娠期梅毒治疗有双重目的，一方面治疗孕妇，另一方面可预防或减少胎儿梅毒的发生。

1.抗生素治疗时机探讨

因妊娠 14 周后梅毒螺旋体即可感染胎儿引起流产，妊娠 16~20 周后梅毒螺旋体可通过感染的胎盘播散到胎儿所有器官。未经治疗的一期梅毒及二期梅毒早产率及先天梅毒发生率均达 50%；在早孕期进行治疗，先天梅毒发生率为 16.1%；在孕 25 周以后治疗，先天梅毒发生率达 46%。因此应予早期、足量、正规的抗梅毒治疗。如首次治疗 30 天内分娩或者分娩时梅毒血清滴定效价较治疗前升高 4 倍，则考虑治疗量不足，不能改善胎儿出生结局。

2.抗生素种类选择

（1）对一期、二期梅毒及早期隐性梅毒孕妇：可应用苄星青霉素，240 万 U 肌内注射，单剂应用。

（2）对晚期隐性梅毒或病程不明的隐性梅毒孕妇：应用苄星青霉素，240 万 U 肌内注射，每周一次共三次，总量 720 万 U。

（3）对于神经梅毒孕妇：需用大剂量水溶性青霉素 G，总量 1800 万~2400 万 U/天，连续静脉滴注或者 300 万~400 万 U 静脉应用，每 4 小时重复一次，持续 10~14 天。

（4）如孕妇对青霉素过敏，建议进行青霉素脱敏治疗成功后，继续使用青霉素，因为只有青霉素能很好地医治胎儿。

（5）对于合并 HIV 感染的梅毒孕妇：目前还没有成熟的治疗方案，因此遵循神经梅毒的治疗方法。

3.新生儿处理

梅毒孕妇婴儿出生后，应予隔离观察，对确诊为胎传梅毒者，予以评估身体状况后，即刻给予青霉素治疗。一般选用水溶性普鲁卡因青霉素 G，总剂量为每千克体重 10 万~20 万 U，分 10 次肌内注射，每天 1 次。

关于母乳喂养，如孕妇已接受正规、足量的抗梅毒治疗，可以母乳喂养。

4.分娩时机和分娩方式

（1）分娩时机：尽量在开始正规抗梅毒治疗 30 天后或梅毒血清滴度效价较治疗前下降 4 倍后，即使胎儿获得保护后，可以安排分娩。

（2）分娩方式：已完成足量的抗梅毒治疗，如产道无明显梅毒下疳或梅毒疹，可经阴道分娩。因此，妊娠合并梅毒并不是独立的剖宫产指征。

（赵卫华）

第十三节　妊娠剧吐

一、概述

孕妇在妊娠早期出现择食、食欲缺乏、轻度恶心呕吐、头晕、倦怠等，称为早孕反应。早孕反应一般对生活和工作影响不大，不需特殊处理，多在妊娠12周后自然消失。但少数孕妇早孕反应严重，恶心呕吐频繁，不能进食，以致发生体液失衡及新陈代谢障碍，影响身体健康，甚至威胁孕妇生命时，称为妊娠剧吐。其临床表现差异很大，绝大多数患者经治疗后痊愈，极个别患者可因剧吐而死于某些并发症，如酸中毒、肝衰竭等。

二、病因和发病机制

病因不明，有以下几种可能：

1.HCG

有人认为与HCG水平升高有关。早孕反应的发生和孕妇血中HCG水平升高与下降相吻合。例如葡萄胎患者血中HCG明显高于正常妊娠，其妊娠反应也较严重。但临床表现的程度与血HCG水平有时不一定成正比，因此也有学者认为孕妇血HCG水平高低与孕吐发生率及严重程度无关。

2.雌激素

另一些学者发现妊娠剧吐患者血中HCG并不高于正常妊娠，而其血中雌激素水平高，呕吐原因为血中雌激素的快速增高所致。

3.精神因素

临床上可见到有些精神紧张型或神经系统功能不稳定，孕妇妊娠呕吐较多见。

三、临床表现

本病多见于精神过度紧张，神经系统功能不稳定的年轻初孕妇。另外，胃酸降低、胃肠道蠕动减弱、绒毛膜促性腺激素增多及减少等，与妊娠呕吐也有一定关系。停经40天左右开始出现早孕反应，逐渐加重直至频繁呕吐不能进食，呕吐物中有胆汁或咖啡样物质。严重呕吐引起水电解质紊乱，由于长期饥饿，机体动用脂肪组织，供给能量，导致脂肪代谢中间产物-酮体的积聚而引起代谢性酸中毒。患者明显消瘦，体重下降，口唇燥裂，眼窝凹陷，皮肤失去弹性，尿量减少，呼吸深快，有醋酮味。严重者脉搏增快，体温升高，血压下降。当肝肾功能受到影响时，可出现黄疸和蛋白尿。严重者则眼底出血，患者意识模糊或呈昏睡状态。

妊娠剧吐患者大多数能得到及时治疗，因此出现严重并发症者不多。然而，个别重症患者仍有可能发生下列情况：①低钾血症或高钾血症：如未能及时发现，及时治疗，可引起心脏停搏，危及生命；②食管黏膜裂伤或出血：严重时甚至发生食管穿孔，表现为胸痛、剧吐、呕血，急需症手术治疗；③Wemicke-Korsakoff综合征：Wernicke脑病和Korsakoff精神病是维生素B1（硫胺素）缺乏引起的中枢神经系统疾病，两者的临床表现不同，而病理变化却相同，有时可见于同一患者，统称为Wemicke-Korsakoff综合征。约10%的严重妊娠剧吐患者并发该病。临床上多呈急性或亚急性发病，眼肌麻痹、共济失调、精神障碍为该病典型的三联征，这三联征在最初检查时只见于1/3的患者，其余的仅有单一或不同的症状组合。临床表现为眼球震颤、视力障碍、步态和站立姿势受影响；精神障碍表现为急性期出现言语增多，以后主动动作减少，反应迟钝或嗜睡等。个别发生木僵和昏迷。早期诊断和治疗可能获得痊愈，但因该病的早期诊断困难，且存在个体差异，若合并感染性休克等合并症，治疗不及时可对母儿造成严重不良影响。Wernicke-Korsakoff综合征极易误诊为脑血管意外、颅内感染、妊娠合并癫痫性昏迷、甲状腺危象及糖尿病酮症酸中毒等。若不及时治疗，死亡率达50%；④凝也功能障碍：由维生素K缺乏所致，常伴血浆蛋白及纤维蛋白原减少，孕妇出血倾向增加，可发生鼻出血、骨膜下出血，甚至视网膜下出血。

四、诊断

根据病史及妇科检查，首先确诊早孕的可能性，并排除葡萄胎引起剧吐的可能性，查尿酮体如阳性可诊断。评估病情需进行下列实验室及其他检查：

（一）代谢性酸中毒

尿中可出现酮体，血二氧化碳结合力（CO_2-CP）下降（<13.5mmol/L）。

（二）失水表现

尿浓缩、尿比重增高，血浓缩，血红蛋白、红细胞计数、血细胞比容都明显升高。

（三）肝功能受损

因长期不能进食致糖原缺乏，肝脏受损，丙氨酸氨基转移酶增高。由于失水，肾血管痉挛，肾小球滤过率减少、通透性增加，血浆蛋白渗出，产生尿蛋白及管型，严重时尿比重下降，肌酐、尿酸增高，肾功能衰竭，血钾增高。

（四）血液检查

可见红细胞总数和血红蛋白升高，血细胞比容增高，提示血液浓缩。动脉血气分析测定血液pH值、二氧化碳结合力等，了解酸碱平衡情况。还应检测血钾、血氯含量及肝肾功能。

（五）眼底检查及神经系统检查

可疑Wernicke-Korsakoff综合征时应行眼底检查及神经系统检查。

（六）B超检查

确定胎儿是否正常，排除葡萄胎等疾病。

（七）心电图检查

了解有无低血钾或高血钾及心肌情况。

五、治疗

补充足量液体、营养及维生素，纠正水电解质紊乱，治疗无效者及时终止妊娠。

1.一般治疗

给予心理治疗，解除患者思想顾虑，使其情绪稳定；注意休息，避免诱发呕吐的因素；饮食以少量多餐、高热量、低脂肪、易消化的清淡食物为主，饭后应卧床休息半小时；尽量保证液体的摄入并保持大便通畅。

2.酌情给予镇静剂及止吐药

镇静剂如苯巴比妥0.03g，每日2~3次；或氯丙嗪25~50mg肌内注射或静脉注射；异丙嗪25mg肌内注射。止吐剂如甲氧氯普胺（甲氧氯普胺）10~20mg肌内注射。甲氧氯普胺除有强大的中枢镇吐作用外，尚能加强上部肠段的运动，促进小肠蠕动，临床效果好，应慎用，仅用于其他药物治疗无效的严重病例。

3.补液

中重度妊娠剧吐或伴有酮尿症者应禁食，同时静脉滴注5%~10%葡萄糖液、生理盐水或林格液，补液量每天3000ml，尿量维持在1000ml以上，根据患者脱水及体重减少程度酌情增减。根据化验结果补充电解质，纠正酸中毒，并针对同时存在的低镁或低钙血症，及时补充。此外，输注葡萄糖和补钾时加入少量（5~10U）普通胰岛素，有利于葡萄糖的利用和促使钾从细胞外进入细胞内，可用于顽固性妊娠剧吐患者。

4.营养给予

营养不良者，静脉补充氨基酸制剂、脂肪乳注射液；不能进食者可用鼻饲；病情顽固者可用胃肠外营养，输入葡萄糖、氨基酸及脂肪乳剂，以保证每日供热量；补充维生素 B_1、维生素 B_6、维生素C及维生素K，尤其伴Wernicke综合征时更应注意补充维生素 B_1。

5.心理治疗

妊娠剧吐者常有复杂的心理状态，可影响治疗效果。如有的患者治愈后，一出院就复发，一住院就很快缓解，如此反复，迁延难愈。对这类患者应深入了解其思想状态、家庭和社会背景，从心理上加以开导可收到很好的效果。

6.终止妊娠

多数妊娠剧吐的患者经治疗5~10天后，多可收到明显效果而继续妊娠。如经积极治疗无效，出现以下情况，需考虑终止妊娠：①积极治疗3~4周，症状仍不见好转，尿酮体仍为强阳性，尿蛋白持续存在者；②出现肝功能受损症状，持续黄疸者；③出现视力障碍时；④长期低血钾、酸中毒不能纠正者；⑤体温升高，持续在38T以上；⑥心动过速，持续多120次/分；⑦伴发Wernicke综合征等，危及孕妇生命时。

（赵卫华）

第十四节　妊娠合并甲状腺功能亢进

一、概述

正常母体及胎儿的甲状腺功能是胎儿神经-智力发育的重要保证。正常妊娠的激素及代谢变化导致孕妇甲状腺及其相关内分泌发生了一系列生理变化，在充足的碘供应情况下，孕妇的甲状腺功能将在一个新水平达到平衡；若碘缺乏或合并其他病理因素则孕妇可出现一系列甲状腺功能障碍性疾病。妊娠合并甲状腺功能亢进（hyperthyroidism）中，绝大多数为Grave病，其他包括毒性甲状腺肿极少见的亚急性甲状腺炎、毒性单一腺瘤等。此外还有甲状腺病治疗不当，甲状腺素应用过量造成的医源性甲状腺功能亢进。

二、临床表现

典型患者以高代谢症候群、甲状腺肿大、突眼为主要表现。本病起病缓慢，常不易确定其发病日期。一般在明确诊断数月以前，已经有甲亢症状存在。只有妊娠剧吐孕妇随着恶心呕吐，出现手震颤及心悸等症状而得到及时诊断。最常见的主诉有性格改变、神经过敏，表现为烦躁、容易激动、多言多动多疑、思想不集中或寡言抑郁、心悸（阵发性或持续性）、易倦、畏热（睡眠时较常人盖被少）、体重减轻、肠蠕动加强，少数有腹泻，日晒后可出现皮肤瘙痒或皮疹。Grave 疾病有典型的三联症：甲状腺功能亢进、突眼、胫骨前黏液性水肿，此病被认为是具有 TSH 特异性的自身抗体引起的，此抗体可与 TSH 受体结合并激活受体。其典型症状是神经过敏、怕热、心悸、出汗、腹泻、体重下降。体格检查可发现典型的体征：突眼、睑反射迟缓、心动过速、震颤、皮肤潮湿和温热、甲状腺肿大。可发现甲状腺呈弥漫性、对称性增大（2~3 倍于正常），质从柔软到结实随个体而异，很少有压痛，表面光滑，但不规则或呈叶状结构者亦不少见。偶有在弥漫性增大的腺体中触及孤立结节者。应做进一步检查。可扪及血管震颤及闻及杂音，后两者是甲亢的特异性体征。

由于多汗，皮肤常热而潮，尤以掌心更为明显，偶见掌红斑及毛细血管扩张。头发细而脆、易脱落，有的出现裂甲症，指甲远端与甲床分离，即所谓 Plummer 甲。手及舌有震颤现象，有少数病例小腿下段胫骨前处出现局限性黏液性水肿。由于不同程度的肌无力，在坐姿或卧姿时要借助手的力量才能站起来。

心血管功能改变也是最为突出的临床表现之一。常有心动过速，心率常>90 次/min。静止时外周血管阻力下降，心率增快，心搏量加大，致心排出量增高，收缩压升高，舒张压降低而脉压增大。心尖冲动范围扩大而有力，心音加强，在心尖部位可闻及收缩期及收缩前期杂音。约 10%病人甚至出现心房纤颤。无心脏病的本病孕妇也可发生心衰。

三、发病机制

不同病因所致甲亢有不同病理生理改变。

1.弥漫性毒性甲状腺肿

也称 Graves 病，是一种自身免疫性疾病，占甲亢患者的 60%~70%，容易发生在有遗传上易感的个体。生育年龄的妇女发病率高。很多妇女是在妊娠前诊断的，以后进入妊娠；也有一部分孕妇，过去有弥漫性毒性甲状腺肿，经治疗基本痊愈或已经痊愈后妊娠，此类患者多有突眼，故也称恶性突眼性甲状腺肿，这类甲亢妇女妊娠期常需要药物控制病情。此类患者体内存在一种免疫球蛋白抗体，也称甲状腺刺激免疫球蛋白（TSIG 或 TSAb），过去称为长效甲状腺刺激素（LATS）可以通过胎盘，它可以引起胎儿和新生儿甲状腺增大和甲亢。在 Graves 病和桥本病患者中还存在 TSH 阻断抗体（TSBAb），当 TSBAb 为主时 Graves 病可以出现甲减（Kenneth，1998），在 20 世纪 90 年代有不少报道发现在 Graves 病孕妇的体内还存在甲状腺刺激素受体的抗体，即促甲状腺素受体的抗体（TRAb）。这种抗体作用于甲状腺上 TSH 的受体，通过激活三磷腺苷酶，加强碘的摄取，引起甲状腺过多的合成 T_4 和 T_3，使患者发生甲亢。当 TSBAb 通过胎盘时，可以造成胎儿和新生儿甲减，甲状腺不肿大。TRAb 的刺激和阻断抗体不能分开预测（Gallagher，2001）。Graves 病孕妇体内的 TSI、TRAb 为免疫球蛋白 IgG，分子小，容易通过胎盘，在宫内刺激胎儿的甲状腺，目前可以测定母亲 TRAb，如果 TSAb（TSI）滴度相当高，足以引起胎儿产生高水平的 T_4、T_3 时，那么胎儿在宫内可能发生甲亢。相反，如果 TSAb 阻断抗体 TSBAb 占优势胎儿也可能发生甲减。如果母亲服用抗甲状腺药物，此药物可通过胎盘，抑制 T_3、T_4 的产生，二者的平衡决定胎儿甲状腺的功能。Graves

病孕妇如果未经合理治疗，胎儿受累后在宫内可以发生甲低、甲亢、胎死宫内、胎儿生长受限、早产、死产等并发症。新生儿于刚出生后亦可以有广泛自身免疫性疾病表现，如淋巴组织一般性的肥大、血小板减少。新生儿出生后也可以有甲亢表现，如甲状腺肿大伴代谢亢进，多数情况下代谢亢进是暂时的，因为TSAb半衰期大约14天，而抗甲状腺药物断绝后，在TSI的作用下，新生儿甲亢症状可持续到出生后1~5个月。

2.亚急性甲状腺炎

甲状腺合并其他病毒感染。早期阶段甲状腺充血、水肿、有多少不等的细胞损伤，因而使甲状腺素逸出到血液循环中，出现暂时性甲亢。病人不存在TSAb，甲状腺活体组织检查有特征性改变，即多核巨细胞肉芽肿病灶，并有淋巴细胞浸润，为甲状腺炎的特点。

3.毒性结节性甲状腺肿及毒性甲状腺腺瘤

在世界上很多缺碘地区，该地区妇女甲状腺可发生单发或多发结节，甲状腺代偿性增生。单发或多发结节性甲状腺肿可以发展成甲状腺毒症，而出现甲亢。缺碘所引起的甲状腺肿或腺瘤，可以进行外源性补充碘治疗而使病情缓解。如果由于单个的甲状腺腺瘤，有功能亢进，也可以考虑手术切除。孕妇合并毒性多发结节性甲状腺肿少见，多数孕妇如需手术治疗，尽量延缓到产后进行。

4.慢性淋巴细胞性甲状腺炎

也称桥本氏甲状腺炎，是一种自身免疫性甲状腺炎，患者体内有甲状腺自身抗体，包括甲状腺球蛋白抗体（TGAb）和甲状腺过氧化物酶抗体（TPO-Ab）。甲状腺组织学特征是淋巴细胞浸润，结缔组织形成和腺上皮改变。甲状腺增大、质韧、不规则。早期表现甲亢，然后进入甲低，部分患者在代谢亢进时容易误诊为毒性甲状腺肿，因而切除部分甲状腺，病理确诊为淋巴细胞性甲状腺炎，待病情后期需要补充甲状腺片。

5.滋养细胞疾病

如葡萄胎和绒毛膜上皮癌，这些病人血清内β-HCG水平很高，对甲状腺刺激作用，血清TT_4值可较正常人升高1倍，临床上可以出现甲亢。当葡萄胎被刮宫清除后，绒毛膜上皮癌手术治愈后，血清β-HCG水平降低，血清中TT_4下降，甲亢症状也自然消失。

四、疾病诊断

应注意与下列疾病加以鉴别。

1.妊娠期单纯甲状腺肿大

尤其孕妇为神经质者，其精神情绪方面的表现与甲亢孕妇极为相似，但脉搏<100次/min，脉压差<50mmHg（6.7kPa），手心冷，无微小震颤，膝反射正常，甲状腺肿大不显著，无血管震颤感及杂音可闻，无眼神凝视及突眼。实验室血清检查各项甲状腺功能指标均在妊娠期正常值范围内。

2.亚急性甲状腺炎

（1）甲亢期：为青春期或高龄孕妇妊娠期最常见的甲状腺疾病。病人常有新陈代谢亢进的临床表现，如心悸、怕热、多汗、精神紧张、心急易怒、手抖等甲亢表现。血清TT_4、TT_3、FT_4、FT_3等均有所升高，因而常误诊而给予ATD治疗。但病人常有病毒感染病史、起病急骤、畏寒发热，最富特征的是甲状腺肿大、疼痛，肿痛可先从一侧开始，然后扩大至另一侧，继而累及全甲状腺，病变腺体质地坚硬、触痛，在咀嚼、吞咽、转动颈部或低头动作时疼痛加重。血沉明显加速（50~100mm/h）。

（2）缓解期：进入缓解期时，甲状腺肿痛减轻，血清 T_4、T_3 浓度下降。

3.桥本（Hashimoto）病

是甲状腺肿大主要原因之一，常以不明原因心悸、气短、胸闷、四肢无力为主要症状就诊。其甲亢期与本病鉴别极为困难。这两种自身免疫性疾病可同时并存，称 Hashitoxicosis。桥本甲状腺炎的甲状腺肿较大，质结实，偶有触痛。甲亢期间实验室血清检查难以鉴别。可用小针穿刺做细胞学检查，结果准确可靠，且简单安全。

五、检查方法

（一）实验室检查

下列各项检查结果均高出正常值高限，唯独 TSH 值下降：①血清总甲状腺素（TT_4）：68.9~210.6nmol/L；②血清总三碘甲状腺原氨酸（TT_3）：（1.386~3.388）nmol/L；③游离甲状腺素（FT_4）：（32.5±6.5）pmol/L；④游离 T_3（FT_3）：（6.0~11.4）pmol/L；⑤甲状腺素结合球蛋白（TBG）：（20~48）mg/L；⑥树脂三碘甲状腺原氨酸摄取比值（RT_3U）：0.9~1.1；⑦TSH：10mU/L；⑧游离甲状腺素指数（$FT_4I=TT_4\times RT_3U$：2.23~14）：应用 FT_4I 值可以纠正因 TBG 量增高而致 TT_4 增高的假象。

（二）其他辅助检查

超声检查：采用彩色多普勒超声检查，可见患者甲状腺腺体呈弥漫性或局灶性回声减低，在回声减低处，血流信号明显增加，CDFI 呈“火海征”。甲状腺上动脉和腺体内动脉流速明显加快、阻力减低。

六、治疗

（一）妊娠合并甲亢的处理

1.孕前

因甲亢对胎儿有一系列不良影响，如确诊甲亢，应待病情稳定 1~3 年后怀孕为妥，用药（抗甲状腺药物或放射性碘）期间，不应怀孕，应采取避孕措施。

2.孕期处理

（1）甲亢孕妇应在高危门诊检查与随访，注意胎儿宫内生长速度，积极控制妊高征。

（2）妊娠期可以耐受轻度甲亢，故病情轻者，一般不用抗甲状腺药物治疗，因抗甲状腺药物能透过胎盘影响胎儿甲状腺功能。但病情重者，仍应继续用抗甲状腺药物治疗。在妊娠中、后期抗甲状腺药物剂量不宜过大，一般以维持母血 TT_4 水平不超过正常上限的 1.4 倍为度，可有轻度甲亢。>1.4 倍正常上限时才用抗甲状腺药物。抗甲状腺药物中，丙硫氧嘧啶不但可阻断甲状腺激素合成，且阻断 T_4 在周围组织中转化成发挥效能的 T_3，使血清 T_3 水平迅速下降。常用丙硫氧嘧啶 150~300mg/d，或甲巯咪唑 15~30mg/d，甲亢控制后逐渐减量。在预产期前 2~3 周不用药，或使用控制甲亢的最小有效量。丙硫氧嘧啶用量每天保持在 200mg 以下，甲巯咪唑在 20mg 以下，胎儿发生甲状腺肿的可能性极小。对于在应用抗甲状腺药物治疗中是否加用甲状腺素的问题有争议，因甲状腺素不易通过胎盘，使用后反而加大抗甲状腺药物的剂量，但联合应用能消除由于抗甲状腺药物引起的甲状腺功能减退和预防胎儿由于抗甲状腺药物的影响发生甲状腺功能减退或甲状腺肿大。

（3）由于抗甲状腺药物能迅速通过胎盘影响胎儿甲状腺功能，有主张在抗甲状腺药物治疗后行甲状腺次全切除术，并取得良好效果，但目前一般意见认为妊娠期应避免甲状腺切除术，因妊娠期甲亢手术难度较大，术后母体易合并甲状腺功能减退、甲状旁腺功能减退和喉返神经损伤，并且手术易引起流产和早产。

（4）β受体阻滞剂普萘洛尔的应用：剂量 10~20mg，3 次/d。普萘洛尔对甲亢孕妇是一种有效的治疗药物，能缓解由于过多的甲状腺激素引起的全身症状。普萘洛尔作用较快，效果较好，适用于甲亢危象和施行紧急甲状腺手术的快速准备。但β受体阻滞剂在早期心力衰竭或代谢性酸中毒病人中会促使急性心力衰竭，在全身麻醉下会引起严重低血压，长期应用普萘洛尔可使子宫肌肉张力增高，导致胎盘发育不良以及胎儿宫内发育迟缓，故在妊娠期甲亢中不宜作为首选药物。

（5）产科处理：妊娠合并甲亢，治疗得当，妊娠能达足月，经阴道分娩和得到活婴。甲亢不是剖宫产的指征，妊娠合并重度甲亢，早产和围生儿的死亡率较高，并有胎儿生长受限的可能，故孕期要加强对甲亢的观察和控制，定期随访胎儿胎盘功能和防止早产。

（6）产褥期处理：产后甲亢有复发倾向，产后宜加大抗甲状腺药物剂量。关于产后哺乳问题，虽抗甲状腺药物会通过乳汁影响婴儿甲状腺功能，但应结合产妇病情的严重程度以及服用抗甲状腺药物的剂量来考虑是否哺乳。

（7）甲状腺危象的处理：妊娠期甲亢未控制而停止抗甲状腺药物治疗，行产科手术、产后感染和产后流血会诱发甲状腺危象，如不及时治疗可发生高热、频脉、心力衰竭、失神、昏迷。治疗应给以大量抗甲状腺药物，如丙硫氧嘧啶或甲硫氧嘧啶，每次 100~200mg，每 6 小时 1 次口服；甲巯咪唑或卡比马唑 10~20mg，每 6 小时 1 次口服。神志不清不能口服者，可经鼻饲管注入。口服复方碘溶液，每天 30 滴左右。普萘洛尔 20~40mg，每 4~6 小时 1 次口服，或 0.5~1mg 静脉注射，应用时注意心脏功能。利舍平（利血平）1~2mg，肌内注射，每 6 小时 1 次。氢化可的松每天 200~400mg 静脉滴注；并予以广谱抗生素、吸氧、冷敷及镇静解热剂，纠正水和电解质紊乱以及心力衰竭。

（8）新生儿管理：对甲亢孕妇分娩的新生儿，须注意检查有无甲状腺功能减退、甲状腺肿或甲亢，并做甲状腺功能检查。

母体 TSH、T_4与 T_3很难通过胎盘屏障，但长效甲状腺刺激物（LATS）很容易通过胎盘屏障，因此患甲亢母亲的婴儿有可能发生新生儿甲状腺功能亢进，这些新生儿可以出现明显的眼球突出和甲状腺功能亢进的体征，脐血测定 T_4和 TSH 浓度可估计新生儿甲状腺功能。新生儿甲亢可在出生后立即出现，或 1 周后才出现。

七、并发症

妊娠合并甲亢对母体的影响最主要的是甲状腺危象，一旦发生其死亡率可高达25%。危象常发生在某些应激状态如分娩、手术（剖宫产）、感染等以后，发病常见于分娩或手术后数小时。临床症状可见高热（>40℃），与体温不成比例的心动过速，也可发生房颤。其他症状可有呕吐、腹痛、腹泻、脱水、以及中枢神经系统方面症状如不安抽搐，以至昏迷。

八、预防护理

妊娠合并甲亢对母婴均有较大危害。妊娠合并甲亢患者应列入高危妊娠管理，做好产前、产时及产后的护理，减少并发症发生。

九、饮食保健

（一）甲亢患者的饮食原则

1.甲亢患者应了解饮食调理的目的

甲亢属于超高代谢综合征，基础代谢率增高，蛋白质分解增强，需要供给高蛋白、高热量、高碳水化合物和高维生素饮食，以补充消耗，改善其全身营养状态。

2.甲亢患者要做到饮食有节

忌食辛辣食物；忌食含碘多的食物如海带、紫菜等海产品；少喝浓茶、咖啡，不喝酒、不抽烟。

3.保证热能供给

甲亢患者与同龄人相比，其热能的供给要高一些。为了避免一次性摄入过多，可适当增加餐次，或在早餐和晚餐后的 2 小时左右吃一点水果和点心。通过增加热能供给，促进机体糖脂代谢恢复正常，降低蛋白质分解。随着病情的稳定和症状缓解，需要调整热能供给量，逐渐恢复正常热能供给量。

4.合理补充蛋白质

甲亢患者要注意增加蛋白质食物摄入，但增加部分应以豆类、牛奶和鸡蛋为主，切忌大量食用肉类，特别是牛羊肉。因为肉类有刺激兴奋作用，可加重潮热、多汗等症状，故而每日食用肉类一般不要超过 50 克。

5.增加矿物质及维生素

特别要注意钾、钙、镁等矿物质的补充，多食谷类、肝、鱼、蛋黄、黄豆、香蕉和橘子等食物。每天的新鲜蔬菜不少于 500 克，多吃一些新鲜瓜果如黄瓜、番茄、豆角、西瓜等。但含植物纤维过多的食物如芹菜、韭菜等则要少吃一些。

（二）甲亢患者饮食注意事项

1.少食多餐，不能暴饮暴食。忌辛辣、烟、酒。

2.甲亢患者需补充充足的水分，每天饮水 2500 毫升左右，忌咖啡、浓茶等兴奋性饮料。

3.适当控制高纤维素食物，尤其腹泻时要减少富含纤维素食物的摄入。

4.注意营养成分的合理搭配。

5.禁食海带、海鱼、海蜇皮等含碘高的食物。

6.甲亢患者的饮食应注意进食含钾、钙丰富的食物。

（曾晓玲）

第十五节　妊娠合并甲状腺功能减退

一、概述

甲状腺功能减退（hypothyroidism，简称甲减）妇女常出现无排卵月经、不孕，合并妊娠较少见。妊娠合并甲减最常见的是自身免疫性甲状腺病-慢性淋巴细胞性甲状腺炎。由于机体免疫功能紊乱所产生的抗体引起甲状腺组织内弥漫性淋巴细胞浸润，导致甲状腺肿大，甲状腺功能减低。

二、甲减的种类

（一）亚临床甲减

早期甲减临床症状不典型，T_3、T_4正常或稍低，TSH 轻度增高，排除实验室误差后，可诊断甲减。

（二）低 T_3综合征

某些慢性消耗性疾病，如肝、肾功能不全，患者临床可出现酷似甲减的临床表现。实验室检查 T_3、T_4低，TSH 正常，rT_3增高或正常。

（三）其他

应与贫血、不明原因水肿、冠心病、心包积液等疾病相鉴别。

三、临床表现

（一）症状

妊娠合并甲减的症状，最常见的有疲乏、软弱、无力、嗜睡、神情淡漠、情绪抑郁、反应缓慢。还可出现脱发、皮肤干燥、出汗少，虽食欲差但体重仍有增加。

（二）体征

肌肉强直疼痛，可能出现手指和手有疼痛与烧灼感，或麻刺样感觉异常症状，心搏缓慢而弱，心音降低，少数有心悸、气促，声音低沉或嘶哑，深腱反射迟缓期延长。体征为行动、言语迟钝，皮肤苍白、干燥、无弹性，晚期皮肤呈凹陷性水肿，毛发稀少干枯，无光泽。甲状腺呈弥漫性或结节状肿大。

四、发病机制

1.甲状腺性甲减

约占 90%以上，系甲状腺本身疾病所致。①炎症：可由免疫反应或病毒感染所致；病因不明，尤以慢性淋巴细胞性甲状腺炎较多见，亚急性甲状腺炎甲减一般属暂时性；②放疗：131I 治疗后或颈部疾病放射治疗后；③甲状腺全切或次全切除术后；④缺碘引起者：多见于地方性甲状腺肿地区。少数高碘地区也可发生甲状腺肿和甲减。长期大量碘摄入者，可引起甲减，其发病机制不明；⑤甲状腺髓样癌或甲状腺内广泛转移癌；⑥药物：锂、硫脲类、磺胺、对氨柳酸等药物可抑制甲状腺素合成引起甲减。

2.下丘脑或垂体病变继发性甲减

下丘脑或腺垂体有炎症、肿瘤、手术或放射治疗、产后大出血，引起腺垂体缺血，可因促甲状腺释放激素（TRH）或促甲状腺激素（TSH）分泌减少，而致 T_3、T_4合成及分泌减少，形成甲减。

3.甲状腺激素抵抗综合征

患者垂体和甲状腺均分泌正常，而外周靶组织器官受体有缺陷，对甲状腺激素不敏感，产生抵抗，临床出现甲减表现，需用甲状腺激素治疗。

4.妊娠合并甲减

主要见于三种情况：①甲减原发于幼年或青春期，经治疗后妊娠；②甲减原发于成年期，经治疗后而怀孕；③甲亢、腺瘤经放疗或手术后继发甲减，经治疗而孕。约有 1%的甲减妇女经治疗可怀孕。

五、甲减的影响

1.妊娠对甲减的影响

妊娠所引起的血容量增加、肾小球滤过率增加而导致碘廓清率增高，均促使血清碘水平下降，而加上妊娠期甲状腺激素的需求量大大增加，甲减情况有严重加剧倾向。这无疑对甲状腺是一个应激状态，甲状腺组织代偿性增生肥大，可引起甲状腺肿样增大。在孕早期以后，随着妊娠进展，抗甲状腺激素抗体滴度有所下降，甲减症状可获得改善，但产后可出现反弹现象。

2.甲减对妊娠的影响

（1）妊高征的发生率增高：高血压的严重程度与甲减的严重程度相关。发生的原因可能由于心排出量下降，外周血管阻力增加，继发性增强交感神经张力及α-肾上腺素能的应答反应；此外抗甲状腺抗体可在肾小球及胎盘产生免疫复合物沉积，易并发妊高征。

（2）易发生流产、早产、胎儿生长受限、胎死宫内、低体重儿、新生儿死亡等。甲减患者基础代谢率较低，生理活动处于低水平，加上入量偏少，营养状态较正常孕妇差，为胎儿提供的宫内生长发育环境欠佳，易造成上述不良预后。另外由于先兆子痫及其他并发症所引起的早产，导致围生儿病死率增高（20%）。

近年发现孕妇如含甲状腺抗体（抗过氧化物酶、抗微粒体、抗甲状球蛋白），不论甲状腺功能如何，流产的危险性均增加，自然流产的发生率为正常人的 2 倍。究竟是甲状腺抗体的毒性作用，还是它们仅是一种自身免疫异常的状态，或提示病人还具有其他足以引起反复流产的抗体（如抗磷脂抗体），还没有得到明确结论。总之抗甲状腺抗体的存在对胎儿和新生儿产生危害，与甲状腺功能关系不大。

（3）甲减对胎儿、新生儿甲状腺功能的影响：孕妇甲状腺功能对其子代发育影响的机制至今还不太清楚。近年不少文献提出，有少量甲状腺素穿越胎盘进入胎体，在胎儿甲状腺功能表达之前，这些少量激素对胎儿脑髓发育较以往的设想要重要得多。动物实验已证实，穿越胎盘进入胎体的少量甲状腺素对畜胎甲状腺功能开始以前的脑发育成熟极为重要。

近年也有未经治疗甲减孕妇获得活婴的报道。研究证实碘及 TRH 能迅速通过胎盘，孕 12 周时胎儿甲状腺已能摄取碘、合成甲状腺激素；孕 20 周以后胎儿垂体-甲状腺轴的负反馈机制已经建立，并自成系统，不受母体甲状腺轴系统影响；所以孕妇虽患甲减，但只要有足够的碘通过胎盘进入胎体，胎儿甲状腺功能可完全正常。

如果胎儿严重缺碘，可造成大脑发育不可逆的损害，日后发展成以智力残缺为主要特征并伴有甲减的克汀病（cretinism），如缺碘程度较轻，发展成亚临床克汀病。

六、实验室检查

1.血清 TSH 水平测定

是诊断甲减最好的指标。在原发甲减的初级阶段即可依赖 TSH 水平明确诊断。TSH 水平增高结合血清游离甲状腺素指数（FT_4I）及甲状腺过氧化物酶抗体或其他抗体检测；FT_4I 低于正常，提示体内有生物活性的甲状腺激素处于缺乏状态。

2.血清 T_4 值

低于正常、树脂 T_3 摄取比值（RT_3U）明显减低等这些异常结果常在临床症状出现以前即可获得。

3.血常规检查

甲减病人常有贫血（30%~40%）。由于红细胞生成率下降，故多为正细胞性贫血；也有因维生素 B_{12} 或叶酸缺乏而出现巨幼红细胞性贫血；如出现小细胞性贫血则多为同时存在缺铁所致。白细胞及血小板计数基本正常，但偶有因血小板功能异常而易发生出血。

4.其他生化检查

常发现血脂及肌酐、磷酸激酶浓度升高。肝功能检查可有轻度可逆性异常。

七、治疗

（一）甲减合并妊娠

为高危妊娠，应酌情增加产科检查次数，注意胎儿宫内生长情况。

（二）轻度甲减

要求在妊娠全过程维持正常的甲状腺激素水平。注意 IUGR 的发生及治疗，可适当休息等辅助和对症治疗，加强营养。

（三）药物治疗

应用药物有：①甲状腺素片，80~120mg/d，定期随诊，根据甲状腺功能情况调整用量。②左甲状腺素片（L-T_4），系人工合成激素，剂量易标准化，优于甲状腺素片，因而有取代之势。在妊娠期才得到诊断的甲减孕妇初次剂量为150μg/d[2μg/（kg•d）]，每4周测血 TSH 浓度 1 次，根据 TSH 测值调整剂量。如 TSH>20mU/L，每天增加 L-$T_4$100μg；10~20mU/L，每天增加 75μg；<10mU/L，则增加 50μg/d。直至血 TSH 浓度达正常值、甲状腺激素恢复正常水平为止。以后测 TSH 可延长至 8 周 1 次，即分别于孕 6~8 周、16~20 周及 28~32 周各检测 1 次。

（四）产科处理

1.妊娠时

药物最好在清晨空腹顿服，在早孕期间空腹服药常不易耐受，可推迟至无恶心呕吐时间服用。硫酸亚铁与 T4 同服可形成不溶解的铁~甲状腺素复合物，降低甲状腺素的吸收量，因此两者必须间隔 2h 以上分别服用。

在 T_4 替代治疗同时，应加强营养，注意休息，勿过度劳累。定期做产前检查，注意体重、腹围、宫高增长情况，并应用 B 超监测胎儿生长发育情况，及时发现胎儿宫内生长迟缓，尽早给予相应治疗。

2.分娩时

给予产妇氧气吸入，鼓励进食，必要时输液，产程中行胎心监护。第二产程时，先天性甲减产妇多数有腹直肌力量不足，常无力屏气向下用力，不能很好增加腹压，必要时应用器械助产。做好新生儿复苏准备。产时留脐血，化验甲状腺功能及 TSH。桥本病母亲应留脐血查抗甲状腺抗体。第三产程后注意产后出血，给子宫收缩剂。

3.分娩后

T_4 剂量宜减少到孕前量[1.6~1.7μg/（kg•d）]，或甲状腺素片 60mg/d。于产后 6~8 周检测血 TSH 浓度以判明上述剂量是否适宜。此后即按常规每年随诊 1 次，有异常情况时则增加复诊次数。如不能检测 TSH 值来指导 T_4 替代治疗时，可检测 FT_4I，维持其在正常值范围的 1/3 区。

4.新生儿准备

新生儿应做好充分复苏准备，脐血检查 TSH 及 T_3、T_4，注意检查有无甲状腺减退，观察有无甲低、甲亢征象。注意随访婴儿智力、体力发育。

5.新生儿甲低的治疗

新生儿甲状腺功能低下发生率为 1/4000，问题是先天性甲状腺功能低下，出生时并无临床表现，常在以后的生长发育中逐渐出现甲状腺功能减低的症状，更严重的是出现智力的低下，世界许多地区均开展了防治新生儿甲低的研究，并开始对新生儿进行甲低的筛查。先天性甲状腺功能低下的婴儿 T_4 水平低、TSH 水平高，血液检查易于诊断和监测。

甲状腺功能低下有家族性遗传倾向，超声检查羊水过多的病人应检查胎儿是否有甲状腺肿，妊娠期因甲状腺功能亢进应用抗甲状腺素药物治疗的妇女也应检测胎儿是否有甲状腺肿。羊水中碘腺原氨酸和 TSH 反映出胎儿血浆水平有助于产前甲状腺功能低下的诊断。脐血标本更能作出精确诊断。

胎儿甲状腺功能低下治疗很重要，因为产前甲状腺功能低下可影响胎儿发育，包括机体全部功能等各个方面，主要是大脑的影响。尽管母体至胎儿甲状腺激素转运受限，但即使仅有少量的甲状腺激素进入胎儿体内，对患甲状腺功能低下的胎儿也有保护作用，尤以大脑为然。研究发现分娩前 3 个月开始早期治疗，其智力发育正常。如治疗延迟或胎儿出生时甲状腺素过低，则智力发育低于正常。

八、预防护理.

1.许多甲减主要由于自身免疫性甲状腺炎、缺碘、放射治疗及手术等所致，如及早治疗可减少发病。例如在地方性缺碘地区，采用碘化盐补碘，特别是孕妇不能缺碘，否则先天性呆小症发病率增加。

2.由药物引起者，应注意及时调整剂量或停用。

3.大力推广现代化筛选诊断方法，进行宫内或出生后的早期诊断，早期治疗，将明显减少新生儿先天性甲减的发生及改善其不良预后。

九、饮食保健

蛋白质。供给足量蛋白质。每人每天蛋白质至少超过 20g，才能维持人体蛋白质平衡，氨基酸是组成蛋白质的基本成分，每日约有 3%蛋白质不断更新，甲减时小肠黏膜更新速度减慢，消化液分泌腺体受影响，酶活力下降，一般白蛋白下降，故应补充必需氨基酸，供给足量蛋白质，改善病情。

（曾晓玲）

第五章 难产

第一节 难产的定义和病因

一、定义

临床上，难产的定义是基于20世纪50年代Friedman建立的正常产程时限，即产程图。由于难产的定义尚未完全统一，发生率各家报道不一，但是初产妇难产发生率明显高于经产妇。初产妇难产发生率可高达37%，经产妇仅为7.6%；而2012年一项以人群为基础的队列研究显示初次分娩难产者中，再次分娩难产的发生率可增加到12.3%。既往普遍接受的观点是在第一产程的活跃期宫颈扩张速度<0.5cm/h超过4h或者在第二产程胎头下降速度<lcm/h，则定义为难产。

近年来，随着分娩人群特征的变化和产程管理的有效实施，如孕妇初次分娩年龄普遍增大，营养状况显著改善，孕期体重指数明显增高，新生儿出生体重增加，产程中广泛应用缩宫素、以硬膜外麻醉为主的分娩镇痛以及胎儿监护的手段不断改进和完善等，使得既往的产程时限受到质疑，产程及难产定义有了新的标准。越来越多的专家达成共识，建议将产程异常描述为“产程延长”或“产程停滞”。具体定义为第一产程：①活跃期延长：无论产次，正常分娩宫口扩张从4~5cm可超过6h，从5~6cm可超过3h。宫口扩张的速度低于此标准可诊断为产程延长。②活跃期停滞：破膜后，宫口扩张宫缩良好但宫口停止扩张>4h；如宫缩乏力，宫口停止扩张>6h。第二产程延长的诊断标准为：初产妇，第二产程>3h（硬脊膜外阻滞者>4h），产程无进展（胎头下降、旋转）；经产妇，第二产程>2h（硬脊膜外阻滞者>3h），产程无进展（胎头下降、旋转）。因此，难产也应根据新的产程标准而定义。

二、病因

难产和分娩过程中的四大因素有关，即产力、产道（骨产道和软产道）、胎儿（大小、胎位、胎方位）和精神心理因素，只要其中任何一个或一个以上的因素发生异常，或者这四大因素虽正常，但相互间不能适应，均可导致难产的发生。其中，产力、精神心理因素以及胎儿的胎方位是可变的因素；而产道（特别是骨产道）和胎儿的大小、胎位等是不变的因素。因此，掌握决定分娩的四大因素，并在产程中灵活利用可变及不可变因素进行分析，对早期识别难产意义重大。

（一）产力

主要指子宫收缩力。除此之外，还有腹肌、膈肌和肛提肌的收缩力。正常子宫收缩具有节律性、极性和对称性以及缩复作用。当子宫收缩力异常时，可以表现为节律、极性和对称性的异常。临床出现协调性或不协调性子宫收缩乏力、协调性或不协调性子宫收缩过强，皆会导致宫颈扩张和胎先露下降异常。

（二）产道

与分娩密切相关的是骨产道。骨产道的大小是决定分娩是否顺利的重要因素，骨盆外伤、佝偻病、骨盆结核等疾病会影响骨盆径线，从而改变骨产道大小，导致分娩异常。此外，软产道异常（如阴道、宫颈或子宫发育异常，盆腔肿瘤等）也会阻碍胎先露的下降，导致难产。

为了更好地阐明骨盆不同部位异常对产程及母胎的影响，临床上把骨盆分为骨盆入口平面、中骨盆平面和出口平面。

1.骨盆入口平面狭窄

当骨盆入口平面的前后径<10cm 或者横径<12cm，应考虑骨盆入口平面狭窄，其对产程的影响主要表现为：胎膜早破、宫缩乏力和宫颈扩张缓慢；而对围产儿的影响则主要是胎头衔接受阻以及因胎头衔接受阻所致的脐带脱垂、胎位不正等如果已经临产，则其临床表现与骨盆狭窄程度、产力大小、胎儿大小以及胎位等因素紧密相关。

2.中骨盆平面狭窄

当坐骨棘间径<9.0cm 或者当坐骨棘间径加中骨盆后矢状径<13.5cm 时，要考虑存在中骨盆平面狭窄该平面的狭窄是导致难产和剖宫产的常见原因之一。在临床上，由于胎头能够正常衔接，潜伏期和活跃期早期进展顺利，而当胎头下降至中骨盆时，由于其内旋转受阻，常常出现持续性枕横位或枕后位、继发性宫缩乏力、活跃期晚期和第二产程延长甚至停滞，导致生殖道瘘或者软产道损伤。胎儿则由于骨盆狭窄，可出现颅骨重叠、产瘤，严重时出现颅内出血甚至宫内窘迫或者由于助产而导致产伤的发生。

3.骨盆出口平面狭窄

骨盆出口平面狭窄常常与中骨盆平面狭窄同时存在。当坐骨结节间径<8.0cm 时诊断骨盆出口平面狭窄成立。当坐骨结节间径加后矢状径<15cm 时，通常会发生难产。如果仅仅骨盆出口平面狭窄，往往第一产程进展顺利，而第二产程停滞，继之出现宫缩乏力；如果强行阴道助产，则会发生严重的软产道损伤和新生儿产伤。

4.骨盆三个平面均狭窄

骨盆三个平面的径线均比正常值小 2cm 或更多，即均小骨盆。从临产开始就表现出难产征象，需早期识别。

（三）胎儿

胎位和胎方位异常与难产密切相关。此外，如果胎儿相对于骨盆过大，也会导致产程延长，发生难产。

（四）精神心理因素

疼痛、焦虑、紧张以及陌生感等因素均可影响宫颈扩张，特别是在产程的潜伏期。

三、对母胎的影响

产程中如能及时发现难产并正确处理，则母胎结局良好；反之，难产则可能对母胎产生严重影响。

（一）对产妇的影响

由于难产常常出现宫缩乏力致产程延长甚至产程停滞，从而增加阴道检查的概率和手术助产概率，因此，产妇容易发生产后出血、绒毛膜羊膜炎、盆底损伤和产伤（特别是出现第二产程延长时，出现损伤的概率明显增加）。

（二）对围产儿的影响

一般认为，难产时由于产程延长，持续增强的宫缩可能导致羊水粪染从而增加新生儿感染风险；此外，也可能导致新生儿短暂窒息需要进行复苏处理。然而，也有文献报道难产并未增加胎儿缺氧、低 Apgar 评分和转 NICU 的概率。

（赵卫华）

第二节　难产的临床表现

一、发生难产的高危因素

目前认为，除了产力、产道、胎儿和精神心理因素等可导致难产外，某些孕妇孕期（即临产前）就存在发生难产的高危因素，如身材矮小（身高<140cm）、体重过轻（<45kg）或过大、年龄过小（青少年或青春前期妊娠）、年龄过大（高龄初产妇，特别是>40 岁的初产妇）；子宫张力过大、子宫肌纤维过度膨胀（胎儿过大、多胎妊娠、羊水过多等）；胎盘位置异常（如前置胎盘，特别是中央型前置胎盘）；以及怀孕后从未考虑阴道分娩、只想剖宫产、不能耐受宫缩疼痛等。此外，前次分娩是否发生难产也是本次分娩应该考虑的因素。前次分娩发生难产者，在再次分娩中，发生难产的风险会明显增加。

近年来，全球剖宫产率呈上升趋势。剖宫产后再次阴道分娩成为关注的焦点。剖宫产后再次阴道分娩的最大风险是子宫破裂。其发生率在剖宫产后首次阴道分娩者中为 0.5%~9%，其破裂的发生率与瘢痕类型、瘢痕数目、母亲年龄、胎儿体重以及两次分娩间隔时间少于 18~24 个月等因素有关。而体育锻炼对预防难产的发生有一定帮助。因此，对临产前存在难产高危因素者，一旦临产，更应高度警惕难产的发生。

二、难产的识别

临床工作中，常常通过临床表现结合产程图来识别难产。

（一）临床表现

在待产过程中出现胎膜早破、过早屏气、肠胀气、尿潴留、子宫下段压痛、血尿、腹部出现病理性缩复环、宫颈水肿等情况时，高度提示已有发生难产的征象，此时应结合产程图来进行判断。

（二）产程图

1.产程时限

20 世纪 50 年代，Friedman 首次提出了产程曲线（即产程图）的概念，它以临产开始到宫口扩张速率出现变化的这一阶段定义为潜伏期；以从宫口扩张速率出现变化的时间点到宫口开全这一阶段定义为活跃期。六十多年来，国内外的医疗机构均以 Friedman 的产程图作为临床处理的“金标准”。

但近年来，针对当今分娩人群的特点及产程干预模式，有越来越多的学者对 20 世纪 Friedman 建立的产程时限提出了质疑，因此基于大样本的新的产程时限应运而生。

Zhang 等通过一个安全分娩协作组获得了 62415 例产妇正常分娩的数据，回顾性分析美国 19 个医疗中心的单胎头位自发临产且顺产、母胎结局良好的电子病历，整理出了当今初产妇与经产妇第一产程宫口扩张及第二产程平均时间和第 95 百分位时间，该研究结果得到了许多专家学者的认可。该结果认为无论是初产妇或经产妇，从 4cm 扩张至 5cm 需要 6h 以上，从 5rm 扩张至 6cm 需要 3h 以上。因此，美国推荐以宫颈扩张到 6cm 作为判断产妇进入活跃期的阈值，认为这样的标准可以延迟或减少硬膜外麻醉的使用，有助于降低剖宫产率。国内于 2015 年出版的 8 年制医学生教材也推荐将宫口扩张 6cm 作为活跃期的起点，且不主张在宫口扩张 6cm 前过多干预产程。

2.难产时的产程图特点

基于新产程标准，2014 年 7 月中华医学会妇产科学分会产科学组颁布了新产程标准和处理的专家共识，并建议按照新的产程标准来描述产程图。

（赵卫华）

第三节　难产的处理

一、预防难产的策略

预防难产非常重要，其策略包括以下几方面：

1.良好的孕期保健、严密的产程监护可有效降低难产的发生率。孕期控制胎儿体重，尽量避免胎儿过大。在临产前，对孕妇存在的发生难产的高危因素应有清楚认识，通过仔细地检查，如测量身高、体重，骨盆的外测量和内测量，软产道的状况，胎儿体重的估计，以及产妇的精神心理因素的评估，既往有无难产史等的了解，给出最佳的分娩方式的医学建议。临产后，严密观察产妇的临床表现和产程进展，及时发现是否存在难产的征象。

2.在缺乏引产的医学指征或宫颈条件不成熟时，不建议进行引产。即不存在医学指征时，尽量不进行医学干预，在严密监测母胎双方的情况下，等待其自然临产。如果存在医学指征，需要积极引产而宫颈条件不成熟时，可以先进行促宫颈成熟。依据母胎双方的具体情况选择促宫颈成熟方法。

3.产妇的全身情况和精神心理因素将影响其在产程中的体力、情绪。在整个待产过程中，应特别关注产妇的全身情况，提供充足的能量，保持大小便通畅，保证良好的休息，提供温馨的待产环境；对情绪紧张或恐惧分娩者，进行必要的心理安慰，有条件时进行一对一的心理辅导，增强分娩信心。

4.在出现假临产时，建议给予适当休息和补充能量。建议告知产妇及其家属分娩的过程，使其对分娩有一个正确认识。一旦临产，在产程早期建议给予恰当的麻醉镇痛，这对产程的进展和母胎均有利。

5.为使产妇和家人在产程中有更多时间在一起，以便给予产妇更多的鼓励和支持，建议在产程进入活跃期前，产妇不要单独进入待产室，允许其家属陪伴在身边。

6.在产程的潜伏期，应避免人工破膜，最大程度减少由于人为因素导致的难产。这是因为国内外学者均认为潜伏期延长对母胎的影响较小，建议在潜伏期不应干预产程。

7.应避免在产程的潜伏期诊断难产。由于对出现规律宫缩时间点（即临产的标志）的判断带有较强的主观性，国内已有学者对产程开始的划分提出不同观点，认为这种主观性使得潜伏期延长不易客观评价。

8.充分利用产程图，正确评价产程进展：如产程是否正常、是否存在产程延长或停滞；如存在产程异常，是否进行了有效处理以及处理的时间等。并且建议，对产程进展的监测，最好由同一人员进行，避免不同人员之间可能存在的误差；而宫颈扩张的判断，以阴道检查为准。

二、如何评估产程进展

一旦难产的诊断成立，就应当进行阴道检查。一般在潜伏期干预较少、活跃期每 1~2h 检查一次，以明确宫口扩张和先露下降情况。

（一）宫口扩张情况

需要明确此次检查与上次检查相比，宫口扩张是否有进展？宫颈是否水肿？宫颈前唇是否被挤压在胎头和耻骨联合之间？

（二）先露高低

先露的骨质部分是位于、高于或低于坐骨棘水平？胎头是否已经衔接？是否有颅骨重叠或头颅水肿？应分析先露不降的原因，如：是否由于骨产道或宫颈因素所致？是否由于胎头过大所致？或者骨盆、宫颈和胎儿均正常，而是由于子宫收缩力异常所致？

（三）胎方位的判断

需要特别明确胎方位的情况，这对判断是否可经阴道分娩意义重大。在所有出现产程延长的患者中，额先露或持续性枕后位或枕横位是必须考虑的可能原因。

三、子宫收缩力的评估

通过人工触摸宫底或通过电子外监测或内监测来实时评估子宫收缩的强度和频率。必须明确子宫收缩力的异常是最主要的导致难产的因素，或者是继发于其他原因而发生的子宫收缩力异常？

四、各产程难产的处理

（一）第一产程难产

大多数的情况下，头盆不称是导致第一产程难产的主要原因，此时，应以剖宫产终止妊娠。根据新产程标准，潜伏期延长（初产妇>20h，经产妇>14h）不作为剖宫产指征；此外，在除外头盆不称及可疑胎儿窘迫的前提下，缓慢但仍然有进展（包括宫口扩张及先露下降的评估）的第一产程不作为剖宫产指征；而活跃期停滞可作为剖宫产的指征。

1.充分休息

包括镇静和对分娩疼痛的抑制。在第一产程，可给予强有力的镇静剂，如哌替啶联合异丙嗪肌内注射。分娩镇痛可采用吸入麻醉和硬膜外麻醉。目前推荐采用硬膜外麻醉，除了减轻疼痛外，还可以让产妇很好休息。但硬膜外麻醉也有一些副作用，如可能导致第一产程和第二产程延长，增加胎方位异常的发生率，增加应用缩宫素的概率，以及增加阴道助产率，但是否增加剖宫产率，目前仍有争议。

2.人工破膜

一般来说，潜伏期的人工破膜，并不会起到显著促进产程进展的目的，因而不建议在潜伏期进行人工破膜。而在活跃期，推荐适时给予人工破膜。这是由于破膜后可以增加局部前列腺素的释放，起到增强宫缩强度和宫缩频率的作用，从而缩短第一产程。

3.缩宫素的应用

在明确母胎情况良好，又排除头盆不称，并已充分休息和镇痛的前提下，推荐使用缩宫素促进产程进展。缩宫素使用的指征是难产确是因为宫缩乏力所致，而使用的时机是一旦诊断就开始使用。研究发现，及时有效使用缩宫素可以缩短产程、增加阴道自然分娩的概率。当疑有头盆不称、对缩宫素敏感、子宫胎盘血流灌注减少、胎心率异常和前次为剖宫产时，应小心使用缩宫素。

值得注意的是缩宫素可引起子宫过强过快收缩。在10min内子宫收缩频率超过5次而间歇期少于60s，或者子宫一次收缩持续时间>2min，则定义为子宫收缩频繁。此种情况可伴有或不伴有胎心率的异常，持续的子宫收缩频繁伴随胎心率异常可导致胎儿宫内缺氧。因此，临床上以最小剂量的缩宫素浓度和静脉点滴方式引起的有效宫缩为宜。

4.胎心监护

难产一旦确诊，就需要进行持续胎心监护。此外，一旦使用缩宫素，持续性的胎心外电子监护或胎心内监护也是需要的。

（二）宫颈难产

宫颈可能阻碍产程进展。当出现宫颈前唇肿胀或者薄而软的宫颈边缘受压于胎头和耻骨联合之间时，可在宫缩期间上推宫颈，特别是在经产妇出现上述情况时，上推宫颈效果更好。

（三）第二产程难产

根据中华医学会妇产科分会产科学组的专家共识，在第二产程，由经验丰富的医师和助产士进行的阴道助产是安全的，并鼓励对阴道助产技术进行培训；当胎头下降异常时，在考虑阴道助产或剖宫产之前，应对胎方位进行评估，必要时进行手转胎头到合适的胎方位。

因此，在第二产程，应每小时评估产程进展。特别值得注意的是，要除外胎位不正、胎方位异常和头盆不称等情况。如果出现上述情况，建议剖宫产终止妊娠。否则，可进行以下处理：严密监护母胎的情况，推荐进行持续性的胎儿电子监护；对产妇的营养支持、镇静和适当的分娩镇痛也是非常重要的；如果胎膜未破，则可人工破膜促进产程进展，同时还可以观察羊水性状；及时使用缩宫素，其使用原则同第一产程。但当存在头盆不称、对缩宫素高度敏感、子宫胎盘血供不足、异常胎心率和前次为剖宫产时，应谨慎应用缩宫素。

一旦产程有进展，而且有希望阴道分娩，就不建议实施手术干预。

（四）手术分娩

当有效使用缩宫素后，而产程又没有进展时，需要进行剖宫产或阴道助产：在第一产程，在考虑剖宫产之前，至少应给予缩宫素应用4h，以达到宫缩每10min3~4次、宫缩压力达到或超过100 Montevideo单位。在足月自然临产而产程进展缓慢的初产妇中，缩宫素应用4h能够使阴道分娩率达到80%，而在经产妇中这个比例将达到95%。

如果出现胎儿或产妇的紧急情况，推荐及时给予早期干预并实施剖宫产术。

（赵卫华）

第六章　特殊情况下难产的处理

第一节　剖宫产后阴道分娩

一、概述

剖宫产后阴道分娩是指既往有剖宫产史者，再次妊娠时采用阴道分娩的方式终止妊娠。剖宫产后阴道分娩不仅可以降低剖宫产率，减少孕产妇静脉血栓、产后感染等并发症的风险，减轻对再次妊娠的影响，同时也可以降低新生儿呼吸系统并发症的发生。随着产科诊疗水平的进步，剖宫产后阴道试产时母亲与胎儿的安全性已越来越高。但剖宫产后阴道试产存在子宫破裂、产道撕裂、再次急诊剖宫产等风险，如发生子宫破裂，则子宫切除率增加，孕产妇和胎儿的并发症和死亡率明显提高。因此，临床上在进行剖宫产后阴道试产时应严格掌握指征，认真评估母胎风险，严密监护产程和及时处理异常情况。

（一）剖宫产后阴道试产的风险和益处择期

再次剖宫产和剖宫产后阴道试产均存在母胎相关风险，包括孕产妇出血、感染、手术损伤、血栓、子宫切除及死亡。

与择期再次剖宫产相比，剖宫产后阴道分娩避免了较大的腹部手术，有更低的出血、感染发生率及更短的恢复期。对于想要再次妊娠的患者，剖宫产后阴道分娩避免了将来多次剖宫产对母亲的危害，如子宫切除、肠管或膀胱的损伤、输血、感染及胎盘异常诸如前置胎盘和胎盘植入。

（二）剖宫产后阴道试产的成功率

文献报道剖宫产后阴道试产的成功率大 60%~80%，因难产而行剖宫产的患者，再次妊娠时经阴道分娩的成功率较低；而相同孕周，自然分娩发动的患者剖宫产后阴道分娩成功率较催产者高。

其他不利于剖宫产后阴道分娩的因素包括：孕妇高龄和肥胖、巨大儿、过期妊娠。此外，较短的妊娠分娩间期，子痫前期也会降低剖宫产后阴道分娩的成功率。相反，有阴道分娩史的孕妇剖宫产后阴道试产的成功率更高近期进行过阴道分娩的孕妇，其剖宫产后阴道试产失败的可能性下降 30%~90%。

二、剖宫产后阴道试产的适应证与禁忌证

1.剖宫产后阴道试产相对安全，但必须严格掌握适应证、严密监护，否则可能导致母婴不良结局，如子宫破裂、胎儿窘迫、新生儿窒息等。严格筛选合适的孕妇，可以明显降低并发症的发生率，同时能提高剖宫产后阴道分娩成功率。根据 2010 年美国妇产科学会发布新的剖宫产后阴道分娩指南，适合进行剖宫产后阴道试产的条件有：

（1）有一次子宫下段横切口剖宫产史，伤口愈合良好，无感染。

（2）骨产道正常，无头盆不称。

（3）前次剖宫产指征不存在，未发现新的剖宫产指征。

（4）无严重的妊娠合并症及并发症，无其他不适于阴道分娩的内外科合并症存在。

（5）无再次子宫损伤史，如子宫穿孔、子宫肌瘤剔除、子宫破裂。

（6）本次妊娠距前次剖宫产 19 个月以上。

（7）产前超声检查孕妇子宫下段无瘢痕缺陷。

（8）患者在了解阴道分娩和再次剖宫产的利弊后仍愿意行阴道试产。

（9）具有良好的监护条件，产科、儿科及麻醉科人员和手术室齐全，能随时进行手术、输血及抢救。

2.此外，下列其他产科特殊情况的孕妇也可行剖宫产后阴道试产：有一次以上子宫下段横切口剖宫产史；单纯的巨大胎儿、孕龄超过 40 周；曾行子宫下段直切口剖宫产；子宫瘢痕类型不明不是阴道试产的禁忌证，除非高度怀疑为古典式切口；有一次子宫下段横切口剖宫产史的双胎妊娠孕妇。

以下情况的孕妇不适合进行剖宫产后阴道试产：

（1）前次剖宫产为古典式、T 形子宫切口或曾行广泛子宫透壁手术。

（2）曾有子宫破裂史。

（3）有严重内科合并症及产科并发症。

（4）所在医疗机构不具备抢救和急诊手术条件。

三、剖宫产后阴道分娩的风险评估

国内有研究将剖宫产后阴道分娩者根据情况分为低、中、高危 3 种：低危：仅有过一次子宫下段横切口剖宫产史、自然分娩发动、未使用引产药物、胎心监护正常、有过成功的剖宫产后阴道分娩；中危：使用机械方式或缩宫素进行引产、增加缩宫素的用量、>2 次子宫下段剖宫产、分娩间期<18 个月；高危：胎心监护反复异常、胎盘早剥、分娩活跃期停滞。

四、产程中的处理

剖宫产后阴道试产必须在有急诊剖宫产条件的医疗机构进行，应在有经验的医师监护下实施，一旦发现异常，及时处理：处理原则：①产程中连续胎儿监护；②有指征地使用缩宫素；③产程中严密观察，及时终止妊娠；④进入活跃期后可用有效的分娩镇痛；⑤必要时助产；⑥分娩后检查瘢痕情况。

（一）产程中的观察

须有熟悉剖宫产后阴道试产潜在并发症的医务人员在场，一旦开始自然分娩，即对患者进行评估，采取连续胎心监测，观察胎儿心率是否良好，自然分娩进程是否顺利。

（二）子宫破裂

剖宫产后阴道试产中最严重的并发症，据大样本研究报道，子宫下段横切口剖宫产后患者尝试阴道分娩子宫破裂的发生率大概在 0.5%~0.9%，孕产妇死亡率为 10%~15%，胎儿死亡率为 35%~42%。其相关因素包括前次剖宫产切口类型及缝合方式，另外剖宫产次数多、产褥热可能导致下次阴道试产时子宫破裂发生率升高，对于>2 次剖宫产的妊娠妇女应慎重行阴道试产。另外，子宫下段肌层厚度越薄，子宫破裂发生率越高，当子宫下段肌层厚度>3.0mm 时，剖宫产后阴道试产相对安全。

子宫破裂时子宫切除率及新生儿并发症如缺血缺氧性脑病、颅内出血、代谢性酸中毒等发生率增加。判断子宫破裂的先兆，及时做出诊断和处理非常重要。最常见的子宫破裂先兆为胎心监护提示异常，70%子宫破裂患者都伴有胎心异常表现为变异减速、晚期减速或胎儿心动过缓。孕妇的主要症状有持续存在的剧烈下腹疼痛、血尿、阴道出血量增多及胎儿姿势扪及不清；体征包括心率加快、呼吸急促、血压下降、胎心率异常等。一旦出现子宫破裂先兆，应急诊行剖宫产手术。

（三）催产

缩宫素能提高剖宫产后经阴道分娩的成功率，但必须在严密监护下使用。注意事项：掌握好适应证，从低浓度、小剂量开始，控制缩宫素滴速，严密观察血压脉搏、宫缩频率及强度注意子宫形态，观察子宫下段有无压痛以及胎心与羊水性状。若出现产程进展延缓或停滞，应立即行阴道检查，出现异常应及早处理。对头盆不称者应立即行剖宫产，尽量缩短第二产程，必要时行助产。

机械扩张颈可用来促宫颈成熟，而米索前列醇不宜在晚孕者中使用，臀位行外倒转术的影响目前尚不确定。

（四）剖宫产后阴道试产前对子宫瘢痕的评估

应用超声观察子宫瘢痕的愈合情况是产前预测子宫有无破裂危险性的一种安全、可供参考的方法。将超声检查结果分为子宫瘢痕愈合良好（I级瘢痕）和子宫瘢痕愈合不良（II级及III级瘢痕）。具体诊断标准：①I级瘢痕：子宫前壁下段厚度>3mm，子宫下段各层次回声连续、均匀；②II级瘢痕：子宫前壁下段厚度<3mm，其回声层次失去连续性，追踪扫描见局部肌层缺失，加压时羊膜囊无膨出；③III级瘢痕：子宫前壁下段厚度<3mm，可见局部羊膜囊或胎儿隆起，或见到子宫前壁间羊水中的胎脂强光点或强光斑。

（五）分娩镇痛

剖宫产后阴道试产并不是分娩镇痛的禁忌证，充分缓解疼痛可以鼓励更多孕妇选择阴道试产：硬膜外麻醉不影响剖宫产后阴道分娩成功率，且极少掩盖子宫破裂的症状和体征。

（六）产后常规检查

产后需常规检查宫腔是否完整，宫壁有无缺损，特别是原瘢痕有无裂开。

五、子宫破裂后再次妊娠时的处理

若破裂的瘢痕位于子宫较低位置，再次阴道试产时子宫破裂发生率为6%，若破裂的瘢痕位于子宫较高位置，再次阴道试产时子宫破裂发生率为32%，有过子宫破裂的患者再次妊娠时应在分娩发作前行择期剖宫产，由于分娩发作不可预测，对孕39周之前的孕妇需慎重终止妊娠。

六、剖宫产后妊娠中期引产的处理

米索前列醇可用于剖宫产后患者中期引产，孕28周后Foley球囊用于促宫颈成熟时子宫破裂的发生率较自然发作者高，需谨慎使用。由于引产患者不存在胎儿风险，可以在权衡利弊后对前次古典子宫切口的患者进行剖宫产后阴道试产。

（赵卫华）

第二节　再次剖宫产术

一、概述

（一）定义

第一次剖宫产为初次剖宫产，两次及以上的剖宫产称再次剖宫产。临产前所进行的剖宫产术称为选择性剖宫产术。

（二）再次剖宫产术导致剖宫产率升高

十多年来，剖宫产率在世界范围内均呈明显上升趋势。2010 年 WHO 对亚洲 9 个国家的分娩方式调查显示，我国剖宫产率高居首位，达 46.2%，其中无医学指征的剖宫产占到 11.7%。随着剖宫产率的迅速上升，剖宫产术后瘢痕子宫的比例和数量随之增加。由于剖宫产术后瘢痕子宫妊娠和分娩时的高风险，剖宫产术后再次妊娠者大多仍选择再次剖宫产终止妊娠。甚至既往的剖宫产史已成为部分国家再次剖宫产的首要原因。2006 年，Alexander 等报道首次剖宫产 21798 人，再次剖宫产 15312 人。其中，首次剖宫产中有 8122 人的剖宫产主要原因为难产，而再次剖宫产中有 12565 人未经阴道试产。Hamilton 等统计，2007 年在美国 VBAC 率下降至前所未有的 8.5%。所以，我们应积极倡导有试产条件的剖宫产后再次妊娠阴道试产，严格掌握再次剖宫产的指征。

二、再次剖宫产术对母亲、新生儿围产期发病率的影响

（一）对母亲影响

Landon 等报道 VBAC 和再次剖宫产组孕产妇死亡率无明显差异。但前置胎盘、胎盘粘连发生植入、产科出血、盆腔粘连、脏器损伤、子宫切除、伤口愈合不良等明显增加。

1.前置胎盘、胎盘植入发生率增加

剖宫产后再次妊娠前置胎盘及胎盘植入的风险明显增高，一次剖宫产后前置胎盘的风险增加 50%，且随剖宫产次数的增加而显著升高。这与剖宫产术后再次妊娠时，子宫瘢痕处蜕膜化不足，或胎盘滋养细胞延伸到蜕膜化不良的子宫内膜部位及滋养细胞的过度侵入有关。因此，再次手术时发生子宫收缩乏力、产后大出血等概率大大增加。Clark 在一项 30132 名妊娠妇女的研究中发现，第 1 次剖宫产患者，胎盘粘连及植入发生率为 0.24%，而第 4、5、6 次剖宫产时分别为 2.13%，2.33%和 6.74%。其中 723 名前置胎盘妇女中，第 1、2、3、4 次和>5 次剖宫产患者，胎盘粘连及植入发生率分别为 3%、11%、40%、61%及 67%。

若瘢痕子宫合并前置胎盘且胎盘附着于子宫前壁下段，则形成凶险性前置胎盘，是威胁产妇生命的极为严重的并发症，可导致产时和产后顽固性大出血、弥散性血管内凝血、多器官功能损害甚至死亡，也是导致产时子宫切除的主要原因之一。2011 年，Lyell 报道，第 6 次及以上剖宫产时子宫切除是第一次剖宫产时子宫切除风险的 15 倍。

2.盆腹腔粘连

剖宫产后由于炎症、出血、血肿机化、机械性损伤等因素易造成盆腹腔粘连。2011 年，Lyell 文献报道，再次剖宫产发生盆腹腔粘连率高达 46%~65%。由此，膀胱、肠管、

输尿管等脏器损伤的发生率亦会升高。剖宫产术中缝合脏层及壁腹膜可减轻粘连的程度。

3.影响伤口愈合

由于子宫下段的瘢痕血运不良，愈合能力较差，在再次剖宫产时，易出现愈合不良、切口感染，甚至晚期产后出血，切除子宫。

（二）对胎儿、新生儿影响

由于前次剖宫产缝扎了子宫的部分血管，可能影响了再次妊娠子宫血管的形成及胎盘附着的中断等，导致胎死宫内、胎儿生长受限、早产有所增加。再次剖宫产术中的盆腹腔粘连可导致手术时间延长，紧密的粘连与新生儿脐动脉血气 pH57.1 和 5minApgar 评分减低有关。

三、再次剖宫产术适应证

1.存在瘢痕子宫 VBAC 的禁忌证时，建议行再次剖宫产。不赞成因产妇有绝育的要求而选择再次剖宫产。

2.前次剖宫产为古典式剖宫产为子宫体部纵向切口或者是“T”形切口。

3.有子宫破裂病史。

4.有不能经阴道分娩的内科或产科并发症。

5.有阴道分娩的产科禁忌证如前置胎盘或先露异常。

6.不具备急诊剖宫产及抢救的能力。

7.两次子宫瘢痕而没有阴道分娩史。

8.前次于妊娠中期行剖宫取胎术，因孕中期子宫下段形成不佳，子宫切口一般偏高，分娩方式多倾向于再次剖宫产术。

9.VBAC 失败者。

10.与产妇及家属商讨，拒绝行阴道试产者。

四、再次剖宫产手术相关问题

（一）再次妊娠及手术时机

妊娠间隔时间与再次妊娠子宫破裂相关。研究表明，瘢痕在术后 2~3 年肌肉化达到最佳状态。但随着时间延长。肌肉逐渐退化失去弹性。妊娠间隔少于 18 个月者与子宫破裂风险显著增高有关，故一般认为剖宫产术后的妇女应严格避孕 2 年，以降低再次妊娠子宫破裂的风险。Wiliams 产科学认为选择性再次剖宫产应在孕 39 周后实施，同初次剖宫产术，以降低新生儿病率。除非有证据证实胎肺已成熟，如羊水穿刺术行泡沫实验。

（二）手术技巧

1.首次剖宫产时多选择子宫下段横切口，要减少腹腔内不必要的干预和操作，保证组织血液供应，减少组织损伤，将手术创伤减少到最低。应用广谱抗生素，减轻炎症反应。术后尽早翻身，及早下床活动。以尽可能减少腹腔粘连的发生。

2.子宫切口选择

再次剖宫产时，于腹壁原切口处楔形切除腹壁瘢痕组织。由于网膜或肠管可能粘连在腹膜的下表面，进入腹腔应注意避免损伤膀胱、肠管等。选择子宫下段横切口时，位置要恰当。

若切口位置过低，此处为宫颈组织，平滑肌组织少，结缔组织多，愈合能力差；且切口过低靠近阴道，容易导致感染；下段狭窄，容易撕裂，不利于愈合。若位置过高，位于子宫体及下段交界处，切口上下缘肌层厚薄严重不对称，缝合时对合不良，愈合不佳。若选择原子宫瘢痕切口，则因为原切口主要为纤维组织，薄质脆硬，易向两侧撕裂，血运差，不易愈合。故认为子宫切口宜选择高于原切口瘢痕上方 1cm 处的横切口。

再次剖宫产子宫切口选择亦强调个体化，要根据子宫下段厚薄、长短、胎头位置等，选择在原切口瘢痕处之上或选择在旧瘢痕处，以减少损伤、恢复解剖关系为原则。

五、处理原则

1.瘢痕子宫扩大子宫切口常在子宫下段上切开 2cm 的切口，不完全切透子宫肌层，用止血钳小心地钝性分离肌层。选用剪刀向两侧缘稍向上剪开子宫下段至足够大，娩胎头宜轻柔，避免撕裂切口而损伤子宫动静脉。

2.缝合切口时，针距以 1.0~1.5cm 为宜。过疏，不利于止血；过紧过密，影响血液循环，都会影响伤口愈合。对于瘢痕子宫，缝合时更要掌握拉线的力度，以免用力过大，造成切口瘢痕处撕裂。缝合后仔细检查切口、针眼有无出血，必要时加针缝合。

3.对粘连较重、腹腔严重充血或羊水污染严重者，术中可用甲硝唑冲洗腹盆腔。术后尽早翻身，及早下床活动。

4.多次剖宫产，根据 Silverandassociates 等报道，随着再次剖宫产次数的增加，子宫感染、前置胎盘、胎盘粘连、肠管、膀胱损伤、输血、呼吸机治疗、手术时间、住院时间、ICU 监护、子宫切除、产妇死亡率等明显上升。

（赵卫华）

第三节　胎盘植入

一、概述

（一）定义

第 24 版威廉姆斯产科学的描述是：胎盘植入包括任何程度的紧密黏附于肌层的异常胎盘种植。由于底蜕膜全部或部分缺失、侵蚀性滋养层和基蜕膜之间的纤维蛋白样蜕变区发育不良所致，因而缺乏生理性剥脱界线。部分或全部胎盘小叶被紧密锚定于子宫肌纤维，而不是蜕膜细胞。

Chattopadhyay 于 1993 年首先提出：既往有剖宫产史，此次妊娠为前置胎盘，且胎盘附着于原子宫瘢痕部位者，伴有或不伴有胎盘植入称凶险性前置胎盘。此类病例产后出血多，手术操作困难，需多学科协作处理。

（二）病因

子宫内膜损伤，底蜕膜发育不良；有剖宫产史者发生胎盘植入的风险是无剖宫产史者的 35 倍；如胎盘附着于子宫下段、子宫峡部及子宫角部、黏膜下子宫肌瘤局部黏膜萎缩，因此处内膜菲薄，有利于绒毛侵入宫壁肌层；生育过多的经产妇子宫内膜损伤及发生炎症的机会较多，进而易引起蜕膜发育不良而发生胎盘植入，胎盘植入在初产妇中的发生率非常低，而随着生育次数的增加，发生率逐渐提高。另外，滋养细胞的侵袭力强也是原因之一。

（三）分类

按照胎盘附着部位不同，胎盘植入可以分为胎盘附着部位正常的胎盘植入和前置胎盘并胎盘植入。两种情况的临床处理大不相同。

二、诊断

（一）临床表现

正常位置的胎盘植入在妊娠期可无任何临床表现，少数至中晚期妊娠发生自发性子宫穿孔或破裂，出现急腹症症状；胎儿娩出后 30min 胎盘仍不剥离且无出血或虽然胎儿娩出不久伴有大量出血，用手探查宫内发现宫壁与胎盘之间没有分离（完全植入）或胎盘与宫壁之间牢固粘连而部分胎盘已剥离（部分植入），试图剥离胎盘失败。有子宫内膜致病因素史者，也应高度怀疑本病。

对于前置胎盘并植入的孕妇，可表现为前置胎盘导致的产前出血、胎头浮动、胎位异常、胎儿生长受限等。孕期无出血者完全性胎盘植入可能性更大，胎盘植入穿入膀胱者，可能表现有血尿。

（二）辅助检查

1.超声检查

妊娠期超声检查可明确胎盘位置，灰阶超声可见胎盘后低回声区消失或者不规则，胎盘和子宫肌层界限不清，附着处肌层菲薄甚至消失；植入部位子宫肌层界面缺失和连续性中断，局部团块突向膀胱；胎盘中出现瑞士干酪样低回声区（血窦和血管湖）。膀胱子宫浆膜交界面出现过多血管；胎盘周围血管明显扩张；由于植入胎盘的血管位于胎盘下方，使胎盘悬浮于扩张的血管和血窦之上，而胎盘下方有明显的静脉丛或血流信号区域。阴道超声检查优于腹部超声，两者诊断植入胎盘的敏感性、特异性分别为 77%和 96%，阳性和阴性预测值分别为 65%和 98%。

三维超声可以更形象地观测植入胎盘整体以及与周围组织器官的关系，正在尝试临床应用。

当有剖宫产史的妇女妊娠后，早期评估妊娠囊的位置十分重要，以期早期发现凶险性前置胎盘。早孕期超声表现为：宫腔和颈管空虚，孕囊位于子宫前壁剖宫产瘢痕处；膀胱与孕囊之间的肌壁变薄，孕囊周围的肌壁中断；孕囊周围有高速低阻血流。

2.磁共振检查

子宫下段膨大，胎盘不均匀增厚，形态不规则，胎盘内信号强度不均质，多呈 T_1 加权成像低信号、T_2 加权成像胎盘内黑色条带；局部胎盘与子宫壁分界不清，子宫壁局部变薄；胎盘与子宫周围器官（膀胱、直肠、宫颈、输尿管等）组织界限不清。以上影像诊断植入胎盘的敏感性和特异性分别为 88%和 100%，阳性和阴性预测值分别为 100%和 82%。妊娠期 MR 检查是安全的，但应尽量避免于早期妊娠进行磁共振检查胎头。

3.膀胱镜

膀胱镜观测胎盘侵蚀膀胱的部位、范围和程度，为手术治疗提供依据，同时放置输尿管支架，防治术中输尿管损伤。

三、处理

胎盘植入若处理不当，可发生棘手的产后大出血，危及产妇生命。子宫切除治疗胎盘植入，可以有效降低产后出血的风险，但对处于生育期的患者会造成生理和心理上的损伤，为保留生育功能，改善患者的生存质量，对于多数正常位置的胎盘植入和部分前置胎盘并植入可采取保守治疗并能获得成功。

（一）正常附着部位胎盘植入的保守治疗

附着部位正常的胎盘植入，多为胎儿娩出后胎盘不能自行剥离，手取胎盘时发现胎盘部分或全部与子宫壁相连才得以诊断。胎盘部分植入且侵入肌层不深者，强行剥离后部分胎盘组织仍在子宫肌层内，创面的有效止血是处理的重点。对于胎盘全部未剥离或部分剥离后无活动性出血的胎盘植入病例，生命体征稳定者可将胎盘留于原位，继以药物治疗有很高的保守治疗成功率。

1.去除植入胎盘的保守治疗方法

对于植入范围<8cm，植入深度不超过子宫肌层的2/3，植入部位未在宫底者，可采取植入灶局部切除缝合术。沿植入灶楔形切除胎盘组织，修剪胎盘组织至子宫壁肌层。用可吸收线行局部“8”字或间断环状缝合出血面。植入灶去除后的创面止血较困难，在应用药物加强宫缩的同时，可以试行以下方法保守治疗：

子宫动脉上行支结扎简单易行，应作为首选的保守性手术方法。以1-0可吸收线于剖宫产子宫切口稍下方将针从前向后距子宫侧缘2~3cm处穿过子宫肌层，再由后向前穿过阔韧带无血管区出针打结，缝合时尽量多缝些子宫肌层，以利止血，且不易损伤宫旁的血管而导致血肿的发生。从前向后进针时，助手协助将肠管向上推，防止刺到肠管在第一针控制出血不佳或持续子宫下段出血的病例，可行第二针缝合。充分下推膀胱后，第二针结扎在第一针下方3~5cm处，可缝扎大部分供应子宫下段的血管及一支供应宫颈的分支。

子宫压迫缝合术包括很多方法：B-lynch缝合法、Cho四边形缝合法等。B-Lynch术式无法完全解决胎盘剥离面局部出血活跃的问题。而Cho四边形缝合法采用了子宫前后壁对缝的方式，在出血较活跃的局部将前后壁相互压迫在一起以止血。但是这可能会干预子宫复旧的生理过程及导致宫腔引流不畅，增加了宫腔粘连和感染的潜在威胁。在临床实践中，将两种术式结合使用，治疗植入胎盘去除后的创面出血效果更好。

对于胎盘植入表浅，胎盘剥离后附着面渗血者，可以选择纱布条或宫腔水囊压迫止血，但纱布条吸血，当我们意识到继续出血时为时已晚，不易立即判断治疗是否有效，其临床应用尚有争议。双侧髂内动脉结扎术以及腹主动脉阻断术可以控制盆腔出血，但是手术难度对于产科医师较大，不宜轻易采用。

2.胎盘留于原位的保守治疗

（1）全身用药：常用的药物有氨甲蝶呤、米非司酮、氟尿嘧啶、天花粉及中药等。氨甲蝶呤是一种叶酸拮抗剂，对滋养细胞高度敏感。传统的MTX应用一般为全身性应用。用药方案：1mg/kg单次给药；20mg/d连续5~7d或序贯疗法（第1、3、5、7d给氨甲蝶呤1mg/kg肌内注射，第2、4、6、8d各给予四氢叶酸0.1mg/kg）。

米非司酮为孕激素拮抗剂，能阻断黄体酮的生理活性，使底蜕膜变性坏死；抑制绒毛增殖，诱发和促进其凋亡发生，抑制绒毛增长，增加绒毛和蜕膜的纤溶活性，促进细胞外基质的水解，有利于剥脱。米非司酮50mg，每12h1次。根据随访情况决定用药的时间。联合使用米非司酮及氨甲蝶呤，有疗效相加的作用，两药合用是治疗胎盘植入较安全有效的方法。

（2）动脉化疗栓塞术：随着介入治疗的广泛应用，超选择性子宫动脉灌注氨甲蝶呤及子宫动脉栓塞术成为治疗胎盘植入的重要方法。UAE 术前经子宫动脉局部注入氨甲蝶呤，可使药物直接进入靶血管，输入到植入的胎盘组织内，避免首过效应，提高局部血液中的药物浓度，提高疗效。栓塞子宫动脉，阻断了胎盘的血供来源，使胎盘组织局部在较长时间内保持药物高浓度，使绒毛组织在短时间内变性、坏死，停止浸润性生长，显著提高氨甲蝶呤的化疗疗效。

动脉栓塞术治疗可能在栓塞术后 2~3d 因子宫局部或者周围组织缺血、坏死而引起非炎症反应，表现为局部疼痛、发热、恶心呕吐等。由于栓塞范围较为广泛，致使该区域神经的营养供血发生障碍，可引起下肢麻木、乏力及感觉异常，甚至广泛性麻痹或下肢瘫痪的合并症。远期并发症有月经减少、闭经或卵巢功能减退。

（3）超声引导下 MTX 局部注射：2002 年开始我们尝试在超声引导下向植入的胎盘组织内注射氨甲蝶呤，并配以中药等治疗，监测 hCG 下降情况、残留胎盘血流和胎盘附着部位子宫肌层厚度，现已治疗 100 多例，子宫切除率<3%。

适应证为：产后胎盘全部或部分不能娩出，超声检查胎盘附着处肌层变薄，血流丰富，超声诊断为胎盘植入；产后阴道流血少于月经量，生命体征平稳；体温正常，恶露无异味，子宫无明显压痛，或曾有宫腔内感染，但经抗生素治疗已控制；血象及肝肾功能正常，无化疗药物的使用禁忌证；产妇及家属知情同意，有保留子宫的强烈愿望。

操作步骤：患者排空膀胱后平卧于手术台上。B 超仔细检查宫内情况，对胎盘植入的位置、植入深度和残留胎盘大小进行判断。下腹部常规消毒铺巾后，在超声引导下，于耻骨联合上以 23GPTC 针经腹壁刺入子宫内胎盘组织中，分 3-4 点均匀注入氨甲蝶呤溶液 10~15mL（50~75mg），注入时注意回抽观察有无回血。术后观察患者情况，尤其是体温、腹痛、阴道流血以及有无胎盘组织物的排出。监测 hCG 下降情况、残留胎盘血流和胎盘附着部位子宫肌层厚度。一周后复查血 hCG，下降缓慢时（<50%），复查血象及肝肾功能正常者，可多次间隔一周注射 MTX。同时用中药生化汤加味，生化汤可以活血化瘀、补血养血，促进残留部分胎盘组织排出。

当血 hCG 降至正常，残留胎盘及附着处无明显血流，附着部位肌层变厚，可口服米索 60μg，观察是否有胎盘组织排出。残留胎盘组织完全自然排出，阴道流血不多，超声检查宫内无残留，无须处理。残留胎盘组织大部分自然排出，超声检查宫内仍有少量残留者，行清宫术。胎盘组织未排出或大部分未排出，但出现大量流血或感染者，做好开腹准备，在超声引导下行清宫术。hCG 降至正常后继续中药治疗，多数可自然排除，1~3 个月仍不能自然排出者，在超声引导下行钳刮术或宫腔镜电切。治疗过程中，出现大量阴道流血，或有明显感染，保守治疗无效，需行子宫切除术。

超声引导下局部治疗 MTX 治疗胎盘植入，操作简单、安全、并发症少，是治疗胎盘植入的一种有效方法。具有 hCG 下降快、胎盘组织排出快、全身副作用小、子宫保留率高、产后出血少的特点。在治疗成功率和不良反应方面都优于全身应用 MTX 和动脉化疗栓塞术。

（二）前置胎盘伴胎盘植入处理

前置胎盘并胎盘植入，尤其是植入到剖宫产瘢痕位置者，是产科医师的梦魇，术中处理十分棘手，更应重视的是术前的充分评估和准备。

随着产前保健对高风险孕妇的重视及辅助检查水平的提高，大多数前置胎盘并植入患者能在产前发现，但胎盘植入程度的评估和术中处理仍较困难。

1.产前管理

妊娠35周之前，如无阴道流血和腹痛，可在家休养，确保全天有一成人陪同，具备出血、腹痛或宫缩时能够立即住院的条件入院后给予糖皮质激素促进胎肺成熟，流血时间长者酌情使用抗生素预防感染，子宫敏感者使用宫缩抑制剂，改善患者营养状况、尽力纠正贫血，关注胎儿生长发育状况，告知孕妇长期卧床导致血栓的风险明显宫缩或流血多于月经量且不止者，尽快行剖宫产手术。

2.分娩时机

终止妊娠时机应考虑孕妇及胎儿两方面利益。由于前置胎盘并植入的紧急剖宫产母亲严重不良后果的发生率高，因此在胎儿成熟后早产分娩是合理的。推荐个体化处理。如无紧急剖宫产指征，推荐在35~37周择期手术，之所以如此宽泛的分娩时机，主要是选择医院人力物力最佳的时间当然，对于这样的患者，应有急诊手术的处理预案

3.术前评估和准备

术前详细的超声、磁共振和膀胱镜检查，对于评估胎盘的宫内位置和形态、植入的范围和程度以及周围脏器的受累情况非常重要，以做好手术方案、人员、设备和血液制品的准备，估计患者的预后。

患者应在有良好医疗救护设备的三级医疗中心救治，术前进行产科、介入、妇瘤科、泌尿科、麻醉、手术室、血库、新生儿科的多学科会诊，加强多学科团队协作，术中加强生命体征检测，建立畅通的静脉通道，制订大量输血方案，准备足够的血源，向孕妇及家属交代手术风险，可能子宫切除，术后进重症监护室。

4.胎儿娩出前处理

（1）腹部切口选择：无论前次手术是何切口，对于前置胎盘并植入的剖宫产手术均应选择腹部纵切口，以利于下一步手术操作的进行。遇到子宫下段与腹壁粘连严重，子宫下段不能暴露，不要盲目分离，以免损伤胎盘附着部位的粗大血管而导致严重出血应向上寻找游离的腹膜，切开后进入腹腔。

（2）膀胱处理：膀胱是前置胎盘并植入最常侵犯的器官，膀胱受累显著增加了术中出血和并发症的发病率。即使没有侵犯膀胱，由于子宫下段前壁多有增生迂曲血管的粗大血管，且膀胱与子宫下段常紧密粘连、界限不清，下推膀胱时极易损伤而大量出血，而胎儿未娩出时根本无法采取有效的止血措施。因此，在胎儿娩出前切勿处理膀胱。待胎儿娩出后再行处理。

（3）子宫切口选择：术前手术者应亲自参与超声检查、认真阅读磁共振图像，以了解胎盘的具体位置，确保术中子宫切口避开胎盘附着位置，特别是胎盘植入部位。当胎盘附着于整个子宫前壁时，可以将腹壁切口延长至脐上，把子宫移出腹腔外，由子宫底垂直切开至子宫后部，以避免切到胎盘，减少出血。如果术前考虑胎盘植入，切忌触动胎盘。对于那些术前没有诊断前置胎盘并植入的病例，若开腹后发现子宫下段血管迂曲怒张、子宫下段膨隆明显增宽时，应引起高度警惕，考虑胎盘植入可能，子宫切口应避开血管迂曲怒张区域，避免切到胎盘，在怒张血管的上方切开子宫。胎儿娩出后轻拉脐

带，胎盘不能剥离，即可诊断胎盘植入。在不具备处理凶险性前置胎盘的医疗机构，如果术前没能诊断，而既往有剖宫产史，开腹后发现下段怒张血管时，高度怀疑胎盘植入且大量出血可能性极大时，若无母儿紧急情况，宜暂停手术操作，立即请求会诊支援或转诊。

5.胎儿娩出后的处理

胎儿娩出后，立即宫体注射缩宫素和卡前列氨丁三醇注射液，轻拉脐带，如胎盘不能娩出，按胎盘植入处理。

（1）胎盘留在原位：胎儿娩出后不触动胎盘，在无明显出血的情况下，可将胎盘留置于原位，随后进行保守治疗。如此能避免大量出血并保留患者的生育功能，但术后的感染和再出血风险使得对于采用此方法有一定的顾虑。2002 年，Butt 首先报告了留置胎盘治疗凶险性前置胎盘的个案，但因子宫破裂失败。2008 年香港 Chan 等报道了 3 例，均成功保留患者子宫，没有发生严重并发症。尽管国内也有医院进行了尝试，但感染和出血常使保守治疗失败。选择适合于保守性手术治疗的胎盘植入病例，目前尚无明确标准，但最基本的是生命体征稳定，无继续出血及感染征象。应当遵循个体化的原则，结合患者一般情况、胎盘植入的类型及部位、手术医师的技巧、医疗机构的抢救能力、患者的生育要求等，综合分析，及时做出正确判断。

（2）尝试剥离胎盘：术前超声磁共振评估很重要，若胎盘没有侵犯周围脏器，胎盘植入范围较小下段肌层尚有一定厚度，可谨慎地下推膀胱，结扎子宫动脉上行支，然后在子宫下段尽可能低的位置放置橡胶带进一步压迫子宫血管，尝试手法剥离胎盘，若植入较少胎盘容易剥离，可以考虑保留子宫，常因子宫下段薄弱，松开止血带后出血明显，此时可行子宫下段肌层的 8 字缝合肌层缺如者行修补后再缝合。

关于使用止血带：操作简单，止血迅速可靠，安全易行。在出血汹涌时，止血带的使用可使术者有时间考虑下一步处理或等待会诊医师。但胎盘植入到膀胱、子宫下段周围广泛粘连、子宫下段明显膨大增粗不适合使用止血带。

（3）子宫下段压迫缝合：胎盘剥离后，此时肌层很薄甚至只存有浆膜层，“8”字缝合效果欠佳，此时可行 Cho 四边形前后壁压迫缝合。此种情况下，往往子宫下段后壁较少受累，肌层较厚，前后壁压迫时可以利用较厚的后壁作为缝合的支撑以压迫前壁止血，一般缝两个四边形即可，两个四边形相距 1cm 的间距，以保证宫腔积血排出。低位的 B-Lynch 缝合也有一定的效果，尤其是宫体收缩欠佳者。也有的医师采用宫腔填塞纱布或球囊的方法止血，但应警惕纱布吸血造成的血止假象。处理无效或胎盘大面积植入者果断行子宫切除术。

（4）子宫切除术：目前仍然是治疗包括胎盘植入在内的难治性产后出血的有效方法。对于胎盘植入面积大、子宫壁薄、子宫收缩差、短时间内出血量多的病例，保守治疗无效时，应果断地行子宫切除术。凶险性前置胎盘的子宫切除是困难的。

6.侵犯膀胱时的处理术前评估

有膀胱侵犯时，应直接考虑行子宫切除，因为此种情况下多是胎盘植入面积大，植入得也更深。决定子宫切除后不要触动胎盘，缝合子宫切口后开始子宫切除。先将子宫卵巢血管、圆韧带和宫旁切断后再处理膀胱。当胎盘侵入膀胱时，子宫与膀胱粘连严重，之间常有粗大的血管，也就是超声多普勒显示的下段和膀胱间的丰富血流，此时强行分离膀胱将导致难以控制的大量出血。此时可由泌尿外科医师协助切开膀胱，切除与子宫下段的粘连部分后再修补膀胱。必要时尚可利用膀胱切口，放入输尿管支架，预防子宫切除时输尿管受伤。有的医师遇到此种情况时先由子宫后方入手，即先切断骶韧带进入阴道后，再沿阴道周围向前分离膀胱，出血会较少，亦可分清子宫颈、阴道及膀胱的界线。

7.血管阻断

（1）髂内动脉栓塞：对于胎儿不能存活者可以考虑剖宫产子宫全切除手术前，先将髂内动脉或子宫动脉栓塞，可以减少子宫切除时的失血。

（2）预防性髂内动脉球囊栓塞：剖宫产手术前将血管栓塞球囊置入髂内动脉，暂不充盈。娩出胎儿，暂不剥离胎盘，先将球囊膨胀以阻断髂内动脉，此可减少动脉压力85%，此时再行全子宫切除，可减少手术时出血。双侧髂内动脉球囊阻断或双侧子宫动脉球囊阻断虽可以减少术中出血量，但部分子宫存在异位供血，如卵巢动脉和（或）髂外动脉参与供血，单纯阻断双侧子宫动脉或双侧髂内动脉的止血效果理论上较阻断腹主动脉差。阻断双侧子宫动脉或双侧髂内动脉需要超选择插管，耗时长，所受射线暴露剂量增加，胎儿虽经保护，仍将遭受辐射影响。

（3）术中髂内动脉结扎：髂内动脉结扎的作用有争议，有研究认为双侧髂内动脉结扎以后其侧支循环立即开放，且随时间推移侧支循环开放数目逐渐增多，超过50%的失败率。

（4）术中低位腹主动脉阻断技术：止血效果显著。此方法适用于出血迅速且大量的病例。有经验的手术者，可以使用血管压迫装置进行压迫止血效果好。但当出血汹涌不能采用此装置时，可以采用指压法压迫阻断腹主动脉下段，暂时控制出血，迅速行子宫切除或部分膀胱切除修补术，去除出血灶，也有一定的效果。

（5）腹主动脉球囊阻断：山东省立医院开展凶险性前置胎盘的目前处理是，术前两小时行介入放置腹主动脉球囊，胎儿娩出后充盈球囊阻断腹主动脉，然后剥离胎盘，胎盘剥离后根据子宫下段肌壁情况决定手术方式。每次阻断时间不超过20~40min。放空球囊10min后可以再次充盈阻断。应用宫缩剂、子宫动脉上行支结扎、“8”字缝合、Cho四边形缝合、B-Lynch缝合，保留子宫。即使不能行子宫切除，此时胎盘剥离后下段变小，且血流阻断，手术容易，出血较少。放置球囊可能的并发症有肾动脉阻断及急性肾衰竭、血压不稳定、动脉血栓形成和血管损伤。

四、处理技巧

1.细致的术前评估超声多普勒、MR、膀胱镜、放置输尿管导管。

2.35至37周计划分娩。

3.充分的术前准备，多学科会诊。

4.腹壁纵切口进入腹腔，采用不同的子宫切口，尽量避开胎盘娩出胎儿。

5.术中根据胎盘植入情况，个体化处理。

（1）牵拉胎盘不能娩出时，子宫切除，可减少术中出血，此法子宫切除率高。

（2）放置止血带。

（3）腹主动脉阻断下手术：于术前两个小时介入放置腹主动脉球囊，胎儿娩出后充盈球囊阻断主动脉，然后剥离胎盘。剥离胎盘后根据子宫下段肌壁情况决定手术方式，应用宫缩剂、血管结扎和压迫缝合保留子宫。保守失败行子宫切除，此时胎盘剥离后下段变小，且血流阻断，手术容易，出血较少。

（4）侵犯膀胱时直接膀胱部分切除。

（赵卫华）

第七章　产后出血相关手术

第一节　徒手剥离胎盘术

一、概述

徒手剥离胎盘术，又名人工剥离胎盘术，是米用手法剥离并取出滞留子宫腔内胎盘组织的手术。如何正确、及时地施行徒手剥离胎盘术是预防和减少产后出血的重要环节。

二、术前评估及术前准备

绝大多数产妇的第三产程在3~5分钟内结束，如半小时胎盘尚未娩出称胎盘滞留。研究发现第三产程时间对产后失血量有显著影响：当第三产程>10分钟失血量增加，>20分钟增加更加显著。有学者建议10分钟为处理线，20分钟为病理线；但也有学者主张不出血可等待60分钟。综合国内外文献，徒手剥离胎盘术的适应证为：①胎儿娩出后，胎盘部分剥离引起子宫出血（>100mL），经按摩子宫及应用宫缩剂等处理，胎盘仍不能完全剥离排出者；②阴道分娩胎儿娩出后10~30分钟、剖宫产胎儿娩出后5~10分钟，胎盘仍未剥离排出者。

术前准备包括：①建立静脉通道；②合血备用；③给予缩宫素加强宫缩。

三、手术步骤

因剖宫产术中为直视操作较容易，故只叙述经阴道操作的步骤：

1.产妇取膀胱截石位，排空膀胱。重新消毒外阴并重新铺巾，术者更换手术衣及手套。

2.术者右手涂抹碘伏，五指并拢成圆锥状，将脐带轻握其中，沿脐带伸入宫腔；左手放在腹壁上，依骨盆轴方向向下推压子宫体。

3.伸入宫腔的右手沿脐带摸到胎盘边缘，如胎盘为已剥离但被宫颈嵌顿者，可将胎盘握住，顺一个方向，旋转取出。若胎盘尚未剥离，术者四指并拢，手背紧贴宫壁，掌面朝向胎盘的母面，以手指尖和手掌的尺侧缘慢慢将胎盘自宫壁分离；固定子宫体的左手与宫腔操作的右手要注意配合动作。如胎盘附着于子宫前壁，手掌朝向胎盘面操作困难时，亦可手掌朝向子宫前壁贴宫壁剥离胎盘（图7-1-1）。

松弛状态时，用力向阴道方向按压子宫底部或用力牵拉脐带；操作时手法要正确轻柔，勿强行撕拉，以免子宫内翻。

4.待整个胎盘剥离后，将胎盘握在手掌中取出。

5.立即检查胎盘胎膜是否完整，如有残留，再伸手进入宫腔寻找并剥离残留部分并取出。

6.残留的小块胎盘组织如用手指难以剥离时，可用卵圆钳或大刮匙轻轻进行钳除或刮除。

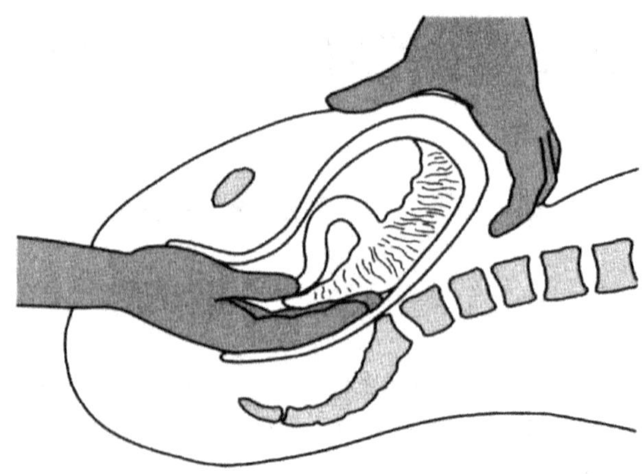

图 7-1-1　手掌朝向子宫前壁贴宫壁剥离胎盘

7.术毕继续给予缩宫素加强宫缩，必要时给予前列腺素制剂如欣母沛，同时给予抗生素预防感染。

四、并发症防治

（一）出血

注意产妇一般情况，建立静脉通道，术前应备血。如因失血多致一般情况差，应在抗休克的同时尽快取出胎盘；但也应注意手术指征，胎儿娩出后不出血者，应耐心等待胎盘自然剥离，切忌在胎儿刚娩出而子宫尚未收缩处于松弛状态时进行操作，以免造成人为的大出血。操作中应待整个胎盘剥离后，将胎盘握在手掌中取出，切忌抓住部分胎盘牵扯，人为造成胎盘破碎，出血多。植入性胎盘，切勿强行剥离，以免造成不可控制的大出血。

（二）子宫穿孔

在操作时应给予缩宫素让子宫收缩，手法要正确轻柔，勿强行撕拉，勿用手指抓挖子宫壁。尤其是当胎盘位于子宫角部时，该部肌层较菲薄，胎盘与宫壁界限常不清，操作时应特别小心，以免用力不当穿破宫壁。子宫下段也是一薄弱部位，当子宫下段及宫颈内口已收缩时，动作粗暴易造成子宫下段及宫颈上段不全破裂，此时最好在麻醉下施行手术。

（三）子宫内翻

要注意手术的适应证，切忌在胎儿刚娩出子宫尚未收缩处于松感染机会；术毕给予抗生素预防感染。

五、手术相关问题的研究与探讨

1.剥离时发现胎盘与子宫壁之间界限不清，找不到疏松的剥离面不能分离者，应疑为植入性胎盘，切不可用力强行剥离。遇此情况时可在 B 超引导下操作，如 B 超监测发现胎盘与宫壁间无间隙，牵拉胎盘宫壁随之运动，应高度怀疑胎盘植入，如不出血考虑保守性药物治疗如氨甲蝶呤和（或）米非司酮，出血多者考虑急诊介入治疗，必要时行子宫切除术。对部分植入性胎盘，可将已剥离的部分胎盘取出，植入部分胎盘暂行保守治疗。经药物或介入等治疗后，留在宫壁上的残留胎盘组织可因血运不良而自行脱落，或因组织自溶自愈，也可在保守治疗后择日行钳夹术。

2.手术应该给予镇痛或麻醉以减轻患者的痛苦。可给予呢替啶 50mg 静脉滴注、哌替啶 50mg 及异丙嗪 25mg 肌内注射镇痛镇静；当子宫颈内口过紧或关闭时，可静脉给予硝酸甘油松弛宫颈；必要时可用乙醚吸入麻醉。但情况异常紧急时可以不考虑麻醉。

（王骧）

第二节　清宫术

一、概述

清宫术是产科常用手术操作，用于清除宫内残留妊娠组织，适用于不全流产、人工流产所致吸宫不全、中期妊娠引产后或阴道分娩后患者，常为人工剥离胎盘的后续手段，运用得当可有效减少清宫术是产科常用手术操作，用于清除宫内因宫腔残留所致的并发症及产后出血的发生。

二、术前评估及准备

清宫术前应充分评估适应证并做好相应准备。

（一）适应证

1.不全流产。

2.吸宫不全。

3.中孕引产或者阴道分娩胎盘娩出后仍有部分妊娠组织残留。

4.产后出血及晚期产后出血考虑宫内妊娠组织残留。

（二）术前准备

1.术前应该建立有效静脉通道，必要时合血备用。

2.监测患者生命体征，必要时行心电监护。

3.准备宫缩药物如缩宫素、卡前列素氨丁三醇、米索前列醇等。

4.清宫术应由经验丰富的医生施行，并且台下应有助手协助操作。手术医生及助手应掌握人工流产综合征及产后出血抢救流程。

5.有条件者应该在超声监测下完成操作。

三、手术步骤

（一）体位

取膀胱截石位。

（二）消毒

常规消毒外阴、阴道并铺巾。

（三）麻醉

清宫术通常不需麻醉，如果患者不配合可选择宫颈浸润麻醉或者吸入麻醉。

（四）探测宫腔

用宫颈钳固定宫颈上唇，沿子宫体方向将探针送至子宫底部，了解子宫大小及子宫位置。如为产后即刻清宫也可不用探针探测宫腔深度。

（五）清宫

选择合适的有齿卵圆钳探入宫腔，深度不应超过探针所探查的宫腔深度，然后轻柔钳夹出妊娠组织，切勿动作粗暴，以防子宫穿孔。

（六）吸宫

如自觉已将绝大部分妊娠组织钳夹出来，可行负压吸引。在无负压下，将吸引器送入宫腔。然后维持负压，进行刮吸，整个过程动作要轻柔。吸宫时如遇组织堵塞吸头，应将组织挟取后再继续吸宫。吸宫时应特别注意两侧宫角及宫底部，如感觉仍有组织，可用刮匙搔刮一遍。如感觉到子宫壁已变粗糙，表明妊娠组织已清出，可结束手术。

（七）监测

手术过程应注意监测患者生命体征、注意询问患者有无特殊不适，注意子宫收缩及阴道流血情况，清宫时可静脉滴注缩宫素10~20U，必要时给予宫颈注射缩宫素10U，尽量准确估计阴道失血量。

四、并发症防治

（一）出血

中期妊娠引产或者产后子宫大而软，甚至器械无法探及宫底，清宫过程中已合并子宫收缩乏力，常导致产后出血，因此在手术过程中应该关注子宫收缩情况，准确估计阴道流血量，及时按摩子宫，并使用宫缩剂。发生产后出血时应按照产后出血抢救流程进行抢救。

（二）子宫损伤

发生子宫损伤与手术者经验不足、暴力操作、未明确子宫大小及子宫体与宫颈关系、产后子宫大而软、瘢痕子宫、胎盘粘连或者植入等因素有一定关系。

为避免子宫损伤应强调由经验丰富的医生施行；并有助手在台下协助按摩子宫并确定宫底位置；推荐超声监测下完成手术操作；如果清宫时感觉妊娠组织与宫壁致密粘连，不应暴力牵拉，如出血不多可待产后3~7天加强宫缩后再行处理。

如子宫损伤为探针穿孔又无明显症状者，可加强宫缩、预防感染，待子宫穿孔自愈后再施行手术。如为卵圆钳或吸管穿孔，应严密观察、加强宫缩、预防感染，必要时剖腹探查或者腹腔镜检查。

（三）人工流产综合征

人工流产综合征与手术时疼痛或者局部刺激使患者在术中及术毕出现心动过缓、心律不齐、恶心、呕吐、胸闷、头昏、面色苍白、大汗等症状，严重者出现血压下降、晕厥、抽搐等迷走神经兴奋症状。常与患者情绪、身体状况及手术操作有关。术前重视精神安慰，手术动作轻柔，避免反复吸刮，可降低其发生率。发现症状后应立即停止手术、给予吸氧，多可自行恢复，严重时给予阿托0.5~1.0mg肌内注射或者静脉滴注。

（四）感染

注意无菌操作技术，对于有感染危险因素如胎膜早破超过12小时、人工剥离胎盘等可预防性使用抗生素。

（五）远期并发症

有宫颈粘连、宫腔粘连、慢性盆腔炎、月经失调、继发性不孕等，应该注意无菌技术、避免过度吸刮，预防性使用抗生素。

五、手术相关问题的研究与探讨

清宫手术虽然不是妇产科复杂的手术，但是操作不当可导致严重后果，引发医疗纠纷，应该注意以下几点：

1.手术前做好医患沟通，交代相关风险，并签署手术同意书。

2.手术者应为经验丰富的医生。应有助手在台下协助。手术者及助手均应熟悉清宫术的相应突发事件的诊治。

3.手术过程中应该注意器械送入宫腔的方向，并注意宫体与宫颈可能存在一定角度，切勿动作粗暴，以防子宫穿孔，如有条件可在超声监测下完成手术。

4.应收集清出的组织并称重，估计是否已完全清除宫内残留组织。必要时送病理检查。

5.如清宫时感觉妊娠组织与宫壁致密粘连，应该警惕胎盘植入可能，不应盲目暴力牵拉，可严密观察子宫收缩及阴道流血情况，如果出血不多，可暂行观察。

6.如果患者发生产后出血或者晚期产后出血，建议行超声检查明确是否存在宫内妊娠组织残留以及残留组织大小，以便指导清宫操作。若产后出血导致患者出现休克征象应在抗休克、促宫缩的同时行清宫术。

7.妊娠引产后或者产后应仔细检查胎盘胎膜是否完整，如果胎盘欠完整建议及时清宫，如果仅有少许胎膜残留，患者出血不多，可加强宫缩，严密观察，待产后 7~10 天复查超声决定是否清宫。

8.于剖宫产后短期内超声提示“宫腔残留”应该谨慎对待，因剖宫产时为直视下娩出胎盘，发生胎盘胎膜残留概率较小，除非病情需要不要盲目清宫。

（王骧）

第三节　子宫按摩与压迫术

一、概述

按摩或压迫子宫是处理产后出血最简单而应急的方法，不需要任何器械，只需要产科医生的一双手。可分为经腹部按摩法（单手法）和经腹经阴道联合压迫法（双手法）两种方法。

二、术前评估及术前准备

（一）适应证

产后子宫收缩乏力或前置胎盘产后子宫下段不收缩致产后出血者。

（二）术前准备

1.建立静脉通道。

2.应用宫缩剂。

3.合血备用。

三、手术步骤

（一）经腹部按摩法

一手在耻骨联合上方上推子宫，另一手拇指在子宫底部前方，其余四指在子宫底部后方，均匀有力地按摩子宫底刺激宫缩，并压迫宫体迫使宫腔内积血排出。若是子宫下段收缩乏力出血，则用一手的拇指和四指放在子宫下段两侧，抓住子宫下段进行按摩。经腹部按摩法对腹壁肥胖的产妇效果较差。

（二）经腹经阴道联合压迫法

一手戴消毒手套并涂抹碘伏后，伸进阴道，先清理出阴道和子宫下段的积血和血凝块，然后向上挤压子宫，另一只手放在腹部宫底宫体部，与阴道内的手相对应压迫子宫，又可分为下述两种手法。

1.方法一

将一手伸入阴道内握紧子宫颈部，或置于后穹隆，另一手在腹壁将宫底向下推压，使宫颈和宫体重叠压紧。该法对子宫下段的压迫作用明显，更适用于前置胎盘所致的产后出血。

2.方法二

一手伸入阴道，做握拳状置于前穹隆顶住子宫前壁，另一手自腹壁推压宫体后壁并使宫底前屈，两手相对紧压宫体（图 7-3-1）。该法主要着力点在子宫体，更适用子宫缩乏力所致产后出血。

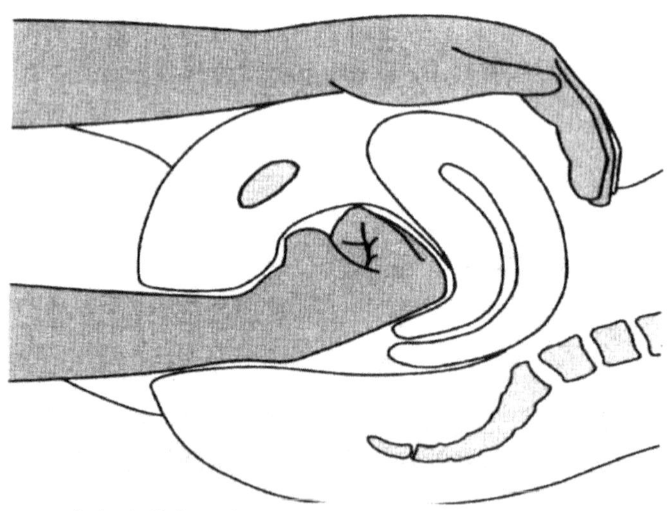

图 7-3-1　手自腹壁推压宫体后壁并使宫底前屈，两手相对紧压宫体

四、手术相关问题的研究与探讨

1.医生的责任心非常重要，按摩或压迫一定要有效，过轻的压力会导致宫腔积血掩盖病情。我们长期的临床经验表明一个人用力按压最多可坚持 5~10 分钟，因此需要多人轮换；经腹经阴道联合压迫法如果一人操作困难，可以两人配合，一人负责经阴道内

压迫，另一人负责经腹壁压迫。国外的最新研究也支持上述观点，认为一个人能够有效按压的时间上限是150秒，两人组合的有效按压上限是5分钟，并认为最好是组成一个抢救小组。

2.经腹部按摩法和经腹经阴道联合压迫法可以配合序贯应用，出血紧急汹涌时，应迅速实施经腹经阴道联合压迫法，不仅可以清理出阴道和子宫下段的积血，而且更有效，出血控制后改为经腹部按摩法。

3.按摩或压迫中要反复评价患者的情况，要定时测量阴道出血量。

4.按摩或压迫时间以子宫恢复正常收缩，并能保持收缩状态为止，有时可长达数时。

5.按摩或压迫时要配合应用宫缩剂，可将缩宫素40U加入500mL晶体液中，以50mL/L持续泵入，同时应用前列腺素制剂如肌内注射卡前列素氨丁三醇等。

（王骧）

第四节　宫腔填塞术

一、概述

宫腔纱条填塞术是一古老的方法，对技术要求较高，必须压紧并不留空隙。该方法的应用曾经有争议，有学者认为纱条填塞仅是掩盖了出血的真相，不符合子宫复旧的生理，且担心填塞后宫腔隐匿出血或并发严重感染。近年来国内外产科医生经过长期临床实践后进行重新评价，表明该法应用得当，仍然是一种快速、安全、有效、可行的急救措施。

宫腔球囊填塞是近年来的新方法，较纱条填塞更简单而快速，最近的文献表明它的推广应用减少了介入及其他保守性手术的实施必要。

宫腔填塞的止血原理是：①宫腔填塞可以刺激子宫感受器，通过大脑皮层激发子宫收缩；②宫腔填塞后整个宫腔被充分扩张充满，使宫腔内压力高于动脉压，使动脉出血停止或减少；③纱条或球囊也可以压迫胎盘剥离面血管而暂时止血，同时有利于形成血栓而牢固止血。

二、宫腔纱条填塞术

（一）术前评估和术前准备

1.适应证

宫腔纱条填塞术适用子宫缩乏力或前置胎盘所致产后出血，经宫缩剂无效者。许多学者的研究均表明此法在剖宫产术中（尤其宫口未开者）应用成功率高，因直视下操作方便，容易填满宫腔，效果明显；而阴道产者，因操作不便，效果较差。

2.术前准备

（1）准备宫腔填塞纱条，宽4~6cm、长5~10m、四层、边缘光整，高压灭菌备用。

（2）建立静脉通道。

（3）合血备用。

（4）应用宫缩剂加强宫缩。

（二）填塞方法

取灭菌宫腔填塞纱条，用碘伏浸透并拧干，从宫底开始自一侧填至另一侧，即之字形有序填塞，务必填紧，不留空隙。阴道分娩与剖宫产手术时发生产后出血均可行宫腔纱条填塞术，填塞方法稍有不同。

1.经阴道填塞法

应重新消毒外阴阴道并重新铺巾，术者更换手术衣及手套，严格无菌操作，可分为以下两种手法：

（1）用手填塞法：术者将一手放在腹壁上固定子宫底，另一手掌心向上，伸入宫腔内，以食指和中指夹持纱布条送入宫腔，从左侧子宫角开始，自左向右折回，呈之字形来回填塞，并用除拇指外的四指指尖把纱布压紧。应警惕内松外紧，造成宫腔上部积血而无阴道流血的假象。应自上而下均匀而坚实地填满整个子宫腔，使宫腔内不留无效腔（图 7-4-1）。

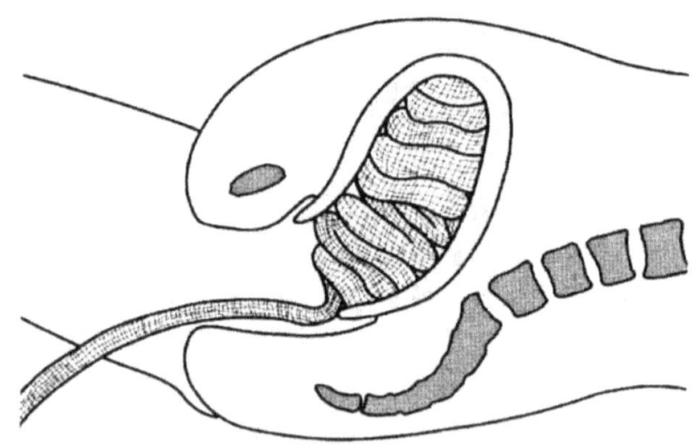

图 7-4-1　宫腔内不留无效腔

（2）用器械填塞法：助手在腹壁上固定子宫底，术者用左手伸入宫腔内为引导，右手持卵圆钳夹持纱布条送入宫腔，填塞方法的次序同用手指填塞法，需填紧。术毕留置保留尿管。

2.经剖宫产切口填塞术

（1）对宫缩乏力以宫体为主的出血，填塞从宫底部开始，由上而下呈之字形来回填塞，注意两侧宫角部位，用力填实不留无效腔。填塞到切口附近时，要根据子宫下段的长度估计剩余部分所需的纱布长度。先用卵圆钳把纱布的断端从宫颈口塞到阴道内2~3cm，更换卵圆钳再从子宫下段往上填塞纱布，在切口部位汇合。

（2）对前置胎盘以子宫下段为主的出血，先把断端经宫颈塞入阴道内 2~3cm，更换卵圆钳后，迅速将纱条自子宫下端向宫底填塞，注意填紧不留无效腔。

（3）填塞完毕先观察有无活动性出血，然后用可吸收线缝合子宫切口，可以分别从切口两端向中间缝合，直视每次进针和出针，避开纱布；缝到中间，当剩下容一指的缝隙时，用手指进宫腔探查已缝合的切口，确定缝线未缝到纱条后关闭宫腔。

（三）手术相关问题的研究与探讨

1.术前保持静脉通道畅通，监测生命体征，做好输血准备。

2.填塞前先确定宫腔内没有胎盘胎膜残留和没有产道裂伤。

3.需要几条纱条填塞时，应在纱条间行牢固的端-端缝合。

4.剖宫产术中填塞纱条，在缝合子宫切口时要特别小心，避免缝到纱条，引起取出困难。

5.因纱布有很强的吸血作用可能发生隐匿性积血，因此纱条填塞速度要快，而且务必使整个子宫腔和阴道（经阴道填塞者）填满纱条，填塞应紧而均匀，不留空隙，才能达到有效止血的目的。

6.填塞术中和术后均需配合应用宫缩剂，术毕监测生命体征，密切观察宫底高度和阴道流血里量，定期观察尿量。子宫腔内填塞纱布后，若仍存在宫腔内出血，往往表现为实际出血量与阴道流血量不一致；需要根据阴道出血量、宫底高度改变、低血容量表现等情况综合分析，必要时行超声检查以观察有无宫腔内隐匿性积血；一旦确定出血继续存在，需要再次手术或其他处理产后出血的措施。

7.术中严格无菌操作，术中和术后给予广谱抗生素预防感染。

8.纱条放置 24~48 小时取出。取纱条前要备血和宫缩剂，建立静脉通道；抽取纱条要在手术室进行，动作要缓慢、轻柔，同时，要应用宫缩剂或按摩宫底等方法促进宫缩。若取出纱条后应用各种方法仍有宫腔内出血，需要再次手术或其他处理产后出血的措施。

9.文献报道宫腔纱条填塞术前出血量与填塞效果有关，填塞前出血量越少，填塞效果越好，差异有统计学意义。因此，当产后出血经常规处理（子宫按摩或按压加宫缩剂）无效时，应果断采取宫腔填塞术止血。

三、宫腔球囊填塞

（一）术前评估和术前准备

1.适应证

宫腔球囊填塞适用于阴道分娩后由子宫缩乏力引发的产后出血用宫缩剂无效，并且在放射介入或者手术干预如 B-Lynch 缝合、髂内动脉结扎或者子宫切除术之前；剖宫产术中、术后或者既往有剖宫产者阴道分娩后出现产后出血也适用。

2.术前准备

准备填塞用器械：可供填塞的球囊有专为宫腔填塞而设计的 Bakri 紧急填塞球囊导管，原用于其他部位止血的球囊如 Rusch 泌尿外科静压球囊导管和三腔带囊胃管，以及 Foley 导尿管；或者当实在没有其他合适物品可用时，甚至可以用尿管和避孕套自制。

Bakri 紧急填塞球囊导管是美国 COOK 公司研发的专门用于保守性治疗产后出血的装置，硅胶球囊膨胀后可用于压迫宫壁止血，导管前端有开口可监测宫腔内出血。

尿管和避孕套自制球囊来源于孟加拉国，是将无菌 16 号橡胶导尿管插入避孕套内，避孕套口处用线扎紧，做成球囊装置来填塞宫腔。

术前还应建立静脉通道，合血备用，并应用宫缩剂加强宫缩。

（二）填塞方法

以 Bakri 紧急填塞球囊导管为例，可分为经阴道填塞和剖宫产术中经宫腔直视下填塞两种方法。

经阴道填塞时，先留置保留尿管。术者在超声引导下将导管的球囊部分插入子宫腔，确保整个球囊通过了宫颈内口后，注入 250~300mL 的无菌生理盐水膨胀宫腔，当观察到导管的排血孔出血减少或停止时，表明治疗有效，必要时也可注入 500~1000mL，为防止球囊脱出，阴道内填塞无菌纱布。

剖宫产术中经宫腔填塞时，术者从剖宫产切口将填塞球囊放入宫腔，末端塞入宫颈，助手经阴道端边注入无菌生理盐水，边通过阴道牵拉末端使球囊底部压迫子宫颈内口，观察到导管的排血孔出血减少时，常规关闭子宫切口，注意不要刺破球囊。

（三）手术相关问题的研究与探讨

1.术前保持静脉通道畅通，监测生命体征，做好输血准备。

2.填塞前先确定宫腔内没有胎盘胎膜残留和大的动脉出血，没有产道裂伤。

3.在球囊填充期间需要预防性使用抗生素和应用宫缩剂。

4.球囊在放置 24~48 小时后移去，取球囊前要备血和宫缩剂，建立静脉通道，要在手术室进行。应慢慢放出球囊内液体，每 15 分钟放水 100mL，待水完全放空后缓慢牵出球囊，切忌强行牵扯。

5.文献报道，对子宫颈口很松弛者，填塞球囊容易滑脱，可以配合施行宫颈环扎术以加强球囊填塞的效果。

6.文献也证明了即使应用了 B-Lynch 缝合，也可以再联合应用球囊填塞治疗难治性产后出血。

（王骧）

第五节　子宫缝合止血

一、概述

子宫压迫缝合术（UCS）是 20 世纪 90 年代后期兴起的治疗产后出血的一系列新方法，1996 年德国 Schnarwyler 等首先提出宫底部压迫缝合术治疗宫缩乏力性产后出血，但 1997 年英国 B-Lynch 等报道 B-Lynch 缝合术治疗产后出血以后，子宫压迫缝合术才真正开始流行。据 B-Lynch 个人网站报道，截至 2009 年底，全世界共做了近 2900 例 B-Lynch 缝合术，成功率约为 92%。

子宫压迫缝合术大大提高了产后出血治疗的成功率，在减少严重产后出血的发生和降低子宫切除率，保持器官完整性方面发挥重要作用。子宫压迫缝合术具有操作简单、迅速、有效、安全等特点，并易于在基层医院推广。对传统产科来说，子宫压迫缝合术是一个里程碑式的进展。

二、术前评估及术前准备

子宫压迫缝合术对操作者技术技巧要求低，对医疗器械和材料无特殊要求，但要做好关于子宫压迫缝合术的有效性和近期、远期并发症交代好。操作前要做以下准备：将子宫托出腹腔，行子宫压迫试验，加压后出血基本停止，则成功可能性大。进行子宫压迫缝合后，可立即显现止血效果，即使止血失败也可迅速改行其他手术治疗，不延误抢救时机，所以极便于在各级医院尤其是基层医院进行推广。但掌握各种方法的适应证非常重要。

（一）手术适应证

子宫收缩乏力、胎盘因素（前置胎盘、胎盘粘连等）引起的产后出血，不同子宫压迫缝合术的适应证有所不同。B-Lynch 缝合术和 Hayman 缝合术主要用于子宫收缩乏力性产后出血；CHO 缝合术主要用于子宫收缩乏力性产后出血和前置胎盘引起的产后出血；针对前置胎盘子宫下段胎盘剥离面出血的止血方法有子宫下段水平峡部-宫颈压迫缝合法、子宫下段平行垂直压迫缝合法、子宫峡部-宫颈环状压迫缝合法、子宫下段横行环状压迫缝合法。子宫压迫缝合术还可用于晚期产后出血经保守治疗无效、孕早、中期流产或引产后的出血等。

（二）手术禁忌证

产道损伤引起的产后出血。

三、手术步骤

（一）B-Lynch 缝合术

1.压迫试验

将子宫托出腹腔，行子宫压迫试验，加压后出血基本停止，则成功可能性大；下推膀胱腹膜反折，进一步暴露子宫下段。

2.缝合步骤

先从右侧子宫切口下缘 2~3cm、子宫内侧 3cm 处进针，经宫腔至距切口上缘 2~3cm、子宫内侧 4cm 出针；然后经距宫角 3~4cm 宫底将缝线垂直绕向子宫后壁，与前壁相应位置进针进入宫腔横向至左侧后壁与右侧相应位置进针，出针后将缝线垂直通过宫底至子宫前壁，与右侧相应位置分别于左侧子宫切口上、下缘缝合。助手双手加压宫体，同时收紧两根缝线，检查无出血即打结。整个缝合过程中助手一直压迫子宫以减少出血（图 7-5-1）。

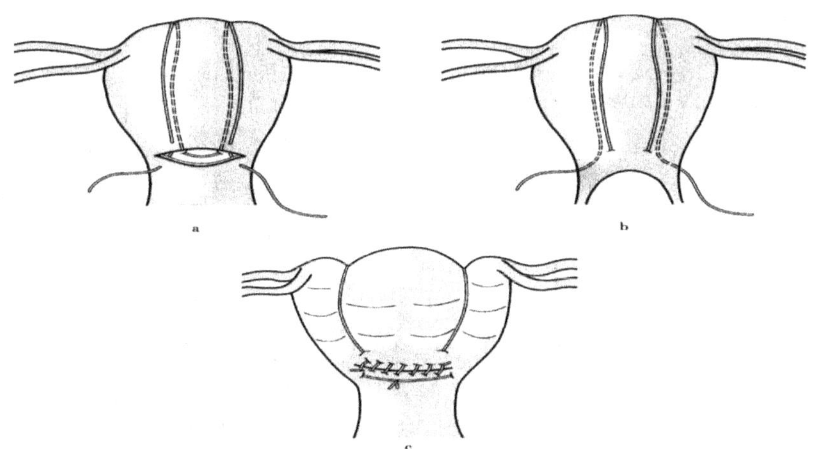

图 7-5-1　B-Lynch 缝合术

a.B-Lynch 术正面观；b.B-Lynch 术背面观；c.B-Lynch 术缝合后效果

（二）Hayman 缝合术

其实是一种改良 B-Lynch 缝合术，主要适用子宫体收缩乏力。压迫试验后下推膀胱腹膜反折，进一步暴露子宫下段；从右侧子宫切口右侧下缘 2cm、子宫内侧 3cm，从前壁进针到后壁出针，然后绕到宫底打结；左侧同法操作。

（三）CHO 缝合术

1.缝合步骤

在子宫出血严重处任选第一个进针点，从子宫前壁到后壁贯穿缝合；在第一个进针点一侧 2~3cm，从子宫后壁到前壁贯穿缝合；然后在第二进针点一侧 2~3cm，从子宫前壁到后壁贯穿缝合；在第三进针点一侧 2~3cm，从子宫后壁到前壁贯穿缝合；组成一个方形，然后打结。

2.若为宫缩乏力，则从宫底到子宫下段行 4~5 个缝合；若胎盘粘连则需在胎盘剥离面进行 2~3 个缝合；若系前置胎盘剥离面的出血，在缝合之前需下推膀胱。

3.子宫放回腹腔观察，若正常即逐层关腹。

（四）子宫下段横行环状压迫缝合术

缝合步骤：先进行压迫试验；然后先从右侧子宫切口下缘 2~4cm、子宫内侧 0.5~1cm 处进针从前壁到后壁，然后缝合线拉至左侧，在与右侧相对应处由后壁到前壁贯穿缝合；助手双手加压子宫下段，同时收紧两根缝线，检查无出血即打结。

四、并发症防治

（一）缝合线滑脱和肠管套叠

缝线滑脱及滑脱引起的肠管套叠，这是进行子宫压迫缝合术时常有的担心，目前还没有缝线滑脱和肠管套叠的文献报道，有些学者对经典的子宫压迫缝合术（B-Lynch 缝合术）进行改良，当缝线绕行宫底过程中，分别在子宫前后壁垂直褥式缝合子宫浆肌层 3~4 针，将缝线固定于子宫以防止缝线滑脱。

实际上子宫压迫的效果只需维持数小时，当子宫内膜处血管闭合、血栓形成后，即使子宫复旧缩小，缝线滑脱，也不会再增加出血机会。

（二）子宫坏死

1997~2010 年已有 6 例子宫压迫缝合术后子宫坏死的报道：4 例发生在 B-Lynch 缝合术后、2 例发生在 Cho 缝合术后，诊断时间为术后 12 小时~6 个月，坏死部位多出现在宫底部，4 例需切除子宫。子宫坏死可能与缝合太紧导致影响子宫血供有关，虽然 B-Lynch 缝合术自问世以来没有严重并发症或引起死亡的病例，但随 B-Lynch 技术的广泛推广和普及，其并发症的发生有增加的趋势，需引起重视。

（三）盆腔粘连和宫腔粘连

Crtzias 报道 B-Lynch 缝合时用不可吸收线，术后 4 周腹腔镜检查发现大网膜有粘连、子宫前后壁有粘连，故应避免使用。新型的缝线对周围组织的炎性反应减少，应用单乔线后无相应的不良反应报道。Baskett 在 7 例 B-Lynch 术后再次妊娠行选择性剖宫产的手术中，发现其中只 3 例可见可能前次子宫压迫缝合的痕迹，例如宫底膜状粘连等。

B-Lynch 缝合术因不造成子宫前后壁的贴合，故很少存在宫腔引流不畅的问题。Goojha 等报道 1 例 B-Lynch 缝合联合动脉结扎治疗产后出血后发生严重 Asherman 综合征并导致继发不孕的病例。宫腔粘连主要见于 Cho 缝合术后，目前已经有多例报道。

五、手术难点与技巧

如子宫压迫缝合术使用得当将有利于降低严重产后出血发生率、减少临床用血、减少产科子宫切除甚至孕产妇死亡，需处理以下一些难点和掌握一些技巧。

（一）缝合线的选择

缝线选择对于子宫压迫缝合术十分重要：理想的缝线为可吸收、张力能维持 48~72 小时，且对组织刺激少；针应为无创和较大的钝圆针，大的钝针更易于持握也更安全；线长更易于操作，可利于较大子宫的缝合打结，且不易滑脱断裂。目前使用的缝合线张力维持时间较短，缝合 7、14、21 天后的缝线张力分别降到最初张力的 60%、20%和 0%，完全吸收则需要 90~120 天。

（二）手术方式选择

针对不同原因引起的产后出血选用合适压迫缝合技术非常重要，B-Lynch 缝合术和 Hayman 缝合术主要用于子宫收缩乏力性产后出血；针对前置胎盘子宫下段胎盘剥离面出血的止血方法有子宫下段水平峡部-宫颈压迫缝合法、子宫下段平行垂直压迫缝合法、子宫峡部-宫颈环状压迫缝合法、子宫下段横行环状压迫缝合法；CHO 缝合术主要用于子宫收缩乏力性产后出血和前置胎盘引起的产后出血。

2011 年应豪提出：不管是针对子宫收缩乏力引起的产后出血还是胎盘粘连或前置胎盘引起的产后出血进行的子宫压迫缝合术，核心之处“在需要之处进行缝合。”

（三）手术时机

B-Lynch 以及改良子宫压迫缝合术原来是作为在难治性产后出血、一般药物及保守手术治疗无效的情况下，当考虑子宫切除前进行的一项尝试。随着子宫压迫缝合技术的推广，其安全性得到更多的肯定，故选择缝合的时机越来越提前，目前大多的操作者认为在常用药物治疗无效、出血的危险有进一步扩大的可能时即可行子宫压迫缝合。但对于出血量到多少是合适的缝合时机尚没有达成共识。

2011 年 Kayem 等利用 2007 年 9 月~2009 年 3 月期间英国产科监测系统数据分析发现：如果“分娩-子宫压迫缝合术”间隔时间在 2 小时以上则子宫切除的风险增加将近 4 倍（0R＝4.60，95%CI：1.62~13.1）。对于子宫下段横行环状压迫缝合术，应豪提出对中央型前置胎盘剖宫产时如果出血达到 500mL 及以上，可以考虑应用子宫压迫缝合术。

（四）子宫压迫缝合过程的几点注意事项

1.在进行子宫压迫缝合过程中，助手要用双手持续压迫子宫以减少出血。

2.完成缝合后打结，松紧要适中，防止过松或过紧。

3.完成子宫压迫缝合术后，再次评价是否有效以便进一步采取措施。

4.术中或术后进行知情告知。

六、手术相关问题的研究与探讨

（一）术后生育问题

子宫压迫缝合术远期影响主要是对下次妊娠的影响：子宫压迫缝合术并不影响受孕，已有很多子宫压迫缝合术后再次妊娠的报道，并没有出现严重的妊娠期并发症，如子宫破裂，绝大多数为选择择期剖宫产。但子宫压迫缝合术后再次妊娠的报道还太少，子宫压迫缝合术对再次妊娠（包括能否再次妊娠、再次妊娠后妊娠结局的影响）地影响到底如何？还需积累更加多的病例。

（二）各种改良子宫缝合术的评价

自 1997 年出现 B-Lynch 缝合术以来，出现了非常多的改良手术方式：2000 年 Cho 提出的 Cho 方形缝合术（多个方形压迫缝合术）、2002 年 Hayman 提出的 Hayman 缝合术（宫体部的纵向压迫缝合术和水平峡部-宫颈压迫缝合法）、2005 年 hal 和 Pereira 分别提出的 Bhal 缝合术（宫体部双重 U 形缝合术）和 Pereira 缝合术（围绕子宫四周的多重纵向和横行压迫缝合术，缝线并不穿透宫腔），2005 年 Hwn 提出子宫下段平行垂直压迫缝合法、2007 年 Ouahba 提出的 Ouahba 缝合术（近宫角部和子宫切口上下两侧的压迫缝合术）、2008 年 Hackethal 提出的 Hackethal 缝合术（从宫底部-宫颈 6~16 个间断的水平缝合术）、2008 年 Dedes 提出峡部-宫颈环状压迫缝合法、2010 年 Ying 提出子宫下段横行环状压迫缝合法和 2011 年 Zheng 等提出 Zheng 缝合术（缝线并不穿透宫腔），以上方法治疗产后出血的原理与 B-Lynch 缝合术是一样的，只是进针部位和次数的变化以及缝线没有穿透宫腔，都取得不错的效果。但以上研究的病例数还不多或时间太短，需要进一步积累。

（王骧）

第六节　动脉内暂时性球囊阻断术

一、概述

整个孕期子宫血流不停地增加，在孕晚期总的子宫血流可达 700mL/min，约占心排量的 10%。这使得产时出血有时迅猛难以控制，尤其是胎盘植入或者前置胎盘等情况。据 Miller 等人报道胎盘植入术中出血可达 2000~20000mL 不等，常常需要行子宫切除术及大量输血，容易导致严重的术后并发症，是产妇死亡的主要原因。

胎盘植入治疗的方法包括保守和侵入性治疗两类。保守治疗是将胎盘保留在原位不行子宫切除，但是感染和术后出血的风险很大。侵入性治疗需要将胎盘保留原位连同子宫切除。当胎盘穿透全部子宫肌层时，胎盘组织可能侵犯子宫周围的肠管、膀胱或者骨盆内其他器官和血管，这使得手术范围不仅仅局限于子宫，因此此类手术过程中可能有灾难性的出血。术前髂内动脉栓塞术能较好地减少术中出血，但是仅仅适用于当胎儿已经不能在子宫外存活的情况。另外术中结扎双侧髂内动脉也能减少术中出血，因为这使得盆腔循环压力由动脉压力转变成静脉压力，盆腔循环更容易形成血凝块止血，但是此项操作的失败率高。

动脉内暂时性球囊阻断技术是指通过鞘管引导在动脉内放置可充盈的球囊暂时性阻断动脉达到控制出血的一种方法。国内镇万新等人在介入造影引导下放置腹主动脉内球囊用于控制骨盆及下腰椎肿瘤的出血，大幅度降低手术出血量，减少手术时间，降低手术难度，获得满意的效果。近年来有一些在胎盘植入的孕妇预先使用暂时性球囊阻断技术用于控制出血的报道。英国皇家妇产科协会推荐使用动脉内暂时性球囊阻断双侧髂内动脉技术控制此类情况导致的出血。

二、术前评估及术前准备

由于动脉内暂时性球囊阻断技术本身为有创性并且可能引起相关的并发症，因此对要考虑实施此技术的孕妇应该进行详细的评估，权衡可能存在的风险与益处，与患者及家属进行良好的沟通。此类手术最好在杂交手术室进行，需要做充分的术前准备以及术程安排，同时需要产科医生、麻醉科医生、放射科医生、儿科医生多科协作共同完成。最好获得血管外科支持以便于发生血管破裂等严重并发症时能及时有效抢救处理。术前常规彩色多普勒检查双侧股动脉、髂总动脉及腹主动脉排除动脉粥样硬化或血管畸形，并准备相应的球囊导管及 PCI 鞘管。

（一）适应证

对于可能发生大出血（如胎盘植入或者中央型前置胎盘等情况）的孕妇。

（二）禁忌证

严重的凝血功能障碍；控制不良的高血压及血管病变；术前彩色多普勒超声检查发现双侧股动脉、髂总动脉及腹主动脉动脉粥样硬化或血管畸形的孕妇。

三、手术步骤

（一）麻醉与监测

孕妇实施全麻或局麻后行桡动脉和足背动脉穿刺置管监测动脉血压。术中持续监测孕妇 ecg、spo2、bp、尿量并持续性胎儿胎心监测。

（二）检查球囊

在使用球囊之前应对球囊进行仔细的检查并且使用盐水排空球囊内空气。

（三）经皮动脉内球囊导管植入术

穿刺部位消毒铺巾，Seldinger 法行双侧股动脉穿刺，置入 PCI 鞘管，取出扩张子，通过鞘管将合适的球囊导管送入双侧髂内或者髂总动脉内（图 7-6-1）。使用 X 线透视定位球囊，为减少母体和胎儿暴露在辐射之下，尽量减少透视的时间和次数。球囊定位后要妥善将导管固定于皮肤上，避免球囊导管术中移位。

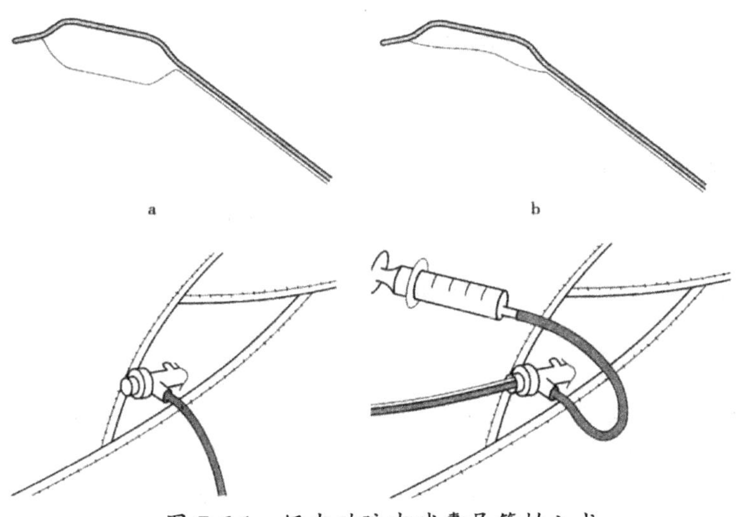

图 7-6-1　经皮动脉内球囊导管植入术

a.向球囊内注水检查密闭性；b.排空球囊内气体；c.置入鞘管；d.通过鞘管置入球囊导管

（四）术中管理

剖宫产切口一般选择纵切口，在取出胎儿并且钳夹脐带之后，用盐水充盈球囊以阻断双侧髂内动脉或者髂总动脉。术中使用压力监测仪监测球囊内压力，避免球囊内压力过高损伤动脉。在球囊阻断动脉的条件下行子宫切除术，切除子宫后排空球囊中盐水，术毕拔出鞘管。在手术过程中应向鞘管及球囊顶管持续或间断泵入小剂量肝素水抗凝。

（五）术后管理

术毕拔除动脉内球囊导管，穿刺处压迫 2 小时，加压包扎髋关节制动 24 小时。

四、并发症防治

Bishop 等人报道 1 例胎盘植入的孕妇使用球囊阻断双侧髂总动脉，一侧球囊破裂使得阻断失败术中大出血，并且导致髂总动脉及股动脉形成假性动脉瘤，股动脉出现血栓的严重并发症。此项技术在减少出血的同时也伴随着许多并发症，主要包括以下几个方面。

（一）术中即时并发症

1.球囊破裂阻断失败

术中球囊破裂会使得阻断失败无法控制术中出血。因此根据影像学测量并选用合适的球囊避免球旗内压力过高是最关键的因素。同时建议使用最小有效阻断量阻断血管，即向球囊内注入刚好能阻断血管所需的盐水这可以通过预阻断实验测量。

2.术中球囊移位

球囊定位以后要妥善固定球货导管并且避免搬动体位，一旦术中球囊移位则可能会影响阻断效果。

3.穿刺处血管破裂、假性动脉瘤形这是任何血管操作都可能出现的并发症，因此要求操作者具备熟练的技巧以及丰富的经验。

（二）延迟的相关并发症

1.感染

穿刺局部严格消毒铺巾并且术中使用抗生素。

2.卵巢功能失调，阴道、直肠、膀胱壁缺血坏死，下肢缺血损伤

盆腔脏器大部分的血液供应来源于髂内动脉，对于阻断髂总动脉的患者还会影响到下肢的血供，所以应尽量减少动脉阻断的时间。每次阻断不超过 60 分钟，如果超过 60 分钟最好开放球囊 15 分钟后再行二次阻断。术中监测孕妇动脉血气，及时纠正内环境紊乱。

3.血栓形成

孕晚期的孕妇血液处于高凝状态，动脉阻断会使得血栓形成的概率更高，因此建议术中向鞘管及球囊顶管持续或间断泵入小剂量肝素水抗凝，同时尽量缩短球囊阻断时间。术后严密观察，一旦发现血栓形成及时治疗。

五、手术难点与技巧

暂时性球迤阻断术的难点在于球囊的定位。国内张兰等人使用彩色多普勒引导放置腹主动脉内球囊，简单无创，定位精确，操作在手术室内进行，无须转运患者搬动体位。

同时在彩色多普勒超声下观察球旗阻断的效果，采用最小阻断注水量阻断动脉，既能保证阻断的效果又避免球囊过度充盈损伤血管。但是由于孕晚期增大子宫的遮挡，彩色多普勒定位髂内动脉、髂总动脉十分困难，这使得彩色多普勒定位球囊基本不可行。然而用 X 线透视来定位球囊虽然定位准确，但是使胎儿暴露在辐射之下，对胎儿远期的影响暂时无法评价。

六、手术相关问题的研究与探讨

（一）球囊阻断的效果与位置

Dilauro 等人对胎盘植入孕妇单独使用髂内动脉暂时性球囊阻断技术或者联合髂内动脉栓塞技术控制术中出血的 15 例个案和 5 项研究进行分析发现，对于减少术中出血的效果存在争议。但是此分析是基于个案和回顾性研究的分析，缺乏大样本和随机对照研究的试验，因此此项技术的有效性还有待深入的研究。盆腔脏器虽然主要由髂内动脉的分支供血，但是髂内动脉与髂外动脉有很多交通支，其中闭孔动脉就是髂内动脉与髂外动脉之间重要的血管桥。除此之外腰椎动脉、骶正中动脉、直肠动脉、股动脉与胸廓内动脉的分支都与髂内动脉有交通。虽然没有直接的随机对照研究，但是我们认为阻断双侧髂总动脉或者是低位腹主动脉才能获得更好的止血效果。AndohS 和 MasamotoH 等人报道使用腹主动脉暂时性球囊阻断技术控制胎盘植入或者中央型前置胎盘患者切除子宫术中出血。他们认为放置腹主动脉球囊比总动脉和髂内动脉更快捷准确，因为腹主动脉球囊只需穿刺一侧动脉放置一个球囊，而髂内动脉与髂总动脉需要放置双侧球囊。球囊需放置在腹主动脉分叉水平以上肾动脉平面以下。球囊位置过低阻断效果差，球囊位置过高则可能阻塞肾动脉，导致急性肾衰衰竭。完全阻断腹主动脉还有可能引起下肢的缺血损伤。

（二）麻醉方法的选择

使用局部麻醉或者全身麻醉都有应用于此类手术的报道。一项包含 19 例孕妇使用暂时性球囊阻断技术切除子宫的回顾性研究分析了两种不同的麻醉方法对新生儿的影响。分析发现使用全身麻醉的新生儿有 4 例（4/12）1 分钟 Apgar 评分<7 分，而使用局部麻醉的新生儿有 1 例（1/7）1 分钟 Apgar 评分<7 分，经过复苏所有新生儿 5 分钟 Apgar 评分>7 分，两者在统计学上没有差异。然而由于胎盘植入或者前置胎盘出血本身可能会影响新生儿出生时 Apgar 评分，综合考虑局部麻醉可能对新生儿的影响要小于全身麻醉。

（曾晓玲）

第七节　产科血肿清除术

一、概述

产道血肿由产伤所致外阴、阴道旁、阔韧带和后腹膜血管破裂出血积聚而成。出血部位和出血多少不同，所致血肿大小、范围有别、临床表现形式多种多样。外阴部血肿可因肿痛而容易被发现；阴道旁或直肠旁血肿如果不大则常被忽视，即使较大，亦因其部位深在而不易被早期发现；阔韧带血肿因发生于主韧带水平以上及阔韧带疏松间隙内，易形成巨大血肿。

盆腹腔血肿的发生是剖宫产术后的近期并发症之一，其临床处理并无规范化的标准。尤以剖宫产术后阔韧带、后腹膜血肿较为凶险，其出血的主要原因为子宫收缩乏力、胎盘因素、软产道损伤及凝血功能障碍，该病早期不易发现、进展快、死亡率高，如不及时纠正，易出现失血性休克，造成多脏器功能衰竭甚至死亡。

二、术前评估及术前准备

（一）分析评估产道血肿发生原因

1.营养不良、贫血、低蛋白血症等因素均可致患者腹壁及器官水肿，血管脆性较大，子宫下段切口附近水肿可致缝线结扎松弛或组织断裂出血，术后水肿消退致子宫切口缝线相对松弛，小血管渗血等易形成局部血肿。

2.剖宫产后子宫收缩乏力，如巨大儿、产妇精神因素等所致宫缩乏力，术后未早期下床活动致宫腔积血不易流出，宫腔内压力增高，子宫切口可有血液渗出，并积于浆膜下形成血肿。

3.原发性或继发性血小板减少或合并凝血功能异常、血压高患者，局部切口容易渗血，或当产后一过性低血压，伤口出血不明显，缝扎止血不彻底，待数小时后血压回升，伤口重新出血形成血肿。

4.分娩损伤及手术损伤，胎儿娩出过快或手术损伤血管致血液局部积聚形成血肿。

5.宫颈裂伤、子宫侧壁不完全破裂累及子宫动脉及分支，血液聚积阔韧带内或向上延伸形成巨大后腹膜血肿。

6.手术操作不规范手术切口位置选择不当，如瘢痕子宫再次剖宫产，切口接近原瘢痕，位置较高，切缘对合不良或血供不足影响愈合，并继发血肿；切口缝合不当：如子宫切口撕裂后反复缝扎，缝合过密则增加局部缝线异物反应，切口缺血、坏死，缝合过稀则达不到止血目的；缝合止血不彻底，如会阴切开撕裂伤口缝合不当，回缩血管未予缝扎，或较大血管未能单独缝、结扎，或手术中局部血管断端回缩未及时发现，术后可发生大出血或形成局部血肿。

（二）术前诊断

1.外阴阴道血肿

外阴阴道血肿是外阴、阴道黏膜下静脉破裂出血积聚所致，主要发生于产程活跃期、分娩期和产褥期。但临床更多见于阴道裂伤或会阴切开裂伤，修复缝合、止血不彻底和残留无效腔血液积聚所致。血肿多位于外阴深部及阴道下段侧壁，表现为会阴阴道局部逐渐加重的胀痛和隆起肿块，皮肤、黏膜呈紫红色，触痛明显，易于诊断。肿块一般较小或中等大小。阴道血肿沿阴道侧壁扩散可形成巨大血肿，而外阴体征不明显，由于没有筋膜的限制，血肿可以扩展至坐骨直肠窝。若血肿增大压迫直肠可出现肛门坠胀感，压迫尿道时则可出现尿路刺激症状，甚至排尿障碍。若出血迅速可在产后当时或数小时后出现上述表现，且可出现失血性休克表现，若出血缓慢者可在产后 12 小时后察觉，阴道检查可明确血肿的部位与范围大小。

2.阴道旁和直肠旁血肿

限于阴道旁或直肠旁的血肿，因血肿部位较深，在外阴部见不到，故早期多不被发现，而是在产褥早期表现低热、不明原因的贫血及直肠压迫症状，做阴道检查或肛查发现有张力大、波动感、触痛明显、紫蓝色肿块予以诊断。

3.阔韧带血肿

韧带血肿可引起急性贫血，因该处组织疏松，容量大，疼痛症状不明显，常在产妇出现贫血或失血性休克时才被发现。出血多时，血液沿腹膜后间隙向上延伸至肾周围甚至至膈下，也可向阴道或腹腔内破裂，在侧腹股沟上方或宫体旁可触及肿块，压痛、反跳痛，直肠、膀胱压迫症状。需做双合诊或三合诊检查，可发现盆腔内子宫一侧（或双侧）固定性压痛包块，同时应尽早行 B 超检查有助于诊断。

三、手术步骤

（一）外阴阴道血肿

1.对已局限或出血已停止的小血肿，应保守治疗，予以局部冷敷、预防性使用抗生素，待血肿自行吸收。

2.若血肿较大，保守治疗困难，局部胀痛明显，如系会阴切开伤口，可拆除伤口缝线，清除血块，暴露出血部位，找到出血点，缝扎止血，闭合血肿腔，缝合宜用可吸收线。如无会阴伤口，则于血肿侧阴道与皮肤交界处切开至血肿，清除血肿后闭合血肿腔。若血肿腔暴露后找不到出血部位，则应用 2-0 可吸收线间断缝合血肿腔后加压止血，或在血肿腔内填塞止血纱布压迫止血，24~48 小时后取出纱布，并在外阴部冷敷。

（二）阴道旁和直肠旁血肿

1.对已局限、无感染的小血肿，应保守治疗让其自行吸收。

2.对较大血肿有压迫症状、感染征象，应于阴道侧壁血肿下沿作切开引流，清除积血，并寻找出血点一并结扎止血。若找不到出血点，只有大片渗血时，可用凝胶海绵或止血纱布压迫 24~48 小时后取出。

3.若已有感染者不论血肿大小均应作彻底引流。

（三）阔韧带血肿

1.对无继续出血、无明显子宫破裂的较小阔韧带血肿，可卧床休息严密观察，给予止血药和预防性抗生素处理。盆腹腔血肿是否需剖腹探查，须按其血肿范围、血流动力学相关指标变化情况来决定，不可以盲目地剖腹探查，增加手术的风险性。

2.如盆腹腔血肿较大，伴子宫不全破裂、严重出血性休克者，应立即行剖腹探查。清除血肿，找到出血点，“8”字缝扎血管；拆除子宫下段切口可吸收缝线，全层连续缝合子宫下段切口，缝合子宫下段切口时超过子宫下段切口两侧 1.5~2cm，观察切口无出血、阔韧带、后腹膜血肿无增大后，常规关闭腹腔，为观察手术效果及清除积血，应放置血肿腔内负压引流管，视引流物情况术后 72 小时可考虑拔除引流管，术后加强抗感染等对症治疗。对于子宫不全破裂应根据子宫破裂简单与复杂程度、感染与否、患者年龄、有无生育要求行单纯修补术或行全子宫切除术。

四、并发症防治

（一）防治继发感染

积血是细菌最易繁殖的场所，尤与产道相通。术后应加强抗感染，严密观察体温、血象等指标的变化情况。

（二）防治再出血

术后严密观察生命体征、引流量多少及颜色，及时发现再出血，对再次出血休克者应再次手术探查或行子宫动脉栓塞术止血。

五、手术难点与技巧

产道血肿简单者，处理也较容易，而复杂的血肿，如发生于阴道旁、直肠旁或阔韧带血肿多不易及早发现，且随血肿的胀大，累及范围较广时，牵涉到盆膈上、下及阔韧带均可同时积血，故手术处理相当困难，应以止血为首要目的。如有继续出血者应想到有较大血管及凝血障碍因素存在，可在给予止血、补液等对症治疗外，针对病因处理。发生于主韧带水平以上血肿，宜取膀胱截石位先开腹探查，同时备腹阴联合可能，及时找到出血血管予以结扎。因阔韧带处外侧有输尿管及髂血管，前有膀胱、后靠直肠，处理时切勿发生再损伤。为控制出血和容易寻找出血点，可行髂内动脉结扎；对无明显出血点，或血肿腔不能彻底缝合止血者，可考虑纱布填塞压迫止血，24~48 小时后取出。

六、手术相关问题的研究与探讨

（一）如何预防产后盆腹腔血肿

剖宫产手术的细心操作、彻底止血、术中仔细检查对减少血肿的发生很有帮助。子宫下段切口位置过低或过高，切口弧度欠大；缝合子宫下段切口未超过切口两端 1~2cm，受损回缩的血管未缝扎；胎头深嵌入盆腔或高浮、手法不正确，暴力娩出胎头，胎位不正、胎儿巨大等因素均可引起子宫切口向两侧撕裂（左侧多见），可延伸至阔韧带，向下至宫颈，累及宫旁、子宫血管，发生难以控制的出血，引发阔韧带、后腹膜血肿，危及患者的生命。

1.严格掌握剖宫产指征。

2.严格手术操作

正确选择子宫下段弧形切口，尤其是瘢痕子宫再次剖宫产者切口应选择在距原子宫切口瘢痕上或下 1.5~2.0cm 处切开子宫下段。术者取胎头时动作宜轻柔，助手协助用力向下挤压胎体时不宜用力过猛，以免子宫切口向两端撕裂损伤子宫动脉。

3.术中妥善止血。

4.重视妊娠合并症的处理对于有妊娠合并血液系统疾病、高血压、心脏病、糖尿病等内科合并症患者应及时请内科协助诊治，控制血压、调整血糖，纠正贫血及血小板低下及低蛋白血症，加强围产期保健。

5.加强护理、早期发现、早期处理术后严密观察宫缩及阴道出血情况，对于术后咳嗽或血压高患者必要时腹部切口应用腹带加压包扎，嘱患者早期下床活动。对术后不明原因发烧、贫血者及时行 B 超检查。

（二）提高剖宫产手术技巧

剖宫产手术应注意以下几个方面：①重视子宫右旋的程度，下段形成的高度与长度、厚薄、瘢痕愈合情况、先露高低，正确选择下段横切口长度 10~12cm，两侧稍向上弧形剪开，避免损伤双侧子宫血管。②重视子宫切口部位的选择，恰当的切口部位应选择子宫体部与子宫下段交界处下方 2~3cm 处。子宫切口不能超越两侧圆韧带根部垂直线处，因两侧阔韧带静脉丛非常丰富，以避免损伤子宫动脉分支。③防止切口向两端撕裂，如遇切口角部撕裂出血时，应仔细检查撕裂部位，从裂口处找出退缩血管，单独缝扎止血，第一针从顶端外 0.5~1.0cm 进针避免血肿的形成。如娩出胎头后，松弛的圆韧带和阔韧带前叶可下垂影响切口顶端的暴露，尤其在切口撕裂延伸时，应拨开圆韧带和阔韧带前叶，以卵圆钳钳夹子宫切口上下缘牵引下，准确暴露切口顶端。④提高缝合技术，切忌反复盲目缝扎止血，使较多小动脉被刺破引起血肿，而缝合过松亦易形成血肿，切口缝合不宜过紧、过密、过多，切口延裂缝合止血应间断或 8 字缝合，血管可以单独结扎。如发现易出血者，或局部水肿明显等情况时，在子宫壁单层锁连缝合后，可间断加缝几针，并在缝合返折腹膜以前需仔细检查子宫创面及子宫膀胱间隙，无渗血后再缝合返折腹膜（即子宫浆膜层）。⑤每一例关腹前应再次检查缝合的子宫切口、膀胱区、双侧宫旁有否渗血及血肿。

（曾晓玲）

第八章　经阴道分娩的麻醉与镇痛

对大多数妇女来说，产痛是她们一生中经历的最剧烈疼痛，分娩镇痛是现代文明产科的标志，产妇分娩是否痛苦，也反映了一个社会的文明程度。分娩镇痛已走过了一个多世纪的历程，镇痛理念和各种镇痛技术也在不断地更新、发展，分娩镇痛涉及多学科交叉内容，需要麻醉医生、产科医生和助产士的默契与配合，遗憾的是目前分娩镇痛在我国仍未普及，甚至还存在一定认识上的误区。本章仅从几方面简单介绍目前产科镇痛的相关情况。

第一节　产痛的发生机制

第一产程和第二产程的产痛性质及痛觉存在很大差别，与痛源及神经传递途径有关。第一产程产痛源于子宫体部肌肉收缩和宫颈扩张，神经冲动来自宫体及宫颈的内脏感觉神经纤维，潜伏期产痛通常在 T_{11}~T_{12} 支配区域，活跃期产痛经 T_{10}~L_1 脊髓段传人，引起腰骶部和下腹部疼痛，产妇往往不能准确描述其疼痛性质和疼痛部位，属于典型的“内脏痛”；第二产程的产痛由软产道、外阴、会阴部受下降的胎头挤压、产道急剧扩张的撕裂感形成，由阴部神经传递到 S_2~S_4 脊髓节段，疼痛性质明确，为刀割样锐痛，疼痛部位集中在阴道、直肠、会阴部，属较典型的“躯体痛”；此阶段因伴随有强烈的宫缩，有学者认为是“内脏痛＋躯体痛”。第三产程的疼痛是由于胎盘娩出时宫颈扩张和子宫收缩所致。产程不同阶段的产痛发生机制的差别，决定了镇痛方法的差异性。

（赵卫华）

第二节　产痛的危害

在医学疼痛指数中，产痛仅次于烧灼痛而位居第二。产痛常见危害：①可造成产妇情绪紧张、焦虑、进食减少、宫缩乏力终致产程延长；②可致产妇过度通气、耗氧量增加，引起胎儿低氧血症和酸中毒；③可致产妇体内儿茶酚胺分泌增加、抑制子宫收缩、产程延长、子宫动脉强烈收缩致胎儿窘迫等。焦虑和疼痛引起的各种应激反应对母婴均不利，因此，从提高围产医学质量而言，分娩镇痛势在必行。

（赵卫华）

第三节　分娩镇痛的方法

理想的分娩镇痛方式必须具备以下特征：①对母婴影响小；②给药方便，起效快，作用可靠，能满足整个产程镇痛的需要；③避免运动神经阻滞，不影响宫缩和产妇活动；④产妇保持清醒，可主动参与分娩过程；⑤必要时能满足急诊剖宫产手术的需要。目前尚无理想的分娩镇痛方法，因此，近年围绕着分娩镇痛的方法在不断地进行探索。本节就常用的分娩镇痛方法做简单介绍。

分娩镇痛方法宏观上可区分为两大类，即非药物性镇痛和药物镇痛。

1.非药物性镇痛包括

（1）精神镇痛法：①自然分娩法；②精神预防性分娩镇痛法；③拉玛泽法；④Doula陪伴分娩等。

（2）针刺镇痛法：①针刺镇痛；②经皮电神经刺激法（TENS）；③HANS 仪等。

2.药物镇痛包括

（1）药物镇痛法：包括氧化亚氮、哌替啶、地西泮、曲马朵等。

（2）麻醉镇痛法

包括持续静脉镇痛和椎管内阻滞镇痛：①连续硬膜外阻滞；②腰-硬联合阻滞；③连续蛛网膜下隙阻滞。

目前临床常用分娩镇痛方法虽有十余种，但只有椎管内阻滞镇痛法的效果最切实可靠，其余的方法都是在某种程度、某个时间段起到一定的镇痛作用，无法从根本上解决产痛问题。我国曾经广泛使用非药物性分娩镇痛，所以产科医生和助产士不容易接受药物分娩镇痛；国外目前采用最多的是硬膜外镇痛。对轻、中度产痛，可以采用任何可行、有效的镇痛措施；对中、重度产痛，则应实施效果确切的椎管内阻滞镇痛。

近几十年文献报道虽对分娩镇痛方法进行了大量研究，但并无多大突破，多是重复性研究。针刺镇痛联合椎管内阻滞可以强化镇痛效果；局麻药复合麻醉性镇痛药是硬膜外镇痛的首选，可以降低药物浓度。瑞芬太尼静脉镇痛是一种可选择方法，连续蛛网膜下隙阻滞镇痛是新思路。

一、非药物性分娩镇痛

相对于药物镇痛，非药物性镇痛由于创伤小、无药物副作用而受到青睐，逐渐成为产科领域的研究热点。

（一）精神镇痛法

1.拉玛泽疗法

1951 年由法国医生拉玛泽博士在英国 Dick Read“自然分娩法”和苏联尼古拉耶夫创立的“精神预防性分娩镇痛法”基础上，提出了拉玛泽疗法。该方法的基本内涵是运用呼吸来分散产妇注意力，以减轻产痛，I960 年后开始由美国传到亚洲，包括神经肌肉控制运动和呼吸技巧训练两方面内容。通过医护人员有计划的教导，使准父母掌握分娩技巧及减轻疼痛的各种方法，达到适度放松肌肉、减轻疼痛、加快产程、让婴儿顺利出生的目的。技巧包括：①廓清式呼吸：用鼻子深深吸口气，再缓缓以口呼出，目的是全身放松。②胸式呼吸：由鼻孔缓慢吸气，嘴巴缓慢吐气，多用于潜伏期。③浅而慢加速呼吸：随子宫收缩的增强而加速呼吸，随子宫收缩减慢而减缓呼吸；在宫缩较频繁、宫口扩张 3~8cm 的活跃期进行。④浅呼吸：在宫缩较紧、宫口近开全时进行。⑤闭气用力运动：在宫口开全时进行。⑥哈气运动：在胎头娩出 2/3 时进行，避免用力过猛，造成会阴撕裂。

2.Doula 陪伴分娩

由美国医生克劳斯（M.Klaus）倡导。Doula 是希腊语，意思是由一个有经验的妇女陪伴另一妇女。导乐分娩是指由经验丰富的助产士在产前、产中、产后陪伴产妇，给予经验上的交流、心理上的安慰、情感上的支持和生理上的帮助，同时帮助实现一个舒适的分娩过程；在分娩过程中帮助胎儿旋转和下降，营造一个舒适的分娩记忆，使产妇顺利、愉快地度过分娩期。导乐人员的工作主要包括密切观察产程、提供信息和建议，提供生活照顾和情感支持。1996 年国际卫生组织（WHO）倡导的“爱母分娩行动”和 1997 年国际母亲安全技术磋商会（IMSTC）提出“母亲安全行动”事项的要点中，都强调了产程中的陪伴，为产妇提供生理和心理上的支持，减少不必要的医疗干预，对镇痛有一定疗效，使产妇在自然状态下顺利完成分娩。1996 年 1 月 WHO 出版了《正常分娩监护使用守则》，其中陪伴分娩又称导乐陪伴分娩是鼓励使用的措施。Campbel 等通过研究得出结论：在产程中提供导乐支持，能够帮助产妇在分娩过程中控制焦虑和恐惧心理，同时能降低儿茶酚胺类激素的分泌和增加缩宫素的分泌。McGrath 进行了一项随机对照研究，结果显示导乐组在妊娠末期的 3 个月到孕妇学校进行学习，并将所学运用到分娩过程中，其剖宫产率明显低于对照组（13.4%vs25.0%；P＝0.002），产后问卷调查中显示导乐组产妇均认为该方法有积极作用。

3.音乐疗法

大多孕妇均认识到分娩是一个生理过程，但对分娩仍有不同程度担心。尤其是初产妇对分娩的恐惧、焦虑心理引起中枢神经系统功能紊乱，导致交感神经兴奋性和机体对外界刺激敏感度增强，使痛阈及适应性降低，在分娩过程中出现较早而剧烈的疼痛。良好的音乐刺激可通过听觉信号传递途径直接作用于大脑边缘系统、网状结构、下丘脑和大脑皮层，产生调节病人精神状态的引导作用，缓解孕妇抑郁和焦虑。同时音乐信息的刺激，可促进母体内腓肽的分泌，内腓肽有镇痛作用。音乐还可引导孕妇进入一种轻松的意境，分散孕妇注意力，均可起到镇痛作用。自孕 32 周开始音乐疗法，直至产程结束，可以明显缓解产程中疼痛。因此，在待产过程中舒缓、优美的音乐，尤其是轻音乐，使产妇感到心情舒畅，有利于消除紧张情绪，有效减轻产痛。

4.体位变换

产妇站立位时较其他体位痛苦少，产妇座位较仰卧位痛苦少。座位与侧卧位比较，当宫口小于 6cm 时，座位痛苦较少；宫口在 7~10cm 时，侧卧位痛苦较少。直立或侧卧位，比座位和仰卧位更能减轻痛苦。Adachi 等研究发现在宫口开大到 6~8cm 时，座位能明显减轻腰部疼痛。产妇站立位或座位时，子宫离开脊柱趋向腹壁，胎儿纵轴与产轴相一致，借助胎儿的重力作用，使胎头对宫颈的压力增加，反射性地引起有效宫缩，使宫口扩张，胎先露下降，加快产程进展。

体位改变影响静止期宫内压力。当产妇由平卧位改变为座位，引起子宫静止期宫内压力显著增加，较高的静止期宫内压力作用子宫颈，可能导致分娩过程加速。

5.水中分娩

1805 年法国 Embry 首次使用这项技术。2003 年 3 月 1 日，中国首例水中分娩在上海市长宁区妇幼保健院开展。水中分娩具有安全、经济、舒适、医疗干预率低等特点。有研究认为温水可使产妇放松、镇静，减少母体儿茶酚胺的分泌，改善子宫血液灌注，促进节律收缩，缓解孕妇宫缩痛并缩短产程。孕妇在水中可以更好地休息和翻身，并可采取不同的分娩姿势，Stark 等通过膝上微型计算机来测量产妇在第一产程的体位和运动发现：水中分娩产妇比产床上分娩的产妇体位变化和运动空间范围更大，产妇有更规律的宫缩和更节律的运动，胎儿更容易通过产道。在水中分娩过程中，助产士应发挥重要的作用，还需要一定的设备和空间，在我国一些单位有此设施，但真正用于临床分娩者极少。

6.产前宣教和心理护理

产前门诊检查时，医护人员应开展有关分娩健康教育，使产妇了解分娩及减轻分娩疼痛的有关知识以及如何正确评估分娩疼痛。教会产妇使用放松技巧和进行呼吸训练，有助于解除肌肉持续紧张状态，并减轻分娩疼痛。在麻醉科门诊和孕妇学校，由麻醉医生进行的宣教也很重要。产程中强烈、持续的疼痛和产后抑郁症有关。硬膜外阻滞分娩镇痛使产妇产后血浆皮质醇、内皮素 1（E-1）等浓度下降，产后 14 天内抑郁症发生率明显降低。血浆皮质醇、内皮素 1（E-1）水平与产程心理创伤及产后抑郁的发生亦有关，因此，产程中的心理护理十分重要。与其他疼痛的镇痛不同，分娩镇痛具有许多特殊性，涉及产妇生理、情感、社会和文化等多个方面，护理人员在分娩镇痛过程中发挥着不可替代的作用。Roberts 等发明了专门针对分娩痛的评估和监测工具，方便护理人员对产痛及镇痛效果进行科学的评估和观察，分娩镇痛的成功实施离不开护理人员的积极参与。

国外学者报道，精神镇痛法的效果从 10%~20%至 70%~80%不等，说明了其效果的不可靠、不确定性。综合目前可用文献，精神镇痛法在某种程度上和产程某个时段发挥一定的镇痛作用，可减轻产痛 20%~30%。

（二）针刺镇痛法

1.穴位选择

穴位有足三里、三阴交、内关、合谷、太冲穴、中极、关元、十七椎等。中医认为合谷与三阴交二穴相配，有补气下胎之良效；内关属心包经之络穴，针刺之可获宁心、安神、定惊、镇痛之效；太冲为肝经之原穴，针刺之可缓解疼痛；中极、关元、十七椎在缓解宫缩痛的同时，能使产妇感到舒适。潜伏期可以关元、合谷穴为中心，用右手掌面顺时针进行按摩，同时用左手拇指按压合谷穴或昆仑穴；活跃期以中极穴为中心，产妇取左侧卧位，针灸医师顺时针进行腹部按摩，同时按压合谷穴或三阴交穴，手法轻重、缓急以产妇感到舒适为度。通过电针刺激合谷穴发现，该穴位产生的冲动上行传入脊髓，激活脊髓、中脑导水管周围灰质和下丘脑，并整合双侧苍白球内侧的功能区，进而激活脑内痛觉调制系统，发挥镇痛作用。Bomp 等将 607 例产妇按照 2∶1∶1 的比例分为三组，314 例（51.7%）为针灸组、144 例（23%）为经皮神经电刺激（TENS）组和 14∶9 例（29.5%）为传统分娩组。针灸组的药物用量和有创性检查的使用率明显低于后两组，各组的比例分别为：针灸组 58.9%，TENS 组 69.4%，传统组 83.2%（针灸 vs TENS，P＝0.031；针灸 vs 传统，P＝0.001；TENS vs 传统，P＝0.005）。针灸组疼痛评分明显低于其他两组；针灸对产程的进展，分娩方式和新生儿 Apgar 评分无影响。大多数产妇认为该方法安全、有效，并能亲身体验整个产程进展过程，依从性良好。

2.HANS 仪

自韩济生院士发明韩氏穴位神经刺激仪（HANS 仪）以来，HANS 仪广泛用于临床麻醉、镇痛、脱瘾治疗等，获得良好的临床疗效。HANS 仪由两对 4~9cm 电极片组成，一对对称贴于夹嵴穴（对应脊柱 S_2~L_3，旁开 3cm），另一对对称贴于次髎穴（对应脊柱 S_2~S_4，旁开 3cm）。徐铭军等通过设置刺激参数为 2/100H 疏密波，呈双相对称波形，即 6 秒为周期，2Hz 与 100Hz 刺激各 3 秒交替输出，2Hz 时波宽为 0.6ms，100Hz 时波宽为 0.2ms，刺激强度 15~25mA。产妇宫口开大 2~3cm 时，每小时刺激一次，每次 30 分钟，可产生不同类型的内啡肽，减轻产痛。

王锋等综述近十年来针刺分娩镇痛的临床及机制研究进展，认为针刺分娩镇痛方法有确定的镇痛效果，并可缩短产程，减少产后出血，但因选穴不一，刺激手法不同，而使镇痛效果出现差异，镇痛效果评定标准各异，针刺分娩镇痛的机制尚缺乏系统性研究。

总之，针刺镇痛法比精神镇痛法更有一定的物质基础，通过对穴位的刺激使痛阈升高，综合目前可用文献，针刺镇痛法可以减轻产痛 30%~40%。

二、药物分娩镇痛

（一）药物镇痛法

分娩时镇痛所用的药物有地西泮、哌替啶、氧化亚氮等。

哌替啶：适用于第一产程，用量 50~100mg 肌内注射，10~20 分钟出现镇痛作用。1~1.5 小时达高峰，2 小时后消退，产妇有时会出现头晕，恶心、呕吐、烦躁等副作用。肌肉注射哌替啶在 1 小时内或 4 小时以上的新生儿无呼吸抑制。约 50%产妇可获止痛效果。

吸入性镇痛分娩历史上曾用乙醚、氟烷、安氟醚、异氟醚等，现已基本弃用。目前常用的是氧化亚氮（N_2O）即笑气，分子质量 44Da，比重 1.5。1880 年 Klikovich 在圣彼得堡首次将 N_2O 用于产科镇痛。笑气是毒性最小的气体麻醉剂，吸入镇痛效果可靠、迅速，失效也较快，最显著特点是镇痛作用强而麻醉作用弱。笑气对胎儿影响轻微，不影响宫缩、产程、血压稳定，对呼吸道无刺激、味甜。临床用 50%笑气与 50%氧气的混合气体，混合气体氧浓度较高，能明显改善胎儿氧合。主要缺点有头晕、烦躁不安、不合作、恶心、反流误吸以及环境污染等。由于 N_2O 吸入体内至产生镇痛作用需 30~40 秒的潜伏期，故必须抢先在宫缩出现之前 30~40 秒开始吸入，这样才能使笑气镇痛作用的发生与产痛的出现在时相上同步，临床上要做到这一点不容易，因宫缩来临前是无明显先兆的。一次宫缩的持续时间在第一产程的不同阶段有差异，基本是几十秒钟，产妇往往在产痛时吸入 N_2O，在宫缩期并未发挥良好的作用，而是在宫缩间期达到药效高峰，有些产妇因此会在宫缩间期嗜睡或处于麻醉状态。据统计：如果 N_2O 使用得当，约有 50%的产妇可取得满意的镇痛效果，17%疼痛缓解，总体有 1/3 的产妇无效。也有国外个别文献报道 N_2O 用于分娩镇痛是无效的。

（二）麻醉阻滞法

常用于分娩镇痛的区域阻滞方法有：宫颈旁阻滞、阴部神经阻滞、骶管阻滞、硬膜外阻滞、蛛网膜下隙阻滞等。目前公认蛛网膜下隙和硬膜外隙给药的镇痛效果最为确切。

美国 ACOG 指南：分娩镇痛腰段硬膜外阻滞最有效。下面主要阐述椎管内阻滞分娩镇痛。

1.分娩镇痛的时机

传统观点认为椎管内阻滞镇痛应待产妇进入活跃期（宫口开大 3cm~宫口开全）开始，过早实施镇痛，会使潜伏期延长甚至停滞，或增加剖宫产率等。由于上述说法，许多教科书和绝大多数医疗机构，将分娩镇痛的时机选择在活跃期。但潜伏期（规律宫缩开始~宫口开大 3cm）有 8 小时之多，占第一产程 2/3 的时间，而且许多产妇潜伏期疼痛已很明显。随着临床应用的不断拓展，研究工作不断深入，国外近年更多研究和文献认为潜伏期镇痛是可行的，国内也有学者研究认为可以在潜伏期实施分娩镇痛。潜伏期分娩镇痛是近年研究热点，上述中外学者就潜伏期镇痛对宫缩、产程、产力及对分娩结局的影响（尤其是对剖宫产率的影响）等方面进行了深入研究，认为潜伏期分娩镇痛是安全可行的。2007 年美国产科麻醉临床指南和中国产科麻醉专家均达成共识肯定了潜伏期分娩镇痛。2006 年美国妇产学院（ACOG）和美国麻醉学会（ASA）即达成共识：只要产妇有止痛要求，就可以开始实施分娩镇痛，而硬膜外阻滞通常是优先选择。虽然国内多家医院已逐步开展了潜伏期分娩镇痛工作，但我国目前的教科书还囿于传统的观点，只是阐述进入活跃期可以实施镇痛。权威教科书应与时俱进，及时收集近年潜伏期分娩镇痛有关研究进展与结论，明确阐明临床实施潜伏期分娩镇痛的安全性和可行性，给予临床上先进的理论指导和明确的依据。

2.椎管内阻滞镇痛对剖宫产率的影响

药物分娩镇痛几乎与现代麻醉学的发展同步，但硬膜外分娩镇痛却仅有短短几十年的历史。1979 年 Revil 在首届欧洲产科会议上，提出并确认硬膜外阻滞是产科止痛最有效的方法。椎管内阻滞镇痛技术不会增加剖宫产率，国内外众多文献均支持此观点。“突变理论“研究表明，在同一单位突然大量实施硬膜外分娩镇痛，实施前后，剖宫产率并没有显著变化。一项关于“突变理论”研究的荟萃分析（meta 分析），涵盖了多个国家 37000 名产妇，在不同产科条件、不同时期，并没有因为突然大量使用硬膜外分娩镇痛而使剖宫产率显著增加，但分娩镇痛是否能够降低剖宫产率呢？只要能减轻产痛就可降低一部分剖宫产率，即使应用非药物镇痛技术，无论是黄增平（10% vs 30%），Hutton（4.6% vs 9.9%）报道的水针阻滞，还是路敏采用的呼吸镇痛，或是姜建华仅通过体位改变，以及 McGrath（13.4% vs 25.0%）实施导乐陪伴分娩均降低了剖宫产率。椎管内阻滞镇痛更是降低剖宫产率的一个有效的手段，开展镇痛前后剖宫产率薛海峰等报道为（46.05% vs 37.37%），曲元等为（41% vs 26.7%），江露等为（1% vs 26.7%），与陈满桂、刘玉洁等报道相似。但此问题上也有不同的意见，汪萍等报道无论是否进行了产前宣教的孕妇，因惧怕分娩疼痛要求剖宫产的比例均达到（61.4% vs 61.8%）。对于日益增长的剖宫产率，Le 等研究认为：硬膜外分娩镇痛并不是影响剖宫产率的主要因素，决定剖宫产率的主要因素似乎取决于产科医师本人的习惯与风格。我国影响剖宫产率有许多社会因素，如高学历、城市户口、不考虑费用的产妇倾向于选择分娩镇痛。沈艳辉对 3 省 72 个县（市）的 1093526 例产妇进行的影响剖宫产因素调查结果表明：文化程度、城乡差别和家庭收入同样是影响产妇选择剖宫产的因素。可见，产妇的社会人口学特征是影响其选择分娩方式的重要因素。椎管内阻滞镇痛对剖宫产率的影响还需要客观、科学、公正地进行大规模多中心的研究。

3.椎管内阻滞镇痛对器械助产率的影响

镇痛对阴道器械助产率的影响中外差异较大。国内文献几乎千篇一律地认为椎管内阻滞镇痛不会增加器械助产率，国外则报道镇痛使器械助产率升高是较普遍现象。随机化研究的 meta 分析表明：硬膜外分娩镇痛可使阴道分娩器械助产率成倍增加。Sharnia 等研究表明硬膜外分娩镇痛的阴道分娩器械助产率为 12%，而用阿片类药物镇痛为 3%。目前造成这种差异的原因尚不十分清楚，子宫收缩性和产力减弱可能是其原因。冯丹等研究表明硬膜外分娩镇痛可使宫缩持续时间缩短、间期延长、宫缩时宫腔内压力降低。Arid 等研究表明丁哌卡因和罗哌卡因可抑制大鼠离体子宫平滑肌收缩性。另外，椎管内阻滞可能阻断肌梭的传人冲动，而抑制腹肌和盆底肌的牵张反射，使腹肌和盆底肌肌力和肌张力减弱，从而使总产力有所减弱。

造成中外分娩镇痛中器械助产率大相径庭的主要原因是做法不同和观念上的差异。中国的器械助产率远低于国外，尚不能说明中国的分娩镇痛就优于国外。中外分娩镇痛有如下不同：

（1）中国囿于产科的观点，分娩镇痛一般仅限于第一产程，待宫口开全即停止给予镇痛药物，有的医疗机构甚至怕影响第二产程，在宫口开到 7~8cm 时就开始停止给予镇痛药物，而国外几乎都是全产程镇痛。

（2）中国分娩镇痛使用药物的浓度和剂量追求最小化，国外使用的浓度和剂量普遍高于国内，即使对亚裔产妇也是如此。

（3）中国分娩镇痛更多考虑对产程、宫缩、产力等的影响，国外首先考虑提供完善镇痛，消除/缓解产痛是第一位的，其他内容都可以采取相应的措施去处理。

（4）对待器械助产的观念不同可能直接影响了分娩镇痛的实施。中国产科对器械助产有顾虑和忌讳，而国外产科认为器械助产是分娩过程中很正常的一个手段和方法。因为有了充分的镇痛，才使得产科医生更敢于使用器械助产。在国外，到底助产和镇痛孰因孰果呢？是产科医生对待器械助产开放性的态度使得麻醉医生更敢于镇痛呢，还是镇痛导致了助产率的增高？还是目前流行的说法：因为有了充分的镇痛，使得产科医生更敢于使用器械助产。弄清这个问题对开展分娩镇痛有着非常重要意义。

4.椎管内阻滞镇痛对胎儿心率的影响

椎管内阻滞镇痛对胎儿心率的影响仍存在争议。Mardirosoff 等通过搜集多个数据库、涉及 3513 名产妇的相关文献，认为蛛网膜下隙注入阿片类药物用于分娩镇痛可增加胎儿心动过缓的危险性，但并不增加剖宫产率。VandeVelde 等研究表明丁哌卡因加 7.5μg 舒芬太尼行腰麻分娩镇痛，与腰麻用 1.5μg 和硬膜外用 7.5μg 舒芬太尼相比，胎儿心动过缓发生率显著增加。提示胎儿心动过缓的发生可能与蛛网膜下隙注入阿片类药物剂量过大有关，基本可以认定胎儿心率的变化与蛛网膜下隙注入阿片类药物可能有一定相关性，但此种药物导致的一过性胎心率减慢并不影响剖宫产率；硬膜外给药似无此现象。但是在低血压的产妇中，因为胎儿心率异常可导致剖宫产率升高。

5.椎管内阻滞镇痛对产妇发热的影响

随机化研究表明：硬膜外分娩镇痛常与产妇产程中发热（>38°C）相关。在一项随机化研究 111 名接受硬膜外分娩镇痛的产妇中，有 15%产妇产程中出现发热，而未接受硬膜外分娩镇痛的产妇中，发热者只有 4%，其中初产妇的发热率较经产妇高，但他们之间的关系目前仍未被证实。产妇发热是在随机对照性研究中被发现，机制不清。对于发热的产妇，对照研究并没有发现硬膜外镇痛与胎儿感染相关。因此，有学者认为接受硬膜外分娩镇痛的产妇发热，可能与非感染因素有关。目前还不能鉴别接受硬膜外分娩镇痛产妇的发热是感染性还是非感染性的。提示接受硬膜外分娩镇痛产妇发热的发生机制还需要进一步深入研究。

6.椎管内阻滞分娩镇痛药物的选择

阿片类药与局麻药的镇痛机制各异，研究结果表明两药并用适用于分娩的各产程，运动阻滞减轻，镇痛效果达最佳，镇痛效果不是简单的两药相加，而是协同增强。推荐的用药方法为芬太尼或舒芬太尼分别与罗哌卡因或丁哌卡因勿用。麻醉性镇痛药：分娩痛经子宫纤维传至脊髓背角，该处密布阿片受体，经硬膜外注入麻醉性镇痛药，直接作用于脊髓背角阿片受体，由此产生镇痛功效，同时无任何感觉和运动阻滞，也无低血压、嗜睡、新生儿抑制等。局麻药：丁哌卡因用其最低浓度即可生效，分娩早期推荐用0.0625%~0.125%溶液。丁哌卡因与血浆蛋白高度结合，胎盘透过量小，现已证实脐静脉血与母体静脉血血药浓度比（MV/UV）为0.3∶1。

罗哌卡因是继丁哌卡因后新开发的长效酰胺类局麻药，pKa8.0，与丁哌卡因8.1接近，脂溶性低于后者，血浆蛋白结合率高（94%~95%），对C和Aσ纤维阻滞比丁哌卡因更广泛。罗哌卡因的中枢神经及心脏毒性小于丁哌卡因。虽然罗哌卡因的药效比丁哌卡因低40%，但研究表明：相同剂量下，两者镇痛效果相仿。罗哌卡因还有独特的缩血管作用，能减缓局麻药吸收。罗哌卡因更能产生明显的运动、感觉阻滞分离现象，是目前分娩镇痛较理想的局麻药。

硬膜外镇痛维持使用o.1%罗哌卡因复合0.5μg/ml舒芬太尼的配伍是较理想的给药方案。Hodgson等认为将罗哌卡因浓度降至0.1%，方可预防运动神经阻滞的发生。Eriksson等认为舒芬太尼剂量>0.5μg/ml时，硬膜外镇痛效果不增加，而皮肤瘙痒的发生率随剂量增加而增多。

7.椎管内阻滞-理想的分娩镇痛方法

1979年Revil提出硬膜外给药分娩镇痛。对该镇痛方法，目前较一致的看法是：①使母体儿茶酚胺分泌减少，子宫血流和收缩性可明显改善；②产痛期产妇发生的“过度通气-通气不足”不良循环可被打消；③根据分娩计划的变更，硬膜外可灵活提供产钳分娩或剖宫产手术的麻醉需要。1998年9月在瑞士日内瓦召开的第17届欧洲年会上，有学者指出硬膜外分娩镇痛待解决的问题包括：a.镇痛起效慢；b.由于导管位置的关系，某些阻滞效果欠佳；c.硬膜外采用的局麻药可能引起不必要的运动阻滞会影响产程，这迫使人们研究更理想的镇痛方法。

（1）腰-硬联合麻醉（CSEA）：蛛网膜下隙使用阿片类药和局麻药有时间限定，硬膜外镇痛效果满意，但起效慢，并可有运动神经阻滞；选择CSEA使蛛网膜下隙和硬膜外镇痛作用互补。分娩时先以快速起效的蛛网膜下隙镇痛，而后用硬膜外维持。用低浓度、小剂量局麻药和（或）阿片类药，使CSEA可选择性阻滞感觉神经，减少运动神经阻滞，使产妇可安全活动，此即为可行走的硬膜外镇痛。据报道产程中保持直立位可缩短产程，提高自然分娩率，减少缩宫素、麻醉药用量和胎心异常的发生率。目前虽无充分证据表明走动有益于产妇和胎儿，但公认产程中走动无害。

较理想的 CSEA 蛛网膜下隙用药：舒芬太尼 5~10μg 或芬太尼 15~25μg，或丁哌卡因 2.0~2.5mg 或罗哌卡因 2.5~3.0mg。

（2）病人自控硬膜外隙镇痛（PCEA）：1988 年 Lysak 和 Gambling 等首先报道小剂量局麻药及阿片类药联合 PCEA 用于分娩镇痛。PCEA 显示安全、持续、有效，优点超过连续输注及单次给药，完全依据病人的自身特点及需求而用药。产妇可自主给药，用药趋于个体化、合理化，用最小剂量达最佳镇痛，且副作用最少。推荐设置：0.1%罗哌卡因＋2μg/ml 芬太尼或 0.5μg/ml 舒芬太尼共 100ml。单次剂量：2ml，持续剂量：5~6ml/h，PCA 每次 5~6ml，锁定时间（lock time）：15 分钟。

（三）静脉分娩镇痛

椎管内阻滞镇痛无论对母婴地影响到镇痛效果，及对分娩过程和结局的影响等诸方面都得到了多数人认可，但有些产妇不适合实施椎管内阻滞镇痛，如拒绝接受穿刺的产妇、腰椎有病变者、发热和对局麻药过敏产妇等。这类产妇可给予安全、简便、易行的静脉分娩镇痛。瑞芬太尼因特殊的药理特性，使之成为静脉分娩镇痛研究的热点。瑞芬太尼起效时间 30 秒，峰效应时间 1 分钟，作用时间 5~10 分钟，时-量相关半衰期 3~5 分钟，停药后快速清除，长时间滴注无蓄积顾虑，给药时机不受限制，优于传统的全身用药。产痛呈间歇性，滞后子宫收缩 10~20 秒出现，理论上自控镇痛模式可使瑞芬太尼血药浓度变化与宫缩同步。幼儿和新生儿药物分布容积大，清除速率更快，虽瑞芬太尼容易通过胎盘，但可被胎儿快速代谢，不引起呼吸抑制。瑞芬太尼在孕妇体内也可快速清除，平均清除率 93.1ml/（kg•min），是非孕妇[41.2ml/（kg•min）]的 2 倍，清除加快与妊娠后血容量、心排血量、肾灌流量增加有关。推荐瑞芬太尼在单次 0.5μg/kg，锁定时间 3 分钟或复合 0.05μg/（kg•min）的背景剂量下，能提供安全有效的产程镇痛。复合背景剂量，可减少按压次数。Balcioglu 等使用瑞芬太尼负荷剂量 20μg，背景剂量 0.15μg/（kg•min），单次剂量 15μg，锁定时间 5 分钟，取得较好的镇痛效果。考虑到种族差异，冯善武等使用了负荷剂量 20μg，较小的背景剂量 0.1μg/（kg•min），单次剂量 0.25μg/kg，锁定时间 2 分钟的方法，取得了良好的镇痛效果。虽然在确保不发生呼吸抑制的情况下，瑞芬太尼静脉分娩镇痛的效果尚不及目前使用成熟的椎管内阻滞镇痛技术，许多研究者认为其确不失为一种可行的分娩镇痛的方法。Volmanen 等对瑞芬太尼单次 0.5μg/kg 和 50%N_2O 间断吸入的镇痛效果进行了比较，发现瑞芬太尼镇痛效果明显优于 N_2O。

（赵卫华）

第四节　剖宫产后再孕产妇阴道分娩及镇痛

大多数曾接受过低位子宫横切口剖宫产并再次妊娠、无阴道分娩禁忌证者适合阴道分娩。我国的现状是剖宫产后再孕产妇，即使此次妊娠完全符合阴道分娩，产科一切条件均理想，再次剖宫产的比率仍很高，基本达到 80%~90%。因此，我们参照一下国外的情况来阐述此问题。

为了帮助妇产科医师做出正确临床治疗决策，美国妇产科学会（ACOG）发布了不同情况下进行剖宫产后阴道分娩（VBAC）的临床治疗指南。指南的全文即ACOG第54号实践通报，刊登于2004年7月的Obstet Gynecol上。这份指南是对1997年7月第5号实践通报的更新。指南制定委员会检索了MEDLINE数据库、Cochrane图书馆及ACOG内部资料和文件，检出了于1985年1月~2004年3月期间用英文发表的相关文章。优先选用的是报道原始研究结果的文章，而没有选用学术会议和专题讨论会报告的研究摘要，重新评价了国立卫生研究院和ACOG发表的指南。

曾接受过剖宫产再孕者行阴道试产是降低总剖宫产率的办法之一。虽然大多数曾行低位横切剖宫产者都适合行VBAC，但有很多因素可增加阴道试产失败的可能，并导致母婴病残率增加。该指南评价了目前不同情况下行VBAC的危险和益处，并提供临床治疗指南。背景是在1970~1988年间，美国的剖宫产率从5%显著上升到25%。剖宫产率快速上升的原因可能是，不鼓励医师施行阴道臀位分娩和难产产钳助产。越来越多地依赖于连续电子监测胎儿心率，也分别导致由于推测有胎儿受损或难产而施行剖宫产的增加。但剖宫产的增加是否可使新生儿转归出现重大改善尚有待于证实。

随着产科治疗的进步，在曾接受过剖宫产再孕者行阴道试产时，妊娠妇女与胎儿的安全性也越来越高。在美国主导了近70年的"一次剖宫产，永远剖宫产"信条在30年前已逐渐开始改变。许多大型病例系列研究证实，曾接受过剖宫产再孕者行阴道试产相对安全。基于此，美国国立卫生研究院和ACOG将VBAC作为一种降低美国剖宫产率的方法。VBAC热潮使剖宫产率出现下降。一些医疗保险公司和营业性保健组织，强制所有曾接受过剖宫产再孕者行阴道试产。许多医师被迫对不适合阴道分娩者或希望再次剖宫产者施行VBAC。随着VBAC率的上升，曾接受过剖宫产再孕者阴道试产期间，发生子宫破裂和其他并发症的报道数量增加。结果是，许多医师和医院都停止了VBAC。临床活动的这种急剧变化，使美国的剖宫产率出现回升，在2002年VBAC率下降了55%。

当前尚无比较再次剖宫产与VBAC母婴转归方面的随机临床试验研究。VBAC建议都基于大型临床病例系列研究报告数据的基础上。这些研究指出，大多数曾接受过剖宫产再孕者，行VBAC的益处超过危险。大多数病例报告来自有全日制内部产科麻醉的大学附属医院或三级医院的医学中心，只有少数研究，报告了较小规模社区医院和医疗资源有限的医疗机构进行VBAC的相对安全性。阴道试产失败的妇女具有发生多种母亲并发症的危险，包括子宫破裂、子宫切除术、输血和子宫内膜炎，以及围生期并发症和死亡。

较多的证据表明，曾接受过低位子宫横切剖宫产、且无阴道分娩禁忌证者，大多适合阴道试产。下列选择标准有助于确定适合行VBAC者：曾接受过1次低位横切剖宫产；临床显示骨盆横径足够大；无其他子宫瘢痕或子宫破裂既往史；在整个自然分娩期间，医师可随时到场，监护分娩和进行急诊剖宫产；能立即麻醉，急诊剖宫产手术人员可随时到场。

根据多项回顾性研究的结果，有下列其他产科特殊情况的妇女，也可以经阴道试产。曾接受过1次以上剖宫产者：过去一直认为，曾接受过1次低位横切剖宫产再孕者适合经阴道试产。但有关此问题的少数几项研究报告，子宫破裂的危险为1%~3.7%。只有一项研究对其他混淆因素进行了控制，曾接受过2次剖宫产者，与只有1次剖宫产史再孕者相比，前者在阴道分娩期间发生子宫破裂的危险是后者的5倍。巨大胎儿：虽然巨大胎儿（无论孕龄多少，出生体重超过 4kg 或 4.5kg）与成功 VBAC 概率下降相关，但 60%~90%试产巨大胎儿的妇女获得成功。子宫破裂的发生率似乎只在无阴道分娩史者才出现升高。妊娠超过 40 周者：等待自然分娩超过妊娠 40 周者的 VBAC 成功概率下降，但子宫破裂的危险并不升高。一项对 1200 余例妊娠 40 周后，经阴道试产者的研究显示，只有引产与子宫破裂危险升高相关。曾行子宫低位纵切者：曾行低位子宫纵切者行 VBAC 的成功率与曾行低位子宫横切者相同。另外，母亲和围生期并发症没有增加。子宫瘢痕类型不明者：2 项在大型三级医院进行的病例系列研究报告，子宫瘢痕类型不明者的 VBAC 成功率和子宫破裂发生率与其他曾接受过低位子宫横切再孕者的同时期研究报告的发生率相同。曾接受过 1 次剖宫产、瘢痕类型不明者行催产时，有瘢痕破裂的病例发生，不催产时，无瘢痕破裂的病例。双胎妊娠者：双胎妊娠妇女与单胎妊娠妇女行 VBAC 时，VBAC 成功率和子宫破裂发生率没有显著差异。阴道试产成功率：曾有 1 次剖宫产者经阴道试产时，阴道分娩的成功率是 60%~80%。尚无一种完全可靠的方法来预测哪些病人可能试产成功。至少 1 次阴道分娩者的试产成功率是未曾阴道分娩者的 9~28 倍。在最近成功进行 VBAC 者中，VBAC 失败的可能性下降了 30%~90%。对 VBAC 成功率有不良影响的因素包括：催产和引产、母亲肥胖、孕龄超过 40 周、新生儿出生体重超过 4kg 和 2 次分娩间隔少于 19 个月。

无论是择期再次剖宫产还是 VBAC 都有危险。总体上，成功 VBAC 与剖宫产相比，前者与下列情况相关：母亲住院时间较短、失血较少和输血较少、感染较少和血栓栓塞事件较少。但是，阴道试产失败与母亲严重并发症相关，如子宫破裂、子宫切除、手术损伤、母体感染和输血需要增加。若阴道试产失败，则新生儿并发症率也升高，表现为脐动脉血气 PH≤7、新生儿生后 5 分钟 Apgar 评分≤7 分和感染的发生率升高。但多次剖宫产对母体也构成危险，包括前置胎盘和胎盘植入的危险升高。

VBAC 时的母亲死亡率极低。虽然围生期死亡率（<1%）很低，但阴道试产时的死亡率高于择期再次剖宫术。子宫破裂与胎儿死亡及新生儿神经系统损伤相关。曾接受过剖宫产者，阴道试产期间发生子宫破裂是一种可危及生命的并发症。子宫破裂危险主要取决于前次切口的类型和部位。曾行常规切口和 T 形切口者，子宫破裂的发生率 4%~9%。

子宫破裂的危险还受产科史的影响。阴道分娩史可显著降低子宫破裂危险。两次分娩间隔时间越长，子宫破裂的风险性越低。最近一次分娩时间距再次分娩间隔≤24 个月的妇女行 VBAC 时，发生子宫破裂的危险比相隔时间≥24 个月以上者高 2~3 倍。在直接剖宫产的子宫切开术中，采用单层缝合者与采用双层缝合者相比，前者在以后阴道试产时发生子宫破裂的危险比后者高 4 倍。自然分娩比引产或催产更可能获得 VBAC 成功。已有大量证据表明，用前列腺素制剂促进宫颈扩张可增加子宫破裂概率。在大多数曾接受过剖宫产再孕产妇中，不鼓励使用前列腺素引产。

VBAC 者的镇痛处理：VBAC 并不是硬膜外阻滞镇痛的禁忌证，充分缓解疼痛可以鼓励更多妊娠妇女选择阴道试产。接受和不接受硬膜外阻滞镇痛者的 VBAC 成功率相似，采用其他缓解疼痛方法者也如此。硬膜外阻滞镇痛应与普通产妇的硬膜外镇痛有所差别为镇痛药浓度和镇痛强度应低于正常分娩镇痛，在整个产程的每个阶段，均保留一定的宫缩痛，便于产科医生和助产士监护与判断。恰当的硬膜外镇痛不会掩盖子宫破裂的早期症状和体征。

建议与总结：下列建议基于一致良好的学术证据（A 级），大多数曾接受过一次低位横切剖宫产再孕者都适合 VBAC，产前应进行有关 VBAC 知识方面咨询，并行阴道试产。在 VBAC 时，可采用，也应该采用硬膜外阻滞镇痛，镇痛药浓度和强度应低于正常分娩镇痛，保留一定的宫缩痛。

下列建议基于有限的不一致的学术证据（B 级），纵向切口位于子宫下段，并且不延及子宫底的妇女，也可试行 VBAC。对于曾接受过剖宫产后再孕的大多数妇女，不鼓励使用前列腺素促宫颈成熟或引产。

下列建议主要基于共识意见和专家观点（C 级），由于子宫破裂可能是灾难性的，因此，只有那些具备应急措施，医师能立即进行紧急救治的医疗机构才允许试行 VBAC。病人和医师只有在进行过全面咨询，权衡每例接受 VBAC 产妇的益处和危险后，才能最终做出试行 VBAC，或接受再次剖宫产的决定，讨论结果必须记录在案。

（赵卫华）

第五节　分娩镇痛的技术与管理规范

随着我国经济水平和社会现代化水平的不断提高，特别是分娩镇痛社会接受水平快速增长，越来越多的产妇强烈要求在分娩过程中，能享受到镇痛的医疗服务。在这种社会背景下，国内许多医院的麻醉科与产科合作，逐步开展了椎管内阻滞分娩镇痛，为规范医疗标准，提高医疗服务水平，扩大医疗服务范围，应该制订分娩镇痛的技术与管理规范。

第 10 届世界疼痛医学大会明确将疼痛列为体温、呼吸、脉搏、血压之后的“第五大生命体征”。分娩镇痛为多学科、多方法的镇痛治疗，加强规范的分娩镇痛服务可进一步保障母婴安全、降低当前居高不下的剖宫产率、节约社会医疗资源、转变传统的生育观念，同时创造可观的社会效益和经济效益，提高我国医疗服务质量和人文水平。

强烈宫缩和剧烈疼痛使产妇的各系统及应激-内分泌-免疫平衡均发生明显改变，通过分娩镇痛，可减弱，甚至消除疼痛及相关应激反应，改善母体和胎儿的氧供需平衡，以利产程的正常推进。

理想的分娩镇痛，要求镇痛显效迅速，能按需延长时效，对运动无影响，分娩无痛苦，保障母婴安全，对宫缩无干扰，且不影响产力、产程，产妇清醒，可主动参与分娩过程，必要时，可满足急诊手术的需要。

一、椎管内阻滞分娩镇痛工作的特点

（一）方法多样

目前椎管内阻滞分娩镇痛主要包括连续硬膜外阻滞（CEA）、腰-硬联合阻滞（CSEA）、连续蛛网膜下隙阻滞（CSA）等多种方法，选择适当的镇痛方式，满足产妇镇痛及分娩的双重需要，达到理想的镇痛状态依然是目前临床工作的难点之一。

（二）跨学科性

分娩镇痛是一项多学科交叉的医疗服务内容，涵盖产科、麻醉、助产科学及危重症

医学等多学科知识内容，要求各相关学科人员跨学科通力合作。

（三）不确定性

由于分娩过程和时间的不确定，分娩镇痛很难像计划手术一样提前预约；由于产痛的个体差异大，要求临床必需能够提供个体化有效镇痛方案；由于产程的不确定性，在实施不同方法的分娩镇痛后，所选方法能否维持整个产程镇痛的需求，要不断做出调整。因此，分娩镇痛是一项充满变数的医疗服务，这无形中增加了相关医疗人员的工作难度及工作强度。

（四）高风险性

无论是产科还是麻醉科，都是目前临床公认的高风险科室，工作中充满了各种可能发生的风险。分娩镇痛已经发展成为产科与麻醉科两个学科的边缘科学，要求参与双方医师，不但要精于本学科业务内容，还必须对合作方所涉及的专业范畴和专业知识有清醒的认识和充分准备。

（五）争议性

由于分娩镇痛对产程中的各种影响目前存在许多空白，各种新的分娩镇痛方式层出不穷，而针对不同镇痛方法的不同主张更是百家争鸣，难有定论。因而，在进行具体工作时，确定何种方法是最得当措施，应视镇痛对象当前的具体情况和不同医疗机构所具备的具体条件而定。

基于分娩镇痛工作的以上特点，相关医务及行政保障人员在工作中，应更加兢兢业业，认真负责，务必充分了解本工作的重要意义和各种风险，警钟长鸣，提高自我保护意识，保证工作的圆满进行。

二、椎管内阻滞分娩镇痛操作规范

（一）分娩镇痛的原则

1.自愿原则

所采用分娩镇痛的技术手段，必须取得产妇及家属的同意，并取得主动配合。

2.安全原则

无论采取何种镇痛方式，都应以产妇及胎儿安全为最高原则。

3.复合原则

采取多模式的方式进行镇痛，从心理到生理，通过多种手段进行镇痛，以达到有效治疗的目的。

4.渐进原则

由于产痛随产程进展而逐渐加重，而不同镇痛方式可以满足不同阶段的镇痛要求，在开展产程镇痛时，也应把握“循序渐进”的原则。

5.止痛原则

分娩疼痛应是首要考虑的问题，因此主张只要没有禁忌证，就应根据产妇意愿决定何时进行硬膜外阻滞分娩镇痛。

（二）椎管内阻滞分娩镇痛操作规范

1.产妇自愿接受椎管内阻滞分娩镇痛，经产科医师评估，无产科禁忌证后，由麻醉医师进行镇痛前再评估，详细了解病史，依照选择的镇痛方法，进行相应的神经系统检查，查阅病历中的常规检查及特殊检查，排除禁忌证，详细填写各种登记表格等有效医疗文书。

2.麻醉医师评估后，向产妇及家属交代分娩镇痛的利弊及可能出现的并发症，并签署产程镇痛知情同意书。

3.开放上肢静脉输液，连接监护仪，监测体温、心电、无创血压、脉搏-血氧饱和度等各项重要生命参数。

4.可选择连续硬膜外、腰-硬联合阻滞、连续蛛网膜下隙阻滞等不同给药方式和给药途径。产妇左侧卧位，常规消毒铺巾，于 L2~L3 或 L3~L4 间隙穿刺，若采用联合阻滞，于蛛网膜下隙注入镇痛药物，置硬膜外导管，妥善固定后嘱产妇平卧。

5.硬膜外给予试验剂量药液，以确认导管未进入蛛网膜下隙及硬膜外隙血管内。

6.配制硬膜外镇痛装置，指导产妇合理使用镇痛装置。镇痛泵设置：背景剂量（basal）5~6ml/h、病人自控剂量（PCA）5~6ml、锁定时间（lock time）15 分钟、每小时限量（limit）30ml/h。

7.第一产程仍有明显疼痛者，麻醉医生可酌情经硬膜外导管注入少量低浓度局麻药，并仔细观察，是否需要继续追加镇痛液，疗效确定、确认无局麻药不良反应发生或椎管内阻滞并发症（阻滞平面过广、低血压、心动过缓、呼吸抑制等）后，方可离开现场。离开前，应详细向接替工作人员（如助产士、产房护士）交代观察内容和注意事项，并留下直拨通讯联络方式，保证随叫随到。

8.宫口开全停止输注药物。

9.产妇离开产房前，拔除硬膜外导管，穿刺点以无菌敷料覆盖。

（三）椎管内阻滞分娩镇痛用药规范

为保证镇痛效果，减少药物不良反应，可考虑局麻药与麻醉性镇痛药配伍使用。

1.局部麻醉药见（表 8-5-1）。

表 8-5-1 常见局部麻醉药的应用

	硬膜外阻滞	蛛网膜下隙阻滞
利多卡因	1%~1.5%利多卡因 3ml 作为试验剂量或 0.1%~0.15%的罗哌卡因 10ml 作为试验剂量和首次镇痛剂量	
丁哌卡因	持续泵注：浓度≤0.0625%	单次注射：2~2.5mg
罗哌卡因	持续泵注：浓度≤0.1%	单次注射：2.5~3mg

2.麻醉性镇痛药见（表 8-5-2）。

表 8-5-2 常见麻醉性镇痛药的应用

	硬膜外阻滞	蛛网膜下隙阻滞
芬太尼	持续泵注：2μg/ml	单次注射：15~25μg
舒芬太尼	持续泵注：0.5μg/ml	单次注射：5~10μg

三、椎管内阻滞分娩镇痛管理规范

（一）人员配备

1.至少有 1 名麻醉科（主治）医师

（1）具有麻醉专业执业医师证书和资格证书。

（2）至少3年临床工作经验，能够独立处理产科手术麻醉操作、麻醉意外的抢救。

（3）经过相关的分娩镇痛专业培训，可和产科医师、助产士配合，独立进行分娩镇痛工作（住院医师在上级医师的指导下工作）。

2.妇产科医师

（1）具有妇产科专业医师资格、执业证书。

（2）具有处理产程的相关经验，了解椎管内分娩镇痛的相关知识。

3.助产士或护士两名

（1）具有助产士资格、执业证书或护士资格、执业证书。

（2）可以配合妇产科医师进行产程护理。

（3）了解椎管内分娩镇痛相关知识。

（4）有新生儿复苏经验，可以协助儿科医生进行新生儿抢救工作。

（5）熟悉抢救设备及药品的使用。

（二）麻醉医师工作职责

1.完善麻醉/镇痛前镇痛评估工作。

2.向产妇及家属介绍分娩镇痛相关知识，告知风险，签署知情同意书。

3.提供产妇满意镇痛，随时调整镇痛剂量与镇痛模式。

4.保持镇痛期间产妇循环及呼吸稳定，必要时实施和（或）完善胎儿监测。

5.完成分娩镇痛记录、登记工作，保持病历的完整性。

6.遵守本科室关于分娩镇痛工作的其他相关制度，并完成规定的工作。

（三）人员培训

开展椎管内阻滞分娩镇痛的医疗机构，需对麻醉医师进行镇痛和产科相关知识的专业培训，以满足分娩镇痛跨学科服务的基本要求。

1.正常分娩

产程进展的基本知识，对产程进展过程中的相应产科处理有所了解。

2.产科合并症

了解各种常见产科合并症产妇的病理生理特点。

3.异常分娩

了解分娩过程中可能出现的产科急重症，比如子宫破裂、出血、羊水栓塞、产科休克等，并具备相关的抢救知识。

4.分娩镇痛

熟练掌握分娩镇痛，特别是椎管内分娩镇痛的基础知识，不断更新理念，例如不同产程的疼痛特点，分娩镇痛对产程及胎儿可能产生的影响、镇痛深度及镇痛程度、镇痛介入时机、镇痛管理、效果控制和阻滞评估、镇痛泵的正确使用和故障排除等。

5.麻醉并发症

掌握麻醉并发症的种类、预防及治疗。

6.医患关系

产时心理、分娩镇痛的推广和科普知识。

7.新生儿监护及抢救的基本知识

开展椎管内阻滞分娩镇痛的医疗机构也需要对产科医生、助产士进行麻醉与镇痛的相关知识培训。

（四）工作流程（图 8-5-3）

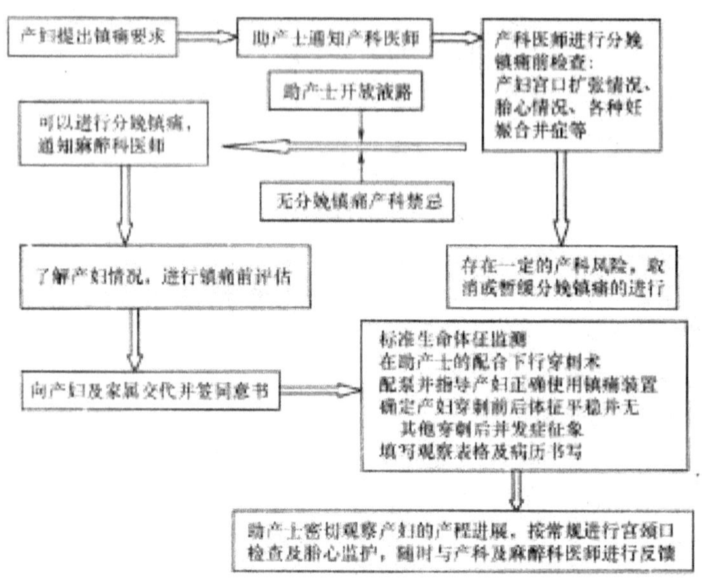

图 8-5-3 工作流程

（五）开展分娩镇痛条件

1.分娩镇痛的场所

接受分娩镇痛的是已经进入产程的产妇，因此，分娩镇痛均应在产房进行，在消毒、设备和管理上与手术室相当。穿刺时，应严格限制穿刺过程中房间内的参与人数，加强无菌意识。

2.开展分娩镇痛的场所应具备以下设备：

（1）多功能心电监护仪。

（2）麻醉机。

（3）人工气道（气管导管、口咽通气管、喉罩、鼻咽通气道等）。

（4）供氧设备（中心供氧、氧气瓶、面罩）。

（5）喉镜。

（6）负压吸引装置、吸痰管。

（7）除颤器。

（8）急救药品抢救车。

3.麻醉及抢救药品配备

使用的各种药品均应符合国家食品药品监督管理总局的有关规定，配备常用的麻醉及抢救药品。

（六）分娩镇痛工作的各种制度

麻醉科一旦开展了分娩镇痛工作，分娩镇痛就成为其日常工作中的一个基本组成部分。在进行这些工作时，麻醉医师应遵守科室相关的规章制度，如麻醉药品及处方管理制度、三级医生查房及会诊制度、知情同意制度、请示报告制度等，只有将这一系列工作标准化，才能最大限度地降低工作风险，提高工作效率。

1.在行分娩镇痛前，麻醉医师需对产妇进行访视，了解产妇个人基本情况，既往病史，合并症，分娩时产力、产道及胎儿情况，与产科医师进行沟通，对分娩进程有基本预判。

2.访视后，应将分娩镇痛的相关风险及镇痛情况告知产妇及家属，并结合产妇情况，做有重点地说明，取得产妇及家属的同意及主动配合。同时对产妇及家属进行分娩镇痛的理念宣传工作，了解分娩镇痛的人群普及度，主动承担分娩镇痛的推广工作。

3.对所有进行硬膜外分娩镇痛的产妇都应有相应记录，记录内容应包括分娩镇痛时间、围镇痛期产妇生理状态、产妇既往病史、穿刺操作情况、用药情况、镇痛泵设置、镇痛效果评估及产妇满意度等，将上述记入病历，以保持病历完整性，便于随访追踪和医疗保护。

4.麻醉医师应对行分娩镇痛后的产妇进行随访，包括产房内随访及病房内随访。应了解镇痛后全产程产妇镇痛情况，进行镇痛效果评估，完成镇痛观察表（包括镇痛效果VAS 评分、不良反应等）的记录工作。产妇回到病房后，应在产后一天对产妇进行回访，了解产后出血情况、母婴产后状态、穿刺后不良反应有无、产妇对分娩镇痛的满意度及对镇痛工作的建议等。

5.分娩镇痛所涉及的相关科室均应依次进行交接班工作。下级医师应就镇痛工作中的特殊病例，向上级医师进行汇报，重点病人应有书面记录。

6.一旦产妇已经进行了硬膜外分娩镇痛，要求值班医师坚守岗位，不得随意脱岗，因故须离开指定工作地点的，应向当值护士说明去向并留下直通联系方式。

7.接班医师应对已实施了分娩镇痛的产妇进行访视，有条件的应考虑床旁交接，了解当前镇痛效果和产妇用药情况，完成各种未及完成的病历书写工作。

8.开展分娩镇痛工作的相关科室应成立统一的医疗急救应急小组，开展医疗急救的跨学科学习，在抢救时指导抢救工作的开展。

9.抢救设备及药品平时应由专人负责补充、维护，定期质检与更新，并做好登记。

10.科室应有对各种分娩镇痛相关的急重症抢救预案，包括抢救流程、技术措施、所需设备及组织安排等，遵守本科室的抢救制度。

（七）分娩镇痛的质量控制与改进

1.从事分娩镇痛的医师、护士应严格执行各项操作规范，保证医疗服务质量，降低医疗风险。

2.注意保护性医疗原则，严格执行知情同意制度，及时完善病历书写，提高病历质量。

3.建立规范化访视制度，对每位分娩镇痛产妇的产镇痛效果进行随访。在产前、产时、产后多水平上了解产妇对分娩镇痛的希望、了解和满意度。研究产妇心理变化，指导完善镇痛效果。

（赵卫华）

第六节　对分娩镇痛的展望

自从50多年前局部麻醉用于分娩镇痛，对其持怀疑、保留态度者有之，尤以产科医生为甚。主要顾虑是硬膜外镇痛会延长产程、增加产钳助产率、增加剖宫产率、影响新生儿评分、增加产后出血等。目前分娩镇痛临床研究很多，得出相反结果的报道亦不少。究其原因，分娩本身是一个复杂的、干扰因素多的特殊生理过程。不同的镇痛方法、不同的给药时间以及不同的药物和浓度都是得出不同结果的重要影响因素。理想的方法应该是多中心、大样本量、前瞻、随机、双盲、对照的临床试验研究。目前临床较常用的方法是回顾性比较与分析用或不用分娩镇痛的结果。但分娩镇痛是为有这种要求的产妇实施的，而非随机的，这就存在选择性偏倚问题，即入选两组的孕妇本身情况存在差异。研究显示：自愿提出分娩镇痛的产妇，往往预示有产程延长和非自然分娩增加的趋势，包括初产、镇痛前宫颈扩张较慢、曾用缩宫素及母胎有其他情况；还包括产痛出现早者产程较慢、产钳和剖宫产率较高、而这些产妇往往要求分娩镇痛，产科医生对产程和分娩方式似无影响。Segecl研究认为产科医生对剖宫产率不造成影响，但我国产科医生对剖宫产率似已造成了一定影响。有人主张为减少因第二产程延长所致的手术增加，建议将第二产程延长至3小时，只要密切观察，也不会增加胎儿窘迫、低Apger评分和低脐血pH发生率。只要方法得当、科学、剂量把握准确，分娩镇痛仍是安全的。理想的镇痛方案是：应用小剂量罗哌卡因加少量芬太尼或舒芬太尼行CSEA，后续PCEA，再辅以精神慰藉如Doula陪伴分娩。

有关分娩镇痛方法的研究较多，但实质性突破并不大，基本是重复性研究，麻醉镇痛方法方面有些进展。针刺镇痛联合椎管内阻滞可强化镇痛效果；硬膜外镇痛液用局麻药加麻醉性镇痛药是优选，药物浓度趋于降低，剂量相关性不良反应发生率有所下降；瑞芬太尼静脉镇痛也是一种可选择的方法；连续蛛网膜下隙阻滞镇痛是产程镇痛的新思路。

总之，随着医学模式的转变，爱母行动的倡导，打破了“分娩必痛”的传统观念，分娩镇痛已越来越为孕妇和家属接受。分娩镇痛是一个多学科交融的课题，应以麻醉医生、产科医生为主，培训产房助产士发挥其应有的作用，多学科密切配合，及时引用新药、新技术，分娩镇痛将有更好的发展前景。

（赵卫华）

第九章　剖宫产概述

第一节　剖宫产术禁忌证

剖宫产术可将母婴的危险及伤残儿的出生率降低到最低程度，单一因素如高龄初产、胎儿生长迟缓、羊水过少、脐绕颈或不良产史者均不构成剖宫产术择期指征，当有两个或两个以上不利因素，可放宽剖宫产术指征，对某些因素（相对性指征掌握）目前尚存在不同意见。关于剖宫产术禁忌证只是相对而言，缺乏明确的禁忌证。一般认为，腹部手术区皮肤化脓性感染、胎儿发育异常、死胎以及缺乏合适的设备和助手，这些都是其禁忌证。剖宫产术虽无绝对禁忌证，对技术熟练者亦无禁忌证，但国内外产科专家一致主张施行剖宫产术要有指征。但除母方有指征，剖宫产术一般不施行于胎儿死亡或严重畸形者，产妇有某些内科疾患如严重心脏病、重度妊娠高血压综合征或血凝障碍者，剖宫产术可增加其危险性，故仅作为不得已的措施，术前需要经适当的处理控制，并严格加以监护。

剖宫产术最大的禁忌证就是无恰如其分指征。众所周知，剖宫产术已成为越来越重要而广泛的普及产科手术，但剖宫产术毕竟是产科大手术，随着围生医学的发展，世界各国剖宫产术率的上升，并发症也随之增加，麻醉意外及其他意外损伤也增加母儿的患病率及死亡率。因此，产科医师应时刻牢记剖宫产术与合并症是双胞胎，所以施行剖宫产术应该有手术指征。同时，怎样防治剖宫产术中对母婴的损伤同样重要。

一、胎体禁忌证

（一）死胎

国外将产前胎死宫内，尸体解剖不能解释死亡原因称胎儿猝死，占死胎 20%~30%。宫内死胎原则上不应采取剖宫产术方式结束分娩，但并非绝对禁忌证。宫内死胎合并下述情况时，应慎重考虑选剖宫产术结束分娩。①软产道严重畸形，如高位横隔无法经阴道切开者；②阴道瘢痕狭窄严重者；＋＋＋＋＋＋＋＋＋＋＋.0123；③严重骨盆狭窄或变形；④难产经保守治疗无效，无法经子宫颈取出死胎者；⑤胎盘早期剥离，内出血严重，胎儿已死，子宫口未开或仅部分开大，短时间无法经阴道分娩者，为抢救产妇，应行剖宫产术；⑥中央型前置胎盘或部分型前置胎盘，子宫口部分开大或未开大，出血多，短期内不能经阴道分娩者，为保护产妇也应选择剖宫产术。

（二）胎儿畸形

若为无法纠正的畸形儿应尽量争取阴道碎胎取出。胎儿大小相等、排列相称、联体部位相同者，称相等联体双胎；胎儿大小不等、排列不相称、相连部也不尽相同者，称不相等联体双胎（寄生胎）。分娩过程中，因胎儿联体，多造成难产。

1.联体双胎或其他严重的无法以阴道毁胎取出的畸胎。

2.畸形儿同时合并类似上述死胎的情况时，迫不得已行剖宫产术。

3.脑积水取头先露者于母体耻联上方可扪及一宽大、略有弹性的胎头，较正常胎头软，异常增大者可占据整个下腹部。约有1/3为臀先露，此时可在宫底部扪及宽大的胎头，但容易被忽略。阴道检查发现先露高，囟门大而紧张，颅骨骨质薄而软，触摸时有乒乓球感，颅缝超过1.5cm。但诊断绝不能单凭颅缝的宽窄，因为正常胎儿颅缝也可宽达1cm左右，故需结合胎头大小、颅骨厚薄全面考虑。超声显像及X线检查可以辅助诊断。

处理：脑积水一旦确诊，应及早引产。头先露者当宫颈扩张3~4cm后可用腰椎穿刺针经囟门或颅缝刺入脑室，放出积水，使头围缩小后待其自然分娩。臀位时待胎体娩出后，经枕骨与颞骨缝穿刺放出后出胎头的积水。也可在枕骨下先作一皮肤小切口，然后用最小号的人工流产吸引管经枕骨大孔置入颅内，吸出脑积水，胎头即可娩出。胎儿娩出后，应行阴道检查及宫腔探查，注意宫颈、阴道有无裂伤，子宫有无破裂，并注意预防产后出血与感染。

4.无脑儿：胎儿缺少头盖骨，脑髓暴露，脑实质极少，称无脑儿，为神经管开放性缺陷畸形。它是畸胎中最常见的一种，女婴占绝大多数，如伴有羊水过多，常致早产；如不伴有羊水过多，则常发展为过期产。因无脑儿脑膜直接暴露于羊水中，故羊水中甲胎蛋白含量增高。

腹部检查时扪不到正常胎头，肛查与阴道检查时，可以扪及凹凸不平的颅底部，需与臀位及面位相鉴别。超声显像与X线摄片看到无头盖骨的胎头，即可确认。

无脑儿无存活的可能，一经确诊即应引产。由于无颅顶骨压迫宫颈，可引起宫缩乏力，宫颈扩张延缓、产程延长，但分娩多无困难。

5.胎体局部膨大、腹腔积液、颈部及腹腔脏器积水或肿瘤均可使胎体局部异常膨大造成难产。腹腔积液及脏器积水均可用针穿刺放水，待体积缩小后胎儿可能娩出；而肿瘤以恶性者居多，如恶性畸胎瘤，胎儿很难存活，可采用毁胎术，然亦有为避免母体损伤而行剖宫产术者。

二、母体禁忌证

（一）严重合并症

产妇一般情况极差或合并严重内、外科疾患，如心力衰竭、肺水肿、糖尿病昏迷、尿毒症、重症肝炎、肺炎、重型气管炎、严重脱水酸中毒、电解质紊乱等，必须在积极改善一般情况后，在存在绝对剖宫产术指征时，始考虑手术。

（二）感染

子宫腔已有严重感染，且已具备阴道分娩条件者，应尽量以阴道结束分娩。

（陈燕）

第二节　腹膜外剖宫产术禁忌证

1.前置胎盘

因游离膀胱时需在子宫下段反复操作，当胎盘附着在子宫前壁时，有时会使出血及病情加重，故应慎用。有学者认为，技术熟练者，5/6 病例仍可采用，特别是胎盘附着在子宫后壁者。

2.母儿已濒临危急，须迅速完成手术者，应慎用。

3.子宫先兆破裂或有血尿者，在游离膀胱时，对子宫下段施加较强压迫也很可能使已变薄的子宫破裂，应慎用。

4.重度胎盘早剥，因需要检查子宫有无卒中，卒中重者尚应行子宫切除术，故要开腹才会发现，故不宜采用腹膜外剖宫产术。

5.胎窘

因游离膀胱腹膜反折时个人难易颇有悬殊，一旦发生困难可加重胎儿缺氧，导致新生儿窒息甚至死亡，故应慎重。

6.子宫下段严重静脉曲张者，宜慎用。

7.剖宫产术同时伴有腹内探查指征者或畸形子宫，不宜腹膜外剖宫产术式，如行卵巢或子宫肿瘤切除或输卵管结扎者。但疑有感染者可先行腹膜外剖宫产术，待缝合子宫及膀胱筋膜后再结扎或切肿瘤。如此，对腹腔感染也可大为减轻。

8.腹膜反折极低者，应慎用。

9.过去做过腹膜外或多次行子宫下段剖宫产术，有时因解剖层次不清，局部组织难分离、操作会遇到困难，故为相对禁忌。

10.胎儿窘迫

需快速娩出胎儿，以前作为手术禁忌，现因手术操作增多，手术步骤简化，操作技术提高，手术不但安全，手术时间短，故不作为普遍禁忌。特别对腹膜外技术熟练者。

11.无经验的医师最好由具有腹膜外手术经验的医师带教做。

（陈燕）

第三节　剖宫产术手术时机的选择

剖宫产术手术时机的选择与剖宫产术指征同样重要。手术时机也是影响母婴预后的重要因素。手术时机的选择适当不仅为术者创造了操作上的方便，更重要的是关系到母儿的安全，对孕妇有剖宫产术指征而不具备剖宫产术的时机就行手术，可能引起医源性早产或造成更大的母儿损伤，但错过手术时机，更易造成不可挽回的损失。

剖宫产术指征及时机掌握的原则是：要明确有无剖宫产术指征，有剖宫产术指征时应把握剖宫产术的最佳时机。

一、掌握剖宫产手术时机

1.及时、有效地纠治合并症，积极创造适宜的剖宫产术时机。

2.妊娠确已足月拟行剖宫产术者，若无引产禁忌证，无胎盘功能低下，无胎儿窘迫、胳绕颈等，应先用药物静脉滴注稀释缩宫素液，诱发宫缩，使子宫口扩大，待子宫下段形成较好时施术。这可提高剖宫产术儿顺应能力，出生后很好地适应宫外的生存环境。

3.对需在临产前剖宫产术，如再次妊娠（既往剖宫产术）妊娠末期宫内死胎、妊娠并发糖尿病等需测定胎儿成熟度并结合临床判断胎儿能否适应宫外环境时，一定要确定胎儿能在宫外存活时，再行剖宫产术。

4.及时了解胎盘功能及胎儿宫内状况，明确重症妊娠合并症的临床经过、发展规律及现行治疗方法的可靠程度。对可能发生胎盘功能低下者如妊娠高血压综合征、过期妊娠、羊水过少时，定期测胎盘功能。在胎儿未受严重威胁前并具宫外生存能力时，对引产失败或有剖宫产术指征适时施术。

5.一般择期剖宫产术必须根据末次月经、妊娠反应时间、胎动时间，如有早孕时盆腔检查及尿 TT 及 B 超记录可提供客观依据，认真核定胎龄，确定足月才手术，以防医源性人为早产。

6.妊娠合并内科病及严重并发症，应与有关科室协商，在有利母体病情而胎儿存活可能性最大时手术。充分做好术前、术后各项准备工作。

7.产程中发现异常时积极寻找原因进行处理，不可操之过急，滥用剖宫产术，也不可盲目等待，以失良机。第一产程早期发现胎儿窘迫，处理无好转时宜及时剖宫产术娩出胎儿。第二产程除确有困难者外，应尽量阴道分娩，万万不可以剖宫产术来替代一般性助产手术。

二、适宜行剖宫产术应具备的条件

1.母体方面

（1）无感染。

（2）无疲乏及衰竭，休息充分。

（3）无脱水、酸中毒及电解质紊乱。

（4）术前禁食、禁水 4 小时以上。

（5）无明显贫血及其他合并症。

（6）无滞产，子宫口开大 2~3cm。

（7）子宫下段伸展良好。

2.胎儿方面

（1）足月或有宫外生存能力。

（2）各脏器功能发育成熟。

（3）有胎心跳动，胎心>100 次/分。

（4）无畸形。

（5）胎先露未深入骨盆，头位浅出或半定。

（6）若为横位，未破水。

选择好剖宫产术时机相当重要，如处理不当可给母婴带来各种危险，如在疲劳头态下施术，可发生乏力性子宫出血；若在未纠正脱水、酸中毒及电解质紊乱情况下行剖宫产术，受术者可能会发生突然死亡；麻醉前未禁食、禁水，术中可发生“吸入综合征”，窒息，甚至死亡；子宫口未开时行剖宫产术，术后可发生子宫腔积血及子宫切口处血液外溢；在感染未被控制前提下手术，炎症可扩散，引起败血症、中毒性休克、术后子宫内膜（肌）炎、子宫和（或）腹壁伤口感染以及血栓性静脉炎等；若剖宫产术过早，医源性早产可降低新生儿生存率，如剖宫产术太迟，过热儿发病率与死亡率明显高于足月儿；临产后若施术过晚，胎先露已深入骨盆腔，术中娩儿困难易导致新生儿产伤，如头颅骨折、脑幕撕裂、肢体骨折或母体膀胱、输尿管损伤以及切口撕伤等；若术前胎心≤70~80 次/分，可能剖出死婴。

三、手术时机和原则

手术时机是影响母婴预后和手术质量的重要因素。适时手术在一定程度上可以预防早产、过期产以及各种医源性并发症，从而降低围术期母婴的发病率与病死率，提高手术质量。

1.产妇一般情况好，无重度贫血、感染，水、电解质以及酸碱平衡紊乱等。

2.子宫有规律性收缩，下段形成良好，伴有宫口扩张。

3.产妇无严重并发症或已经被有效控制。

4.胎儿孕周>37 周，在宫外有生存功能。

5.胎心>100 次/分。

6.胎儿无先天性发育异常。

四、择期行剖宫产术的手术时机

1.择期剖宫产术前，必须核实末次月经时间、妊娠反应时间、胎动时间以及孕早期盆腔检查情况和 B 超结果等，认真核实胎龄，必要时做胎肺成熟度检查，防止早产。如能在有自发性子宫收缩后手术则可提高胎儿的应激能力，减少新生儿发病率。

2.妊娠合并严重并发症时，应在积极治疗的同时，尽量选择有利于母体病情、胎儿有存活可能性的时间手术。

3.严密监视产程进展，防止滞产和过度疲劳的发生，如需手术时应在支持疗法以后手术。

4.对一些产科急症，如产前出血、先兆子宫破裂、脐带脱垂、胎儿宫内窘迫以及重度子痫前期和产前子痫患者等均应在积极处理原发病的同时，尽量缩短手术准备时间，以抢救母儿生命。

五、足月妊娠剖宫产术的时机

依末次月经计算并结合各种产科检查，确实妊娠已经足月需行剖宫产术者，如果没有胎儿窘迫、羊水过少等启动宫缩的禁忌证的情况下，一般均宜等待或促发子宫收缩开始，待子宫下段形成后再行手术为好。但在手术之前应严密观察，有条件者要持续 FHR 监护，如发现异常，手术可随时开始。

六、需提前剖宫产的时机

对于妊娠高血压疾病、再次剖宫产及妊娠合并糖尿病等，需要提前行剖宫产术者，要通过促肺成熟并结合及其他辅助治疗。

（陈燕）

第四节　施行剖宫产术的条件

剖宫产术并非小手术，关系到母儿安全，所以要求开展的医疗单位必须具备一定的条件。

一、设施条件

1.有妇产科专业团队人员，手术室有一组能参与手术及配合抢救的人员。手术者对术中可能发生的突发事件有足够的应变和处理能力。取得注册登记的临床3年以上妇产科医师可做手术主刀医师。高危妊娠产妇应有主治医师以上人员参加手术。

2.有开展常规实验室检查的实验室，保证供血条件。

3.手术室应有抢救母婴的必要设备，如氧气、氧气面罩、麻醉机及完整配套的麻醉器械、小儿气管插管、急救药物、吸引器、吸痰管等必要的监护、抢救设备。

4.有专业的麻醉义员，正确选择麻醉方式，并能防止麻醉低血压、仰卧位低血压等麻醉并发症，应有正确熟练的复苏技术及复苏方案以解除母儿危险。

5.有设备齐全、消毒的手术室，严格无菌操作，预防产后感染及开腹手术器械。

如无上述条件，只有在下述情况如前置胎盘大出血休克，产妇情况危急又无法转院时，才可在原基层单位处理。

二、产妇准备

（一）对合并休克及衰竭的产妇

1.出血性休克

在快速输血、输液的同时，分秒必争地进行手术，迅速控制出血原因。

2.感染性休克

在输入大量广谱抗生素，补足液量，纠正酸中毒及全身情况后再手术。如有休克，应及时补足血容量，输液针头不宜小于18号，必要时保持两个通道，或行静脉切开。

3.衰竭产妇

必须急诊行剖宫产术时，术前准备应积极补液，纠正酸中毒及补充营养、热量，改善全身情况后再手术。

4.合并症的处理

应根据不同合并症给予相应的处理，如有失水、电解质紊乱应予纠正。

（二）对可能发生感染或已感染者

1.对有感染或疑有感染者，入院后给予预防性抗生素，如急需剖宫产术，可在术前或术中由静脉足量输入抗生素。

2.产程观察中，出现剖宫产术指征而需手术时，禁忌再行不必要的阴道检查，以免增加感染。

3.已决定行择期剖宫产术者，术前避免再行阴道检查，并且手术应尽可能在破膜前进行。

4.对贫血抵抗力低易感染的产妇，应尽量纠正贫血。如因某些原因短期内无法纠正者，可在术前及术中输血，保证母儿安全。

三、备血与输血

如有出血倾向、产程延长、子宫过度膨胀等，术前必须备血。对急性大出血者应一面进行输血，一面进行手术，不可久待，延误抢救时机，因为产科失血，唯有紧急手术，才能有效止血。

四、备皮

按常规剃毛，范围包括从乳房到外阴部。近些年，有学者主张不备皮，以减少皮肤损伤和感染机会。

五、置保留导尿管

排空膀胱利于操作，置入尿管如遇先露低压迫尿道时，可用食指、中指沿尿道两侧插于胎先露与阴道前壁之间，使尿管易于插入，并可防止损伤尿道。

六、胎儿条件

如胎儿窘迫应予宫内复苏（产妇给氧，50%葡萄糖溶液 40mL 加维生素 C 500mg）静脉推注，左侧卧位，如有酸中毒则给碳酸氢钠。术前应充分了解胎儿情况，避免取出不能存活的胎儿。死胎一般不行剖宫产术，只有为挽救母亲生命时才行剖宫产术。未成熟胎儿术前给予地塞米松 6mg，q12h，4 次。

（张绍敏）

第五节　剖宫产术的术式分类

剖宫产术先后经历了尸体剖宫产术、Porro 剖宫产术子宫次全切除术、古典式剖宫产术、半腹膜外（经腹腔腹膜外）剖宫产术、腹膜外剖宫产术、腹膜内子宫下段剖宫产术等几个发展阶段。剖宫产术的手术方式有以下几种分类。

一、分类

（一）一般分类包括

1.腹膜内子宫体或底部剖宫产术。

2.腹膜内子宫下段剖宫产术。

3.半腹膜外剖宫产术。

4.腹膜外剖宫产术。

（二）根据切开部位分类

根据切开部位，可分为两种：

1.体部切开剖宫产术

宫体前壁纵切开剖宫产术，亦称古典式剖宫产术。

2.子宫下段切开剖宫产术

最多采用的是下段横切口。

（三）根据与腹膜关系分类

1.经腹膜子宫下段剖宫产术

切开腹膜后，切开子宫下段，为剖宫产术中最常用的一种手术方法，习惯称为“子宫下段剖宫产术”。

2.腹膜外子宫下段剖宫产术

不切开腹膜，在腹膜外分开膀胱后再切开子宫下段。

3.经腹膜膜外子宫下段剖宫产术

先切开腹膜，再将其闭锁后才切开子宫下段，也称为半腹膜外剖宫产术。

对母亲损伤最小，娩出一个健康的新生儿，是剖宫产的最终目的，以对术式的选择必须遵守这一基本原则。

（张绍敏）

第六节　剖宫产术的手术特点与感染性子宫的剖宫产术

一、剖宫产手术特点

如果剖宫产手术是在机体特殊免疫应答的妊娠期实施，尤其当机体存在或潜在免疫系统疾病和障碍时，易发生感染。因女性生殖道解剖特点，剖宫产属二类手术，尤其在宫口开启，宫腔与外界相通，当胎膜破裂，腹膜腔与外界开放而失去密闭性。剖宫产本身即有被污染可能，手术过程中，羊水、血液均可直接外溢至子宫外膜腔。手术过程中宫腔内羊水及腹壁切口处，已存在感染因素更易发生术后感染。

子宫切口的高低也是影响因素之一。尤其是产程长的产妇，切口过低，术后更易上行感染。胎膜和剥离更是薄弱部，尤其复旧不良时更易造成炎症入侵创面，前置胎壁反复出血是更易发生的并发症。

上述特殊情况使剖宫产手术感染机会增加，也使已存在的感染更易扩散。此外，包括缝合、止血及手术技巧也是感染危险因素之一。

二、感染性子宫的剖宫产术

感染子宫是指分娩前子宫已存在感染，如宫内感染、羊膜绒毛膜炎、子宫肌炎，甚至宫腔积脓等。

感染性子宫肌壁组织往往因炎症而水肿糟脆，在钝性扩大子宫切口时极易撕裂过深、过大，甚至手术缝线过度牵拉都可能撕裂切口，而造成严重出血、血肿，使感染加重，而剖宫产术中污染羊水、血液等外溢污染术野，则使感染更易扩散至盆腔、腹壁甚至全腹，子宫感染还影响子宫收缩，导致子宫收缩乏力、出血，不利于复旧和炎症的局限与控制。所以，对感染子宫，凡有技术条件的医院都主张采用腹膜外剖宫产术式更安全。

（张绍敏）

第七节　剖宫产术的术前准备

做好术前准备，术中及术后的正确处理是手术成功的前提。手术治疗不仅需要熟练的操作技术，更重要的是术前做出正确的诊断，确定最适当的手术方案。应对患者身体进行全面的评估，正确选择麻醉，确保手术安全。而且为了获得手术的满意效果，在手术后也要进行适当的处理，以防止并发症的发生。

一、技术力量的准备

（一）手术人员的准备

施行剖宫产术，不仅要求产科医师具有较丰富的临床经验，而且还应有高度的责任感，尽管一名产科医师可以经历千万次手术，但对患者来说则是一生一次，偶有二次。因此，这就要求医师一切要为患者考虑，每次手术必须认真对待。产科医师要对产妇全面负责，做好术前准备，术前仔细地对手术及术中可能或估计可能发生的问题有充分的思想准备，任何时候都不可存有侥幸心理而疏忽大意。在术前，手术者无一例外地常规执行两项工作：①向产妇及家属说明施行剖宫产的原因和必要性，剖宫产术式及术中可能发生的问题及意想不到的结果。谈话时要实事求是，恰如其分。既不可因术者的自信而将手术说得过于简单，使家属认为剖宫产术绝对安全，也不可夸大其危险性，使家属无法接受。医师应满腔热情、无微不至关怀患者，使产妇对手术充满信心，建立对手术的安全感和必胜的信念。②凡神志清醒产妇均应向其说明施行剖宫产的必要性，耐心倾听并解释产妇所提出的问题，减轻或消除患者对手术的恐惧、疑虑及不安，以取得积极配合，愉快地接受手术及保证手术顺利地进行。对无家属在场的急诊剖宫产，则应本着认真负责的精神，经有关医师紧急会诊，做好充分准备，并及时向领导汇报，不失时机地进行手术。

建立常规手术团队，成员包括术者、助手、器械护士、麻醉医师及儿科医师。手术决策人的水平代表团队水平。参与手术人员分工负责各自范围内的工作。手术成败关系到患者的安危，科室领导应严格把关，协调技术力量，做到手术者与助手都能胜任所担当的任务。一般手术组由 5 人组成，即手术者、麻醉医师、第一助手、第二助手和器械护士，大手术可增设第三助手。

（二）技术准备

为了把每台手术都做好，无论经验怎样丰富，手术医师术前都应就有关业务技术问题进行充分准备。术前细心阅读拟施手术的局部解剖及手术学有关系问题，把术中可能遇到的问题考虑多一点，并对各种解决办法认真准备。大手术所用的器械及用品，应提前通知手术室做好准备，必要时亲自去挑选。如术中有可能需要其他专业配合的，应提前通知会诊并做好准备。

（三）心理准备

1.患者的心理准备

手术对患者是严重的心理应激，多数患者怀有恐惧感。患者住院后，由于生活环境的改变，与工作、家庭联系的暂时中断，特别是对自身疾病的种种猜疑，思想很复杂。对即将进行的手术治疗，怀着各种各样顾虑：害怕麻醉不满意而术中疼痛；担心手术后不能坚持工作和丧失劳动力；担心手术后丧失生育能力或性生活能力，顾虑可能出现性格改变、未老先衰、影响夫妻感情；对妇科肿瘤根治性手术的效果悲观失望等。医护人员应与家属及其亲友一起共同做过细的思想工作，有针对性地解除患者的各种忧虑，增强化患者与疾病作斗争的决心。同时，医师和护士要提供优质服务和无微不至的关怀，使患者对手术充满信心，建立起对手术的安全感和必胜的信念。

术前应与患者及其亲属进行谈话，谈话中注意患者的自尊心理，以适当的方式告诉患者手术的目的、意义、方法、麻醉方式和手术对器官功能的影响，如何对待术中和术后可能出现的问题及其对策。如果患者及亲属对手术有顾虑，不愿手术，负责医师应进一步解释手术的必要性和不手术的危险性，但不可勉强为患者手术。

2.医护人员的心理准备

医护人员应尽快进入角色，做好自身的心理准备。无论患者背景如何、手术大小或难易，术前都应给予足够重视，在心理上、技术上做好准备。认真研究、复习患者的各项检查资料和结果，对手术方案、手术步骤、术中可能遇到的问题、术后可能发生的问题进行认真准备，充分估计手术的危险性和并发症发生的机会。对疑难病例应组织讨论、集思广益，尽最大努力完成好手术。思想准备工作还包括手术团队（参与手术的医护人员）要对患者全面负责，做好手术前的处理。主刀者对手术中及术中、术后可能发生的问题要有充分的思想准备。

（四）病史及检查

通过一般病史的询问和有关常规检查，不仅可以筛选剖宫产的指征，而且还可以确定是否有手术禁忌证。因此，就是对急症入院的临产妇也不可忽视。

1.一般病史及检查

在各种病史及检查中，以下几方面与剖宫产的关系较密切。

（1）年龄：年龄过大的初产妇，不仅胎儿珍贵，且往往临产时并发症显著增多，因而把 35 岁以上初产者，称为高龄初产妇，一般应考虑剖宫产。但是，在高龄初产妇中，也常有因各种缘故隐瞒年龄的情况。对此，必须仔细询问清楚。

（2）过去病史及手术史：在产科以外的病史中，如糖尿病及风湿性心脏病，特别有心力衰竭病史者要详细加以询问。因为合并这些疾病的产妇既增加了剖宫产机会，同时也增加了手术的危险性。其次，在手术史中，凡曾经行过子宫肌瘤剜除术、生殖道修补术等，一般均应考虑经腹分娩。

（3）一般检查：首先要注意产妇身高、体姿和步态。一般说来，身高在 145cm 以下者，常因骨盆狭小而易发生难产。体姿不对称及步态异常可能影响骨盆形态，造成分娩梗阻，均应详细检查。除此之外，还要进行全身体格检查以及血液化验等，以便及时发现有无行剖宫产的必要性或禁忌证。

2.妇产科病史

（1）月经史：通过了解月经周期、初潮年龄及有无痛经等情况，以有助于生殖器官发育异常的诊断和推算预产期。对疑有过期妊娠者，则更应详细询问。

（2）孕产史：对有难产史或手术产史等均应细致询问、检查，以作为决定本次分娩方式的重要参考。如已有剖宫产史者，本次则多宜行再次剖宫产术。如屡有流产、早产及死胎者，应定为珍贵儿，提前入院密切观察。对有临产前胎死宫内者，应适时行剖宫产术。

（3）本次妊娠史：特别注意血压及有无阴道流血，如有妊娠高血压、前置胎盘及胎盘早剥的可疑情况，应全面查问，对某些需要终止妊娠或尽早结束分娩的病例，应把剖宫产及有关情况进行全面调查，对某些需要终止妊娠或尽早结束分娩的病例，应把剖宫产及有关情况向产妇及家属说明。

3.产科检查

术前应进行认真讨论，明确术前诊断和适应证，无手术紧急证。对有并发症的需请麻醉医师参加讨论，共同制定手术和麻醉方案；对有胎儿宫内缺氧者应请新生儿科医师参加会诊讨论。向产妇和家属交代病情，并签署手术同意书。

（1）胎儿大小估计：观察腹型，测子宫底高度和腹围或B超预测胎儿体重。判断能否通过骨产道。B超检查已列为术前常规检查。

（2）胎位异常：骨盆入口狭窄可因头盆不称致胎位异常，如臀先露、肩先露、中骨盆狭窄、胎头内旋转困难致持续性枕横位、枕后位等。

（3）腹部检查：腹部检查简单易行，且能获得重要的产科情况。主要是利用四步触诊及听胎心音，以确定胎儿大小、方位及宫内生活情况。对于胎儿大小的诊断，目前虽已有多种方法，如各种计算公式、超声检查及X线测量等，但至今尚无一种可靠而无害的方法，因为影响测量的因素太多。所以，对一个有经验的产科医师来说，这些方法有时还不如直接触诊准确。通过腹部检查，再结合骨盆测量，对部分明显异常病例，一般便可以得出是否行剖宫产的结论。

（4）骨盆内诊测量：可测量入口、中骨盆及出口三个平面的径线，不要特殊设备，又较正确，故每个产科医师都应掌握此法。一般在孕32~孕36周进行。

表9-7-1 骨盆内诊测量的内容和诊断标准

检测内容	正常情况	狭小诊断标准	狭小部位
骶尾关节	稍前翘活动	前翘明显且固定	出口前后径
双侧坐棘	稍突（平伏）	突出明显	中骨盆横径
双侧骶坐切迹宽度	>2横指	<2横指	中骨盆狭小
骶骨凹度	有凹度	平直（无凹度）	中骨盆前后径
骶岬	触不到	可触及	入口前后径

检测步骤和方法（体位同妇科内诊）：

第一步：用食中二指插入阴道口，放在骶尾关节前表面，另将大拇指在臀后按在骶尾关节后表面，触感其前翘程度及活动性。

第二步：将二指插入阴道约半指深，移向一侧盆壁，触感坐骨棘突出程度，再查对侧。

第三步：从一侧坐棘沿骶棘韧带向侧后方移至骶骨边缘，触感其间宽度（即骶坐切迹的宽度）。用同法查另一侧。

第四步：将双指移至位于骨盆后壁的骶骨前表面，在骶骨前表面上下来回移动，触感有无凹度（骶凹）。

第五步：将双指紧贴骨表面自下向上触感骶岬，正常触不到。

（5）骨盆狭窄的诊断：骨盆的一个或数个径线缩短，称为狭窄骨盆，均可影响正常分娩过程。各径线的长度可以通过内、外测量及X线检查取得。但是，如何划分狭窄骨盆的界限，目前尚无统一的标准。现将常用的方法介绍如下：①骨盆入口狭窄：测量骨盆入口的大小，可采用以下3种方法，其中以入口面积表示，是因为骨盆入口前后径与横径的数值越大，其乘积越大，而标准女性骨盆其前后径和横径值最为接近，故近几年提倡以此表示。

1）按直接外测量值区分：此法所得数据虽不甚可靠，但方法很简便。根据陆湘云等2500例骨盆外测量的资料，凡慨耻外径在18.5cm以上者，95.5%可经阴道分娩；18cm者阴道分娩仍占90.1%，即骶耻外径为18cm时，如无其他因素影响，中等大的足月儿仍能安全通过骨产道。慨耻外径为17.5cm时，剖宫产率为23.5%。因此，认为18.5cm为骶耻外径的临界值，在18.5cm以内者，应注意小骨盆或单纯扁平骨盆的可能性。

2）按真结合径长短区分：真结合径在10.5~9.6cm者为临界性（I级）狭窄；9.5~8.5cm为相对性（II级）狭窄；8.5cm以下者为绝对性（III级）狭窄。一般真结合径在10.5cm以上者多能经阴道分娩；8.5cm以下者需行剖宫产；9.0~10.5cm者是试产的指征。另有将真结合径小于8.5cm者列为重度狭窄；而将5.5cm以下者称为绝对性狭窄，此时即使是碎胎的足月儿也难以娩出。

3）按入口面积区分：入口前后径（真结合径）乘入口横径除以145乘100%＝入口面积的百分数。其中145为常数，是以前后径11cm，横径13cm为正常标准，二者乘积为143cm123。为便于计算，即以145cm123为100%所得数字。正常骨盆为85%以上。临界性（I级）狭窄为85%~76%；相对性（II级）狭窄为75%~70%；绝对性狭窄（III级）狭窄为70%以上。

②中骨盆狭窄：主要是指坐骨棘（棘间）径缩短，一般小于10cm者为中骨盆狭，如在9cm以下，约50%病例需行手术产。

③出口狭窄：主要是指坐骨结节间径及后矢状径（后三角之高）缩短。一般前者小于7cm者，或此径线与后矢状径之和小于15cm者，足月儿不易通过。另外，也可用出口后三角之面积作为出口狭窄的指标。公式为坐骨结节间径乘后矢状径除以2。一般此面积在28~33cm_2者可出现难产，而在28cm_2以下者足月儿不能娩出。

在对狭窄骨盆的诊断中，阴道内诊起着重要作用。因为X线测量尚未完全普及，就是有此设备的医院，为避免X线对母儿的损害，也只有对十分难以确定的病例才采用。超声波测量骨盆至今尚无成熟经验，因而在大多数情况下还是依靠内诊。通过内诊不仅可以大致测量出部分骨盆径线，尚可了解其形态、胎方位、软产道异常及盆腔软组织多少等，对于综合分析起重要作用。

（6）阴道检查：须进行严格的无菌操作，否则会导致宫腔感染。整个产程中阴道检查的次数不能超过两次，否则可增加感染的机会。选用碘伏消毒后，可放宽阴道检查限制，以弥补肛查的不足。①阴道检查的适应证：

1）胎头不衔接：过月头浮，初产妇临产头浮，经产妇破水头浮，尤其宫缩规律有力，胎头仍不入盆者。

2）胎先露与宫口开大情况经腹部及肛查不能确定者。

3）胎儿出现宫内窘迫，为除外脐带隐性脱垂以及胎头下降梗阻受压等情况。

4）妊娠合并产前出血，欲确定诊断，拟定处理方针者。

5）B超检查显示羊水过少（液平<3cm）为破水诊断者。

6）妊娠过期为扩宫口剥膜进行引产者。

7）决定手术分娩前。

8）产程图显示宫口扩张延缓或停滞，以及胎头下降延缓或停滞者。

9）早破水为扩张宫口催产者。

10）肛查发现骨盆狭窄或软产道异常，需要进一步诊断者。

②阴道检查的内容：

1）软产道情况：检查外阴、阴道的发育，有无水肿、肿物、静脉曲张、瘢痕挛缩、畸形等异常，以及阴道弹性（扩张力）、通畅度等。宫颈管是否消失（分娩开始前颈管一般长 1~3cm，初产妇比经产妇长些），宫颈软硬度、厚薄。宫缩及间歇期开大的厘米数。有无裂伤、水肿、坏死、脱落、瘢痕、畸形及赘生物等。宫颈与先露部之间是否紧密相贴，并应注意盆底软组织的厚度、弹性（楔形的会阴体厚 5cm，分娩时变为 2~4cm，并前移 2.5cm），有人称之为“第二宫口”的盆底组织过厚、缺乏弹性，对胎儿娩出的阻力，不亚于病变引起狭窄阴道对胎儿娩出的影响，因此。不应忽视。若胎膜早破，胎先露位置高，胎头与宫颈贴附不好，宫颈呈袖套状悬垂于阴道中，可能存在头盆不称、子宫下段发育不良、宫缩不协调、脐绕颈或前置胎盘，应进行鉴别。有胎盘前置的宫颈质软，紫蓝着色显著。部分性前置胎盘者，可摸到宫口一部分被海绵状组织覆盖（胎盘），中央性前置胎盘者则宫口全部被其覆盖（应先经穹隆触诊，如触及胎头与穹隆间有海绵状物，能确诊为前置胎盘时，则不必伸手指人宫口，以免引起大出血）。先露高浮，宫口开放不大，为避免阴道检查引起人工破水，若宫缩胎囊明显前凸，张力增大时，应避免触摸之；相反，当胎头已深定，前羊水囊不凸欲行人工破水时，应在宫缩前羊水囊张力增高时进行破膜。流出的羊水应注意其色、量以及是否混有胎便、血液、脓液等。羊水量少，呈黏稠胎便状是胎儿窘迫严重的征象。血性羊水指示胎盘早剥。有宫内感染的羊水，由于感染的菌种不同，其呈现的颜色与黏稠度也各异。

2）骨盆情况：首先，将手指于两耻骨降支间，估计耻骨弓的角度。如为锐角（<90°），则弓下废区大；如为钝角（>90°）则弓下废区小。耻骨弓角度小，尤其耻骨降支长（前骨盆深）伴骨盆侧壁向内倾斜者，则表示坐棘间径、坐骨结节间径不富裕，甚至狭窄。其次，观察骶岬的突出度：触及骶岬时，应继续向两侧触摸，如在慨岬的两侧触及髂耻线，则肯定其为骶岬。测量骶耻内径（耻骨联合下缘至骶岬）>12cm 为正常。此外，逐一检查骶骨的弯曲度、光滑度、尾骨盆侧壁倾斜度，检查方法同肛查。在做阴道检查时，可初步估计出骨盆的形态：a.耻骨弓宽大，入口前后径短，坐骨切迹窄，侧壁直立，则为扁骨盆。b.耻骨弓角度小，骨盆侧壁向内斜倾，骶骨较宽，平坦，慨骨下段向前翘，坐骨切迹窄，坐骨棘较突，则可能为男型骨盆。c.骨盆中、下段前后径高度伸展，骶骨较窄，坐骨切迹宽，骨盆较深，则可能为猿型骨盆。

3）胎儿情况：a.先露部及其位置：阴道检查时必须查清胎儿的先露部及其位置。头先露根据因门及矢状缝的位置确定胎方位。产瘤大，颅骨重叠严重者，不易查清因门与缝合。此时应触摸胎耳，用食指、中指挟住胎耳来回移动耳轮，耳背与枕骨同侧，以此确定胎位。b.产瘤与颅骨重叠：胎头沿产道前进时，受到来自盆底的阻力。两者相互抗击产生产瘤。未破水也可产生产瘤。当胎头颅骨重叠明显，产瘤严重时，有时产瘤虽居棘下，但双顶径尚未通过骨盆入口（腹部触诊可触及尚未入盆的大部分胎头）指示存在头盆不称，不应盲目进行阴道助产，应选择期剖宫产术结束分娩。c.胎头矢状缝：胎头矢状缝在骨盆入口时，常与母体骨盆斜径一致。胎头矢状缝居于骨盆横径上（枕横入盆）应查明头盆是否均倾。矢状缝靠近耻骨联合，后顶入盆，称为后头倾势不均；矢状缝靠近慨岬，前顶入盆，称为前头倾势不均。胎头矢状缝持续以枕额径（11.2cm）衔于骨盆入口的前后径上，称为胎头高直位。若枕骨朝向耻骨联合时，为枕耻位（正枕前位），衔接后通过骨盆入口平面后下降，经内旋转，即可仰伸剥露于耻骨弓下缘，有时可自然分娩。枕骨朝向骶岬者，称为枕骶位（正枕后位），胎头必须高度屈曲及变形，才能进入骨盆。易摸到小囟门。持续呈枕后位者，只有25%经阴道分娩，母子易受损伤。如果宫口已开全，胎头仍取高枕直后位不能下降者，应行剖宫产术结束分娩。d.胎头额缝：阴道检查时，若摸到额部隆突与额缝，则为额先露。因枕颏径最长（13.2cm），阴道分娩困难，应选择剖宫取子术。e.面先露：面先露者，应特别注意有无骨盆狭窄及胎儿畸形，以决定生产方式。骨盆正常时，不要过早干涉，颏前位者，必须待胎头降至盆底，才能确定盆头关系。面先露，胎头仰伸时，以气管前囟径（9.2cm）衔接入骨盆，比顶产式以枕下前囟径（9.4cm）衔接为短。因此，面先露颏前位之分娩较定产式未必困难。颏后者，因颈部已极度伸展，无法适应产道后面的弯度，故被阻塞的胎头无法自然娩出，施用产钳也不能将嵌顿的胎头牵出。因此，持续性颏后位时，必须选择剖宫产术结束分娩。

③阴道检查的作用：

1）能判断产程中颈管消失状况，宫口扩张（均匀程度），胎先露下降的程度。

2）前羊水囊无破裂。

3）胎先露特征。有助于判断头、臂、面及复合先露，如头先露，可了解前、后囟门的位置与方向，头颅骨移重叠变化。

4）骨盆内侧壁骨点变化等。

5）骶棘韧带及骶结节韧带及软产道状况等。

6）在阴道的上端可触到子宫颈阴道部并可摸到宫颈外口的前、后唇、手指在宫颈的前方可进入阴道前穹。

7）还可检查膀胱底，有无压痛及硬结。

8）在宫颈后方可进入阴道后穹，通过它可摸到直肠子宫陷凹内容。

9）通过侧穹隆也可检查卵巢、输卵管和圆韧带。

10）还可检查阴道长度、松紧度、有无狭窄、硬结、肿块、畸形（纵、横、斜）。

11）了解宫颈阴道壁情况、穹隆情况。

12）同时还可了解会阴体紧张度及肛提肌张力。

13）如行双合诊，两手间可摸到子宫颈和子宫体全部。

（7）三合诊：阴道、直肠、腹部联合检查称三合诊。此检查可了解下列情况：①了解骨盆较后部及直肠子宫窝部肿块；②了解阴道与子宫或直肠的关系；③对诊断极度后位子宫特有价值；④可诊断肠道直肠膈；⑤子宫颈旁和后部骶韧带状况；⑥骨盆腔内侧壁、后壁及闭孔区淋巴结以及直肠本身的情况；⑦对生殖器的良、恶性肿瘤、结核、内膜异位症，炎症等的检查诊断极为重要。

二、术前常规准备

1.术前应进行认真讨论，明确术前诊断和手术适应证，无手术禁忌证。对有并发症的重症产妇，应请麻醉科医师参加讨论，共同制定手术和麻醉方案，对早产或胎儿宫内有缺氧者应请新生儿科医师参加会诊和讨论。

2.向产妇及家属交代病情，签署手术同意书。

3.进行血常规、凝血功能和尿常规检查。

4.术前进行B超检查，以了解胎儿大小、胎盘位置、先露部的位置以及除外胎儿先天发育异常。

5.术前2小时应禁用呼吸抑制剂、镇静剂以及解痉剂和抗凝剂等。

6.术前对疑有感染或已经感染的产妇要给予抗生素治疗，对孕龄<37周的胎儿应积极进行促肺成熟治疗。

7.术前进行腹部和会阴部备皮，按常规剃毛，范围包括从乳房到外阴部。'近些年，有学者主张不备皮，以减少皮肤损伤和感染机会。

8.置保留导尿管，排空膀胱利于操作，置入尿管如遇先露低压迫尿道时，可用食指、中指沿尿道两侧插于胎先露与阴道前壁之间，使尿管易于插入，并可防止损伤尿道。

9.术前4小时应禁食水。

10.做好新生儿的抢救准备，必要时应有新生儿科医师参加抢救。

三、急诊剖宫产术前的准备

除特别紧急的情况下，大多数急诊手术患者，仍应争取时间完成必要的准备。急诊剖宫产都是外院转诊而来或大都在产程中遇到了困难或因妊娠并发症病情突然变化，而必须立即行剖宫产终止妊娠，此类病例占全部剖宫产半数以上。

首先在不延误病情的前提下，进行必要的调查研究，尽量做出正确的估计，拟订出较为切合实际的手术方案。其次要立即建立通畅的静脉通道，补充适量的液体和血液，如为不能控制的大出血，应在快速补充血容量的同时进行手术止血。对伴有中毒性休克患者，术前即应开始抗感染治疗，同时要纠正水、电解质紊乱，迅速扩容改善微循环的灌注，必要时辅助以升压药及利尿药，待休克情况有所改善时，再行手术治疗。

急诊工作要以高度的责任心，分秒必争地抢救患者。抢救中既要迅速果断，又要沉着冷静，决不可疏忽，以免错过抢救时机。

四、择期剖宫产的术前准备

1.提前入院对产前检查有明确手术指征，或有可能施行剖宫产术应在预产期前入院。

2.积极治疗并发症，如孕妇有高血压疾病，在经过治疗尚不能完全控制的，选择有利时机手术。对有贫血孕妇，应查明原因及纠正贫血。孕妇合并心脏病并有心力衰竭时应先控制心力衰竭，合并感染时应积极抗感染。

3.积极促胎儿成熟，如地塞米松应用。

五、剖宫产术术前医嘱

1.血常规检查

凝血功能，如凝血酶原时间（PT）和部分凝血活酶时间（KPTT）。

2.B超检查及术前4~6小时应禁食、禁水。

3.术前一天晚备皮。

4.配血

失血严重者，如前置胎盘早剥应备血。

5.保留导尿。

6.阿托品0.5mg术前30分钟肌内注射；苯巴比妥钠0.1g术前30分钟肌内注射；缩宫素10U×4支（带入手术室）；麦角新碱0.2mg×2支（带入手术室）。

7.术前必须听取胎心，特别是硬膜外麻醉前及麻醉后更不可少。

（张绍敏）

第八节　剖宫产术手术人员的位置及患者体位

一、手术人员的位置

手术人员一般由手术者、助手及器械护士三人组成（如情况需要，也可增加第二助手）。在切开子宫、娩出胎头及行宫腔内其他操作时，术者多以右手操作。故手术者一般站在产妇的右侧，助手站在产妇的左侧。

主刀站在产妇的右侧，以利主刀右手伸入盆腔或取胎头、腹膜外剖宫产便于主刀分离左侧膀胱侧窝小三角区。第一助手站在手术者对面，第二助手站在第一助手的左侧或站在术者身旁，器械护士站在手术者的右侧或位于第一助手与器械台之间。巡回护士的位置是不固定的，但在手术结束前是不能离开手术室的。

二、剖宫产术产妇的体位

传统体位为垂头仰卧位，心脏病或呼吸功能不全者，可取平卧位。为防止仰卧位低血压综合征，应向左侧倾斜 10°~15°，被认为是剖宫产最佳体位。

（张绍敏）

第十章　剖宫产分娩的特殊性与麻醉特点

剖宫产术是经腹部和子宫切口，取出胎儿的分娩方式。剖宫产术是世界上最常见的手术，且在世界各地有节节上升的趋势。在美国剖宫产分娩占所有分娩的31%，年手术量在100万以上。2011年初，世界卫生组织（WHO）调查收集了9个亚洲国家的数据，对柬埔寨、中国、印度、日本、尼泊尔、菲律宾、斯里兰卡、泰国和越南的10万多名产妇进行分析，发现一般亚洲妇女剖宫产率为27.3%，而中国孕妇剖宫产率已经超过46%。这项报道引起了各国媒体的广泛关注。卫计委和地方卫生机构，以及国内专家纷纷再次呼吁降低剖宫产率。在我国的某些地区，剖宫产已经远远超过世界卫生组织发布的数字。

剖宫产的手术，有择期性的，而有很大一部分是急迫的，甚至是紧急的。目前中国的剖宫产，多为择期性，这类剖宫产多在非紧急情况下施行，麻醉工作多为常规性，出现紧急情况的机会不多。随着社会和卫生体制对降低剖宫产率的要求的呼声越来越高，会有更多的产妇选择经阴道分娩，而经阴道分娩过程中，会出现既往择期剖宫产很难见到的各类紧急情况。所以，今后几十年，剖宫产总量可能会减少，但紧急类剖宫产比例会逐渐增高。

剖宫产手术，关系到母婴两条生命，这对于产科和麻醉医生都是一个挑战。产科医生的职责在于及时诊断出威胁到母婴安全的临床征象，如严重高血压、心衰、子宫破裂、脐带脱垂、胎儿宫内窘迫等，而一旦诊断成立，需要实施剖宫产时，手术科室的配合和麻醉医生的行为，是决定胎儿是否能及时娩出的最关键因素。麻醉医生的任务是要熟悉产妇的病理生理，熟练掌握各项麻醉技术，在关键时刻和产科医生及其他医务人员分工协作，默契配合，共同保证母婴安全。这项任务是光荣的，也是具有挑战性的。

第一节　剖宫产孕妇的病理生理

妊娠期间的病理生理，可以参见本书有关章节。这里着重指出和剖宫产直接相关的因素。

妊娠期间胃动力下降，排空时间延长，胃体受子宫增大影响按顺时针方向旋转，并有食管下端括约肌松弛。因此，所有产妇无论禁食多久，一律都认为是饱胃状态，这是剖宫产全麻必须采用快速诱导的基础。妊娠期间气道困难程度增加。2008年Kodali等用声学反射方法测量上呼吸道结构，口腔和咽部容量，发现即使在同一个病人，妊娠期间的气道难度比产后要大，其口咽容量也降低。这些发现证实了过去孕妇口腔内黏膜充血、水肿等因素对气道难度增加的理念。孕期产妇本身氧耗量要提高10%左右，而足月胎儿则更进一步加速氧的消耗，而子宫的上移，使肺内功能残气量减少。这两个因素联合作用的结果，就是产妇呼吸停止后，缺氧发生速度极快，如不采取有效措施，很可能导致母婴死亡。

足月或近足月期间，增大的子宫对下腔静脉有明显的压迫，使得产妇的前负荷下降。在施行椎管内麻醉后，静脉的扩张使得前负荷进一步降低，如果麻醉前事先没有进行良好的液体预充，很容易出现低血压。而产妇对低血压反应耐受力差，突出表现在恶心呕吐明显。低血压同时也可能使胎儿血流受到进一步影响。静脉压的增高，使得硬膜外静脉丛扩张，不仅放置硬膜外导管时容易触及血管，也同时会使得蛛网膜下隙受到挤压，有效间隙缩小，对局麻药需求量降低。同时，妊娠期血容量总体增加，心脏负荷加重，使原有心脏疾患的病人，症状加重。

妊娠期间，也会使得既往健康的病人出现新的疾病，如妊娠期糖尿病、高血压、围生期心肌病等。妊娠期糖尿病，会导致严重的内分泌失调，同时会导致巨大胎儿，使得上述各种孕期变化变得更加严重，如巨大子宫可以导致椎管内麻醉后的严重低血压，分娩后子宫持续乏力等。妊娠期高血压疾病可以合并有血小板减少，严重时可伴有肝功能障碍，使得椎管内麻醉的出血的风险增高。妊娠期高血压疾病同时也会导致血浆胶体渗透压下降和肺血管通透性增加，液体容量管理不慎，易发生肺水肿。围生期发生的心肌病、心衰，更使得病人的生命受到威胁，麻醉医生应当出现在病人管理的第一线，和产科医生密切配合，对病人尽力优化，和产科医生商议手术时机，做好适当的监护，保障病人生命。

（张绍敏）

第二节　剖宫产的指征、时机与麻醉的关系

剖宫产的指征，最常见的是产程极度缓慢或停滞，胎位或先露不佳，胎儿宫内窘迫和母体疾病，如严重妊娠期高血压疾病、心衰、呼吸功能不全等。目前中国有部分病人认为“珍贵胎儿”是剖宫产的适应证，这个理念是不正确的，因为在合格的产科医院，对于没有并发症的产妇，经阴道分娩，并不意味着母婴的死亡率或并发症会比剖宫产高。是否尊重病人因自愿因素要求剖宫产的要求，在发达国家仍然是一个有争议的伦理问题，具体推荐方案仍有待进一步研究。美国国家卫生研究院为剖宫产成立的专家小组，得出的结论是 39 周前，除非有证据证明胎儿肺发育成熟，否则不应择期剖宫产，对于希望多胎妊娠的，因植入胎盘的可能，也不适合择期剖宫产，同时，病人也不应该由于无法获得分娩镇痛而选择剖宫产。

有些母体疾病，如妊娠期高血压疾病、绒毛膜炎，不是一味决定剖宫产的因素，更重要的是要看这些疾病过程的程度和进展状况，要根据病人当时的具体情况，做出对母婴最佳的选择。既往曾施行过剖宫产的，并不一定意味着随后的分娩一律需要剖宫产。依据两次妊娠之间的时间、既往手术方式，有相当一部分产妇，可以在有过剖宫产史后，仍然可以尝试经阴道分娩，这种方式称为剖宫产后经阴道试产（TOLAC）或剖宫产后经阴道分娩（VBAC）。20 世纪 90 年代，TOLAC 和 VBAC 的流行，有效地降低了剖宫产率，但近年来，对于子宫破裂的顾虑，使得 VBAC 的使用有所下降。美国产科协会认为，VBAC 对大多数妇女行的，可以降低今后生产的并发症，但其使用需要有严格的系统设

施和随叫随到的医疗条件。

对于胎儿位置不当，如臀位、横位，虽然大多产科医生会选择剖宫产分娩，但有了麻醉医生的配合，特别是有了良好的分娩镇痛和子宫张力的调整，有经验的产科医生有可能为病人实施内外转复，这有助于避免剖宫产手术（表 10-2-1）。

表 10-2-1 常见剖宫产适应证

母体因素	•子宫破裂
•产道结构异常，如骨骼发育异常，软产道异常	•既往子宫手术，包括既往剖宫产时子宫上下（经典式）切口或不明切口
•产前期或产程中子宫出血	•母亲自己要求
•产程诱导失败	胎儿因素
•产程极度缓慢或停滞	•臀位、横位，或其他先露或位置不当
•难产	•胎儿不能耐受自然分娩的宫缩
•绒毛膜炎	•巨大胎儿
•母体状态恶化（如妊娠期高血压疾病持续加重，心、肺、中枢系统异常）	•胎心提示宫内窘迫
	•脐带脱垂
•区域麻醉禁忌	产科医生因素
•前置胎盘	•对胎心监测不熟悉或不放心
•多胎，特别是拟先娩出胎儿位置或先露不佳	•不愿施行产前或真空吸引助产
•胎盘早剥	

剖宫产手术的时机，分为择期、急迫性（ASAP）或立刻性（STAT）的。从胎儿角度出发，病人需要哪一个类型的剖宫产，这主要是产科医生的决定。对于母体疾病，产科医生和麻醉医生对病人有同样的责任和义务，麻醉医生要在产房巡视，对每一个病人都要了解，做好麻醉评估，及时送出必要的化验标本，了解病人的病情进展。对于心肺系统的疾病，要随时做好多种监护和麻醉方面的准备，及时在产科和麻醉之间交流，为病人安全顺利分娩提出最佳方案。

择期剖宫产，通常是病人有准备而来，病人已经足月，并在充分禁食 8 小时后。这类病人通常麻醉医生有足够的时间来评估病人，通过实验室检查了解病人的基础血红蛋白水平。但长达 8~12 个小时的禁食禁饮，可能使病人处于相对血容量较低的状态，施行腰麻后，病人有可能出现低血压情况。

急迫性剖宫产，多因母亲或胎儿有不利情况，如严重妊娠期高血压疾病、胎心反应不良等。这样的病人，往往麻醉医生没有时间去系统仔细地评估病人，有时候所需要的重要实验室指标，如妊娠期高血压疾病病人的血小板计数还没有结果。此时，麻醉医生应配合产科医生，共同商议，在有限的时间内，既保证尽早分娩，有利于母亲和胎儿的安全，又确保麻醉本身不会给母亲带来更多的危害。

立刻性剖宫产，是产科和麻醉交流配合的最终体现。产科的一类急诊，包括子宫破裂、大出血、持续胎儿心动过缓、肩位难产。这类合并症的出现，要求手术在几分钟内就要开始，将胎儿取出。这就要求麻醉医生有熟练的全麻和区域麻醉技术，协调交流和指挥能力，同时，对于医院的设置（如手术室的位置、专用电梯的设计、血库的联络的投递方式）和人员的配备都有特殊的要求。

从安全角度出发，紧急剖宫产手术，比择期手术的并发症率要高。和一般手术相比，紧急剖宫产的急迫性，比普通手术更加明显。麻醉医生在紧急情况下，不能仅仅从麻醉角度考虑，而是要从母婴的整体利益出发，权衡麻醉的实际和方式问题。这里有两点特殊问题需要考虑：

1.禁食问题

普通手术，禁食需要6~8小时。产妇由于是饱胃，所以也有这项要求。对于一直在试产的病人，美国麻醉医师学会（ASA）在2007年发布的指南允许没有并发症的妇女（无糖尿病、肥胖等），术前2小时喝少量清澈透亮的液体（不带果肉的果汁、糖水等）。对于颗粒性或实质性食物，择期剖宫产仍需要遵守6~8小时禁食的原则。一旦产科宣布剖宫产为急迫性的或立刻性的，麻醉医生不要一味追求禁食时间，因为从医学科学和法律角度讲，合格的产科医生在明白了急诊手术的麻醉风险，分析了胎儿或母体生理状态后，做出以剖宫产方式结束分娩过程，以挽救母婴的生命，这是产科医生的专业范畴。目前，在做出剖宫产决定后多久需要开始手术，还没有最后定论。美国产科医生协会（ACOG）推荐紧急剖宫产需要在决定后30分钟内施行，而德国建议这个时间在20分钟。从大型高危产科医院经验看，20或30分钟，都远远解决不了真正产科一类急诊的需要，今后这个间隔时间可能会继续缩短。麻醉医生在紧急剖宫产决定做出后，要明确产科医生把紧急手术的原因和决定记录在案，然后积极创造条件，尽可能保证手术安全。紧急手术和麻醉，如果实施得当，为了挽救母婴，其高风险是值得承担的。如果此时一味争论手术时机，给母婴带来不良后果，伦理和法律上，也会给麻醉医生带来不必要的不良后果。

2.实验室结果问题

除了孕期给产妇带来的变化外，多数健康产妇血液系统指标，不会成为施行区域镇痛或麻醉的禁忌证。虽然产妇到达病房后，应立即送血液标本测定红细胞和血红蛋白水平、血型，以及凝血功能指标，但也有部分病人，可能没有时间等待这些实验室检查结果。ASA的建议是，对于没有凝血疾病史，体检无出血征象，没有并发症的产妇，可以不等待实验室检查结果。对于这类病人，一味等待血小板结果，无助于降低麻醉并发症。如果病人诊断有妊娠期高血压疾病，等待血小板结果是有必要的。如果病人有妊娠期高血压疾病，或怀疑有其他凝血系统异常的病史或体检征象，而手术又是紧急的，此时麻醉医生可以斟酌病人的具体情况，考虑施行全麻，并积极通过联系检验科和血库，尽早获得病人的检查结果，并做好成分输血和血液制品的准备。

（张绍敏）

第三节　剖宫产的优缺点及分娩镇痛和分娩方式的关系

剖宫产手术，有其并发症，如出血，感染，血栓栓塞，子宫、膀胱、肠道损伤，以及今后妊娠可能出现的子宫破裂等（表10-3-1）。非择期性剖宫产，由于时间仓促，病史了解和设备准备不足，加上取出胎儿的紧迫性，使得产科和麻醉医生的操作匆忙，这更加容易导致各类并发症。一组芬兰资料显示，择期剖宫产严重并发症发生率，比自然分娩高一倍，而紧急剖宫产的并发症发生率，又是择期剖宫产的一倍。剖宫产在总体上，并发症发生率比经阴道分娩高。随着产科技术和麻醉技术的进步，剖宫产和经阴道分娩的优缺点正在不断地评估中。2007 年 Liu 等对加拿大低风险孕妇计划剖宫产和经阴道分娩的病例进行分析，用 16 项指标作为对比，发现剖宫产总体严重合并症率为经阴道分娩的 3 倍，主要合并症中，子宫切除的机会是后者的 1 倍，麻醉合并症发生是后者的 2.3 倍，心脏停搏率是后者的 5.1 倍，静脉血栓率是后者的 2.2 倍，产褥感染率是后者的 3 倍。美国非营利性机构 Childbirth Connections 按最近文献证据，总结剖宫产和经阴道分娩的利弊，旨在为公众提供最佳依据。根据该组织总结，剖宫产和经阴道分娩相比，剖宫产在 33 项指标中，风险率比较高，而经阴道分娩在 4 项指标中，风险率比较高。

表 10-3-1 剖宫产的并发症

麻醉并发症	•切口感染
•神经损伤	术后并发症
•高位腰麻/全脊髓麻醉	•血栓栓塞
•误吸	•肠麻痹、粘连、肠道损伤
•气道失控	•膀胱尿道损伤
出血	•肺不张、肺栓塞、误吸
•子宫乏力	•慢性疼痛
•子宫拉伤	远期并发症
•阔韧带损伤，血肿	•前置胎盘
•出血性休克	•胎盘粘连
感染	•子宫破裂
•子宫内膜炎	

虽然自然分娩有一定的优点，但剖宫产有些时候是娩出胎儿的唯一方式，特别是在母婴有严重并发症的时候，适时且合理地施行剖宫产，可以挽救母婴的生命。剖宫产也使产妇不需要经过漫长的产程以及疼痛，也可以避免自然分娩带来的其他并发症，如会阴损伤、侧切，以及产后便秘等。需要指出的是，剖宫产作为一个经典手术，技术上已经没有多大改进的余地，而麻醉技术和理念的完善，输血、抗生素的使用，可使得剖宫产手术日益安全。完善手术结果的前提是产科和麻醉医生之间互相交流，确定手术时机和麻醉方式，同时两者对产妇生理的了解、娴熟的技术、合理的人员配置、完善的系统设施，才能尽可能使手术安全，降低并发症的发生率和麻醉及手术的死亡率。

麻醉医生参与产科工作，最常见的是实施硬膜外分娩镇痛和剖宫产手术麻醉。在分娩镇痛开展的初期，曾有顾虑硬膜外分娩镇痛会提高剖宫产的概率。近 20 年来大量的随机研究表明硬膜外或腰-硬联合镇痛和静脉镇痛相比，不仅不会提高剖宫产的概率，相反，分娩镇痛有助于减少由于镇痛不足导致的产妇要求剖宫产。分娩镇痛，也有助于提高胎位不正的翻转术的成功率，从而减少因胎位不正而导致的剖宫产。大量临床经验也表明，分娩镇痛使用的硬膜外管，如果镇痛效果好，在紧急情况下，可以为紧急剖宫产提供手术麻醉，为手术和麻醉节约时间。

（张绍敏）

第四节　剖宫产围手术期的生理调控

孕期给产妇带来的生理变化，在到达足月或近足月的剖宫产时刻，已经达到最明显的时候。麻醉医生要在短时间内，尽可能使病人的状况得到优化。

病人的优化，从病史和体检做起。结合病人的病史，可以制定相应的麻醉方案，并为动用其他资源做好准备。例如，病人有心悸、呼吸困难、复合围生期心肌病，可以事先准备好各类心血管活性药物，准备好动脉测压和中心静脉管的置放，时间允许的话，还可以请心内科会诊，施行超声心动图的检查。这样病人到了手术室，医生就会应对出现的异常，尽快做出反应。又比如，如果病人是前置胎盘，复习病史，结合和产科医生交流，可以了解前置胎盘的位置，术中大出血的可能性，以事先准备好相应的大静脉输血加温装置，并和血库联系好各种血液成分，尽量使病人不发生失血性休克。

除了针对每个产妇的病情做出的特殊准备外，一些优化措施，适合于所有产妇：

1.椎管内麻醉前，静脉给予不含糖的液体，如乳酸林格液

这是为了补偿椎管麻醉后下腔静脉扩张引起的前负荷下降和小动脉扩张引起的后负荷下降。对于择期剖宫产病人，夜间禁食的病人，补液尤为重要。此外腰麻起效快，且麻醉阻断的层面比硬膜外麻醉多，所以低血压更为明显，补液更需要提前。液体的选用，一般使用不含糖液体，除非病人因血糖管理需要给糖液。众多研究已经表明，围手术期高血糖对病人脑功能和切口愈合有损害，而手术本身的应激过程，已经有使病人血糖增高的可能。国外目前自然分娩过程中，普遍让病人禁食，所以会输给含糖液体，并且有研究表明含糖液体可减轻胎儿酸中毒。试产不成功，需要施行剖宫产时，液体要换成不含糖的液体，以免在给病人加快输液时，导致血糖过高，以及在高位阻滞导致循环不稳定时，高血糖加重脑损害。有关胶体在择期剖宫产作为预充，有研究表明可以增加血容量，减少低血压的发生，但其对母婴的最终结果，和晶体比没有差异。胶体费用比较高，且有严重过敏的报道。妊娠期高血压疾病妇女，血浆胶体渗透压降低，但其肺血管通透性也增高，给予胶体后是否能改变肺水肿形成的可能，目前尚无研究。

2.面罩给氧

由于产妇硬膜外隙内静脉扩张，椎管内麻醉容易导致高位腰麻或全脊髓麻醉，同时也可能发生局麻药进入静脉。面罩给氧，有助于提高肺功能残气量内的氧含量，为病人停止呼吸后，抢救病人的时刻提供宝贵的氧和。全麻时，需要快速诱导，而由于饱胃因素，不能加压面罩给氧，所以诱导前吸入纯氧，是必要的事先步骤。对于吸氧给胎儿带来的所谓“氧毒性”是没有依据的。即使母亲吸入纯氧，使氧分压达到 500mmHg，而脐带静脉的氧分压和不吸氧相比只增加了 11.5mmHg，氧含量增加仅 0.7mmol。而在全麻前母亲吸入纯氧，可使功能残气量内的氧含量提高近 5 倍。对于功能残气量低，胎儿和母体氧耗增加，母体气道困难的情况下，吸入纯氧是完全有必要的。

3.注意减少下腔静脉的压迫

妊娠子宫，在产妇平卧时，可以压迫下腔静脉，造成回心血量3.减少，降低前负荷，出现卧位低血压综合征。卧位低血压在妊娠5个月就可以出现，而在足月剖宫产则表现更为明显。区域麻醉进一步使静脉扩张，加重前负荷的降低，加上区域麻醉对后负荷的降低，病人的血压会在区域麻醉后明显下降，严重病人可以出现神智丧失、气道反射消失，增加误吸风险。低血压本身和妊娠子宫对主动脉的压迫，会使胎盘灌注减少，严重时甚至使胎儿生命受到威胁。下腔静脉和主动脉同时受压的情况，称为主动脉腔静脉压迫综合征。为了避免和减轻这种情况造成的低血压和胎盘灌注减少对母婴的危害，除上述液体预充之外，还要特别注意，在区域麻醉施行前，就准备好一个约10cm的垫子，区域麻醉完成，病人采取平卧位后，第一件事就是要将垫子放在病人的右侧骨盆下方（注意垫子位置不要太靠病人头侧的软组织下，以免其自身形成对下腔静脉的阻塞），使病人的身体右边轻度上抬，并在确认病人已经安全固定在手术台后，将手术台轻度左旋。这种体位通常称为左侧子宫移位，是区域麻醉不可分割的一部分，应该成为每一个麻醉医生的习惯。

4.减少误吸的风险，降低胃酸的危害

妊娠期间，由于孕激素的影响，使得胃排空延迟，食管下端括约肌松弛。同时，增大的子宫使得胃体呈水平位，使得胃内容物更容易反流进口咽，使病人误吸的风险增高。此外，孕妇的生理改变，使得上呼吸道水肿加重，插管难度增加，而误吸则多发生在插管困难，气道反复操作的时候。为此，现代产科麻醉强化了一个基本概念：所有产妇，从孕期12周开始，到产后48小时，都认为是饱胃状态。误吸后给病人造成危害的主要因素在于：①吸入物质为固体食物；②容量超过25ml以上；③吸入物质的pH在2.5以下。由于任何试产的产妇都有可能随时发生产科本身的并发症（如妊娠期高血压疾病导致的抽搐），麻醉镇痛的并发症（如局麻药人血管或平面过高），以及随时有剖宫产的可能，目前西方国家主张，试产过程中的产妇禁止摄人固体食物，而非紧急剖宫产，需要在固体食物摄人6~8小时以后，透明流质2小时以后。无论是紧急还是非紧急剖宫产，应在得知剖宫产决定后，立刻给予促进胃排空的胃动力药物甲氧氯普胺10mg。胃动力药的效果，需要在20分钟后才能开始，所以需要尽早给药。中和胃酸的常用药物是枸橼酸钠和枸橼酸的混合制剂（商品名为Bicitra）30ml口服。由于中和胃酸的作用是立刻起效的，所以即使在紧急剖宫产的时候，仍应让病人服用。由于胃酸的不断分泌，对于事先在硬膜外镇痛期间已经服用过一次拘橼酸钠，在决定需要改行剖宫产时，仍需要再次服用一次。

（张绍敏）

第五节 剖宫产麻醉方式和药物选择

剖宫产麻醉的方式，分为椎管内麻醉和全身麻醉。一般认为，产妇的特殊病理生理和气道特征使得椎管内麻醉的安全度比全麻要高。1997年Hawkins等人对ASA诉讼案件的分析，证实全麻剖宫产的风险，远远高于椎管内麻醉。这个观念进一步加强了产科麻醉医生对区域麻醉的重视，可能从客观上使得剖宫产的死亡率逐年降低。但是，全麻和椎管内麻醉的选择，需要考虑到母亲和胎儿的综合因素、自己的技术、麻醉器械的装备和人员设置。一味强调椎管内麻醉的安全性，而忽视了产妇和胎儿的安全，也同样会产生可怕的结果。2009 年 Davies 等人将 1990 年前后的病案进行分析，发现和 1990 年前的病案相比，1990 年后因气道操作失误引起的案例已经明显减少，而由于麻醉医生的耽误和神经损伤的案例有所提高。在非紧急情况下，椎管内麻醉有减少气道操作，保护病人的咽喉反射、减少误吸、减少病人插管后不适、加快手术周转等优点。对于胎儿而言，椎管内麻醉在采取措施维持好病人血压的情况下对胎儿几乎没有影响。此外，椎管内麻醉可以让病人清醒，享受胎儿出生的幸福时光。如果有条件，应该使胎儿的父亲也来到手术室，和病人一起，为病人提供心理安慰，并一同享受美好记忆。

一、椎管内麻醉

椎管内麻醉常用的方式有蛛网膜下隙麻醉（腰麻）、硬膜外麻醉、腰-硬联合麻醉等方式。

（一）蛛网膜下隙麻醉（腰麻）

腰麻是剖宫产椎管内麻醉的首选方式，其原因是操作简便，并可以借脑脊液的外流，证实针头的位置，使得麻醉的效果比较确切，同时也减少了麻醉药物误人血管内的可能性和进入血管内的总量。对于手术效果而言，腰麻的效果确切，需要额外静脉补充药物的机会少，同时为手术医生提供了良好的肌松，也减轻了病人对牵拉产生的不适。由于腰麻需要的药物总量很小，全身局麻药中毒的机会也小。鉴于这些原因，腰麻在欧美是剖宫产的首选麻醉方式。

腰麻的具体实施可以选择座位或侧卧位进行。对于肥胖、解剖结构不清或椎间隙小的病人，座位比较容易使病人的背部弯曲，更好地显露椎间隙。对于胎头位置比较低，特别是胎头压迫脐带使胎心不好的病人，侧卧位对胎儿比较安全，但脑脊液外流速度可能慢于座位。

腰麻通常以微小的无创针头在引针的导向下穿刺。穿刺位置最好在 L3~L4 水平间，以避免损伤脊髓，因为有极少数成人脊髓可以延伸到 L1~L2 以下水平。穿刺针通常为 25G（直径 0.455mm），其尖端为铅笔头式圆形，而不是过去采用的斜面切割型。小号针和非切割型针头的联合使用，使得近年来的硬膜刺破头痛率明显下降。如果病人由于肥胖等因素，穿刺困难，也可以使用略微粗大的穿刺针，通常为 22G（直径为 0.644mm），但有可能使病人术后头痛概率增高。为了避免使用大号针头，可以使用粗大的硬膜外针，找到硬膜外隙，然后通过硬膜外针，引入 25G 腰麻针。

腰麻药物，最常用的是 7.5~15mg 的丁哌卡因。国外比较流行重比重丁哌卡因，原因是可以通过调整手术台，来控制麻醉平面。其制剂由厂商直接经过 0.75%丁哌卡因和 8.25%的葡萄糖混合制成并封装好，以减少麻醉医生临时配药时间和差错和纠纷的可能。如果麻醉医生在使用时自己配制高糖和丁哌卡因混合剂，要注意保持无菌、无杂质，用特殊滤过针头抽取。丁哌卡因有很强的心脏和中枢毒性，但由于腰麻局麻药用量少，且有脑脊液协助证实针头在蛛网膜下隙的位置，排除血管内注射的可能性，故其在剖宫产应用中还是有非常安全的历史。罗哌卡因和左旋丁哌卡因也可用于剖宫产，但 Gautier 2003 年研究表明后，按等同效能剂量，丁哌卡因 8mg，左旋丁哌卡因 8mg，罗雏卡因

12mg 之间相比，腰麻满意成功的机会分别为 97%、80%和 87%，虽然罗哌卡因和左旋丁哌卡因在安全性方面有一定的理论优势，但其作用强度和持续时间，还有一定的顾虑，加上由于腰麻本身的安全性，使得作用可靠而持久的丁哌卡因，一直在西方成为剖宫产麻醉的主流。利多卡因作用时间短，除非手术能明确在 45 分钟内完成，一般不主张用于剖宫产。

通常剖宫产手术的腰麻用药剂量，比普通手术要低，这主要是因为产妇椎管内静脉曲张，使得蛛网膜下隙的有效腔隙缩小的缘故。一般认为，腰麻效果的决定因素，主要在于所给药物的总量，而不是所给药物的浓度。此外，局麻药物可以和阿片类镇痛剂混合，如加人芬太尼、舒芬太尼，或无防腐剂的吗啡，可以协助阻滞比较强的手术刺激，诸如子宫翻到腹部外缝合的强大刺激。

阿片类药物可以和局麻药一起用于腰麻，使得其镇痛作用更为完全。其中比较常用的是 20μg 的芬太尼，剂量过大可导致瘙痒等症状。舒芬太尼剂量通常在 5μg 以下。芬太尼和舒芬太尼有良好的脂溶性，可以被脊髓组织吸收，具有协助镇痛效果。腰麻时，蛛网膜下隙内也可以注入吗啡，或吗啡和芬太尼混合，但所用的吗啡应该是没有防腐剂的特殊制剂，专用的商品名为 duramorph，静脉注射所用的普通吗啡，不能注入蛛网膜下隙，以免发生神经根损伤。通常吗啡蛛网膜下隙内的注射量在 100~15μg，剂量过大也可以导致严重瘙痒。此外，吗啡和芬太尼的根本不同，在于其为水溶性药物，被脊髓组织吸收很少，而术后沿着脊髓上行，可导致迟发性呼吸抑制，对病人的生命会有直接的威胁。在病房内没有建立严格的呼吸和氧饱和度监测的情况下，蛛网膜下隙注射吗啡的做法是有高度风险的。如果需要开展这项业务，需要制定严格的呼吸和氧饱和度的监测制度，并有固定化医嘱，对恶心、瘙痒、尿潴留、呼吸抑制等并发症有程序化的解救措施。

（二）硬膜外麻醉

随着硬膜外分娩镇痛的普及，硬膜外麻醉可作为试产没有成功，改行剖宫产时的麻醉方式。由于硬膜外麻醉是“节段性”麻醉，而不是腰麻的“横断性”麻醉，且药物可以分次给予，对于有心脏疾病对于后负荷比较敏感的病人，硬膜外麻醉也可以作为首选的麻醉方式。硬膜外麻醉的另一个优点，就是可以使用硬膜外导管，实施术后镇痛。对于多次剖宫产，腹腔粘连严重的，或因其他原因所致手术时间延长的，硬膜外麻醉可以反复加药，但要注意，这些优点用腰-硬联合也一样可以达到。

硬膜外麻醉还有一个比较特殊的用途，就是同时准备阴道产钳试产和做好剖宫产的准备，即“双准备”（double setup）。在经阴道产钳试产过程中，常常需要强烈的镇痛，以阻滞产钳或切割引起的剧痛，但又要尽可能使病人能感觉到宫缩，并协助产科医生用力。这就要求麻醉医生少量给药，获得低位平面，其剂量往往为剖宫产全部剂量的 1/3 左右。如果平面过高，会导致病人完全失去感觉，无法用力的情况。在产钳试产不成功的情况下，经硬膜外导管继续加药，可以达到剖宫产麻醉的层面要求。

硬膜外麻醉作为单一剖宫产的麻醉方式，有以下缺点：

1.所需要的局麻药物和阿片类药物的量，是腰麻的 5~10 倍。由于产妇硬膜外隙的血管丛扩张，大量的局麻药，一旦进入血管，可能导致严重的中枢和心脏毒性，而产妇的气管插管和心外按压，施行起来都比普通病人困难。由于关系到母子双生命，在危急时刻，往往很难做出是否放弃母亲或胎儿的决定。因此，为了避免局麻药血管内注射的风险，硬膜外麻醉给药前，需要做常规试验剂量。

2.单纯硬膜外麻醉，由于没有脑脊液的核实，且导管的位置无法确定，椎管内神经丛的分布也不一定规则，单纯硬膜外麻醉有可能出现麻醉不完全，可能会出现没有被麻醉的区域（hot spots），或出现麻醉平面上升慢，或者即使有平面，但肌松效果也不完全的情况。在硬膜外隙注入了大剂量局麻药，而又没有达到效果的病人，此时若再施行腰麻，有一定的危险性，因为此时蛛网膜下隙有可能被硬膜外隙内的大量的局麻药压迫，使自身间隙变小，蛛网膜下隙内注入的局麻药可能会相对过多，导致高位腰麻或全脊髓麻醉。

3.单纯硬膜外麻醉起效比腰麻要慢。如果手术有紧迫性，等候硬膜外麻醉慢慢起效，是不利于母婴安全的。但是，如果病人已经有了分娩镇痛的硬膜外管，且镇痛效果满意，为了减少病人背部再次穿刺，可以试用该导管，用于剖宫产麻醉。即使是紧急剖宫产，由于节约了再次穿刺的时间，用了快效的局麻药（3%氯化普鲁卡因），仍可以满足手术的需要。

使用硬膜外麻醉，一个很重要的安全原则，就是要常规进行试验剂量测试。试验剂量是1%~1.5%利多卡因和1∶200000（5μg/ml）肾上腺素的混合制剂，在硬膜外导管放置到位后，需要经导管给3ml的试验剂量。如果导管误人蛛网膜下隙，利多卡因会导致蛛网膜下隙阻滞，病人不能活动下肢。如果导管误入血管，肾上腺素会导致病人心率加快，病人会出现耳鸣和口腔内金属味道。如果按注射后1分钟内心率增快10次/分，这种方式的敏感性可达100%，特异性为96%。注射试验剂量时，要选择病人比较稳定的时期（如没有明显宫缩或体位改变），观察心率变化，观察时，需要持续性心率或脉搏监测，并有足够的时间。试验剂量所给予的肾上腺素，对母体和胎儿的影响是微不足道的，而大量局麻药误人血管后果是严重的，所以试验剂量没有禁忌证，即使妊娠期高血压疾病的病人一样需要做。

1995年，Riley等分析比较单纯硬膜外和单纯腰麻，在时间、费用和并发症上对比（各组47病人），发现单纯硬膜外麻醉，从麻醉到切皮时间，硬膜外麻醉比较长（硬膜外麻醉46分钟，腰麻29分钟），术中加药多（硬膜外麻醉38%，腰麻17%），并发症多（硬膜外麻醉6例，包括硬膜穿破、血管内注射等，而腰麻组为0）。两组术后恢复时间接近（硬膜外麻醉94分钟，腰麻102分钟）。该文章发表后，有人致编辑来信证实，腰麻牵拉、疼痛、恶心发生率低，起效快，有11%的病人两种麻醉方式都经历过，几乎所有病人都喜欢腰麻，表明病人对腰麻更满意。

硬膜外麻醉的药物，主要在2%利多卡因和3%的氯化普鲁卡因间选择，其中2%利多卡因起效时间慢，但作用时间长，如果手术不出现并发症，一台剖宫产不需要另外加药。2%利多卡因使用时，应该加入1∶200000的肾上腺素。由于硬膜外需要的量大（大约每个节段需要2ml，即剖宫产需要的10个节段，需要20ml的剂量）。对于普通体重的病人，容易超出4mg/kg的极量范围，而在2%利多卡因中加人1∶200000的肾上腺素后，极量可以达到7mg/kg。此外，肾上腺素本身可以提高麻醉阻滞的质量。在利多卡因中加入容量比1∶10~1∶20左右的5%碳酸氢钠，有助于加快其起效时间。此外，加入2μg/ml芬太尼，也可以提高麻醉阻滞效果。

由试产转换成剖宫产，如果病人已经有分娩镇痛的硬膜外管，可通过导管实施硬膜外麻醉。分娩镇痛所用的局麻药，一般为低浓度，如 0.0625%~0.125%的丁哌卡因。这种低的浓度，是为了在镇痛效果和病人用力能力上获得一个平衡，既可以阻滞子宫收缩的疼痛，又能保持病人的肌力，以使胎儿能娩出。需要施行剖宫产时，应尽量使硬膜外隙内的低浓度局麻药吸收掉，然后给予 2%的利多卡因。如果硬膜外隙内低浓度药物太多，可能使利多卡因被稀释，达不到手术要求，或由于药物的累加作用，出现高位腰麻。一般说来，如果病人的硬膜外镇痛很满意，估计可以在剖宫产麻醉中使用，此时如果手术能够等待，可以考虑将镇痛泵停 30 分钟，让低浓度的局麻药被吸收掉，然后通过硬膜外导管加 2%利多卡因行剖宫产。如果本身硬膜外镇痛就不十分满意，再给利多卡因，效果也同样不会满意。对这样的病人，停泵 30 分钟，仍可以使硬膜外隙内的药物被吸收一部分，此时再行腰麻，也比不停泵后直接做新的腰麻更为安全。对于硬膜外镇痛效果不确切的病人，最好不要用该导管给大剂量利多卡因。1992 年，Blumgart 等人就证实，硬膜外注射 10ml 局麻药或盐水，都可能使腰麻层面提高四个节段。硬膜外的这个容量作用，会使蛛网膜下隙进一步缩小，在大剂量追加利多卡因时，万一硬膜外失败，再做新的腰麻时，平面就很难掌握。硬膜外容量引起的腰麻平面过高，对这类病人，尽量停泵后，可以施行新的腰麻，剂量可以根据病人停泵的时间，酌情降低，比如，把平时用的 12mg 丁哌卡因的剂量减少到 10mg。

和腰麻一样，硬膜外麻醉后，也可以在硬膜外隙内注射不含防腐剂的吗啡，作为术后镇痛的手段。一般认为 3.75mg 剂量镇痛效果比较满意，过高剂量并不能进一步提高治疗效果，但瘙痒等症状更严重。延迟性呼吸抑制的风险，和腰麻后吗啡的使用是一样的，所以，训练有素的护理人员，严密监护呼吸和氧饱和度监测，是开展这项术后镇痛业务的先决条件。

剖宫产硬膜外麻醉的另一个常用药物，是 3%氯化普鲁卡因，多在紧急剖宫产的情况下使用。氯化普鲁卡因起效速度极快，如通常在 2~3 分钟内可以达到手术麻醉要求，对于硬膜外镇痛后，需要紧急剖宫产时，3%氯化普鲁卡因是首选药物。在运行合理的产科病房，从决定紧急剖宫产到可以切皮，时间仅约 3 分钟，3%氯化普鲁卡因可以在产妇被紧急运往手术室的途中推药，到了手术室效果应该达到，如果达不到，立刻改为全麻。此时如果用利多卡因，则还要考虑是不是时间还没有足够，导致不必要的犹豫和拖延。氯化普鲁卡因的另一个优点，就是其安全性。由于其在血浆内被假性胆碱酯酶降解，虽然孕期可导致假性胆碱酯酶活性降低约 30%~40%，但其在血浆内的半衰期仍然只有 11~21 秒。所以，大剂量氯化普鲁卡因即使进入血液，也不会给病人造成严重伤害。对于紧急剖宫产，没有时间细致观察局麻药的毒性，氯化普鲁卡因用起来，令人放心一些。

由于 3%氯化普鲁卡因作用时间短，单纯用它来施行剖宫产麻醉需要很快补充。一般可以将 3%氯化普鲁卡因以 10~13ml/h 泵入，也可以间断给药。传统的氯化普鲁卡因被认为可以减低硬膜外阿片类药物的作用，所以很少有人主张用完氯化普鲁卡因麻醉后，用不含防腐剂的吗啡作为术后镇痛。新型的氯化普鲁卡因制剂，取消了防腐剂，和无防腐剂吗啡合用，对于术后镇痛是否有效，还需要进一步资料证实。

（三）腰-硬联合麻醉

腰麻和硬膜外联合，可以兼顾两种麻醉方式的优点，弥补彼此的不足。腰麻可以提供迅速的阻滞，提供良好的肌松，满足手术的要求，而硬膜外导管可以在遇见长时间手术的时候，在腰麻开始失效后，继续提供手术麻醉。这种方式对多次剖宫产，粘连严重，或需要加做输卵管结扎，或估计手术比较复杂（有子宫切除的可能）时，是比较适合的麻醉方式。腰麻药物的选择和普通腰麻类似，硬膜外麻醉可以用硬膜外常规使用的2%利多卡因加2μg/ml芬太尼。

由于腰-硬联合麻醉需要使用硬膜外导管，为了防止局麻药的血管内注射，还是需要施行试验剂量测试。由于腰-硬联合麻醉的病人，已经在蛛网膜下隙注射了局麻药，所以试验剂量的药品，可以不必含利多卡因，而只需要肾上腺素即可。为了确保病人的腰麻有足够的阻滞平面，试验剂量可以在让病人平卧后，在病人循环比较稳定的时刻（如子宫切开前，手术分离组织时）做。腰-硬联合术后，可以保留硬膜外导管，作为术后病人的镇痛方式。

以上3种椎管内麻醉的方式的优缺点比较，可以参见（表10-5-1）。

表10-5-1　蛛网膜下隙麻醉（腰麻）、硬膜外麻醉和腰-硬联合常用的优缺点大致比较

	腰麻	硬膜外	腰-硬联合
操作简便1	＋＋＋＋	＋＋＋	＋＋
操作时间短1	＋＋＋＋	＋＋＋	＋＋
起效快	＋＋＋＋＋	＋	＋＋＋
麻醉可靠性	＋＋＋＋＋	＋＋＋	＋＋＋＋
作用时间可延长	-	＋＋＋＋	＋＋＋＋
麻醉阻滞深	＋＋＋＋＋	＋＋＋	＋＋＋＋＋
肌松满意	＋＋＋＋＋	＋＋＋	＋＋＋＋＋
血流动力学稳定2	＋	＋＋＋＋＋	＋＋
术后可使用镇痛泵	-	＋＋＋＋	＋＋＋＋
并发症			
硬膜刺破头痛3	＋	＋	＋＋
局麻药中毒	-	＋	＋
术中恶心呕吐4	＋＋	＋	＋

1.对于无肥胖，解剖标致明显的病人而言。否则，利用硬膜外硬针，有助于找到硬膜外隙。

2.座位施行腰-硬联合时，如果使用的是高比重局麻药，放置和固定硬膜外管需要额外时间，可以使药物位置下降，血液循环比单独腰麻稳定。此外，腰-硬联合由于有硬膜外导管，可以随后加药，对于血液循环不稳定，或对后负荷敏感的病人，腰麻剂量可以略微减少。

3.使用25号无损针穿刺，腰麻后头痛概率很低。

4.和低血压出现有关。预充液体.积极治疗低血压，有助于减少发生。

二、全身麻醉

1.全身麻醉是所有麻醉方式的最终备选方式。由于产妇的生理变化，全身麻醉药物对胎儿的影响，以及产妇分娩时刻需要清醒，目前剖宫产很少在全身麻醉下进行，但由于以下原因，剖宫产需要在全麻下完成：

（1）最常见的全麻原因是产妇和胎儿出现紧急情况，而事先又没有放人硬膜外导管，施行椎管内麻醉没有时间。这类急诊包括：大出血、子宫破裂、严重胎心过缓、肩位难产、不可缓解的脐带脱垂等一类急诊。这类急诊，对于麻醉的要求，不仅是“紧急性”的，而且是“立刻性”的。

（2）产妇需要插管和机械通气，维持呼吸和循环等，如严重心衰、心肌病、呼吸窘迫、肺水肿，由于自身身体状况，不能耐受平卧。

（3）产妇存在有对前后负荷降低有禁忌的疾病，如主动脉瓣下肥厚的动力性梗阻，主动脉瓣膜狭窄。

（4）循环系统不稳定，椎管内麻醉可进一步降低前后负荷，导致低血压。

（5）有明显的凝血功能异常，椎管内麻醉有导致出血甚至压迫损害神经组织的危险。

（6）产妇坚决拒绝区域麻醉，或因智障、精神疾病，或用药等因素，导致难以合作，而气道没有明显异常。

（7）脊柱部位感染，先天发育异常，有外伤，手术史，有器械置入（如脊柱固定用的哈氏棒，Harrington’s rods），或病人有严重的神经系统异常。

（8）区域麻醉失败。

（9）局麻药中毒。

近 30 年来，区域麻醉在产科得到广泛的运用，效果也越来越好，特别是在国外分娩镇痛的开展，使得更多的产妇得以自然分娩。即使因母婴原因不能最终完成自然分娩的产妇，也可以借助硬膜外导管，施行剖宫产麻醉。全身麻醉的减少，使产科麻醉安全得到提高。2009 年 Davies 的资料显示，2000 年后，美国产妇没有因气道死亡的病例。但同组资料也显示，由于神经损伤和麻醉延误引起的诉讼，在 1990 年后比重相对增加。在椎管内麻醉和全身麻醉期间，有时很难做出取舍的决定，最终要看母婴的具体情况、麻醉医生的插管技术、周围协助人员的数量和质量、各类药物和气道设备是否齐全和预计病人的气道难度等一些多种因素综合决定。很多情况下，选择某种麻醉方式，没有绝对的正确和错误，一切看当时当地病人和麻醉医生的综合情况。

2.剖宫产时全麻，基本上是孕期病理生理变化最显著的时刻，所以在准备和具体实施中，应该最大化地优化病人，减少并发症。

（1）由于前面讲述到的，足月或近足月的病人的膈肌上抬，导致的肺功能残气量下降，以及母婴双双对氧耗量的需求，诱导前尽量使产妇面罩大力吸氧，以减少诱导时产妇缺氧的概率和程度。在条件允许的情况下，可使病人通过紧密面罩，按潮气量大小幅度吸入纯氧 3 分钟。紧急情况下，也可以嘱病人最大呼吸纯氧 4 次，但这样做，虽然也可以短暂提高氧分压，但外周组织氧分压却仍未提高，病人缺氧发生较快。为此，在急诊剖宫产时，产妇到手术室的第一件事，就是要先面罩给氧，这样可以使产妇在紧急诱导前，尽可能获得最多的氧。

（2）所有产妇都是饱胃，如果有可能，术前 30 分钟可给病人静脉注射 10mg 甲氧氯普胺，且所有病人在诱导前，给予 30ml 的枸橼酸钠和枸橼酸的混合制剂（Bicitra）。清醒状态下插入胃管，不仅会耽误时间，而且会导致病人呕吐，增加腹压，且会导致咽喉黏膜损害，给随后气道操作带来困难，是不可取的。

（3）由于饱胃，加上产妇气道肿胀等因素，增加插管难度。全麻应遵守快速诱导的原则，以减少气道反复操作和误吸的机会：充分给氧，但诱导后不正压通气，在环状软骨上加压（Sellick 动作），使用快速起效且作用明显的肌松药，使用比较小号的气管插管，插管内放金属导芯。

（4）其他气道设备，尽可能齐全。弹性导芯价格便宜，应该是手术间常备。可视喉镜、纤支镜，比较昂贵，但对于产妇集中的大医院，应该考虑配置。

（5）虽然产妇的饱胃，理应属于喉罩的禁忌证，但在气管插管失败后，喉罩在环状软骨加压的情况下使用，可给病人提供通气，避免严重缺氧，是挽救生命的措施。

（6）鉴于诱导药物对胎儿的影响，应尽量缩短药物进入产妇和胎儿取出之间的时间。诱导时机，是要在产科医生到位，穿衣，铺巾完成，一切准备就绪后。由于全麻插管不能保证成功，诱导后仍有可能因插管失败而苏醒病人，且母体生命重于胎儿，手术要等到麻醉插管得到证实后（听诊双侧有呼吸音，并持续有呼吸末二氧化碳波形），才得以开始。

全麻的诱导，目前主要是异丙酚和琥珀胆碱配合。丙泊酚（2mg/kg）可以快速导致病人失去知觉，但由于其再分布和肝脏代谢速度，快于其他所有静脉诱导剂，有利于病人快速清醒，所以是剖宫产全麻诱导的首选药物。对于血液循环不稳定，或对降低后负荷敏感的病人，也可以使用依托咪酯（0.2~0.3mg/kg）或氯胺酮（1~1.5mg/kg）诱导。一般认为，胎儿娩出前，应尽量不使用苯二氮卓类或阿片类药物，但近年也有研究表明，单次小剂量咪达唑仑和芬太尼，对胎儿没有不利影响。

对于琥珀胆碱没有禁忌证的病人，琥珀胆碱（2mg/kg）应该是产妇全麻诱导时首选肌松药，因为其起效快，多数病人有肌束震颤，提示起效时间，其肌松效果强烈，为插管提供良好的显露。由于其作用时间极短，有可能在病人未能成功插管后，恢复自主呼吸。如果病人对琥珀胆碱有禁忌，如本人或家族有恶性高热史，病人有神经肌肉系统疾病，长期卧床，烧伤，可以选用罗库溴铵（0.6~1mg/kg）作为肌松药，但其作用时间可长达 20~40 分钟，如果插管失败，在没有有效的中和药物的时候，只有靠其他通气方式，维持病人的呼吸。和罗库溴铵相比，琥珀胆碱有起效快，肌松效果强烈，作用时间短的优势。目前，罗库溴铵的拮抗剂 sugammadex 在欧洲可以批准使用，但在美国因过敏反应，未能批准使用。

麻醉期间的维持，可以使用气体吸入麻醉。产妇对于气体麻醉的要求比正常人低 25%~40%，理想的气体浓度在 0.5~1.5MAC 之间。吸入气体中，加人氧化亚氮，可以降低烷化气体的浓度，以减少其对子宫收缩的影响。多数产科医生习惯于在保持病人自主呼吸情况下手术，一般不需要在琥珀胆碱后，追加非去极化肌松药，如果需要使用，要注意术毕中和。麻醉期间的维持，在完全没有条件使用吸入麻醉的地方，也可以考虑使用静脉麻醉，但静脉麻醉药物对血压影响较大，而为顾忌血压而减少用量，有可能导致病人知晓。产科麻醉，是麻醉知晓最容易发生的领域之一。使用苯二氮草类药物，有可能减少知晓的可能。

病人全麻后，应常规放人胃管，吸出胃液。插管后常规放人防咬垫，以防病人苏醒时紧咬气管导管，引起负压性肺水肿。由于没有椎管内麻醉，全麻剖宫产产妇需要在胎儿娩出后，给予一定的阿片类药物，比如 200μg 芬太尼，加上 5~10mg 吗啡，前者可以提供立刻镇痛，后者提供持续性镇痛，以减轻手术对病人的疼痛刺激。在剖宫产后由于饱胃的原因，产妇全麻拔管，要在完全苏醒后（第一期），而不是深度手术期（第三期）或兴奋期（第二期），以减少误吸概率。

（张绍敏）

第六节　特殊情况下剖宫产麻醉的围手术期管理

妊娠会给病人带来一些疾病和特殊病理变化，终止妊娠往往是让病人从根本上好转的唯一方式。这类情况下的分娩，多以剖宫产为主。孕期的各种疾病，本书有专门章节介绍，这里仅扼要说明剖宫产麻醉要点。

一、妊娠期高血压疾病

20 世纪 90 年代前，对于妊娠期高血压疾病病人，一般认为硬膜外麻醉比腰麻安全，所以即使病人事先没有分娩镇痛，在行剖宫产时也应选择硬膜外麻醉。目前，众多的临床研究和临床应用都表明，腰麻完全可以用于妊娠期高血压疾病病人，且低血压的发生率不比硬膜外麻醉高，胎儿指标也没有差异。妊娠期高血压疾病病人，可以伴有血小板减少和肝功能异常，所以在病史评估中，要对病人的血小板和肝功能着重有所了解。有凝血功能异常者，需要考虑避免椎管内麻醉。麻醉过程中，要注意到病人已经使用了的可以影响血压的药物，特别是硫酸镁的使用，及时纠正严重低血压，维持胎儿血流灌注。

妊娠期高血压疾病的另外一个特征，就是血管通透性增高和血浆胶体渗透压降低，导致病人易发生肺水肿，因此理论上应该注意防止给予病人过多的液体。英国一份报道，在推广对于妊娠期高血压疾病病人提倡限制液体后，因肺水肿引起的产妇死亡已经逐年减少，1999~2003 年期间的数据统计，没有英国妇女因肺水肿死亡，这可能和近年来对于妊娠期高血压疾病病人限制液体的使用趋势，有一定关系。

二、多胎妊娠的剖宫产分娩

多胎妊娠导致子宫明显扩大，这在椎管内麻醉诱导后，会使病人的血压变化比普通妊娠明显。为了使得病人血流动力学平稳，施行椎管麻醉前可考虑给予病人较多的液体，推药后立刻放人左侧子宫移位，并随时准备好更多的液体和血管活性药物，积极治疗低血压。多胎子宫本身的收缩能力也差，胎儿娩出后，常常需要更多的缩宫素促进宫缩，而过多的缩宫素有可能进一步降低病人的血压，甲基麦角新碱，米索前列醇应该常规准备。甲基麦角新碱对外周血管有强烈收缩作用，对于有妊娠期高血压疾病应该避免使用。目前，该药正逐渐被米索前列醇取代。米索前列醇对支气管平滑肌作用明显，对于支气管哮喘病人应为禁忌，即使是普通病人，也只能肌内注射，且间隔在 15 分钟以上。

即使多种药物，挤压、按摩子宫等方法，多胎妊娠剖宫产还是有比较高的失血量，事先准备好交叉配血，随时观察吸引罐里、手术野和手术台下的失血量，注意及时纠正病人的贫血和失血性休克。

多胎妊娠的一种特殊情况，就是第一胎经阴道分娩，而后来胎儿胎位不正，此时产科可能需要麻醉医生迅速设法松弛子宫，以施行外转复或内转复。过去曾广泛使用吸入气体麻醉，由于误吸的风险被广泛认识，目前越来越多的麻醉医生采用静脉推注硝酸甘油达到快速松弛子宫的目的。文献报道硝酸甘油剂量从50~250mg不等，重要的是小量开始，注意严密观察病人血压。

三、心肌病，其他心脏疾病

围生期心肌病发生率，全世界地区不同，发生率的差异很大。西方社会大约为1∶3000~1∶4000妊娠。来自上海的报告，围生期心肌病占所有妊娠期心脏疾病的2%。其表现为妊娠末期心肌收缩力下降而出现的心衰，其症状在终止妊娠后会有所改善，甚至痊愈，而功能改善不多的病人，预后很差。围生期心肌病的诊断，是在排除其他心脏疾病以后。麻醉科的干预，不一定需要在明确诊断之后，而是要尽早做好手术和麻醉的准备。这类病人，不能耐受子宫收缩引起的血容量变化，手术后病人的血流再分布，也会使心脏功能进入失代偿麻醉医生要在病人尚未进入产程或到达手术室时，准备好呼吸机管理方案，必要时事先气管插管，改善氧和，并在病人血压尚稳定时放好动脉插管，并在清醒或气管插管后放置中心静脉导管。手术中需要使用的正性肌力药物和血管活性药物，事先要配好，并把泵速调节好，随时准备待用。

肥厚型心肌病，曾命名为主动脉瓣下狭窄（IHSS），为先天性左室流出道动力性梗阻，理应在孕前就会有明确诊断，但不能排除孕期第一次被发现的。鉴别诊断中，要有这个疾病的概念。椎管麻醉导致的前后负荷同时降低，会使左室流出道完全关闭，导致病人死亡。

风湿性心脏瓣膜病变，也常常见于年轻女性，包括育龄妇女。总体说来，反流性疾病，降低后负荷，有利于循环血流，所以区域麻醉可以施行，但要在给予足够的前负荷以后，并在动脉直接测压，小心调整血压的条件下，并着重考虑对后负荷影响较小的硬膜外方式。狭窄性病变，后负荷一旦下降，心脏灌注难以维持，通常情况下，应该避免区域麻醉。左向右分流的先心病，要避免过度升高动脉压，而右向左分流（发绀）型先心病，要时刻维持足够的后负荷，以免发绀缺氧急性恶化。总体说来，对于需要施行椎管内麻醉的病人，硬膜外麻醉比腰麻容易耐受。

四、大量失血

子宫动脉，直接来自腹主动脉，胎盘娩出后，留下巨大创面，所以产科出血是凶险的。在怀疑可能会大出血的产妇，如前置胎盘，宫缩乏力（产程过久、绒毛膜炎、多胎、大剂量硫酸镁使用），或其他出凝血功能障碍病人，事先要准备好多条粗大静脉通道，并给予液体加温，必要时手术开始前即把血液制品送入手术室。术中要注意观察吸引器内容量、子宫收缩程度、手术野渗血状况、纱布用量和病人大腿间和地上的失血量，及时给予补充，必要时置入动脉导管和中心静脉管。目前，大量紧急输血方案应用在创伤外科领域，是否能在产科领域得到应用，还需要更多研究。此外，世界部分地区（包括美国、英国和中国香港地区），已经开展电子配血业务，即在病人入院后，进行血型鉴定和抗体筛选，对于无非典型抗体的病人，可以在需要血液制品的时候，由电脑即刻交叉，同时发血，这样可以避免血液制品投放的延误，并更集中有效使用血库资源。

（张绍敏）

第十一章　剖宫产瘢痕子宫妊娠的临床相关问题

第一节　瘢痕子宫妊娠期管理

剖宫产瘢痕子宫妊娠期管理是指从确诊妊娠开始到产后42d之内，以母儿共同安全为监护对象，按照妊娠各期所规定的一些必查和备查项目，进行系统检查、监护和保健指导。发现高危情况，及时转诊治疗和住院分娩及产后随访，以确保母婴安全与健康。剖宫产瘢痕子宫孕妇各系统因胎儿生长发育出现一系列相适应的变化，这些变化一旦超越生理范畴或孕妇患病不能适应妊娠的变化，以及孕妇子宫瘢痕随着妊娠月份增大而破裂的风险，则孕妇和胎儿均可以出现病理情况高危风险增加。通过对瘢痕子宫孕妇及胎儿的妊娠期监护，及早发现并处理并发症，结合孕妇及胎儿的具体情况，确定终止妊娠时间。

妊娠期管理包括对孕妇的定期产前检查和对胎儿的监护，以及胎盘及胎儿成熟度的监测。是贯彻预防为主及早发现异常现象、保障孕妇和胎儿健康，安全分娩的必要措施。此外，还应对瘢痕子宫孕妇于妊娠期间出现的一些症状予以及时处理，并进行正确的指导，使孕妇正确认识瘢痕子宫再次妊娠和分娩的经过，消除不必要的顾虑，增强体质，预防妊娠期并发症的发生。

一、产前检查的时间

瘢痕子宫再次妊娠时产前检查时间应从确诊早孕时开始，虽然瘢痕子宫有妊娠分娩史，但首次产检时除行双合诊了解软产道及内生殖器外，必须测量血压作为基础血压，检查心肺，测尿蛋白及尿糖。瘢痕子宫再次妊娠时，必须强调停经2个月以内B超检查，了解胚胎着床位置，尤其是要排除瘢痕部位妊娠。此外，瘢痕子宫再次妊娠往往年龄偏大，以及对有遗传病家族史或分娩史者，应行绒毛活检、NT测定以及血清学筛查，也可在妊娠中期抽取羊水做染色体核型分析，以减低先天缺陷及遗传疾病的出生率。经上述检查未发现异常者，应于20周起进行系统产前检查。应详细询问病史，进行全面的全身检查和必要的辅助检查。

二、首次产前检查

（一）病史

1.年龄

瘢痕子宫孕妇通常是生育二胎，年龄偏大，特别是35岁以上的孕妇，容易并发妊娠高血压疾病、妊娠期糖尿病和遗传病儿、先天缺陷儿。

2.职业

接触有毒物质的瘢痕子宫孕妇，应做常规的血液化验。

3.推算预产期

问清末次月经推算预产期。必须指出，瘢痕子宫孕妇记不清末次月经日期或于哺乳期无月经来潮而受孕者，可根据早孕反应开始出现的时间、早孕时B超测定胚囊以及胚芽大小、胎动时间、手测子宫底高度、尺测耻上子宫长度加以估计。

4.月经史及既往孕产史

询问月经初潮年龄，了解月经周期有助于预产期推算。瘢痕子宫妊娠尤其了解上次剖宫产手术指征、手术经过、有无产后出血以及恶露持续时间，并问清剖宫产手术后月经周期和月经量是否改变。问明末次分娩或流产的日期及处理情况，还应了解新生儿情况。

5.既往史及手术史

着重了解有无高血压、心脏病、结核病、糖尿病、血液病、肝肾疾病等，还要了解有无药物或食物过敏史，注意其发病时间及治疗情况，并了解做过何种手术。

6.本次妊娠经过

了解妊娠早期有无早孕反应、病毒感染及用药史；胎动开始的时间；有无阴道出血、腹痛、头痛、心悸、气短、下肢水肿等症状。

7.家族史

询问家族有无高血压、糖尿病、结核史、双胎妊娠史以及其他遗传病有关的疾病。若有遗传病家族史或内科合并症，应及时进行遗传咨询筛查或会诊，以决定本次妊娠的去留。

（二）全身检查

观察孕妇营养及精神状态；注意步态和身高，身材矮小者常伴有骨盆狭窄导致的剖宫产手术史；注意检查心肺有无病变；检查脊柱及下肢有无畸形；检查乳房大小及有无凹陷；测量血压，孕妇正常时血压不应超过140/90mmHg，或与基础血压相比不超过30/15mmHg。注意有无水肿，孕妇仅膝以下或踝部水肿经休息后消退，不属于异常；测量体重，于妊娠晚期每周体重不应超过500g，超过多者多有水肿或隐性水肿。

（三）产科检查

包括腹部检查、骨盆测量、阴道检查及绘制妊娠图。

1.腹部检查

孕妇排尿后仰卧于检查床上，头部稍垫高，露出腹部，双腿略屈曲分开，使腹肌放松。检查者站在孕妇右侧进行检查。

2.视诊

注意腹形及大小，腹部手术瘢痕增生及水肿等。腹部过大、宫底过高者，应想到双胎妊娠、巨大胎儿、羊水过多的可能；腹部过小、宫底过低者，应想到胎儿生长受限、孕周推算错误等；腹部两侧向外膨出、宫底位置较低者，肩先露的可能性大。

3.触诊

注意腹壁肌的紧张度，有无腹直肌分离，并注意羊水多少及子宫肌敏感程度。用手测宫底高度，用软尺测量耻上子宫长度及腹围值。随后用四步触诊法检查子宫大小、胎产式、胎先露、胎方位以及胎先露部是否衔接。经四步触诊法绝大多数能判断胎头、胎臀及胎儿四肢的位置。并注意子宫下段瘢痕处是否有压痛和反跳痛。

4.听诊

胎心在靠近胎背上方的孕妇腹壁上听得最清楚。应注意有无与心率一致的吹风样脐带杂音。当瘢痕子宫腹壁紧、子宫较敏感、确定胎背有困难时，可借助胎心及胎先露部甚至超声判断胎位。

5.骨盆测量

虽然在我国瘢痕子宫再次妊娠分娩方式多数选择剖宫产。近几年随着产科治疗的进步，曾行剖宫产者行阴道试产时妊娠妇女和胎儿的安全性越来越高。大多数曾行低位子宫横切剖宫产并且无阴道分娩禁忌证者适合阴道试产（VBAC）。骨盆大小及其形状对阴道试产成功有直接影响，是决定胎儿能否经阴道分娩的重要因素。包括骨盆外测量和骨盆内测量两种。

6.阴道检查

瘢痕子宫孕妇于妊娠早期初诊时，均应行双合诊已如前述，了解软产道以及内生殖器情况。

7.绘制妊娠图

将检查结果包括血压、体重、子宫长度、腹围、B 型超声测得的胎头双顶径值、尿蛋白、胎位、胎心率等填于妊娠图中，将每次产前检查时所得的各项数值，分别记录于妊娠图上，绘制成曲线，观察其动态变化。可以及早发现孕妇和胎儿的异常情况。

8.辅助检查

除检查血常规、血型及尿常规外，还应根据具体情况做下列检查。

（1）肝肾功能、电解质以及心电图、肝炎系列；梅毒以及艾滋病等检查项目。

（2）对胎位不清、听不清胎心或子宫下段有压痛等，应行 B 型超声检查。

（3）对有不明原因死胎史、胎儿畸形史和患遗传性疾病病例，应做产前诊断。

（4）对怀疑有下段瘢痕较薄的孕妇需要超声测量瘢痕厚度。

三、复诊产前检查

复诊产前检查是为了解前次产前检查后有何不适，以便及早发现高危妊娠。剖宫产瘢痕子宫妊娠复诊的内容应包括如下：

1.询问前次产前检查之后，有无特殊情况出现，如阴道出血、下腹隐痛不适胎动异常、头痛、眼花、水肿等。经检查后给予相应治疗。

2.测量体重及血压，检查有无水肿及其他异常，复查有无尿蛋白。

3.复查胎位，听胎心率，并注意胎儿大小，软尺测量耻上子宫长度及腹围，判断是否与妊娠周数相符合。并注意子宫下段瘢痕处是否有压痛。

4.胎儿和宫缩监护及其成熟度的监护，包括确定是否为高危儿、胎儿宫内情况的监护、胎盘功能检查、胎儿成熟度检查。

5.胎儿先天畸形和胎儿遗传性疾病的宫内诊断。

6.胎儿宫内情况的监护

（1）妊娠早期：行妇科检查确定子宫大小以及是否与妊娠周数相符；B 型超声检查最早在妊娠第 5 周即可见到妊娠囊；妊娠 6 周时可见到胚芽和原始心管搏动；妊娠 9~13＋6 周 B 型超声测量胎儿颈项透明层（NT）和胎儿发育情况。同时，由于瘢痕子宫再次妊娠，首次 B 超特别要注意胚胎着床位置与瘢痕关系。

（2）妊娠中期：借助手测宫底高度或尺测耻上子宫长度以及腹围，协助判断胎儿大小及是否与妊娠周数相符；监测胎心率，应用 B 型超声检测胎儿发育、结构异常的筛查与诊断；胎儿染色体异常的筛查与诊断。对于妊娠中期有频繁宫缩的孕妇，B 型超声监测子宫瘢痕厚度。

（3）妊娠晚期：除了正常产科检查以外，还应询问孕妇自觉症状，是否有不规则宫缩和下腹坠胀或刺痛感，监测心率、血压变化和体重变化。

（4）定期产前检查：手测宫底高度或尺测子宫长度和腹围；了解胎儿大小、胎产式、胎方位。下腹瘢痕处是否有压痛。胎动计数、胎动监测是通过孕妇自我评价胎儿宫内情况最简单有效的方法之一。随着孕周增加，胎动逐渐由弱变强，至妊娠足月时胎动又因羊水量减少和空间减少而逐渐减弱。若胎动计数≥6/2h 为正常，<6/2h 或减少 50%者提示胎儿缺氧可能。

7.胎儿影像学监测及血流动力学监测

（1）胎儿影像学监测：B 型超声是目前使用最广泛的胎儿影像学监护仪器，可以观察胎儿大小、胎动以及羊水情况；还可以进行胎儿畸形筛查，发现胎儿神经系统、泌尿系统、消化系统和胎儿体表畸形，且能判定胎位及胎盘位置、胎盘成熟度。对可疑胎儿心脏异常者可应用胎儿超声心动诊断仪对胎儿心脏的结构与功能进行检查。目前国内大医院采用核磁共振评估胎儿发育及先天异常的诊断。已成为产前检查的重要补充手段，为临床医生提供更多更可靠的信息，以决定是否终止妊娠。尤其是瘢痕子宫妊娠合并前置胎盘时核磁共振可以显示胎盘异常及植入高危的评价。

（2）血流动力学监测：彩色多普勒超声检查能监测胎儿脐动脉和大脑中动脉血流。脐动脉血流常用指标有收缩期最大血流速度与舒张末期血流速度比值（S/D）、搏动指数（PI），阻力指数（RI），随着孕周增加，这些指标值应下降。尤其在舒张末期脐动脉无血流时，提示胎儿将在 1 周内死亡。

（3）胎儿电子监护：胎儿电子监护仪已在临床广泛应用，能够连续观察和记录胎心率的动态变化，也可了解胎心与胎动及宫缩之间的关系，评估胎儿宫内安危情况和早产风险。瘢痕子宫妊娠晚期监护可在妊娠 34 周开始，如宫缩频繁酌情提前。

8.胎盘功能的生化检查

胎盘功能检查包括胎盘功能和胎儿胎盘单位功能的检查，能间接判断胎儿状态，是对胎儿进行孕期的宫内监护，使能够早期发现隐性胎儿窘迫，有助于及早采取相应措施，使胎儿能在良好情况下生长发育，直至具有在宫外生活能力娩出。

（1）测定孕妇尿中雌三醇值：妊娠期间雌三醇主要由孕妇体内的胆固醇经胎儿肾上腺、肝以及胎盘共同合成。>15mg/24h 尿为正常值，10~15mg/24h 尿为警戒值，<10mg/24h 为危急值。于妊娠晚期多次测得雌三醇<10mg/24h 尿，表示胎盘功能低下。测定孕妇血清游离雌三醇值，孕妇足月该值的下限为 40nmol/L。若低于此值表示胎儿胎盘单位功能低下。

（2）测定孕妇血清胎盘生乳素（HPL）值：并妊娠足月 HPL 值为 4~11mg/L，若该值于妊娠足月<4mg/L 或突然减低 50%，提示胎盘功能低下。

（3）测定孕妇血清妊娠特异性β糖蛋白：若该值于妊娠足月<170mg/L，提示胎盘功能低下。

四、胎儿成熟度检查

测定胎儿成熟的方法，除计算胎龄、测子宫长度、腹围及 B 超测量（BPD>8.5cm）外，还可以通过经腹壁羊膜腔穿刺抽取羊水进行下列项目检测。

（一）羊水卵磷脂/鞘磷脂（L/S）

比值，该值>2，提示胎儿肺成熟。若能测出磷酸酰甘油，提示肺成熟，此值更可靠。也可进行能快速得出结果的羊水泡沫试验，若两管液面均有完整泡沫环，意味着 L/S 比值≥2，提示胎肺已成熟。

（二）检测羊水中肌酐值

若该值≥2mg%，提示胎儿肾脏已成熟。

（三）检测羊水中胆红素类物质值

若用 AOD450 测定该值<0.02，提示胎儿肝脏已成熟。

（四）检测羊水中淀粉酶值

若以碘显色测该值≥450U/L，提示胎儿唾液腺已成熟。

五、孕期营养

瘢痕子宫再次妊娠妇女是特定生理状态下的人群，为适应妊娠期间增大的子宫、乳房和胎盘、胎儿生长发育需要，妊娠期所需要的营养必须高于非妊娠期。若孕妇在妊娠期出现营养不良，会直接影响胎儿生长和智力发育，导致器官发育不全，胎儿生长受限及低体重儿，容易造成流产、早产、胎儿畸形和胎死宫内。妊娠期增加营养，关于在于所进食物应保持高热量，含有蛋白质、脂肪、糖类、微量元素和维生素。但要注意避免营养过剩。通过监测孕期体重变化可以控制热量摄入过多。瘢痕子宫妇女若孕前体重指数正常范围，再次妊娠过程较理想的增长速度为妊娠早期共增长 1~2kg；妊娠中期及晚孕期每周增长 0.3~0.5kg（肥胖者每周增长 0.3kg），总增长 10~12kg（肥胖孕妇增长 7~9kg）。凡每周增重小于 0.3kg 或大于 0.5kg 者，应适当调整其能量摄入，使每周体重增量维持在 0.5kg 左右。

六、终止孕周及分娩方式的决定

瘢痕子宫再次足月妊娠时，虽然阴道试产相对安全。但由于子宫存在瘢痕，综合评估阴道分娩风险以后，仍然有孕妇不宜试产或试产失败选择再次剖宫产手术，对于无宫缩、瘢痕厚度正常范围且无妊娠并发症和合并症，建议孕 39 周后择期剖宫产手术。国内有文献报道剖宫产术后再次妊娠中 77.1%行再次剖宫产。国外文献报道剖宫产术后再次剖宫产率 31%。因此，对于瘢痕子宫再次足月妊娠时要综合评估阴道试产条件，合理选择分娩方式。

（王骧）

第二节　瘢痕子宫再次妊娠中晚期引产

随着需要妊娠中晚期终止的瘢痕子宫患者数量增加，瘢痕子宫孕妇妊娠中晚期引产成为临床面临的常见问题。因考虑到引产、催产时易发生子宫破裂，以往对瘢痕子宫孕中晚期终止妊娠的措施，主要是剖宫取胎术，孕晚期终止妊娠以剖宫产为主。但在临床工作中，孕中晚期不能继续妊娠的孕妇对此手术不易接受，且国内外文献报道，瘢痕子宫在严密观察下行中晚孕引产的安全性较为肯定。故目前孕中晚期因胎儿原因终止妊娠以引产为主。虽然瘢痕子宫妊娠的引产安全可行，但毕竟是在病理状态下，引产时面临的主要风险是子宫破裂和产后出血等。妊娠中期时胎盘已形成，胎儿较大，骨骼变硬，但宫颈成熟度差，如果宫颈不能及时软化和扩张，宫缩时宫腔压力过大，易导致胎儿从子宫薄弱处破裂而出。其危险性相对正常妊娠引产为大。由于目前对剖宫产术后子宫切口瘢痕的愈合情况尚缺乏较为准确的判断方法。因此，对此类患者严格掌握引产指征。

一、瘢痕子宫妊娠中晚期引产应具备的条件和适应证

1.前次剖宫产术式为子宫下段切口，术中无切口撕裂且术后切口愈合好、无感染。

2.前次剖宫产距此次妊娠时间 2 年以上。

3.胎死宫内或胎儿有严重畸形者。

4.前次剖宫产指征已不复存在。

5.子宫瘢痕处没有胎盘附着。

6.本次妊娠无严重产科及内外科合并症。

二、瘢痕子宫妊娠中晚期引产术前准备

1.首先解除孕产妇的思想顾虑，对于中期妊娠引产，术前应提高雌激素水平，做好软化宫颈等准备，对晚期和足月引产，如宫颈 Bishop 评分<7 分，首先促宫颈成熟。

2.术前强调详尽的 B 超检查和产科检查，了解子宫切口的愈合情况、胎儿大小、胎盘位置等情况。

3.向患者及家属充分交代病情并签手术同意书、备血和做好随时腹部手术的准备。

4.术中严密观察，注意引产孕妇的生命体征及一般情况，特别注意子宫收缩强度、宫口扩张速度及先露下降情况等；注意子宫形状及有无压痛，尤其子宫下段有无固定压痛，以及时发现先兆子宫破裂和子宫破裂。

5.分娩后除仔细检查胎盘、胎膜是否完整，必要时检查宫腔是否完整，子宫壁特别是瘢痕处有无缺损。

6.发现子宫破裂和先兆子宫破裂及其他异常情况，随时手术。妊娠瘢痕子宫破裂多数发生于原子宫切口处，且创缘整齐，易于修补。

三、瘢痕子宫妊娠引产方法介绍

（一）中期妊娠引产的方法

目前中期妊娠引产的方法主要包括以下几种。

1.米非司酮

既往认为瘢痕子宫引产时子宫破裂风险较大，因此各种引产方法都相对禁忌。米非司酮能促宫颈软化、扩张和成熟，同时引起滋养细胞凋亡，导致蜕膜与绒毛膜板分离，胎盘胎膜易于完全分离，使胎盘胎膜残留减少。

2.单纯利凡诺尔

利凡诺尔作为一种临床常用的引产药物，通过改变妊娠子宫局部组织中的雌孕激素平衡状态，刺激内源性前列腺素的产生，从而诱发宫缩，使引产成功。是孕中期引产较为安全的药物，而且简便、经济、成功率高、不良反应低、有抗菌作用等特点。但利凡

诺尔羊膜腔内注射有时可以引起子宫体部收缩过强，而宫颈扩张相对缓慢，如发生在瘢痕子宫就有子宫破裂的风险。

3.米非司酮＋利凡诺尔

米非司酮可竞争性地抑制黄体酮的作用，使子宫蜕膜和绒毛变性、提高子宫肌组织对前列腺素的敏感性，同时可以软化宫颈，促进宫缩，缩短引产时间。两者联合应用可提高引产成功率，明显缩短产程，是目前瘢痕子宫再次妊娠引产较理想的方法。

4.米非司酮＋卡孕栓

卡孕栓对妊娠子宫有强大的兴奋作用，并可使宫颈的胶原分解活性增加，使胶原纤维降解，胶原间隙扩大，从而使宫颈松弛、软化而变短。随着孕周的增加，宫颈成熟度改善，对于卡孕栓的敏感性增加，可通过减少应用剂量来保证用药的安全性，用药期间应严密观察宫缩，必要时可增加两次放药的时间间隔，或减少再次放药的剂量。引产在严密监测下是较为安全的。

5.水囊引产

水囊引产是通过对子宫下段及宫颈的机械性压迫反射性引起子宫收缩，其对宫颈的软化和扩张作用效果更明显，可减少子宫破裂或宫颈裂伤发生，且对肝、肾功能无损伤，操作简便、安全、费用低，无明显不良反应，是临床常用的引产方式。

（二）晚期妊娠引产方法介绍

如果是妊娠晚期的死胎引产，其方法与中期引产相同，即采用利凡诺尔。关于瘢痕子宫足月妊娠分娩方式的选择成为困扰产科医生的难题之一。近几年来，对首次剖宫产采用子宫下段横切口，加上医生操作水平不断提高，术后预防感染、促进子宫收缩、加强营养等，子宫切口愈合情况明显改善。有阴道试产条件者，应让患者试产。瘢痕子宫在一定条件下实施阴道分娩是可行的。对瘢痕子宫再次分娩方式的选择，要从多方面综合考虑，认真评估，防止在医生的“诱导”下剖宫产。有可能阴道分娩的孕妇，要做好心理指导，增强患者自信心，解除对阴道分娩的恐惧心理。关于瘢痕子宫再次妊娠足月分娩方式的研究表明，选择引产和再次剖宫产各有优点，效果差异没有统计学意义。对于剖宫产后再次分娩的孕妇，自然临产与使用缩宫素和前列腺素类引产比较，缩宫素具有较高的剖宫产率，且前列腺素更高。总之对于剖宫产后有阴道分娩条件的孕妇，不主张积极引产，若由于其他原因需引产，不推荐使用前列腺素类药物引产，以避免增加子宫破裂的风险。在国外用缩宫素引产的报道很多。因此，在没有禁忌证情况，可以慎用缩宫素。但必须强调在引产过程中必须专人看守产程，控制缩宫素滴速，严密观察宫缩频率及强度，注意子宫形态，下段有无压痛，如出现宫缩过强及瘢痕处有压痛，必须立即停止滴注，及时采取相应措施，以确保产妇安全。

（王骧）

第三节　瘢痕子宫妊娠阴道分娩

剖宫产瘢痕子宫阴道分娩（VBAC）是指既往有剖宫产史者，再次妊娠时采用阴道分娩的方式。因对 VBAC 安全性的疑虑，以往绝大部分产妇以再次剖宫产终止妊娠，但经临床实践和研究证实。VBAC 的主要影响因素有剖宫产切口类型及缝合方式、刮宫次数、既往有无阴道分娩、孕产妇年龄及体质量、胎儿体质量及是否多胎妊娠和本次阴道试产是否采用缩宫素及前列腺素进行引产。只要严格把握VBAC的指征。认真评估VBAC的母婴风险，严密监护和及时处理异常情况，VBAC 是安全、有效、经济的分娩方式。正确应用 VBAC，可提高其安全性和成功率，进而降低异常升高的剖宫产率。

一、剖宫产后再次妊娠经阴道分娩应具备的条件和适应证

剖宫产后阴道分娩相对安全，在一定程度上降低了剖宫产率，避免母儿近远期并发症，但由于子宫存在瘢痕，必须严格掌握适应证、严密监护，否则可能导致母婴不良结局，如子宫破裂、胎儿窘迫、新生儿窒息等。剖宫产后再次妊娠经阴道分娩应具备的条件和适应证。

1.前次剖宫产术式为子宫下段切口，术中无切口撕裂且术后切口愈合好、无感染。

2.前次剖宫产距此次妊娠时间 2 年以上。

3.前次剖宫产指征不复存在，又未出现新的剖宫产指征。

4.此次妊娠具备阴道分娩条件，分娩诸因素不存在异常情况。

5.试产过程中产程进展顺利。

6.胎死宫内或胎儿有严重畸形者。

7.有较好的医疗监护设备，具备随时手术、输血和抢救的条件。

二、剖宫产后再次妊娠经阴道分娩的禁忌证

1.前次剖宫产指征依然存在。

2.前次剖宫产为古典式、T 形子宫切口，或虽为子宫下段切口但愈合不良或术后感染。

3.有子宫破裂史。

4.此次妊娠距前次剖宫产不足 2 年（相对禁忌）。

5.有两次以上的剖宫产史。

6.本次妊娠存在明显的产科指征。

7.有严重内科合并症及产科并发症，多胎妊娠。

8.试产失败或出现先兆子宫破裂。

9.高龄孕妇，前次剖宫产未经阴道试产。

三、影响剖宫产后阴道分娩的成功因素

（一）既往孕产史

1.剖宫产切口类型及缝合方式

剖宫产切口主要有 3 种。最常见是子宫下段横切口阴道试产时，子宫破裂发生率约 1.0%；采用子宫下段纵切口较少，与子宫下段横切口相比，行阴道试产时子宫破裂发生率无显著差异，约为 1.6%；古典切口，因并发症多且较严重，子宫破裂发生率高达 12%，因而列为阴道试产禁忌证。可见了解前次剖宫产切口类型和瘢痕位置非常重要，如果前次剖宫产切口情况不明确，选择阴道试产前应询问产妇前次为何选择剖宫产术，若因难产，产程进展缓慢，绝大多数采用子宫下段横切口；若因早产臀位、横位、双胎交锁或前置胎盘，很可能采用古典切式或下段直切口；此时应该选择再次剖宫产，以降低子宫

破裂发生率。子宫切口采用单层或双层缝合对再次妊娠结局的影响存在争议。研究表明。剖宫产切口采用单层缝合，阴道试产时子宫破裂发生率较双层缝合者升高。

2.剖宫产次数增多

子宫切口的愈合变差，再次妊娠时子宫破裂发生率增加。对于≥2 次剖宫产的产妇，应慎重行阴道试产。

3.既往阴道分娩史

对有阴道分娩和剖宫产史产妇行阴道试产的研究表明，有阴道分娩史产妇阴道试产成功率较高且子宫破裂发生率降低；瘢痕子宫行阴道试产时，有阴道分娩史者较无阴道分娩史者的子宫破裂发生率明显下降。

4.产褥热

剖宫产后产褥热可能导致剖宫产切口愈合不良，引起下次分娩子宫破裂发生率升高。有文献报道前次剖宫产后有产后发热（体温>38.8℃）者本次阴道试产时，子宫破裂风险增加 4 倍，如产时和产后均发热者，子宫破裂风险增加近 10 倍。

（二）产妇因素

1.年龄

妊娠妇女年龄与阴道分娩成功率成反比，年龄<40 岁者阴道试产成功率明显增加。结果表明，年龄>28 岁，VBAC 成功率降低 50%；年龄超过 30 岁子宫破裂发生率明显升高。虽然各研究未能确定影响阴道试产的产妇具体年龄界限。但提示随年龄增长，阴道试产成功率降低，子宫破裂发生率升高。

2.产妇体质量

产妇肥胖程度越严重阴道分娩成功率越低，体质量<90kg 者阴道试产率明显高于体质量 90~135kg 者；产后感染率随体质量增加而增加，而产后感染可能导致子宫瘢痕愈合不良。

3.分娩间期

指前次剖宫产至本次分娩的时间间隔。剖宫产后阴道试产中，当分娩间期≤18 个月子宫破裂发生率为 2.3%，分娩间期>18 个月则为 1.1%。文献报道分娩间期<24 个月与>24 个月相比，子宫破裂发生率明显提高。

4.子宫下段肌层厚度

随子宫下段肌层变薄，子宫破裂发生率增加。当子宫肌层厚度>4.5mm 时子宫破裂发生率为 0；3.6~4.5mm 时发生率为 2%；2.6~3.5mm 时发生率为 10%；≤2.5mm 发生率为 16%。故当子宫下段肌层厚度>3.5mm 时，剖宫产后阴道试产相对安全。

（三）胎儿因素

1.巨大儿

巨大儿可致子宫过度膨胀，可能引起子宫收缩乏力。同时巨大儿也增加了头盆不称的发生，所以巨大儿降低了阴道试产成功率。有研究表明，当胎儿体质量≥3700g，阴道分娩成功率降低 50%。

2.多胎妊娠

多项回顾性研究结果提示，剖宫产后双胎妊娠阴道试产成功率为 70%~84.2%，其成功率较单胎妊娠高；对产妇和胎儿的影响与再次剖宫产组无明显差异。

（四）引产

目前瘢痕子宫妊娠阴道引产日渐普遍。2000 年美国及欧洲国家的阴道引产率近 20%。引产可致子宫收缩过强，增加子宫破裂发生率。尤以瘢痕子宫更显著，故引产安全性的评估非常重要。虽然早期研究表明缩宫素引产并未增加子宫破裂发生率，缩宫素用于引产是安全的。但对瘢痕子宫妊娠引产的研究逐渐增多。许多研究结果都提示阴道引产使子宫破裂发生率增加。有剖宫产史的患者行阴道引产，子宫破裂发生率为 1.5%。其中使用缩宫素引产组较不使用组的子宫破裂发生率增加 1.5 倍，前列腺素引产组子宫破裂发生率增加 6.8 倍。因此，有剖宫产史孕妇行阴道试产时，应慎用缩宫素或前列腺素等子宫收缩增强剂。

四、降低 VBAC 风险的措施

（一）严格把握 VBAC 的指征

多项研究均提示，若能严格筛选 VBAC 的产妇，引产并发症的发生率会明显减少，同时也提高了阴道分娩率。VBAC 筛选条件主要有无骨盆狭窄，未出现前次剖宫产指征，如前置胎盘、胎盘早剥等，而此次又无新的并发症，无古典式或 T 形切口的剖宫产史，距离上次手术时间 2 年以上，子宫下段肌层厚度≥3mm；估计胎儿体质量不超过 3500g，胎位正常，无子宫破裂史或子宫穿透黏膜手术史，具备急诊剖宫产的医疗条件，产妇及家属愿意行阴道试产。

（二）预测剖宫产后阴道试产的结局

曾有 1 次剖宫产史者行阴道试产时阴道分娩的成功率是 60%~80%，并且与每例产妇既往妊娠和本次妊娠情况相关。20 世纪 80~90 年代，许多研究都推出 VBAC 评分系统，经临床实践证明此评分系统只对肯定能成功或失败的阴道试产产妇有一定预测性，因而评分系统的应用逐渐淡化。目前临床研究总结影响 VBAC 的相关因素。

五、剖宫产后阴道分娩产妇的风险评估

对剖宫产后阴道分娩的产妇根据情况分为低、中、高危 3 种，低危情况：仅 1 次剖宫产，且是子宫下段横切口；自然分娩发动；不需要引产药物；胎心监护正常；以前有成功的 VBAC。中危情况：机械或缩宫素引产；增加缩宫素用量；>2 次子宫下段剖宫产；分娩间期<18 个月。高危情况：胎心监护反复异常；胎盘早剥；分娩活跃期停滞。

六、剖宫产后再次妊娠经阴道分娩的产科处理

1.加强产前产时监护，了解既往孕产史情况和再次妊娠的意愿，排除剖宫产后阴道试产的禁忌证。评估其成功可能性及并发症发生的风险。

2.孕妇应在妊娠 38 周前提前入院待产，应向家属和孕妇说明试产的利弊并签署意愿书。

3.提供良好试产条件，密切观察产程进展情况，尤其应注意子宫破裂的先兆症状，尽早发现异常并及时处理。子宫破裂的症状主要有：下腹痛剧烈难忍、持续存在，血尿、阴道出血量增多；体征主要有：生命体征异常（心率加快，呼吸急促，血压下降等），下腹痛拒按，胎心率异常等。

4.产程开始后应做好剖宫产手术的各项准备，试产过程中严格掌握缩宫素使用指征，尽量缩短第二产程，适当放宽会阴侧切和阴道手术助产指征。

5.胎盘娩出后常规行宫腔检查，了解子宫切口瘢痕处有无裂伤，并观察尿液色泽、

阴道分泌物情况，如有异常及时处理。

（王骧）

第四节　瘢痕子宫妊娠再次剖宫产

瘢痕子宫再次足月妊娠时，虽然阴道试产相对安全。但由于子宫存在瘢痕，综合评估阴道分娩风险以后，仍然有孕妇不宜试产或试产失败选择再次剖宫产手术。国内有文献报道剖宫产术后再次妊娠中 77.1%行再次剖宫产。国外文献报道剖宫产术后再次剖宫产率 31%。因此，对于瘢痕子宫再次足月妊娠时要综合评估阴道试产条件，合理选择分娩方式。

一、瘢痕子宫再次妊娠剖宫产指征

1.前次剖宫产指征仍然存在。

2.前次剖宫产为古典式、T 形子宫切口，或虽为子宫下段切口但愈合不良或术后感染。

3.有子宫破裂病史。

4.此次剖宫产距前次剖宫产不足 2 年。

5.有 2 次以上剖宫产史。

6.本次妊娠有明显的产科指征。

7.有严重的内科合并症及产科并发症；多胎妊娠。

8.试产失败或出现先兆子宫破裂。

9.高龄产妇，前次剖宫产未经阴道试产。

10.不具备抢救急症患者的条件。

二、瘢痕子宫剖宫产术前的评估

瘢痕子宫再次剖宫产手术中面临的主要问题是各种粘连。粘连是在两个不同的结构表面出现的一种异常的纤维连接，是一种无序的外科愈合过程，是外科组织创伤、愈合和发展的自然结果，可以是短暂的或是永久性的。粘连包括腹壁粘连、腹膜粘连和脏器粘连。瘢痕子宫剖宫产术中粘连的存在使胎儿娩出时间延长，增加手术操作的难度和邻近器官损伤的风险、延长手术时间和增多出血量，也使手术后的感染率增高。有研究表明，在首次剖宫产时胎儿娩出平均需时 5.8min，在第 3 次剖宫产时胎儿娩出平均需时 18.1min。因此，不管是择期还是急诊行再次剖宫产手术时，应充分评估本次妊娠孕妇、胎儿及子宫瘢痕情况。首先明确：

1.能问清楚前次剖宫产原因、具体手术方式、术中及术后恢复情况、与本次妊娠的间隔时间、是单胎还是多胎、既往曾有几次剖宫产手术史，前次手术的医院级别。

2.本次妊娠有无合并症及并发症。

3.是否有瘢痕子宫阴道分娩的指征。

4.本次妊娠经过，有无腹痛（排除不全破裂等）、胎盘的附着位置（排除凶险性前置胎盘）、胎儿大小及胎位等。

5.常规术前检查外，应特别注意产科B超检查，了解胎盘附着位置，有条件的医院最好能检测子宫下段切口处的厚度。若胎盘附着于子宫前壁，应慎防胎盘与原子宫切口处粘连紧密或植入；若子宫下段原切口处厚度<0.3cm，应慎防子宫不全破裂等发生。术前应做好评估工作，结合本院实际条件及技术水平，必要时应尽早考虑转三级医院诊治。

6.问清病史

曾经是否患过急性腹膜炎的病史、急性胰腺炎病史或手术史、盆腔或腹膜结核病史、多年不孕病史等，此种情况腹腔可能粘连严重。

7.做好新生儿复苏的抢救准备工作，做好评估后决定择期手术，并且决定纵切口还是横切口，是否需要术中进行子宫动脉的栓塞，安排合适的手术人员。

三、术前准备

（一）术前谈话内容

瘢痕子宫妊娠再次剖宫产时术前谈话内容结合孕妇及家属的文化背景、受教育程度和对再次分娩方式的选择意向。产科医师需充分告知孕妇及家属术中及术后可能出现的不良结局，包括以下内容：

1.瘢痕子宫妊娠再次剖宫产的指征和必要性

向孕妇及家属详细交代病情，解释经阴道分娩试产的危险性，采取剖宫产手术结束的必要性，获得孕妇及家属的同意。

2.再次剖宫产手术前、术中和术后母儿可能出现的并发症：

（1）手术对母体的影响：①再次手术切口持续不适感；②切口感染、裂口，脂肪液化，皮下血肿，切口延期不愈合等；③产后出血，休克，DIC；④子宫切除；⑤羊水栓塞；⑥术后血栓栓塞性疾病；⑦再次进腹肠子、输尿管、膀胱等脏器损伤；⑧如瘢痕子宫合并其他并发症或合并症，有针对性说明相关的发生风险。

（2）手术对新生儿的影响：①新生儿呼吸窘迫综合征；②新生儿低血糖、败血症、新生儿住院时间长。

3.剖宫产对再次妊娠和生育的影响，并征求孕妇以及家属意见是否同时做输卵管结扎手术；若不同意做输卵管结扎手术，则需要说明以下几点：

（1）再次妊娠或分娩时发生子宫破裂的风险。

（2）再次妊娠时出现前置胎盘、胎盘粘连甚至胎盘植入的风险。

（3）再次妊娠时子宫瘢痕部位妊娠的风险。

4.远期并发症

子宫内膜异位症以及月经失调等。

（二）术前检查和准备内容

对每个瘢痕子宫妊娠要再次剖宫产手术时，都要从体格和辅助检查等方面对其心、肺、肾功能进行评估。

1.术前应具备以下化验检查项目

（1）血、尿常规，测定血型。

（2）出凝血时间。

（3）感染性疾病筛查（乙型肝炎、丙型肝炎、HIV感染、梅毒等）。

（4）心电图检查。

（5）生化检查（包括电解质、肝肾功能、血糖）。

（6）胎儿超声检查。

（7）其他，根据病情需要而定。

2.酌情备皮

手术前日先剃去腹部汗毛及阴部阴毛。注意操作要轻柔，防止损伤皮肤，发现皮肤有感染、疖肿等应先行处理后再行备皮。

3.备血

手术前日为患者抽血进行血交叉检查，通过血库准备适量血液，以备手术中应用。如为瘢痕子宫妊娠时为胎盘早剥、子宫破裂、前置胎盘、多胎妊娠等可能在手术过程中出血超过 1000mL，需要具备充足血源的医疗单位头施。

4.预防感染

抗菌药物使用按照卫计委抗菌药物使用规范。再次剖宫产手术（II类切口）的抗菌药物使用为预防性用药，可减少手术后切口感染的发生。

四、麻醉方法的选择

瘢痕子宫足月妊娠的麻醉有其一定特殊性，先决条件时尽力避免使用任何可能对母体和胎儿有害的药物，减弱子宫收缩能力的也不能用。剖宫产的麻醉绝大多数用连续硬膜外麻醉及少数加细针头的腰椎麻醉，这种椎管内麻醉，减轻回心血量、下降血压对产科的多发病如妊娠期高血压疾病有利，对瘢痕子宫妊娠合并心脏病也有利。但缺点是：上述反应加上瘢痕子宫足月妊娠择期剖宫产由于膨大的子宫压迫下腔静脉导致回心血量下降，仰卧位综合征发生率高，所以切开腹部前尽量 45°左侧卧位和补足血容量。麻醉时除了要观察心率、呼吸、血压外，还需要经皮血氧饱和度-脉率监护器，心电图和呼气末期 CO_2 监护器的监护，以保证母婴的安全，孕妇常规吸氧。

五、瘢痕子宫剖宫产术中的操作要点

（一）选择腹壁切口

前次为腹部横切口者，虽然也可再次使用原来切口进入腹腔，但由于前次手术后粘连多发生在腹腔下方，即使粘连不重，由于前次手术腹膜化的结果，膀胱位置提高，致使进入腹腔相对困难，容易引起膀胱损伤。如果术中需要改为子宫体部切口会很困难。研究表明，低位的前次剖宫产瘢痕、剖宫产次数与腹腔内粘连的严重程度显著相关。所以，技术条件及医疗条件受限时，建议在横切口上方垂直行纵切口但不穿过横切口即可。纵切口比横切口相对安全，且缩短手术时间。如果此患者胎产式为横位或胎盘附着于子宫前壁，尤其是附着于子宫下段时，均应行腹壁纵切口，有利于显露视野、止血和协助胎儿顺利娩出。对于有复杂病史的剖宫产或再次剖宫产时，应行腹部纵切口择期手术，避免横切口或急诊手术，尤其第二产程瘢痕子宫急诊剖宫产手术。

（二）切除腹壁瘢痕组织

无论是横切口还是纵切口，应沿原瘢痕外触摸，无硬条状物时楔形切除瘢痕组织，以防止瘢痕处血液循环不良影响愈合。在瘢痕两侧切开皮肤，切口长于原切口，用刀或剪刀楔形游离瘢痕组织达腹直肌前鞘，剪去包括皮下脂肪的瘢痕部分。

（三）分离前鞘及腹直肌到腹腔

去除腹壁瘢痕组织后，暴露腹直肌，在分离腹直肌和前鞘时要注意，在前鞘中线处切开2cm长的前鞘，助手用弯钳挑起前鞘，用电刀将挑起的前鞘逐渐打开。通常靠近切口上段的腹直肌容易和前鞘分离，所以上段采用钝性分离，下段由于粘连较紧，可用剪刀或电刀锐性分离。下段分离时要注意腹直肌下或鞘膜下的膀胱。开腹前，首先要想到可能有粘连，所以选择切口上部进入腹腔，在腹膜透亮、菲薄处切一小口，探查周围有无粘连，是否能触到子宫，有无碰到导尿管的球囊等，确认无误后沿腹腔内的手指指引方向继续打开腹膜，再直视下打开腹膜到需要的切口程度。为避免损伤膀胱，亦可在切口偏左或偏右处打开腹膜。如果切开腹膜后发现子宫与腹壁有粘连，手指伸入腹腔探查粘连范围，然后先在无粘连的部位打开，再逐渐扩大腹膜切口，切忌盲目开腹。当腹壁腹膜与子宫壁有广泛粘连时，扩大腹膜切口便相当困难，严重者难以分辨宫壁的界线，对此应延长切口，行体部剖宫产。切开腹直肌前鞘时，应该清理前鞘上附着的前次手术缝合丝线，避免影响伤口愈合。

（四）分离腹腔脏器粘连

如腹膜切口处与子宫壁的粘连不重，可用止血钳钝性分离或用电刀切开粘连部分并止血，显露出足以娩出胎儿的子宫壁即可，无须过度分离，因分离面越大越容易引发术后的再次粘连。对于大网膜粘连于子宫壁和腹壁时，紧贴子宫钳夹、切断、结扎粘连组织。

膀胱与子宫粘连时，如进行子宫体部切口，可不必分离粘连。如选择子宫下段切口，则必须分离，此时应在直视下由粘连的最上端、确保在膀胱顶缘以上紧贴子宫壁层开始分离，剪开粘连部分钝性向下向子宫壁方向推离膀胱，确保在子宫与膀胱之间的间隙内进行。如难以识别膀胱界限时，用手触摸膀胱中的球囊，或充盈膀胱剪开粘连边缘，然后再排空膀胱继续分离。如遇到粘连致密，或胎盘附着此处，或下段有丰富的血管，则不宜再分离，应改为子宫体部切口剖宫产。否则可因为大量出血、盲目钳夹止血等，损伤膀胱及输尿管。如果发现肠管粘连于子宫壁，原则上若不影响胎儿娩出且无肠梗阻的表现，不做分离。如大网膜、肠管与卵巢粘连，或卵巢粘连于子宫后壁、侧壁上但不影响子宫切口，则无须处理。尤其腹腔内炎症较重、水肿等，更不宜进行分离，因为任何多余的操作可能会导致严重的后果，故保证做一个使胎儿能顺利娩出的切口即可。

（五）子宫切口的选择

选择子宫切口时，应评估胎位、胎儿大小、先露高低、胎盘位置等情况。对于前置胎盘的瘢痕子宫，如胎盘位于前壁、前置、附着于瘢痕处，应选择远离胎盘和瘢痕的子宫体部切口，如为后壁的前置胎盘，也可选择下段横切口，但一定要远离胎盘避免出血。对于横位的二次剖宫产术，根据术中的粘连情况决定体部还是下段切口。

由于下段切口出血少，愈合好，原则上尽量行下段切口。选择下段原切口还是选择新切口，尚有争议。大多数学者认为，无粘连或粘连较轻，分离膀胱后可清楚辨认子宫下段及原来瘢痕，可沿瘢痕切开，这样便于对合缝扎和避免瘢痕撕裂，但是如果上次瘢痕位置过低，或者膀胱不宜推离，或者子宫下段原瘢痕愈合良好甚至看不清楚瘢痕，仍以选择近胎头双顶径水平位置切口为好。如瘢痕清晰可见，伴有渗血或下段菲薄透出胎儿毛发或羊水，应选择在这些地方切开并向两端延伸剪开。如遇到胎儿过大，应沿原切口两侧角向上做弧形剪开，切忌采用倒“T”形切口。对于子宫肌瘤剔除术后的瘢痕、曾有子宫破裂修补的瘢痕，所取切口应尽量避开这些部位，以防日后切口愈合不良。

（六）缝合子宫壁

胎儿、胎盘娩出后，立即清理宫腔，对于子宫收缩差者在胎儿娩出后应迅速给予前列腺素类药物促进子宫收缩。有学者认为，应切除子宫切口的瘢痕组织，但多数情况下，因为瘢痕小，难以辨认，所以无须切除；但是对于边缘不整齐的切口，应进行适当的修剪，以便对合整齐。另外，有时会发现切口下边的下段子宫壁很薄，剪除多余组织后和上端切缘对合，不要缝合太多组织，以 0.5~1.0cm 范围的组织为宜。一般采取两层缝合子宫切口，不要缝合过紧使得切口组织扭曲、内膜翻出，否则既不利于愈合，又增加子宫内膜异位发生的机会，松紧程度以切缘对合后不出血、切口缝合缘平整为宜。如发生切缘向阴道方向侧角撕裂较深而难以找到顶部时，应先在可见的裂口处缝合一针后做牵引，逐渐向撕裂口方向延伸缝合，一针缝完后牵引，再缝下一针，直至到达顶端。

如发生膀胱后壁的阴道部分撕裂，应先检查膀胱有无损伤，如有损伤，应用 2-0 可吸收线间断缝合黏膜下层和肌层，再缝合浆肌层，所有线结均打在膀胱黏膜外，否则容易形成结石。如无膀胱损伤，只有下段前壁裂伤，用 1-0 可吸收线间断缝合，缝合方法同侧方撕裂的缝合方法。

有时候因为血管丰富，在子宫切口顶端经反复缝合后仍有活动性出血，此时可行子宫动脉结扎，然后压迫止血，常可使出血停止或明显减少。或者拆除反复缝合的线结，用大圆针距离出血部位 0.5cm 处在不同方向（和子宫纵轴平行、垂直或斜交叉）做 2~3 个 8 字缝合。对于有 T 形切口或撕裂口，如果 T 形在 1cm 左右，可将 T 形稍做修剪拉开成弧形与对侧的切口缘对齐缝合；如 T 形的纵切口较长，应先缝纵切部分，然后行横切部分缝合，在交叉处注意对合缝合。

下段切口缝合后，尽量用浆膜层褥式或连续缝合翻折腹膜，形成腹膜化，防止再次粘连。对于体部切口，缝合也是采用两层，浆膜层采用褥式缝合，防止粘连发生。

（七）预防瘢痕子宫剖宫产术后粘连的发生

影响粘连出现的因素包括感染、组织缺血、供血中断的程度、不规范操作和手术技术。进入腹腔的次数越多，腹腔粘连的范围越大，粘连越致密。据报道，粘连发生率在第 2 次剖宫产时为 12%~46%，并且在第 3 次手术时升到 26%~75%。

目前认为，预防粘连的方法有闭合腹腔和使用防粘连制剂。过去认为，不关腹膜的手术方式可以缩短手术时间、降低镇痛药的使用、降低住院天数。但长期的观察结果未显示此方法有临床意义，反而增加了子宫壁与前鞘的粘连。另外，防粘连剂在粗糙的手术创面上起到一个障碍物的作用，同时机械性预防粘连的发生，而且提供再腹膜化和促进愈合。

操作过程中预防粘连的方法，包括预防腹壁粘连时尽量避免过分分离前鞘和腹直肌，尽量减少创面出血；关腹时常规缝合分离的腹直肌，避免术后由于腹直肌分离导致前鞘和腹膜直接接触，在腹直肌对合前发生粘连；关闭腹膜时，缝合组织不宜太多，保持腹膜缝合光面向里面，牵拉勿过紧，以免影响解剖复位。为预防腹膜及脏器粘连，需尽量减少不必要的操作，避免干纱布进出腹腔和擦拭创面；恢复解剖位置，逐层缝合；止血严密，减轻反应；在已发生粘连的部位使用防粘连剂。

总之，行瘢痕子宫剖宫产术时要时刻牢记周围组织及脏器可能发生粘连，谨慎操作，防止脏器损伤，保证胎儿顺利娩出，减少产后出血。

（八）术后监护

瘢痕子宫择期剖宫产术后回病房测血压、脉搏每半小时一次共2h，以后改每小时一次共4h，以后4h一次。尿量每小时量1次：6h后亦改成每4小时一次，总共观察24h，在观察血压、尿量、脉搏的同时，还要观察宫底高度，伤口是否有渗血，阴道出血量，产妇面色精神等一般情况有否特殊异常情况。择期剖宫产手术后由子宫颈未扩张，特别注意宫腔积血可能。术后24h后拔除导尿管，鼓励下床活动、自解小便。产后出血不多时第2天常规检测血常规和生化等检查，纠正贫血。

（梁雪静）

第五节　瘢痕子宫再次妊娠子宫破裂

现代产科对于以往有剖宫产史的瘢痕子宫再次妊娠如何处理相当纠结。古典剖宫产后再次妊娠孕妇在妊娠期间子宫破裂发生率高达约4%，而且发生破裂后果也是灾难性的。瘢痕子宫被认为是阴道分娩的绝对禁忌证，因而有“一次剖宫产，永远剖宫产”的说法，20世纪20年代子宫下段横切口剖宫产方式的引人与普及，剖宫产后再次妊娠在分娩前灾难性子宫破裂发生率接近于零。20世纪50年代开始陆续有剖宫产后尝试阴道分娩成功的报道。

随着初次剖宫产率的大幅度提高，剖宫产后阴道分娩得到了高度重视。积累的临床资料显示既往一次子宫下段横切口剖宫产后瘢痕子宫孕妇阴道分娩子宫破裂的发生率仅0.5%~1%，而且很少是灾难性的。1988年美国妇产科协会（ACOG）开始推荐大部分有过一次子宫下段横切口剖宫产的孕妇应该咨询并尝试在下次妊娠时阴道分娩。因此，剖宫产后阴道分娩（VBAC）率迅速增加。

尝试剖宫产后阴道分娩病例数增多，有关VBAC子宫破裂和围生儿发病率和死亡率升高的报道也迅速增多，许多人意识到VBAC或许比想象的危险。1998年ACOG实践指南虽然支持VBAC，但同时要求更加小心谨慎地操作。此后，尝试剖宫产后阴道分娩妇女减少，2002年为12.7%，2007年为8.5%，2010年为10%。总的剖宫产率逐渐升高，基本和VBAC率降低同步。

一、分类

剖宫产后瘢痕子宫破裂一般按照破裂程度分为两种：一种是完全性子宫破裂，子宫壁全层裂开，子宫腔与腹腔相通，胎儿和胎盘可嵌顿于子宫破裂口处，也可以进入腹腔，如果胎龄较小，胎盘、羊膜囊包裹胎儿完全进入腹腔。另一种是不完全性子宫破裂，子宫肌层裂开而脏腹膜保持完整，也称子宫裂开，有时候撕裂宫旁血管形成阔韧带内血肿，也称阔韧带内子宫破裂。完全性子宫破裂发病率和死亡率较不完全性子宫破裂显著升高。对于这两种类型的子宫破裂，最大的危险因素都是前次剖宫产瘢痕子宫，其他的高危因素包括以往创伤性操作如诊刮术、子宫穿孔、子宫肌瘤剔除术。

二、临床表现及诊断

VBAC孕妇试产期间应时刻高度警惕子宫破裂的发生，根据孕妇临床表现、胎心监护及体检发现进行综合分析，时刻做好急诊剖宫产准备。

瘢痕子宫的子宫破裂一般先兆破裂症状不明显，可表现为轻微腹痛，子宫瘢痕处有压痛，此时要警惕瘢痕裂开可能，因胎膜尚未破裂，故胎位可摸清，胎心好，如能及时发现并进行处理母婴预后好。但症状轻，易被忽视。

与经典的教科书描述不同，极少孕妇在子宫破裂后感觉到宫缩停止，出现低血容量性休克之前，孕妇的症状和体检也是多种多样，因而，对于VBAC孕妇要时刻考虑到子宫破裂的可能性。大部分孕妇没有明显的疼痛和压痛，分娩期间为抑制疼痛不适而接受了镇静药或硬膜外镇痛也可能掩盖疼痛感或压痛。有时候破裂子宫引起的腹腔内积血可能刺激膈肌引起胸部牵涉痛，表现上更像肺栓塞或羊水栓塞而不是子宫破裂。

子宫破裂大出血可表现为内出血、外出血或混合出血。内出血可流入腹腔内发生腹腔积血。也可能积聚在阔韧带及后腹膜导致阔韧带和后腹膜血肿；外出血指出血自阴道排出。子宫破裂的出血部位通常包括子宫及软产道破裂口和胎盘剥离面出血；子宫和软产道出血通常需要损伤所在部位的大血管，如果软产道损伤未伤及大血管通常不表现为大出血或活动性出血，胎盘剥离面的出血与胎盘剥离的程度和子宫收缩强度有关，如果胎盘未完全剥离或剥离后未排出宫腔，影响子宫收缩，表现为大出血；反之如果胎盘完全剥离并已经排出宫腔，子宫收缩很好，则胎盘剥离面少量活动性出血。大出血引起失血性休克外，还影响凝血功能出现DIC加重出血，必须及时输红细胞及凝血因子纠正。

产程中子宫破裂最常见的症状胎儿窘迫表现，持续胎心监护时开始为胎心变异减速，逐渐加重为频发晚期减速，胎心过缓，直至胎儿死亡。若产程中阴道检查发现下降中的胎先露部消失，扩张的宫口回缩，有时可在宫腔内扪及破裂口。腹部检查可能发现胎位改变，如果胎儿部分或者全部从破裂口突出到腹腔内，腹肌紧张度不高时触诊胎儿肢体特别清楚，特别靠近腹壁。子宫外形扪不清，有时在胎体的一侧可扪及缩小的宫体。若腹腔内出血多，可叩出移动性浊音。

不完全破裂时浆膜层仍保持完整，子宫腔与腹腔不通，胎儿仍留在宫腔内。一般症状体征都不明显，有时候在剖宫产时发现。极少数不完全破裂导致子宫肌层血管破裂，可于阔韧带两叶间形成血肿，如果是较大动脉被撕裂，可引起严重腹膜外出血和休克。

三、治疗原则

子宫破裂治疗要在纠正休克、防治感染的同时尽快行剖腹探查术。原则力求简单、迅速达到抢救胎儿和止血目的。手术方式根据子宫破裂的程度与部位，手术距离发生破裂的时间长短，以及有无严重感染而定。

1.一般治疗

包括输液、输血、氧气吸入等抢救休克。并给予大剂量抗生素预防感染。

2.发现先兆子宫破裂时立即给予抑制子宫收缩的药物，并尽快行剖宫产术，如胎心存在可望获得活婴。

3.开腹探查时注意子宫破裂的部位外，还应仔细检查膀胱、阔韧带、输尿管、宫颈和阴道，如发现有损伤，应同时修补。

4.完全性子宫破裂行子宫切除术：可以快速可靠地止血。而有些病例，出血不多，子宫破裂时间在12h以内，裂口边缘整齐，无明显感染，需保留生育功能者，也可以考虑行子宫修补术，这样可以保留子宫，建议同时行双侧输卵管结扎绝育术。

5.破裂口较大或撕裂不整齐且有感染可能者，考虑行子宫次全切除术。

6.子宫裂口向下段延及宫颈口考虑行子宫全切术。

四、手术方式

手术时应取下腹中线纵切口，切开腹壁进入腹腔。边吸腹腔内的血边探查，若胎儿和胎盘已完全从子宫破口进入腹腔，应迅速握住胎足，取出胎儿和胎盘，同时宫体部直接注射缩宫素等宫缩药，使子宫收缩减少出血。用卵圆钳或艾利斯钳夹住破裂口止血。若胎儿一部分在子宫外时，应从破口处用剪刀顺破口向血管少的部位延长，娩出胎儿。用卵圆钳夹子宫创缘，仔细止血。检查输尿管、膀胱、宫颈和阴道有无损伤。

子宫下段横切口破裂后，裂口下缘的膀胱腹膜下缘已缩至较深部位，应仔细找到破口上下缘并用艾利斯钳夹提起，用弯血管钳提起膀胱腹膜反折，检查有无膀胱损伤。并沿自子宫破口下缘稍做游离轻轻推开膀胱，以免缝合时伤及膀胱。可先修剪瘢痕后再缝合，缝合时上下缘尽量对齐。

阔韧带内有巨大血肿存在时为避免损伤周围脏器，必须打开阔韧带，游离子宫动脉的上行支及其伴随静脉，将输尿管与膀胱从将要钳扎的组织推开，以避免损伤输尿管或膀胱。如术时仍有活跃出血，可先行同侧髂内动脉结扎术以控制出血。

疑有感染时应做宫腔培养，冲洗宫腔、盆腹腔，放置引流管于后穹窿或下腹部进行引流。

五、预后

（一）胎儿预后

子宫破裂胎儿排到腹腔内，胎儿存活的前景暗淡。文献报道的胎儿死亡率在50%~75%。胎儿的状况依赖胎盘仍然附着在宫壁保持血供的程度，而子宫破裂状况下胎盘情况瞬息万变的。胎儿存活唯一的机会就是立即剖腹术取出胎儿，否则，由于胎盘剥离和母亲低血容量灌注不足导致严重缺氧和死亡不可避免。如果子宫破裂后立即发生完全性胎盘剥离，胎儿几乎不能抢救成功。最训练有素的急诊手术团队演习状态下执行手术决定到切开皮肤时间间隔（DTI）也需要15min左右，在这种状况下，胎儿已经受到了严重的损害。

（二）母亲预后

子宫破裂导致母亲死亡罕见，加拿大1991年到2001年有1898例子宫破裂，其中4例（0.2%）母亲死亡。VBAC相对于重复剖宫产总体上能否减少母亲的患病率仍有争议。大部分研究未发现这两种分娩方式之间母亲危险性有差异。Wen等回顾性分析300000多例既往子宫下段横切口剖宫产再次妊娠分娩结局，再次剖宫产组孕妇死亡率为十万分之5.6，阴道分娩组孕妇死亡率为十万分之1.6，没有统计学差异。在不发达国家和地区，母亲死亡率明显高于发达地区，Chatterjee等2007年报道印度子宫破裂母亲死亡率超过30%。

六、预防

对于子宫下段横切口剖宫产后瘢痕子宫孕妇，如果不行阴道分娩，几乎没有发生灾难性的完全性子宫破裂的风险，有文献报道18000例VBAC组子宫破裂发生率为0.7%，而15000例选择性剖宫产组没有1例发生子宫破裂。因此，预防子宫破裂的关键是选择合适的试产孕妇以及在产程中如何观察和处理。

（一）选择合适的试产孕妇

选择适合试产的孕妇特别具有挑战性，目前还没有足够的高质量的临床数据来指导做出结论。有关VBAC最重要的研究之一是MFMU2007年主导的多中心前瞻性临床研究，包含19个大学医疗中心共18000例尝试VBAC孕妇和15000例择期重复剖宫产孕妇。通过对MFMU数据的分析，提出了包含母亲年龄和种族、孕周、分娩类型、前次剖宫产的指征、既往阴道分娩史共6个变量的列线图评分法以帮助预测VBAC成功率。但实际结果预测价值有限。Ma-cones等整合了多个产前和产时因素以尝试发展一种预测子宫破裂的临床模型，结论是无论采用单个还是多个因素的组合都无法预测子宫破裂的发生。

2010年ACOG推荐选择合适的VBAC孕妇应该满足的基本条件为：只有一次子宫下段横切口剖宫产分娩；临床评估无头盆不称；没有其他的子宫瘢痕或以往破裂史；分娩机构在整个产程过程中能随时评估分娩情况和随时行急诊剖宫产术。有利于VBAC成功的因素为：既往阴道分娩史、自然临产、年龄<35岁、非巨大胎儿、非肥胖孕妇、前次剖宫产不是由于难产所致。影响VBAC成功的因素为：前次剖宫产是难产所致、本次妊娠有合并症或并发症、胎儿体重大于第90百分位数、引产、高龄、妊娠间隔时间短等。存在的危险因素越少，成功的可能性越高。

1.前次子宫瘢痕类型

ACOG的大部分专家都认为前次剖宫产切口的类型是决定能否试产最重要的因素。子宫下段横切口瘢痕在下次妊娠中发生有症状的子宫瘢痕裂开的风险最低，为0.2%~1.5%；古典式延伸到子宫底部的直切口剖宫产手术及T形切口剖宫产风险最高，为4%~9%；子宫下段直切口VBAC发生破裂的风险为1%~7%。必须注意的是有些古典式剖宫产后孕妇在分娩发动之前，甚至在足月前就发生完全性子宫破裂。因而古典剖宫产切口和T形子宫切口是VBAC禁忌证。

2.前次子宫破裂史

以往有子宫破裂的妇女再次妊娠后发生子宫破裂的风险较大，有报道上次破裂发生在子宫下段再次破裂的风险约6%；上次破裂发生在宫体再次破裂的风险为32%。一般认为，此类孕妇应该在胎儿肺成熟后妊娠发动之前行择期重复剖宫产。还应该及早告知子宫破裂可能的症状，引起足够的重视。

3.两次分娩间隔时间

研究表明子宫肌层至少需要6个月才能达到瘢痕稳定。没有足够的时间让剖宫产瘢痕愈合，发生子宫破裂的风险增加。有文献报道子宫下段横切口剖宫产后再次妊娠在6个月或以内者，VBAC发生有症状子宫破裂的风险增加3倍，而间隔在6~18个月不增加子宫破裂风险和母亲发病率。

4.以往阴道分娩

VBAC最有利的因素是有阴道分娩史，无论是在前次剖宫产前或剖宫产后，均能显著提高VBAC成功率，降低子宫破裂的风险及其他发病率。ACOG指南认为对于有两次子宫下段横切口剖宫产的孕妇，只有那些有阴道分娩史的才适合尝试VBAC。

5.前次剖宫产指征

前次剖宫产指征某种程度上和本次分娩成功率相关，曾经因为难产行剖宫产是重要的不利预测因素。

6.胎儿大小

随着胎儿出生体重增加，VBAC 发生子宫破裂风险增加，有报道巨大儿 VBAC 试产发生子宫破裂的风险增加 1 倍。

7.多胎妊娠

文献报道多胎妊娠 VBAC 并不增加子宫破裂的风险，Ford 等分析了 1850 例尝试 VBAC 的双胎孕妇，子宫破裂发生率为 0.9%，和单胎无差别，阴道分娩成功率 45%，低于单胎妊娠。

（二）分娩时预防子宫破裂的相关注意事项

1.充分知情

必须与孕妇及家属充分讨论 VBAC 和择期剖宫产的利与弊，没有任何瘢痕子宫孕妇必须试产。

2.产时密切监测

开展 VBAC 的医院必须有随时评估产程进展和进行急诊剖宫产的能力，为此要有相应产科医生和麻醉医生组成的手术团队时刻待命。在没有充分的安全保障条件的情况下尝试 VBAC 是相当危险的。

3.宫颈扩张和诱导宫缩

目前多数资料提示药物引产或增强宫缩可能增加子宫破裂的风险。VBAC 妇女应用缩宫素和子宫破裂发生率升高有关，2004 年 MFMU 报道 VBAC 自然发动分娩子宫破裂发生率 0.4%；产程中使用缩宫素子宫破裂发生率为 1.1%；无阴道分娩史孕妇使用缩宫素发生子宫破裂的风险为 1.8%；风险升高 4 倍。缩宫素使用剂量与子宫破裂发生风险相关。Parkland 医院 1737 例瘢痕子宫再次妊娠自发临产孕妇有 3 例发生子宫破裂，发生率为 0.15%，307 例分娩过程中使用缩宫素孕妇 3 例子宫破裂，发生率为 1%，升高了 6 倍。因此，不主张 VBAC 过程中用缩宫素引产或加强宫缩。

使用前列腺素制剂也必须谨慎，目前已有临床资料表明米索前列醇绝对不能使用。也有报道单独阴道内使用前列腺素，并不增加子宫破裂的风险。但是前列腺素促宫颈成熟后使用缩宫素发生子宫破裂的风险是自然临产分娩的 3 倍。因此，不鼓励在 VBAC 中使用前列腺素制剂以促进宫颈成熟。

4.硬膜外镇痛

大约 10%瘢痕子宫破裂孕妇感觉到明显疼痛，子宫破裂最常见的首发症状是胎儿窘迫。硬膜外镇痛不降低 VBAC 成功率，因此可安全使用。

5.超声检测子宫下段厚度

妊娠晚期超声测量子宫下段及瘢痕厚度，目前没有公认的用于预测子宫破裂或指导临床决策的临界值，超声也不能确定瘢痕的承受能力。有报道在非孕时如果观察到瘢痕处较大的缺失则与妊娠晚期子宫破裂有一定的相关性。

（梁雪静）

第六节　瘢痕子宫妊娠合并早产

目前我国的早产定义仍为自末次月经第 1 日开始计算，妊娠在满 28 周至不满 37 周间分娩者。此时娩出的新生儿称为早产儿，体重为 1000~2499g。早产儿各器官发育不够健全，出生孕周越小，体重越轻，预后越差。瘢痕子宫再次妊娠时，由于生理、病理以及心理等因素导致早产风险增加。

一、瘢痕子宫妊娠时早产的预测方法

目前瘢痕子宫妊娠时预测早产的指标与非瘢痕子宫相同，有两个早产预测指标被推荐用于确定患者是否需要预防性应用特殊类型的黄体酮或宫颈环扎术。

（一）前次晚期自然流产或早产史

但不包括治疗性晚期流产或早产。

（二）妊娠 24 周前阴道超声测量 CL<25mm，强调标准化测量 CL 的方法

1.排空膀胱后经阴道超声检查。

2.探头置于阴道前穹窿，避免过度用力。

3.标准矢状面，将图像放大到全屏的 75%以上，测量宫颈内口至外口的直线距离，连续测量 3 次后取其最短值。宫颈漏斗的发生并不能增加预测敏感性。

二、瘢痕子宫妊娠早产的一般预防

（一）孕前宣教

避免高龄妊娠；提倡合理的妊娠间隔；避免多胎妊娠；提倡平衡营养摄入，避免体质量多低妊娠；控制好原发病如高血压、糖尿病、甲状腺功能异常、自身免疫性疾病等。停止服用可能致畸的药物，对计划妊娠妇女注意其早产的高危因素，对有高危因素者进行针对性处理。

（二）孕期注意事项

早孕期超声检查确定胎龄，如果是双胎妊娠应了解绒毛膜性质，如果有条件应测量胎儿颈部透明层厚度，其了解胎儿非增倍体染色体异常及部分重要器官畸形的风险。第 1 次产检应详细了解早产高危因素，以便尽可能针对性预防；提倡平衡饮食，合理增加妊娠期体质量，避免吸烟饮酒。

（三）特殊类型黄体酮的应用

目前研究证明能预防早产的特殊类型黄体酮有 3 种：微粒化黄体酮胶囊、阴道黄体酮凝胶、17a 羟己酸黄体酮酯。3 种药物各自的适应证略有不同。

1.对有晚期流产或早产史的无症状者，不论宫颈长短，均可推荐使用 17α 羟己酸黄体酮酯。

2.对有前次早产史，此次孕 24 周前宫颈缩短，CL<25mm，可经阴道给予微粒化黄体酮胶囊 200mg/d 或黄体酮凝胶 90mg/d，至妊娠 34 周；能减少孕 33 周前早产及围生儿病史率。

3.对无早产史，但孕 24 周前阴道超声发现宫颈缩短，CL<20mm，推荐使用微粒化黄体酮胶囊 200mg/d 阴道给药，或阴道黄体酮凝胶 90mg/d，至妊娠 36 周。

（四）宫颈环扎术

主要用3种手术方式：经阴道完成的改良 McDonalds 术式和 Shirodkar 术式，以及经腹完成的（开放性手术或腹腔镜手术）宫颈环扎术，无论哪种手术均力求环扎部位尽可能高位。研究表明种手术的效果相当，但改良 McDonalds 术式侵入性最小。有循证证据支持，通过宫颈环扎术能减少早产发生率的适应证，仅有如下2种。

1.宫颈功能不全，既往有宫颈机能不全妊娠丢失病史，此次妊娠12~14周行宫颈环扎术对预防早产有效。

2.有前次早产或晚期流产史，此次为单胎妊娠，妊娠24周前CL<25mm，无早产临产症状，也无绒毛膜羊膜炎、持续阴道出血、胎膜早破、胎儿窘迫、胎儿严重畸形或死胎等宫颈环扎术禁忌证，推荐使用环扎术。

三、瘢痕子宫早产的诊断

（一）早产临产

凡妊娠满28周~<37周，出现规律宫缩（指每20分钟4次或每60分钟内8次），同时宫颈管进行性缩短，伴有宫颈扩张。

（二）先兆早产

凡妊娠满28周~<37周，孕妇虽有上述规律宫缩，但宫颈尚未扩张，而经阴道超声测得CL≤20mm，则诊断为先兆早产。

四、早产的治疗

（一）宫缩抑制药

1.目的

防止即刻早产，为完成促胎肺成熟治疗，以及转运孕妇到有早产儿抢救条件的医院分娩赢得时间。

2.适应证

宫缩抑制药只应用于延长孕周对母儿有益者，故死胎、严重胎儿畸形、重度子痫前期、子痫、绒毛膜羊膜炎等不使用宫缩抑制药。因90%有先兆早产症状的孕妇不会在7d内分娩，其中75%的孕妇会足月分娩。因此，在有监测条件的医疗机构，对有规律宫缩的孕妇可根据宫颈长度确定是否应用宫缩抑制药；阴道超声测量CL<20mm，用宫缩抑制药，否则可根据动态监测CL变化的结果用药。

3.宫缩抑制药种类

（1）钙通道阻断药：当前用于抑制宫缩的钙通道阻断药是硝苯地平，其作用机制是抑制钙离子通过平滑肌细胞膜上的钙通道重吸收，从而抑制子宫平滑肌兴奋性收缩。硝苯地平能降低7d发生了早产的24%、孕34周前发生早产的17%；减少呼吸窘迫综合征37%、坏死性小肠炎79%、脑室周围出血41%。荟萃分析显示，硝苯地平在延长孕周至37周后分娩的作用，可能优于其他宫缩抑制药。用法：口服，但对使用剂量尚无一致看法。英国皇家妇产科协会指南推荐硝苯地平起始剂量20mg口服，然后每次10~20mg，每天3~4次，根据宫缩情况调整，可持续48h。

（2）前列腺素抑制药：用于抑制宫缩的前列腺素抑制药是吲哚美辛，是非选择环氧合酶抑制药，通过抑制环氧合酶减少花生四烯酸化为前列腺素，从而抑制子宫收缩。用法：主要用于妊娠32周前的早产，吲哚美辛起始剂量为50~100mg经阴道或直肠给药，也可口服，然后每 6 小时给 25mg，可维持 48h。不良反应在母体方面主要为恶心、胃酸反流、胃炎等；在胎儿方面，妊娠 32 周前使用或使用时间不超过 48h，则不良反应较小；否则可引起胎儿动脉导管提取关闭，也可因减少胎儿肾血流量而使羊水量减少。禁忌证：孕妇血小板功能不良、出血性疾病、肝功能不良、胃溃疡、有对阿司匹林过敏的哮喘病史。

（3）β_2 肾上腺素受体兴奋药：用于抑制宫缩的β_2 肾上腺素受体兴奋药主要是利托君，其能与子宫平滑肌细胞膜的β_2 肾上腺素受体结合，使细胞内环磷酸腺苷水平升高，抑制肌球蛋白轻链激酶活化，从而抑制平滑肌收缩。荟萃分析显示：利托君可降低 48h 内发生早产的 37%、7d 内发生早产的 33%，但不一定能降低新生儿呼吸窘迫综合征发病率和围产儿死亡率。不良反应：在母体方面主要有恶心、头痛、鼻塞、低血钾、心动过速、胸痛、气短、高血糖、肺水肿、偶有心肌缺血等。用药禁忌证有心脏病、心律失常、糖尿病控制不满意、甲状腺功能亢进者。2012 年 ACOG 早产处理指南推荐以上 3 种药物为抑制早产宫缩的一线药物。

（4）宫缩素受体抑制药：主要是阿托西班，是一种选择性宫缩素受体拮抗药，作用机制是竞争性结合子宫平滑肌及蜕膜的缩宫素受体，使缩宫素兴奋子宫平滑肌的作用削弱。用法：起始剂量为 6.75mg 静脉滴注 1min，继之 18mg/h 维持 3h，接着 6mg/h 持续 45h。副作用轻微，无明确禁忌。

（5）硫酸镁的应用：推荐妊娠 32 周前早产者常规应用硫酸镁作为胎儿中枢神经系统保护药治疗。循证医学研究指出，硫酸镁不但而降低早产儿的脑瘫风险，而且能减轻妊娠 32 周早产儿的脑瘫程度。但最近美国 FDA 警告，长期应用硫酸镁可引起胎儿骨骼脱钙，造成新生儿骨折，将硫酸镁从妊娠期用药安全性分类中的 A 类降为 D 类；但 ACOG 及其母胎医学协会最近发表的共识，仍然推荐对产前子痫和子痫患者、<32 孕周的早产应用硫酸镁。硫酸镁使用时机和使用剂量尚无一致意见，加拿大妇产科协会指南推荐孕 32 周前的早产临产，宫口扩张后用药，负荷剂量 4.0g 静脉滴注，30min 滴完，然后以 1g//h 维持至分娩。ACOG 指南无明确剂量推荐，但建议应用硫酸镁时间不超过 48h。禁忌证：孕妇患肌无力、肾衰竭。

（6）宫缩抑制药给药疗程：宫缩抑制药持续应用 48h。因超过 48h 的维持用药不能明显降低早产率，但明显增加药物的不良反应。故不推荐 48h 后的持续宫缩抑制药治疗。

（二）糖皮质激素促胎肺成熟

主要药物是倍他米松和地塞米松，两者效果相当。所有妊娠 28~33＋6 周的先兆早产应当给予 1 个疗程的糖皮质激素。倍他米松 12mg 肌内注射，24h 重复 1 次，共 2 次；地塞米松 6mg 肌内注射，12h 重复 1 次，共 4 次。若早产临产来不及完成完整疗程也应给药。

五、瘢痕子宫早产分娩方式的处理

瘢痕子宫早产时，尤其是<32 孕周的极早早产儿需要良好的新生儿救治条件，故对有条件者可转到有早产儿救治能力的医院分娩。瘢痕子宫早产时剖宫产不是绝对指征，但是产程中要加强胎心监护和产程管理以及孕妇生命体征的监测，有利于识别胎儿窘迫和早期发现子宫瘢痕破裂，尽早处理。试产过程中分娩镇痛以硬脊膜外阻滞麻醉镇痛相对安全；瘢痕子宫早产阴道分娩时不提倡常规会阴侧切，也不支持没有指征的产钳应用。

对臀位特别是足先露者应根据当地早产儿治疗护理条件权衡再次剖宫产利弊，因地制宜选择分娩方式。

（梁雪静）

第七节　瘢痕子宫妊娠合并胎膜早破

随着剖宫产率上升和国家“单独二胎”政策的实行，瘢痕子宫再次妊娠成为产科学界最为关注的话题。瘢痕子宫合并胎膜早破也成了临床较常见的并发症。关于瘢痕子宫合并胎膜早破的处理目前并没有系统的研究。瘢痕子宫合并胎膜早破的处理既要考虑因瘢痕子宫可能引起的子宫破裂、大出血、胎死宫内等，也要考虑胎膜早破引起的早产、脐带脱垂、感染、围生儿死亡等不良结局，同时亦增加孕产妇感染率及围生儿病死率，临床上处理较困难。胎膜破裂发生在临产前称为胎膜早破（PROM），根据不同孕周，孕满 28 周而不满 37 周称为未足月胎膜早破（PPROM），孕满 37 周称为足月胎膜早破（TPROM）。

未足月胎膜早破（PPROM）根据治疗手段不同又可具体分为<28 周，28~34 周，34~36 周。据统计，PPROM 导致早产发生率为 30%~40%，且孕龄越小，破膜时间越早，早产儿病死率越高；同时亦增加孕产妇感染率及围生儿病死率。故对于临床收治的瘢痕子宫合并 PPROM 孕妇，一方面应尽量延长孕龄，减少新生儿因发育不成熟而导致的各种严重并发症，降低围生儿病死率；另一方面随着破膜时间延长，所致上行性感染概率明显增加，可造成母儿不良结局，故因予相应的抗感染治疗，同时还应关注瘢痕子宫破裂等情况。目前，对瘢痕子宫合并 PPROM 的治疗可分为期待疗法和终止妊娠。期待疗法适用孕龄的选择，迄今国际上尚无统一标准。目前国内对于孕龄<28 孕周者，若缺乏有效治疗，且不足以使新生儿存活者，应放弃非手术治疗及时终止妊娠；若孕龄>34 孕周且胎肺已成熟，可考虑引产或行剖宫产终止妊娠；若孕龄≤34 孕周，则应选择期待疗法，此时随孕龄增加，新生儿病死率显著减少。期待疗法主要包括一般治疗、预防性抗感染、抑制宫缩、促胎肺成熟。也有文献报道因羊水过少行羊膜腔灌注术（以及重新封闭胎膜破口的羊膜腔封闭疗法。

一、一般治疗

瘢痕子宫合并 PPROM 的一般治疗是指孕妇绝对卧床，保持头低臀高位或左侧卧位，尽量使羊水重新聚集、胎膜重新封闭，同时保持外阴清洁。因多次阴道检查可缩短破膜至分娩的潜伏期，故应尽量减少阴道检查次数。若孕妇处于产程活跃期或将立即终止妊娠也可行阴道指检。若符合阴道试产指征者：

1.需完善 B 超检查和产科检查，了解子宫切口的愈合情况、胎儿大小、胎盘位置等情况。

2.向患者及家属充分交代病情并签手术同意书、备血和做好随时腹部手术的准备。

3.术中严密观察，注意引产孕妇的生命体征及一般情况，特别注意子宫收缩强度、宫口扩张速度及先露下降情况等；注意子宫形状及有无压痛，尤其子宫下段有无固定压痛，及时发现先兆子宫破裂和子宫破裂。

4.分娩后除仔细检查胎盘、胎膜是否完整，还应详细检查宫腔是否完整，子宫壁特别是瘢痕处有无缺损。

5.发现子宫破裂和先兆子宫破裂及其他异常情况，随时手术。在病情监测过程中如出现绒毛膜羊膜炎、胎儿宫内窘迫、胎盘早剥征象时，无论孕龄大小均应及时以剖宫产终止妊娠。

二、预防性抗感染

迄今为止，PPROM 的病因尚未完全阐明，多数学者认为其与宫内感染、吸烟、胎盘早剥、前次 PPROM 史、胎位不正、多胎妊娠、既往宫颈手术史或胎膜破裂史等有关。感染是胎膜早破主要的危险因素，其中细菌感染约占 90%，以葡萄球菌、大肠埃希菌和肺炎克雷白杆菌为主。超过 60%的胎膜早破与感染及炎症反应相关。合理使用抗菌药物不仅能降低孕产妇及围生儿感染率，延长孕龄，还可减少新生儿的各种并发症，改善新生儿结局。文献报道，对 PPROM 孕妇应根据阴道分泌物培养结果及药物敏感试验结果选择抗菌药物种类，对于阴道分泌物培养结果呈阴性或尚无结果前，应选择广谱抗菌药物。目前国际上普遍认为，应在破膜 12h 后开始给药，以静脉给药为主，且连续给药不超过 7d。常用抗菌药物为青霉素，对青霉素有变态反应者可使用红霉素或克林霉素。目前国际上对 PPROM 预防性使用抗菌药物的应用时长尚无统一定论。迄今为止，尚无文献报道延长抗菌药物治疗时间对母婴结局更有利，反而有文献报道，延长抗菌药物治疗时间会增加抗菌药物抵抗的新生儿败血症风险。另有学者建议，PPROM 孕妇还应行会阴或肛门 B 族乙型溶血性链球菌培养，即使之前已行广谱抗菌药物治疗，如果培养结果呈阳性，应继续行抗菌药物治疗，防止垂直传播。

三、抑制宫缩

（一）宫缩抑制药的使用

宫缩抑制药可分为预防性和治疗性使用。预防性使用宫缩抑制药主要是因为胎膜早破后，早产很难避免，而预防性使用宫缩抑制药可显著延长孕龄，降低早产发生率。治疗性使用宫缩抑制药是指 PPROM 孕妇出现宫缩后才开始使用。使用宫缩抑制药可能使分娩延迟 24~48h，但暂无充足证据表明使用宫缩抑制药能改善母婴结局。现代循证医学对宫缩抑制药应用于 PPROM 的效果已有更全面地认识，认为宫缩抑制药只能暂时抑制宫缩 10~48h。另有文献报道，宫缩抑制药并不能有效降低 PPROM 所致早产发生率及新生儿死亡率，且在延长孕龄的同时，有发生孕产妇生殖道上行性感染、胎儿宫内窘迫的可能。

（二）宫缩抑制药的种类

目前宫缩抑制药可分为 6 大类：硫酸镁、β 受体激动药、Ca^{2+}通道阻滞药、缩宫素受体拮抗药、前列腺素合成酶抑制药及一氧化氮供体，其中，硫酸镁和 β受体激动药是目前国内临床上最常使用的药物。硫酸镁的效果受宫口扩张程度限制，若宫口扩张<1cm，硫酸镁抑制宫缩成功率可达 96%，宫口>2.5cm 时仅为 25%。由于硫酸镁的有效浓度与中毒浓度很接近，所以在使用过程中应严密监测孕妇血清 Mg^{2+}浓度，避免发生硫酸镁过量所致的中毒现象，一般认为 24h 用量不能超过 30g。临床上常用的β受体激动药为盐酸利托君，又称为羟氨苄羟麻黄碱（商品名为安宝），是唯一被美国食品与药品管理局（FDA）

批准用于抑制宫缩的药物。缩宫素受体拮抗药的代表药物为阿托西班（商品名为依保），于2006年在国内上市，与β受体激动药相比，其所致不良反应较其他宫缩抑制药明显减少，但其价格较昂贵，且在使用前应严格掌握其适应证及禁忌证。近年来有学者提出前列腺素合成酶抑制药（吲哚美辛）、一氧化氮供体、Ca^{2+}阻滞药（硝苯地平）也可用于抑制宫缩，并取得了一定疗效。文献报道，绝大多数PPROM孕妇治疗性使用宫缩抑制药并不能很好地起到延迟分娩的作用，相反有相当多的证据表明宫缩抑制药对母婴均有潜在危险，而预防性使用宫缩抑制药的疗效尚不确切，尚有待进一步研究证实。国内学者普遍认为，如无宫缩不必使用宫缩抑制药，如有宫缩而孕龄<34孕周，无临床感染征象可短期应用。

四、促胎肺成熟

早产儿肺发育不成熟是影响其呼吸功能的一个重要因素，应用促胎肺成熟药物可明显改善其预后。国内外学者普遍认为孕龄为24~34孕周有早产风险的孕妇应使用促胎肺成熟药物；孕龄>34孕周的孕妇新生儿呼吸窘迫综合征发生率较低，故不宜常规使用促胎肺成熟药物，除非有胎肺不成熟的证据。目前临床上应用的促胎肺成熟药物主要有糖皮质激素、肺表面活性物质。近年来国内外文献报道，糖皮质激素的应用在改善早产儿预后中至关重要，且最佳作用时间为分娩前24h至7d。若在用药后24h内即分娩仍可降低呼吸窘迫综合征、早产儿脑室内出血发生率和新生儿病死率。因此建议即使在24h内可能临产的孕龄<34孕周的PPROM孕妇，也应给予糖皮质激素促胎肺成熟。临床上应用较多的是地塞米松和倍他米松。目前国内广泛采用1994年美国国立卫生研究院（NIH）推荐的单程疗法作为标准疗法，即对孕龄为24~34孕周且于7d内可能发生早产者可应用糖皮质激素，用法为肌内注射倍他米松每次12mg，每天1次，共2d或肌内注射地塞米松，每次6mg，每12小时注射1次，共4次。

五、羊膜腔灌注术

羊膜腔灌注术是20世纪80年代开展的一项技术，通过羊膜腔内输液（滴注生理盐水或林格液体）可以补充羊水量或缓释羊水粪染等，从而降低围生儿并发症。PPROM孕妇的残余羊水量较正常孕妇减少，发生不良结局的可能性较大，围生儿病死率较高。国内外均有文献报道，羊膜腔灌注用于治疗PPROM的疗效可观，对操作技术要求不高。目前主要经阴道灌注。但羊水灌注并不能从根本上解决羊水持续渗漏的问题，有时需多次操作，虽然在超声监测下进行的准确性高，可降低胎儿损伤发生率，但反复多次操作有增加羊膜腔感染的风险。

六、分娩方式选择

对于瘢痕子宫足月妊娠胎膜早破者，尽早终止妊娠，以免增加子宫破裂、大出血、胎死宫内、脐带脱垂、感染、围生儿死亡等不良结局，同时降低孕产妇感染率及围生儿病死率，关于终止妊娠方式，因瘢痕子宫可考虑以剖宫产终止。

1.适宜试产

但是在一定情况下可考虑阴道试产，选择符合以下条件的患者应给予阴道试产：①前次剖宫产为子宫下段横切口，无晚期产后出血、感染；B超提示子宫下段延续好，无缺陷，瘢痕厚度达0.3cm以上；②此次妊娠距上次剖宫产间隔2年以上；③未出现新的剖宫产指征；④骨盆内外径测量正常，估计胎儿体质量3700g以下；⑤无妊娠合并症及并发症；⑥上次剖宫产指征不复存在；⑦宫颈成熟良好，无头盆不称；⑧试产中产程进展顺利；⑨患者愿意接受试产并了解阴道和再次剖宫产的利弊；⑩常规行胎儿监护，严密观察，必须有经验的医师守护在旁，做好术前准备。

2.不宜试产

瘢痕子宫妊娠下列情况不宜试产：①前次剖宫产切口感染、愈合不良、凹凸不平、有压痛，与本次妊娠间隔时间短（2 年以内）；②前次剖宫产指征依然存在；③本次妊娠有剖宫产指征；④孕妇年龄较大（超过 35 岁），无阴道分娩史；⑤B 超检查子宫切口瘢痕厚度小于 0.3cm；⑥有二次以上剖宫产史。剖宫产术后再次妊娠经阴道分娩存在一定的风险。

（梁雪静）

第八节　瘢痕子宫妊娠内外科主要合并症的处理

瘢痕子宫再次妊娠时孕妇年纪经常偏大，容易合并内外科基础疾病，增加妊娠和分娩的风险。因此，通过对瘢痕子宫孕妇产前咨询、产前门诊进行系统管理，以期及时发现妊娠合并症，采取相应主动措施，最大限度地降低因妊娠、分娩造成的并发症危及母儿的健康，同时通过产前诊断和监护手段，尽可能减少高危儿的发生率。

一、瘢痕子宫妊娠合并心脏病

瘢痕子宫妊娠合并心脏病时，由于妊娠期心脏搏出增加，且先于子宫血流量增加。在妊娠 32~34 周心脏搏出量增加最多，增加 30%~45%。此后维持在高水平，产后 2~6 周逐渐恢复正常。血容量增加引起心搏出量增加和心率加快。心搏出量受孕妇体位变化影响极大，约 5%孕妇可因体位改变使心排血量减少出现不适，如“仰卧位低血压综合征”。因此产科医生必须熟练掌握瘢痕子宫合并心脏病的病理生理的改变和处理。

（一）瘢痕子宫妊娠合并心功能不全

1.左心功能不全诊断要点

（1）症状：各种程度的呼吸困难、如劳累性呼吸困难、静息时呼吸困难、端坐呼吸、夜间阵发性呼吸困难和急性肺水肿等；咳嗽、咯血或咳粉红色浆液性泡沫样痰；发绀，由于缺氧所致，气喘较发绀明显。

（2）体征：心脏检查：左心增大，二尖瓣狭窄时左心房增大，心动过速，奔马律，心尖部收缩期或舒张期杂音，肺动脉瓣第二音亢进。肺部检查：肺底部湿性啰音，分布可随体位而变化，有时可伴有哮鸣音，肺水肿时可听到两肺广泛湿啰音。X 线检查：表现为肺淤血。整个肺野透亮度减低，肺门影增宽及肺纹理增粗。急性肺水肿时可见浓雾状阴影自肺门伸向周围肺野。

2.右心功能不全诊断要点

（1）症状：尿量减少；肝淤血，右季肋部不适、胀痛；食欲缺乏、恶心、呕吐。

（2）体征：心脏大，心前区呈弥散搏动，心动过速，三尖瓣区收缩期杂音或舒张期奔马律；颈静脉怒张，肝大、压痛，肝颈回流症阳性，严重肝淤血及缺氧时，可出现黄疸，水肿，多见于身体下垂部位，严重者可出现胸腔积液及腹腔积液；发绀，发绀多较气喘明显。

3.心功能不全的治疗

（1）治疗原则：减少肺循环血量和静脉回心血量；增加心搏量，即增加心肌收缩力和减轻心脏前、后负荷；减少血容量；减少肺泡内液体漏出，保证气体交换。

（2）具体措施如下：①体位：孕妇取座位或半坐卧位，两腿下垂，以减少静脉回心血量；②给氧：高流量给氧（可达 6~8L/min），必要时可面罩加压给氧；③吗啡：3~5mg 静脉注射，或 5~10mg 皮下或肌内注射，可减少烦躁不安和呼吸困难，并可扩张周围静脉，减少回心血量；④快速利尿：呋塞米 20mg 快速静脉注射。大量快速利尿后可减少血容量。呋塞米在发生利尿前即有扩张静脉系统，减低左心房压力，更能迅速减轻呼吸困难。在给药 15~30min 后尿量开始增多，至 60min 达到高峰；⑤静脉注射氨茶碱：以 0.25g，用 50%葡萄糖液 40mL 稀释后缓慢静脉注射，可解除支气管痉挛，减轻呼吸困难，并可增强心肌收缩，扩张外周血管，减低肺动脉压和左心房压力；⑥血管扩张药的应用：近年来采用硝酸甘油加入生理盐水中微泵静脉推注，开始剂量为 10μg/min，在血压的监测下每 5 分钟增加 5~10μg/min，直至症状缓解或收缩压下降至 90mmHg，继而有效剂量维持，待病情稳定后逐渐停用；⑦强心药的应用：可给予速效洋地黄制药毛花苷 C0.4~0.6mg 以 50%葡萄糖液稀释后静脉缓慢注入，以增强心肌收缩力和减慢心率。

（二）瘢痕子宫合并心律失常

瘢痕子宫妊娠合并心律失常孕妇是指心率起源部位、心搏频率、节律以及冲动传导等异常。常用抗心律失常药不仅对孕妇产生明显不良反应，而且可以通过胎盘或母乳分泌对胎儿或新生儿产生不良影响。常见心律失常的治疗包括以下几种。窦性心动过速在妊娠期十分常见，其临床意义在于基本病因。由妊娠生理或心外因素引起的主要治疗病因。

1.室上速期前收缩

包括房性和房室交界性期前收缩，大多无症状不需要治疗。乳房早诱发阵发性室上性心动过速，则需治疗。

2.阵发性室上性心动过速

（1）发作期的处理：刺激迷走神经：对无低血压的患者可采用此法。①用压舌板刺激悬雍垂，诱发恶心呕吐；②深吸气后屏气，用力做呼气动作；③颈动脉窦按摩：患者取仰卧位，先按摩左侧为 5~10s，如无效则按摩左侧。切忌两侧同时按摩，以免引起脑缺血；④压迫眼球：患者平卧位闭眼并向下看，用拇指在一侧眶下适度压迫眼球上部，每次 10s。

（2）使用抗心律失常药物：如上述方法无效时，孕妇无心功能障碍，首选抗心律失常药物为维拉帕米，β受体阻滞药也可使用。有器质性心脏病者的室上性心动过速，首选洋地黄制剂。

3.快速性室性心律失常

（1）期前收缩：可发生在正常人群，随着瘢痕子宫孕妇年纪增加期前收缩率发生增高，发生于正常人和无器质性心脏病的期前收缩，大多无临床意义。无器质性心脏病基础的期前收缩，大多不需要特殊治疗。有症状者应解除顾虑。由于过度紧张、情绪波动或运动诱发的期前收缩，可试用镇静药的β受体阻滞药。对频发期前收缩，症状明显或伴有器质性心脏病者，宜尽早找出病因及诱导，同时给予相应和对症治疗。

（2）室性心动过速：应紧急处理，争取在短时间内控制发作，在选用药物治疗的同时做好同步直流电复律的准备。利多卡因 50~100mg，静脉注射 1~2min 注完。必要时每 5~10 分钟再给 50mg，共 2~3 次。

（3）过缓性心律失常：①窦性心动过缓：治疗应针对病因，无症状者可定期随访，密切观察病情。心率缓慢显著或伴有自觉症状者可使用药物或安装人工心脏起搏器；②房室传导阻滞：一至三度房室传导阻滞，不影响血流动力学，主要是针对病因治疗；③高度或三度房室传导阻滞：心率过缓伴有血流动力学变化或症状者应给予治疗。

（三）瘢痕子宫妊娠合并亚急性感染性心内膜炎

药物治疗的用药原则是早期、大剂量，联合用药，疗程足够，以提高治愈率。对临床疑似本病者，在连续血培养后立即用青霉素 G400 万~600 万 U 静脉滴注。该药对多数革兰阳性球菌和杆菌有效。其抗菌作用强，疗效高，毒性低。对孕妇、胎儿和婴儿都较安全。若疗效欠佳时宜改用其他抗生素。此后若血培养阳性时，可根据细菌对药物的敏感情况，及时适当调整抗生素的种类和剂量。

（四）瘢痕子宫妊娠心脏手术的时机选择

凡有心脏手术指征的瘢痕子宫妇女应尽可能在妊娠前或延期进行，应遵循以下原则：

1.好推迟至妊娠第 4 个月后，胎儿器官已发育成熟时进行。

2.手术时应监测胎心率，以估计孕妇子宫血流是否充分。

3.妊娠期心脏手术应尽可能在常温或稍低温进行。

4.孕妇的心脏手术应该由经验十分丰富的医生来实行，以确保手术安全。

（五）瘢痕子宫应避免或终止妊娠的指征

若瘢痕子宫妇女患有下列心血管疾病者为高危人群，应劝其避免或终止妊娠，各种原因引起的肺动脉高压。

1.扩张型心肌病伴有充血性心力衰竭。

2.马方综合征伴主动脉扩张。

3.各种发绀型先天性心脏病。

4.有症状的梗阻性心脏病。

（六）瘢痕子宫合并心脏病的产科处理

1.孕期监护

瘢痕子宫患心脏病的妇女一旦怀孕，应根据病情在孕期不同阶段给予适当的处理，否则会影响孕妇及胎儿健康。首先应加强产前检查，对于心功能I、II级的孕妇，至少每 2 周做内科和产科检查 1 次，重点观察心功能状态。如发现心力衰竭先兆，应及时住院治疗。

2.分娩期监护

瘢痕子宫妊娠在临产前 2 周入院待产，应充分休息。避免紧张和恐惧，择期施行剖宫产手术。若孕妇心率超过 120/min，呼吸超过 24/min，而无其他原因者，应考虑为心力衰竭的先兆。可静脉推注速效洋地黄、并吸氧。

3.产褥期监护

患有心脏病的瘢痕子宫妊娠妇女，妊娠的危害并不因分娩而终止，在分娩后的早期由于心排血量迅速增加，可能诱发二尖瓣狭窄，患者急性肺水肿。在分娩后由于回心血量增高，可使肺动脉高压，右-左分流增加或心内梗阻性损害加重，而且增加孕妇死亡率。因此，对于这类剖宫产手术后患者，在注意输液速度和输液量的前提下，产后 3d，尤其是产后 24h 内需要密切观察产后病情变化，注意有无心力衰竭。并应保证产妇充分休息，尽量避免产后感染，以免诱发感染性心内膜炎的感染源。

二、瘢痕子宫妊娠合并原发性血小板减少性紫癜

原发性血小板减少性紫癜（ITP），是一种自身免疫性出血性疾病，因免疫性血小板破坏过多致外周血小板数量减少。临床主要表现为皮肤黏膜出血，严重者可致内脏重要脏器出血，甚至颅内出血而死亡。本病不影响生育功能，因此合并妊娠者并不少见。

（一）临床表现

主要临床表现是皮肤黏膜的出血，轻者仅有四肢及躯干皮肤的出血点、紫癜及瘀斑；严重者可出现消化道、生殖道、甚至视网膜出血而致失明或颅内出血而危及生命。

（二）瘢痕子宫妊娠与 ITP 的相互影响

妊娠对 ITP 的影响：妊娠使 ITP 患者出血的机会增多，但一般认为妊娠本身并不影响其病程及预后，故妊娠合并 ITP 患者一般不必终止妊娠，可在内科监护下治疗至足月分娩。

（三）ITP 对妊娠的影响

ITP 对妊娠的影响主要是出血问题。由于孕妇体内血小板数较低，再次剖宫产时由于血小板数目减低增加术中出血，产后可致切口出血不止血肿形成。而因子宫收缩乏力所致的产后大出血较少见，这是由于胎儿娩出后子宫强烈收缩，压迫子宫肌纤维间开放的血窦关闭而止血。

（四）ITP 对婴儿的影响

由于抗血小板抗体可以通过胎盘进入胎儿的血循环，破坏胎儿的血小板，导致新生儿血小板减少性紫癜，严重者因颅内出血而危及生命。但是新生儿血小板减少为暂时，随着婴儿体内抗体的逐渐消失而恢复正常。多数于出生后 1 个月，偶尔持续 4~6 个月血小板数目才达正常。一般不需要特殊治疗可以自愈。

（五）治疗

1.妊娠期的处理

瘢痕子宫患 ITP 的孕妇，首先要关注终止妊娠还是继续妊娠。当 ITP 发生在妊娠前，而妊娠期未缓解并趋于恶化者；重症 ITP 妊娠的最初 12 周就需要用免疫抑制药者，则可考虑终止妊娠。如决定继续妊娠，治疗原则与单纯 ITP 患者相同，要保证胎儿的正常发育。

2.分娩期的处理

瘢痕子宫合并 ITP 时选择剖宫产结束妊娠更安全。有皮肤黏膜出血的孕妇剖宫产前应充分补充血小板，使血小板升高至（50~80）$\times 10^9$/L 以上。浓缩血小板悬液的输注是提高血小板数的有效方法，一般第一次输注 8~12U，即 1U 相当于 200mL 新鲜血小板后，于第 3 小时及第 24 小时复查外周血血小板数，依据其数量调整血小板悬液的输注量，达到以上血小板数的水平。剖宫产最危险的是出血，手术过程中一定要注意术野的彻底止

血，以防术后渗血不止或血肿形成。胎儿娩出后立即直接在宫体注射宫缩药，以加强子宫的收缩力，减少因胎盘剥离的创面形成，以防止剖宫产出血的危险。

3.剖宫产的处理

瘢痕子宫 ITP 孕妇产后出血的概率增加，尤其在分娩后血小板计数较低者，出血的可能性和严重程度较大，此时可输注血小板悬液，或延长肾上腺皮质激素的应用时间，但须注意感染及切口愈合延迟等问题。

三、瘢痕子宫妊娠合并肝炎

肝炎是妊娠期常见的合并症，肝炎的病因很多，病毒性肝炎最常见，还有药物性和自身免疫性肝炎。妊娠合并肝炎患者，新生儿可通过垂直传播被感染，尤其是乙型肝炎的危害最大。

（一）临床特点

常有流行病学特点，有肝炎接触史、输血史、不洁饮食史。

1.一般症状

不适、乏力、食欲减退等；流感症状：如头痛、全身肌肉酸痛、畏寒发热等；消化道症状：恶心呕吐、腹部不适、上腹部疼痛、腹胀便秘等；常伴有黄疸、全身瘙痒等表现。体格检查：肝脾增大，巩膜、皮肤黄染等。实验室检查有助于鉴别诊断。

2.处理

妊娠合并肝炎急性期应卧床休息。慢性肝炎及无症状病毒携带者，应适当休息、避免过量活动。禁用对肝脏有损害的药物。饮食宜高营养、易消化的食物。给予补充大量的维生素和葡萄糖，并给予保肝治疗。妊娠早期急性肝炎经保肝治疗后好转者，可继续妊娠。妊娠中、晚期尽量避免终止妊娠，应加强肝功能监测，同时应加强胎儿的监护。瘢痕子宫择期剖宫产术前要做好输血准备，备新鲜血液、凝血因子、血小板等，以防产后出血。

四、瘢痕子宫妊娠合并内外科急腹症

孕期腹痛是产科常见的症状之一，瘢痕子宫孕期由于受胎盘激素的影响体内各系统发生一系列生理变化以适应胎儿生长发育的需要。此外，子宫瘢痕随着子宫增大变得菲薄，此过程中一些病理变化会导致腹痛。表现为持续性腹痛、阵发性腹痛以及不规则腹痛。瘢痕子宫妊娠期常见的有下列急腹症。

（一）瘢痕子宫妊娠合并急性阑尾炎

瘢痕子宫再次妊娠早期及中期发病较多见，既往有阑尾炎病史者，孕期因子宫增大，阑尾移位，易引起复发。

1.临床特点

典型的转移性右下腹痛，开始于上腹部或胳周围，为阵发性不剧烈的疼痛，是一种内脏神经传导性疼痛，孕妇常难辨认准确的部位，大多集中在脐周或心窝部。经过数至十几小时，腹痛转移至右下腹阑尾部位，呈持续性疼痛。这种转移性疼痛是急性阑尾炎的特征。也是区别子宫瘢痕破裂的特点。是炎症进一步发展至阑尾浆膜层形成阑尾周围炎所表现出的躯体疼痛。

瘢痕子宫妊娠中、晚期并发急性阑尾炎的特点：①腹部疼痛区域及压痛点常不在右下腹部而随阑尾位置的改变相应地移到右上腹部或后腰部；②阑尾炎常引起的消化道症状，易被妊娠反应掩盖。妊娠期出现恶心、呕吐，不应随便归因于妊娠反应，尤其伴有腹痛时应考虑急性阑尾炎的可能性；③由于增大的子宫在前方遮挡住病变部位，阑尾炎引起的腹肌紧张、反跳痛等腹膜刺激体征常不十分明显；④妊娠期肾上腺皮质激素增高、降低了组织对炎症的反应而掩盖了早期阑尾感染的症状和体征，可阻碍粘连的形成，也可引起腹腔充血、淋巴回流量和速率增加，使感染更迅速扩展，使阑尾穿孔、坏死和弥散性腹膜炎发生得早而多；⑤增大的子宫将大网膜、小网膜推向一侧，使穿孔后的炎症不易局限，或已包围的炎性病灶扩散，都可使病情加重；⑥炎症的刺激和手术的干扰容易引起流产、早产等并发症。由于以上的特点，有人报道妊娠晚期发生急性阑尾炎的孕妇死亡率明显升高。

2.处理

妊娠早、中期阑尾炎因非手术治疗后容易复发，妊娠晚期由于盆腔器官充血，一旦阑尾急性炎症，易发生坏死穿孔且不易局限而扩散为弥漫性腹膜炎、甚至腹腔脓肿、感染性休克危及母儿生命，因此诊断明确时尽早采取剖宫产探查手术治疗，并用足量广谱抗生素治疗。根据孕周大小以及早产儿能否成活和孕妇病情决定是否终止妊娠。

（二）瘢痕子宫妊娠合并急性肠梗阻

瘢痕子宫妊娠期肠梗阻的发生以肠粘连引起者为最常见，其次是肠扭转和嵌顿疝。由于前次剖宫产史造成腹腔脏器粘连以及增大子宫的压迫使无症状的肠粘连引起肠腔扭转或闭塞，导致肠梗阻。

1.临床特点

在妊娠第 4、5 个月子宫升入腹腔或第 8、9 个月胎头下降入盆时，腹腔内空间变化大易发生肠梗阻。也有人认为妊娠期肠梗阻有 50%发生在妊娠晚期。瘢痕子宫妊娠期肠梗阻的类型多为机械性梗阻。由于梗阻以上部位的肠管蠕动剧烈增强，腹痛发作急剧，多在脐周围，可波及全腹，呈阵发性绞痛，常伴腹胀、恶心及频繁而剧烈的呕吐，后者导致大量水分和电解质丢失。体格检查：妊娠晚期由于子宫增大，腹壁松弛，肠梗阻的体征常不明显。绞痛时伴有肠鸣音并可见肠型及肠蠕动波，听诊时可听到高调肠鸣或气过水声、金属音。

2.处理

瘢痕子宫妊娠时肠梗阻治疗原则是立即纠正水、电解质紊乱，解除梗阻原因，控制感染和毒血症。手术指征为已确诊或疑有肠绞窄，单纯性肠梗阻经非手术治疗及严密观察 24~48h 未见好转及完全性肠梗阻。瘢痕子宫妊娠合并肠梗阻多为机械性宜及早进行手术以免发生严重并发症，如妊娠早、中期尽量避免干扰子宫，术后继续行保胎治疗；若达妊娠达 34 周以上，估计胎儿已成熟应先做剖宫产取出胎儿使子宫缩小后再探查腹腔，以免操作困难，术中应对肠管进行全面检查。

（三）瘢痕子宫妊娠合并胆结石与胆囊炎

妊娠期血液及胆汁中胆固醇增高，胆固醇与胆盐的比例改变，加之胆囊排空延迟，故易使胆固醇沉积而形成结石，诱发胆囊疾病。

1.临床特点

胆石症与胆囊炎可发生于妊娠各期，但孕晚期比孕早、中期相对较多。右上腹痛为主要症状，多有反复发作病史。胆囊炎初起时有持续性胀痛，急性化脓性时疼痛加重，可伴恶心、呕吐、寒战、发热。胆囊壁坏死或穿孔时疼痛更为剧烈。胆结石引起的典型疼痛为胆绞痛。多在饱餐、脂肪食、过度疲劳后突然发作，逐渐加重至难以忍受的剧痛，使患者坐卧不安，面色苍白，恶心，呕吐，出现发热、黄疸。体格检查：腹肌紧张，右季肋部有压痛及反跳痛，胆囊炎时墨菲（Murphy）征阳性。B 超检查常可确定诊断。

2.处理

妊娠期发作的胆结石和胆囊炎以非手术治疗为主，若非手术治疗无效则采取手术治疗。根据孕周大小决定手术方式，在保证胎儿成活的情况大多同时采用剖宫产手术。以便术后进一步治疗。

（四）瘢痕子宫妊娠合并急性胰腺炎

多见于孕妇有胆道疾病伴有体质肥胖者，常在饮酒及进油腻饮食后突然发病。

1.临床特点

突然发作上腹部持续性疼痛，并可向右或左肩放射。一般解痉镇痛药无效。常伴恶心、呕吐、腹胀或轻度黄疸。妊娠晚期因受增大的子宫压迫，胆汁及胰液排出受阻，并倒流入胰腺，导致胰腺局部缺血坏死及酶类物质外溢，因此加重病情，使死亡率较非孕期年轻妇女显著增加。体格检查：血清淀粉酶>500U，但血清淀粉酶在胰腺遭到严重破坏时及发病 3~4d 后反而下降。CT 可提示胰腺体积变化及坏死节段定位。

2.处理

一经诊断即应根据病情轻重，确定处理原则。早期确诊重症胰腺炎是减低母儿死亡率的关键。

（1）非手术治疗：禁食、胃肠减压，保持胃内空虚、减轻腹胀、减少胃酸分泌，给全胃肠动力药可减轻腹胀。补充液体防治休克，解痉止痛，抑制胰腺外分泌及胰酶抑制药，抗生素应用。

（2）手术治疗：适用于诊断不确定、继发性胰腺感染、合并胆道疾病、虽经合理支持治疗而临床症状继续恶化者。应急诊手术或早期手术解除梗阻。

（五）胃、十二指肠溃疡、穿孔

妊娠期胃十二指肠溃疡穿孔非常罕见。临床表现为急性弥漫性腹膜炎，该病发病急，变化快，若不及时诊治，会因腹膜炎的发展而危及生命。

1.临床特点

多有过去病史及发病诱因，如饮食不当等突然发作剧烈持续性或阵发性上腹痛，如刀割或烧灼样，严重者可导致休克。腹膜刺激症状如腹部压痛、反跳痛及腹肌紧张，腹譬如板状等明显，肠鸣音减弱或消失，肺肝界消失，立位 X 线检查见膈下游离气体可以确诊。上述症状受增大的子宫影响而表现为不典型。

2.处理

溃疡病治疗的目的是消除病因、解除症状、愈合溃疡、防止复发和避免并发症。妊娠合并溃疡病的治疗与非妊娠期相同、主要是非手术治疗。当消化性溃疡出现合并穿孔，妊娠并非手术禁忌证。尽早手术治疗。

（六）急性肾盂肾炎和急性肾盂积水

急性肾盂肾炎多见于妊娠晚期或产褥期，是产科常见并发症之一，妊娠期的解剖生理变化有利于肾盂肾炎的发生。

1.临床特点

急性肾盂肾炎起病急骤，常突然发热、寒战，体温可高达40℃或以上，可引起上腹部疼痛，多为持续性钝痛或胀痛，程度不等，并沿输尿管向下腹及会阴部放射。体格检查：肾区有压痛，脊肋角处有叩击痛，偶有腹肌紧张。辅助检查：尿液有聚集成团的脓细胞，细菌培养阳性，血白细胞计数增高。

2.处理

瘢痕子宫妊娠合并急性肾盂肾炎均应住院治疗，孕妇应卧床休息，并取卧位，以左侧卧位为主，减少子宫对输尿管的压迫，使尿液引流通畅。应给予有效的抗生素治疗，经尿或血培养发现致病菌和药敏试验指导合理用药。

（梁雪静）

第十二章　剖宫产瘢痕妊娠

第一节　剖宫产子宫瘢痕妊娠的发病机制

目前认为主要是子宫切口缺损学说。多数学者支持子宫切口缺损学说，即子宫下段剖宫产术后子宫切口部位没有完全愈合，存在缺损，受精卵着床并种植于存在内膜缺损的子宫切口瘢痕处，发生底蜕膜缺失或蜕膜化不足，从而滋养细胞直接侵入子宫肌层，甚至穿透子宫壁。具体涉及如下。

1.剖宫产瘢痕处子宫内膜发育缺陷，致绒毛植入瘢痕。

2.与内分泌的异常及组胺等生化异常有关，此种改变和变化与子宫内膜缺损有关，进一步导致 CSP 发生。

3.由于 ART（IVF-ET）等技术应用，植入多个胚胎，增加了有剖宫产瘢痕处 CSP 发生机会。

4.孕卵本身发育迟缓，未能按正常时间发育、游走，未能着床于子宫底部之子宫前后壁，而继续下游而植入剖宫产子宫切口瘢痕处。

5.若剖宫产后有输卵管病变，致受精卵进入宫腔缓慢或宫腔内子宫内膜因多次刮宫，内膜菲薄或创伤，或炎症，或子宫内膜容受性差，孕卵未能在正常时间或正常部位着床者，日后孕卵继续下移，则有可能在剖宫产子宫瘢痕缺陷处着床而成 CSP。

6.已有剖宫产者因多种原因再次孕育须使用促排卵方案治疗者，常因多个排卵及多胎机会增加，多个胚胎早期在宫腔内时，有可能有某一受精卵或胚胎植入原先剖宫产子宫切口瘢痕处而成 CSP。

7.剖宫产瘢痕处子宫肌层组织缺陷。瘢痕处子宫平滑肌细胞间连接不紧密，子宫肌层组织缺陷，肌层组织中有细小狭长的裂隙存在，受精卵通过子宫内膜和剖宫产瘢痕间的微小裂隙或腔道着床在瘢痕组织中。

宫腔镜检查也可证实 CSP 治疗过程中，见子宫前壁下段子宫内膜明显凹陷，受精卵着床该处，可能与增加子宫下段子宫内膜容积，从而增加该处子宫内膜受孕有关。

CSP 发病可能是在受精卵着床的“植入窗期”，一般在排卵后 6~10d，即正常月经周期的第 20~24 天，此期子宫内膜组织结构和分泌蛋白发生相关变化，有利胚胎植入。

8.宫颈和子宫体肌组织结构不同，妊娠时子宫下段形成，若切口位于解剖内口，则切口上缘短而厚，下缘薄而长；切口位置接近宫颈或在宫颈的上部，则血供相对为少；剖宫产时切口过小，或胎头、胎体过大，娩出时易使切口撕裂；也有切口小再在切口中部向上纵切，致子宫切口呈倒置“T”形，均因缝合问题等影响切口愈合。

若宫腔内容物排出受阻，宫腔压力高，易使子宫切口愈合不良处有形成憩室样变可能，随经期、子宫内膜剥脱，子宫内膜在愈合不良处种植，或手术缝合时有子宫内膜缝入可到瘢痕切口处形成子宫内膜异位症。

9.同源框基因 HOXA，主要表达于子宫下段和宫颈，对子宫内膜的正常形态维持，增殖和分化，子宫内膜容受性建立，以及胚胎的着床和发育等起着重要作用。国内沈阳对有剖宫产史（即瘢痕子宫）子宫内膜和子宫瘢痕妊娠者早孕蜕膜分别进行 HOXA 免疫组化检测，其结果为非孕瘢痕子宫内膜与子宫瘢痕妊娠早蜕膜组织中 HOXA 的表达均显著高于正常无剖宫产史者正常妊娠，提示剖宫产瘢痕对受精卵着床时，以及着床后妊娠维持过程中的子宫内膜容受性产生影响和子宫下段内膜在受精卵着床“植入窗期”增加，并易通过剖宫产子宫瘢痕处愈合不良的缝隙而共同促进 CSP 发生。

10.近年研究也有关注在受精卵着床的“植入窗期”多种细胞因子表达增加，对子宫内膜容受性均可产生影响，其在 CSP 的形成中的作用，尚待进一步研究。

11.还有子宫生物学因素

随着对今后从临床、病理、子宫生物学、分子生物学、生殖医学、影像学、生化、内分泌等多方面与剖宫产子宫瘢痕妊娠的深入研究，对剖宫产子宫瘢痕将会有进一步的了解，因剖宫产后子宫瘢痕妊娠涉及范围甚广，既有独立原因，又有相关因素，仅以某一原因也难以说明其本质。

（赵卫华）

第二节　临床表现及诊断

根据病史、症状和体征，以及早期超声检查，诊断多可明确。超声是诊断该病经济、可靠的诊断方法。

一、病史

CSP 临床表现无特异性，患者既往有一次或一次以上的剖宫产病史，可有剖宫产后月经量增多或经期延长，经期淋漓不尽，超声检查提示剖宫产瘢痕愈合欠佳，表现为瘢痕局部不均匀、憩室、凹陷或连续性中断等。剖宫产后 4 个月至 21 年均可发病。此次有停经史，停经时间一般在 5~15 周，阴道出血无或有少量阴道出血，据资料统计约 1/3 患者可无阴道出血，30%~40%患者有无痛性少量阴道出血；也可表现为药物流产后常无明显组织排出或仅有少量膜样组织排出，药物流产后阴道出血持续不净或突然增加，行清宫手术时发生大出血。腹痛不常见，约 1/3 患者完全没有腹痛症状，部分患者表现为下腹部饱胀不适感，部分患者有尿频症状。少数患者开始即为腹部剧痛，伴血压下降、心率加快，脸面苍白等休克症状，预示已经发生子宫破裂的严重病情。

由于 CSP 易与宫内早孕、先兆流产、难免流产、不全流产混淆而误诊，一旦误诊通常在人流或清宫手术时发生难以控制的大出血。也易与妊娠滋养细胞肿瘤混淆而发生不必要的化疗。

二、全身及妇科检查

未发生并发症时通常无明显特异体征。体检腹部可见手术瘢痕。妇科检查外阴、阴道可见着色，宫颈着色、外口闭合，形态正常，子宫体增大或较孕周为小，子宫下段或峡部膨大或外凸，局部可及与子宫下段相连的包块，边界清，质地软。双附件未及包块及压痛。当包块破裂后则可出现盆、腹腔内出血症状和体征。

（孙冬岩）

第三节 辅助检查

一、尿妊娠试验

结果为阳性。

二、血β-hCG 检查

无特异性，与早期正常宫内妊娠比较通常上升幅度略低，Rotas 报道血β-hCG 滴度48h 小于 50%，动态检测主要有助疗效判断和指导治疗。

三、超声诊断

超声检查为确诊 CSP 最常用、可靠、经济的诊断方法，敏感性 85%（95%CI0.7763~0.9050），经阴道和腹部实时彩色多普勒超声检查，经阴道超声更利于观察胚囊大小，与剖宫产瘢痕的位置关系及胚囊与膀胱间的肌层厚度；经腹部超声利于了解胚囊或团块与膀胱的关系，测量局部肌层的厚度；两种超声联合检查可以更全面了解病情。

典型的超声显像特点主要有：①子宫腔与颈管内未见胚囊，可见内膜线；②子宫峡部前壁瘢痕处见胚囊附着或不均质团块；③瘢痕处肌层连续性中断，肌层变薄，与膀胱间隔变窄。包块外缘距浆膜层较薄，仅 2~5mm，包块内偶见胚芽及心管搏动；④彩色多普勒血流显像（CDFI）显示胚囊或不均质团块周围可见高速低阻血流信号，脉冲示高速（峰速>20mm/s）低阻（RI<0.5）；⑤附件区未见妊娠相关包块（除外 CSP 破裂），子宫直肠陷凹无游离液体。

（一）剖宫产后子宫切口超声评价

1.剖宫产术后近期子宫切口瘢痕情况检查

剖宫产 3 个月内可初步评估子宫切口瘢痕的愈合切口，根据其超声表现，可大致分为如下三类：

（1）I类：切口愈合良好，子宫下段前壁切口瘢痕处轻度隆起，浆膜层连续，肌层内可见高回声短光带，为仍未完全吸收的缝线回声，但其间无明显无回声区。

（2）II类：切口愈合欠佳，子宫下段前壁切口瘢痕处隆起较明显，浆膜层连续，肌层内可见小无回声区。

（3）III类：切口愈合不良，子宫下段前壁切口处浆膜层凹凸不平或回声中断，肌层连续性中断，可出现无回声区。

2.剖宫产术后远期子宫切口瘢痕情况检查

剖宫产时损伤的子宫肌层及内膜修复需要时间，通常认为在剖宫产 6 个月后观察为佳。阴道超声对愈合的子宫下段剖宫产瘢痕的诊断可达到 100%的敏感度和特异度，对于剖宫产后有切口愈合不良的临床表现，如异常阴道出血，月经期延长，淋漓不尽者，或者瘢痕子宫要求再次妊娠者，可进行经阴道超声检查子宫切口瘢痕愈合情况。

超声检查时，子宫的矢状切面上愈合的子宫下段剖宫产瘢痕表现为子宫前壁下段的一狭窄的低回声带或超声无法准确辨别瘢痕的位置，可认为剖宫产子宫瘢痕愈合良好。

但当菲薄的子宫前壁的浆膜层和内膜层同时回缩形成一个条带状、小椭圆形或者楔形的缺损，这种瘢痕附近的组织变形和突出即在矢状面上形成一个“沙漏”形状时，则认为剖宫产瘢痕愈合不良。有学者根据其超声表现分为如下几类。

（1）轻度剖宫产瘢痕缺陷：子宫下段切口瘢痕处肌壁裂隙状缺损，缺损深度平均为3.0mm（2.0~6.0mm），呈浅“V”形凹陷。

（2）中度剖宫产瘢痕缺陷：子宫下段切口瘢痕处缺损达浆膜层，但浆膜层尚平整连续，缺损深度平均为7.0mm（5.0~9.0mm），形成楔形假腔。

（3）重度剖宫产瘢痕缺陷：子宫下段切口瘢痕处缺损达浆膜层并伴有局限性囊性突出，可见内膜、肌层、浆膜层呈疝样向外突出，形成后天性憩室。偶尔瘢痕处部分呈球状样向外突起，易误诊为肌瘤，但通常其回声均匀一致，且无明显包膜血流，可与子宫肌瘤鉴别。在多次剖宫产的女性中，也有可能形成多个憩室。

（二）剖宫产后再次妊娠子宫瘢痕超声评价

1.早孕期的子宫瘢痕超声评价

（1）超声检查时间：首次超声检查的时间最好为孕5周时，因为此时胚囊仅占宫腔的1/4左右，容易判断胚胎的着床位置，随着妊娠时间的增加，胚囊占据宫腔的位置越来越大，使得胚胎着床位置的判断越来越困难，孕10周左右，胚囊几乎占据了整个宫腔，胚胎的着床位置很难判断。

（2）检查方式：经阴道彩色多普勒超声检查因探头更接近子宫，无须充盈膀胱，分辨率较高应作为首选，必要时联合腹部超声检查。

（3）超声观察内容：除整体观察盆腔、子宫及输卵管卵巢外，还须重点观察以下内容，判断妊娠囊与子宫瘢痕关系。①胚囊着床的位置；②胚囊下缘与子宫内口的距离；③胎盘的位置；④胎盘附着处子宫肌层的回声，是否存在大小不一的血池；⑤彩色多普勒显示胎盘附着处血流情况，是否可见丰富的彩色血流信号。

2.瘢痕妊娠中孕期的超声评估

如果剖宫产瘢痕处妊娠早孕期未终止而进入中孕期，部分患者会演变成凶险性前置胎盘或合并植入性胎盘，对母儿危害极大。

3.瘢痕妊娠晚孕期的超声评估

剖宫产后再次妊娠者发生子宫瘢痕破裂是再次妊娠中严重的并发症，危及胎儿及产妇的生命，此时超声无疑是评价晚孕期子宫瘢痕愈合情况最常用，性价比最高的检查。但是否能观察子宫下段瘢痕情况，是否能准确测量瘢痕厚度，瘢痕厚度与子宫破裂的关系等，一直是学术界备受争议的话题。大多数学者认可此时较难观测到瘢痕位置，且子宫下段前壁肌层厚度的测量受多种因素的影响，也无明确的证据证明子宫肌层厚度与子宫破裂有关。

有学者将再次妊娠后的子宫瘢痕依愈合情况分为3级：

（1）Ⅰ级瘢痕：瘢痕愈合良好，子宫前壁下段肌层厚度≥3mm，子宫下段各层次回声连续、均匀。

（2）Ⅱ级瘢痕：瘢痕愈合不良，子宫前壁下段肌层厚度<3mm，肌层回声不均匀，局部断裂，浆膜完整。

（3）Ⅲ级瘢痕：瘢痕愈合不良，子宫前壁下段肌层厚度<3mm，肌层回声不均匀，断裂缺失，见菲薄的浆膜，羊膜囊呈半球形向外膨出，胎儿隆起，或可见子宫前壁肌层内羊水回声。

子宫下段肌层变薄，厚度<3mm，瘢痕处肌层厚薄不均匀，肌层失去连续性，部分或全部缺损或有液体积聚，这是先兆子宫破裂得非常有意义的声像图特征；子宫下段缺损并可见羊膜囊呈球状向膀胱方向膨出，这是先兆子宫破裂的特征性表现。

子宫瘢痕孕晚期检查时需适度充盈膀胱，检查时易受胎头位置影响，可推动胎儿，或向宫底适度加压，以提高显示率。

（三）剖宫产瘢痕处妊娠超声诊断

1.剖宫产瘢痕处妊娠的超声诊断与分型

剖宫产瘢痕处妊娠的超声诊断，1997 年 Godin 提出超声诊断依据如下。

（1）宫腔内无妊娠依据。

（2）子宫颈管内无妊娠依据。

（3）子宫前壁峡部见孕囊生长发育。

（4）孕囊与膀胱壁间的子宫肌层组织有缺损。

（5）CDFI 表现为非均质改变的区域内见丰富的血流信号，与子宫动静脉瘘的血流频谱相像。

2.由于 CSP 容易与宫颈妊娠及流产相混淆，为了减少误诊，2003 年 Jurkovich 等强调妊娠囊与膀胱之间应存在子宫肌层的缺失，并增加如下诊断标准。

（1）在三维多普勒超声中，CSP 的妊娠囊血流灌注良好，而流产的妊娠囊存在血流灌注缺失。

（2）“滑动器官征”阴性：当阴道内探头轻轻加压时，妊娠囊在子宫内口水平的位置无移动，但此项检查有导致大出血与子宫破裂的危险，应该慎重。

由于三维超声能通过不同切面观察孕囊与剖宫产瘢痕位置关系，特别是与孕囊附着处肌层关系，相比与二维超声，三维多普勒超声检查能够立体的，多方位的观察滋养层周围血管的血流情况，提高 CSP 的诊断准确性。对于剖宫产切口瘢痕处妊娠目前没有统一的分型标准。

3.2000 年 Vial 等根据胚囊着床后生长形式及结果不同，提出分成两种类型：一种称为内生型，是孕囊向宫腔或峡部生长，有继续妊娠至中、晚期的可能，但存在着因前置胎盘及胎盘植入导致子宫破裂及大出血的危险。另一种称为外生型，是绒毛深深地植入瘢痕裂隙，孕囊在子宫肌层或浆膜层生长，孕早期即发生出血甚至子宫破裂，危险性极大。

总结剖宫产切口瘢痕处妊娠超声分类，主要分为孕囊型和非孕囊型。

孕囊型典型超声图像特征：孕囊均位于子宫峡部前壁瘢痕处，孕囊形态可欠规则，靠近瘢痕处较狭长，有的可见到卵黄囊，有的胚芽、胎心搏动都可见。孕囊与膀胱壁之间子宫肌层变薄或该处正常子宫肌层不连续。孕囊较大时部分可位子宫腔。CDFI：孕囊旁可见丰富血流，显示滋养血管来自切口肌层。

包块型超声图像特征：子宫下段切口处见杂乱回声团块，正常子宫肌层菲薄或消失，切口与肌层分界不清，回声紊乱，内可见丰富的血流，阻力降低。

进一步对孕囊型分为3个亚型，对临床治疗方案的选择有重要指导意义。

（1）妊娠囊位于切口处，此型妊娠囊和膀胱之间有肌层回声，切口处可探及滋养层血流频谱，血流不丰富；这种类型临床常选择在短期内手术，效果较好。

（2）妊娠囊陷入前壁切口内，此型妊娠囊与膀胱之间肌层菲薄，血流包块型CSP，杂乱回声团块，见丰富血流富，不宜在近期手术，选用药物非手术治疗为主。

（3）妊娠囊自切口向膀胱突起，此型妊娠囊与膀胱之间肌层回声完全消失，仅覆盖浆膜层。血流异常丰富，容易出现大出血，因此选用子宫动脉栓塞后再给予药物非手术治疗较为合适。

4.超声不能明确诊断CSP者随访

对于部分患者，其胚囊位置位于近峡部，但却未陷入峡部，剖宫产瘢痕处妊娠的诊断不能明确也不能排除，此时需要1~2周的超声随访，如果向肌层生长，且血流信号丰富来自前壁肌层，则CSP诊断成立，如果向宫腔生长，且下段前壁肌层血流不丰富，则可基本排除CSP，但如果向宫腔生长，下段前壁肌层血流信号丰富，仍需要结合临床，密切随访。

四、瘢痕子宫妊娠的MRI检查

剖宫产术后子宫瘢痕妊娠（CSP）是指孕囊、绒毛或胎盘着床于既往的剖宫产子宫切口处，与肌层粘连植入，可造成子宫出血、破裂，是一种罕见的异位妊娠。Vial等将CSP分为2种类型：①一种是孕囊种植在子宫切口瘢痕处，向子宫峡部或宫腔生长（即为内生型），可能妊娠至活产，但大大增加了种植部位大出血风险；②另一种是孕囊种植在有缺陷的剖宫产子宫切口瘢痕深部，深入肌层，朝向膀胱及腹腔生长（即为外生型），在妊娠早期即可导致子宫破裂或大出血，因此早期影像学诊断有助于指导临床的治疗，是决定预后的关键。超声检查是CSP影像学诊断首选的检查方法，但MRI的临床应用价值逐渐被认识，MRI检查具有组织分辨率高和多方位、多序列成像的特点，相对于超声检查，MRI检查更加清晰，能够显示更多细节，可作为CSP的重要的补充检查方法。

（一）剖宫产瘢痕及愈合不良的MRI表现

CSP是剖宫产远期并发症之一，可能与剖宫产术中损伤子宫内膜基底层，形成与宫腔相通的裂隙或窦道，受精卵通过裂隙或窦道侵入子宫切口瘢痕处，并向肌层内种植。剖宫产切口为子宫峡部的横行切口，矢状位可以清晰显示瘢痕，愈合良好的瘢痕在MRI图像上主要显示典型的纤维组织信号，表现为局部子宫肌层连续性中断，在乃界T_1WI和T_2WI上均呈横行条形低信号，局部子宫前壁可见凹陷。剖宫产瘢痕愈合不良在MRI上表现为憩室或龛影，与宫腔相通，形态多样，在T_1WI上大多呈低信号，也可呈高信号，其原因与月经来潮而积血有关；在T_2WI上呈高信号。

（二）MRI对CSP的诊断价值

MRI成像对软组织有良好的分辨率，可以清楚分辨子宫内膜、宫腔、剖宫产子宫瘢痕与妊娠囊的关系，明确妊娠囊部位、子宫肌层的厚度及绒毛是否侵入、侵入的厚度等，并能通过MRI图像观察到胚囊内部结构，有学者通过MRI图像观察到异位妊娠的特异性表现-出血块内部的树状结构，这是超声检查所不能发现的。MRI 检查可清晰显示妊娠囊在子宫前壁着床的位置及分型，病灶与周围组织的关系，周围血供的情况，包括胎盘内或外、新鲜或陈旧性出血，加之 MRI 检查对血流特别敏感的特点，这些可以为 CSP 患者提供重要的治疗参考信息，且 MRI 图像信息更为直观。还有学者认为 MRI 除了具有更好的软组织对比度，还具有非电解特性，对 CSP 破裂造成的继发腹腔妊娠的诊断比超声更准确，在与先兆流产鉴别时超声有时需用探头加压，而这一行为可能加重阴道出血，并导致孕囊及子宫破裂，而 MRI 可以鉴别孕囊和血块，清晰显示孕囊的情况，较超声更安全。

（三）CSP 的 MRI 表现特点

国内外有关 CSP 影像诊断的标准的报道大多如下：①宫内无妊娠囊；②宫颈管内无妊娠囊；③妊娠囊生长在子宫峡部前壁；④膀胱和妊娠囊之间肌壁薄弱。但有研究认为宫颈管内无妊娠物是和宫颈妊娠鉴别诊断的要点，但宫腔内不一定无妊娠物，认为妊娠囊（孕囊）是否位子宫腔不应作为诊断的标准，位于瘢痕处的孕囊一端可向宫腔延伸，可能是宫腔方向阻力较小，随着妊娠月份增大向宫腔延伸阻力小的原因。目前虽然尚无 CSP 统一的 MRI 诊断标准，但均认为矢状位是 MRI 观察 CSP 的最佳方位，尤其在矢状位 T_2WI 上能清楚显示剖宫产瘢痕、孕囊、脱膜及肌层厚度等，而 T_1WI 图像可见确定宫腔内是否有积血；但子宫最薄处肌壁厚度的测量受患者本身的子宫位置、受检时膀胱充盈程度影响，数值会略有差值，在检查时可以进行预扫描，子宫前倾位需充盈膀胱扫描，子宫后屈位则需排尿后扫描。有学者认为对于 CSP 的诊断，孕囊是否位于肌层或者侵入肌层生长才是 CSP 诊断的关键。孕囊的 MRI 表现，有研究根据孕囊的性质分为如下：

1.囊状孕囊

孕囊在 T_1WI 上表现为边界不清圆形、椭圆形低信号影，在 T_2WI 上表现为边界清楚囊状高信号影，可见薄层囊壁，但囊壁与宫腔高信号存在容积效应，往往显示欠佳，压脂增强孕囊表现最佳，孕囊壁可见环形薄壁强化，显示方位以矢状位最直观清晰。部分孕囊内及宫腔内可见出血，出血量不等，宫腔积血较明显，在 T_1WI 上为高信号，在 T_2WI 上呈等、低信号，信号表现与出血时间有关。孕囊位于子宫下段前壁，位于子宫肌层或向子宫肌层浸润同时向宫腔内生长，局部子宫前壁明显变薄，部分孕囊可向膀胱方向突出于子宫轮廓外。

2.包块型孕囊

表现为不规则包块影，在 T_1WI 上呈等信号中夹杂局限性高信号，在 T_2WI 上呈等、高混杂信号，包块向宫腔内生长并向子宫前壁肌层浸润生长，通常包块内及宫腔内可见少量积血，包块型往往是清宫不全或不全流产的结果，增强后团块影血供非常丰富，表现为包块内树枝状或乳头状突起明显强化，这些强化的结构可能是残余的胎盘组织中的纤维蛋白和绒毛结构。对于囊性孕囊型，孕囊与瘢痕的关系是诊断 CSP 的关键，而对于包块型孕囊，发现孕囊对子宫肌层的植入是诊断 CSP 的关键。也有学者将 CSP 的 MRI 表现特点分为两类：不均匀混杂信号和囊性信号，囊性信号提示孕囊有或无活性；不均匀混杂信号则提示孕囊的退变，其原因不明，这可能是自然出血或药物流产后的变化有关，MRI 表现多样，典型的表现为等高混杂信号，也可因人流不全或稽留流产而表现为低或稍低信号，有时与子宫肌瘤或滋养细胞肿瘤难以区分。

近来，有研究根据剖宫产子宫瘢痕的特征和孕囊的生长方式将 CSP 的 MRI 分类分为如下 3 种类型。

（1）I型：孕囊完全或大部分位于剖宫产瘢痕处肌层，瘢痕肌层变薄。

（2）II型：孕囊部分位于剖宫产瘢痕上方的下段宫腔内，部分伸入或黏附于剖宫产瘢痕处，瘢痕肌层变薄。

（3）III型：孕囊主要位于峡部宫腔内，而剖宫产瘢痕处肌层局部四陷或壁龛。大多数 CSP 的瘢痕处肌壁表现为菲薄的憩室影，大部分憩室并不突出于子宫轮廓外，憩室的最小厚度在 2mm 以内。I型 CSP 和II型 CSP 主要不同点在于孕囊的生长方式。III型 csp 的瘢痕肌壁最小厚度较I型和II型 csp 的瘢痕肌层均厚，但无显著差异。

根据孕囊内容物的有或无和内容物的形态，孕囊分为三种类型：①囊状孕囊：孕囊内无明显的内容物；②胚囊：孕囊内容物较小且形态规则，如卵黄囊或胚芽，增强后均匀强化；③混合孕囊：孕囊内容物较大，表现为不规则混杂信号肿块，增强后不均匀强化。孕囊的生长方式有两种，即向子宫峡部瘢痕肌层浸润和向宫腔内生长；孕囊植入处肌层薄弱，孕囊与瘢痕处肌层之间的脱膜在绒毛的侵入方面起重要作用。

（四）MRI 对 CSP 治疗方法的指导作用

MRI 图像能为观察 CSP 的组织特征提供详细的资料，可清晰显示孕囊在子宫前壁着床的位置及分型、病灶与周围组织的关系、周围血供情况，可作为评估预后的有力指标，为临床治疗方案的选择提供重要的参考价值，对孕囊局限凸向宫腔的患者可采用宫腔镜或 B 超引导下清宫手术；对孕囊植入肌层较深、主要向外突出、邻近膀胱受压或病灶大、周围血流丰富的患者可先行子宫动脉栓塞术或腹腔镜下子宫动脉阻断术以减少术中出血量，再行宫腔镜妊娠病灶切除术；对盆腔粘连严重或子宫破裂可行开腹病灶切除及子宫修补术。

总之，剖宫产术后子宫瘢痕妊娠 MRI 表现具有一定特点，对临床早期明确诊断及治疗具有重要价值。

五、剖宫产瘢痕妊娠的 CT 诊断

剖宫产瘢痕妊娠（CSP）是一种较为少见的异位妊娠类型，是剖宫产的远期并发症之一，占剖宫产后异位妊娠的 6.17%。随着近年来我国剖宫产率的居高不下，

CSP 的发生率也逐年上升。由于 CSP 的预后较为凶险，因此早期诊断并准确判断疾病类型及病灶供血就显得非常重要，对指导后续治疗方案也有着积极意义。CT 检查在 CSP 的早期诊断中尤其判断病灶的植入及其供血情况有较大价值，可以为临床治疗方案的选择及预后做出客观有效的评估。

阴道超声检查是目前公认的首选方法，但有资料显示 CSP 的首次误诊率仍高达 76%，彩色多普勒超声也被认为是判断胚衰周围供血情况的有效手段，但在实际操作中超声检查往往受到操作医师水平影响，对胚囊植入情况及血供来判断，存有一定主观性，而 CT 增强检查可以避免因医师操作水平差异而引起的主观判断差异，从而客观地评价胚囊植入及供血情况，尤其对血供的观察更为直观。根据不同的 CT 表现判断其植入及血供情况，全面有效地进行术前评估，从而指导临床确定个性化的治疗方案。

（一）检查方法

1.患者须经超声初步诊断为 CSP，并要求终止妊娠者，并本人签署 CT 检查同意书。

2.行盆腔 3~5mm 层厚平扫加三期增强扫描，采用高压注射器以 2~3mL/s 速率静脉注入含碘对比剂（多采用非离子型对比剂）80~90mL，分别于注入对比剂 40s（动脉期）、70s（静脉期）、200S（延迟期）扫描。并将延迟期图像进行多平面三维重建。

（二）CT 表现及类型

目前临床分型主要依据 2012 年中华医学会中国计划生育分会提出的分法：分为内生型和外生型。而 CT 分型是对临床分型的进一步细化，并直观提供病灶血供信息，从而指导和帮助临床选择诊治方案。

1.植入型

即胚囊种植于切口瘢痕内，又根据其生长不同分为腔内型、壁间型及壁外型。

（1）腔内型：表现孕囊基本位子宫腔内，与子宫下段前壁瘢痕处密切相连。增强后孕囊外围呈环状连续或不连续强化。强化环较细，形似“金边样”胚囊。植入部的肌层内可见“胡椒盐样”点状强化征。

（2）壁间型：孕囊位于子宫峡部肌壁间，平扫见不规则稍低密度团块影，增强后病灶呈不规则条片状、斑点状、血管糊状强化。孕囊外围可呈环状强化，强化环较粗。

（3）壁外型：孕囊位子宫腔外，穿破子宫浆膜层，破入腹腔，引起盆腔出血或盆腔积液。孕囊呈不规则、不均匀强化。

2.单纯型

即孕囊位子宫腔下段向宫腔内生长，子宫肌壁完整，距离子宫前壁浆膜层大于 5mm，增强后孕囊轻度或无强化。附着部子宫下段前壁肌层内亦无“胡椒盐样”强化征象。

动脉晚期增强扫描是观察孕囊血供情况的最好时相，孕囊外周“金边样”连续或不连续的环状强化是植入型 CSP 的重要征象，子宫下段前壁肌层内“胡椒盐样”强化征则是孕囊周围血供异常丰富的表现。CT 多层面重建技术是分型的有效手段。临床多以植入型为主，其中腔内型和壁间型最多见，腔外型少见，而壁间型的血供最为丰富。单纯型孕囊附着于子宫下段前壁瘢痕处，可能因瘢痕部位蜕膜仍完整，尚未植入瘢痕组织，因此血供如正常孕囊。目前 CTA 技术运用已较为成熟，通过 CTA 技术可以进一步明确病灶局部的血供来源、分布情况，为子宫动脉栓塞治疗提供路径及术前指导和术中参考。

六、宫腔镜

宫腔镜是一种检查和治疗 CSP 的一种方法，但一般不作为单纯检查的方法，宫腔镜直视下可以观察到子宫颈内口形态失常，子宫下段前壁瘢痕处可见占位性囊块状物或绒毛状物或团块物，有时可见完整的胚囊和胚胎，可观察到胚囊种植部位血管分布状况，子宫体腔内无孕囊亦无水泡状物附着。在无前期预处理后，直接宫腔镜检查有出血风险，检查或治疗在 B 超引导下或腹腔镜监视下进行。

七、腹腔镜

腹腔镜一般不作为早期 CSP 检查手段，有时妊娠包块小，子宫外膨出不明显，寻找包块困难，膀胱损伤机会大，一般包块>2~3cm，可行腹腔镜检查及治疗。腹腔镜下可观察到子宫常大或略大，子宫前峡部膨大，膀胱后子宫切口瘢痕处丘状凸起或包块凸起或膨大处呈紫（红）色，血管分布丰富，双侧输卵管和卵巢外观正常。

八、子宫输卵管碘油造影术

剖宫产术后子宫切口愈合大多为良好，但随着剖宫产率升高，各地且有不同程度的失控，掌握剖宫产指征不严，社会因素和孕妇要求剖宫产术，基层社区医院也有开展剖宫产术等因素，又有受孕妇全身、局部、产科因素等影响，设备条件和技术等参差不齐等因素影响，难免有剖宫产子宫切口有愈合不良，甚至形成憩室样改变及相应的临床症状和（或）体征。现今均主要靠B超检查，为无创伤和可重复性。有条件或病情需要也可做磁共振（MRI）检查协助诊断。

但在20世纪70年代，A型超声不能满足临床需求，B型超声尚无时，对疑有剖宫产子宫切口愈合不良，或需了解子宫瘢痕愈合情况时，当时主要靠子宫输卵管碘油造影，即在剖宫产术后≥6个月选择月经后3~7d，无阴道、盆腔明显炎症情况下做碘试验无过敏者，即可做此造影术。主要先观察宫腔形态是否正常，然后重点观察子宫前壁原子宫瘢痕处，有无造影剂溢入切口处的子宫肌层，溢入深浅，范围大小，形状，为直线状、细线弯曲状，或有无袋状，囊状或壁龛状，尤在侧位片上更为明显。通常子宫切口瘢痕愈合良好者，基本见有正常的宫腔形态，仅在宫腔或颈管可见平滑象，或稍轻微的缺损；愈合不良者则可见如上述的各种缺损图像。不论有过一次剖宫产或有过2次剖宫产，凡有月经紊乱，月经持续日期长，不规则阴道出血，或术后伴有下腹疼痛，妇科检查子宫下部有压痛等均因检查子宫切口愈合情况，尤其想再次生育者，更应在孕前检查和确定子宫切口愈合情况为妥。

现今此方法观察剖宫产子宫瘢痕切口愈合情况均用B超替代。

（张绍敏）

第四节　鉴别诊断

一、先兆流产

（一）定义

先兆流产指妊娠28周前，先出现少量的阴道出血、随后出现阵发性下腹痛或腰背痛或下腹坠胀感，妇科检查阴道内可见暗红色或白带血丝，宫口未开，未见宫颈口流液，无妊娠物排出或宫颈口妊娠物嵌顿，子宫大小与停经周数相符。通常经休息及治疗后阴道出血停止，腹痛等症状消失，可继续妊娠。

（二）病因

1.胚胎因素

染色体异常：胚胎或胎儿染色体异常是早期流产最主要的原因。染色体异常包括数量异常及结构异常两大类。研究结果显示，早期自然流产中，染色体异常者占50%~60%。夫妻中任何一方染色体异常，都有可能传至子代，导致流产或者反复自然流产。妊娠早期药物、感染、射线等因素也可造成胚胎染色体异常。如染色体异常胚胎大多经历先兆流产后最终发展成难免流产。

2.母亲因素

（1）全身性疾病：孕妇全身感染时高热可诱发子宫收缩引起自然流产；某些已知病原体感染如弓形虫、巨细胞病毒与自然流产有关；孕妇心力衰竭、严重贫血、高血压、慢性肝肾疾病、血栓性疾病及严重营养不良等缺血缺氧性疾病亦可导致流产。

（2）生殖道异常：生殖道先天性子宫畸形、子宫黏膜下肌瘤、子宫腺肌病、宫腔粘连等，可影响胚胎发育导致流产。宫颈部分或全部切除、宫颈内口松弛和宫颈裂伤等可以导致宫颈功能不全而发生中晚期流产。

（3）生殖道局部感染：如单纯疱疹、衣原体、人型支原体、解脲支原体、链球菌等感染，与自然流产有关。

（4）内分泌异常：孕妇黄体功能不足、甲状腺功能低下、糖尿病血糖控制不良等，均可导致流产。

（5）免疫功能异常：包括自身免疫功能异常和同种免疫功能异常，如抗磷脂抗体综合征、系统性红斑狼疮等疾病可成为流产的原因。

（6）严重营养缺乏：孕妇营养不良，也是流产的原因之一。如部分孕妇患有严重的妊娠剧吐，以致营养极度匮乏，影响胚胎发育，容易发生流产。

（7）强烈应激：严重的躯体或心理不良刺激均可导致流产，前者如挤压腹部或快速撞击，甚至手术、性交过度等，后者如过度恐惧、忧伤、愤怒等，容易引起子宫收缩，发生流产。

（8）不良习惯：如吸烟、酗酒、过量饮用咖啡或使用海洛因等毒品。

3.环境因素

过多接触药物与某些化学物质，如奎宁、一氧化碳、铝、磷、汞、苯等，容易导致流产。长时间、过度接触放射线、电磁波等也容易流产。

（三）病史特点

1.一般均有停经史

询问月经史，末次月经，明确停经时期。

2.阴道出血

通常量少、颜色暗红或白带带血丝，出现时间较早，持续时间短。无阴道排液，有无妊娠物排出。

3.腹痛

多表现为下腹部轻度、阵发性的隐痛，常伴腰背部酸痛、坠胀感。当阴道出血症状出现后，多数患者几小时或者几天后就会开始出现上述症状。

4.其他

部分患者可能有不良妊娠史；家族史中母亲、姐妹有先兆流产、自然流产病史。

（四）全身及妇科检查

1.全身检查

主要测量体温、脉搏、呼吸、血压，了解有无贫血和感染征象。检查腹部或下腹部肌紧张、压痛和反跳痛情况。大部分先兆流产通常无明显的阳性体征。

2.妇科查体

可见阴道少量暗红色血液，宫颈口未开，无妊娠物排出，子宫大小与停经时间相符。检查操作应轻柔，注意双侧附件区有无包块，有无压痛。

（五）辅助诊断

根据病史、临床表现即可诊断，有时需结合妇科检查、B 超、血 hCG 等辅助检查才能明确诊断，主要的辅助诊断方法是B超及血hCG水平的检测。

1.妊娠试验

（1）尿液人绒毛膜促性腺激素（HCG）检测：通常为阳性。

（2）血HCG水平：正常早期妊娠时血HCG水平与孕周符合，并有时间倍增现象，可连续测定血HCG以了解胚胎发育情况。如每48小时，血HCG水平升高不到65%，甚至日趋下降者，可能提示妊娠预后不良。

2.B超

连续B超监测有重要意义，胚囊着床位置正常，位于子宫腔前壁或后壁或宫底部位，先兆流产一般胚囊和胚芽与孕周相符合，如仅见胎囊而迟迟不见胚芽或有胚芽而迟迟不见胎心出现，均可能提示预后不良。若见原始心管搏动后又消失，则发展成难免流产。

3.黄体酮水平

有流产先兆症状而且黄体酮水平低下或者黄体酮升高后又持续降低者预后通常不良。动态监测血清黄体酮水平有利于病情监测和治疗效果观察。

4.阴道细胞涂片

如角化细胞超过30%，预后多为不良。

（六）鉴别诊断要点

剖宫产瘢痕妊娠早期与宫内妊娠极其相似，也可以发生与先兆流产类似的症状如停经、早孕反应、腹痛和阴道出血等。

但剖宫产瘢痕妊娠1/3患者可以没有腹痛症状，部分患者表现为耻骨联合后的隐痛和胀痛，腰背部坠痛和酸胀不明显；阴道出血持续性，暗红或鲜红，多者可持续不断大量出血；妇科检查子宫颈外口可见血迹或出血，子宫颈口未扩张，子宫大小小于停经周数，有时在子宫下段前壁可及触痛性、质地偏软的包块，外边界清与子宫连接。血或尿妊娠试验阳性，血HCG值与先兆流产较难区别。

超声为鉴别两者的简便、经济、可靠和重要的检查手段，早期超声显示胚囊着床位置为关键，典型的剖宫产瘢痕妊娠彩色超声显示子宫颈管及宫颈图像正常，子宫体腔内无妊娠囊，妊娠囊位于子宫前壁峡部剖宫产瘢痕处，在妊娠囊与膀胱之间的子宫前壁下段出现肌层缺失或连续性中断；包块外缘距浆膜层较薄，仅2~5mm，包块内偶见胚芽及心管搏动。附件区未见包块（除外CSP破裂），子宫直肠陷凹无游离液体。彩色多普勒超声血流成像在妊娠囊滋养层周边探及丰富的环状彩色血血流信号，脉冲显示高速（峰速>20cm/s）低阻（RI<0.5）血流信号。可与正常位置宫内妊娠先兆流产鉴别。

因此，对于有剖宫产史的再次妊娠，早期应予以超声检查明确胚囊着床位置，排除剖宫产瘢痕妊娠后再予以相应的治疗。

（七）处理原则

对早期妊娠特别是停经时间较短的先兆流产患者，主要是观察继续妊娠的可能性。治疗除休息、保持情绪稳定、严禁性生活外，还需补充足够的营养，避免接触有毒有害物理化学物质，给予更多的精神支持。

积极寻找病因予以对因治疗，如黄体功能不全导致孕妇孕激素水平低，可用孕激素支持治疗，黄体酮有维持胚胎发育、抑制子宫平滑肌收缩、降低子宫紧张度的作用。在孕中晚期可用镇静药和β受体阻滞药，以减少精神刺激和抑制宫缩。另外，口服维生素

E 也有益于维持胚胎的发育。中医认为先兆流产主要是冲任不固，不能摄血养胎所致，治疗具有一定的疗效。若治疗后阴道出血停止、腹痛消失、B 超证实胚胎存活，可继续维持妊娠。若临床症状加重，B 超发现胚胎发育不良，血 hCG 持续不升或下降，表明流产不可避免，应及时终止妊娠。对宫颈功能不全者除上述治疗外可在 14~18 孕周预防性宫颈环扎术。

二、不全流产

（一）定义

不全流产通常由难免流产发展而来，部分妊娠物（胎儿或者连同部分胎盘）已排出或嵌顿子宫颈口或滞留于子宫腔下段，或整个胎盘或部分胎盘仍附着在子宫壁上，子宫不能很好收缩，患者感到腹部剧痛及腰部酸痛，阴道出血多，甚至休克。残留的胎盘反复出血，容易诱发感染。

（二）病因

导致不全流产的原因很多，临床上常见的有胚胎因素、母亲因素、全身性疾病、生殖道异常、生殖道局部感染、内分泌异常、免疫功能异常、严重营养缺乏、环境因素等，具体见先兆流产章节。

（三）病史特点

1.有停经史

停经时间长短不一，询问月经史，末次月经，明确停经时间。

2.阴道出血

通常开始量较少、颜色暗红或鲜红，随后出现阴道排液和出血明显增多，颜色鲜红，阴道大量出血时甚至发生休克。阴道有部分妊娠物排出。

3.腹痛

多表现为下腹部阵发性的腹痛，程度中等或剧烈，甚至伴恶心、呕吐症状，有组织物排出后腹痛可部分减轻，随后腹痛又加重。

4.部分患者通常因先兆流产保胎治疗，也有不良妊娠史。

（四）全身检查及妇科检查

1.测量体温、脉搏、呼吸、血压，患者通常痛苦貌，持续出血时间长引起贫血，患者有面色苍白、头晕乏力等表现，部分出现发热等感染征象。大量出血引起休克的，出现心率加快、血压下降，出冷汗、少尿、晕厥、甚至昏迷。

2.妇科查体可见阴道较多量出血，持续性或不规律性出血，宫颈口已开或部分开，部分妊娠物排出于阴道内，或妊娠堵塞在子宫颈口，子宫大小通常小于停经周数，检查时子宫可有压痛，双侧附件区有无包块，多无压痛。

（五）辅助诊断

根据病史、临床表现即可诊断，结合妇科检查、B 超、血 HCG 等能明确诊断。

1.妊娠试验

（1）尿液人绒毛膜促性腺激素（HCG）检测：通常为阳性。

（2）血 HCG 和黄体酮水平：发生不全流产者，血 HCG 和黄体酮可较前一次明显下降。

（3）血常规：见红细胞和血红蛋白减少。

2.B 超

B 超检查子宫内没有完整的胚胎外形，没有胎心搏动，显示宫腔内暗区和边界不规则的块状物，宫颈口可张开，有时见宫颈口内有组织物。胎盘完全与子宫剥离后宫腔内包块无环状血流。

（六）鉴别诊断要点

不全流产和剖宫产瘢痕妊娠出血时两者有相似症状，患者均有明显停经史，阴道出血量多少不定，出血量多时均可出现阴道大量出血，甚至失血性休克，可有部分组织物经阴道排出。当剖宫产瘢痕妊娠误诊为不全流产而进行盲目清宫时可造成灾难性后果，故应予以鉴别。

1.对无剖宫产病史患者可在病史询问中予以排除剖宫产瘢痕妊娠。

2.对有剖宫产病史已经发生不全流产者，需追查更早期超声检查图片和结果，明确是否存在瘢痕妊娠。

3.不全流产患者腹痛程度明显强于瘢痕妊娠（除外 CSP 破裂）。但胚囊排出后出血明显减少，腹痛可明显减轻或消失。

4.妇科检查不全流产宫颈口经常扩张，组织物堵塞在宫颈口多见；而瘢痕妊娠宫颈基本正常，宫颈口扩张少见。

5.当不全流产妊娠物滞留在子宫下段位置时，易与瘢痕妊娠混淆。

6.超声检查不全流产患者宫腔内妊娠物或血液暗区，与子宫多不相连，无环状血流，部分胎盘仍附着在子宫壁上时也可见血流信号；且峡部无明显膨大，子宫峡部前壁肌层连续。而瘢痕妊娠组织块物位于子宫下段，于子宫下段前壁瘢痕处与块状组织物相连，并在下段部位可见丰富的血流信号，Ⅱ型则子宫下段前壁可显示向腹腔内突出的包块。子宫峡部前壁肌层连续性中断或破坏。

7.未经处理的瘢痕妊娠血 HCG 下降通常不明显，而且可以继续上升。

（七）处理原则

不全流产未合并感染者，应立即清理宫腔。阴道大量瘀血伴休克者，应同时输血输液，并给予抗生素预防感染。应仔细检查宫腔刮出组织，必要时送病理检查及细菌培养。

三、宫颈妊娠

（一）定义

宫颈妊娠是指受精卵在宫颈管内着床和发育的异位妊娠。宫颈妊娠极为罕见，发病率约 0.05%。，若不能得到及时准确的诊断，易误诊。处理不善，可发生难以控制的大出血及休克甚至孕产妇死亡。

（二）病因

1.子宫内膜缺陷

是引起宫颈妊娠的主要病因，如人工流产、刮宫术、放置宫内节育器、剖宫产术及慢性子宫内膜炎等破坏子宫内膜甚至造成宫腔粘连，着床期子宫内膜发育不良和受限，使正常位置内膜不适合胚胎的种植而孕卵游走着床在宫颈管黏膜处内。由上述子宫的创伤所致宫颈内口松弛使宫颈妊娠的可能性增加。

2.子宫先天发育不良、内分泌失调、子宫畸形或子宫肌瘤

特别是黏膜下肌瘤造成宫腔变形影响孕卵在宫腔内着床。受精卵运行速度过快，在

子宫内膜着床窗口期前进入宫颈管而在颈管内种植；或因子宫内膜尚未完全成熟，与孕卵种植窗口不同步，使孕卵游走着床而种植在宫颈管。

3.辅助生育技术的应用

宫颈管内操作及多个胚胎移植是体外受精-胚胎移植后引起宫颈妊娠的高危性因素。

（三）病史特点

1.宫颈妊娠多见于经产妇或有宫腔操作史患者。

2.有停经史，停经时间长短不一，但很少超过20周。

3.阴道出血为患者主要主诉和首发症状，出血时间长短不一，出血量多少不定，从少量不规则出血到迅猛大量出血，有时大量阴道出血即可导致失血性休克，甚至死亡。常规子宫收缩药应用通常无效。

4.腹痛：通常为无痛性阴道出血，腹痛少见。

（四）全身及妇科检查

1.未出血前全身可无阳性体征，一旦大出血则可表现出血性休克临床表现。

2.妇科检查

阴道内可见少量血性分泌物，早期宫颈略大变软或饱满，充血呈紫色，妊娠继续，随后可宫颈增大增粗，呈圆锥或圆桶状，宫颈外口可略开，宫颈四边较薄，有时可见组织物堵塞，子宫体正常大小，质地略硬，子宫下段质地较软，整个子宫可呈葫芦样，双附件无特殊改变，检查时切忌手指探查宫颈管内组织，否则有导致大出血风险。

（五）辅助检查

1.腹部或阴道B超检查

可显示子宫正常大或略大，子宫腔内空虚，宫颈内口闭合，与宫体相连呈现葫芦状，孕囊或妊娠产物位于膨大的子宫颈管内，与子宫颈有血流相连通，子宫血管扩张及宫颈血管形成丰富，血流阻力指数低。

2.血HCG测定

血HCG升高，但宫颈妊娠时由于血供相对较差，48h血HCG滴度上升未能翻倍，动态监测可观察疗效和判断治疗预后。

3.磁共振（MRI）

可以清晰显示宫颈管内胚囊大小、种植位置、胎盘植入深度、宫颈管壁厚度及与阴道穹窿组织、膀胱壁和阴道直肠的关系。

（六）鉴别诊断要点

宫颈妊娠和剖宫产疤痕妊娠均可表现为停经后阴道出血，且为多为无痛性阴道出血，阴道出血多少不定，均可阴道大量出血甚至失血性休克，超声下可显示子宫下段或宫颈内包块，症状相似。处理方案上均不能盲目清宫手术。故应予以鉴别诊断。

1.停经史

CSP一般停经时间在7~15周，而宫颈妊娠停经时间可能更长。

2.阴道出血

宫颈妊娠间歇性大量流血可较CSP出血更为汹涌，CSP以阴道不规则出血多见，在未破裂或未预处理清宫时大量出血较少见。

3.妇产科检查

两者有明显差别，宫颈妊娠宫颈有特殊性改变有助鉴别诊断。

4.超声检查或 MIR 检查

两者超声和 MIR 检查有特殊改变，可明确诊断；但 CSP 发生不全流产，部分妊娠物嵌顿在宫颈管内时，两者易混淆，但超声可显示宫颈管内无丰富血流和组织物与宫颈管壁无血流相连可予以鉴别。

5.其他

同时发生宫颈妊娠和剖宫产瘢痕妊娠极其罕见。

（七）治疗原则

1.宫颈妊娠治疗

需根据患者停经时间长短，症状特别是出血症状和宫颈妊娠物大小、局部血流丰富程度、生育功能要求和当地医疗资源条件综合评估后，决定治疗方案。

2.可采用手术治疗

宫颈妊娠流产术，经腹宫颈切开取胚后缝合术，宫腔镜下胚胎去除术，术前一般杀胚胎用氨甲蝶呤（MTX）等药物预处理或子宫动脉栓塞术后进行手术相对比较安全。

3.根治性手术，采用子宫全切除术。

4.药物治疗最常用的药物为 MTX，可采用全身或局部药物治疗。

四、妊娠滋养细胞疾病（肿瘤）

（一）定义

妊娠滋养细胞疾病是一组来源于胎盘滋养细胞的疾病，包括葡萄胎、侵蚀性葡萄胎、绒癌和胎盘部位滋养细胞肿瘤（GTN）。侵蚀性葡萄胎和绒癌在临床表现、诊断方法和治疗原则上基本相似，故一并叙述。

侵蚀性葡萄胎是妊娠滋养细胞肿瘤的一种，继发于葡萄胎后，多数在葡萄胎清除术后 6 个月发生。葡萄样组织侵入肌层或转移至子宫外，最常见的转移部位是肺和阴道，少数转移到脑，临床发生阴道大出血、腹腔内出血、咯血或脑转移症状，呈危重病情，可来急诊治疗。

绒毛膜癌为一种恶性度极高的妊娠滋养细胞肿瘤，约 60%继发于葡萄胎或侵蚀性葡萄胎术后，另外 30%可来自各种流产及 10%来自足月妊娠产后或异位妊娠。多发在生育年龄妇女。癌组织除侵蚀子宫肌层外还可转移到全身各处，最常见为肺、阴道、脑、肝、肾等部位。病理检查显微镜下无绒毛结构，仅见高度增生之滋养细胞伴核分裂象伴出血坏死。患者常死于大出血或全身转移衰竭，随着诊断技术和化疗的发展，绒癌死亡率已经大大降低。

（二）病因

绒毛滋养细胞都有侵蚀母体的能力，在正常情况下，母体组织可对抗它的侵蚀，但成为葡萄胎后滋养细胞的侵蚀力增强，其中 5%~10%葡萄胎可以发生恶变。恶变原因不清，可能与营养不良、种族、遗传、免疫机制有关。近代细胞遗传学提出完全空卵受精学说。即完全葡萄胎来自父方，精子染色体发生内在复制，而不完全性葡萄胎通常是三倍体，其中完全性葡萄胎恶变率高于不完全性葡萄胎。另外葡萄胎患者年龄大，子宫增长大于妊娠月份，以小水泡为主，HCG 高恶变概率增加。

各种妊娠后发生绒癌至今原因不清。可能与营养、种族、遗传、免疫失调、病毒感染有关。滋养细胞在一定条件下由隐匿形非增殖细胞进入到增殖状态，形成肿瘤。年龄大，与前次妊娠间隔时间长，HCG 水平极高，肿瘤病灶大，有肝、肾、脑转移，或曾行过化疗者均为绒癌高危因素。

（三）病史特点

1.有葡萄胎清宫病史，或流产、足月分娩病史。

2.阴道出血不规则阴道出血为最常见症状，呈持续或间断，出血量多少不定，有时也可短时间内大量出血，甚至休克。阴道出血可在几次正常月经后闭经，再出现不规则出血。长期阴道出血可出现头晕、乏力等贫血症状。

3.腹痛葡萄胎组织或绒癌组织侵入肌层靠近浆膜面时局部出现压痛，组织穿破子宫肌层形成盆腔、腹腔内出血，或阔韧带内转移时可出现急性腹痛，并出现腹膜刺激症状。

4.假孕症状由于 HCG 持续作用，以及雌、孕激素的作用，可出现外阴着色，生殖道变软，乳房增大、乳头乳晕着色等类似妊娠症状。

5.转移灶症状肺转移时可出现咳嗽，咯血，严重时可胸闷、气急、呼吸困难、心力衰竭；肺转移时可出现急性肺栓塞，引起肺动脉高压及呼吸循环障碍。阴道转移结节可出现阴道出血，脑转移后早期由于局部缺血可引起一过性失语、失明，几秒钟后立即恢复。小动脉内瘤栓形成，出现头痛、偏瘫、呕吐、平衡失调症状，发生脑疝出现昏迷、抽搐，死亡。肝转移可出现肝区疼痛、黄疸，癌组织穿透子宫，形成腹腔内转移及出血，导致腹痛，转移灶破裂可出现致命性的腹腔内出血。肝、肾、消化道转移，破裂出血可引起转移处的相应症状，阴道转移结节多发生于阴道前壁，破裂可出现阴道大出血。

（四）全身及妇科检查

1.全身检查

当长时间阴道出血或阴道大出血或腹腔内出血时，可出现贫血症状和体征，穿破子宫时可发生大量内出血，可出现休克症状。当出现转移病灶时可表现相应体征。

2.妇科检查

外阴可着色，阴道有时可见转移结节，结节多位于阴道前壁或尿道口，呈紫蓝色结节，直径大小 2~3cm，结节表面出血破溃，继发感染。宫颈转移结节一般少见。子宫稍大而软，病灶靠近浆膜层时子宫表面不平，有压痛，根据子宫病灶位置不同，子宫可呈不均匀性增大。当转移灶穿破子宫肌层形成阔韧带内血肿时，可在宫旁扪及不规则包块，有压痛。双侧卵巢可挥及囊肿，一般直径小于 8cm。

（五）辅助检查

1.hCG 测定

是妊娠滋养细胞肿瘤的主要诊断依据。血 hCG>100mIU/mL，或尿 hCG>25mIU/mL，为阳性。正常葡萄胎刮宫术后出现以下情况之一，在排除妊娠物残留或再次妊娠后可以诊断为妊娠滋养细胞肿瘤：①hCG 持续高水平不下降，在葡萄胎清宫术后第 1，4，7，21 日测定 4 次 hCG 维持在高水平平台水平（10%），或持续更长时间；②hCG 测定 3 次（即 1，3，7 日）上升（10%），并至少持续 2 周或更长时间。

流产、足月分娩和异位妊娠后 HCG 一般在 4 周左右降至正常水平，如果超过 4 周后 hCG 仍然持续在高水平，或曾经下降后又上升，并排除妊娠物残留或再次妊娠，可诊断为妊娠滋养细胞肿瘤。

2.B 超检查

是诊断子宫原发病灶的最常用方法，可在子宫肌层内显示高回声团块，边界清但无完整包膜；或显示肌层内回声不均区域，边界不清无包膜；或显示为子宫弥散性增高回声，局部内部见不规则低回声或无回声区。同时显示病灶丰富的血流信号和低阻力血流频谱。也可显示宫旁的不规则低回声区或包块，伴丰富血流和低阻力血流频谱。

3.X 摄线胸片

为滋养细胞肿瘤的常规检查，典型的肿瘤病灶胸片可见转移灶阴影，多为散在多发，呈棉球团状或团块状阴影。开始病灶可表现为肺纹理增粗，逐渐发展成为小片状

4.CT 或 MRI

CT 检查可以较早发现肺部小结节病灶，对脑部和肝部转移病灶也有较高的诊断价值；MRI 对肝、腹腔脏器、子宫和宫旁病灶有较高诊断价值。

5.病理检查

阴道转移结节处活体或盆腔内脱落物镜下见绒毛结构及滋养细胞不同程度增生诊断为侵蚀性葡萄胎。绒癌则在刮出物或转移病灶物病理检查为高度增生的滋养细胞伴出血坏死，无正常绒毛组织。

（六）鉴别诊断要点

两者均有停经病史，阴道出血、hCG 升高；但当 CSP 有子宫前壁局部出血并形成包块和宫腔内出血并淤积宫腔内时，易与滋养细胞肿瘤混淆。临床不乏将 CSP 误诊为滋养细胞肿瘤而进行不必要的化疗病例。故应予以鉴别诊断。

1.停经史

CSP 一般均有明确的停经病史，而滋养细胞肿瘤通常继发于葡萄胎清宫术后或流产史后短暂停经史。

2.手术史

CSP 有明确的剖宫产史，滋养细胞肿瘤可发生于有或无剖宫产病史。当无剖宫产史者则可排除 CSP。

3.CSP 清宫术后

大部分或多或少可检查到绒毛组织，则可排除绒癌。

4.B 超检查或 MRI 检查

CSP 患者早期行超声检查并有典型图像特征者诊断多无误。但II型 CSP，且早期未做明确诊断，包块内胚胎停止发育、胚囊破裂未见加之出血形成呈蜂窝状不均质回声包块，易误诊为绒癌子宫肌层浸润病灶。但 CSP 病灶仅限于子宫下段前壁，峡部扩张和膨大，子宫前壁峡部肌层连续性中断，病灶多向膀胱子宫反折腹膜处突出，边界清晰。血流丰富程度一般较绒癌为低，病灶也非呈子宫其他位置的弥散性发展。

5.HCG 水平

绒癌明显增高，而 CSP 可增高但较绒癌为低。

6.远处转移

CSP 无转移病灶，而滋养细胞肿瘤可出现转移病灶。

7.组织物检查

CSP 可见到绒毛组织，而绒癌无绒毛组织，葡萄胎后检查到的绒毛组织则为侵蚀性

葡萄胎。

（七）治疗原则

采用以化学治疗为主，手术和放射治疗为辅的综合治疗。

五、峡部妊娠

（一）定义

峡部妊娠泛指孕卵着床于子宫峡部包括子宫前壁、侧壁或后壁的宫内妊娠。广义的峡部妊娠包括剖宫产后瘢痕妊娠。

峡部妊娠由于胚囊种植在子宫下段峡部，子宫该部位肌肉层相对薄弱，收缩力远远小于子宫肌壁其他部位，因此发生流产时容易出血或出血难止。在行人工流产术时也容易发生子宫穿孔和人流出血增多。

（二）病因

1.子宫内膜病理缺陷

如人工流产、刮宫术、放置宫内节育器、剖宫产术及慢性子宫内膜炎等破坏子宫腔上部内膜或宫腔上部宫腔粘连，正常位置着床期子宫内膜发育不良和受限，使正常位置内膜不宜胚胎的种植导致孕卵向下游走着床在子宫峡部内膜处。

2.子宫内膜发育不同步

受精卵运行速度与正常子宫内膜发育不同步，子宫内膜着床窗口期落后于胚囊发育，囊胚进入子宫腔内时子宫内膜尚未完全成熟至种植窗口期，与孕卵种植窗口不同步而使囊胚继续向下游走直至最后着床在子宫峡部内膜处。

3.子宫腔异常

子宫先天发育不良、子宫畸形或子宫肌瘤特别是黏膜下肌瘤造成宫腔变形影响孕卵在宫腔内正常部位着床。

4.辅助生育技术的应用

宫腔内操作及多个胚胎移植是体外受精-胚胎移植后容易引起子宫峡部妊娠。

（三）病史特点

类似于一般早孕的症状和体征。

1.有停经史

询问月经史，末次月经，明确停经时期。

2.早孕反应

可以有恶心、晨吐或不明显的早孕反应。

3.阴道出血，腹痛

当发生先兆流产或难免流产时可出现相应症状。

4.有无剖宫产病史

无剖宫产排除 CSP，有剖宫产病史高度警惕 CSP。

5.其他

妊娠继续发展至中、晚期多发生前置胎盘，而出现阴道出血等症状。

（四）全身及妇科检查

1.全身检查

通常无阳性体征。

2.妇科查体

可见宫颈着色，子宫峡部软，膨大，子宫大小与停经时间相符或偏小。双侧附件区无包块，无压痛。

（五）辅助诊断

1.妊娠试验

（1）尿液人绒毛膜促性腺激素（HCG）检测：阳性。

（2）血 HCG 水平：正常早期妊娠时血 hCG 水平与孕周符合，并有时间倍增现象，可连续测定血 hCG 以了解胚胎发育情况。

2.B 超

B 超监测有重要意义，经阴道或经腹部彩色多普勒可明确胚囊着床位置，绒毛种植在子宫前壁、后壁或侧壁，胚囊大小不等，子宫下段连续，可出现丰富的血流信号。宫颈管存在，宫颈内口闭合，宫腔上 1/2 空虚。可以明确诊断。

（六）鉴别诊断要点

无剖宫产病史则排除 CSP，有剖宫产病史的峡部妊娠需高度警惕并区分是否为 CSP。

1.两者均可有停经、早孕反应病史

发生先兆流产均可出现阴道不规则出血伴或不伴腹痛。但峡部妊娠先兆流产多伴腹痛。

2.超声检查

早期超声检查为主要鉴别手段，无剖宫产病史，峡部妊娠胚囊向宫腔内生长，峡部肌层连续性无中断，子宫形态基本正常。

即使有剖宫产史时，超声显示胚胎种植在子宫后壁，胎盘未盖过宫颈内口，子宫前壁无绒毛血流，可排除 CSP。当孕卵种植在子宫前壁，且位置偏低，接近前壁下段瘢痕处时，与Ⅱ型 csp 较难鉴别，若超声能明确提示瘢痕处无绒毛血流，瘢痕连续性完整，基本可排除 csp，但随着妊娠进展可发展成凶险性前置胎盘。必要时可采用 MRI 检查鉴别诊断。

（七）处理原则

峡部妊娠终止与 CSP 基本类似，通常需要药物预处理如氨甲蝶呤（MTX）治疗或子宫动脉栓塞后清宫手术；也可药物处理后宫腔镜下手术处理。

部分要求继续妊娠患者，多发展成前置胎盘，处理同前置胎盘。

六、子宫憩室妊娠

（一）定义

指一种孕卵种植在子宫憩室部位的特殊妊娠。

（二）病因

子宫憩室多为子宫先天性畸形，开口位于子宫腔内，可以在子宫腔四周腔壁上直径 1~2mm，呈卵圆形或椭圆形，深度 0.5~10mm，憩室内可有子宫内膜生长，生长内膜与子宫腔其他部位内膜同步或不同步。孕卵种植在子宫憩室十分罕见，根据憩室的大小、憩室壁的厚薄及憩室的深度不同，孕卵种植后可以继续妊娠发育为正常宫内妊娠，也可能发生流产或破裂。

（三）病史特点

类似于一般早孕的症状和体征。发生流产时与宫内妊娠流产相同；但憩室位于子宫下段前壁时需与 CSP 鉴别。

1.孕前超声检查

可提示存在子宫憩室有助诊断。

2.有停经史

根据末次月经，明确停经时期。

3.早孕反应

可以有恶心、晨吐或不明显的早孕反应。

4.阴道出血，腹痛

当发生先兆流产或难免流产时可出现宫内妊娠流产的相应症状。

5.有无剖宫产病史

无剖宫产排除 CSP，有剖宫产病史，且剖宫产后再次怀孕前已经明确存在剖宫产后瘢痕憩室，本次为憩室部位妊娠则诊断为 CSP。

6.子宫前壁峡部憩室妊娠破裂

可类似于 CSP 破裂的出血和腹痛症状和体征。

（四）全身及妇科检查

1.全身检查

通常无阳性体征。

2.妇科查体

可见宫颈着色，子宫峡部软，子宫大小与停经时间相符。双侧附件区无包块，无压痛。

（五）辅助诊断

1.妊娠试验

（1）尿液人绒毛膜促性腺激素（HCG）检测阳性。

（2）血 HCG 水平：正常早期妊娠时血 HCG 水平与孕周符合，并有时间倍增现象，可连续测定血 HCG 以了解胚胎发育情况。

2.B 超

B 超监测有重要意义，经阴道或经腹部彩色多普勒超声可明确胚囊着床位置，胚囊大小，子宫下段厚度。可以明确诊断。

（六）鉴别诊断要点

1.明确有无剖宫产病史，无剖宫产病史排除 CSP。

2.有剖宫产病史，早期症状和体征类似，需早期超声鉴别诊断，子宫憩室妊娠时，子宫下段峡部肌层完整，无连续性中断，胚囊及大部分位于子宫腔前壁或后壁，并向宫腔内生长发育，子宫瘢痕部位无绒毛性状血流改变。

3.发生流产后鉴别同先兆流产或难免流产。

（七）治疗原则

正常部位的子宫憩室妊娠一般可以妊娠继续，但要警惕胎盘粘连或植入。发生流产时处理同宫内妊娠流产。

（赵卫华）

第五节　治疗

剖宫产后子宫瘢痕妊娠（CSP）是剖宫产术后出现的远期的并发症之一，由于胚胎着床于子宫瘢痕处，随着胚胎继续发育，胎盘绒毛可以植入甚至穿透子宫肌层，通常至中、晚期发生子宫破裂及严重出血等并发症危及孕妇生命。因此 CSP 若未能及时诊断治疗，可能发生严重出血或子宫破裂，甚至最终选择切除子宫以抢救患者生命。20 余年来，由于对 CSP 的不断研究和临床经验积累，对 CSP 的治疗原则基本形成共识，但没有明确的统一的治疗方案。

1.治疗原则

尽早发现，尽早治疗，一经确诊应尽快终止妊娠，减少并发症。治疗目标为及时终止妊娠、有效去除病灶、保障患者安全；切勿盲目刮宫。应根据患者阴道出血严重程度，孕周大小、超声分型，子宫肌层缺损程度，血 hCG 水平，生育要求，医院诊疗条件和治疗经验等综合提出个体化的综合治疗方案，治疗前应与患方充分沟通、充分告知病情和各种治疗方法的利弊和风险，并签署知情同意书。

2.治疗方法

主要有以氨甲蝶呤（MTX）为代表的药物治疗，腹腔镜、宫腔镜或宫腹腔镜联合治疗，经腹或经阴道的手术切除术，负压吸引术等，而子宫动脉栓塞术后清宫或手术治疗则作为一种新型的治疗方法，被广泛应用，并可以显著提高 CSP 的治疗效率和安全性。目前采用的各类治疗方法，其主要目的是在安全有效清除病灶后，尽量保留女性的生育功能，为下一次妊娠提供可能。而子宫次全切术或子宫全切术是对产生严重并发症的 CSP 患者为抢救其生命而进行的主要手术治疗方法。

一、选择性子宫动脉栓塞（UAE）后清宫术

1979 年 Brown 首先报道用于治疗产科出血性疾病，能迅速、有效止血，并取得满意效果。通常于右股动脉穿刺，选择双侧子宫动脉插管造影，通常典型的可见子宫局部充血增大，子宫动脉迂曲充盈，血流丰富，血管包围病灶，用新鲜吸收性明胶海绵颗粒或条块栓塞子宫动脉后可显示血流阻断，病灶血流明显减少，栓塞前局部血管内注入氨甲蝶呤（MTX）药物（每侧 30mg）。术前或术后肌内注射适量的氨甲蝶呤，可加强治疗效果。

一般子宫动脉栓塞后 24~72h 在 B 超监视下行清宫手术，手术成功率可达 95%以上。刮宫前超声检查胚囊着床处血流情况，术中尽量清除胚囊绒毛。由于此方法不但可以迅速控制 CSP 引起的大量阴道出血，降低子宫动脉血压，减慢血流，利于血栓形成，减少出血，同时使胚胎缺血、缺氧、坏死，子宫动脉局部注射氨甲蝶呤（MTX）后，子宫局部药物浓度高（可较全身用药高 2~22 倍），杀胚胎作用明显增强。此时清宫术中大出血的风险大大降低，但局部血流仍较丰富者，仍应做好抢救准备。此方法已被首先推荐和广泛应用，是一种行之有效治疗方法，几乎适用于所有的 CSP 患者。

二、药物治疗后行清宫术

超声的广泛应用为早期诊断 CSP 提供了可能，也为药物治疗提供了机会。MTX 是

治疗 CSP 最常用的药物。适合一般情况良好，血流动力学稳定，孕龄<8 周，B 超提示胚囊与膀胱壁间的子宫肌层连续性好，厚度>2mm，血清β-HCG<5000U/L，主要为内生型 CSP 患者。药物治疗后联合超声引导下清宫术是一种较安全、有效、适用于基层医院的治疗方法。由于 CSP 是一种特殊的异位妊娠，药物治疗后血β-hCG 水平下降较缓慢，病灶缩小或消失也需要较长时间，并且有治疗失败的可能。还有再次大出血的可能。因此，在药物治疗中必须采用阴道彩色多普勒超声监测胚囊或包块大小及包块周围血流信号的变化，动态监测血 hCG 水平，如包块明显缩小，血流明显减少甚至消失提示治疗效有效，因此一般需要待血清β-HCG 下降到一定水平（<1000U/L 或更低），超声显示局部无明显血流后，在超声引导下进行清宫术较为安全，清宫时必须做好出血和子宫穿孔的急救准备。

氨甲蝶呤给药方式多样如下，

（一）全身给药

剂量按体重 lmg/kg，或体表面积如 50mg/m_2，单次或多次肌内注射。每周重复 1 次。杨洋等采用 MTX 肌内注射配伍米非司酮片口服，在血β-HCG 下降至 1000mU/mL 以下时，在 B 超引导下行清宫术，术后均未出现大出血现象，术后 1 个月随访，β-HCG 均恢复正常，3 个月内月经恢复正常。

（二）MTX 全身性序贯疗法

第 1，3，5，7 天各给予氨甲蝶呤 lmg/kg 或 50mg/m_2肌内注射第 2，4，6，8 天各给予四氢叶酸 0.1mg/kg。8d 为 1 个疗程，MTX 可用 1~3 个疗程。

（三）局部应用

超声引导下胚囊内局部注射 MTX 治疗也为有效的治疗方法，超声引导下以 16~20 号穿刺针或取卵针行胚囊内或包块内穿刺抽吸后注射 MTX 药物。剂量为 5~60mg。Yamaguchi 等认为 MTX 在 B 超引导下经阴道直接注射至妊娠部位，即局部用药可作为药物治疗 CSP 的首选方法。其对 12 例患者治疗中，将妊娠囊中羊水抽出，MTX 注射入妊娠囊中，子宫肌肉层中注射垂体后叶素等，在子宫病灶周围使用抗炎药物。观察病灶体积，血清β-HCG 的水平和血流，发现β-HCG 水平逐渐下降，其中第 1 周下降最快，降至正常水平平均需要（39.1±10.1）d。妊娠物减小至消失平均需要（24.6±14.1）d。

（四）全身与局部联合治疗

全身用药联合局部用药可提高治疗成功率，成功率可达 70%~80%。可采用全身 MTX 肌内注射＋经阴道穿刺（TVS）胚囊抽吸＋局部 MTX 注射；也可采用局部 KCL＋TVS 胚囊抽吸＋（一）局部 MTX 注射（此方法可用于 IVF 后宫内双胎妊娠保留正常位置胚胎患者）。

氨甲蝶呤治疗虽然有效，但 HCG 的下降相对缓慢，疗程长，治疗期间随时可能发生严重子宫出血，因此必须在严密观察下进行治疗，如血 HCG 下降不明显或持续在平台，病灶高速低阻血流信号持续存在，包块持续增大均提示治疗反应差，应增加药物治疗次数或剂量，或改变治疗方法，可采用病灶切除的手术。

三、经腹局部病灶切除术

经腹手术治疗是一种相对安全、有效治疗方法，一般可保留子宫。对早期 CSP 采用楔形切除瘢痕及妊娠物，同时术中行子宫局部修补术，该方法适用所有具备经腹手术条件的医院，该方法具有切除病灶和子宫瘢痕，修补子宫原来瘢痕缺陷，保留子宫和减少再次发生瘢痕妊娠的机会。对那些病灶大、血流丰富、肌层薄，手术前结扎子宫动脉或子宫动脉栓塞术后或局部注射垂体后叶素等可明显减少手术中出血的风险。

对妊娠至中、晚期妊娠 CSP 破裂大出血，则多采用经腹紧急抢救手术治疗，剖宫取胎和根据失血情况、有无生育要求等做保留子宫或子宫切除术。

四、经阴道病灶切除术

对那些病情稳定，孕周较小，病灶较小，血流不丰富，盆腔粘连不明显的早期子宫瘢痕妊娠也可采用经阴道的子宫局部病灶切除术，但此手术需要一定的经阴道手术技巧和经验，同时需做好经腹手术的准备，不作为常规推荐手术。

五、宫腔镜和（或）腹腔镜病灶切除术

宫腔镜作为一种微创技术，近年也被用于治疗 CSP，宫腔镜下可直视子宫内口形态失常，可见占位性囊块状物或绒毛状物或团块物的位置和局部表面血管分布，手术中可进行电凝血管和电切除妊娠物。主要适用于I型和部分早期未破裂II型，孕周较小，血流动力学稳定，具有良好的腔镜设备和熟练的手术技能及经腹手术条件的医院。但在无前期药物或栓塞等预处理情况下，直接宫腔检查和手术有随时存在大出血可能，故一般宫腔镜不作为单独诊断性检查和治疗。通常在药物治疗或子宫动脉栓塞后，在超声或腹腔镜监视下进行手术相对较安全和有效。

Huali 等对 21 例 CSP 分别进行了宫腔镜手术治疗，其中 17 例宫腔镜一次成功，2 例失败后改经腹病灶切除，2 例宫、腹腔镜联合手术成功，平均手术时间约 51.4min，平均出血量为 48.1mL；国内吕净上等对 21 例直径≤2.5cm，I型 CSP 宫腔镜治疗术中平均出血量为 49.8mL，手术时间平均 33min，血 HCG 转正常时间平均 21.2d。Wang 等在腹部 B 超的协助下，通过宫腔镜进行妊娠组织的清除术，术中静脉滴注缩宫素，术后在宫腔内放置带球囊的导管进行压迫止血，对于妊娠囊靠近宫腔者具有良好效果，手术时间短，出血少，β-HCG 下降快。

但是，由子宫腔镜手术虽然可以治疗部分 CSP，但手术无法修复切口处的缺损，并且病灶切除过程中可能增加原来瘢痕部位的损伤，给日后再次发生 CSP 带来隐患。因此需要引起注意和宫腔镜治疗 CSP 及日后再次妊娠结局的大样本资料积累。

腹腔镜治疗 CSP 是一种较为理想的方法，其安全性和治疗的有效性均可得到肯定，适用于外生（II）型、孕周较小（7~11 周），病灶相对较大、病灶表面肌层薄、有穿透浆膜层风险未破裂者。采用该法的优点可以将妊娠组织在镜头直视下将其完全清除干净，缩短治疗时间，并在腹腔镜手术中，可直观看到病灶并能有效重建修复子宫下段，则对患者未来的再生育是至关重要。手术中先阻断子宫动脉或子宫动脉栓塞后手术或术中注射垂体后叶素可明显减少术中出血的风险。腹腔镜下可见很薄的子宫肌层下的妊娠物，将垂体加压素稀释成每毫升 1 单位后，5~10mL 的垂体加压素稀释液多点注射至子宫肌层，当发现子宫肌层变白时，对妊娠物凸出之处进行横向切开，暴露暗红色的妊娠囊，而后切除病灶，修整切口缘，用 2-0 的肠线缝合。Wang 等认为妊娠囊种植较深的 CSP 患者经阴道超声及 MRI 的确诊后，应优先考虑采用腹腔镜进行治疗，因为在术中下可直观看到子宫同膀胱的位置关系，妊娠物的种植部位及形态，可彻底清除病灶，对于粘连部位可进行分离，术中出血少，术后恢复快，可在短时间内使得β-HGC 下降，治疗效果

好。国内王光伟等外生型 32 例 CSP 均顺利完成腹腔镜病灶剔除术，平均手术时间（100±21）min、术中出血量仅（19±6）mL，血清 HCG 降至正常时间（3.5±0.6）d。提示腹腔镜 CSP 病灶剔除术治疗具有出血少、恢复快等优点，同时可修复子宫瘢痕、减少再发风险、保留患者生育能力，尤其适用于治疗外生型 CSP。

六、负压吸宫或刮宫术

对明确诊断的 CSP 患者不提倡甚至禁止单独使用负压吸宫或刮宫术。盲目的清宫手术通常可导致难以控制的出血，使一个貌似普通的清宫转为紧张的急救手术而产生不良后果，对误诊为先兆流产或难免流产而进行直接清宫手术患者，国内报道将有 40%~72% 发生清宫时的大出血。因此，不可轻易做清宫手术。通常需在经全身或局部药物（MTX）治疗或子宫动脉栓塞术后清宫是较为安全的治疗策略。对那些孕周小，胚囊较小、绒毛种植较浅、局部血流不丰富，I型未破裂型，子宫前壁肌层厚度≥2~5mm，血β-HCG 水平较低（<1000U/L），血流动力学稳定，可以考虑在 B 超引导下由经验丰富的医师直接行清宫术。但手术必须在具有输血和急诊开腹手术条件的医院手术室内进行，术前应备有急救方案，如备血，宫腔纱布填塞、Foley 尿管（18F）局部压迫止血设备和预案。

七、子宫次全切除或全子宫切除术

对于没有生育要求，药物治疗包块局部和全身用药治疗无效，病灶大、血流丰富且切除困难，或包块破裂，短时间大出血；或误诊为正常妊娠或先兆流产、难免流产、葡萄胎等清宫术时大出血，为挽救患者生命，限于条件，无其他办法可行而采取的紧急措施。

八、期待治疗

原则上对已经明确诊断的剖宫产后子宫瘢痕妊娠禁止期待治疗。对II型 csp 随着妊娠进展终究会发生子宫破裂；而对于I型 csp 虽然可能妊娠可以继续发展到一定阶段，但妊娠发展到什么时期较难予以准确评估，发展至中晚期妊娠无一例外发展成凶险性前置胎盘，且胎盘植入和穿透的风险远远大于一般前置胎盘，妊娠过程中随时发生子宫破裂的风险而危及生命。已有 CSP 或再次发生 CSP 达妊娠晚期发生子宫破裂、孕妇死亡的报道。

九、聚桂醇治疗

剖宫产子宫瘢痕妊娠是指妊娠物着床于前次剖宫产术后子宫切口瘢痕部位，随着妊娠的进展，绒毛与子宫肌层粘连、植入，严重者可穿透子宫造成大出血或子宫破裂。由于剖宫产子宫瘢痕部位血管病理性开放，导致终止妊娠时大出血风险极高。

1944 年由 Orach 最先提出泡沫硬化剂（聚桂醇）的治疗概念，主要应用于食管-胃底静脉曲张、下肢静脉曲张、内痔、囊肿性疾病的硬化治疗，也有见用于子宫肌瘤硬化的报道。在静脉旁、血管腔内局部注射聚桂醇注射液后，可直接损伤血管内皮，促进血栓形成，黏附于注射部位血管内，继而产生炎性病变和组织纤维化，纤维化条索代替病理性血管，导致病理性血管永久性闭塞，从而达到硬化目的。鉴于此作用机制，2012 年浙江萧山医院将聚桂醇移植应用于剖宫产子宫瘢痕妊娠的治疗，通过在子宫瘢痕部位注射聚桂醇使病理性血管硬化闭塞，再清除宫腔内容物，大大减少了术中的出血风险。其主要内容为：

剖宫产原是母婴危象的一种分娩补救措施，据2014年第10期《中华妇产科杂志》张为远教授的调查研究，2011年全国平均剖宫产率已达54.472%。目前，第1次剖宫产术后再次妊娠剖宫产瘢痕妊娠的发生率逐年增加，国内外对剖宫产瘢痕妊娠的处理方法虽多，但均不理想，易引起医患纠纷，成为临床的棘手问题。剖宫产瘢痕妊娠处理的相关问题应当引起妇产科医生的高度重视。

两个国内核心杂志的编辑部均坚持以“临床实用”为宗旨，介绍了浙江萧山医院妇产科采用超声介入下经腹或阴道穹窿部在病灶周围注入硬化剂后再刮取妊娠物，处理剖宫产瘢痕妊娠的方法，取得简便、实用、有效、安全、价廉且一次性成功的效果。该方法是基层医院对剖宫产瘢痕妊娠的创新性治疗方法，值得推广。聚桂醇硬化剂在消化科应用多年来未见明显异常，且子宫肌层组织结构等远优于食管及胃壁组织，本文也证实了其使用的安全性，可供各级医院参考。特此报道此技术以飨读者。

（一）适应证

首先是明确诊断，常用的有超声或磁共振，其中超声是诊断本病简单而可靠的方法，尤其超声造影不仅可以明确切口部位血供的分布，更可清晰显示肌层受累的程度，同时能对比注射聚桂醇后切口部位的血供改。按照妊娠物累及肌层的程度我们将剖宫产子宫瘢痕妊娠分为四级。①0级：绒毛覆盖子宫腔切口处，未累及肌层，与肌层分界清楚；②1级：累及肌层，未及肌层1/2；③2级：累及肌层，达到或超过肌层1/2，未累及浆膜层；④3级：肌层消失，孕囊突向浆膜层，并向膀胱方向凸起。所有生命体征稳定，超声诊断为剖宫产子宫瘢痕妊娠，且前次剖宫产为子宫下段剖宫产，分级诊断符合0~2级的剖宫产子宫瘢痕早期妊娠（孕周小于12周）患者均适合本法治疗。

（二）禁忌证

正在大出血的患者由于造影剂沿着创面泄漏无法准确显影切口部位，不适合本法治疗。超声分级诊断3级的患者在妊娠物清除术中无法将妊娠物完全清除，而且出现子宫瘢痕部位破裂概率极高，亦不适合本法治疗。

（三）手术步骤

1.术前准备

妇科检查、血清β-HCG、血常规、尿常规、凝血功能、肝肾功能检查及心电图检查。

2.术前签署知情同意书

方式及其局限性；①本次治疗的目的是作为妊娠物清除术前的预处理，旨在减少妊娠物清除术中的出血风险；②术中由于妊娠物植入肌层的深度不一，聚桂醇注射治疗中可能存在子宫瘢痕部位破裂，膀胱、肠管等周边脏器的副损伤等；③术中迷走神经兴奋导致恶心呕吐、血压下降等情况；④术后出现发热、恶心呕吐等药物过敏反应；⑤本次治疗失败需要子宫动脉栓塞、手术切除（修补）子宫瘢痕等可能。

3.术前超声造影定位

患者排空膀胱，取简易膀胱截石位。使用百胜mylab90彩色多普勒超声诊断仪，经阴道探头频率3~9MHZ，配备造影匹配成像技术。应用Bracco公司的超声造影剂六氟化硫微泡粉针（合资），每支59mg，使用前在造影剂59mg中注入5mL生理盐水充分振荡摇匀，选用相应探头及超声造影条件，以显示切口瘢痕妊娠的病灶作为造影时观察的切面，启动造影模式，机械指数0.08。经肘静脉于5s内快速推注造影剂1.2mL，采集自造影剂开始推注至基本消退的连续动态图像，将造影的全过程记录于仪器硬盘中以备脱机分析。

4.聚桂醇注射治疗

注射途径可分为经阴道穿刺注射和经腹壁穿刺注射。

（1）经阴道穿刺注射聚桂醇：取简易膀胱截石位，排空膀胱，常规消毒会阴，铺巾，经阴道超声引导，固定穿刺架，选择穿刺路径，置入21G一次性穿刺针，经阴道前穹窿到达子宫切口周边血流丰富肌层部位，取出针芯，使用2mL注射器抽取聚桂醇注射液，连接穿刺针，回抽无血液，脉冲式缓慢注射。如血流分布面积广，则重新置入针芯，稍回退穿刺针，行多点注射，直到超声下见到孕囊环状或片状强化，周边血流稀少。术毕，消毒阴道。患者步行返回病房。

（2）经腹壁穿刺注射聚桂醇：取平卧位，排空膀胱，常规消毒下腹部，铺巾，腹部超声探头定位子宫切口瘢痕部位，观察血流情况。避开膀胱，选择离子宫切口瘢痕最近的腹壁处作为腹壁穿刺点，i%利多卡因注射液在腹壁穿刺点形成皮丘，尖刀片切开0.2cm切口，置入21G一次性穿刺针，取子宫切口周边血流丰富处作为子宫肌层穿刺点，取出针芯，使用2mL注射器抽取聚桂醇注射液，连接穿刺针，回抽无血液，脉冲式缓慢注射。如血流分布面积广，则重新置入针芯，稍回退穿刺针，行多点注射，直到超声下见到孕囊环状或片状强化，周边血流稀少。术毕，消毒腹壁穿刺点，粘贴一次性敷贴。患者步行返回病房。

经腹壁穿刺注射聚桂醇受腹壁厚度、子宫位置、子宫前峡部与膀胱粘连程度的条件限制，而经阴道穿刺适合所有人群。至目前，在我院治疗的91例剖宫产子宫瘢痕妊娠患者在聚桂醇注射治疗过程中无1例出现出血、过敏反应等情况，穿刺注射过程历时10~15min。

5.术后注意事项

由于聚桂醇有局部镇痛作用，术中患者无明显疼痛感觉，无须特殊镇痛处理。术前术后无须饮食改变。无须使用抗生素。术后观察患者腹痛、阴道出血及发热、胃肠道症状。

6.妊娠物清除术

常规当日下午行聚桂醇注射，选择次日上午在B超监护下行妊娠物清除术。术前开通静脉通路，常规扩张宫颈口，卵圆钳钳夹出前峡部妊娠物，宫腔内常规吸刮，术毕宫颈注射缩宫素针10U，前峡部钳出物常规送病理检查，观察24h无明显阴道出血，出院。

7.术后医嘱

广谱抗生素口服3d预防感染；术后当天给予屈螺酮炔雌醇片（每片含屈螺酮3mg和炔雌醇0.03mg）每天1片共21d或周期疗法（补佳乐片1mg，每天1次共21d，后10d加用地屈黄体酮片10mg，每天2次，口服）修复子宫内膜。

（四）随访

自2012年以来，浙江萧山医院妇产科用此方法成功治疗剖宫产子宫瘢痕妊娠患者91例，其中4例经腹壁穿刺注射，87例经阴道穿刺注射成功，效果显著。在妊娠物清除术中平均出血10mL，无一例发生子宫穿孔，平均住院时间2.7d，平均治疗费用3660元。近期随访（术后3个月内）血清β-HCG降至正常时间约22d，术后1个月内均能恢复月经，无一例出现发热、恶心呕吐等过敏症状，与普通人工流产术后各项恢复指标比较无差异。远期随访（术后2年内）发现8例再次宫内妊娠行常规人工流产术，15例超声提示切口处小暗区，4例月经经期较术前延长2~3d，10例术后月经量减少，与瘢痕子宫早孕流产患者比较无明显差异。

（五）聚桂醇注射液的安全性

聚桂醇注射液的安全性已被国际医疗界公认，是德国迄今为止唯一被批准用于硬化治疗的药物，并已经在其他欧洲国家应用。美国食品药品管理局也于2010年3月批准聚桂醇上市。通过大样品临床验证及上万例病例观察，聚桂醇临床应用安全性极高，未出现因产品导致的医疗不良事件。我国2008年开始临床应用聚桂醇，广泛应用于消化内科及血管外科的静脉曲张，应用多年未见明显不良反应及并发症报道，偶有恶心呕吐反应；而且子宫肌层交通支丰富，组织结构、愈合能力等远优于食管及胃壁组织，故我们将聚桂醇移植应用于子宫瘢痕妊娠，临床证实效果显著。

超声介入下注射聚桂醇治疗剖宫产子宫瘢痕妊娠，安全、有效、操作简便，患者接受性强、易于掌握，适合各级医院开展，不失为治疗剖宫产子宫瘢痕妊娠的又一新的方式。

（王骧）

第十三章　妇科内窥镜手术

内窥镜是一种常用的医疗器械。由可弯曲部分、光源及一组镜头组成。经人体的天然孔道，或者是经手术做的小切口进入人体内。使用时将内窥镜导入预检查的器官，可直接窥视有关部位的变化。图像质量的好坏直接影响着内窥镜的使用效果，也标志着内窥镜技术的发展水平。最早的内窥镜被应用于直肠检查。医生在病人的肛门内插入一根硬管，借助于蜡烛的光亮，观察直肠的病变。这种方法所能获得的诊断资料有限，病人不但很痛苦，而且由于器械很硬，造成穿孔的危险很大。尽管有这些缺点，内窥镜检查一直在继续应用与发展，并逐渐设计出很多不同用途与不同类型的器械。

纤维内窥镜系统由内窥镜镜体和冷光源两部分组成，镜体内有两条光导纤维束：一条叫光束，它是用来将冷光源产生的光线传导到被观测的物体表面，将被观测物表面照亮；另一条叫像束，它是把数万根直径在 1 微米以下的光导纤维按一行一行顺序排列成一束，一端对准目镜，另一端通过物镜片对准被观测物表面，医生通过目镜能够非常直观地看到脏器表面的情况，便于及时准确地诊断病情。例如，借助内窥镜医生可以观察胃内的溃疡或肿瘤，据此制定出最佳的治疗方案。妇科的内镜：阴道镜、宫腔镜和腹腔镜等。

第一节　宫腔镜手术

一、宫腔镜的临床应用

宫腔镜可用来辅助诊断宫腔疾病。宫腔镜下电外科手术是从泌尿外科引进到妇科，用来做子宫肌瘤切除术、子宫纵隔切除术、内膜去除术。

（一）诊断性宫腔镜

对于多数患者，诊断性宫腔镜可以在门诊手术室实施，简便，费用低。当存在内科并发症等情况则不适合在门诊手术。临床诊断宫腔异常有两种方式：①盲视下刮宫（诊断性刮宫）取宫腔内膜，通常用来诊断内膜增生过长或内膜肿瘤；诊断性刮宫仍不失为明确内膜病变有效的诊断方法；②通过阴道超声、宫腔造影，以及宫腔镜技术，明确宫腔内异常结构，如息肉、肌瘤或纵隔等。阴道超声诊断宫腔疾病精确度也很高，尤其是宫腔内注水辅助超声检查（宫腔盐水灌注超声扫描）。

诊断性宫腔镜主要用于：①不明原因子宫异常出血者（包括生育期、围绝经期和绝经后期）；对多数患者，宫腔镜检查之前或可选择其他更好的方法诊断或治疗；②某些女性不孕症。

（二）治疗性宫腔镜

宫腔镜下可以进行一些治疗性操作：节育器取出困难，宫腔粘连分解术，输卵管绝育术，子宫纵隔切开术，黏膜下肌瘤切除术，子宫内膜删除术（激光气化、射频、热凝固、电切）。

1.节育器取出困难

节育器嵌顿、断裂，节育器断端残留。

2.子宫纵隔

子宫纵隔一般没有症状，即使诊断也无须切除。子宫纵隔是反复流产独立因素时，可在宫腔镜下切除纵隔，这样可以提高受孕率。与剖腹子宫成形术比较，宫腔镜下纵隔切除术并发症更小，手术更简单，费用更低。操作可采用剪刀或使用激光或电切环。纵隔血管较少，适合采用机械剪刀；而且还可以避免子宫内膜热损伤。

3.内膜息肉

内膜息肉可通过诊刮去除，但无法刮净，多数患者术后反复。内膜息肉用宫腔镜下电切更加合适，可以达到根治。

4.子宫肌瘤

月经量过多或不孕的子宫肌瘤患者，可用宫腔镜手术切除。宫腔镜切除肌瘤受肌瘤生长部位、大小及数量限制。术前使用促性腺激素释放激素类似物（GnRH-a）可使肌瘤缩小，利于完全切除肌瘤；而且可以缩短手术时间，减少膨宫递质吸收。

5.内膜去除术

月经过多患者药物治疗无效，无生育要求，可进行内膜去除术。可以选择电外科手术器械进行凝固、切除或气化，也可以应用热球、射频、冷冻、热盐水灌注、微波等方法破坏内膜。电切环可切除内膜和浅肌层，球形电极可凝固子宫内膜表面。宫腔大于12cm，应使用宫腔电切手术。子宫肌腺症患者行内膜切除术的远期疗效尚不明确。残留内膜仍然有可能发生子宫内膜癌。内膜去除术可以减少月经量或者引起闭经，从而避免子宫切除或长期药物治疗。治疗成功率取决于随访的情况，以及患者要求，部分患者以闭经为目标，也有患者要求达到正常量月经。

6.宫腔粘连

因宫腔粘连造成的不孕或习惯性流产，伴或不伴闭经，称之为Asherman综合征。宫腔粘连可经子宫造影诊断，最好的诊断方式是宫腔镜检查。对于薄弱稀疏的粘连在诊断性宫腔镜下就可以分离，厚实致密的粘连需要剪刀或激光、电切器械分离。术后受孕情况取决于子宫内膜破坏限度。

二、注意事项

（一）宫腔镜检查注意事项

1.在将宫腔镜置入宫颈管前首先应排尽接管内及管鞘内的气泡，避免气泡进入宫腔而影响宫腔镜的检查，防止空气进入血管内。

2.了解子宫颈与子宫体的关系

通常子宫体与子宫颈间存在一定的角度，按其所形成的不同角度将子宫分为前位、中位和后位，置入宫腔镜前必须了解子宫体位置当宫颈内口略紧时，可向着宫腔方向略用力置入，而避免盲目造成子宫穿孔。

3.宫腔镜应在直视下边观察边进入宫腔，避免盲目进入造成颈管损伤、宫腔内膜擦伤出血及子宫穿孔。退出宫腔镜时也应边退出边观察，避免因观察不仔细造成漏诊。

4.膨宫

为了满足宫腔镜检查的需要，满意的膨宫效果是宫腔镜检查的基本保证。

5.疑有宫颈管内病变时，不应扩张颈管，而应用宫腔镜从宫颈外口起，直视下边观察边进入，以全面观察宫颈管内情况。

（二）宫腔镜手术注意事项

宫腔镜检查的膨宫系统如下。

1.液体膨宫

（1）膨宫装置：常用自动液体膨宫泵膨宫，可设定压力和流速，使宫腔保持扩展状态。膨宫压力限定在100mmHg以下。如无自动膨宫机，可用输液瓶连接入水管，靠液面落差的压力膨宫，压力不足可用加压带或三通管加压。

（2）膨宫递质：液体膨宫递质不但可使宫腔扩张，而且可冲洗物镜片，排除血液、黏液、子宫内浮游物对物镜片的污染，保持清晰的视野。子宫腔的充分膨胀和清澈无血的视野是宫腔镜检查和手术的重要条件。①生理盐水：其折射指数为1.37，为等渗液体，易于冲去宫内组织碎片和血块，但黏稠度差，与血液混合后，视线欠佳。用生理盐水膨宫时，不可进行电切、电凝；②5%葡萄糖液：黏稠度较高，视野较清晰，但使用时器械、手套表面发黏，手感不适；③Hyskon液：为黏度大，用量少，不易与血液、黏液相混融，尤其适用于子宫出血。缺点为价格昂贵，清洗困难，用毕须用热水浸泡器械，以免积垢于管壁或镜面损坏器械。此外，还有发生过敏的报道；④5%甘露醇液：近年来，5%甘露醇广泛应用子宫腔镜，其优点有：不含电解质，适宜各种宫腔镜手术，包括电切、电凝；等渗溶液，即使被机体吸收，也不会严重干扰渗透压，无明显血液稀释作用，保证患者的水电解质平衡；以原形从尿中排出，不经过肝脏代谢，不产生不良代谢产物。

2.气体膨宫

（1）膨宫装置：用自动CO_2膨宫泵，可根据检查需要，控制和调动CO_2的灌注压力和流量。早期使用CO_2膨宫机，曾发生过气体栓塞死亡的病例，CO_2注入器的问世使CO_2膨宫的安全性极大提高，现在欧美的大多数国家以CO_2膨宫。CO_2膨宫的流量为30~80ml/分钟或压力在100mmHg以下。缺点：CO_2宫腔检查时，如宫腔内有出血，物镜片被血液污染，且无法清除，常无法观察。

（2）膨宫气体：理想的气体膨宫递质应为溶解度高、易于吸收并且无不良反应的非易燃易爆物质。CO_2为人体内的天然气体，进入机体后迅速吸收，因气体溶解度高，进入血液后不易引起气体栓塞，对器械基本无任何损伤作用，膨宫效果好、无过敏反应，CO_2的折射指数为1.0，与其他递质比较视野相对较大，清晰度高，是较为理想的膨宫气体。缺点为：需专用充气装置，不如液体膨宫简便；可引起宫内气泡或黏液分泌增多；有潜在危险性：若灌注压过高，增加CO_2进入血管的机会，有发生酸中毒、心律不齐、心力衰竭及气体栓塞的潜在危险，严重者危及生命。

（三）术中监护

宫腔镜手术应常规在心电监护下进行，及时掌握术中各种生命体征的动态变化，尤其对迷走神经亢进的症状应做及时的监测，避免发生心脑综合征；在进行宫腔电切镜、Nd：YAG激光或双电极治疗系统等宫腔镜手术时，为避免子宫或周围脏器损伤等，若有条件应在B超或腹腔镜监护下进行；同时术中应对进出宫腔的液体计量，如体内吸收量（进量减出量）达到1000ml，应尽快结束手术；术中还可监测血红蛋白浓度、血细胞比容、血清钾和钠浓度、血浆渗透压等，若上述指标下降提示灌流液吸收过多，应尽快结束手术。

（四）术后注意事项

1.术后1~3天可能会有下腹疼痛，为子宫痉挛收缩所致，必要时可给予解痉镇痛剂。

2.术后2~3周阴道分泌物可为血性。

3.术后阴道分泌物增多，约持续4周左右。

4.术后禁止性生活、盆浴3周。

5.若发热、阴道分泌物有臭味或出血量超过月经量，需随时就诊。

三、宫腔镜手术培训

（一）宫腔镜模拟训练

在宫腔镜训练箱上进行模拟操作是掌握宫腔镜手术的重要一步，是学习宫腔镜手术必不可少的。通过正确安装和拆卸宫腔镜各部件，在电子模拟器及模拟练习宫腔镜检查及镜下插管术，在动物内脏里模拟做宫腔镜电切术。

1.训练器材

（1）设备和器械：成像系统、宫腔镜、活检钳、剪刀、高频电刀等。

（2）训练器：内镜仿真训练器、宫腔镜手术模拟器。

（3）模拟标本：模型、动物标本、离体子宫。

2.训练内容

（1）手眼协调训练：学会通过内镜图像完成手术操作。

（2）器械训练：在训练箱内进行训练，操作宫腔镜头、器械，目的是借助于二维图像实施定点钳夹等基本操作技巧。

（3）操作练习：在动物标本或离体子宫上练习宫腔镜下剪刀、活检钳的使用；应用单、双极电凝的器械进行组织切开等操作。

（4）宫腔镜手术模拟器：全程模拟临床宫腔镜手术。可进行宫腔镜在子宫内进出、镜头调节、器械操作、环形电极使用等。可模拟正常组织、病理组织的切除过程。操作不当可引起出血、液体压力过高等并发症。操作过程评估、打分。

（5）动物模拟操作手术：在大的动物子宫内进行各种操作训练，是掌握宫腔镜技术最理想的训练方法，该方法比较接近人体，训练效果较好。动物包括羊和猪等。

（二）观摩手术

手术室现场观摩宫腔镜手术可以获得最直接的印象，并可直接学到对各种手术器械、设备的启动和应用。观摩手术的例数不宜过少，一般不宜少于10例。

（三）带教手术

通过以上各种培训和训练后，便可在上级医师指导下进行操作手术，根据由易到难、由简单到复杂、由助手到术者的原则逐步进行。对于初学者来说，在上级医师的指导下，可以逐步进行宫腔镜检查，包括内膜活检、镜下取环等。在熟练掌握以上基本操作的基础上，可以选择性地进行中等难度的宫腔镜手术，包括子宫内膜切除术，子宫内膜息肉切除术等。直至最后完成复杂的宫腔镜手术，如黏膜下子宫肌瘤切除术、纵隔切除、粘连分解、输卵管插管等。一般手术由第一助手做起，可通过10~20例，认识镜下图像，识别屏幕上图像与实际组织的大小比例等。然后过渡到手术操作者，在上级医师指导下完成基本操作 20~30 例，可逐步进行一些宫腔镜手术。在开始阶段，建议先做一些简单的手术，随着操作经验的积累，逐渐扩大适应证和手术范围。初学者在掌握了简单的手术操作如宫腔镜下内膜活检、取环手术后，在教师指导下实施 5~6 次子宫内膜切除手术，5~6 次子宫内膜息肉切除术，5~6 次子宫肌瘤切除术，3~4 次粘连分解，3~4 次输卵管插管手术后，即能独立胜任手术操作。

四、宫腔镜手术器械

宫腔镜手术的先驱者们在开始做宫腔镜电切术时，都是用外科的前列腺电切镜或膀胱电切镜，直到 1992 年专门用于妇科的宫腔电切镜问世。

（一）宫腔电切镜

电切镜全长 30~35mm，工作长度 18~19.5mm，其外径有 21（7mm）~27（9mm）等不同规格。

（二）光学视管

为全景式，外径 3mm 或 4mm，景深 30~35mm。物镜端有前视角 0°~30°等不同规格，视野 70°、120°。

（三）操作手架

操作手架是一个带有弹性的手控机械装置，可控制电极，手架上有插入光学视管和作用电极的孔道，还有转换开关连接高频电源发生器。

（四）镜鞘

两个同心圆形鞘，以插入操作架等部件。外鞘与内鞘之间可旋转，外鞘直径 8~9mm，前端附有筛状小孔供液体流出，末端有出水接口。内鞘前端喙部镶有斜状陶瓷绝缘装置，末端有入水接口。

（五）闭孔器

闭孔器是镜鞘的内芯，头部呈椭圆形，可闭塞电切镜喙部的窗孔，并适合宫腔外口形状，便于插入宫颈管。

（六）作用电极

根据其电极性质的不同，目前电外科所使用的仪器终端分为单极电极和双极电极两种类型。

目前，宫腔镜手术的双极电极有球形电极、弹簧电极及螺旋电极。其中球形电极与组织接触面较小，对组织的损伤亦较少，可进行切割并有一定的止血作用，要求功率较低；弹簧电极和螺旋电极与组织的接触面较大，要求功率较高，可进行快速切割及有效的止血。两者的电极直径均较细，后者比前者更细，故切割速度更快。

五、灌流系统

（一）灌流液

1.具备条件

兼有膨宫、降温、冲洗血液的三重作用。其基本要求为如下几点。

（1）宫腔镜电切术需要非电解质溶液，使在切割或电凝时所产生的电流集中于电极接触的组织。

（2）等渗溶液因灌流液压力远高于静脉压，灌流液可通过开放的静脉进入体循环，等渗液不至于发生溶血。

（3）具有利尿作用：因灌流液用量大，进入体内应能迅速排出体外，以免加重血液循环负担。

（4）无色清澈透明，能见度好。

（5）对血浆、细胞内也和细胞外液影响小。

（6）术时器械易于清洗。

2.常用灌流液

（1）5%葡萄糖：若进入量较大时，可使血糖升高。故在技术尚不熟练的情况下，不宜作为常规应用的灌流液，更不适于有糖尿病的患者或老年患者。

（2）5%甘露醇：如溶液大量进入循环，经肾脏排泄，可对肾小管有一定的损害。进入循环的甘露醇有利尿和脱水的作用，术后可能引起低血压。

（二）灌流方法

1.入水

入水管一端与电切镜内鞘相连，另一端连接下述设备之一。使用自动膨宫泵，一般设定入水压力 80~100mmHg，流速 200ml/分钟，有计量入、出水的装置，可精确计算灌流液的差值；也可使用下口瓶或输液吊瓶，液面落差 100cm；或使用塑料袋灌流液，用加压套加压膨胀灌流宫腔。

2.出水

出水管一端与电切镜的外鞘接口相连，另一端连接负压吸引泵，负压 60~70mmHg，或任出水管自然垂落。

六、手术适应证

除恶性肿瘤外几乎所有的宫腔内异常病变，均可在宫腔镜下进行治疗。

（一）久治无效的异常子宫出血

排除恶性疾患导致异常子宫出血的病因可分为功能性和器质性两大类。

1.功能性子宫出血

因子宫内膜增生肥厚，不规则剥脱而导致的异常子宫出血，可在宫腔镜直视下切除子宫内膜的基底层及部分浅肌层，以防止其再生而达到治疗目的。

2.器质性子宫出血

最常见的病变为黏膜下子宫肌瘤、子宫内膜息肉等，可行相应的肌瘤或息肉切除术。黏膜下肌瘤<5cm 可经宫腔镜手术切除，如肌瘤过大则不宜行宫腔镜切除。

（二）Asherman 综合征

在宫腔镜直视下对宫腔粘连进行分离，可避免因盲目操作而导致的子宫损伤及手术的不彻底。

（三）子宫畸形

因子宫畸形而导致的习惯性流产，如子宫纵隔等。

七、手术禁忌证

虽然宫腔镜手术不开腹、损伤小，但对机体仍有一定的创伤刺激，对身体能否耐受手术仍有一定的要求。以下情况不宜进行宫腔镜手术操作。心、肝、肾等重要脏器衰竭的急性期，不能耐受手术。

1.血液病等凝血系统功能障碍。

2.生殖系统感染的急性期。

3.生殖器官恶性肿瘤。

4.宫颈狭窄、瘢痕等，不能充分扩张者。

5.子宫曲度过大，宫腔镜不能进入宫底者。

6.手术当天体温超过 37.5℃，血常规检查不正常者。

八、术前准备

（一）查体

1.常规进行全身及妇科检查、血尿常规及血生化化验。

2.B 超了解子宫大小、形状，子宫内膜厚度，子宫肌瘤的存在与否及其大小、部位和数量等。

3.通过诊刮或宫腔镜检查除外子宫恶性疾患。

（二）扩张宫颈

由于子宫电切镜外径较粗，多在 8~10mm，术中若强行扩张宫颈可致宫颈损伤、撕裂或子宫穿孔。故术前应尽量软化宫颈，扩张颈管，减少术中并发症。

1.米索前列醇

手术前晚患者口服米索前列醇或阴道后穹隆放置米索前列醇 400gg，可使宫颈口扩张。

2.宫颈扩张棒

手术前晚将宫颈扩张棒放入宫颈管，宫颈扩张棒吸收宫颈管内液体逐渐膨胀，柔和、缓慢地扩张宫颈，促进宫颈成熟。宫颈扩张棒一方面能机械性扩张宫颈；一方面可以引起细胞因子的释放和弹性蛋白酶活性的增加，诱导宫颈成熟。

3.硅胶管

术前 12~24 小时宫颈管内放置硅胶管，如 14~18 号导尿管，可机械性扩张宫颈。此法目前已逐渐被宫颈扩张棒取代。

九、宫腔镜手术麻醉

妇科宫腔镜手术是近年兴起的较为先进的微创手术，该手术以其创伤小、恢复快，以及对人体呼吸、循环等系统影响较小的优势，成为目前治疗子宫良性疾病的一种较为有效的方法。随着技术的不断发展和完善，宫腔镜手术应用越来越广泛，它已经成功地替代了相当一部分子宫切除术。宫腔镜手术的麻醉方案一般根据手术时间长短和手术难易限度，以及患者的健康状况来选择最佳麻醉方案、麻醉药物和检测内容。

（一）麻醉评估

接受宫腔镜检查的患者年龄跨度较大，为保证患者安全和减少术后并发症，对接受无痛宫腔镜检查的患者麻醉前进行充分评估非常必要，可减少术中不良事件的发生。行宫腔镜检查的患者，很多感觉焦虑、紧张。麻醉医师除了常规进行麻醉前评估外，还要对患者的心理状态进行评估。对焦虑的患者，可口头安慰，必要时，应用术前给予镇静药物。

（二）术前准备

宫腔镜手术前准备：除特殊情况外，一般月经干净后 5 天检查。对不规则出血的患者在止血后任何时期都可进行检查，必要时，给予抗生素预防感染。

（三）检查体位

膀胱截石位。

（四）麻醉方法

宫腔镜手术时，多选用静脉麻醉或全身麻醉、椎管内麻醉，常用麻醉药物为芬太尼、舒芬太尼、丙泊酚、咪达唑仑等。优选静脉复合麻醉行宫腔镜，因其具有操作简便、起效迅速、镇痛效果好、安全性高等优点。给药途径分为单药和复合药物，单纯选用某一药物，或单独使用麻醉药、镇痛药并不能发挥麻醉的效果最大化。对子宫腔镜辅助下治疗的手术，所需时间超过1小时，可选用椎管内麻醉，因其效果确切，可以提供稳定而长时间的麻醉作用，对呼吸循环系统的影响小，术后还可以有一段时间的镇痛作用。以下介绍几种常用的麻醉方法。

1.单纯丙泊酚静脉麻醉

丙泊酚2.5~3mg/kg诱导剂量，20~50秒内匀速静脉滴注，待患者入睡，睫毛反射消失，呼吸平稳后开始进镜检查，如手术时间延长，可以追加丙泊酚20~30mg/次。目前，可使用TCI技术，使血药浓度快速拿到所设定的目标浓度，并可根据需要随时调整给药，避免了诱导时候血流动力学剧烈波动；还可预测患者清醒时间，并且能很好地控制麻醉深度，使麻醉过程平稳，麻醉处于最佳状态，停药后患者可迅速清醒。

2.丙泊酚复合芬太尼麻醉

芬太尼为阿片类镇痛药，镇痛效价高，单次小剂量静脉注射作用时间短，对呼吸抑制轻，不抑制心血管系统。术前采用芬太尼1Fg/kg静脉推注，30秒后缓慢推注丙泊酚1.5~2.5mg/kg，待患者入睡、睫毛反射消失、呼吸平稳后开始手术，必要时，追加丙泊酚20~30mg/次。

3.丙泊酚复合舒芬太尼麻醉

舒芬太尼是芬太尼家族中镇痛作用最强的阿片类药物，呼吸抑制轻，血流动力学稳定性好，在组织中无明显蓄积现象。术前采用舒芬太尼0.2~0.3哗/kg静脉缓慢推注，30秒后缓慢推注丙泊酚1.0~2.0mg/kg，待患者入睡、睫毛反射消失、呼吸平稳后开始手术，必要时，追加丙泊酚20~30mg/次。

4.芬太尼复合咪达唑仑麻醉

咪达唑仑是苯二氮䓬类药，具有良好的镇静和顺行性遗忘作用。检查前芬太尼1~1.5μg/kg稀释后缓慢静脉注射，2分钟后给予咪达唑仑0.1mg/kg稀释后缓慢静脉注射，待患者入睡、睫毛反射消失、呼吸平稳后开始手术。咪达唑仑与丙泊酚相比起效时间和达峰时间较迟，代谢较慢，可造成中枢性呼吸抑制，可能会造成离院时间延迟，临床上已逐渐被丙泊酚代替。

十、手术操作

（一）电切术

选用直径8mm的环状电极，其特点是重复少，手术速度快，直径4mm的环状电极，安全性大，很少导致子宫穿孔，但需要重复操作方能达到前者的切割深度及宽度。切割深度不仅与环状电极的直径有关，而且与环同局部组织接触的时间长短和电流强度有关，环的移动速度越慢，电流越强，切割越深。组织的血供情况和血流速度也影响切割深度。

（二）电凝术

应用球状或滚筒状电极对组织表面进行电凝烧灼。滚球或滚筒电极的应用也较普遍，应用直径 2mm 滚球电极的手术速度比用 4mm 的快，但子宫穿孔的危险性也较大。

（三）激光烧灼术

激光经柔软的石英纤维传导，能直接照射到子宫内膜。利用激光可穿透内膜深达 5~6mm，能足够破坏子宫内膜。另外，激光可穿过清亮的液体而不被衰减，故可选用液体做膨宫剂。

十一、术后处理

（一）止血治疗

如病灶范围小，手术损伤少，患者出血不会太多，可在数天内自行恢复；如病灶大，手术损伤多，阴道出血相对较多，可延续数周甚至数月。对于出血较多者，可以应用止血药物治疗。

（二）抗感染治疗

因宫腔经宫颈、阴道与外界相通，在创面尚未愈合之前容易发生逆行性感染，严重者可导致急性子宫内膜炎、附件炎、盆腔炎，甚至盆腔脓肿，直接影响手术预后。故在术后应常规使用抗生素预防感染。药物应选择广谱、长效并能抵抗厌氧菌属，用药时间 5~7 天。

（三）止痛治疗

部分患者手术当天可有下腹疼痛，一般认为与子宫反射性痉挛有关，疼痛轻微不予处理；疼痛较重，可予解痉止痛处理，如双氢埃托啡 20mg 舌下含化等。

（四）保持外明清洁

因术后阴道流血、流液时间较长，局部潮湿，容易合并外阴阴道炎。故术后应外阴清洗每日两次，直至阴道分泌物干净为止。

（五）休息

尽管宫腔镜手术创伤小、恢复快，但切口愈合仍需要时间。因此，术后适当休息有利于伤口愈合。

十二、宫腔镜并发症

宫腔镜操作有子宫穿孔、感染、出血，以及与膨宫递质相关风险。诊断性宫腔镜手术时并发症发生率较低。治疗性宫腔镜的危险性与以下因素相关：麻醉、膨宫递质、子宫穿孔、出血，以及损伤。

（一）麻醉

静脉麻醉并发症为药物过敏和心血管系统反应。变态反应表现为不安、心悸、瘙痒、咳嗽、呼吸急促、荨麻疹、支气管痉挛、休克等：治疗方法包括吸氧、静脉输等渗液体、注射肾上腺素、静脉注射泼尼松和氨茶碱。心血管系统反应包括心动过缓、心脏停搏、休克等。急诊处理方法包括吸氧、静脉使用阿托品及肾上腺素、心肺复苏。

（二）膨宫递质

持续灌注膨宫递质导致液体和电解质失衡。术前应检查患者电解质水平，有心肺疾病患者应严密监测；严格监测灌注递质使用量，准确计算机体吸收量，超过 1L 液差需要检测电解质水平，并尽快完成操作，液差超过 1.5~2L 应终止手术，必要时，给予利尿剂；使用最低有效膨宫压力完成手术（体外灌注袋内液面高于患者子宫水平 1m 达到压力约 70~80mmHg）。

（三）子宫穿孔

穿孔可发生在扩张宫颈或宫腔镜操作时；穿孔后，宫腔无法膨胀，视野消失。扩宫颈发生穿孔，必须终止操作，避免有其他损伤。宫腔镜器械操作穿孔，尤其是激光或电极，有造成出血或损伤邻近脏器的风险，必须停止手术。证实有出血或内脏损伤，应进行腹腔镜或开腹手术。患者情况允许期待的情况下，应该严密监控，出现发热、疼痛加剧、恶心或呕吐、出血或内脏损伤的症状，即时处理。

（四）出血

宫腔镜操作时出血或术后出血主要原因是子宫肌层血管损伤。深部肌瘤切除容易发生术后出血。控制宫颈峡部，以及宫腔侧面的电切深度，可避免子宫动脉分支损伤的危险性。电切创面出血可用球形电极止血。对于难治型出血，注射加压素或宫腔内插入 Foley 导尿管膨充 30ml 气囊压迫止血可能有效。

（五）损伤

肠管、膀胱、输尿管的热损伤很难诊断，症状一般在术后两周才出现。

（孙冬岩）

第二节　宫腔镜检查术

宫腔镜检查直接检视宫腔内病变，并可以定位取材，较传统的诊刮、子宫输卵管碘油造影及 B 超检查更为直观、准确，明显提高了诊断的准确率，被誉为宫腔内病变诊断的金标准。

一、术前评估与准备

宫腔镜检查前应先对患者进行全面评估并完善各项术前检查。

1.确认检查指征。

2.询问病史

尤其是有无糖尿病、高血压及重要脏器疾病，有无出血倾向，能否耐受较长时间的膀胱截石位，能否耐受检查术造成的不适，宫颈松弛程度，有无发生并发症的高危因素等，决定是否采取麻醉及麻醉方式，选择适合的手术器械及是否预防性应用抗生素。

3.查体

常测量体温、血压、脉搏，妇科检查有无生殖道急性炎症。

4.化验检查

血、尿常规，凝血功能、肝肾功能、乙肝表面抗原、HIV 等多项指标检查，阴道分泌物检查。

5.充分沟通

向患者讲解宫腔镜检查的必要性及操作过程，以取得患者的理解及配合。签署检查术协议书。

6.检查时间选择

除特殊情况外，一般以月经干净5天内为宜。此时子宫内膜薄，黏液少，不易出血，观察效果意。，对于不规则流血患者可在血止后任何时间进行检查。在子宫出血时如有必要检查，可酌情给予抗生素后进行。

二、适应证

对任何疑有宫腔内病变或要对宫腔内病变做出诊断及治疗的患者，均为宫腔镜检查的适应证。

1.异常子宫出血（AUB）是宫腔镜检查的主要适应证。包括生育期、围绝经期及绝经后的异常子宫出血。对于怀疑子宫内膜癌的患者，因宫腔镜检查可能造成癌细胞向腹腔内扩散，实施检查时膨宫压力不宜过高。

2.怀疑宫腔内占位性病变，如息肉、肌瘤等。

3.怀疑子宫畸形，如单角子宫、子宫中隔等。

4.宫腔粘连的诊断及分型。

5.检查不孕症的宫内因素。

6.检查习惯性流产及妊娠失败的子宫颈管及子宫内原因。

7.宫内异物。

8.诊断及纠正节育器位置异常、节育器嵌顿、断裂等。

9.检查与妊娠有关的疾病，如多次清宫后仍考虑不全流产者、胎盘或胎骨残留、葡萄胎、绒癌等。

10.检查幼女阴道异物及恶性肿瘤。

11.判定子宫颈癌的范围及放射治疗的效果。

12.宫腔镜手术后的疗效观察。

13.经宫腔镜放置输卵管镜检查输卵管异常。

14.评估药物对子宫内膜的影响。

三、禁忌证

1.体温达到或超过37.5℃应暂缓手术。

2.严重心、肺、肝、肾疾病，难以耐受宫腔镜检查者。

3.血液系统疾病无后续治疗措施。

4.急性、亚急性生殖道炎症。

5.近期子宫穿孔史。

6.子宫大量出血。

7.宫颈过硬，难以扩张，宫腔过度狭小难以膨宫影响观察。

8.浸润性宫颈癌。

9.早孕欲继续妊娠者。

四、宫腔镜检查操作

1.麻醉及镇痛

麻醉及镇痛对于保障手术安全至关重要，可减少迷走神经功能亢进的发生，避免心脑综合征等并发症的发生。常用的镇痛、麻醉方法如下。

（1）吲哚美辛：检查前20分钟将吲哚美辛50~100mg塞入肛门深处。

（2）凯扶兰：检查前 30 分钟口服凯扶兰 25~50mg。

（3）宫颈管黏膜表面麻醉：用长棉签浸 2%利多卡因插入宫颈管内，上达内口水平，保留 1 分钟。

（4）子宫内膜喷淋麻醉：将利多卡因凝胶经宫颈管喷注于子宫内膜表面，5 分钟后检查。

（5）宫颈旁神经阻滞麻醉：于两侧宫颈旁各注入 1%普鲁卡因 5~10ml 或 0.5%利多卡因 5~10ml。

（6）静脉麻醉：静脉注入异丙酚等药物。

2.检查方法

（1）体位：截石位；双合诊或 B 超检查确定子宫位置、大小。

（2）常规消毒外阴、阴道，铺无菌巾，外阴部覆盖带袋的粘贴手术巾；暴露宫颈，宫颈管内置入无痛碘长棉签消毒。

（3）接通宫腔镜：确认宫腔镜检查设备连接正确，置镜前必须排空注水管及鞘套、光学视管间的空气；膨宫压力设定为 70~100mmHg，液体流速为 200~300ml/min。

（4）宫颈局部麻醉：将宫颈扩张至大于检查镜镜鞘直径 0.5~1mm 为宜。

（5）检查顺序：①镜体自宫颈沿宫颈管、宫腔自然腔道方向缓慢、轻柔推入，避免推起子宫内膜或形成假道。首先观察宫颈管。②镜体缓慢进入宫腔，观察整个宫腔形态。边观察边转动镜轴柄，顺序观察宫腔前壁、左侧宫壁、后壁、右侧宫壁。观察内膜情况：有无发育异常、宫内占位、宫腔粘连等异常情况。③镜体到达宫底，转动镜轴柄将检查镜分别对向宫腔两侧，观察双侧宫角及输卵管子宫开口。对于有生育要求的患者，可调节膨宫压力，观察输卵管开口蠕动情况。④检查完毕，在退出镜体时再次观察宫颈管。

（6）对无性生活女性进行宫腔镜检查，可不放置阴道窥器及宫颈钳，保留处女膜的完整性，满足患者需要。

（7）对子宫内占位应将物镜对准占位仔细观察，观察其大小、形态、质地、位置、根蒂部情况、有无血管，尤其是异型血管。

3.宫腔镜检查中的常见问题

（1）宫腔镜进入困难：宫颈狭窄、宫颈管粘连及子宫曲度过大均可导致宫腔镜进入困难。如宫颈管粘连、子宫曲度过大，可使用探针探寻宫腔方向；如宫颈狭窄，可使用 Hegar 扩张器扩张宫颈。必要时可使用麻醉。

（2）宫腔内有血凝块或出血：可加大膨宫压力及液体流速将血块及血液冲出。

（3）膨宫不良导致视野不清：多因宫颈过松，膨宫液外漏造成。可调整宫颈钳，钳闭宫颈外口、加大膨宫压力及液体流速。

4.宫腔镜检查的并发症

（1）损伤：在扩宫及插入宫腔镜时，由于子宫曲度过大、动作粗暴可能发生宫颈撕裂、子宫穿孔。子宫穿孔的发生率约为 0.1%，镜体进入宫颈内口，发生子宫穿孔的机会明显减少。因膨宫压力过高导致已闭塞的输卵管破裂，极为罕见。预防措施：①警惕发生子宫穿孔、宫颈裂伤的高危因素，如哺乳期、绝经后妇女及子宫曲度过大、疑有恶性肿瘤的患者。高危患者可于检查前放置宫颈扩张棒，或阴道放置米索前列醇 200μg，促使宫颈软化，防止损伤；②注意膨宫压力设置，一般在 100mmHg 以下；③B 超监护引导下置镜可减少因置镜方向错误导致的损伤；④如有出血增多或患者有剧烈腹痛时，应用 B 超全面扫查盆腔，注意子宫周围有无游离液体，结合镜下图像，判断有无子宫穿孔及假道形成。

（2）心脑综合征：扩张宫颈及膨胀宫腔可导致迷走神经张力增加，表现出与人工流产时相同的心脑综合征，临床出现头晕、胸闷、流汗、恶心、呕吐、脉搏、心率减慢等症状，一般给予阿托品 0.5~1mg 肌注或静推后症状均可缓解。术前对患者的心理护理、术中轻柔操作、避免过度牵拉宫颈及快速膨宫可减少心脑综合征的发生。

（3）气体栓塞：膨宫时注水管内空气未排净，可能引起空气栓塞，表现为胸闷、气急、呛咳等，应立即停止操作，对症处理。

（4）出血：一般宫腔镜检查后均可有少量出血，多在术后一周内干净。出血较多可对症处理。

（5）感染：若严格按照正规程序操作，感染发生概率很低，偶发病例均有慢性盆腔炎史。因此术前应详细询问病史、盆腔检查，必要时术中及术后酌情给予抗生素。

（王春燕）

第三节 腹腔镜子宫动脉阻断术治疗子宫肌瘤

1995 年，法国医师 Ravina 首次报道采用双侧子宫动脉栓塞的方法，治疗症状性子宫肌瘤（UAOE），最初他们仅针对肌瘤挖出术前的部分患者行 UAOE 术，结果发现 UAOE 有助于明显减少肌瘤挖出术中和术后的出血量，同时对于抢救因肌瘤引起的大出血和缓解月经过多症状及缩小子宫体积效果显著。受到这一结果的鼓励，Ravina 治疗团队开始尝试运用 UAOE 治疗子宫肌瘤患者，他们选择 16 例 35 岁以上、无生育要求的肌瘤患者，治疗后患者月经过多症状缓解率达 87.5%，术后肌瘤体积平均缩小 36%。此后多个国家的医师重复了该方法并取得满意的临床效果。应用双侧子宫动脉阻断方法治疗子宫肌瘤为该疾病的治疗开创了新的局面。此后有学者开始尝试在腹腔镜下阻断子宫动脉（UAOL），也获得较满意的短期临床效果。小样本短期临床观察显示，腹腔镜子宫动脉阻断术治疗症状性子宫肌瘤，临床症状缓解率达到 80%以上，子宫或肌瘤体积也相应缩小 30%以上。2008 年，上海市杨浦区中心医院妇产科大样本回顾资料，26 个月随访结果显示，腹腔镜子宫动脉阻断治疗子宫肌瘤临床症状缓解率（月经过多）达到 90%，子宫体积缩小 35%，术后肌瘤复发率仅 3%，而对照组（未行动脉阻断，单纯肌瘤挖出术）复发率达到 10%。子宫动脉阻断无疑为希望保留生育力、保留子宫完整性的子宫肌瘤患者提供新的治疗选择。

一、手术步骤和操作要点

上海市杨浦区中心医院妇产科研究人员采用子宫动脉主干阻断，主要是考虑解剖标志清晰，准确识别子宫动脉，避免输尿管损伤。文献也见有介绍做子宫动脉上行支阻断，操作方法虽然简单，但是不容易辨认子宫动脉，无法确认输尿管解剖，其治疗主干肌瘤的临床效果和机制是否存在差异，目前尚不明确。

常规腹腔镜基本步骤（图 13-3-1）：

（一）解剖入路

选择“程氏三角”入路进行子宫动脉解剖，即子宫圆韧带、骨盆漏斗韧带及髂外血管围成的三角区。沿漏斗韧带方向剪开侧腹膜约 3cm，平行于漏斗韧带适当扩大腹膜切口，上达骶骨岬，下至卵巢门附近。

（二）解剖输尿管

助手将漏斗韧带向腹腔中线方向牵引，于骶骨岬处向两侧分离腹膜下疏松结缔组织，即可见输尿管入盆段，沿输尿管走向适当分离至宫颈旁，不需要完全游离输尿管，见到盆腔段输尿管行程即可。

（三）解剖子宫动脉

子宫动脉起始于髂内动脉前干，多数为第一分支；动脉直径 2~4mm、迂曲斜行、向宫颈方向行进，子宫颈水平旁开 2cm 处，跨过输尿管达到宫颈，分成上行支（宫体支）和下行支（宫颈支），镜下可观察到明显的动脉搏动。解剖子宫动脉时，夹持输尿管，并向内侧牵引，髂内动脉位于输尿管外侧、下方，镜下可以根据动脉搏动帮助判断、指示，沿髂内动脉走向，轻轻分离动脉外鞘之脂肪组织，即可找到髂内动脉前干，一般在前干起始部 1~2cm 处可以找到斜向内下方向行走的动脉分支，即子宫动脉；沿子宫动脉方向分离血管外鞘，细心解剖子宫动脉，子宫颈旁处可见下方的输尿管。

（四）困难子宫动脉解剖

子宫体积较大、阔韧带生长肌瘤、宫颈肥大、子宫腺肌症宫颈旁浸润、附件及盆腔粘连、体型肥胖（盆壁区域脂肪组织丰满）等情况，均可以干扰手术视野，影响解剖操作，甚至改变局部解剖结构，导致盆壁馆血管、子宫动脉以及输尿管的解剖关系层次不清；此时，解剖、暴露子宫动脉变得相对困难。遇到子宫动脉解剖困难者，可以采用逆行法寻找子宫动脉。将内镜照向前腹部，找到脐尿管皱襞，脐尿管是髂内动脉终末支，胚胎遗迹、远端闭锁成索带；钳夹、牵引脐尿管，以此作为指示，容易寻找髂内动脉行程。然后沿髂内动脉行走方向分离血管外鞘结缔组织，逆行向上分离找到髂内动脉前干及分支，即子宫动脉；然后解剖分离宫颈旁输尿管与子宫动脉结构。

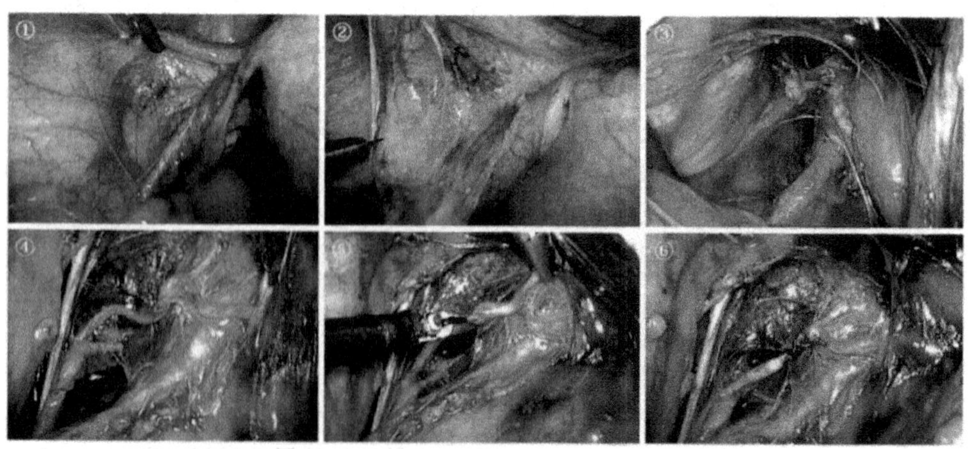

图 13-3-1 腹腔镜下子宫动脉阻断

①程氏三角打开腹膜；②，③解剖暴露子宫动脉及输尿管；④子宫动脉解剖标记：髂内动脉前干第一分支，迂曲向内向下斜行至宫颈旁，跨输尿管，有搏动；⑤，⑥PK 刀或双极电凝闭合子宫动脉主干

（五）阻断子宫动脉

可使用双极电凝或 PK 刀阻断子宫动脉，功率控制在 40~45W，电凝带宽度达到 1.0cm。子宫一卵巢动脉交通支可为子宫动脉提供丰富的代偿血供，无生育要求的患者，可以在近宫角部电凝阻断此交通支血管。整个手术过程中要谨慎，分离解剖和电凝阻断子宫动脉时，避免盆壁大血管及输尿管损伤，包括输尿管热损伤。

二、子宫动脉阻断治疗机理研究

尽管 UAOL 治疗子宫肌瘤的临床效果是满意的，但其治疗机制仍不明确，是否具有与放射介入子宫动脉栓塞同样的机制？为何子宫动脉阻断后肌瘤“死亡”，而子宫仍然存活？上海市杨浦中心医院妇产科团队就 UAOL 的临床应用及治疗机理进行长期的系列研究。

（一）研究背景

早在 1911 年英国妇科手术学先驱 VictorBoraiey 在其所著的《妇科手术学》中就指出：因为子宫肌瘤而切除子宫无异于一次外科手术的彻底失败。然而在子宫肌瘤的手术学治疗已历经百年，子宫切除仍然是子宫肌瘤的主要手术方式。美国 2000 年统计资料显示，每年有 20 余万例女性因子宫肌瘤而切除子宫，肌瘤是导致现代女性子宫缺失的主要原因。2005 年，美国 Anderson Cancer Center 的 Cheryl LynWalker 博士以“Uterine Fibroid：TheElephantintheroom”为题目，在 Sa Vme 杂志发表述评，人们虽然经历长期艰辛的努力，但在子宫肌瘤的治疗上尚无突破性进展。“子宫肌瘤显而易见，但无可奈何”。

育龄妇女子宫肌瘤临床发病率为 30%左右，病理发病率高达 70%以上，且 70%为多发性肌瘤。从总体上看，肌瘤患者 30%需要医学干预，其中 30%需要接受手术治疗，手术患者中 10%~30%主动或被动选择子宫切除，从手术方式上约有 70%左右的患者接受腹腔镜等微创手术。

为何子宫肌瘤患者多数选择子宫切除？纵观百年子宫肌瘤手术治疗历史，早在 20 世纪 40~50 年代，因为手术技术风险（输血技术）以及手术感染的原因，人们多数选择风险更小的子宫切除手术。70~80 年代，手术技术不断成熟，手术风险明显降低，然而，宫颈巴氏涂片的普及应用和生殖道人乳头状瘤病毒感染的升高，导致宫颈癌发生率升高，同时早期检出率也明显提高，考虑到宫颈癌/宫颈残端癌的因素，人们更多选择全子宫切除术，以此预防宫颈癌/宫颈残端癌。90 年代以来，作为影响手术方式选择因素出现了新的变化：①作为威胁女性生命的宫颈癌防治取得显著进步；②以腹腔镜技术为代表的微创技术；③放射介入子宫动脉栓塞为治疗子宫肌瘤提供新的思路。

腹腔镜子宫肌瘤挖出保留子宫的手术应用随之增加，然而，中远期随访结果显示，单纯子宫肌瘤手术患者术后肌瘤复发率较高，基于 B 超检查结果 3 年复发率 30%，5 年复发率达 50%。如何降低术后肌瘤复发成为子宫肌瘤患者能否保留子宫的关键。我们已知，导致肌瘤挖出术后高复发率的主要原因是残存微小肌瘤术后继续生长所致。文献显示，子宫动脉栓塞或子宫动脉阻断可以减少术后肌瘤复发，提示子宫动脉阻断可以抑制微小肌瘤生长，但其确切机制尚未明了。

（二）子宫动脉阻断后子宫病理生理改变

子宫的血供来源十分丰富：主要来源于直径 2~6mm 的双侧子宫动脉，约占子宫血供 90%；其次是直径约 0.5mm 的子宫一卵巢动脉交通支血管，约占子宫血供 10%左右；此外，子宫还接受来自后方直肠方向的交通支动脉，包括肠系膜下动脉、腰动脉、脊柱动脉、髁中动脉、旋髂深动脉、腹壁下动脉、旋股动脉内侧支及旋股动脉外侧支。此外，子宫还接受阔韧带、膀胱方向的交通支。子宫血管及其周边的交通支构成子宫丰富的血供及交通支体系。其次，子宫内部的血流途径也是非常丰富的：左右侧的弓形动脉在子宫前后壁的中间部相互连接；弓形动脉的上下支和前后支在子宫左右侧壁也有丰富的吻合。子宫的这些血供特点为动脉阻断后子宫恢复血流再灌注提供了强大的保障。

子宫动脉阻断后，外在的丰富代偿血供是其肌层恢复血流灌注的主要途径，其次是子宫内部的三级动脉的上下支、左右支的相互吻合血流，但是肌瘤组织中无再灌注血流恢复。有学者通过 MRI 技术研究发现，UAOE 术后子宫肌层和肌瘤组织会立刻发生缺血改变，7d 后子宫肌层可观察到血流再灌注现象，但优势肌瘤中无血流通过。BrophyDP 等人比较 32 例肌瘤患者的 UA0E 术前及术后 24h、3 个月、6 个月的子宫血流 MRI 图像，结果发现子宫肌层血流在术后 24h 是下降的，但此后会最终恢复到正常水平；而肌瘤组织的血流灌注水平在术后的 3 个观察点呈持续性下降。Lichting 等研究 13 例 UAO 术后肌瘤患者，在子宫内膜或子宫肌层嵌入电极导管，测定 pH 变化，术后平均 36minpH 值降至最低点，在术后 2、4、6、8h，pH 值返回正常水平的人数约占 46%、70%、80%及 95%，一般认为 pH 值变化反映了子宫动脉阻断后子宫的缺氧状态，也就是说 80%的肌瘤患者在 UAO 术后 6h 内将脱离缺氧状态，恢复再灌注。

有学者采用宫腔灌洗法对子宫动脉阻断患者宫腔内 pH 值及乳酸值进行监测，发现子宫动脉阻断后宫腔灌洗液 pH 变化呈双相变化，经历短期的降低后出现升高，于阻断后 6h 达到高峰，然后降低持续 12h 以上；阻断后乳酸的变化呈现单相升高趋势，至 12h 达到高峰。提示子宫动脉阻断后子宫病理生理改变符合休克病理生理改变：缺血一再灌注。此外，采用了超声多普勒技术对子宫动脉阻断后子宫动脉血流变化进行观察发现，子宫动脉阻断后收缩期子宫动脉血流出现反流现象，舒张期血流中断。

基于观察，知道了子宫动脉阻断后子宫血流减慢、停滞，经历大约 6h 的缺血期，子宫依靠丰富的侧支循环及交通支开放出现血流再灌注现象，子宫组织经受缺血缺氧损伤以及再灌注一复氧损伤。

（三）子宫肌瘤组织血栓形成活性

休克病理生理损伤导致肌瘤永久性死亡，子宫耐受缺氧幸存。我们推测子宫肌瘤组织在上述休克病理生理过程中可能承受更严重的损伤。组织微循环血栓形成及溶栓活性与休克病理损伤关系密切。

有报道显示通过 CT 及 MRI 技术发现子宫肌层血管有血栓溶解发生，但是肌瘤组织中无溶栓现象。CT 图像显示 UAO 术后 6~24h 在子宫肌层就有溶栓出现，肌层组织开始部分地恢复血流灌注；肌瘤中无血栓溶解，也没有再灌注发生。MRI 检查也显示了同样的结果，研究 UAO 术后 1~4d；1 周；1、2、3、4、6 个月及 1 年的子宫血流 MRI 图像，术后第一天子宫肌层血流灌注显著下降，第 1~4d 其血流水平恢复至正常值的 44%，1 周后灌注水平明显提高，至术后 1、2、3、4、6 个月及一年，子宫肌层再灌注水平均恢复至正常。但肌瘤组织在术后无再灌注血流恢复，直至术后 1 年也如此。为此对子宫动脉阻断前后子宫肌瘤及平滑肌血栓形成的活性进行研究。笔者研究发现阻断后，肌瘤组织中纤溶物质如组织型纤溶酶原激活剂（t-PA）、尿激酶型纤溶酶原激活物（u-PA）及血液凝血酶调节蛋白（TM）表达均低于平滑肌组织（$P<0.05$），而血浆纤溶酶原激活抑制物（PAI-1）的表达明显高于平滑肌组织（$P<0.05$），上述结果提示子宫平滑肌组织及肌瘤组织在血栓形成及溶栓活性上存在差异，即肌瘤组织血栓形成能力强于平滑肌组织，相反溶栓能力弱于平滑肌组织，提示子宫动脉阻断后肌瘤组织形成更严重更持久的微循环血栓，导致更严重的缺血缺氧损伤。

（四）子宫动脉阻断后肌瘤凋亡现象

细胞凋亡主要通过两条途径实现：

1.经细胞死亡受体介导的内在凋亡途径，如 TNF-α、FasL 等介导的细胞凋亡。

2.经线粒体介导的外在细胞凋亡途径。休克所致的缺血缺氧病理损伤，主要经线粒体途径介导细胞凋亡。

观察肌瘤细胞和平滑肌细胞的缺氧耐受性，发现肌瘤细胞缺氧 6h 后即出现凋亡现象，随着缺氧时间延长，凋亡现象加剧。提示子宫肌瘤细胞在缺氧条件下更加容易发生凋亡。这种现象在子宫动脉阻断后肌瘤标本中也获得证实。为了进一步了解子宫动脉阻断后肌瘤细胞凋亡机制，采用电子显微镜（25000 倍）观察了肌瘤细胞线粒体变化，发现子宫动脉阻断后 30min 肌瘤细胞线粒体发生明显的肿胀，线粒体嵴消失，呈空泡样改变。进一步的研究表明，子宫动脉阻断后，肌瘤细胞释放更多的细胞色素 C，胱冬裂酶等凋亡相关蛋白。在子宫动脉阻断后子宫肌瘤凋亡过程中细胞内质网应激体系出现。肌瘤细胞核平滑肌细胞的线粒体膜和内质网膜钙离子通道受体也存在差异。由于细胞学和组织学上的差异，最终导致子宫动脉阻断后肌瘤细胞快速严重凋亡，与此相比子宫平滑肌细胞的缺氧损伤程度较轻，子宫平滑肌幸存。

（五）单器官（子宫）休克治疗模型

Burbank 等学者提出“子宫短暂缺血”假设解释 UAOE 的治疗机制，认为子宫动脉阻断后肌瘤组织内发生缺血性梗死，导致肌瘤细胞死亡，术后子宫及肌瘤体积明显缩小，并且认为 UAOL 与 UAOE 共同具有了这一病例生理过程。基于基础研究，同济大学附属杨浦医院团队认为 UAOL 与 UAOE 的治疗机制存在差异。首先，UAOE 采用栓塞微粒（不论 PVA、AGSP 或其他物质）通过血流进入子宫肌层及肌瘤组织的血管，微粒在局部血管沉积，引起了血管床的永久性损伤；UAOL 只是阻断子宫动脉起始部，子宫内部的血管床未遭到破坏，仍完整保留。UAOE 术后的肌瘤标本中有坏死细胞发现，与栓塞微粒在血管中沉积，导致血管阻塞，组织发生缺血性梗死；相反，UAOL 术后肌瘤细胞死亡主要通过线粒体介导的细胞凋亡途径。观察到子宫动脉阻断早期肌瘤细胞发生大量凋亡现象。Park 等研究 23 例 UAOE 与 17 例 UAOL 患者，发现两种方法都能有效缩小术后子宫体积及缓解月经过多症状，但是坏死细胞仅在 UAOE 术后病例中发现，而 UAOL 患者组织标本中见有细胞凋亡现象。基于系列基础研究，我们提出了“单器官（子宫）休克”治疗模型，以此解释 UAOL 治疗子宫肌瘤的机制。

三、腹腔镜子宫动脉阻断联合肌瘤挖出治疗子宫肌瘤的临床研究

2000 年以来，同济大学附属杨浦医院也开展了 UAOL 术式治疗子宫肌瘤，介于以

下原因，为症状性肌瘤患者设计了 UAOL 联合肌瘤挖出的手术方法（UAOL-M）：

1.患者术后可能产生不良的心理因素，影响对 UAOL 手术的接受性。

2.优势肌瘤尤其是直径在 5cm 以上的肌瘤，即便术后体积缩小，但是影响子宫体积整体缩小，既往的研究已经明示子宫体积与肌瘤症状（月经过多，盆腔占位）有直接关系。

3.肌瘤恶变率不高，1%左右，但是恶变的发生与肌瘤大小有关，肌瘤越大恶变率越高。

新的一项研究结果显示 UAOL-M（n＝348）较单纯腹腔镜下肌瘤挖出术（LM，n＝172）具有更好的临床疗效，比较两者的临床结局，（UAOL-MVSLM）：术后病率（5.7%VS19.2%，P<0.001），术后子宫体积缩小（48.9%VS39.3%，P<0.05），月经量多缓解率（97.0%VS86.4%，P<0.001），术后肌瘤复发率（3.0%VS10.7%，P＝0.001）（术后平均随访时间 28.2 个月），且 UAOL-M 组术后无子宫坏死发生。

分析 UAOL-M 提高治疗效果的原因有以下方面：

（1）子宫动脉阻断以后术中出血明显减少，创面电凝止血操作也相应减少，由于创面过多的电凝止血后焦痂的形成和吸收是导致术后发热主要原因，故 UAOL-M 组术后病率较低。

（2）肌瘤属单细胞起源，即单个平滑肌细胞克隆增殖的结果，肌瘤的瘤核可以十分微小，临床诊断单发性子宫肌瘤患者 77%~80%以上存在第二个或更多微小肌瘤，这些微小肌瘤在术中是难以挖除殆尽的，这些残存的肌瘤是日后复发的主要原因。阻断子宫动脉后，残留微小肌瘤的继续生长可能受到抑制，肌瘤细胞死亡，这必然有助于降低术后肌瘤复发率。

（3）由于 UAOL-M 术后子宫体积缩小明显，宫腔内膜面积也相应减少了，故术后月经过多症状缓解明显。

此外，在肌瘤挖出前先行双侧子宫动脉阻断术，使得一些困难的腹腔镜下肌瘤挖出术得以完成。肌瘤挖出前先行双侧子宫动脉阻断术，使得术中出血减少，手术视野更加干净、清楚，有助于腔镜医生完成局部较复杂的解剖操作，对于某些困难的肌瘤手术，如特殊部位的肌瘤挖出（阔韧带肌瘤、宫颈肌瘤等）以及多发肌瘤的手术，都可以顺利完成。另外，术中出血减少使得腔镜下的缝合操作以对合解剖为主要目的，止血不再是缝合的一个首要问题，有效降低了缝合要求，简化了手术操作。

因此，认为 UAOL 联合 LM 的方法治疗子宫肌瘤，该技术有如下优势：①适应证宽，该技术不仅适合单发肌瘤，也适合大径线肌瘤、多发肌瘤和特殊部位肌瘤；②提高手术质量，减少术后输血率，降低术后病率；③明显降低术后肌瘤复发率（3%）；④对术后卵巢储备功能无明显影响。

四、子宫动脉阻断术对卵巢储备功能、生育功能以及生活质量的影响

关于卵巢血供的研究比较少，从有限的资料中，可以了解到 40%人群卵巢血供来源于卵巢动脉，56%来源于卵巢动脉和子宫动脉，仅 4%单独来源于子宫动脉。理论上，UAOL 术后，卵巢血供将减少，卵巢功能会受到影响，但是，由于卵巢门结构没有被破坏，卵巢仍可以经卵巢动脉获得血供。此外，由于子宫动脉、圆韧带动脉、卵巢动脉及腹壁下动脉等之间存在“巨大”的血管吻合网，卵巢可通过血管吻合支从圆韧带动脉获

得血供。有学者报道腹腔镜双极电凝子宫血管术后 96.4%患者术后 1 月测量激素水平（FSH、LH、E_2）与术前相比无变化，3.5%患者 FSH 升高（>30IU/mL）临床表现为绝经。黄蕾等对 48 例症状性子宫肌瘤要求保留子宫的患者采用腹腔镜子宫动脉阻断术并肌瘤剔除术，对手术前及术后 3 个月、6 个月血基础性激素进行检测，发现 LH、FSH、E2 水平术前后无显著性差异。程忠平等研究资料显示 IAJAO-M 术后闭经发生率 1.3%（4/348，平均随访时间 28.2 个月），发生时间距离手术均超过 5 个月，LM 组是 2.1%（3/172），两者比较闭经发生率无差异，说明子宫动脉阻断后对近期卵巢储备功能没有明显影响。

大多数选择 UAO 术式治疗子宫肌瘤的患者，其术后是没有生育要求的，所以评价 UAO 对生育功能及妊娠结局的影响是困难的。另一方面，术后妊娠时间及年龄等因素也是不确定的，因此，很难准确判断 UAO 术后妊娠率。Walk 和 McDowell 曾报道，108 例 UAOE 术后试图怀孕的患者，有 33 例成功受孕（妊娠率 39.5%，平均年龄 37 岁）。Kim 等报道一组 UAE 术后有受孕意向的患者（平均年龄 30.6 岁），妊娠分娩或妊娠超过 34 周以上者占 83%。Lubin 等比较 84 例 UAOL-M 与 83 例 LM 手术患者，结果提示两者术后子宫动脉血流情况及妊娠率无差异。美国 Jefferson 医学院一项调查显示，UAOE 术后妊娠患者，产后出血、早产、剖宫产及胎先露异常发生率较一般人群明显升高。Holub 等比较 38 例 UAOL 与 20 例 UAOE 患者的妊娠结局，结果显示，UAOE 术后妊娠自然流产率（56.0%）明显高于 UAOUIO.5%）；胎先露异常及剖宫产率 UAOE 均高于 UAOL，但两者差异不明显；早产率两者也无差异（UAOE20%，UAOL15.3%）。

笔者采用 WHOQOL-BREF 生活质量评分表对子宫动脉阻断治疗子宫肌瘤患者进行术后生活质量评估，同时以子宫切除手术患者为对照，结果发现术后两个月在生理领域评分上、心理领域及社会领域评分上均存在差异，术后 12 月差异更加显著；提示子宫动脉阻断术后患者生活质量明显优于子宫切除。

五、术中及术后并发症

腹腔镜下解剖、分离、阻断子宫动脉存在一定的技术困难，要注意避免盆壁大血管及输尿管损伤。一般选择子宫动脉起始部阻断子宫动脉，主要考虑该处解剖标志清晰，便于准确识别子宫动脉，以免误伤盆壁大血管及输尿管。术后并发症主要包括疼痛、感染、发热、阴道出血、深静脉栓塞及闭经等。

（王春燕）

第四节　子宫腺肌病的腹腔镜手术

子宫内膜侵入子宫肌层达一个高倍视野以上称为子宫腺肌病。以往认为它是一种内在性子宫内膜异位症，而现在多数认为它是一种独立的疾病。子宫腺肌病的发病率呈逐年上升越势，成为危害生育期妇女一种常见而难以治愈的疾病，目前认为其发生发展与体内激素水平、流产、分娩、宫内节育器放置、免疫学因素以及遗传学因素等关系密切。子宫腺肌病的发病机制尚未完全明了，普遍认为是子宫内膜“突破”基底层“侵入”子宫肌层生长并引起相应的临床症状，即子宫内膜侵入学说，其他包括血管、淋巴管播散、上皮化生等。典型的临床症状为继发性痛经，进行性加重、月经量异常（经过多、月经周期紊乱）、排尿及排便障碍（多见经期大便次数增加），影响生育功能，严重影响育龄女性生活质量。近年来，可能受到婚育模式改变的影响，腺肌病的发生率有所升高，并呈现年轻化趋势。

一、病因和发病机制研究进展

（一）危险因素

早期有学者研究认为，妊娠对于子宫腺肌病具有保护作用，妊娠期间机体内孕激素分泌明显增加，异位子宫内膜在大量孕激素的持续作用下发生蜕膜样变，以致坏死萎缩。但是，多次妊娠和分娩过程中相关妊娠损伤和并发症，如不协调宫缩、难产、胎盘粘连、胎盘植入、人工剥离胎盘以及剖宫产、子宫切口处理不当以及子宫肌层机械创伤等，致使内膜基底细胞增生并侵入子宫肌层，反而导致此病发生。多数资料显示，人工流产是子宫腺肌病独立危险因素，宫内节育器放置与子宫腺肌病的发生也有不可忽视的作用。

（二）性激素

1.雌激素

与子宫肌瘤、子宫内膜癌和乳腺癌一样，子宫腺肌病也被认为是一种雌激素依赖疾病。体内高水平雌激素尤其是子宫内膜局部高雌激素水平对子宫腺肌病的发生、发展有诱导促进作用。切除卵巢、绝经和应用抑制卵巢功能的促性腺激素释放激素类似物及抑制雌激素合成的芳香化酶抑制剂等，能够有效阻止子宫腺肌病的发展。与正常子宫内膜相比，位于肌层内的内膜类似基底层子宫内膜，对孕激素缺乏反应，常处于增殖期。

2.孕激素

一般认为，妊娠期间体内孕激素水平增高，可使异位的子宫内膜发生蜕膜样变从而萎缩坏死，对子宫腺肌病来说是保护性因素，进一步推断妊娠本身对肌腺症具保护作用，而且异位的子宫内膜多为基底层内膜孕激素受体含量极少，对孕激素敏感性不佳，故认为孕激素对子宫腺肌病的促成作用不大。动物试验证实，孕激素通过刺激芳香化酶的产生，导致子宫腺肌病病灶中雌激素的合成进一步增加，以此协同雌激素共同诱发子宫腺肌病发病，单纯孕激素也可单独诱发子宫腺肌病的发生。

作为雌激素依赖型疾病，众多学者试图通过雌激素受体（ER）和孕激素受体（PR）的研究来明确雌、孕激素和子宫腺肌病的关系。有研究表明，异位子宫内膜组织中α-ER表达减少而β-ER 表达相对增加，后来的基因水平的研究也证实了这一点。另有研究表明，异位的子宫内膜间质细胞中 PR，尤其是 PRβ明显减少，导致旁分泌缺乏，PR 的减少似乎是应用孕激素治疗的子宫腺肌病患者形成孕激素抵抗的促成因素。上述资料提示，雌、孕激素在子宫腺肌病的发生发展过程中起到协同作用，两者关系十分密切相关。

3.催乳素

动物实验已经证实高催乳素水平可引起子宫腺肌病，且注射催乳素形成小白鼠子宫腺肌病的模型已经建立。有研究认为，高血清催乳水平具有拮抗缩宫素作用，抑制宫缩，或其本身有抑制子宫肌细胞作用；长期持续刺激会造成子宫肌细胞变性易使内膜侵入；较高的催乳素水平还可能使子宫基层催乳素受体增多，从而增强催乳素的生物学效应，可加快雌激素与病灶的结合，最后病灶内雌激素与催乳素相互作用促使子宫腺肌病的发生。

4.绒毛膜促性腺激素（HCG）和黄体生成素（LH）

利用原位杂交技术和组化技术研究子宫肌腺症异位内膜腺体中HCG或LH受体基因mRNA和受体蛋白表达，发现两者明显高于正常原位子宫内膜，提示子宫内膜侵入子宫肌层形成肌腺症可能与子宫内膜腺体中HCG/LH受体有着不容忽视的关系。有关绒毛膜促性腺激素、黄体生成素与肌腺症方面的研究尚缺乏，确切的机制有待进一步探讨。

（三）免疫学因素

子宫肌腺症的发生与机体免疫反应异常有着密切的关系，伴有局部及全身细胞免疫和体液免疫功能异常，主要表现为免疫球蛋白、补体和外周血自身抗体水平明显升高、细胞表面抗原的表达增强及巨噬细胞数量增多等。但是免疫学改变与宫腺肌病发生发展的确切关系尚无定论。

1.体液免疫

子宫腺肌病患者外周血中抗组蛋白抗体、磷脂类抗体水平以及补体C_3、C_4水平均较正常育龄妇女高，机体免疫一内分泌系统是维持子宫内膜生理功能正常最重要的调节因素，目前的发现可以肯定人体免疫一内分泌系统参与了子宫腺肌病的发生发展，是否作为独立致病因素仍无法确定。

2.细胞免疫

生殖道局部细胞免疫异常与子宫腺肌病发生发展密切相关。

（1）自然杀伤（NK）细胞：细胞表面存在杀伤细胞激活受体和抑制受体。研究发现，子宫腺肌腺症患者杀伤细胞抑制受体表达增加，使NK细胞杀伤能力减弱，且减弱的程度与子宫腺肌病的疾病严重程度相关。

（2）子宫腺肌病肌层中巨噬细胞数量明显增加，通过激活辅助性T细胞和B细胞，发挥抗原提呈作用，促进子宫内膜侵入肌层。

（3）T细胞被激活后分泌大量细胞因子加速该病的发生发展，子宫腺肌病患者体内Th_1、Th_2细胞比例失衡及Th_2细胞相关因子分泌与子宫腺肌病的发生发展有密切关联。

（四）细胞凋亡、增殖、浸润以及血管生成

1.细胞凋亡

子宫腺肌病的异位内膜中多种因素抑制细胞凋亡，促进异位内膜增殖入侵。BCL-2表达抑制程序性细胞死亡，阻碍或延迟正常细胞的分化，从而延长细胞的寿命。BAX与BCL-2之间存在较强的负相关，两者共同打破了细胞凋亡的平衡，使细胞凋亡减少，持续增生，使子宫腺肌病异位内膜长期增生。FAS蛋白为肿瘤坏死因子受体家族，与其天然配体FASL结合可造成FAS途径的细胞凋亡。研究表明，子宫腺肌病内膜组织中FAS/FASL比例失衡，FAS表达下调而FASL表达上调，对异位内膜组织逃避免疫监视有一定关系。

2.细胞增殖

Ki-67等细胞增殖相关蛋白/因子在子宫腺肌病异位内膜中表达呈持续性而非随月经周期改变，这种异常表达，提示异位内膜组织增殖。TGF-α、TGF-β等细胞增生相关细胞因子在异位内膜中的表达显著高于在位正常内膜中，可能与发病等有关。

3.细胞浸润

基质金属蛋白酶（MMP）是一组参与细胞外基质降解的酶。子宫腺肌病异位内膜MMP表达显著高于在位内膜，降解异位内膜周围子宫肌层包括基底膜在内的细胞外基质成分，破坏了阻止子宫内膜侵入的天然屏障，促进子宫内膜侵入子宫肌层。

4.血管生成

血管生成是子宫内膜侵入肌层生长的必要条件，异位内膜VEGF表达显著升高。动物试验已证明发病早期子宫内膜间质细胞沿血管分支侵入肌层。标记血管形态图像分析子宫腺肌病患者异位内膜平均血管密度、面积明显高于在位内膜。

（五）遗传因素

遗传因素在子宫腺肌病发病中有重要作用，多种遗传学缺陷已被报道，如CPY19基因240G/G多态性，染色体7p15.2、q21.2、q31.2等多个区域存在缺失，更多的异常基因方面信息有待深入研究，可以为日后子宫腺肌病的发病机制研究及基因治疗提供强有力的理论支持。子宫腺肌病病因和发病机制极为复杂寻找易感缺陷基因是近期研究的热点。

（六）子宫内膜/肌层界面

子宫内膜/肌层界面（EMI）是近年提出的新概念。EMI定义为子宫内特殊解剖学区域，即基底层子宫内膜及内1/3子宫肌层组成，胚胎来源于苗勒管组织。MRI显像提示在内膜层（高信号）和肌层（中等强度信号）之间存在低信号带状区域，即EMI，而且可以见到该区域特征性的蠕动收缩活动。通过连续式核磁共振影像分析可见子宫腺肌病存在EMI区收缩活动异常现象，表现为收缩强度、方向及频率紊乱。此外，还可以见到子宫内膜基底层连续性中断影像，可能是子宫内膜侵入基底层的结果。

生理学研究表明，EMI肌层有雌孕激素受体表达，受卵巢激素调节而发生周期性变化，主要生理功能是调控非孕期子宫收缩。外周肌层不受卵巢激素周期变化调节，与孕期和分娩期子宫的收缩有关。非妊娠期子宫收缩活动具有重要的生理作用，与月经排出及胚胎着床等生理功能密切相关。月经期子宫收缩，收缩波方向自宫底向宫颈，排出经血及内膜碎片，闭合血管。收缩异常或消失，则不能排出月经、关闭血管。子宫收缩无序可致痛经，排卵期收缩异常可致不孕，蠕动波消失，或收缩节律异常可致胚胎种植失败。

二、病理特征与临床特点

临床上，子宫腺肌病见有两种生长方式：由子宫腔内向浆膜面生长，发病可能与子宫内膜基底层受损有关；另一种是由子宫浆膜面向内浸润性，可能由盆腔内异症子宫浆膜面种植引起。组织病理学表现为两种形式：弥漫型和局限型。弥漫型较为常见，子宫多呈均匀性增大；局限型又称为子宫腺肌瘤，异位子宫，内膜在肌层局部区域集中生长并形成肿块，但是与周围的肌层无明显分界。腺肌病依赖性激素生长，少数恶变。引发痛经机制十分复杂，主要与以下因素相关：受月经周期影响子宫肌层内出血、局部环境炎性改变，前列腺素、白介素-1、白介素-6、TNF-α等炎性细胞介质升高，刺激子宫引起痉挛收缩。此外，腺肌病患者多数存在盆腔器官粘连，可引起的牵涉性疼痛。手术治疗是目前临床治疗子宫腺肌病主要方式。本病20%~50%合并盆腹腔子宫内膜异位症，约30%合并子宫肌瘤，合并盆腔粘连也很常见。子宫腺肌病已成为临床上导致不孕、痛经的重要原因。

痛经和月经过多是子宫腺肌病的主要临床症状，少数患者不孕。查体子宫增大，多为均匀性，较硬，一般不超过 12 周大小，否则可能合并子宫肌瘤；子宫腺肌瘤表现为非对称性增大。根据症状和体征可做出初步诊断，依靠辅助检查可进一步明确诊断，诊断的“金标准”仍然是病理学诊断。超声检查是协助诊断子宫腺肌病最常用的方法，超声扫描显示子宫增大，肌层增厚，后壁更明显，内膜线前移。病变部位为等回声或回声增强，其间可见点状低回声，病灶与周围无明显界限。子宫肌层内的小囊样回声是最特异的诊断指标，彩色多普勒超声观察子宫肌壁间的异位病灶内呈星点状彩色血流流信号，可探及低流速血流，病灶周围极少探及规则血流。MRI 诊断子宫腺肌病的特异性优于阴道超声。MRI 可以显示子宫内存在界限不清、信号强度低的病灶，加强影像可有信号强度高的病灶，内膜与肌层结合区变宽，大于 12mm。宫腔镜检查子宫增大，有时可见异常腺体开口。腹腔镜检查见子宫均匀增大，前后径更明显，子宫较硬，外观灰白或暗紫色，有时浆膜面突出紫蓝色结节。腺肌病患者血清 CA125 水平明显升高，阳性率达 80%（子宫肌瘤 CA125 阳性率为 20%），CA125 水平和子宫大小呈正相关。病理诊断是子宫腺肌病的金标准。

三、治疗

（一）期待治疗

对无症状、无生育要求者可定期观察。

（二）药物治疗

药物治疗子宫腺肌病疗效只是暂时性的，适合于年轻有生育要求、近绝经期者或不接受手术治疗的患者。常用药物有达那唑、孕三烯酮、GnRH-a 等。GnRH-a 假绝经治疗期间可以使子宫缩小，患者闭经、痛经消失；但是停药后痛经症状常常很快复发。也有采用放置左炔诺黄体酮宫内节育器（曼月乐）治疗子宫腺肌病，部分患者痛经及月经过多等症状得以缓解。

子宫腺肌病合并不孕患者临床处理比较棘手，尚缺乏明确而有效的处理方案。单纯性弥散性子宫腺肌病可以使用 GnRH-a 治疗 3~6 个月，停药后有一定妊娠率；局限性子宫腺肌病也可考虑手术挖除部分病灶，术后也有一定的妊娠率。药物和手术治疗无效者或年龄较大患者，应及时使用助孕技术。

（三）手术治疗

1.治疗原则

手术治疗是主要的治疗方法，其中子宫切除是根治性手术。对年轻需要保留生育功能者，可以进行病灶切除或者子宫楔形切除，也可辅助行子宫神经去除术、骶前神经切除术或者子宫动脉阻断术。无生育要求伴月经量增多者，可进行子宫内膜去除术。

2.手术指征

腺肌病患者出现以下情况要考虑手术治疗：

（1）痛经、贫血等症状严重，药物治疗不能缓解。

（2）子宫体积>10 孕周，或已经出现盆腔压迫症状。

（3）合并盆腔其他部位子宫内膜异位症。

（4）明确腺肌病是导致生育问题。

3.手术种类

手术可以通过剖腹或腹腔镜进行。手术治疗方式主要有 2 种：

（1）保留生育功能手术：病灶局部切除，缓解症状，适合年轻要求保留生育力或要求保留子宫患者。子宫动脉阻断、子宫骶骨神经离断术、骶前神经切断术也常常用于保留生育力手术；保留生育力手术常常需要多种手术联合。

（2）根治/半根治性手术：切除子宫和双侧附件，适合病症严重已生育患者。

（四）放射介入治疗

文献报道，采用发射介入方法栓塞子宫动脉治疗腺肌病有效。主要适合于年轻需要保留子宫患者。

（五）辅助生育治疗

对不孕患者可先用 GnRH-a 治疗 3~6 个月，再行助孕治疗，对病变局限或子宫腺肌病者，可先行手术＋GnRH-a 治疗，再行助孕治疗。

四、腹腔镜手术分类

腹腔镜手术已经成为子宫腺肌病的常用手术。

（一）保留生育力手术

子宫腺肌病保留生育功能手术需求不断增加，这是与发病年龄年轻化、医师和患者对子宫的生理作用有了更深入的认识、微创手术技术进步等因素有关。保守治疗的主要目的是去除病灶、缓解症状、增加妊娠率。主要有子宫腺肌病病灶挖除术、病灶消融术（射频、超声聚焦）、腹腔镜下子宫动脉阻断术、放射介入子宫动脉栓塞术。保守手术的远期效果有待于循证医学研究证实。

1.腹腔镜子宫腺肌病/瘤部分切除术操作步骤和要点

子宫腺肌病病灶挖除术：适用于年轻、要求保留生育功能的患者。子宫腺肌瘤能够挖除大部分病灶，改善症状、增加妊娠机会。弥漫型子宫腺肌病做病灶大部切除术后妊娠率也较低。术前可使用 GnRH-a 治疗 3 个月，缩小病灶利于手术。手术部位注射稀释的垂体后叶素减少手术出血。联合子宫神经切除术和子宫动脉阻断术可以增加疗效。

（1）常规腹腔镜操作基本程序：膀胱截石头低脚高体位、Trocar 穿刺、放置举宫器。

（2）腹腔镜下探查：使用举宫器有助于子宫充分暴露，详细了解盆腹腔器官情况，重点观察子宫以及与周边组织器官的关系；腺肌病患者往往合并卵巢巧克力囊肿、盆腔腹膜病灶、后壁粘连致子宫直肠凹封闭、前壁粘连致子宫膀胱凹封闭，粘连往往是致密瘢痕。根据探查制定具体操作步骤和手术方式。

（3）切开设计：使用单极电凝或 PK 刀，选择子宫腺肌瘤最突出部位，沿病灶边缘逐层切开子宫肌层，注意切口设计，要考虑到子宫缝合修复操作。切开过程中，明显的、较大的血管出血，应该电凝止血。为了减少手术出血，可以预先在病灶外缘注射催产素或血管升压素，药物作用后可见子宫收缩，颜色苍白。

（4）切除腺肌瘤：助手用有齿深抓钳，抓住腺肌瘤组织，看清腺肌瘤与周围正常组织界限，用电刀或 PK 电针切除腺肌瘤，尽可能多切除病灶组织，在切除腺肌瘤过程中，往往贯通宫腔，故腺肌瘤基底部切除时要看清边界，尽量不要贯通宫腔。患者如果有生育要求则病灶切除范围不可过大，以免影响子宫瘢痕愈合及愈合质量。

（5）创面处理：切除后子宫创面要检查，对于病灶明显的部位可以再行切除。创面使用 PK 刀或电凝烧灼。

（6）修复子宫：用 0 号合成线连续或间断缝合伤口，如果瘤窝较深或通宫腔，需要双层缝合创面，依次缝合子宫内膜和浆肌层，缝合时尽量不可留有无效腔，否则会导致积血、感染，影响创面愈合。

（7）标本取出：大块组织可以使用粉碎器将其粉碎成条状取出。

（8）清洗盆腹腔后，放置盆腔引流管。

2.腹腔镜子宫动脉阻断术操作步骤和要点

子宫动脉阻断：近年来，有不少作者报道用放射介入治疗技术，栓塞子宫动脉，或采用腹腔镜下子宫动脉阻断术治疗子宫腺肌病。初步观察显示，近期效果明显，月经量减少约 50%，痛经缓解率达 90%以上，子宫及病灶体积缩小显著，彩色超声提示子宫肌层及病灶内血流信号明显减少。但该技术治疗还有一些并发症尚未解决，远期疗效尚待观察，对日后生育功能的影响还不清楚，待于进一步积累经验。

常规腹腔镜基本操作程序：

（1）手术解剖途径设计：选择程氏三角，即圆韧带、卵巢固有韧带一漏斗韧带及髂外血管组成的三角区，内切开侧腹膜，游离暴露输尿管。

（2）解剖分离子宫动脉：辨认髂内动脉，沿髂内动脉前干细心分离，遇到髂内动脉前干解剖困难者，可以在腹壁下牵引脐动脉作为指示，子宫动脉多数起于髂内动脉第一支，向前向内走行，达宫颈旁，子宫动脉距离子宫颈内口水平 2cm 处，横行跨过输尿管而达子宫侧缘，此处可以见到其下方穿过的输尿管，即“水在桥下过”结构，然后分成宫体支和宫颈支。镜下子宫动脉直径约 3mm，迂曲，有明显搏动。

（3）子宫动脉阻断：一般采用用 PK 刀或双极电凝闭合子宫动脉，也可以采用钛夹夹闭。双侧子宫动脉阻断后子宫发生短暂休克，质地变软，颜色淤紫。

3.保守手术评价

保留生育力手术疗效也备受争议。一般认为：

（1）单纯行子宫腺肌病部分切除术是一种姑息手术，对于缓解症状疗效有效，临床多数用于症状严重、病灶明显，年轻未生育者；术后疗效与切除病灶体积有关，病灶切除范围越广泛，手术后缓解疼痛与减少复发的效果越好，但是子宫壁缺损越大对今后妊娠及其妊娠结局不利。

（2）腺肌病的病理特征决定了手术切除病灶仅仅部分病灶，手术也不能去除子宫腺肌病发生的致病因素，对于残留病灶，多数学者认为，术后需要配合 GnRH-a 等药物治疗。

（3）随着微创技术的进步，诸如子宫动脉阻断及子宫神经阻断技术被用于腺肌病保留生育力手术，短期观察认为，这些技术可以提高症状缓解率，降低术后复发率，对于已有生育的年轻女性来说，是一种值得尝试的手术方式；在局部病灶切除前实施子宫动脉阻断，可以有效减少手术中创面出血。上海市杨浦区中心医院研究显示，子宫动脉阻断可以提高手术质量、减少手术出血，提高术后月经过多、痛经等症状缓解率，而且可以减少术后复发率，治疗机制见子宫肌瘤章节。对于未生育的女性来说，这些技术目前还缺乏必要的循证医学依据支持。腺肌病患者保留生育力手术是目前需要研究的课题。

4.腹腔镜保守性手术治疗子宫腺肌病疗效综合评价

上海市杨浦区中心医院妇产科 2003 年~2009 年期间：对 182 例子宫腺肌病患者施行

腹腔镜下子宫腺肌病病灶部分切除联合子宫动脉阻断及子宫骶神经阻断手术治疗，对其中 179 例患者做 3 年随访，对患者临床主要症状缓解情况及术后生活质量进行了全面评价。采用月经失血图视觉模拟评分表（VAS）、阴道超声测量子宫体积、WHOQOL-BREF 量表分别对患者术后月经状况，子宫体积大小及生活质量变化进行术后 3 个月，术后 12 个月及术后 36 个月的随访研究。本组患者无严重手术并发症及术后并发症，3 例术后症状复发，并要求做子宫切除术（1.6%）。平均手术时间（135.8±25.6）min。平均术中出血量（86.1±36.3）mL，术后平均最高体温（37.8±0.3）℃，术后排气时间及住院时间分别为（1.9±0.5）d 和（7.7±2.5）d。采用月经失血图一视觉模拟评分表（VAS）法计算月经量，结果患者月经量评分由术前的（86.1±36.3）mL 下降至术后 3 月的（55.3±20.4）mL，术后 12 月的（56.3±18.7）mL 和术后 3 年的（57.6±15.6）mL，和术前比较均有显著差异（均 P<0.01），提示术后月经量显著减少。阴道超声法计算子宫体积，发现患者术后子宫体积呈进行性缩小，由术前的(218.5±31.7)cm3 缩小至术后 3 月(151.8±33.6）cm3，术后 12 月（95.1±13.2）cm3 和术后 36 月（91.2±18.6）cm3，和术前比较均有显著差异（均 P<0.001）。痛经评分情况术前的（7.7±1.8）mL 下降至术后 3 月的（3.5±1.5）mL，术后 12 月的（4.5±1.6）mL 和术后三年的（4.3±1.5）mL，和术前比较均有显著差异（均 P<0.001），提示术后痛经症状明显缓解。术后生活质量随访，术后 36 月的生理、心理和社会方面环境及总体评分均优于术前，有显著差异（t 分别为 10.6，9.7，9.9，6.2 和 8.9；均 P<0.01）。本组研究结果显示，腹腔镜下子宫腺肌病病灶部分切除联合子宫动脉阻断及子宫骶神经阻断治疗子宫腺肌病具有较好的疗效，能够有效减少月经量、缓解痛经症状，同时明显提高术后患者术后质量；该方法可以作为年轻、临床症状严重、腺肌病病灶明显、希望保留子宫患者治疗选择。

（二）根治性或半根治性手术

1.手术指征

适用于药物治疗无效，症状严重，病灶明显，年龄较大无再生育要求或放弃生育要求者，可行半根治性或根治性手术，即切除子宫和（或）一侧或双侧卵巢。

2.手术方式

子宫切除术是子宫肌腺病的主要治疗方法，也是循证医学证实唯一有效的方法。有研究表明，腺肌病主要见于子宫体部，罕见子宫颈部位。因此，子宫次全切除术有时也用于临床。目前，临床常用的手术方式是腹腔镜下全子宫切除（TLH），或阴道辅助腹腔镜下全子宫切除（LAVH），也有部分患者选择腹腔镜下次全子宫切除（LCH）或筋膜内子宫切除术（CISH）。对于 45 岁以下，宫颈无明显病变（宫颈细胞学检查无异常），子宫峡部后壁及直肠膀胱无明显病灶累及患者，可以选择子宫次全切除并保留一侧或双侧附件。对于年龄近绝经期，病灶广泛，症状明显患者应该做全子宫切除。

3.腹腔镜根治性或半根治性手术操作要点

（1）解剖复位：多数合并盆腔腹膜内异症，病灶往往累及卵巢、输卵管、直肠、乙状结肠、膀胱、甚至输尿管，并引起盆腹腔不同程度的粘连，导致盆腹腔器官移位。因此，腺肌病手术开始第一步往往是松解粘连，盆腹腔器官解剖复位。

（2）钝或锐结合分离粘连：腺肌病患者盆腹腔粘连的性质多数是致密疤痕样改变，分离需要钝或锐结合，最好使用新一代手术能源，如 PK 刀、结扎速、超声刀等；最常见也是手术过程中最困难的是子宫直肠粘连，严重者直肠子宫陷凹完全致密粘连、封闭，其次是卵巢与子宫后壁致密粘连（卵巢窝部位）。盆腹腔广泛、致密紧密粘连给手术带来很大困难。在分离粘连过程中，常常发生血管损伤或创面大面积渗血，直肠、结肠、膀胱等周边脏器损伤，卵巢窝分离及出血止血操作容易发生输尿管损伤。

（3）慎重处理宫颈旁结构：严重腺肌病或子宫峡部病灶明显、宫颈肥大患者，手术处理宫颈旁组织、子宫主韧带、子宫尤其困难。此处除了有子宫动静脉、输尿管解剖结构，还有丰富的、相互联网的阴道、膀胱、直肠、子宫静脉丛，手术操作稍有不慎，即可发生出血，而出血止血由极易导致输尿管损伤。我们的经验是，腺肌病手术操作前要充分预判宫颈旁结构，考虑手术处理有困难者，可以先从盆壁侧腹膜入口，即程氏三角，解剖分离子宫动脉和输尿管，并阻断子宫动脉主干，然后进行子宫切除操作，分步处理宫颈旁组织，并随时观察输尿管位置，规避输尿管损伤。

（4）盆腔深部病灶或腹膜广泛病灶的处理：发现盆腔深部病灶，应该仔细处理，病灶侵入肠管、膀胱、输尿管者，根据病情可以考虑行肠段切除、膀胱部分切除、输尿管移植等手术，尽量清楚病灶，缓解术后症状，避免术后复发。对于腹膜广泛病灶种植者，可以行盆腔腹膜切除术。

（5）术前肠道清洁灌肠，预防使用抗生素：当手术发生肠管、膀胱损伤时可以争取一期修复。

（6）术后使用 GnRH-a：理论上，手术很难做到彻底切除内异症病灶，因此，术后可以考虑使用 3 个或以上的 GnRH-a 治疗，预防和减少术后复发。

（三）其他辅助手术

1.骶前神经切除术（Cotte 法）

子宫内膜异位症常常伴有顽固性痛经，药物等保守治疗无效时可以考虑做神经外科手术，在纸骨岬水平切除骶前神经，可以阻滞大部分支配子宫的神经，达到缓解顽固性痛经的目的。多数情况下，骶前神经切除术仅仅作为其他手术的辅助方法。手术操作要点如下。

（1）熟悉盆腔内脏神经支配：内脏痛觉神经传导通路主要经过交感和部分副交感神经纤维丛。骨盆漏斗韧带中的肾脏神经丛和主动脉神经丛发出的交感神经主要支配卵巢和输卵管；子宫、直肠、膀胱的神经支配主要来自肠系膜神经丛，通过骶前和腰前区交感神经丛，相当于 L_5 和 S_1 之间的腹主动脉分叉尾侧，该区域神经丛统称腹下上丛或骶前神经；该神经丛继续向下呈网状分散成左右两束，即腹下下丛或腹下神经。宫颈后区密集分布神经纤维形成子宫阴道丛，神经来源于 $S_{2\sim4}$ 盆腔内脏神经，膀胱、直肠的神经支配与子宫有较多的同源。

（2）骶前神经解剖、切除：骶前神经切除术需要良好的盆腔解剖显露，经腹手术往往需要大切口；近年来该手术可以采用腹腔镜技术完成，手术创伤明显减小。手术垂直剪开骶骨岬处腹膜，7~10cm，腹主动脉分叉尾部至 Douglas 陷凹，向外侧分离腹膜下疏松结缔组织，游离至输尿管，继续向外侧分离至髂内血管，剪开髂内血管鞘膜，游离髂内血管，剥除血管间结缔组织。因为乙状结肠系膜影响，剥离左侧后腹膜组织较右侧困难，助手尽量将直肠、乙状结肠拉向左侧，暴露直肠上动、静脉及其分支，在血管下面向输尿管方向剥离，完成剥离后，带有神经的骶前结缔组织位于头尾两端和邻近组织相连。切断和结扎接近主动脉分叉的头侧附着组织，注意保护骶中动、静脉。然后从骶骨面剥离腹下下神经的两个尾侧带，至少切去5cm组织带，以保证手术效果。

（3）创面彻底止血、可以使用止血纱布等填塞，3-0可吸收合成线缝线连续缝合后腹膜。

（4）手术评价：神经切除术很少单独进行，经常辅助其他手术进行，如子宫悬吊术、粘连松解术、腺肌病病灶切除术、盆腹腔子宫内膜异位病灶切除。文献报道，骶前神经切断术的疗效为70%~90%。导致手术失败的原因可能与选择病例不当或神经丛切除不完全有关。手术出血是该手术的并发症，由于盆腔血管常常有异常情况，易发生手术出血，甚至严重出血。此外，切除神经丛之后，偶尔可能发生暂时性膀胱感觉障碍。

2.子宫骶韧带或神经阻断术

骶前神经切断术有一定的手术难度，基子宫颈后区密集分布神经纤维（子宫阴道丛），并主要支配子宫、阴道感觉神经；近年来，有医师采用子宫骶韧带或神经阻断术，辅助治疗顽固性痛经。手术操作步骤如下：

（1）常规腹腔镜基本操作程序。

（2）子宫骶韧带或神经解剖：助手用举宫器将子宫向腹前壁、对侧举起，充分暴露子宫直肠凹及盆侧壁，使子宫骶韧带有一定的张力。沿子宫骶韧带外侧切开腹膜，辨认输尿管走向，分离骶韧带外侧疏松组织后，找到骶神经，在连接子宫体处，用PK刀或双极电凝阻断子宫骶韧带或神经。

（3）手术评价：子宫骶韧带切断术早期被用于原发性痛经患者的手术治疗。子宫疼痛症状需要脏器交感感觉神经传导，支配子宫的感觉神经源于骶前神经从，神经沿子宫骶韧带、主韧带和阔韧带向子宫延伸，支配子宫的神经在接近子宫旁组织的时候已经比较纤细，手术时无法将其分离，手术时需要连同骶韧带一并阻断。理论上，阻断骶韧带或神经仅仅是子宫的部分神经，因此该手术的疗效可能有限；但是，上海市杨浦区中心医院临床验证资料显示，经2年随访，该手术对痛经症状缓解率可以达到90%以上。

3.圆韧带缩短术

折叠和缩短圆韧带可以纠正子宫位置异常，将后倾后屈的子宫纠正为前倾前屈位，因此也常用于腺肌病手术治疗中。据文献介绍，圆韧带缩短术的解剖学纠正效果较好，术后复发率仅3%~8%，而术后症状缓解率较低，仅50%~67%左右患者术前症状得以缓解或减轻。因此，圆韧带缩短术多数作为附加手术应用，而不作为独立手术。圆韧带缩短的手术方法有多种介绍，有医师直接将圆韧带腹腔段做折叠式缝合，达到缩短圆韧带之目的，此法手术操作十分方便，但是纠正效果不是十分理想。下面介绍两种经典的圆韧带缩短手术。

（1）Simpson法：此法也称圆韧带腹直肌腱鞘固定术。钝性剥离腹膜至腹股沟内环区。在髂前上棘水平，离中线外侧2~3cm处做一个穿刺切口穿过腹直肌鞘，经腹膜外到达腹股沟内环，打开腹膜，钳夹住圆韧带；将圆韧带拉到腹直肌鞘外，用1-0不吸收合成线间断缝合2~3针，将圆韧带固定于腹直肌鞘膜上。达到维持子宫充分前屈位置。

（2）McCall法：在子宫后壁中部浆膜做1cm垂直切口，达肌层。经子宫后壁切口锐性分离（剪刀）浆膜下，造成一条浆膜下隧道，邻近卵巢固有韧带下方，于无血管区自后而前贯穿阔韧带前后叶，距离圆韧带与子宫连接处3cm处，夹住圆韧带并将韧带向隧道内牵引，达到子宫后壁切口，用 1-0 不吸收合成线间断缝合，将圆韧带襻固定于子宫后壁。此法不显露浆膜创面；韧带与子宫后壁隧道切口接触面广，可以得到较好的支持牵引，维持子宫前屈位置（图 13-4-1）。

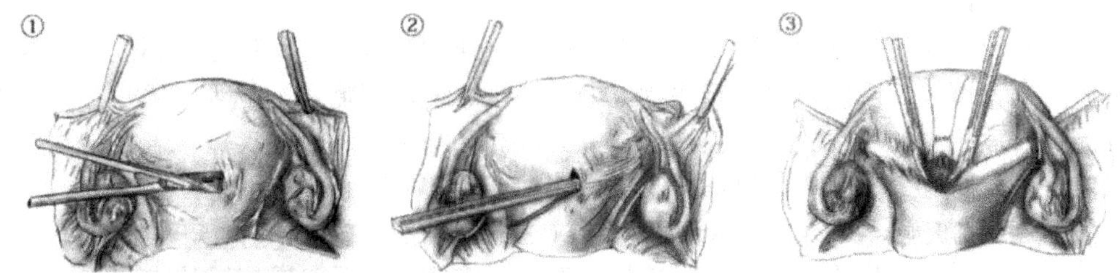

图 13-4-1　圆韧带缩短术（McCall 法）示意图

①子宫后壁中部浆膜做 1cm 垂直切口；②打通浆膜下隧道；③将韧带向隧道内牵引并固定于子宫后壁

（四）盆腹腔粘连松解术

子宫腺肌病患者往往伴有盆腹腔粘连，尤其是子宫直肠陷凹粘连，需要做粘连松解术。

1.盆腔粘连分离

直肠子宫陷凹部分封闭时，直肠膨起与宫底韧带粘连并与子宫相连。部分封闭表示腹膜下有深层种植病灶，使直肠位置改变。当直肠子宫陷凹完全封闭时，常与周围器官粘连。使用举宫器便于伸展和分离粘连。手术尽可能恢复子宫的解剖。盆壁粘连往往涉及输尿管、血管，必须辨认解剖后才能分离。致密粘连带有血管时，先用器械将粘连带挑起，确认无邻近组织在内后电凝切断。对透亮无血管的粘连可用剪刀将其分离，如致密粘连应钝锐性结合分离，血管处应电凝后剪断。估计分离有困难可以选择程氏三角区入路，从盆侧壁解剖分离输尿管和血管，避免和减少手术误损。

2.子宫直肠陷凹腹膜切除术

子宫直肠凹陷腹膜切除手术适应于盆腔腹膜广泛子宫内膜异位症伴有疼痛（痛经），子宫严重后屈患者。1969 年，Jamain 等首先介绍道格拉斯陷凹腹膜切除术的方法。包括剥离切除陷凹腹膜、子宫峡部后壁腹膜和直肠前壁腹膜。切除腹膜后，再行两侧子宫骶骨韧带折叠缩短，以纠正和维持子宫位置。手术操作要点如下：从盆侧壁切开阔韧带后叶腹膜，向下至子宫后壁宫骶韧带附着处，向内至直肠前壁腹膜。剥离整个盆底区域腹膜。分离宫颈后壁腹膜易出血，可以采用电凝止血；剥离直肠前壁腹膜也容易出血，出血多表明操作已深入肌层，止血要谨慎，避免直肠损伤。陷凹腹膜彻底剥离后，可以用 1-0 合成线将两侧子宫底韧带作折叠式缝合缝合 2~3 针，缩短骶韧带有利于维持子宫前屈位置。缝合关闭腹膜，盆腔放置引流管。

（王春燕）

第五节　腹腔镜盆腹腔粘连松解术

一、概述

盆腹腔粘连是常见的病理现象，由于产生粘连的原因不同，粘连的部位、严重程度不同，患者可以表现出相关临床症状，如肠梗阻、慢性腹痛，不孕等；但是，多数患者并无明显症状。现代女性盆腹腔粘连发生率较高，与生殖道炎症疾病、子宫内膜异位症等发生率升高有关，剖宫产也是造成盆腹腔粘连的常见因素。

粘连松解是较早介入的腹腔镜手术方式之一；当然，多数情况是在腹腔镜诊断检查时被发现的一些无症状、粘连程度较轻的患者。在腹腔镜手术发展过程中，盆腹腔粘连或盆腹腔手术史患者一度被视为腹腔镜手术的禁忌证，主要因为受限于腹腔镜技术困难。目前，盆腹腔粘连已经从腹腔镜手术禁忌证中删除。与此相对，分离粘连成为妇科手术腹腔镜的基本技巧之一。

所以，妇科医生常应该熟悉粘连的发生机制，使用最佳技术进行粘连松解术，使用合适的方法和药物预防或减少粘连的发生。

二、粘连的形成机制

手术损伤、创面渗出、炎症反应（包括子宫内膜异位症）是粘连形成的主要因素。组织损伤或炎性反应，机体纤维蛋白溶解系统被激活，使黏附延缓 72~96h（纤维渗出），然后发生间皮修复。研究发现，纤维蛋白沉积是术后粘连形成的第一步，是腹膜纤维蛋白形成与纤维蛋白溶解能力之间的平衡被打破的结果。导致粘连形成的主要原因不是纤维蛋白溶解活力下降，而是纤维蛋白形成能力增强所致。

三、粘连的分类

（一）根据粘连形成的原因，可将粘连分为以下几类

1.炎性粘连

各种原因导致的腹膜炎症是盆腹腔粘连的主要因素。炎性物质渗出，产生大量渗液。在这些渗液中，含有大量纤维蛋白原和细胞成分。在疾病愈合过程中，炎性物质吸收，结果产生粘连。导致盆腔粘连的最常见疾病是盆腔炎性疾病，最常见病因是衣原体、支原体和淋球菌感染。这类粘连主要集中在盆腔，表现为输卵管周围粘连和子宫直肠窝的粘连。其次是在升结肠与腹壁、膈肌和肝脏之间形成琴弦样粘连。外科阑尾炎虽然也比较常见，但其所形成的粘连主要在腹腔的回盲部周围而不是在盆腔。

2.手术后粘连

有腹部或盆腔手术史，术后粘连发生率达到 55%~100%。术后粘连最常见的是大网膜与腹壁切口粘连，呈条索状或带状，也可以位于腹部切口之外，包裹术野器官、肠粘连、附件粘连等。

值得重视，剖宫产已经成为女性盆腹腔粘连的常见原因，粘连多见子宫下段与腹壁切口祜连，此处也正是膀胱附着位置，在粘连松解时，特别注意膀胱损伤。

3.内异症性粘连

子宫内膜异位症所形成的粘连，本质上是炎性粘连，但与急性炎症后形成的粘连有

很大不同。主要表现为卵巢、输卵管和子宫后壁之间的粘连，严重者侵犯直肠、乙状结肠、膀胱、输尿管，再严重者导致子宫直肠窝或子宫膀胱窝封闭。子宫内膜异位症所致的粘连往往形成致密瘢痕，分离时，容易引起出血，是妇科腹腔镜手术的重点与难点。

4.癌症粘连

因癌症转移而引起脏器之间的粘连，视癌症的类型、转移程度不同，其致密度也不相同。

（二）根据粘连形成的形状，可将粘连分为以下几类

1.带状或条索状粘连

盆腹腔手术后大网膜与腹壁之间的粘连、肠管与其他脏器或大网膜之间形成的粘连多见带状或条索状粘连。这种粘连很容易分解，一般不引起出血。

2.致密粘连

子宫内膜异位症、弥漫性腹膜炎、大型手术以及晚期癌症后的粘连，多属于这种类型。分离时很容易引起出血和渗血。是比较难以处理的粘连类型。

3.疏松粘连或膜状粘连

急性和亚急性炎症期间形成的粘连，术后不久形成的粘连，以及慢性炎症后形成的膜状粘连。这种粘连很容易分离。

四、手术腹腔镜粘连松解术

除不孕症患者外，在妇科很少对患者单独进行粘连松解术。粘连松解多数作为其他妇科手术的附加手术，因暴露术野需要，不是手术的主要目的，适当粘连松解，可以帮助建立良好的腹腔镜手术视野。当然，对于盆腔炎粘连、内异症粘连或肿瘤粘连等进行粘连松解，其本身就是手术的组成部分。

粘连松解常用单极电刀、双极电凝或 PK 刀结合剪刀、超声刀进行。

妇科腹腔镜手术常用的粘连松解术介绍如下。

（一）大网膜与腹壁切口粘连

大网膜与腹壁切口粘连是盆腹腔手术史患者常见的粘连。粘连多分布切口下方，呈膜状或条索状。当置入内镜即可发现，粘连往往干扰手术视野，甚至看不到盆腔脏器，需要必要的松解，方能进行手术操作。简单、轻度的膜状粘连直接采用电凝分离即可。粘连面积广泛者，可以转动内镜方向，寻找视窗，大致看清楚腹腔内结构，直视下做辅助操作孔穿刺，然后进行粘连松解。大网膜粘连有时候可以附带肠管粘连，这种情况下，松解粘连要特别细心，找到肠管的界线，使用吸引器做钝性分离，直视下、避开肠管用双极电凝或 PK 刀离断粘连组织。值得指出，怀疑有肠损伤应该术中仔细观察，必要时，做修补手术。此外，手术结束前，要检查大网膜残端和腹壁创面，观察有无活动性出血。

（二）盆腔膜状粘连

盆腔膜状粘连常见于轻度内异症、慢性盆腔炎等疾病。多见附件、子宫与周边腹膜或肠管形成粘连。对于没有血管形成的膜状粘连，直接使用剪刀将粘连剪开，如在输卵管子宫粘连，或肠管子宫后壁粘连松解手术中，剪刀最好紧贴子宫壁而不要贴着输卵管或肠管，以免误伤输卵管或肠管。对含有血管的粘连，先使用电凝或超声刀进行分离。松解卵巢周围粘连时，可以使用有齿钳抓取卵巢固有韧带，不要抓取卵巢皮质、输卵管系膜或输卵管。松解输卵管周围粘连时，尽量使用无损伤钳抓取输卵管；提起圆韧带有助于暴露粘连的输卵管；伞端的粘连，使用无损伤抓钳提起骨盆漏斗韧带可以帮助暴露术野。松解直肠粘连时，则要尽量将肠管向后推，使用举宫器将子宫向前推，以充分地暴露子宫与肠管间的粘连。在松解粘连过程中，术野出血，可用双极电凝或 PK 刀止血（图 13-5-1）。

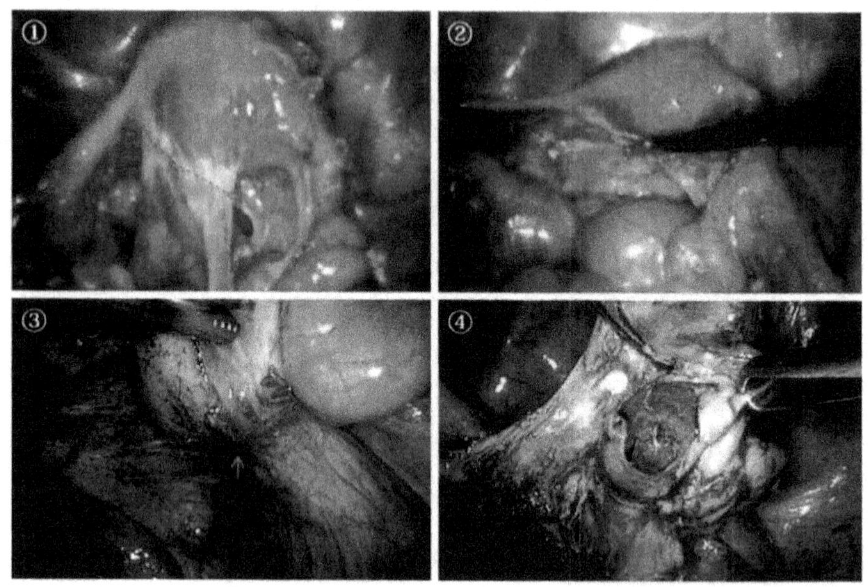

图 13-5-1 腹腔镜下盆腔内异症粘连松解术

①子宫后壁与肠管粘连；②盆底腹膜粘连；③，④卵巢内异症与盆壁粘连。

（三）腹壁切口与子宫下段粘连

腹壁切口与子宫下段粘连多见于剖宫产手术史或妇科盆腔手术史患者，粘连往往为肌性，十分致密。需要钝性或锐性结合联合分离，可以使用吸引器作作钝性分离，肌性部分采用 PK 刀或双极龟凝，然后剪断，分离时要紧贴子宫面进行，尽量保证腹膜完整，避免膀胱损伤。

（四）盆腔广泛致密粘连

盆腹腔广泛致密粘连多见于严重盆腔炎、重度子宫内膜异位症、子宫肌腺症患者。分离采用钝性锐性结合进行。吸引器是最好的分离工具，可以在分离同时冲洗吸引，保持术野干净；需要离断的粘连最好使用双极电凝或 PK 刀，先电凝后离断；分离直肠子宫后壁粘连要从开始侧面，横行走向，沿盆壁腹膜向下推进，并尽量保证腹膜完整，助手随时活动举宫器作解剖指示，以子宫骶韧带为标记，达到盆底。该分离手法可以减少和避免肠管损伤。切忌直接从中间下推粘连部分，否则十分容易发生肠管损伤。卵巢窝致密粘连患者，分离要紧贴盆壁腹膜进行，牵引卵巢固有韧带，或卵巢漏斗韧带，尽量避免夹持卵巢组织，分离时要尽量不撕破腹膜，遇到创面出血，止血需避免输尿管损伤。松解粘连肠管、膀胱等重要脏器周围的致密粘连，容易发生损伤。因此，对于有剖腹手术、重度子宫内膜异位症或盆腔炎患者，术前要行肠道准备，一旦发生肠道损伤，争取一期修复。膀胱损伤也可在镜下进行一期修补，术后保留导尿管 7~10d。对于难以识别盆腔脏器界限，缺乏腹腔镜手术经验者建议放弃腹腔镜手术，中转剖腹为宜。

五、预防术后粘连

与剖腹手术比较，腹腔镜手术后粘连相对较少、程度较轻。减少术后粘连可以提高手术质量。损伤、出血、炎症等是导致粘连的重要原因，所以早年的研究中，主要集中在术后抗感染、止血和等方面；近年，针对创面渗出、渗血，或针对抑制纤维细胞生长、促进创面愈合，研发大量的预防术后粘连产品并应用于手术，如羧酸甲基纤维素（减少创面渗血）、羧酸甲基壳聚糖（抑制成纤维细胞生长）、胶原蛋白（促进创面愈合）等。初步临床研究认为此类产品有明显的预防或减少术后粘连作用；但是确切效果缺乏必要的循证医学支持。

基于外科手术学原则，预防术后粘连最有效的方法是减少手术组织损伤、减少创面渗血或渗血、预防术后感染。考虑到腹腔镜手术的特点，有助于预防和减少术后粘连发生。腹腔镜手术大量使用电凝止血操作，导致周边组织热损伤，增加术后创面炎性物质渗出，引起创面粘连；止血不彻底，少量创面渗血，形成盆腔积血积液，进而引起纤维性包裹、包块；然而，电凝烧灼止血过度，局部焦痂多，增加瘢痕粘连。因此，在腹腔镜手术中，仔细、合理止血，减少手术创伤；手术结束前反复清洗盆腹腔；证实术野出血停止的最简单方法是在盆腔内留置大量清亮的生理盐水，让子宫、附件在清亮的液体中悬浮起来；有活动性出血者，可以见到出血“飘血”现象，这种方法有助于发现和寻找出血部位和出血点，然后再进行止血。对于手术创面较大者，放置腹腔引流管对于预防术后粘连有一定的作用。

六、手术评价

生殖道感染、盆腔子宫内膜异位症是导致女性盆腹腔粘连发生率升高的主要原因，剖宫产也是造成盆腹腔粘连的常见因素。盆腹腔粘连已经不作为腹腔镜手术的绝对禁忌证，粘连松解术是腹腔镜基本操作之一；术者掌握镜下粘连松解技术可以使得大部分手术在腹腔镜下顺利完成，减少中转剖腹。粘连松解是盆腔炎、内异症、剖宫产术后常用操作，熟练掌握腹腔镜下粘连松解技巧，理解腹腔镜手术特点，可以减少术后粘连，避免盆腹腔脏器损伤并发症。预防术后粘连的主要手段是减少手术创伤、减少创面渗血渗液、预防术后感染。术后留置腹腔引流管对预防术后严重粘连有一定价值。

（孙冬岩）

第六节　子宫内膜异位症的腹腔镜手术

子宫内膜异位症（简称内异症）是指子宫内膜组织（腺体和间质）在子宫内膜以外的部位出现、生长、浸润、反复出血，可形成结节、包块，引起疼痛、不孕等。内异症是生育年龄妇女的常见病与多发病，其发病率10%~15%，且近年有上升趋势。腹腔镜在内异症诊断和治疗中占有重要的地位，目前认为腹腔镜手术是诊断和治疗内异症的“金标准”和首选治疗手段，它可以对内异症同时进行临床分期并给予适当的治疗。尤其是近年来腹腔镜设备的不断更新和临床经验的不断积累，使大部分手术均能在腹腔镜下完成。

一、腹腔镜在内异症诊断和治疗中的优势

1.手术视野暴露清晰，看到典型病灶即可诊断内异症，对可疑病灶可进行病灶的活组织检查。

2.可以较全面地观察到盆腔内病变情况，并且有助于发现微小病灶，为临床分期提供依据。

3.腹腔镜下分离盆腔组织粘连较彻底，出血少，盆腔激惹小，术后粘连减少，比开腹手术更利于提高术后妊娠率和受孕时间。

4.术后切口疼痛轻，住院时间缩短，对机体的免疫功能影响较小，腹部瘢痕小，可加快患者的痊愈和康复。

二、腹腔镜手术在内异症中的适应证和禁忌证

（一）手术适应证

1.盆腔痛需手术者。

2.子宫内膜异位症伴不孕者。

3.卵巢内膜样囊肿直径<3cm 药物治疗无效，或直径>5cm 者。

4.浸润性生长的内膜异位症如直肠阴道隔的子宫内膜异位症。

5.泌尿道或消化道子宫内膜异位症伴梗阻。

（二）手术禁忌证

腹腔镜治疗内异症无绝对禁忌证，术前应全面、细致评估全身状况。相对禁忌证为盆、腹腔严重粘连。

三、腹腔镜手术前、后处理

（一）术前准备

术前准备中最重要的内容是准确评估病情的严重程度，充分地与患者或家属沟通，并获得理解和知情同意。此外，还要评估手术的风险、手术损伤特别是泌尿系统与肠道损伤的可能性，以及腹腔镜手术转开腹手术的可能；对深部浸润型内异症，特别是病变累及阴道直肠部位者，应做好充分的肠道准备；有明显宫旁深部浸润病灶者，术前应检查输尿管和肾脏是否有异常，必要时需泌尿外科以及普通外科的协助。

（二）术后处理

子宫内膜异位症腹腔镜手术后仍有一定比例的复发率，由于手术方式不同，复发率也不一致，保守性手术的复发率较高，手术后应定期随访，以发现复发及时处理，一般 3 个月随访 1 次，在随访过程中应了解症状有无缓解，尤其是痛经程度有无减轻；同时妇科检查和 B 超了解盆腔内情况，实验室检查包括血清 CA125，抗子宫内膜抗体测定对判断复发有一定帮助，如发现子宫内膜异位囊肿复发应根据病情决定是选择药物治疗还是再次手术。

四、腹腔镜手术种类和方法

腹腔镜手术创伤小，对腹腔内脏器干扰少，术后粘连轻，被认为是治疗子宫内膜异位症的首选手术治疗方法。其手术治疗是在微创的前提下，通过切除病灶，分离粘连，

恢复盆腔解剖结构，达到缓解症状，促进生育，减少复发的目的。

（一）盆腔粘连分解术

子宫内膜异位症常伴有不同程度的盆腔粘连，手术从分离粘连开始。手术中应充分分离粘连，这是保证安全、彻底切除异位病灶的关键。简单透亮的无血管的片状或条状粘连可以用剪刀或单极将其切断分离。致密粘连则应采用钝锐结合分离的方法，逐一分离粘连，必要时连同病灶一并切除，如遇有血管性粘连可先电凝后再切断。对于输尿管、肠管及血管附近的粘连必须分辨清楚解剖结构后再分离。分离时主要采用超声刀，超声刀具有凝固和切割的双重功能，且对周围组织损伤小，能达到止血和分离的目的。

1.松解卵巢

使用抓钳抓起卵巢向上提起，找到卵巢与阔韧带及子宫骶骨韧带粘连的界面，一般比较容易辨认，沿此界限分离卵巢，边分离，边冲洗。辨认困难时，可用吸引器头向上方对卵巢用力，将卵巢从阔韧带上分离，必要时用剪刀剪开致密粘连，遇明显出血时需用双极电凝止血。分离时，始终要注意输尿管走向，卵巢充分游离后即远离输尿管，可大大减少其损伤的机会。

2.松解肠粘连

肠粘连厚薄不一，血管化程度不等，粘连带宽窄差异大。可用无齿抓钳将需要分离的肠管牵拉开，形成分离面，然后用超声刀或剪刀靠近盆腔器官处将其切开。

（二）腹膜型内膜异位症手术

腹膜型病变子宫内膜异位症（PEM）目前常用的方法有激光汽化、烧灼或电凝等，还可以直接切除病灶。①激光汽化：国内常用的是光导纤维激光、CO_2激光和半导体激光。可以对病灶进行凝固、炭化、止血等。易于控制凝固深度，对周围组织损伤小。其中新型的半导体激光体积小，易于操作，且具有凝固、汽化、切割等功能，更适合临床应用；②电凝：单极或双极电凝器。单极电凝的深度不易控制，且电凝后组织反应大，易引起术后粘连或脱痂出血。双极电凝把电流局限于两极之间，可凝固细小的病灶或血管，较为安全；③切除：凝固、汽化效果不佳或需活检取材时可切除病灶。小的病灶可直接用剪刀或超声刀切除，大的病灶多在病变局部浆膜下注入无菌生理盐水将腹膜与周围组织分离后再切除。小的切口可以不处理，大的则需缝合关闭。

1.浅表腹膜内异病灶

小而浅表的病灶多用单或双极电凝、热凝或汽化处理。手术方法为抓钳提起病灶部位的腹膜，电凝、热凝或汽化病变部位腹膜，电凝范围包括病变组织及其周围 1~2cm 的正常组织。内凝必须至一定深度，连续烧灼可以由浅至深破坏病灶，也可以用点状内凝器向病灶处作加压凝固-或用活检钳去除病灶后再凝固。单极电凝烧灼异位病灶有效但不够安全，双极电凝安全但对深度病灶不够有效。

2.3mm 以上腹膜内异病灶

对于较大的或电凝固效果不确切的病灶以切除为首选。手术步骤是抓钳提起病灶部位的腹膜，用剪刀或超声刀从切开腹膜开始沿病变周围进入疏松的结缔组织内直到看到脂肪为止。然后用探针、冲洗液或激光分离这些层面，切除病变组织。切除后立即取出病灶组织。如标本太大，可切碎或置入标本袋内取出，避免强行从穿刺口拉出，造成今后穿刺口内膜异位症种植。腹膜异位病灶切除后留下的腹膜或浆膜的缺损并不需要缝合，因为腹膜的缺损可通过上皮化而愈合，缝合反而会引起缺血，从而使大网膜、肠曲和邻近器官粘连与手术部位发生粘连。靠近子宫血管及主韧带静脉丛的内异灶最好采用电凝法，而不要用剪刀剪，以免引起出血。

3.子宫骶骨韧带处异位种植病灶

对位于阔韧带后叶区域的病灶，在进行处理前必须辨认清楚输尿管位置及走向，对避免其损伤是非常重要的。首先剪开侧盆壁腹膜，钝性分离，游离输尿管。若腹膜增厚，寻找输尿管较困难，可将切开的腹膜拉开，用剪刀或利用水分离法的灌注压力进行分离，在辨清病变周围组织的解剖关系后，直视下电凝或切除病灶。

4.膀胱上表浅异位种植病灶

膀胱子宫内膜异位症如果病灶表浅，也可用水分离与汽化法或切除法治疗。通过水分离，将种植灶下的膀胱浆膜和肌层间的蜂窝组织分离，环行切除病灶，向缺损内注入液体，用抓钳抓起病灶将切除。手术时经常用水冲洗，除去碳痂，看清汽化或切除深度，确保病灶未累及膀胱肌层和黏膜层。

（三）卵巢型内膜异位症手术

卵巢型内膜异位症（OEM）可形成囊肿，称为子宫内膜异位囊肿（内异症囊肿）。根据囊肿大小和异位病灶浸润程度分为：I型：囊肿直径<2cm，囊壁有粘连、解剖层次不清，手术不易剥离。II型：又分为 3 个亚型，IIA：内膜种植灶表浅，累及卵巢皮质，未达卵巢内异症囊肿壁。常合并功能性囊肿，手术易剥离；IIB：内膜种植灶已累及卵巢内异症囊肿壁，但与卵巢皮质的界限清楚，手术较易剥离；IIC：内膜种植灶穿透卵巢内异症囊肿壁并向周围扩展，囊肿壁与卵巢皮质粘连紧密，并伴有纤维化或多房腔。囊肿与盆侧壁粘连，体积较大，手术不易剥离。对不同类型的卵巢内异症手术方法略有不同。

1.浅表的或直径<1cm 的卵巢内膜异位症

对浅表的卵巢子宫内膜异位症可采取切除、汽化或内凝破坏术，直径<1cm 的内膜样囊肿可采用活检加内凝，或激光直接汽化将其破坏。卵泡液的出现或无色素组织的出现表明病灶完全切除。

2.I型卵巢子宫内膜异位囊肿

此类内膜异位囊肿往往纤维化与粘连很难将其完整剥离。有两种手术方法：

（1）卵巢子宫内膜异位囊肿穿刺术：①抓钳抓取囊肿；②于囊肿最突出点进行穿刺，吸出囊内液体，将囊内及盆腹腔内彻底冲洗干净；③电凝或激光破坏囊壁；④也可用腹腔镜穿刺针吸出囊内液体并冲洗囊腔后，囊内注入无水乙醇，注意防止乙醇外渗而破坏周围组织。

（2）卵巢子宫内膜异位囊肿切除术：①用抓钳提起子宫一卵巢固有韧带；②抬起操纵杆将宫底压向阴道直肠穹窿；③用活检钳抓起内膜异位病灶并切除，创面用激光或内凝止血，内凝时必须加压达到一定的深度约 3~4mm，以破坏活检后残留的异位灶，卵巢表面的缺损不需缝合（图 13-6-1）。

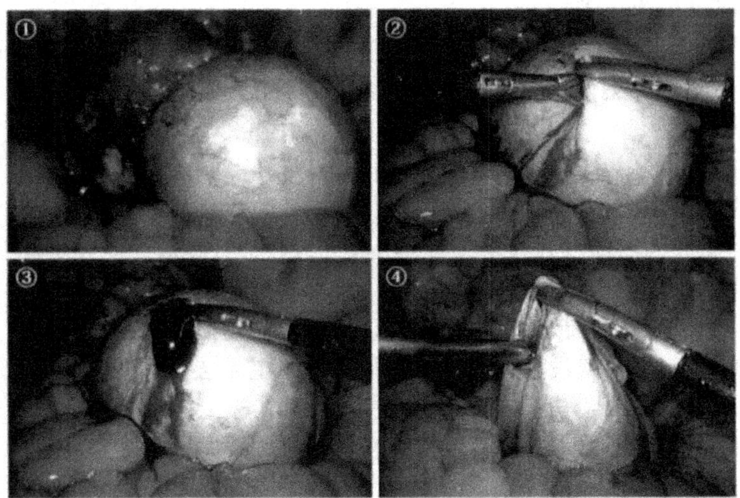

图 13-6-1　腹腔镜卵巢巧克力囊肿剥出术

①右侧卵巢巧克力囊肿；②，③囊肿表面剪开；④吸引清洗旗内巧克力液

3.IIA 型卵巢子宫内膜异位囊肿

此类大小的卵巢子宫内膜异位症通过组织纤维宿主反应而形成纤维性包裹从而易于剥离，故采用囊肿剥除术。

步骤如下：

（1）暴露患侧卵巢，用抓钳抓持。

（2）内凝器在囊肿表面做一宽 0.5~0.8cm 的凝固带。

（3）抽吸囊液，囊腔内用生理盐水冲洗。

（4）剪开囊壁，仔细检查囊内壁，以排除恶性可能，有可疑时术中送快速冷冻切片检查。

（5）用活检钳钳夹囊壁，有齿爪钳抓持囊肿表面皮质，剥离囊壁，在近卵巢门及子宫卵巢韧带处必须注意避免引起血管撕裂而出血。

（6）内凝卵巢剥离创面，仔细止血。

（7）生理盐水冲洗卵巢创面，检查出血点并止血。

（8）卵巢缺口小可以不缝合而自行愈合，但创面大时应缝合以重建卵巢。

4.IIB 型卵巢子宫内膜异位囊肿

此类卵巢内膜样囊肿的粘连较重，但除异位结节附着处外，囊壁容易从卵巢皮质及间质剥离。手术方法见IIA 型卵巢子宫内膜异位囊肿。

5.IIC 型卵巢子宫内膜异位囊肿

此类卵巢内膜样囊肿粘连致密而广泛，剥除困难。囊肿在分离粘连时几乎均破裂，容易造成污染。因此，在手术过程中：

（1）分离粘连，恢复患侧卵巢原有的解剖位置，用抓钳抓持卵巢。

（2）吸引器在囊肿无血管区穿刺抽吸囊液，生理盐水反复加压冲洗，通过囊壁反复扩张和缩小，促使囊壁与周围组织分离。

（3）如未分离，可在卵巢间质与囊肿之间注射 5~20mL 乳酸林格氏液，用抓钳抓住囊壁基底将其从卵巢中剥除。

（4）如果仍不成功，可用抓钳从穿刺部位卵巢皮质分离囊壁，用两把抓钳提起卵巢，在中间切开即可找到囊壁的界限，也可以切除一部分与囊壁附着的卵巢组织指导找到分界层次，剥离囊肿。

（5）手术过程中，必须仔细检查囊内壁，以排除恶性可能。

（6）在近卵巢门处的部分囊壁可用内凝固破坏并止血。

（7）卵巢表面缺口较大者，应用可吸收线缝合一针或数针以关闭囊腔。

6.附件切除术

用于卵巢组织已完全被异位内膜组织破坏的较大的卵巢内膜样囊肿。如果囊肿切除后遗留下来的卵巢很少或没有卵巢组织，且粘连严重无法行卵巢部分切除的情况下，可以选择该术式，这里介绍蒂部内套圈套扎法。具体步骤为：

（1）抓钳提起卵巢，认清盆壁上的输尿管走形，暴露囊肿蒂部。

（2）抓钳穿过内套圈抓住附件上提，并向中线方向牵拉，使套圈套人附件蒂部，扎紧。

（3）一般需行 2~3 个内套圈套扎蒂部较为安全。

（4）最后应在距离套扎部位 1~1.5cm 的部位剪断蒂部。

（四）深部浸润型内异症手术

深部浸润型内异症（DIE）是指病灶浸润深度>5mm，可以位于盆腔的任何地方。DIE 在盆腔分布广泛，形态各样。临床上，多数病灶位于后盆腔如宫骶韧带、子宫直肠窝、阴道直肠隔，可以侵犯阴道穹隆、直肠或者结肠壁。因此，一般所说的 DIE 多指后盆腔 DIE，表现为宫骶韧带变粗、缩短和结节，子宫直肠窝变浅或者消失，直肠窝深部或者阴道直肠隔结节。侵犯结直肠者，可伴有受侵肠道壁僵硬结节；侵犯阴道穹隆可看到及触及阴道穹隆的触痛结节。

子宫直肠窝的病变可向两侧侵犯，累及骶韧带，形成质地较硬的结节，加上周围纤维组织增生，瘢痕形成，使得骶韧带增粗、挛缩，并与侧盆壁腹膜粘连，牵拉输尿管失去正常解剖形态，增加了手术难度及并发症发生的危险性。MRI 检查有助于判断病灶和直肠阴道的关系以及侵犯周围器官的深度。膀胱镜检查和直肠镜检查对有膀胱或者结直肠受累状况判断有一定价值。明显宫旁受累的 DIE 患者，应该进行双肾超声波检查了解肾盂输尿管积水，必要时进行静脉肾盂造影明确梗阻部位，以及肾血流图检查估价肾功能受损情况。

DIE 与疼痛症状关系密切，对药物治疗不敏感，手术是主要的治疗手段。恢复解剖、保护脏器是手术成功的两大要点。涉及肠管或者输尿管的粘连分离尽量不用能量器械。与其他类型的内异症比较，DIE 更需要在术前进行全面的评估，以制订合理的治疗方案和正确估价患者的预后。手术前详细了解病史、症状的严重性、病变浸润的深度和范围以及受累器官解剖和功能状况，然后设计合理的治疗方案，分析患者的手术难度及可能发生的并发症。由于 DIE 位于腹膜外盆腔深处，常合并盆腔广泛粘连，解剖变异，手术的彻底性以及安全性均受到影响。

内异症的生物学特征决定，完全切除病灶仅仅是理论上的概念。所以，手术的原则是保证手术在安全的前提下，尽量切除病灶，否则要适当调整手术的范围，避免过分手术致严重并发症。手术治疗的目的是改善患者的生活质量，病灶完整切除对预后、生育能力、疼痛的改善相关。能否完整切除病灶取决于病灶侵犯程度以及医师的手术经验。文献报道，手术切除阴道直肠隔病灶后，术后短期痛经、慢性盆腔疼痛、性交痛等疼痛症状缓解率分别为59%、87%和77%。DIE主要手术并发症是直肠损伤、直肠瘘、出血和输尿管损伤等。即使手术经验丰富的医师，并发症仍可高达10%。因此，DIE手术要权衡手术效果和知发症。

1.阴道直肠隔DIE

直肠阴道隔的病灶，需切除子宫骶骨韧带、宫颈后、阴道后与直肠前及侧壁表面上的内膜异位结节的纤维组织，可与后穹隆切开联合进行。手术方法如下：为了更好地认清解剖关系及组织分界，可令助手站在患者两腿之间，一手将硬性带弯度的举宫器向上举，同时做直肠和（或）阴道检查。如果卵巢影响视野可将其暂时缝合到前外侧腹壁上，分离输尿管至宫旁输尿管隧道处，确认其位置和走行；看清正常解剖后，分离腹膜粘连，打开盆底筋膜，将直肠游离，进入直肠阴道间隙。切除子宫直肠窝部位的DIE病灶，并切除受累的部分阴道壁；在腹腔镜下用0号可吸收缝线“8”字缝合关闭阴道后穹隆。术中若遇粗大血管出血，可用双极电凝、血管夹或缝合止血。如果切除病灶后发现已达肠黏膜层，要用3-0或4-0可吸收缝线间断缝合加固肠壁。直肠病变广泛时，可以同时行乙状结肠镜检查，指导医师操作，排除肠穿孔的可能。手术结束前向子宫直肠陷凹内注入冲洗液，再往直肠内灌气，镜下观察子宫直肠陷凹处，如见气泡表明有肠穿孔，需行修补或肠切除吻合术。直肠或子宫直肠陷凹粗糙面不必再腹膜化，切除病灶分别行病理检查。

腹腔镜下，阴道直肠陷凹DIE的处理要点：

（1）如果有盆腔粘连和卵巢内膜异位囊肿，应先处理，以保证手术野不被这，些病变遮挡。

（2）分离输尿管并向外侧推开。如果侧盆壁有粘连，输尿管走行不清，则在盆腔入口附近髂总动脉触摸辨认。

（3）分离直肠结肠侧窝，将直肠及结肠推开。

（4）输尿管及直肠推开后，可以切除宫骶韧带结节；锐性及钝性分分离阴道直肠隔，为避免直肠损伤，可在阴道内放置纱布卷将后穹隆上顶，同时直肠内放入探子或卵圆钳将直肠向后推，如果阴道穹隆有病灶则从腹腔镜切入阴道，将病灶切除并缝合创口。

对于累及肠道的DIE的内异症，如果直肠壁浸润表浅，可以单纯切除直肠表面病灶，如果浸润较深，可直接行直肠前壁切除及缝合术。仅当肠壁全层浸润伴有直肠狭窄者，切除病变肠断行吻合术。肠道内异症病灶切除术手术难度较大，肠穿孔或直肠阴道瘘等并发症发生率较高。因此，有肠道切除术可能者最好和外科共同完成手术。

2.输尿管DIE

输尿管子宫内膜异位症的发病相对少见，其结局是病灶逐渐包裹输尿管下段，导致输尿管梗阻、肾积水，影响肾功能。输尿管病灶的发生与DIE病灶大小相关，对于3cm以上的子宫直肠陷凹处DIE病灶，术前应通过静脉肾盂造影检查明确是否已发生肾盂积水及肾功能异常。根据病变情况以及输尿管梗阻程度，施行粘连松解或部分输尿管切除及吻合术。

输尿管粘连松解及异位种植病灶切除：有医师采用水压分离技术，解剖、分离、暴露输尿管；即在侧盆壁腹膜下注射生理盐水或乳酸林格液（可以通过吸引器头沿输尿管走行向后腹膜内加压注水），形成腹膜下水垫；然后分离输尿管。局部腹膜细小病灶可以电灼处理，病灶较大者可以直接切除；深部病灶植入腹膜下结缔组织形成瘢痕，松解瘢痕组织后切除病灶。

输尿管有梗阻者，术前可膀胱镜下放置输尿管支架“J”管，送至输尿管阻塞处，作为术中的指示，术后保留输尿管支架1~3个月。静脉注射靛胭脂，以证明近端输尿管通畅。远端输尿管围绕导管横行切断阻塞的输尿管段，行输尿管吻合术或输尿管膀胱移植术。

3.膀胱 DIE

膀胱子宫内膜异位症需根据病灶的大小，施行病灶切除或部分膀胱壁切除。子宫内膜异位症累及膀胱肌层而累及黏膜时可行腹腔镜手术。如果子宫内膜异位症侵犯膀胱全层，要切除病灶，重建膀胱。术中同时行膀胱镜检查及双侧输尿管插管，用抓钳在中线处提起膀胱顶部，在子宫内膜异位结节外5mm处切除病灶。切开腹壁标本用长抓钳从腹腔镜的手术操作孔取出体外。因CO_2充盈膀胱，其内部结构清晰可见。再次检查输尿管及膀胱黏膜，用4-0可吸收线缝合膀胱全层，间断或连续缝合，打结。最后行膀胱镜检查有无渗漏。术后留置导尿管5~14d，留置时间长短取决于病灶大小、组织状况和膀胱造影结果。

（五）盆腔神经切除术

对于内膜异位症手术来讲，还有2个手术就是所谓的减轻神经疼痛手术，即腹腔镜子宫骶韧带神经切除术（LUNA）和腹腔镜骶前神经切除术（LPSN）。理想的神经切除手术仅仅阻断盆腔器官的感觉神经，而其他神经不受影响。子宫体主要受交感神经支配，而宫颈主要受副交感神经支配，盆腔的痛觉传入神经与之相伴而行。交感神经纤维与子宫动脉，髂动脉及肠系膜动脉伴行，通过骶内脏神经丛进入骶前神经干形成骶前神经。LPSN和LUNA切除盆腔神经的通路而达到止痛的目的。但这种手术并不能解除两侧下腹痛，因为来自附件痛觉传入神经，通过卵巢丛，经过骨盆漏斗韧带，进入胸主动脉和肾丛（图13-6-2）。

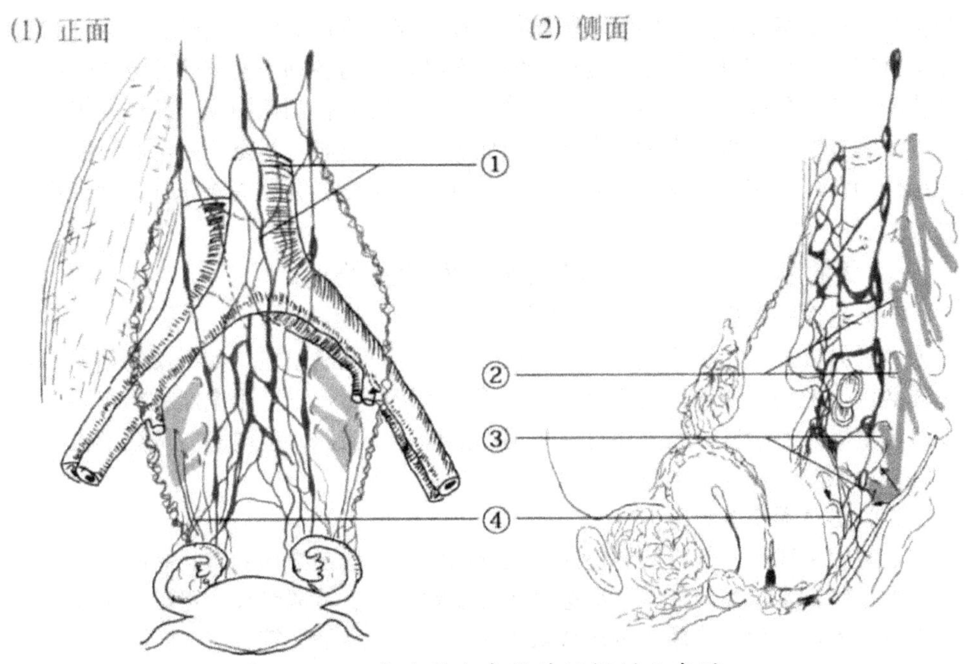

图 13-6-2 盆腔器官内脏神经解剖示意图

①交感干及交感神经节；②腰 4、腰 5 神经；③骶 1、骶 2 神经；④盆腔内脏神经

1.腹腔镜骶前神经切除术

将子宫向上向前举起，并将肠管拨至腹腔。辨认骶骨岬，可用冲洗吸引管或操作钳轻叩以证实。提起骶岬上的腹膜，超声刀纵向切开腹膜。在腹膜与脂肪组织间隙分离。上达腹主动脉分叉上 2cm，下至骶岬，并向两侧方分离，右侧达右髂总动脉、右输卵管，左侧至左髂总动脉、乙状结肠系膜根部的直肠上动脉或痔动脉。提起腹主动脉前方的脂肪组织、超声刀横断，继续分离两侧髂总动脉表面的脂肪组织，并使该块脂肪组织向远端游离与骶岬水平，上钛夹后，超声刀切断。切除的神经组织送病理检查，冲洗创面并止血，后腹膜不必关闭。

2.腹腔镜子宫骶韧带神经切除术

上举子宫，暴露子宫骶骨韧带的解剖位置以及输尿管走行，如粘连重输尿管看不清，则应解剖输尿管。剪开子宫骶骨韧带外上方的阔韧带后叶腹膜，暴露韧带外侧的直肠旁区，游离子宫骶骨韧带上端，电凝或超声刀切断，切除的范围约 2cm 长，0.8cm 深。有骶韧带结节或者骶韧带明显增粗、挛缩者，同时切除骶韧带至宫颈后方。由于输尿管与宫骶韧带并行，手术时应小心，以免伤及输尿管和韧带旁的静脉。手术中可用举宫器牵引子宫，有助于定位韧带。

（六）腹腔镜子宫切除术

子宫内膜异位症，尤其是子宫腺肌症是施行子宫切除的适应证。若与卵巢切除同时进行，可以彻底治疗子宫内膜异位症，即所谓的“根治性”手术。在某些内异症患者，行卵巢切除后子宫已没有其他功能，同时行子宫切除可减少内异症的复发。但尚无证据显示子宫切除可以确保内异症得以痊愈及防止复发。由于子宫内膜异位症可导致严重的盆腔粘连，使子宫、卵巢、肠管和膀胱粘连在一起。为避免伤及肠管、输尿管和膀胱，切除子宫前应先仔细对盆腔粘连进行分解，在处理子宫各韧带前辨认并分离输尿管走形是必要的。通常分离自骨盆边缘起，在输尿管上方打开盆侧壁腹膜，抓住并提起腹膜，推开输尿管并游离，直至主韧带水平。在处理子宫血管时，尽量缩短电凝时间，防止输尿管电热损伤。手术时可使用举宫器推举子宫，是子宫血管远离输尿管，减少输尿管的损伤。

五、腹腔镜手术治疗内异症常见并发症及处理

（一）出血的处理

因内膜异位症往往造成盆腔粘连，在分离粘连时极易出血。如果仅为创面渗血，可用生理盐水冲洗创面即可达到止血。若为明显血管出血，则要用电凝或超声刀止血，其中以双极电凝止血最好。另外还可以采用创面缝合止血法，但内膜异位灶形成的瘢痕很难用缝合止血法，多采用电凝止血。

（二）器官损伤的处理

对于盆腔粘连严重的内膜异位症，在分离粘连时极易损伤肠道、膀胱和输尿管。肠道损伤可行修补术，如修补术不满意可行端端吻合术。输尿管损伤可以采用吻合或输尿管膀胱植入术，术后于输尿管内放置双 J 管支架，以免输尿管狭窄。膀胱损伤可直接性膀胱修补术。

六、手术评价

由于腹腔镜手术较剖腹探查术具有术中出血少、术后胃肠影响小、患者恢复快、粘连小等优点，在子宫内膜异位症治疗中，目前已基本取代传统的剖腹手术，可应用于几乎所有需作手术治疗的内膜异位症患者。但腹腔镜手术的操作比较复杂，尤其是在处理严重粘连或深部病灶时难度更大。对于 AFSIV 期的内异症患者，特别是子宫直肠陷凹完全封闭者，要行病灶切除或根治性手术，极有可能损伤输尿管、肠管或大血管，则优选开腹手术。故手术应遵循个体化原则，对不同年龄、不同病变及机体情况采取不同的方法和途径。因此，子宫内膜异位症的腹腔镜手术者必须具有较丰富的腹腔镜手术经验和良好的腹腔镜手术技巧，方能避免或减少手术并发症的发生。目前，有关内异症的手术治疗疗效虽有的尚不尽如人意，但腹腔镜因其微创特点，已成为治疗内异症的首选术式，随着腹腔镜技术的发展，腹腔镜可以成功用于所有分期的内异症并达到良好的治疗效果。

（赵卫华）

第七节　卵巢良性肿瘤（包块）腹腔镜手术

腹腔镜手术已经成为处理附件良性病变的首选方式。附件的良性病变，包括卵巢及输卵管赘生性和非赘生性包块两大类。附件良性赘性病变主要有：卵巢成熟性畸胎病、浆液性囊腺瘤、黏液性囊腺瘤、纤维瘤、布伦纳瘤等。卵巢非赘生性病变，包括：滤泡囊肿、黄体囊肿、妊娠黄体瘤、黄素化囊肿、子宫内膜异位囊肿、单纯性囊肿、多囊卵

巢、卵巢冠囊肿、生发上皮包涵囊肿和炎性病变。对附件非赘生性病变而言，还应包括输卵管妊娠、输卵管卵巢囊肿以及附件炎性包块等。腹腔镜技术诊疗卵巢恶性肿瘤存在学术争议。因此，术前和术中评估附件包块的性质是腹腔镜手术的一个重要环节。尽管文献介绍多种术前评估附件包块的方法，但至今尚无统一的标准化方法。

一、术前评估

临床上，附件包块多数是良性的，美国妇科腹腔镜医师协会（AAGL）1990 年调查了腹腔镜下卵巢囊肿手术 13739 例，术后病检发现 53 例为卵巢恶性肿瘤，发生率为 0.43%。国内外文献回顾资料显示，经术前良恶性评估，腹腔镜手术遭遇恶性的风险为 0.4%~0.7%。这表明多数卵巢肿瘤可用腹腔镜下手术处理。

腹腔镜手术诊治卵巢恶性肿瘤是一直存在学术争议。主要问题是囊内液细胞学检查以及术中冷冻切片检查的特异性并非百分之百，有可能延误卵巢恶性肿瘤的诊断。临床上的确存在术后病理修正诊断为恶性或交界线肿瘤，患者需要二次开腹手术。此外，腹腔镜技术尤其局限性，手术不彻底，或术中肿瘤破裂而导致瘤细胞盆腹腔内播散种植，包括穿刺口种植转移一直是学术争论的焦点。尽管，近年来有学者尝试腹腔镜手术治疗早期卵巢癌，但是术后复发，生存状况等尚缺乏应有的循证医学支持。因此，附件包块腹腔镜手术前评估仍然重要，是临床处理附件包块不可或缺的步骤。

（一）术前评估的目的和内容

术前准确判断附件包块良恶性是腹腔镜手术成功的关键。术前评估的主要目的是：

1.判断附件包块性质，决定是否选择腹腔镜手术。

2.分析术后对卵巢储备功能和排卵功能的影响，根据患者年龄及生育需求，设计合适的腹腔镜手术方式。

术前评估主要内容包括：

（1）详细询问病史（年龄、生育状况），全面体格检查和妇科检查。

（2）常规做盆腹腔 B 超检查，必要时做 CT、MRI，甚至正电子发射断层摄影-CT 检查，性激素和血清肿瘤标志物检测也有助于结果判断。

（二）卵巢肿块恶性风险指数（MRI）预测价值

血清 CA125 测定和超声检查是临床评估盆腔肿块性质的最常用和有效的方法。研究发现，Ⅰ期卵巢癌仅有 50%患者的血清 CA125 升高；相反，CA125 水平升高的患者中仅有 15%为盆腔恶性肿瘤。Kentucky 大学的一项大样本（n＝14469）的前瞻性研究发现，超声诊断卵巢癌的敏感性为 81%，而诊断Ⅰ期卵巢癌的敏感性仅为 52%。由于血清 CA125 和超声检查在鉴别盆腔包块性质上的局限性 Jacobs 等在 1990 年联合应用血清 CA125 和超声检查，设计了恶性风险指数来预测附件肿块的良恶性。Anderson 等报道，以 MRI>200 为临界值预测卵巢癌的敏感性为 85%，特异性为 97%。

为了验证恶性风险指数预测附件肿块良、恶性的准确性，探讨腹腔镜在可疑附件肿块治疗应用中的价值。上海市杨浦区中心医院妇产科曾经回顾分析性质可疑附件肿块患者 112 例，进行术前 MRI 评估。结果发现恶性风险指数<200 为良性，共 87 例；恶性风险指数大于 200 为可疑恶性，共 25 例。石蜡病理结果证实卵巢恶性肿瘤 15 例，交界性肿瘤 1 例，良性肿瘤 90 例。恶性风险指数>200 预测良恶性的敏感性、特异性分别为 81.9% 和 92.2%。腹腔镜诊断的敏感性、特异性分别为 100.0%和 97.8%。有学者对本组 MRI

判断错误 11 例进行分析，发现错误的主要原因可能与血清 CA125 检测有关。血清 CA125 水平的高低是决定 RMI 最重要指标。子宫内膜异位囊肿、盆腔炎性囊肿患者血清 CA125 往往增高；导致良性附件包块 RMI 值超出临界值；相反，黏液性、交界性以及颗粒细胞瘤等恶性肿瘤血清 CA125 水平较低，导致 RMI 假阴性。MRI 是术前预测附件包块性质简单而实用的方法，但在鉴别早期卵巢癌、交界性肿瘤以及非上皮性肿瘤等方面仍存在局限性。

恶性风险指数的计算方法：MRI＝M×U×CA125。M 为月经状态，闭经>1 年，或年龄>50 岁，或子宫切除定义为绝经后状态，M＝4 分；其余状况均作为绝经前状态，M＝1 分。U 代表盆腹腔超声检查结果，超声检查包括 5 个方面内容：肿块有无实性区域，肿块是否为双侧，肿块是否呈多房性，腹腔内有无腹水，是否存在转移病灶。一项阳性分值为 1 分，5 项得分之和为超声检查 C/值得分计入公式，超声总分为 0 或 1 分时 U 值记为 1 分；超声总分>2 分，U 值记为 4 分。血清 CA125 值以实际数值计入公式。以 MRI＝200 为临界点，<200 为良性，>200 为恶性。

二、腹腔镜术中评估

目前，由于早期卵巢恶性肿瘤缺乏准确而可靠的诊断方法，因此，手术对附件包块性质的再评价非常重要。腹腔镜可以直视盆、腹腔脏器，根据附件包块的性状；虽然，腹腔镜对于后腹膜观察有一定的局限性，但是对子宫直肠凹、肝脏、横膈等区域的观察优于剖腹探查。此外，镜下怀疑恶性者可直接取活组织作冷冻病理检查，达到最小创伤获得准确诊断之目的。文献报道认为，即便有经验的腹腔镜手术医师对卵巢肿瘤的良恶性判断，尚有 0.45%~0.8%的误诊率。Bensaid 等报道，腹腔镜鉴别附件包块性质的敏感性为 100.0%，特异性为 98.9%。

有学者曾经回顾分析性质可疑附件肿块患者 112 例，腹腔镜术中评估（结合冷冻病理结果）结果，腹腔镜诊断良性者 88 例，诊断结果与冷冻和石蜡切片结果完全相符合；腹腔镜下诊断恶性肿瘤者 24 例，经冷冻病理、石蜡病理检排除恶性 6 例，其中 4 例术前 MRI>200，2 例<200。腹腔镜诊断的敏感性、特异性分别为 100.0%和 97.8%，阳性预测值和阴性预测值分别为 91.7%和 100.0%。对于不明性质的盆腔肿块，经非创伤方法评估不能正确建立诊断者，应尽早行腹腔镜检查，以明确诊断，以免延误治疗或使患者接受不必要的开腹手术。

值得指出，尽管进行了严格的术前估计，术中仍有可能遭遇恶性肿瘤及难以预料的情况，故要求每位妇科腹腔镜医师必须具备丰富的腹腔镜诊断经验、和开腹手术经验；只有这样，才能在术中对附件病变作出正确的判断，选择合适的手术方式。

腹腔镜检查附件包块方法和要点：

1.仔细观察盆腹腔应窥视两侧膈下、肝包膜表面、肝悬韧带、大网膜、肠管表面、两侧结肠旁沟及上下腹膜等处有转移结节及其他异常情况。

2.仔细观察子宫、膀胱腹膜反折、输卵管、卵巢和子宫直肠窝等处，如有腹水，应立即抽取急送细胞学检查。

3.观察盆腔包块的位置，与子宫及附件的关系，包块的大小、形状、囊性、实性、活动度，若为卵巢肿瘤，应特别注意肿瘤表面是否光滑，血管的走行，血管的生长方式等，卵巢肿瘤表面的血管较直也是多数良性肿瘤的特征。

4.对于不能确诊的卵巢肿瘤可行穿刺抽液送细胞学检查，穿刺液为淡黄色澄清液体、巧克力糊状物或为皮脂样半凝状物，一般为良性；若抽取物为血性液体，应警惕恶性肿瘤之可能。

5.对卵巢肿瘤性质不能确诊者，可做活检，冷冻切片。

6.确认为良性病变做腹腔镜手术。

7.盆腹腔广泛粘连致密，内生殖器不能暴露，盆腔解剖不清者，应改为开腹手术。

三、附件包块的各种腹腔镜手术

（一）炎性包块

慢性盆腔炎所致输卵管积水是女性不孕的常见原因。镜下可见输卵管呈腊肠样增粗，管壁薄，与周围组织粘连，伞端闭锁。有时见到一侧或双侧输卵管与卵巢粘连成团块，解剖关系不清，需经粘连分离松解后方见输卵管及卵巢。除了上述表现外，尚有子宫直肠陷凹索状或膜状粘连。另外，盆腔结核侵犯输卵管和卵巢时也可形成包块（渗出型），可见盆腔腹膜粟粒状结节，分离粘连后或包块穿刺有淡黄色液体，同时作活检以除外卵巢恶性肿瘤。伴不育的盆腔慢性炎性包块，首选腹腔镜手术治疗，术中用生理盐水彻底冲洗腹腔，为了减少术后再次粘连，可以使用预防粘连制剂。术后应用抗生素或结合中药治疗。常用手术方式：输卵管周围粘连松解术、输卵管造口伞部成形术、输卵管切除除术（图 13-7-1）。

急性盆腔炎并发盆腔脓肿以往是腹部手术的禁忌证，近年来，许多医师采取腹腔镜手术处理并取得一些成功的经验。腹腔镜是诊断急、慢性盆腔炎最直观、最精确的方法，在诊断的同时行脓肿切开引流或切除术，用大量生理盐水灌洗，腹腔放置甲硝唑液，破坏腹腔厌氧菌生长环境，从而有效控制感染，术后留置腹腔引流也有利于脓液引流及炎症消退。此外，腹腔镜手术还具有缩短病程、减少术后抗生素使用等优点。

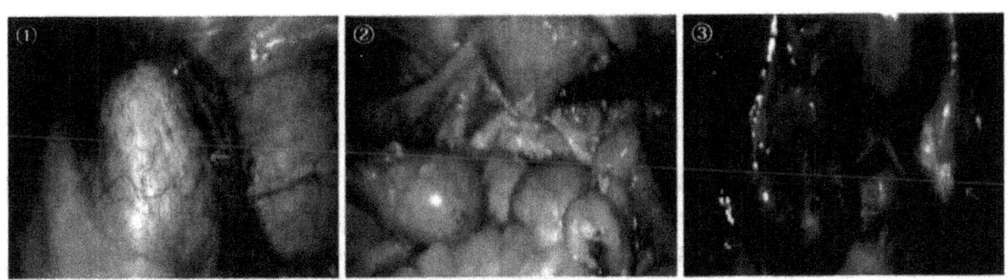

图 13-7-1　腹腔镜下常见盆腔炎性包块

①右侧附件脓肿；②左侧输卵管积脓、盆腔腹膜炎症；③左侧输卵管积水

（二）输卵管妊娠

腹腔镜对输卵管妊娠或卵巢妊娠的诊断已无可非议。近年来，国内外广泛应用腹腔镜技术治疗异位妊娠，取得比较满意的疗效。腹腔镜下治疗输卵管妊娠，分为根治性和保守性手术。

前者已很少应用，除非内出血较多、病情危急、输卵管破口较大、无生育要求者可考虑做输卵管切除；或者陈旧性宫外孕，粘连致密，分离后解剖不清，有可能切除输卵管或卵巢。保守性手术包括输卵管线型纵行切开胚胎取出术，黏膜面出血用凝血酶或巴曲酶粉剂局部止血（一般不用电凝止血，以防损伤输卵管黏膜而影响其功能），切口不需缝合，术后可自行闭合，壶腹部或伞端妊娠者可在镜下行胚胎挤出术（最适于未破裂流产型）。另外，有氨甲蝶呤（MTX）输卵管妊娠部位注射术，MTX 剂量为 20mg 加入注射用水 5mL。自 1996~1999 年笔者用上述保守性手术治疗输卵管妊娠 14 例，卵巢妊娠 2 例，除 1 例输卵管妊娠注射 MTX 失败外；其余均获治愈，且已有 8 例妊娠和分娩。对输卵管间质部妊娠的腹腔镜手术，国内有人采用输卵管间质部切开取胎缝合术、子宫角局部切除术和套圈结扎输卵管切除术治疗 5 例均获成功。

（三）输卵管绝育术后所致盆腔粘连

女性绝育术后慢性腹痛，应用腹腔镜检查是最理想的诊疗手段。笔者对 349 例绝育术后慢性腹痛患者进行了临床研究，腹腔镜下发现与绝育术有关的各种病变发生率为 78.22%。以各种盆腔粘连、大网膜粘连综合征和盆腔静脉淤血症为最多。若是粘连引起的附件包块，绝大多数可在腹腔镜下作粘连松解或部分网膜切除。同时从套管中向盆腹腔注入中分子葡萄糖酐 250mL 和地塞米松 10~20mg，以防再度发生粘连。

（四）卵巢子宫内膜异位囊肿（巧克力囊肿）

典型的卵巢巧克力囊肿，镜下可见囊壁厚，呈蓝白色，与周围组织有粘连，表面可见蓝点或咖啡色斑块。如镜下见到囊肿表面光滑，活动无粘连，结合病史及盆腔检查不能除外卵巢巧克力囊肿者，可行囊肿穿刺，获棕色黏稠液即可确诊。腹腔镜对卵巢巧克力囊肿的处理，可作囊肿剥离或切除。也有应用半导体激光和热浴治疗。对腹腔镜与开腹手术治疗卵巢巧克力囊肿进行了比较，认为前者优于后者：

1.对身体损伤小、出血少、术后恢复快、盆腔粘连少。

2.由于气腹形成，腹腔镜下视野宽阔而清晰，手术操作时不易损伤邻近脏器。

3.对开腹不易发现的微小病灶，腹腔镜可以放大，并用电凝、内凝、微波、激光等进行烧灼。

4.对不孕者可行输卵管通液术。

5.可使诊断和治疗一次完成。

6.腹腔镜手术可反复施行，并不增加患者多少痛苦。

腹腔镜手术处理巧克力囊肿，由于囊肿与卵巢窝、子宫后壁、直肠等部位粘连，分离时多数发生囊肿破裂，而且盆腹腔创面较大。因此，对于年轻需要保留卵巢功能或生育力患者要注意对卵巢的保护，标本取出建议使用标本袋，术后要求彻底清洗盆腹腔残余物，并且放置腹腔引流管，必要时，使用腹腔防粘连制剂。

腹腔镜手术处理巧克力囊肿也有一定的局限性：①缺乏实物的触觉感，如术前不仔细了解囊肿的数目，易遗漏小的囊肿；②盆腔严重粘连者，腹腔镜手术难度较大。

（五）卵巢黄素化囊肿

一般发生于葡萄胎或恶性滋养细胞肿瘤患者，囊肿大小不等，最大直径可达 20cm 以上。腹腔镜下可见一侧或双侧卵巢囊性增大，表面光滑无粘连，囊壁薄，呈多房性囊肿，穿刺可抽出淡黄色液体，内含β-hCG 较外周血中β-hCG 浓度高。尤其对葡萄胎合并卵巢黄素化囊肿者，在葡萄胎排出后 8 周β-hCG 值未降至正常，临床又无证据诊断侵蚀性葡萄胎时，应用腹腔镜技术不仅可以作诊断，而且还可以在镜下作囊肿穿刺抽液及囊内注射 5-Fu，可使β-hCG 值迅速下降，有利于除外侵蚀性葡萄胎的诊断。

（六）多囊卵巢

腹腔镜下见此类卵巢外形特征是：一侧或双侧（多见）卵巢均匀性增大，呈椭圆形，直径在 4~6cm 之间，包膜呈白色，增厚发亮，厚薄并不完全均匀；表面有很多毛细血管，有的呈网状；包膜下有多个滤泡或突起表面。做卵巢活检，病理检查见到原始及发育中的卵泡，而未见成熟卵泡，即可诊断多囊卵巢，并行卵泡穿刺电凝或用双极电刀作卵巢楔形切除，或卵巢打洞术。一般要求切除 1/3 卵巢皮质面积，深达卵巢髓质；卵巢表面打洞 8~12 个，深达髓质，可以使用单极/双极电针方法进行。术后临床症状的改善和性激素变化与开腹卵巢楔形切除效果相似。

（七）卵巢冠囊肿

此囊肿位于阔韧带内，直径为 4~5cm，囊壁薄，无蒂。腹腔镜下很易作出诊断。镜下作长 6cm 左右切口，钩剪切开腹膜后，用两把分离钳剥离囊壁，在其根部用电剪离断，囊肿完整剔除，腹膜缺损区可不必缝合，日后会自行闭合。

（八）卵巢成熟性畸胎瘤

腹腔镜可见卵巢囊性增大，直径一般在 5~10cm 之间，表面光滑，包膜呈灰白色，有蒂，活动度好。可以先行囊肿穿刺，用 5mm 吸引管进入囊肿，吸出囊内容物，并反复用温热盐水冲洗囊腔，尽量避免皮脂等囊内容污染盆腔。然后用爪钳夹住瘤体根部，再用微型剪或双极电刀切开卵巢皮质，分离囊壁与卵巢皮质界线，分离皮质与瘤体囊壁之间隙，只要分离层次恰当，很容易将畸胎瘤完整剔除，装入标本袋，经 10mm 穿刺孔取出囊壁及囊肿内容。卵巢创面用电凝或电灼止血，一般不需缝合。

两侧畸胎瘤比例较高，因此，手术应该常规探查对侧卵巢，可以用电剪剪开 1.5cm 左右，剖视并取活检排除。畸胎瘤手术应该常规做冷冻切片排除恶性病变。手术结束时使用标本袋取出标本，并用温热盐水对盆腹腔反复清洗，遗留囊内物容易导致术后化学性腹膜炎、盆腹腔粘连；术后建议放置腹腔引流管。

四、卵巢囊肿剥出手术方法和操作要点

1.全身麻醉诱导成功后，患者采取膀胱截石位。

2.常规腹腔镜操作基本步骤。尿管，放置举宫器。巨大囊肿者上移 Trocar 穿刺点。探查盆腹腔。

3.抓钳钳夹、固定、暴露卵巢。

4.选择卵巢包膜最薄部分，切一个小口，吸引器吸引囊内容并用盐水冲洗。

5.扩大囊壁切口，钳夹卵巢包膜边缘，寻找囊壁与卵巢皮质界线，分离卵巢包膜和囊壁。分离层次准确，很容易将囊肿完全剥离，出血较少。囊肿较大者，可以适当修剪卵巢皮质，以便卵巢形态修复。

6.游离囊肿放在直肠子宫陷凹，检查卵巢剥离面出血点，用双极电凝止血，电凝止血不宜采用大面积烧灼，避免卵巢损伤，影响卵巢功能。电凝过程中，卵巢皮质自然向内卷曲，卵巢切口一般不需要缝合。

7.通过 10mm 套管鞘将标本袋置入腹腔内，囊肿放入袋中取出。腹腔和盆腔用生理盐水充分冲洗。必要时放置引流管。缝合腹壁切口（图 13-7-2、图 13-7-3）。

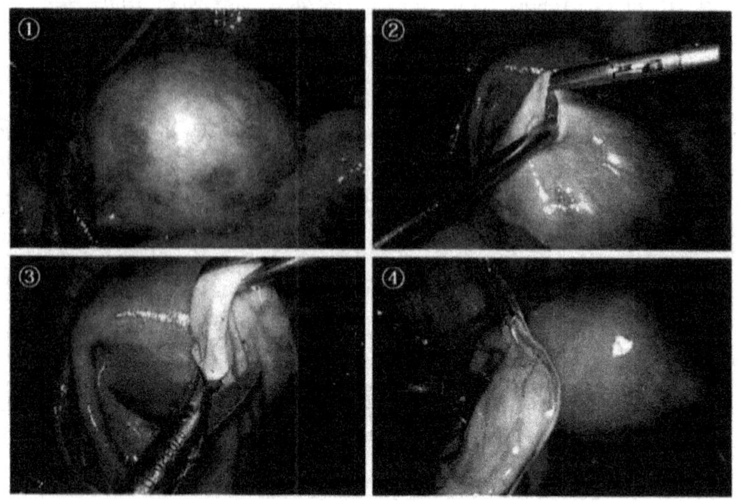

图 13-7-2　腹腔镜下卵巢囊肿剥出手术-1

①左侧卵巢囊肿；②剪开卵巢囊肿包膜，吸引囊内容物，冲洗干净；③减除部分囊壁；④囊壁与卵巢皮质界线

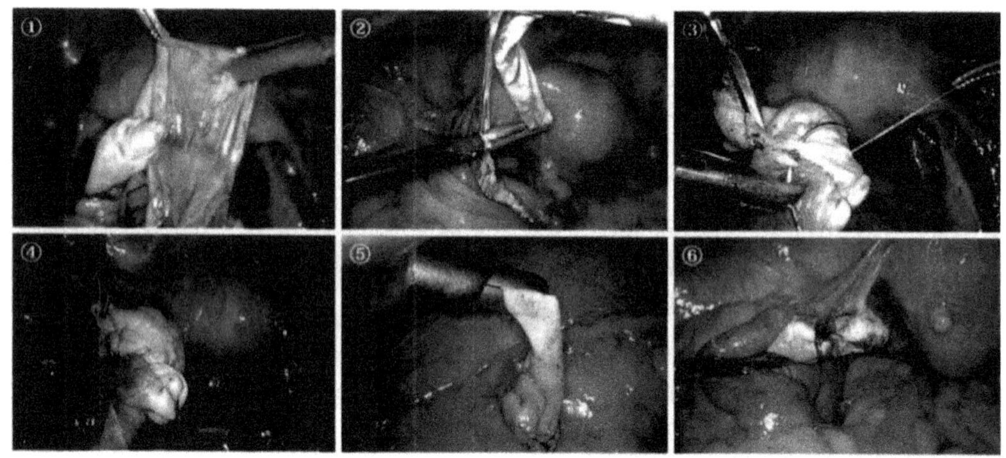

图 13-7-3　腹腔镜下卵巢囊肿剥出手术-2

①完整剥离囊壁；②卵巢创面电凝止血；③，④5-0 合成线缝合卵巢创面，卵巢成形；⑤取出囊壁；⑥卵巢创面可以采用直接电凝止血、成形，不做缝合

五、附件切除手术方法和操作要点

对于不需要保留卵巢或合并输卵管病理改变者可以做附件切除术。

1.常规腹腔镜操作基本步骤。尿管，放置举宫器。

2.采用程氏三角入路，沿卵巢漏斗韧带，向前剪开腹膜。助手向中线方向牵引漏斗韧带，术者用吸引器适当解剖、暴露输尿管。

3.游离、暴露漏斗韧带。近卵巢 1~2cm 处，双极电凝或 PK 刀闭合漏斗韧带血管。漏斗韧带静脉管壁较大，电凝带宽度要求大于 1cm，近卵巢侧剪断漏斗韧带，残端可以加用 1-0 合成线套扎 1~2 道。

4.双极电凝或 PK 刀，电凝输卵管系膜，切断，至宫角。

5.钳夹、电凝、剪断卵巢固有韧带、输卵管间质部。也可以采用 1-0 合成线套扎处理。

6.标本可通过 10mm 套管鞘直接取出，建议使用标本袋。

7.检查漏斗韧带、固有韧带、输卵管残端，确认无出血。

8.盆腹腔清洗，结束手术。建议放置引流管。

六、腹腔镜卵巢囊肿剥出术对卵巢储备功能的影响

卵巢储备功能是指卵巢内具正常生长发育潜能的卵泡存量。卵巢储备功能与年龄、遗传因素、环境因素等因素有关；卵巢自身疾病（自身免疫、肿瘤、内异症、炎症）以及医源性因素（促排卵药物、盆腔放射、卵巢及子宫手术）等因素也可导致卵子加速消耗或破坏，引起卵巢储备功能下降。目前，腹腔镜由于更加频繁使用各种手术能源；因此，腹腔镜手术是否构成卵巢储备功能的影响以及影响的程度备受关注。

（一）卵巢/附件手术对卵巢储备功能的影响

1.卵巢楔形切除和卵巢打孔术

卵巢楔形切除和卵巢打孔术是手术治疗多囊卵巢综合征的主要方法。Lunde 等对 149 位接受卵巢楔形切除后 15~25 年患者随访，闭经年龄是 45 岁，而对照组为（未手术）46 岁，未发现卵巢储备功能明显影响。运用单极电凝或激光等技术，在卵巢上穿刺 5~20 个小孔，高温破坏卵巢深部基质，近期术后排卵率可以达到 70%~90%。然而有研究发现，双侧卵巢打洞，会造成抑制素 B 降低，窦卵泡减少，导致卵巢储备功能下降；而单侧卵巢打洞未发现卵巢储备功能下降。

2.卵巢囊肿剥除

卵巢巧克力囊肿本身可能破坏卵巢组织，影响卵巢储备功能。有学者对卵巢囊肿标本进行观察发现，卵巢巧克力囊肿者卵巢皮质约 80%受损，畸胎瘤患者卵巢皮质 90%以上却正常。不适当的囊肿剥离手术会进一步破坏正常卵巢组织，影响卵巢储备。巧克力囊肿病例由于囊肿与周边卵巢组织界限不清、有内异症不规则的浸润润，观察巧克力囊肿切除的手术标本，发现半数以上（54%）标本含有正常卵巢组织，即正常卵巢组织在手术中被切除；而其他类型的卵巢囊肿标本中很少（6%）见到正常卵巢组织。此外，腹腔镜手术中大量使用手术能源，电热对卵巢组织或卵巢血管构成损伤，从而影响卵巢储备功能。有证据显示，卵巢囊肿剥离术患者术后接受辅助生殖，获取卵数明显减少，其中巧克力囊肿术后获取卵子数更少。有报道，腹腔镜巧克力囊肿剥出术后获取卵数的卵巢比正常卵巢减少 53%，其他类型囊肿剥出术后卵泡数量减少 42%。上述数据提示，卵巢囊肿剥出手术对卵泡数量构成一定的影响。

3.输卵管手术

输卵管异位妊娠及输卵管积水常行输卵管切除。输卵管和卵巢之间系膜内有丰富的动脉交通支，输卵管切除手术破坏这些交通支，从而影响卵巢血供。有资料显示，剖腹输卵管切除术后卵泡数明显减少；但是，腹腔镜输卵管切除术确未发现对术后卵巢功能影响这可能是因为腹腔镜手术能够精确解剖，减少了卵巢动脉损伤。

（二）避免和减少腹腔镜手术对卵巢储备功能的影响

妇科手术对卵巢储备功能的影响主要通过两个途径：直接机械或电热损伤卵巢组织，和损伤卵巢血管。因此注意手术操作可以减少对卵巢功能的损伤。

1.精确手术技术，精细解剖卵巢囊肿剥离层次，避免机械损伤卵巢组织及血管。

2.卵巢剥离创面的出血，尽可能作出血点定位止血，避免大面积盲目电凝止血，必要时，采取缝合止血。单极电凝止血对卵巢组织损伤较大，双极电凝次之，温控新手术能源，如 PK 刀等对卵巢组织损伤相对较小。

3.卵巢巧克力囊肿剥出手术对卵巢组织损伤尤其明显，术前使用促性腺激素释放激素相似物治疗，可以减少卵巢损伤程度。

（张兰）

第八节　宫腔镜其他手术

一、子宫中隔宫腔镜电切术

（一）子宫中隔概述

子宫中隔是最常见的女性生殖道畸形，占子宫畸形的 80%~90%，在不孕人群中的发生率约 17.9%。其发生原因系因两侧副中肾管融合不全，在宫腔内形成中隔。根据副中肾管融合程度分为不完全中隔及完全中隔。其中大部分为不完全中隔，完全中隔占 14.0%~17.0%。不完全中隔仅将部分宫腔分开，完全中隔则延伸至宫体全长，并达到宫颈外口，20%~25%完全中隔患者合并阴道纵隔。

子宫中隔使宫腔对称形态发生改变，畸形的子宫内膜及肌壁往往发育不良，血供不足，不利于受精卵种植，或即使种植，但胎儿不能正常发育及存留，因而导致不孕、早期流产、反复流产等不良妊娠结局发生。

结合病史、B 超、宫腔镜检查及子宫输卵管碘油造影，子宫中隔易于诊断。B 超影像显示子宫外形正常，宫底部较宽无凹陷，横切面显示宫内中部回声略低，宫腔被部分或完全分开，内膜呈“Y”字形。三维超声显示内膜为完整“Y”字形，宫底无凹陷。

（二）子宫中隔的镜下图像特征

子宫中隔分为不全中隔和完全中隔，其中以不全中隔为多见。

1.不全中隔

宫腔镜下为宫底部发出中隔样组织将宫腔分为两部分，每个宫腔内均可见到输卵管开口；中隔下极均在宫颈内口上方；有的隔较薄，有的隔厚而长。中隔长度是以两侧输卵管开口的连接线为底线，测定中隔的突出部分的长度。

2.完全中隔

中隔延及宫体全长并达宫颈外口，但常在宫颈内口上方中隔薄弱处发生左右侧宫腔交通情况。因而宫腔镜检查时，只看上方，似乎为不完全中隔，而向下看时可见宫颈管内中隔。

（三）适应证

不明原因不孕、有不良孕史或任何辅助生育技术无效，全面评估时发现子宫中隔者。

（四）手术准备

1.术前评估

通过 HSG、超声、宫腔镜、MRI 等明确诊断，确定中隔类型。进行 TCRS 前应对于妊娠失败其他因素全面评估。包括夫妻双方染色体检查，激素水平测定，自身、异体免疫情况、泌尿系统有无畸形等，综合分析，判断预后。

2.手术时间

手术应选择月经净后近期进行，以免狭小宫腔被内膜覆盖，影响手术视野，造成操作困难。

3.手术准备

术前宫颈放置扩张棒，软化宫颈。

4.麻醉方式

腹腔镜监护者行气管插管静脉复合全身麻醉，B 超监护者硬膜外麻醉。

5.术后处理

术毕宫腔放置 IUD，2~3 个月后取出。同时补充雌孕激素人工周期治疗 3 个月，并复查宫腔镜检查，评价手术疗效。

（五）手术操作与技巧

在宫腔镜技术问世前，子宫中隔的手术治疗均为经腹子宫成形术。手术需剖腹、切开子宫，创伤大、出血多，术后恢复时间长，且可能仍因宫腔缩小、形态异常，或盆腔粘连造成不孕，即使妊娠并能维持至足月，亦需要行剖宫产术防止发生子宫破裂等严重并发症。TCRS 创伤小，出血少，术后恢复快，术后病率低，是治疗子宫中隔的金标准。

1.手术操作与技巧

（1）腹腔镜诊断及监护：腹腔镜可协助明确子宫畸形诊断，术中监护，防止发生子宫穿孔、脏器损伤等并发症。

（2）宫腔镜再次明确子宫中隔诊断：观察中隔类型、长度及宫腔大小、形态，包括区分完全、不完全中隔，中隔宽度、中隔尖端至宫底长度（上下径），子宫前壁至后壁中隔长度（前后径），两宫腔大小及是否对称等。

（3）B 超监护：以环形电极抵住中隔尖端，通过 B 超扫描，测量中隔尖端至基底长度。

（4）中隔切开：①环形电极或针形电极划开中隔直至宫底；②针形电极划开并修整内突的子宫底，直达宫角部，将两侧宫腔打通，形成一个对称的宫腔。

1）术毕行透光实验：将宫腔镜置子宫底部，此时腹腔镜监护下可见宫底部透光均匀。

2）反透光实验：将腹腔镜置子宫底部，宫腔镜下见宫底部透光均匀。

切割时注意电极方向及切割深度，左右对称切割，每侧一刀，交替进行，术中随时注意观察宫腔对称性，避免一侧切割过深，导致宫腔变形；切割至中隔基底部时，在 B 型超声监测下，中隔尖端距双侧输卵管开口连线的垂直距离 0.5 厘米，或见中隔基底部红色子宫肌层组织，即达到切割标准。避免切割过深，造成子宫出血和穿孔。

2.术后并发症

TCRS 常见并发症为子宫穿孔、TURP、出血、宫腔粘连等。

二、宫腔内异物宫腔镜取出术

（一）宫腔内异物概述

宫腔内异物最常见的为宫内节育器残片，其次为流产或中期引产残留的胚物、胎骨，少见的有断裂的宫颈扩张棒、取环钩、手术缝线等。一般根据异物的外观特征，结合病史、超声、X 线等影像学检查，其诊断不难，但亦有因异物过小以及宫腔出血、内膜碎片或宫腔内病变掩盖而发生漏诊、误诊情况者。

（二）宫内异物的宫腔镜下图像特征

相关图像见（图 13-8-1、图 13-8-2）。

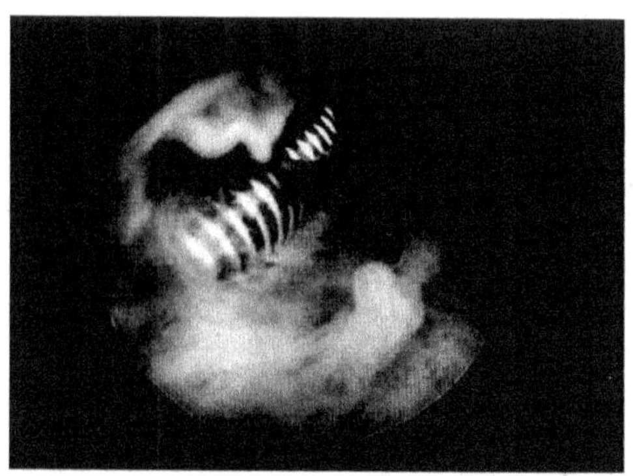

图 13-8-1　节育器嵌顿

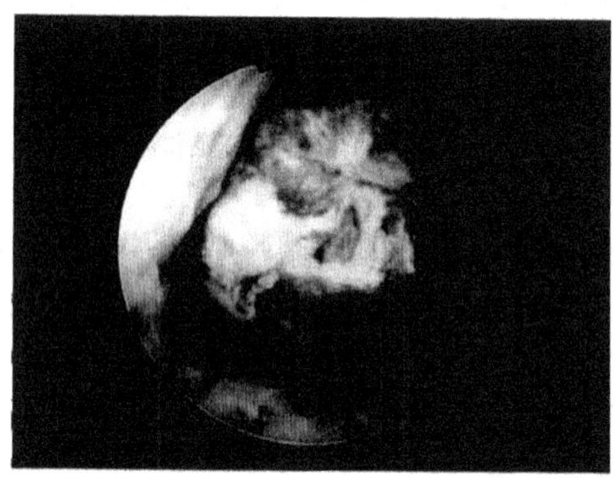

图 13-8-2　胚物残留

（三）手术操作与技巧

TCRF 是指在宫腔电切镜直视下取出异物组织的手术。宫腔镜下可直接发现异物，准确定位，手术安全，成功率高，创伤小，尤其是在 B 超监护下，手术更加安全、有效。

1.宫内节育器（IUD）

对于尾丝断裂、盲取失败、可疑嵌顿的 IUD，或部分断裂宫内残留的 IUD，以及绝经后取出困难的 IUD，均需借助宫腔镜取出。宫腔检查镜配有异物钳等，可在直视下夹取 IUD，如力度不够或有嵌顿情况则需使用手术宫腔镜。用环形电极或针形电极划开嵌顿环周围肌层组织后取出残留 IUD，如有 IUD 嵌顿过深者，应结合腹腔镜检查，以明确 IUD 有无穿透浆膜层的情况。

2.胎骨残留

流产后胎骨残留较少见，但大月份流产时亦有能发生。患者可能出现不规则阴道流血及继发不孕等情况。B超下可见宫腔内不规则强回声。宫腔镜检查时可直接看到宫腔内残留胎骨样组织。对于无嵌顿者可在B超监护下，直接用电切环带出或卵圆钳夹出，如有嵌顿者，则需切开嵌顿周围肌层组织后取出。

3.胚物残留

不全流产、稽留流产、胎盘粘连、胎盘植入等均可造成胚物残留子宫腔，引起不规则流血、宫腔粘连及继发不孕等情况。盲目的诊断性刮宫可能无法刮除或刮净残留的胚物组织。宫腔镜既可以明确诊断，又可以切除残留组织，定位准确，安全、有效，创伤小。

三、宫腔镜子宫内膜电切术

TCRE主要应用于功能失调性子宫出血患者保守治疗失败，但不愿切除子宫或无法耐受子宫切除手术者。

（一）功能性子宫出血概述

功能失调性子宫出血（DUB）是因调节生殖的神经内分泌机制失常引起的异常子宫出血，简称功血。功血可发生于月经初潮至绝经期间的任何年龄，其中发生于绝经前期占50%，育龄期占30%，青春期占20%。其主要临床表现为异常子宫出血，包括月经过多，月经频发，子宫不规则出血，月经频多。其病程可以是一过性的，也可以绵延数月需药物或手术治疗方可治愈。子宫内膜增生是引起功血最常见的组织病理变化。子宫内膜增生分为单纯性、复杂性及不典型增生。单纯性增生通常有腺体扩张及内膜间质增生，而呈现轻度的不规则形态。复杂性增生有明显的腺体增生，腺管的极性消失，排列不规则。而不典型增生则是包含有异型细胞的子宫内膜腺体过度增生。

（二）功能性子宫出血的宫腔镜下图像特征

1.单纯性增生

宫腔镜下见多发性小息肉或单发性较大息肉，也可呈苔状隆起。表面平滑不透明，有时可见到小圆形透亮的囊胞，呈现从赤红到灰白各种颜色。表面血管较细小，走行规则。

2.复杂性增生

宫腔镜下呈现黄白色或红色不透明的息肉状或苔状突起，表面可见到异型血管及大小不等、分布不均的腺管开口。

3.非典型增生

宫腔镜下见息肉状或苔状突起，表面不透明，黄白色或灰白色，有异型血管。

（三）适应证与禁忌证

1.适应证

（1）功能失调性子宫出血患者，经一般药物保守治疗无效者。

（2）年龄超过40岁，无生育要求者。

（3）不能耐受子宫全切术者。

（4）患有血液系统疾病或需终身服用抗凝剂而致月经过多者。

（5）子宫<妊娠9周大小，宫腔深度<12cm。

（6）初次子宫内膜切除术后效果不理想者，可再次手术。

2.禁忌证

（1）宫颈瘢痕，不能充分扩张。

（2）子宫曲度过大，宫腔镜不能达到宫底者。

（3）子宫恶性肿瘤。

（4）高度怀疑合并子宫腺肌症，增加手术失败率，为 TCRE 相对禁忌证。

（四）手术准备

1.术前准备

子宫内膜预处理，包括：

（1）药物性预处理：使子宫内膜萎缩，子宫体积缩小，减少血管再生，缩短手术时间，减少出血，提高手术安全性、有效性。常用药物：达那唑 200mg，口服，3 次/天，1~3 个月；内美通 2.5mg,口服，2 次/周，1~3 个月；GnRH-a，常用的有曲普瑞林、亮丙瑞林等，3.75mg，皮下注射，1 次/28 天，1~3 个月。

（2）机械性预处理：术前负压吸宫薄化内膜厚度。

2.手术时间选择

（1）月经后，子宫内膜处于增生早期，子宫内膜厚度<4mm，为手术理想时间。

（2）已做子宫内膜预处理者，子宫内膜已薄化或萎缩，非经期亦可手术。

（3）如有不可控制的出血，可急诊手术。

（五）手术操作与技巧

1.手术操作与技巧

（1）扩张子宫颈口：充分扩张子宫颈口至 9mm，置宫腔镜检视宫腔，如内膜较厚，可先吸宫。

（2）电切方法：①用功率 80~100W 混合电流完成电切术；②用 0° 电切环切割宫底部，电切深达子宫内膜下方浅肌层，也可用滚球电极电凝宫底部子宫内膜；③用 90° 电切环按顺时针或逆时针方向，自宫底切面开始，自上而下，依次切除子宫壁的内膜及浅肌层。

（3）电切深度：达子宫内膜下 2~3mm，此深度足以切净全层子宫内膜及浅肌层，又不致切到大血管，引起出血。

（4）电切顺序：先从后壁开始，依次切除子宫侧壁及前壁的内膜及浅肌层。如下界终止在宫颈内口下 1cm，为全部子宫内膜切除；下界终止在宫颈内口上方 1cm，为部分子宫内膜切除。

（5）电极移动速度及长度：电极移动速度控制于 3cm/S，以无组织牵拉感为宜。电切环移动长度限制在 2.5cm 以内，首先切净子宫上 1/3 内膜，之后切除中 1/3，如做全部子宫内膜切除，则切除下 1/3 内膜直至宫颈管。如技术娴熟，可通过移动电切镜增加切割长度，自宫底部到子宫峡部。切除的组织碎屑可用卵圆钳夹出，避免妨碍宫腔镜视野。

（6）切除完毕：再次进镜，检查并切除残存的子宫内膜岛。

（7）术终降低膨宫压力：观察出血点，电凝止血。

2.注意事项

（1）宫底部及两宫角部最难切割，易发生穿孔。切割宫角部内膜时应自远离输卵管开口 5mm 处开始，避免将电切环推入过深；可分次薄层削刮，使用滚球电极电凝，更为安全。

（2）膨宫压力不足时，子宫两侧壁可呈闭合状，两侧宫角较深，常有残留的子宫内膜，应于术中加大膨宫压力，彻底切除残存的内膜组织。

（3）如子宫内膜较厚，电切后可再用滚球电极电凝一遍，可提高疗效。

（4）子宫内膜及浅肌层切除后，如自切割基底的肌层中出现粉红或鲜红色的子宫内膜组织，呈喇叭花状，则为子宫腺肌病病灶。

3.并发症及处理

常见的术中并发症为子宫穿孔、TURP 综合征、出血等；术后并发症为感染、出血、宫腔粘连、宫腔积血、腹痛、PASS 等。

（王春燕）

第十四章　不孕症

一、定义

我国对不孕症的定义是婚后两年，同居，有正常性生活，未采取任何避孕措施而不能生育。对女性单方面而言，不孕是指不能妊娠，不育是指虽有怀孕但无足月分娩。对男性来讲统称为不育症。上海纺织系统 1989 年的资料表明，婚后 1 年的初孕率为 87.7%，2 年的初孕率为 946%，3 年的初孕率仅上升 1.9%，故既往我国将不孕症定为婚后 2 年不怀孕，但婚后 1 年不孕超过 5%患者为真正不孕，即应当引起关注。世界卫生组织在 1995 年编写的《不孕夫妇标准检查与诊断手册》中规定不孕的诊断年限定为 1 年。

二、发病率和患病率

发病率是指结婚满 1 年时的妇女患不孕症所占的比率。

患病率是指在育龄人群中（22~40 岁）不孕症患者的比率。北京宣武医院于 1986 年调查 343109 对已婚育龄夫妇，患病率为 1.6%。上海纺织系统 1989 年的调查显示患病率为 1.7%，发病率为 5.2%。1989 年大连地区调查显示患病率为 1.01%。不孕症的发病率及患病率在各国有很大差别，与社会发展、民族习俗、文化卫生等因素有关。2007 年的文献报道显示全球不孕症发病率升高，最高的是北欧为 16.7%，最低的是澳洲为 3.5%，我国上海地区为 9.3%。

三、不孕症患者的心理分析

一项对来自全国各地不孕症患者的来信研究显示，所有患者都盼子心切，46.3%患者心理压抑，13.0%夫妇关系受到影响，甚至 7.6%患者想自杀。

四、受孕的必备条件

正常育龄妇女卵巢每个月排一个卵，或从左侧或从右侧。如果月经周期为 28 天，排卵的日期约在下次月经来潮前的第 14 天，或月经周期的第 14~16 天。如果在近排卵日有过性交活动，精液排入阴道，顺宫腔进入输卵管，在通过女性生殖道的过程中精子获得穿入卵母细胞的能力，谓之获能，在输卵管的壶腹部遇到刚刚排出并已被输卵管伞拾取的成熟卵母细胞，精子和卵子相结合，成为受精卵。一般说来，卵子可存活 24 小时，精子可存活 72 小时。借输卵管的蠕动及纤毛的活动，受精卵逐步向输卵管峡部移动，同时逐步分裂成多个卵裂球，最初限制在透明带内，体积不变，形成桑葚胚，约 3 天后进入宫腔，在宫腔内流动 2~3 天，从子宫内的分泌物中吸取营养，此期间桑葚胚逐渐增大，内部出现了腔，称为囊胚，围绕胚泡的透明带断裂，其中的早期胚胎孵出。另一方面，子宫内膜增厚，有很多腺体和血管，基质形成蜕膜，早期胚胎植入蜕膜生长和发育，成为胎儿和胎盘，一直到足月分娩。由此可见，受孕是一个极其复杂的生理过程，需具备以下一些条件。

（一）正常的生殖细胞

包括卵巢排出正常卵子和精液内含有正常精子。

1.卵子的生成

在卵泡发育早期，FSH 和少量 LH（黄体生成激素）刺激卵泡生长，卵泡则一批批地发生闭锁，发育的卵泡产生雌二醇（E_2）最初对 FSH 有负反馈作用，但当 E_2 达到峰时又形成正反馈，引起 LH 峰及较低的 FSH 峰，使卵泡完成第一次减数分裂而排出第一极体，同时形成成熟的卵子并排出。

2.精子的形成

精原细胞的有丝分裂产生一种新的生殖细胞即初级精母细胞。这些细胞先进入间期的休止状态。在间期的末期即减数分裂前期的开始，DNA 量加倍。第一次减数分裂前期的时间很长。第一次减数分裂产生次级精母细胞，染色体含量减半，从双倍体（46）到单倍体（23），遗传物质重新分配，X 和 Y 染色体被分离，次级精母细胞间期核比初级精母细胞的核要小得多。次级精母细胞经过第二次成熟分裂产生了精子细胞。二分体在着丝点分裂成两个单分体，一个单分体经过了一次典型的纵向复制以后成为精子细胞。

（二）受精卵的形成

受精指精子和次级卵母细胞结合形成受精卵的过程。

（三）受精卵的着床

受精卵着床需经过定位、黏附和穿透 3 个过程。①定位：是指着床前透明带消失，晚期胚泡以其内细胞团端接触子宫内膜，多着床在子宫后壁上部；②黏附：是指晚期胚泡黏附在子宫内膜后，滋养细胞开始分化为两层，外层为合体滋养细胞层（是执行功能的细胞），内层为细胞滋养细胞层（是分裂生长的细胞）；③穿透：是指合体滋养细胞分泌蛋白溶解酶，溶解子宫内膜，完全埋入子宫内膜中且被内膜覆盖。

受精卵着床后，子宫内膜迅速发生蜕膜变。

以上任何一个环节有障碍，均可发生不孕不育。

五、病因

（一）女性不孕因素

1.排卵功能障碍

排卵功能障碍指女方不能产生和（或）排出正常的卵子，是女性不孕症的主要原因之一，导致无排卵的原因繁多，可归纳为以下 3 类：①下丘脑-垂体功能失调：其特点是促性腺激素 LH/FSH 分泌比例异常，如多囊卵巢综合征，LH 分泌频率及幅度异常增加，造成血 LH/FSH 比例倒置等，这类患者雌激素水平相当于卵泡早、中期水平；②下丘脑-垂体功能低下导致的性腺功能低落，其特点是血 LH、FSH 及雌激素水平低下，称低促性腺素性性腺功能低落；③卵巢功能衰竭：其特点是血 FSH 水平升高、雌激素水平低下，病因为先天性性腺发育不全或卵巢发育不良及卵巢早衰等。此外，还有一些特殊类型，如高泌乳素血症，包括垂体微腺瘤引起的泌乳素水平异常。促排卵治疗可应用于女方排卵障碍或用于正常排卵妇女在进行助孕技术超排卵刺激周期。持续性不排卵约占 15%~25%；稀发排卵约占 8%~10%；不恰当排卵如小卵泡排卵等约占 15%~20%，黄素化卵泡不破裂综合征约占 3.5%~29%。

（1）下丘脑性排卵障碍：包括中枢神经系统及下丘脑多种病因引起的促性腺激素释放激素（GnRH）脉冲分泌异常所引起的排卵障碍，可源自先天性和后天获得性。①先天性：下丘脑 GnRH 神经元的功能障碍或不恰当偏移，如特发性下丘脑性腺功能减退症（IHH）或卡尔曼综合征等，均为遗传性疾病；②后天获得性：

1）器质性病变：下丘脑浸润性病变、肿瘤、头部创伤等。

2）功能性因素：包括紧张应激刺激、营养缺乏、剧烈运动、药物如抗精神病药、避孕药的使用等。

（2）垂体性排卵障碍：主要致病环节在腺垂体，促性腺激素的分泌受到影响，导致卵泡生长和排出障碍。常见病变包括垂体梗死如 Sheehan 综合征、垂体肿瘤、空蝶鞍综合征。

（3）卵巢局部因素：导致的排卵障碍见于先天性卵巢发育不良、卵巢功能衰竭、卵巢炎症、卵巢肿瘤及卵巢子宫内膜异位囊肿等。①先天性卵巢发育不良：性腺呈条索状，性征幼稚，可见于染色体异常型如 45，XO 及其嵌合体，也可见于染色体正常型如 46，XX 或 46，XY；②酶的缺陷：17α-羟化酶、17，20-碳裂解酶及芳香化酶等酶的缺陷患者可出现性征幼稚，无排卵；③卵巢抵抗综合征：患者卵巢对促性腺激素不敏感，又称为卵巢不敏感综合征，其发病可能与促性腺激素受体基因突变有关。患者可有女性第二性征发育，内源性 Gn 升高，卵巢内多为始基卵泡和初级卵泡，但无卵泡发育和排卵；④卵巢功能早衰：40 岁之前绝经，FSH>40U/L，伴雌激素水平下降。可能与遗传、感染、自身免疫性疾病，医源性损伤等原因有关。

（4）多囊卵巢综合征（PCOS）是育龄妇女常见的内分泌代谢疾病。该综合征在育龄妇女中发病率为 5%~10%，在月经异常妇女中占 70%~80%。

（5）高泌乳素血症催乳素（PRL）：来源于腺垂体的嗜酸细胞，血 PRL 浓度正常上限为 500mIU/L，将高催乳血症定为 PRL>880~1000mIU/L（30ng/ml）。早孕时 PRL 为正常未孕妇女的 2 倍。高催乳素血症可以引起妇女卵巢功能紊乱、月经异常、溢乳和不孕，可表现为单纯溢乳、闭经、溢乳或单纯闭经。

（6）黄素化未破裂卵泡综合征：有学者观察到在黄体期 3~5 天时，有的患者基础体温上升、黄体酮升高、子宫内膜有分泌期改变，而腹腔镜检查却没有发现卵巢表面排卵斑，腹腔液的 E_2，P 低，而将此情况命名为“卵泡未破裂黄素化综合征”。

关于 LUFS 的机制尚不清楚，可能与前列腺素有关。动物实验发现服用吲哚美辛后可出现 LUFS。此外还与子宫内膜异位症、高泌乳素血症及精神因素等有关，推测这些因素可能通过多环节引起下丘脑-垂体-卵巢轴功能紊乱，导致卵巢功能和内环境的改变。LUFS 的发生还可能与机械性因素如盆腔粘连有关，纤维粘连包裹卵巢，卵泡表面增厚，卵子无法排出，即机械性 LUFS。对 LUFS 可用促排卵法治疗，机械性 LUFS 须经手术去除粘连，或行 IVF-ET 治疗。

（7）黄体功能不足（LPD）：1949 年，GeorgeannaJones 首次提出了黄体功能不足的概念。LPD 是指由于黄体分泌黄体酮不足或黄体酮对子宫内膜的作用不是导致子宫内膜不能在正确的时间达到正确的状态。由于胚胎种植高度依赖于内膜状态，LPD 会影响妇女受孕及成功妊娠。黄体功能不足的发生率在不孕人群中为 5%~10%。

（8）全身性因素其他系统疾病，如甲状腺功能亢进或低下、肾上腺皮质腺功能亢进或低下、糖尿病、肥胖或严重营养不良等可影响卵巢的正常排卵功能。

2.输卵管因素

输卵管因素是不孕症的重要因素之一。

（1）感染是输卵管性不孕的最主要原因。尤其是盆腔炎症性疾病（PID），慢性输卵管炎是造成输卵管性不孕的主要原因，输卵管黏膜层炎症可导致纤毛活动功能受损或纤毛被破坏，从而影响精子和卵子的运送；输卵管内膜炎症可致输卵管腔粘连、阻塞和积水，使精子和卵子无法相遇；输卵管周围炎症粘连，尤其是在输卵管伞部或卵巢周围形成炎症粘连，可严重影响输卵管的拾卵功能输卵管积水还可通过对卵巢血流的机械性压迫、局部毒性物质的作用、积水的机械冲刷效应等影响妊娠结局。

（2）胚胎源性的输卵管阙如极为罕见，也是引起不孕的一种输卵管因素。

（3）医源性输卵管梗阻，如输卵管结扎、手术后炎症和粘连。外科手术引起的组织创伤也能导致炎症前状态甚至粘连，术后粘连发生率大约 75%，腹腔镜不能防止粘连后遗症的发生。

（4）异位妊娠术后：二次异位妊娠切除双侧输卵管后，很多患者要求行体外受精-胚胎移植（IVF-ET）助孕治疗。对此类患者应注意切除输卵管时将全长切除，如剩下一段，行 IVF-ET 时还可能发生输卵管残端妊娠。

（5）3 期或 4 期子宫内膜异位症引起强烈的输卵管解剖结构的扭曲，这也是输卵管性不孕的一种原因，当然子宫内膜异位症导致不孕不只因为其可以改变输卵管形态。

3.子宫因素

（1）子宫发育异常：包括先天性子宫阙如、先天性宫颈管狭窄或闭锁、宫颈管发育不良、子宫发育不良、子宫畸形等。子宫畸形是常见的不孕不育因素，多因胚胎期副中肾管发育异常引起，常见的子宫畸形有单角子宫、双角子宫、中隔子宫、鞍形子宫等。

（2）子宫肌瘤：子宫肌瘤是盆腔内实质性肿瘤中最常见的，大多数患者并无症状，肌瘤对患者的影响限度与肌瘤所在部位密切相关浆膜下肌瘤和不引起宫腔变形的子宫肌壁间肌瘤很少影响妊娠，但如肌瘤体积较大及黏膜下肌瘤则常可引起不孕和流产。

（3）子宫内膜炎、子宫内膜结核：子宫内膜炎症时，局部炎性细胞浸润和炎症递质的渗出，以及细菌、病毒等病原体激发机体免疫反应所产生的多种细胞因子均有细胞毒作用，不利于精子的存活和孕卵着床。子宫内膜结核为严重的子宫内膜炎，常由输卵管结核蔓延而来，以双侧宫角部首先受累结核病灶对内膜组织的破坏可影响其完整性及功能，形成瘢痕组织、宫腔粘连，因而妨碍受精卵的着床和发育。

（4）宫腔粘连：宫腔粘连是指宫腔、子宫峡部、子宫颈管因手术操作或放射线、感染等原因造成的腔壁粘连。

（5）子宫内膜异位症：随着子宫内膜异位症的发病率越来越高，它与不孕症的关系日益受学者关注，本病患者不孕率可高达 40%。子宫内膜异位症导致不孕的确切机制目前尚不十分清楚，是多方面因素相互影响的结果。

4.宫颈因素

子宫颈作为精子通过的门户在生殖过程中占据重要的一席之地。宫颈腺体分泌碱性黏液，阻碍下生殖道微生物上行感染。在排卵期，雌激素作用后的宫颈黏液还有几个作用：①形成管道系统，有利于精子通过并直接进入宫腔；②形成精子的储存池，将精子不断地向宫腔内释放，以保持精子的受精潜能；③将非精子物质和死精子过滤掉。宫颈的炎症或损伤有可能改变宫颈黏液的性状和（或）宫颈的解剖结构而不利于精子通过。

5.细菌性阴道病（BV）

BV 是妇科常见病之一。在一个包含 771 例患者的 IVF 治疗中，BV 患病率为 24.6%。虽然其妊娠率未受影响（32.1vs.29.6%；RR 1.08，95%；CI 0.85~1.39；OR 1.12，95%；CI 0.77~1.64），但其自然流产率明显增加（36.1%vs.18.5%）。

（二）不育症的男性因素

1.精液异常

性功能正常，先天或后天原因所致精液异常，表现为无精、弱精、少精、精子发育停滞、畸精或精液液化不全等。

2.性功能异常

外生殖器发育不良或勃起障碍、早泄、不射精、逆行射精等使精子不能正常射入阴道内，均可造成男性不育。

3.免疫因素

男性体内抗精子抗体使射出的精子产生凝集而不能穿过宫颈黏液。

（三）男女双方因素

1.性生活不能或不正常

男女双方缺乏性生活的知识，以及对不孕过分焦虑而造成精神紧张等。

2.免疫因素

精子、精浆、透明带和卵巢这些生殖系统抗原在特定的情况下均可产生自身免疫或同种免疫，产生相应的抗体，阻碍精子与卵子的结合导致不孕症。包括同种免疫和自身免疫。同种免疫是指男方的精子、精浆作为抗原，在女方体内产生抗体，使精子与卵子不能结合或受精卵不能着床。而自身免疫是指不孕妇女血清中存在多种自身抗体可能阻止精卵结合。

（四）不明原因性不孕

不明原因性不孕对患者和临床医生都是一个富有挑战性的诊断，有大约 15%的患者用标准不孕评估手段找不到发病的原因。一旦被确定为不明原因的不孕，患者经常感到无比沮丧。事实上，这些患者中的大多数人能够自然妊娠或经过治疗后妊娠。

六、不孕不育的检查与诊断

（一）病史及妇科检查

1.病史

主诉有闭经、稀发月经或少经、不规则阴道出血或单纯不育。婚育史应包括过去妊娠史、不育时间、性交频率、人工流产、中期引产、异位妊娠史。既往史应注意询问以往的手术史、结核及其他疾病史，特别是盆腹腔疾病和手术史，以及精神打击，生活方式改变，服用药物史等。

2.体格检查和盆腔检查

体格检查特别要注意体形和体质指数（BMI）即体重（kg）/身高^2（m^2），甲状腺、乳腺情况及患者的毛发分布，压挤乳房看有无乳汁分泌。盆腔检查包括子宫大小、位置，子宫颈有无糜烂，阴道感染，附件肿物、增厚及压痛。

3.临床试验观察

包括基础体温、子宫颈黏液、阴道细胞学涂片及月经第 1 天（12~24 小时内）取内膜活体检查等，简易可行，但这些检查结果只能代表靶器官对雌、孕激素的生物学反应，还不能完全代表有无排卵。

（1）基础体温：正常月经周期大都为28天左右，月经周期长短的差别是由卵泡期的长短决定的。排卵一般在周期第14天，黄体期应持续（14±2）天。每日起床前在安静状态下测试体温，温度表置舌下5~10分钟，记录体温，将每日体温连线，如呈双相即排卵后受孕激素影响体温上升0.3~0.6T，月经来潮日，体温再下降。

（2）子宫内膜活体检查：月经来潮日12~24小时内取子宫内膜做组织学检查，应看出晚期分泌期变化，表明是雌、孕激素的影响，曾有过排卵。子宫内膜Noyes分期可见典型的组织学特点和月经周期日数的关系。

（3）子宫颈黏液改变：子宫颈黏液主要由子宫颈腺体产生，少量来自子宫内膜和输卵管，含子宫腔与子宫颈上皮细胞碎屑和白细胞等。宫颈黏液每天的分泌量约20~60ml，黏液呈碱性，pH在7~8.5，排卵期黏液清亮，有利于精子的穿透。①标本的采取：用窥阴器暴露宫颈，将宫颈外口擦净，用干燥的长弯或直钳伸入宫颈内约0.5cm处取样，将取出的黏液顺一方向平铺在载玻片上，在室温下自然干燥；②宫颈黏液结晶的分类：最典型的羊齿状结晶，主干粗，分支密而长。不典型的，分支少而短或树枝形象比较模糊，或黏液中只见到椭圆体；③排卵前期的变化随雌激素的增加，宫颈外口逐渐开大可达0.3cm直径，呈瞳孔样，黏液量增多，质稀薄，拉丝性增加，可达阴道口，约10cm长。镜下呈典型羊齿状结晶。排卵后受孕激素影响，宫颈口逐渐关闭，黏液量减少，羊齿状结晶逐步为椭圆体代替。上述变化受到子宫颈炎、子宫颈糜烂和一些药物应用（如氯米芬）的影响；④性交后试验：近排卵期性交后卧床约0.5~1小时后来院，查后穹隆和子宫颈黏液，首先检查后穹隆黏液中是否存在活动精子，确定性交是否成功，同时取子宫颈黏液，看是否有存活精子。正常值为10~15活精子/HP，精子存活率受到子宫颈黏液性质、有无抗精子抗体及精液本身的影响。

（4）阴道涂片：一般采取阴道上方侧壁的刮片，用95%乙醇固定，巴氏染色。观察阴道各层，包括底层、中层、表层的比例。表层有角化前及角化细胞。在轻度雌激素的影响下，角化细胞占20%以下；中度雌激素影响，角化细胞占20%~60%；高度雌激素影响，角化细胞占60%以上，已超过正常排卵期水平。一般按成熟指数（MI）报告即：底层细胞%/中层细胞%/表层细胞%，如左侧数字增大即“左移现象”，表明雌激素水平下降，如右侧数字增大即“右侧现象”，则表明雌激素水平增高。为了解体内雌激素变化可连续做阴道涂片观察。

（5）组织学检查：月经来潮12~24小时内取子宫内膜行组织学检查，可了解有无分泌期变化及异常增生、结核等器质性病变，如为分泌晚期改变，表明受雌、孕激素影响曾有过排卵。

（6）黄体酮试验：对闭经患者给予黄体酮20mg，每日肌内注射1次，共3~5天，如子宫内膜已受到雌激素刺激的准备，撤退性出血多发生在2天后至两周内。试验阳性表明体内尚有一定量的雌激素产生，属I度闭经，如为阴性，须再做人工周期试验。

（7）人工周期试验：先用雌激素，如每日口服乙蔗酚0.5~1mg或结合雌激素0.625~1.25mg，连续21天，最后7天加用黄体酮，停药2天至两周内看有无撤退性出血，如有出血表明子宫内膜无问题，对雌、孕激素有反应，而是卵巢不能产生足量雌、孕激素，属II度闭经。如无撤退性出血，提示内膜的问题，主要是发生在子宫内膜结核或多次刮宫后，内膜形成瘢痕或宫腔粘连（Asherman 综合征）。

（8）垂体兴奋试验：可采用国产 GnRH-a9 肽-阿拉瑞林 25μg，静脉注射 15 分钟后 LH 升高 2.5 倍，60 分钟后升高 3.1 倍。如不正常可能表示垂体功能受到损害。

（二）血液激素测定、染色体分析及免疫学

包括垂体尿促卵泡激素（FSH）、黄体生成激素（LH）、雌二醇（E_2）、黄体酮（P）、睾酮（T）、催乳素（PRL），前四种激素水平的周期性变化明显，LH 及 FSH 峰在排卵前 24 小时出现，LH 峰前 24 小时有 E_2 峰。排卵后 P 值才有所增长，报告测定值时一定要标明月经周期的天数。要了解卵巢的基本状态或其储备能力，应当在月经周期第 3 天采血。对于原发性闭经或生殖器发育异常的患者，应做染色体核型检查。

女方抗精子抗体及抗心磷脂抗体检查，可应用酶联免疫吸附试验测定（ELISA）测血液中抗体，阳性对妊娠可能有不利影响，可能与免疫性不孕或复发性流产相关。

（三）连续 B 超监测卵泡发育及排卵

阴道 B 超探头接近盆腔器官，不需充盈膀胱，可较准确地观察卵泡发育，子宫内膜厚度及特点。一般于月经周期第 8 天开始，优势卵泡直径接近 18~22mm 时排卵，卵泡消失，盆腔内出现液体。优势卵泡不破裂而突然增大，可能是 LUFS。如逐步缩小即是卵泡闭锁。

（四）输卵管通畅性检查

目前，常用的方法主要有：子宫输卵管通液术、子宫输卵管碘液造影（HSG），子宫输卵管超声造影及宫腹腔镜检查。输卵管通液术有较大的盲目性，难以对输卵管形态功能做出较为正确的判断，准确性不高。但由于方法简单且价廉可作为筛选试验。子宫输卵管碘液造影即 B 超监视下输卵管通液术（SSG），能显示子宫腔及输卵管内情况，观察到液体（一般选用过氧化氢，也可选用特殊的超声诊断造影剂）注入后流经输卵管出现的声像变化，降低了传统输卵管通液术的盲目性，与腹腔镜检查符合率达 81.8%。近年来，随着超声机器功能的提升，形成了三维超声子宫输卵管造影，3D-hycosycci 可以通过多方位任意旋转，了解输卵管空间走行，更好地判断输卵管的通畅性。有报道，与腹腔镜对比，3D-hycosycci 准确率可以达到 90%，敏感性为 93.5%，特异性为 86.3%。新型的光纤显微输卵管镜能直视整条输卵管是否有解剖结构的改变，黏膜是否有粘连和损坏，并可进行活检及分离粘连等，能显著改观输卵管性不孕的诊治。

HSG 可直观地了解子宫腔的大小、形态，以及初筛是否有子宫占位或宫腔粘连，可以全程观察输卵管的内部形态、结构，而且还对子宫和输卵管的先天性病变、占位性病变、慢性炎症，以及输卵管通畅性的判断和输卵管周围粘连情况做出分析，并有一定的治疗作用。该检查损伤小，方便，经济，易被患者接受，符合率可达 80%。但是该方法会受到操作者技术及患者紧张限度的影响呈现假阳性，术前应用阿托品解痉，提高操作技术会降低假阳性率。

宫腔镜下输卵管插管通液术：间质部常因痉挛、组织碎屑残留、轻度粘连和瘢痕而在通液试验时出现梗阻的假象，在宫腔镜直视下从输卵管向宫腔开口处插管通液或造影能对间质部直接起疏通和灌洗作用，是诊断和治疗输卵管间质部梗阻的可靠方法。

（五）内镜检查

子宫镜检查可了解宫腔内情况，对子宫畸形、宫腔粘连、黏膜下肌瘤、子宫内膜息肉等病变可提供明确的诊断。

1.腹腔镜检查（LSC）

可直视盆腔内脏器，能全面、准确、及时判断各器官病变的性质和限度。通过镜下通液试验能动态观察输卵管通畅限度，同时起着疏通输卵管腔的作用，是女性不孕检查的最佳手段之一。约20%的患者通过腹腔镜检查可发现术前未诊断出来的疾病。因此，推荐腹腔镜检查应在不明原因不孕患者诊治中作为常规诊治手段。在我国由于医疗政策及经济水平的限制，诊断腹腔镜技术尚未普及，但其在不孕症诊治中的作用是不容忽视的，相信随着医疗改革、经济水平进一步发展，此技术一定会发挥更大作用。

经阴道注水腹腔镜（THL）利用内镜经自然腔道（阴道）进入盆腔，直接观察子宫、输卵管、卵巢和卵巢窝，可以在门诊进行，不需住院。作为一线手段，它可以探查不孕患者的盆腔结构，尤其是输卵管的通畅性，还可以评估慢性盆腔痛和痛经等，以及进行盆腔粘连松解手术和多囊卵巢综合征的卵巢多点打孔术。有报道THL检查术和腹腔镜检查术具有相似的敏感度和特异性，显然THL作为检查手段明显优于HSG。THL较标准腹腔镜经济、微创、留院时间短，而且不需住院，是诊断性腹腔镜的良好替代方法。由于THL观察视野较局限，且操作相对较困难，所以尚未普及，仍需手术器械改进弥补其不足，在临床充分发挥作用。

2.宫腔镜检查

宫腔镜可以在直视下清晰、准确地观察到子宫颈管，宫颈内口、子宫腔形态、内膜厚薄和输卵管开口等情况，从而发现其影响生殖生育的子宫内因素，并可明确宫内病变的部位、性质、大小及界限。宫腔镜在诊断宫内疾病上的敏感性、特异性分别为94.2%、88.8%，优于HSG。Go-lan等报道对接受体外受精-胚胎移植（IVF-ET）种植失败行宫腔镜检查者，宫内异常的发生率为28%~50%。宫腔镜应作为IVF前的常规检查，以提高成功率。

（六）不孕症男方的检查步骤与诊断，

1.病史采集

包括不育时间、性生活史、性交频率和时间，有无勃起和（或）射精障碍、近期不育相关检查及治疗经过；既往发育史，疾病史及相关治疗史，手术史，个人职业和环境暴露史，吸烟、酗酒、吸毒史，药物治疗史及家族史。

2.体格检查

包括全身检查和局部生殖器检查。

3.精液常规

是不孕症夫妇首选的检查项目。

七、不孕不育的治疗

（一）不孕症治疗中应该注意的事项

除了药物及助孕技术治疗外，应注意下列几个方面。

1.有关生殖的科学认知。仍有一部分患者有迷信思想，各处烧香拜佛，或信购偏方药物。因此，必须进行宣教，使广大群众了解不孕症治疗的相关知识。

2.医务工作者对生殖医学的认识。医务工作者必须严格掌握辅助生殖技术应用指征，并认识其中所涉及的伦理学和法律学的问题。

3.治疗中应重视心理治疗。咨询应从伦理学、社会学角度出发了解患者的经济情况，家庭及社会地位，了解患者的思想顾虑，减轻他们的压力。

（二）女性不孕症的治疗

1.生殖器发育异常的治疗

（1）子宫畸形：以双子宫和子宫纵隔较为多见。多数子宫畸形并不影响生育，故不必立即于婚后进行手术矫治。若宫腔变形，不能因妊娠而改善，婚后已发生晚期流产史或不孕者，应考虑手术矫治，手术仅在子宫中央切开，将纵隔剪开，不切去子宫组织，然后将子宫切口缝合。现多在宫腔镜直视下做中隔矫治手术，操作时必须同时用腹腔镜或B超监护，以避免操作时可能发生的因过度剪开所造成的子宫穿孔。术后妊娠率可高达68%，获得活婴率可高达80%，分娩方式以于妊娠36周后做选择性剖宫产为宜，以防自发性子宫破裂。

（2）子宫发育不全：往往不是不孕的直接原因，轻度子宫发育不全可予小剂量雌激素治疗，也可用人工周期治疗三个周期。并可用甲状腺素0.03g，每日1次口服。另外，子宫腔内放置小型节育器2~3个月，有促进子宫增大的作用。

（3）子宫位置异常：单纯性子宫后屈，经手法可将子宫复为前位，并指导性生活，可收到良好的效果。

（4）阴道发育畸形：无孔处女膜或处女膜肥厚或阴道横隔者可手术治疗。

2.卵巢功能障碍的治疗

（1）诱发排卵和控制性卵巢刺激：诱发排卵又称促排卵，是治疗无排卵性不孕的主要手段，指在有排卵障碍的患者中下采用药物或手术的方法诱发卵巢的排卵功能，一般以诱导单卵泡或少数卵泡的发育为目的。目前，常用诱发排卵的药物有以下几种，①氯米芬：50mg（最大剂量达150mg/日）一天一次，月经周期第5日起连用5天，3个周期为一疗程；氯米芬是与己烯雌酚相类似的非类固醇激素，其与垂体雌激素受体结合产生低雌激素效应，反馈性诱导内源性促性腺激素分泌，促使卵泡生长。为诱发排卵首选药物。用药后应行超声排卵监测，卵泡成熟后用绒促性素（HCG）5000U一次肌内注射，36~40小时后自发排卵。排卵后加用黄体酮20~40mg/天或HCG2000U，隔3日一次肌内注射，进行黄体功能支持；②绒促性素（HCG）：5000~10000U，常在促排卵周期卵泡成熟后一次注射；③尿促性素（HMG）；75~150U，于周期第2~3日起，每日或隔日肌内注射，直至卵泡成熟；④黄体生成激素释放激素（LHRH）：微泵脉冲式静脉注射，脉冲间隔90分钟，连续脉冲用药17~20天；⑤溴隐亭：从1.25mg/天开始，酌情加量到2.5mg/天，分两次口服，血催乳激素降至正常水平后继续用药1~2年。

溴隐亭是一种半合成的类多肽碱麦角生物碱衍生物，是非特异的多巴胺促效剂，可以兴奋垂体泌乳素细胞膜上多巴胺D_2受体，也可间接兴奋下丘脑的DA受体而增加PIF的释放，从而有效地抑制泌乳素的分泌。对功能性或肿瘤所引起的PRL水平升高，溴隐亭均能抑制。因此，溴隐亭对于由于高泌乳素引起的不排卵有良好的疗效。血催乳激素降至正常水平后继续用药1~2年，每3~6个月复查血清PRL水平。该药能全部经阴道吸收，并可避免肝脏首过作用，阴道给药也同样有效，还可减少不良反应。

（2）黄体功能不足（LPD）：也称黄体功能不全，可表现为黄体过早衰退或孕激素分泌不足，通常黄体期短于10天或黄体高峰期黄体酮水平低于10ng/ml时，应考虑黄体功能不全。由于LPD不易受孕，受孕后也容易发生流产，故宜用：①促排卵治疗；②补充黄体酮，自然排卵后于基础体温上升后的第3日起用黄体酮10mg/天，肌内注射，共10日。也可用hCG1000~4000U，每3日1次，肌内注射，共3次；③催乳素升高者由于常为中度升高，可用小剂量溴隐亭治疗，每片2.5mg，常用半片即1.25mg，每日2次，口服，于月经周期的第3~4日开始，连服3周，经连续2个周期治疗，催乳素值未见下降时，可增量为2.5mg，每日2次，口服。确定为妊娠后，可用黄体酮40mg/天，肌内注射持续至妊娠12周为止，或以前述的给予hCG以刺激黄体的功能。黄体酮类药物如由雄激素合成的炔诺酮可使女性胎儿的外阴男性化，因此治疗黄体功能不全宜使用对胎儿无致畸影响的天然黄体酮制剂。治疗期间，应随时监测胎儿情况，以决定继续治疗与否。

3.输卵管性不孕的治疗

（1）药物治疗：对患有慢性盆腔炎症者，首先抗感染、对症治疗。

（2）手术治疗：根据输卵管病变的部位性质及阻塞的限度选用不同手术方法治疗。

①宫腔注药：手术时间、方法及禁忌证同输卵管通液，选择庆大霉素、地塞米松、α-糜蛋白酶加生理盐水或低分子葡萄糖酐30~50ml，隔天1次，每月宫腔注药2~3次，或复方丹参注射液14ml，加生理盐水20ml宫腔注药。

②宫腔镜下输卵管插管通液治疗

1）输卵管插管通液的指征：a.HSC显示输卵管通而不畅；b.先天性输卵管纤细、迂曲、过长者；c.输卵管近端阻塞，尤其是子宫角部阻塞者效果较好；d.轻度管腔粘连或阻塞的患者。

2）输卵管插管通液通畅度判断及注意事项：插管通液时以液体反流和推注压力大小来判断输卵管通畅度，20kPa为阻力小，53.33~106.67kPa为阻力中等，>133.33kPa为阻力大。插管通液时可同时用腹部B超监测注入液体的流向，以及输卵管内、卵巢窝周围或子宫直肠陷凹液体聚集状况。通液后5~7天B超复查，了解有无输卵管积水、盆腔积液等。若无异常情况，可每月通液1次，直至输卵管通畅为止。必要时选择HSG复查。输卵管远端阻塞最好选择宫、腹腔镜联合手术。

3）输卵管插管通液疗效及特点：可直接检视子宫腔内的生理、病理变化和输卵管开口情况，直视下定位子宫内膜活检。对合并有子宫内膜息肉、黏膜下肌瘤等轻微病变的患者可同时给予治疗。输卵管插管通液是直接将液体注入输卵管管腔内，在输卵管管腔内形成较高的压力，容易使管腔轻度粘连、组织碎片及黏液栓、小血栓等被冲开。

输卵管插管通液的疗效高子宫腔注药，且腹痛明显减轻。缺点是宫腔镜无法观察及评价输卵管伞端及盆腔粘连情况，对输卵管远端阻塞、伞端积水治疗效果差。无腹腔镜监视下插管有时可能造成输卵管穿孔。

③腹腔镜治疗：腹腔镜手术适用于输卵管远端阻塞，如伞端狭窄、闭锁、积水、积脓；输卵管结扎术后要求复通；采用辅助生殖技术前的辅助治疗，如输卵管积水行输卵管结扎术；其他类型可进行输卵管造口、整形松解盆腔粘连等治疗，恢复盆腔正常解剖形态和功能。腹腔镜手术创伤小、恢复快、住院时间短、较安全。使用腹腔镜对输卵管伞端及其周围粘连行分离术，术后宫内妊娠率为29%~62%，与显微手术52%的妊娠率相近；造口术后宫内妊娠率为19%~48%。但腹腔镜不能评估不孕症患者宫腔情况，对输

卵管近端阻塞或管腔内粘连无法治疗。因此，输卵管近端阻塞采用输卵管子宫植入法，术后的妊娠率为 12%~50%。

常用手术方法有以下几种。

1）输卵管伞端及其周围粘连分离术：适用于 HSG 显示输卵管通畅，而伞端周围粘连。首选腹腔镜手术。术后宫内妊娠率与显微手术相近。术后所保留输卵管的长度若短于 3cm 则无宫内妊娠。如失去了伞端，虽输卵管仍保持通畅，因无法拾卵，仍不易受孕。

2）输卵管子宫吻合术：适用于输卵管间质部及峡部阻塞者。

3）输卵管端端吻合术：适用于输卵管中端阻塞或输卵管结扎后要求复孕者。将阻塞段输卵管切去，注意勿损伤系膜下的血管以保障吻合后的血供。此类手术成功率较高，妊娠率可高达 84%。

输卵管吻合术是输卵管两断端的吻合手术。主要应用于输卵管中段阻塞部分切除后的断端吻合，或是输卵管绝育术后地再通。手术可以采用开腹显微外科手术，或是腹腔镜手术完成。两者的手术步骤是相同的。首先，确认输卵管的阻塞部位。可以通过输卵管结扎的结扎线、金属夹等辨认阻塞部位。也可通过经宫颈通液或输卵管伞端插管通液判断阻塞部位。然后，将阻塞部位切除。切除时特别注意保护好输卵管系膜及位于输卵管管腔下方的血管。可以在切除部位下方注入生理盐水稀释的垂体后叶素溶液将输卵管管腔和浆膜分离，有助于输卵管阻塞部位的切除和对输卵管系膜血管的保护。阻塞部位切除后，通过通液确认输卵管近、远端的通畅。输卵管的吻合多采用 6-0 或 8-0 带针合成缝合线，常规缝合 4 针，分黏膜-肌层和浆膜两层缝合。输卵管峡部和峡部的吻合由于近、远端的管腔大小差别不大，吻合较容易。如果进行峡部和壶腹部吻合，两者的管腔直径差别可能较大，必要时可斜切峡部管壁，形成一个椭圆形的管腔；或在峡部管壁上做一个 2~3mm 的小切口，扩大峡部的管腔。涉及壶腹部的吻合，需要缝合 5~6 针。输卵管吻合术后是否安放支架，仍然存在争议。Duffy 等的荟萃分析显示，采用含抗生素输卵管通液增加了临床妊娠率、活产率，减少了感染风险。

输卵管近端阻塞可以采用输卵管-宫角吻合术治疗。但是这一手术成功率不高。这可能是由于手术本身的难度和输卵管病变严重限度所造成。输卵管-宫角吻合术通常通过开腹显微手术完成。也有腹腔镜输卵管-宫角吻合术的报告，但是病例数不多，输卵管绝育术相距复通术的时间对输卵管吻合术的结局有影响。输卵管绝育时间超过 10 年以上，输卵管黏膜的受损限度增加，影响临床妊娠率，多不考虑行输卵管复通术。

近年来，一些新的技术应用于输卵管吻合术。有学者在腹腔镜下应用专用的精细器械、缝合针进行腹腔镜下显微输卵管吻合术，获得了良好的临床妊娠率。还有学者采用微型钛夹和纤维蛋白胶吻合输卵管。还有学者采用 davinci 机器人完成输卵管吻合术。

4)输卵管造口术：输卵管远端病变主要是输卵管伞端闭锁和由此造成的输卵管积水。输卵管远端病变的主要原因包括盆腔炎性疾病、既往异位妊娠手术、既往盆腔手术、子宫内膜异位症、结核性腹膜炎等。输卵管积水由正常或病理状态的输卵管黏膜分泌液积聚而成，造成输卵管膨大，管腔受损。约有 10%~30%的输卵管病变发展为输卵管积水。输卵管积水分为三种类型，第一种是单纯性输卵管积水。其特点是输卵管管壁薄，透明，输卵管为单一管腔，管腔黏膜皱襞扁平、游离，无内膜粘连。第二种是囊性输卵管积水。其特点是输卵管管壁薄，输卵管黏膜存在局灶或广泛粘连。第三种是厚壁输卵管积水。

其特点是壶腹部输卵管壁厚度超过 2mm，无黏膜皱襞或是皱襞纤维化。

输卵管造口术是治疗输卵管伞端闭锁和输卵管积水的手术方法。手术可以通过开腹显微手术或腹腔镜手术完成。首先，分离输卵管与卵巢或盆腔之间的粘连，将输卵管暴露。通过经宫颈或宫腔镜下通液，清楚地显示阻塞部位。选择原伞端开口部位，或是选择输卵管闭锁凹陷相对无血管区，做一个直径 1 十字放射状切口，从浆膜面至黏膜面全层切开。局部出血可用单极或双极电凝止血，尽量避免损伤输卵管黏膜。将切开的管壁外翻，可用 6-0 或 8-0 带针合成线将外翻的管壁间断缝合于壶腹部的浆膜表面。也可以采用激光或是低功率双极电凝从及输卵管远端浆膜面向壶腹部方向照射或电凝，然后外翻。最后，用生理盐水充分冲洗盆腔。

④宫腔镜联合腹腔镜治疗：适用于输卵管阻塞同时可能存在宫腔病变的不孕患者。宫、腹腔镜联合应用治疗输卵管性不孕，克服了二者单独使用的局限性，可在直视下发现宫腔及盆腔异常情况并同时治疗。宫腔镜治疗输卵管近端阻塞和管腔粘连效果最好，在腹腔镜监视下宫腔镜直视输卵管插管通液，可避免插管过深或角度不当引起子宫穿孔的危险。腹腔镜治疗远端阻塞效果较好，并可行盆腔粘连松解以恢复子宫、输卵管、卵巢的正常解剖位置与生理功能，盆腔 EMT 病灶去除，输卵管末端阻塞的造口术等。

⑤体外受精胚胎移植（IVF-FT）：输卵管性不孕是 IVF-ET 的首选适应证，对无法疏通或手术难以矫正的输卵管阻塞、输卵管积水、严重盆腔粘连影响拾卵或受精卵输送障碍的输卵管性不孕，可选用 IVF-ET。IVF-ET 是一种具有远大前景的人工助孕技术，目前国内已普遍开展此项业务。IVF-ET 对技术、设备要求较高，手术费用昂贵，妊娠率 40%左右。

4.子宫病变的治疗

（1）子宫内膜炎：非结核性子宫内膜炎者大多数子宫内膜炎随月经期内膜的剥落可自行痊愈，必要时可根据细菌培养和药物敏感试验，来选用抗生素治疗。结核性子宫内膜炎可予以抗结核治疗。

（2）子宫内膜息肉：通常在女性不育症检查时发现。在不育妇女中发生率为 3%~5%。有月经间期或性交后等异常子宫出血者，其发生率会更高。在一个前瞻性研究中，204 例伴有内膜息肉的不育症患者在人工授精前被随机分为两组：一组行息肉摘除术，一组仅予活检明确诊断；所有患者术后期待治疗 3 个周期，再行至多 4 个周期的人工授精；结果息肉摘除组妊娠率为活检组的两倍（63.4%vs.28.2%，RR 2.1，95%CI 1.5~2.9）；说明宫内息肉会明显影响不育症治疗的效果，即使去除一个小息肉（<1cm），也会改善妊娠率。

（3）宫腔粘连：术后宫腔内放置节育器，可以防止再粘连，药物治疗 3 个周期后取出。应用抗生素防治感染。

（4）子宫肌瘤：子宫肌瘤的不孕率为 30%~40%，影响不孕的限度与肌瘤的部位、大小、数目有关。

（5）子宫内膜异位症：据估计，有 15%~20%的 20~35 岁妇女；30%的不孕妇女患有子宫内膜异位症。子宫内膜异位的治疗包括药物和手术两大类。

（三）男性不育的治疗

不育因素包括性功能障碍及精液或精子异常等方面，其彻底的检查和治疗多由男性科医生实施。如精子不能进入女性生殖道，或精液，精子异常治疗无效或无法治疗时，则根据不同的情况，分别采用人工授精、体外受精及胚胎移植（IVF-ET）、胞质内单精子注射（ICSI）等辅助生殖技术治疗。除非明确有感染，否则精液中出现白细胞不需要使用抗生素治疗。

（四）免疫因素不孕症治疗

自身免疫型治疗主要是抗磷脂综合征的治疗，目前，主要治疗方法有栓塞、抗凝（阿司匹林、肝素）和免疫抑制剂（肾上腺皮质激素），以及免疫球蛋白治疗。

对抗精子抗体阳性者采用隔绝疗法：采用为期 6 个月以上的安全套避孕，使体内原有的抗体效价降低或消失，又避免了精液抗原进入女性生殖道产生新的抗体，疗效不确定。此外还要针对免疫性不育的病因，如生殖系感染、前列腺炎、精囊炎、附睾炎等，采用合适的抗菌药物，以及免疫抑制疗法，主要应用皮质类固醇类药物，如泼尼松、甲基泼尼松龙、倍他米松、地塞米松等，一般疗程约半年。保守治疗无效可行宫腔内人工授精助孕治疗，以避开宫颈黏液屏障。对于不明原因不孕，且高度怀疑免疫问题，而前述治疗方法又无效者建议尽快采用合适的 ART 技术（IVF）。

同种免疫型治疗源自 20 世纪 80 年代，有学者首先提出采用丈夫或供者淋巴细胞免疫治疗反复性流产患者并取得了成功，经过 20 多年的临床实践，免疫治疗的安全性和有效性得到认可。主动免疫治疗不仅治疗复发性流产，对于反复 IVF/ICSI 治疗种植失败也是一种有效方法。国内有研究证明，反复 IVF/ICSI 治疗种植失败患者分为两组，一组行主动免疫治疗后再行 IVF/ICSI，另一组则未经免疫治疗直接进入周期，结果发现前者种植率明显上升。目前主动免疫治疗的免疫原有多种，可选丈夫或无关个体的淋巴细胞、白细胞、单核细胞，以及分离的滋养叶细胞，但现采用较多的是丈夫的淋巴细胞。

（五）不明原因性不孕症治疗

不明原因性不孕是一个普通但可能令人沮丧的诊断。不明原因不孕的治疗取决于女方的年龄、不孕持续时间和既往妊娠史。已经证实生育力随着年龄增加而下降，当妇女近 39~40 岁时加速下降。因此，对不明原因的不孕的治疗，年轻的妇女比年龄大的妇女有较高的累计妊娠率，妊娠的可能性也随着不孕持续时间而下降。对年龄较轻而不孕年限较短的夫妇，应给予他们充分的试孕时间，一般至少 2 年。在此期间，应改变原有的不良生活习惯，注意与妊娠相关的健康问题如不能过于消瘦及肥胖，调整心态，减轻不孕的心理负担。

若经过充分试孕仍未妊娠或不孕年限长年龄较大的患者，一般治疗步骤归纳为“三步曲”：诱导排卵、宫腔内人工授精、体外受精-胚胎移植。

（六）心理支持治疗

患者在常规治疗基础上予以心理支持，主要包括以下内容。

1.建立良好医患关系

医护人员应当态度友好并且善于倾听，化解患者在就诊过程当中的不良情绪，避免出现医疗纠纷，同时详细介绍医嘱，以及各种注意事项，合理安排患者的就诊，以及检查治疗过程，提供良好咨询环境，让患者在轻松氛围下接受治疗。

2.尊重患者隐私

医护人员要高度尊重患者的隐私。在不孕不育治疗的过程当中，往往涉及患者的隐私，如婚姻史，以及性生活史等。医护人员应当采取单独就诊的方式加以问询，从而熟悉患者的病情，提高治疗的针对性。在不孕不育患者治疗的过程当中，需要创建维持有序轻松并且适当隐蔽的治疗环境。

3.鼓励夫妇双方同时治疗

不孕不育往往是夫妇双方的问题，所以在一开始就应当鼓励患者夫妇双方同时诊治，在夫妇共同就诊的时候，患者焦虑情况往往能够得到一定的缓解，从而使其在精神可以得到安慰。

4.提供优质咨询服务

优质咨询服务能够改善患者对不孕不育的认知度，同时改善患者依从性，这对医护工作人员的知识结构提出更高的要求。医护工作人员在治疗过程中，要努力学习不孕症的相关治疗措施及其利弊，从而为患者提供公正客观的咨询宣传服务，为不同患者提供个性化的咨询服务，从而为后续的治疗奠定良好的基础。

5.提供专业心理咨询

针对那些心理压力比较大的患者，应当提供专业心理咨询服务。对于那些因为多个性伴侣，以及婚前性行为引发内疚伸直负罪感比较强烈的患者，医护人员应当引导患者尽可能地忽略过去，消除患者的内疚及自责。心理症状显著的患者则予以心理治疗或者给予抗抑郁药物，帮助患者摆脱心理障碍，然后接受不孕不育的治疗。同时在后续的治疗过程当中，也要高度重视患者的心理健康同时采取心理支持措施。

（张兰）

第十五章 计划生育

第一节 避孕

避孕（Contraception）是计划生育的重要组成部分，是采用科学手段使妇女暂时不受孕。避孕主要控制生殖过程中的三个关键环节：一是抑制精子与卵子产生；二是阻止精子与卵子结合；三是使子宫环境不利于精子获能、生存，或者不适宜受精卵着床和发育。

常见的避孕法有：使用避孕药，避孕套，避孕膜，安全期避孕法、体外排精避孕法、压迫尿道避孕法，手术避孕法等。

一、宫内节育器

宫内节育器（Intrauterine Device，IUD）是一种安全、有效、简便、经济、可逆的节育方法，为我国育龄妇女的主要避孕措施。

（一）种类

1.惰性宫内节育器（第一代 IUD）由惰性材料如

金属、硅胶、塑料等制成。由于金属单环脱落率及带器妊娠率高，1993 年已停止生产使用了。

2.活性宫内节育器（第二代 IUD）活性环内含有活性物质如

金属、激素及磁性物质等，这些物质能提高避孕效果，减少副作用。分为含铜 IUD 和含药物 IUD 两大类。

（1）含铜宫内节育器：含铜 IUD 的确是一种可靠的紧急避孕方法，而且紧急避孕后还可以作为长时间的常规避孕手段来使用。含铜 IUD 可在子宫内持续释放铜离子，对精子和卵细胞产生持续的毒性作用。而且在作为紧急避孕方法时，含铜 IUD 可以直接干扰着床（受精卵在子宫内定植以开始生长发育），因此它作为紧急避孕方法时拥有最广泛的作用范围。从形态上分为 T 形、V 形、宫形等多种形态。不同形态的 IUD，根据含铜的表面积，分为含不同表面积的 IUD，如 TCu-200（T 形，含铜表面积 220mm^2）TCu-380A、VCu-200 等。含铜宫内节育器的避孕效果与含铜表面积呈正比，临床副作用主要表现为点滴出血。避孕有效率在 90%以上。①带铜 T 型宫内节育器（TCu-TUD）：是目前临床常用的宫内节育器 TCu-TUD 按宫腔形态设计制成。呈 T 字形。根据铜表面积分为 TCu-200、TCu-220C、TCu-380A 等。以聚乙烯为支架，在纵臂或横臂上绕有铜丝或铜套。铜丝易断裂放置年限较短，一般放置 5~7 年，含铜套 TUD 放置时间可达 10~15 年。TCu-TUD 带有尾丝，便于检查及取出；②带铜 V 形宫内节育器（VCu-TUD）：是我国最常用的宫内节育器之一。IUD 呈 V 形状，横臂及斜臂绕有铜丝，有不锈钢作 V 形支架，两横臂中间相套为中间扣，外套硅橡胶管，有尾丝，放置年限 5~7 年。其带器妊娠率低，但因症取出率较高；③母体乐（MLCu-375）：1995 年引入我国生产。以聚乙烯为支架，呈伞状，两弧形臂上各有 5 个小齿，具有可塑性，铜表面积 375mm^2 可放置 5~8 年；④宫铜 IUD：在我国四川省应用广泛。形态更接近宫腔形状，不锈钢丝呈螺旋状内置铜丝，铜表面积 300mm^2 分大、中、小号，无尾丝，可放置 20 年左右；⑤含铜无支架的 IUD：又称吉妮 IUD。已引入我国，为 6 个铜套串在一根尼龙线上，顶端有一个结固定于子宫肌层，使 IUD 不易脱落，悬挂在宫腔中。铜表面积 330mm2，有尾丝，可放置 10 年。

（2）含药物内节育器：将药物储存在节育器内，通过每日微量释放提高避孕效果，降低副反应。目前我国临床主要应用含孕激素 IUD 和吲哚美辛 IUD。①左炔诺黄体酮 IUD（LNG-IUD）：又称曼月乐（Mirena）。以聚乙烯作为 T 形支架人工合成孕激素-左炔诺黄体酮储存在纵管内，纵管外包有含聚二甲基硅氧烷的膜控制药物释放，每日释放左炔诺黄体酮 20mg。孕激素有使用子宫内膜变化不利于受精卵着床、宫颈黏膜变稠不利于精子穿透等综合作用，有。有效率达 99%以上主要副反应为点滴出血及闭经。放置时间为 5 年，含有尾丝；②吲哚美辛 IUD：常用的产品有宫铜 IUD、活性γ- I U D、吉妮致美 IUD。通过每日释放一定量的吲哚美辛，减少放置 IUD 后引起的月经过多等副反应。

（二）作用机制

宫内节育器的避孕机制复杂，至今尚未完全明了。大量研究表明，IUD 的抗生育作用，主要是局部组织对异物的组织反应而影响受精卵着床。活性 IUD 的避孕机制还与活性物质有关。

1.对精子和胚胎的毒性作用

（1）IUD 由于压迫局部产生炎症反应，分泌的炎性细胞对胚胎有毒性的作用。同时产生大量巨吞噬细胞覆盖于子宫内膜，影响受精卵着床，并能吞噬精子及影响胚胎发育。

（2）铜离子具有使精子头尾分离的毒性作用，使精子不能获能。

2.干扰着床

（1）长期异物刺激导致子宫内膜损伤及慢性炎症的反应，产生前列腺素，改变输卵管蠕动，使受精卵运行速度与子宫内膜发育不同步，受精卵着床受阻。

（2）子宫内膜受压缺血及吞并细胞的作用，激活纤溶酶原，局部纤溶酶活性增强，致使配溶解吸收。

（3）铜离子进入细胞，影响锌酶系统如碱性磷酸酶和碳酸酐酶，阻碍受精卵着床及胚胎发育。并影响糖原代谢、雌激素摄入及 DNA 合成，使内膜细胞代谢受到干扰，使受精卵着床及囊胚发育受到影响。

3.左炔诺黄体酮 IUD 的避孕作用

可使一部分妇女抑制排卵。主要是孕激素对子宫内膜的局部作用：使腺体萎缩，间质脱模化，间质炎性细胞浸润，不利于受精卵着床窗。改变宫颈黏膜性状，使宫颈黏液稠厚，不利于精子穿透。

4.含吲哚美辛 IUD

吲哚美辛抑制前列腺素合成，减少前列腺素对子宫的收缩作用而减少放置 IUD 后出现的出血反应。

（三）宫内节育器的放置术

1.适应证

凡育龄妇女无禁忌证、要求放置 IUD 者。

2.禁忌证：

（1）以下放置时间需慎用：①产后 48 小时内放置易于脱落；②产后 48 小时至产后 4 周放置，增加子宫穿孔及感染的可能性；③中期妊娠引产后放置，易脱落。

（2）年龄小于 20 岁未产妇放置，可能增加脱落的危险性。

（3）有高血压史而无法经常测量血压或血压超过 180/120mmHg 者，或血管疾患者可用带铜 IUD。

（4）有糖尿病，无论有无血管病变，是否依赖胰岛素，或合并肾、视网膜、神经系统疾病，或糖尿病史>20 年，均可使用带铜 IUD，主要术时术后预防感染。

（5）有缺血性心脏病或病史，卒中，高血脂者，需慎用 LNG-IUD，因可能缺少雄激素效应及影响 HDL 水平。

（6）心瓣膜疾病有并发症者，需慎用。放置时，需给予预防性抗生素，预防心内膜炎。

（7）严重头痛或偏头痛，有或无病灶性神经系统症状者，均需慎用 LNG-IUD，因其可能增加头痛。

（8）有月经过多或经期长者，带铜 IUD 可能增加出血，需慎用。

（9）原因不明阴道出血者，不能放置 IUD，但对已放置 IUD 者，可进一步诊断出血原因，暂不取出，待诊断确定后再决定 IUD 的去留。

（10）有乳房疾患者，在诊断未明确前可放置带铜 IUD，需慎用 LNG-IUD。如患乳腺癌者不宜用 LNG-IUD。

（11）子宫颈上皮化生者慎用 LNG-IUD。

（12）存在增加 STD 危险的情况，如有多个性伴侣者等。

3.放置时间

（1）月经干净后 3~7 日内无性交为宜。

（2）人工流产后立即放置。

（3）月经延期或哺乳期闭经者应排除妊娠后才可放置。

（4）产后 42 日恶露已净，会阴裂口已经愈合，子宫恢复正常。

（5）人工流产吸宫术和钳刮术后，中期妊娠引产流产后 24 小时内清宫术后（子宫收缩不良、出血过多或有感染者除外）。

（6）剖宫产术后满半年放置；⑦性交后五日内放置为紧急避孕方法之一。

4.放置方法

（1）排空膀胱后取膀胱截石位，常规消毒外阴冲洗阴道。

（2）铺无菌孔巾，排好器械。

（3）阴道 PV 检查确认子宫大小、方向和双附件有无炎症及包块。

（4）放入窥阴器暴露宫颈，碘状涂擦宫颈、阴道穹窿。

（5）宫颈钳夹宫颈前唇向外牵拉，如子宫过度屈曲则尽量向外牵拉使宫体呈水平位，用子宫探针测宫腔深度后，顺号扩张宫颈，一般扩张至 5~6 号。

（6）将尾丝与实心棒均放在放置管内，实心棒放在“T”丝臂下端，尾丝在实心棒旁，折叠T横臂使其两端插入放置管内，折叠后放置时间不超过5min以防变形，将调节器放在宫腔深度处，且调节器长轴方向与T横臂方向一致。

（7）经宫颈沿宫腔方向送入装有T的放置管，保持调节器平面放与子宫前后壁间送入深度以与宫底相接触为止，此时可见调节器的位置约在子宫颈外口约1cm处。固定实心杆，将放置器后撤1.2cm，此时横臂向两侧伸展恢复水平位，再将放置等上移至T横臂下端并将T送至宫底，此时调节器正好在子宫外口处，抽出实心杆，再从宫腔内慢慢撤出放置管，剪去外置的尾丝保留约1.5cm。

5.术后注意事项及随访

（1）术后休息3日，1周内记重体力活了活动，2周内忌性交及盆浴，保持外阴清洁。

（2）术后第一年1、3、6、12个月进行随访，以后每年随访1次直至停用。特殊情况随时就诊，随访时了解IUD在宫内宫腔内情况，发现问题，及时处理，以确保避孕的有效措施。

（四）宫内节育器取出术

1.适应证

（1）生理情况：①计划再生育或已无性生活不再需要避孕者。②放置期限已满需更换者。③绝经过渡期停经1年内。④拟改用其他避孕措施或绝育者。

（2）病理情况：①有并发症及副作用，经治疗无效。②带器妊娠，包括宫内或宫外妊娠。

2.禁忌证

（1）并发生殖道炎症时，先给予抗感染治疗，治愈后再取出IUD。

（2）全身情况不良或在疾病的急性期，应待病情好转后再取出。

3.取器时间

（1）月经干净后3~7日为宜。

（2）带器早期妊娠行人工流产同时取起。

（3）带器异位妊娠术前行诊断性刮宫时，或在术后出院前取出IUD。

（4）子宫不规则出血者随时可取，取IUD同时需要诊断性刮宫，刮出组织送病理检查，排除子宫内膜病变。

4.取器方法

常规消毒后，有尾丝者，用血管钳夹住尾丝轻轻牵引取出。无尾丝者，需在手术室进行，按进宫腔操作程序操作，用取环钩或取环钳将IUD取出。取器困难可在B型超声下进行操作，必要时在宫腔镜下取出。

5.注意事项

（1）取器前应做B型超声检查或X线超声检查，用于确定节育器是否在宫腔内，同时了解IUD的类型。

（2）使用取环钩取IUD时应十分小心，不能盲目钩取，更应该避免向宫壁取，以免损伤子宫壁。

（3）取出IUD后应落实其他避孕措施。

（五）宫内节育器的副作用

不规则阴道流血是放置IUD常见的副作用，主要表现为经量增多，经期延长或少量点滴出血，一般不需要处理，3~6个月后逐渐恢复。少数患者放置可出现白带增多，或伴有下腹胀痛，应该根据具体情况明确诊断后对症处理。

（六）放置宫内节育器的并发症

1.节育器异位

原因有子宫穿孔，操作不当将IUD放在宫腔外。节育器过大、过硬或子宫壁薄而软，子宫收缩造成节育器逐渐移位至宫腔外。确诊节育器异位后，应经腹或者在腹腔镜下将节育器取出。

2.节育器嵌顿或断裂

由于节育器放置时损伤子宫壁或带器时间过长，致部分器体嵌入子宫肌壁或发生断裂，应及时取出。若取出困难，应在B型超声下，X线直视下或在宫腔镜下取出。

3.节育器下移或垂落

（1）原因有操作，不规范IUD放置未达到宫底部。

（2）IUD与宫腔大小、形态不符。

（3）月经过多。

（4）宫腔内口过松及子宫过度敏感。常见于放置后IUD一年之内。

4.带器妊娠

多见于IUD下移垂落或移位。一经确诊，行人工流产同时取出IUD。

二、激素避孕

激素避孕（hormonal contraception）指女性使用甾体激素达到避孕，是一种高效避孕方法，自20世纪60年代，美国第一个复方口服避孕药Enovid在上市后，显示其可靠的避孕效果。甾体避孕药含有两种激素：雌激素和孕激素。这两种激素可以阻止卵巢中卵细胞的生长和成熟，也就阻止了排卵的发生。

（一）甾体激素避孕药的作用

1.抑制排卵

通过抑制下丘脑的促性腺激素释放因子，从而阻断垂体促性腺激素的活动，致使卵巢排卵功能受到抑制。雌、孕激素抑制促卵泡激素及黄体生成素的分泌，而孕激素的持续作用抑制月经中期排卵前黄体生成素高峰的出现，从而抑制排卵。

2.改变宫颈黏液

在孕激素的作用下，宫颈黏液不出现羊齿状结晶，量变少而稠度增加，拉丝度减少，不利于精子穿透。

3.子宫内膜的改变

子宫内膜在少量雌激素作用下，呈增生早期变化。在少量孕激素的作用下，使子宫内膜腺体及间质发生类似分泌期的变化，但又不同于正常月经周期的分泌相，腺体发育较差，这种内膜不适于孕卵的着床，从而起到避孕作用。

4.影响输卵管的运行速度

雌激素可促进输卵管的收缩活动，孕激素则抑制输卵管的收缩，甾体激素由于改变受精卵在输卵管内的正常运行速度，而降低着床的成功率。

5.影响精子的获能

由于药物影响了宫颈、官腔、输卵管的组织生化及生理功能，也就影响了精子的获能。

（二）甾体激素避孕药的种类

避孕药自1960年开始使用，世界上采用避孕药进行避孕的妇女约有约有7500万。1963年成功研制出第一批甾体激素复方口服避孕药，以后不断研究制出长效口服避孕药及避孕针，由于长效避孕制剂中激素含量高，现已渐趋淘汰。随着激素避孕的应用日益曾多，第三代复方口服避孕药、阴道药环、皮下埋植剂等激素避孕法应运而生。第一代复方口服避孕药的孕激素为炔诺酮和甲地黄体酮。第二代复方口服避孕药左炔诺黄体酮和左炔诺黄体酮。第三代复方口服避孕药为去氧孕烯、孕二烯酮和诺孕酯。

1.口服避孕药

复方短效口服避孕药、复方长效口服避孕药。

复方短效口服避孕药：是雌激素和孕激素组成的复合制剂。通过抑制排卵、改变子宫内膜环境、改变宫颈黏液的性状、阻止精子穿透、抗着床等机制而达到避孕的目的。避孕有效率达99%以上，是一种适合健康育龄女性的常规避孕方式。通过抑制排卵、改变子宫内膜环境、改变宫颈黏液的性状、阻止精子穿透、抗着床等机制而达到避孕的目的。避孕有效率达99%以上，是一种适合健康育龄女性的常规避孕方式。

使用方法：短效口服避孕药分为单相片、双相片、三相片，主要成分均为雌激素和孕激素，都是以28天为一个完整周期进行服用。单相复方口服避孕药每一片的剂量是相同的，常见单相口服避孕药为每盒21片，每天服用1片，连续服用21天后停药7天，接着服用下一盒。双相片和三相片又称多相片，双相片一盒中有两种剂型，三相片一盒中有三种剂型，需要按照包装指示顺序服用。我国市面上的短效口服避孕药以单相片为主，常见品牌包括优思明、妈富隆、达英35等。

复方长效口服避孕药：复方长效左炔诺黄体酮炔雌醚片，服药的第1周期于月经第5日服1片，间隔20d后（周期第25日）再服1片，即第1周期服2片；第2周期起，按第1周期第2次服药日期服药，每月服1片。每次在午饭后服药，可与抗不良反应片同时服用。

2.长效避孕针

女用长效避孕针是以孕激素为主，配伍少量雌激素的长效避孕针剂。它可制成脂溶性或水混悬液，肌肉注射后药物贮存于局部，然后缓慢释放，以发挥长效避孕的作用。其避孕原理为抑制排卵或改变子宫内膜及宫颈黏液，使其不利于受精卵着床而达到避孕的目的。

常用针剂有复方己酸黄体酮避孕针，又称避孕针1号。其用法为第1针（2支）在且经周期第5天肌肉注射，以后每月“第10~12天注射1针。注射1针可避孕1个月。此外，还有庚炔诺酮避孕针1号，用法同己酸黄体酮避孕针；复方甲地黄体酮避孕针，每个月注射1次；庚炔诺酮避孕针B号，每两个月注射1次等。

长效避孕针的优点是避孕效果好，疗效一般均在95%以上；由医务人员给药，可及时掌握其用药效果及副作用；药物不经过胃肠道吸收，胃肠道反应少见。缺点是有一定的副作用，主要以月经紊乱较为突出，可表现为经期延长。系由于子宫内膜脱落不全引起，可在经前或经期加服短效避孕药4日，停药后促使内膜很快脱落以达到药物刮宫的作用；亦可表现为月经周期缩短，阴道不规则出血或闭经，可酌情补充 雌、孕激素，以达到促进子宫内膜生长或药物刮宫止血的目的。其他副作用还有类晕车反应如恶心、头晕、乏力等及过敏反应等。

3.探亲避孕药

速效避孕药，不受月经周期的限制，在探亲前一天或当天开始服用，即可起到速效的避孕效果，适合新婚后在一起同居时间不长或短期回家探亲的夫妇使用。探亲避孕药常用有 18 甲探亲药和 53 号探亲药两种。18 甲探亲药：其避孕作用主要是在服药后 12 小时开始改变宫颈黏液的黏稠度，至 16 小时达到高峰，使精子不能穿过宫颈管。因此，必须在探亲前一天晚上开始服第 1 片，如在探亲当日服第 1 片，必须在第 2 天早晨加服 1 片，以后每日 1 片，连服回 14 天。53 号探亲药：其作用是使子宫内膜发生变化，不利于受精卵着床。在性交后当天服 1 片，第 2 天早上加服 1 片，以后每次性交后服 1 片。为了使避孕药在体内维持一定水平，使子宫内膜达到预定的变化，两次服药间隔不能超过 3~4 天，每次探亲期至少服用 8 片。

4.缓释避孕药

缓释避孕药又称缓释避孕系统以甾体激素避孕药与具有缓释性能的高分子材料共同制备成的，能持续、恒定地释放低剂量避孕药，达到长效避孕目的的实体。甾体激素避孕药经口服取得满意的避孕效果。目前常用的皮下埋植剂，阴道药环、避孕贴片及含药的宫内节育器。而微球和微囊则处于研究阶段。

（1）皮下埋植剂：是将避孕药坐旋 18-炔诺孕酮填充在似火柴棒大小且柔软的硅胶棒中形成的一种制剂。I型有 6 根、II型有 2 根硅胶棒，植入方法为月经来潮的 7 天内，在上臂内侧作绿豆大一个切口，将药棒埋植于皮下，药物即可缓解释放而发挥避孕作用。优点和缺点主要优点是长效，一次埋植可避孕 4~5 年，可逆，一旦取出数天后生育能力即可恢复；不影响哺乳。

（2）缓释阴道避孕环：以硅胶为载体含孕激素的阴道环，国产阴道内含甲地黄体酮，称为甲地黄体酮硅胶环，管断面直径 4mm，含甲地黄体酮 200mg 或 250mg，每日释放 100ug，一次放置，避孕一年，经期不需取出。避孕效果好，妊娠率 0.6/100。其副作用与其他单孕激素制剂基本相同。

（3）避孕贴片：避孕药放在特殊贴片内，粘贴在皮肤上经皮渗透药物入体内，抑制卵子排放，并使女性子宫颈黏液变厚，导致精子更难进入子宫，以达至避孕效果。月经第 1 天或月经开始的第 1 个星期天使用 1 次，此后每个星期的同 1 天更换 1 次，必须连贯使用 3 周。第 4 周不需要使用。

（三）甾体激素避孕药的禁忌证

1.严重心血管疾病、血栓性疾病不易应用，如高血压、冠心病、静脉栓塞等。雌激素有促凝功能，增加心肌梗死及静脉栓塞发病率。

2.急、慢性肝炎或肾炎者。

3.恶性肿瘤，癌前病变。

4.内分泌疾病如糖尿病、甲状腺功能亢进者。

5.哺乳期不宜使用复方口服避孕药，因雌激素可抑制乳汁分泌。

6.年龄>35 岁的吸烟妇女服用避孕药，增加心血管疾病的发病率，不宜长期服用。

7.精神病长期服药者。

8.有严重偏头痛，反复发作者。

（四）甾体激素避孕药的副作用及处理

1.类早孕反应

服药初期约10%妇女出现食欲缺乏、恶心、呕吐、乏力、头晕等类似妊娠早期反应。

处理：一般不需处理，坚持服药数个周期后自然消失。症状严重者需考虑更 换制剂或停药改用其他措施。

2.不规则阴道流血

多数发生在漏服避孕药后，少数未漏服避孕药也能发生。

处理：轻者点滴出血，不用处理，随着服药时间延长而逐渐减少直至停止。流血偏多者，每晚在服用避孕药同时加服雌激素直至停药。流血似月经量或流血时间已接近月经期，则停止服药，作为一次月经周期。于出血第5日开始服用下一周期药物，或更换避孕药。

3.闭经

约1%~2%妇女发生闭经，常发生于月经不规则妇女。

处理：停药后月经不来潮，需除外妊娠，停药7日后可继续服药，若连续停经3个月，需停药观察。

4.体重及皮肤变化

早期研制的避孕药中雄激素活性强，个别妇女出现食欲亢进，体重增加，极少许妇女面部出现淡褐色色素沉着。近年来口服避孕药的研制不断发展，雄激素活性降低，孕激素活性增强，用药量小，副作用也明显降低，而且能改善皮肤痤疮等。雌激素引起水钠潴留，是导致体重增加的原因之一，新一代口服避孕药屈螺酮炔雌醇片有抗盐皮质激素作用，可减少水钠潴留。

5.其他

个别妇女服药后出现头痛、复视、乳房胀痛等，可对症处理，必要时停药做进一步检查。

（五）长期应用甾体激素避孕药对人体的影响

1.对机体代谢影响

（1）糖代谢影响：部分使用者对胰岛功能有一定影响，可出现糖耐量改变，但无糖尿病征象，停药后恢复正常。

（2）脂代谢影响：雌激素使低密度脂蛋白降低，高密度脂蛋白升高，也可使甘油三酯升高。孕激素可对抗甘油三酯升高，但高密度脂蛋白降低。对有心血管疾病发生存在潜在因素的妇女（如年龄较大长期吸烟者，有高血压等心血管疾病者）不宜长期用甾体激素避孕药。

2.对心血管系统影响

由于甾体激素避孕药对脂代谢的影响，长期应用甾体激素避孕药对心血管系统有一定影响，增加卒中、心肌梗死的发病概率。目前使用的低剂量甾体激素避孕药对心血管疾病的风险明显降低，尤其是年轻（年龄<35岁）、无吸烟、无高血压史或服药期间血压不增高的妇女。

3.对凝血功能影响

雌激素可使凝血因子升高，使用较大剂量的雌激素可发生血栓性疾病。目前国内使用的甾体激素避孕药是含雌激素 30~35ug，属于低剂量，并不增加血栓性疾病发生率。

4.对肿瘤影响

孕激素成分对子宫内膜有保护作用，可减少子宫内膜癌的发病概率。长期服用复方口服避孕药也可降低卵巢癌的发病风险。是否增加乳腺癌的发生，仍有争议。

5.对子代的影响

复方短效避孕药停药后，妊娠不增加胎儿畸形的发生率。激素含量低，停药后即可妊娠，不影响子代生长与发育。

三、其他避孕

其他避孕包括紧急避孕、外用避孕与自然避孕法等。

（一）紧急避孕

1.定义

无保护性生活后或避孕失败后几小时或几日内，妇女为防止非意愿性妊娠的发生而采用的补救避孕法，称为紧急避孕，其包括放置宫内节育器和口服紧急避孕药。

2.适应证

（1）未采用任何避孕措施。

（2）避孕方法失败或使用不当。

（3）无可靠避孕方法的妇女遭受性暴力的伤害。

3.方法

（1）宫内节育器：带铜宫内节育器可用于紧急避孕，特别适合期长期避孕而且符合放置节育器者及对激素应用有禁忌证者。在无保护性生活后 5 日（120 小时）之内放入有效率达 95%以上。

（2）紧急避孕药种类及用法：主要有雌孕激素复方制剂，单孕期激素及抗孕激素制剂三大类：①雌孕激素复方制剂：性交后 72h 内口服炔雌醇 0.1mg 和炔诺黄体酮 1mg（或左炔诺黄体酮 0.5mg），12h 后重复 1 次。国内无此种药品生产和供应，可用复方左炔诺黄体酮短效口服避孕药来替代，每片含炔雌醇 0.03mg，左炔诺黄体酮 0.15mg。性交后 72h 内口服 4 片，12h 后再服 4 片；②单孕期激素制剂：左炔诺黄体酮片，性交后 72h 内口服 1 片（0.75mg），12h 后重复 1 次；③米非司酮（商品名为司米安、后定诺、弗奈尔）：性交后 72h 内口服 1 片（10mg 或 25mg）。

4.副作用

（1）恶心和呕吐：常发生在服药当天，持续时间一般不超过 24h。通常不必特殊处理。口服药与食物同时服用或睡前服用，可能会减轻症状。如果使用雌孕激素复合剂，可考虑在服药前 1h 单次口服美克洛嗪 50mg，作为预防。如在服药后 1h 内呕吐，应补服 1 次。

（2）乳房胀痛、头痛、头晕、乏力：常发生在服药后 1~2d 内，持续时间一般不超过 24h，通常不必特殊处理。疼痛严重者可用止痛剂对症处理。

（3）不规则子宫出血：通常为点滴状，一般不必特殊处理。但应让服药者了解这不是月经来潮，也不意味着紧急避孕成功，并应做好相应的咨询工作。

（4）月经提前或延迟：仅在小部分妇女中发生。如果月经延迟 1 周，应行妊娠试验，以明确是否为避孕失败。

（二）外用避孕

1.阴茎套

阴茎套也称避孕套。由男方掌握，需要在每次性交时使用，否则易避孕失败。阴茎套为筒状优质薄型乳胶制品，顶端呈小囊状，筒径有 29、31、33、35mm 四种，排精时精液储留于小囊内，使精子不能进入宫腔达到避孕目的。现采用甲基硅油作隔离剂，以提高阴茎套的透明度和润滑性；储精小囊容量由原来的 3.2ml 减至 1.8ml，可减轻使用时的异物感。我国湖南研制的生物膜阴茎套，用动物组织如鱼鳔、羊肠等制成，具有良好的生物相容性，表面光滑、透亮、不渗漏、无异味或刺激性，特别适用于对乳胶过敏者。每次性交时均应更换新的阴茎套，选择合适阴茎套型号，吹气检查证实确无漏孔，排去小囊内空气后方可应用。使用前套外涂上避孕膏以润滑。射精后阴茎尚未软缩时，即捏住套口和阴茎一起取出。阴茎套还具有防止性传播疾病的传染作用，故应用广泛。

2.阴道套

女用避孕套（简称阴道套）是 20 世纪 80 年代中期国际上研制的一种新型屏障避孕器具，1992 年 12 月获美国 FDA 批准，借鉴国外阴道套的设计，我国已研制并生产出更适合我国妇女使用的阴道套。

3.外用杀精剂

外用避孕药主要放置在女方阴道深处，子宫颈口附近的位置。大约离阴道口 10~12 厘米深。利用药物的化学和物理作用杀死精子或使精子失去活动能力，药物又可在子宫颈外口形成油层或薄膜，以阻碍精子进入子宫腔，从而达到避孕目的。如使用膏剂，要按说明书上的剂量先注入唧筒，然后用唧筒把药膏经阴道注入近子宫颈口的位置，则可进行房事。唧筒用后要用肥皂和清水洗净抹干。留待下次使用。如使用栓、片、膜剂，要把药物用手送入阴道深处 10~12 厘米，10~15 分钟后待药物溶解后才可进行房事。药膏不宜单独作为避孕使用。由于这种药物作用的时间较短，仅维持 1 / 2~1 小时左右，它们对人体没有害处，不影响子宫内分泌系统，但是如果没有正确掌握使用方法，往往容易失败。

4.安全期避孕

是在排卵期内停止性生活的一种避孕方法。这是一种传统的避孕方法，在避孕药和宫内节育器问世之前是国内外常用的避孕方法之一。妇女的排卵日期一般在下次月经来潮前的 14 天左右。卵子自卵巢排出后在输卵管的内能生存 1~2 天，以等待受精；男子的精子在女子的生殖道内可维持 2~3 天受精能力，故在卵子排出的前后几天里性交容易受孕。为了保险起见，我们将排卵日的前 5 天和后 4 天，连同排卵日在内共 10 天称为排卵期。因为在排卵期内性交容易受孕，所以排卵期又称为易受孕期或危险期。基础体温法和宫颈黏液观察法是根据基础体温和宫颈黏液判断排卵日期。基础体温的曲线变化与排卵时间的关系并不恒定，宫颈黏液观察需要经过培训才能掌握。因此安全期避孕法（自然避孕法）并不十分可靠，不易推广。

5.其他避孕

黄体生成激素释放激素类似物避孕、免疫避孕法的导向药物避孕和抗生育疫苗等，目前正在研究中。

（曾晓玲）

第二节　输卵管绝育术

一、概述

通过切断、结扎、电凝、输卵管夹、环套输卵管、或采用腐蚀药物、高分子化合物形成栓子堵塞输卵管腔，达到阻断精子与卵子相遇的各类方法，统称输卵管绝育术。

二、经腹输卵管结扎术

经腹输卵管结扎术是国内应用最广泛的绝育手术，具有切口小、组织损伤小、操作简易、安全，方便等优点。

1.适应证

（1）已婚妇女夫妇双方要求做绝育术者。

（2）因全身性疾病或某些遗传病不宜生育者。③再次剖宫产者。

2.禁忌证

（1）全身性疾病不能耐受手术者。

（2）严重神经功能症患者，情绪不稳定，对手术顾虑大者。

（3）腹壁有感染病灶或有内外生殖器炎症时。

（4）24h 内 2 次体温在 37.5℃以上者。

3.术前准备

（1）详细询问病史，做全身及妇科检查，做血、尿常规检查，查出、凝血时间，必要时作胸透。

（2）同腹部手术常规准备。

（3）术前晚肥皂水灌肠 1 次。

（4）术前禁食 1 餐。

（5）术前晚给予镇静剂，如苯巴比妥 0.1g 或安定 10mg。

4.麻醉

一般用局麻，腹壁肥胖或精神过度紧张者可加用静脉麻醉或作硬膜外麻醉。

5.手术步骤：

（1）取头低臀高仰卧位，腹部按常规消毒、铺无菌巾单。

（2）取下腹正中纵或横切口，大小视腹壁肥胖程度而定，非孕期或人工流产后的纵切口自耻骨联合上 2 横指（约 3cm）为起点；产后或中期引产后的直切口在按摩子宫使其收缩后，在宫底下方 2~3cm 处为起点沿腹白线向下，切口长约 2~3cm。横切口则在耻骨联合上或在宫底下 2~3cm。

（3）寻找输卵管。可视情况以卵圆钳、输卵管钩、指板或内诊直视法获取输卵管。

（4）结扎输卵管。结扎方法以安全、简便、效果可靠、副作用小为原则，并有利于日后作输卵管复通术。

常用的有以下几种方法：①抽芯近端包埋法：用 2 把组织钳提夹输卵管峡部无血管处，两钳相距约 1.5~2cm，用 0.5%的普鲁卡因 1~2ml 注入浆膜下，使浆膜与输卵管芯分开，在输卵管背侧注射的膨胀处纵行切开浆膜约 2cm，用 2 把蚊式钳分别夹住浆膜口的边缘，轻轻分离浆膜层，钳夹管芯的两端，钳距为 1.0cm，切除两钳间的输卵管芯约 1.0cm，用 4 号丝线分别结扎两断端，近端包埋于系膜内，用 1 号丝线间断缝合浆膜切口，远端用 1 号丝线缝扎固定于浆膜外。②袖套结扎法：在输卵管峡部，用小蚊式钳提起浆膜，于浆膜下注射 0.5%普鲁卡因 1~2ml，使浆膜层与管芯分开，在峡部的近侧端将浆膜层与管芯一起剪断，剪口不可过深，只剪断管芯即可，以防系膜撕裂，用 1 号丝线分别结扎两断端，用蚊式钳将近端芯稍分离约 1cm，使其回缩至浆膜之套口内，用 1 号丝线缝合近端浆膜包埋近侧断端，远端浆膜用 1 号丝线缝合，使管芯暴露于浆膜外。③双折压挫结扎切断法：选择输卵管峡部系膜血管较少处，用组织钳夹输卵管峡部，使之折叠，在距钳夹顶端约 1.5~2cm 处用血管钳横夹输卵管压挫肌层及内膜，取下血管钳，用 4 号丝线缝扎经过压挫之系膜，分别结扎压痕处，先结扎近子宫端，再返回结扎另一端，剪去距线上方 1cm 处的输卵管，近端再用细线结扎断端。为防止粘连也可用输卵管系膜包埋管腔。检查断端无出血送回腹腔。

6.术后并发症

膀胱损伤，肠管损伤，输卵管断裂或系膜血管损伤出血，子宫穿孔，结扎不完全，术后腹痛。

7.术后处理

除硬膜外麻醉外，可不禁食，及早下床活动，鼓励患者及早排尿，注意观察生命体征及有无腹腔内出血。

三、经腹腔镜输卵管绝育术

1.禁忌证

主要为腹腔粘连、心肺功能不全、膈疝等，余同经腹输卵管结扎术。

2.术前准备

同经腹输卵管结扎术，受术者应取头低臀高仰卧位。

3.手术步骤

局麻、硬膜外麻醉或全身麻醉。脐孔下缘作 1cm 小切口，先用气腹针插入腹腔，充 CO_2 2~3L，然后插入套管针放置腹腔镜。在腹腔镜直视下将弹簧夹或硅胶环置于输卵管峡部，以阻断输卵管通道。也可采用双极电凝法烧灼输卵管峡部 1~2cm。经统计各法书绝育术的失败率以电凝术再通率最低 1.9%。，硅胶环 3.3%，弹簧夹高达 27.1%。，机械性绝育术与电凝术相比，损毁组织上可能为以后输卵管复通提供更高的成功率。

4.术后处理

静卧 4~6 小时候可下床活动。观察生命体征有无改变。经腹腔镜输卵管绝育术优点多，手术时间短，恢复快，但需要设备，费用较高。

（曾晓玲）

第三节　避孕失败的补救措施

一、人工流产术

人工流产是指意外妊娠、疾病等原因而采用人工方法终止妊娠，是避孕失败的补救方法。人工流产对妇女的生殖健康有一定的影响，做好避孕工作，避免或减少意外妊娠是计划生育工作的真正目的。终止早期妊娠是人工流产方法包括手术流产和药物流产。包括负压吸引术和钳刮术。

二、负压吸引术

人工流产术是用手术终止妊娠的方法。负压吸引术适用于孕 10 周以内者，可用吸管伸入官腔，以负压将胚胎组织吸出而终止妊娠。

1.适应证

妊娠在 10 周以内，要求终止妊娠而无禁忌证者。因某种疾病不宜继续妊娠者。

2.禁忌证

（1）生殖器官急性炎症，如盆腔炎、滴虫性阴道炎、真菌性阴道炎、宫颈急性炎症（治疗后方可手术）。

（2）各期急性传染病或慢性传染病急性发作期，或严重的全身性疾病如心力衰竭，血液病等（需治疗好转后住院手术）。

（3）妊娠剧吐酸中毒需治疗后手术。

（4）术前相隔 4h 两次体温在 37.5t 以上者。

3.术前准备

（1）详细询问病史，进行全身检查及妇科检查。

（2）血和尿 hCG 测定，超声检查确诊。

（3）实验室检查包括阴道分泌物常规，血常规及凝血方向的检测。

（4）术前测量体温、脉搏、血压。

（5）解除患者思想顾虑。

（6）排空膀胱。

4.手术步骤

（1）病人排空膀胱，取膀胱截石位。

（2）按术前外阴及阴道消毒常规消毒。

（3）用宫颈钳夹住前唇中央处，用左手将宫颈钳向外牵引和固定子宫。

（4）右手执毛笔式持子宫探针，顺着子宫方向渐渐进入官腔，探测方向及测量宫腔术前深度，？(注意：与阴道双合诊检查是否一致，如有疑问，应再次重复双合诊，考虑有否生殖道畸形或合并卵巢肿瘤可能等）。

（5）右手执毛笔式持子宫颈扩张器顺着子宫探入方向白 4 1/2 号，逐渐扩张至 6 号、7 号或 8 号。

（6）用吸头接上橡皮管，其橡皮管之另一端接上负压吸引器。将吸头轻轻地进入官腔直至宫底，然后把吸头退出少许，用脚踏吸引器开关，负压表的吸力在 400~500mm

心，吸头即在宫腔内转动寻找孕卵着床部位，一般孕卵着床多子宫底之前、后壁。找到孕卵时，即在该处轻轻转动，及上下抽动，吸尽组织，再向宫腔四周转动吸引一次，可感觉管腔逐渐缩小，宫壁紧贴吸头，表示胎盘组织已经吸净，此时，先捏紧橡皮管后再取出吸头，注意不要带负压进、出颈管。

（7）抽出吸管时如有胚胎组织卡在吸管口时，可用卵圆钳将组织取出。

（8）用刮匙刮宫壁一周，检查是否干净，如已净，则感宫壁四周毛糙。若感宫壁某处滑溜溜，表示未净，则再将吸头进入宫腔吸净该处之组织。

（9）再次测量宫腔深度，取出宫颈钳，用纱布钳擦净宫颈及阴道血液，若有活动性出血，可用纱布压迫止血，取出阴道扩张器，吸出之组织用过滤器过滤后，测量流血量及组织物量，并仔细检查组织物中是否有绒毛以及绒毛之多少。如组织不新鲜伴有陈旧血块者，则给抗生素预防感染。如发现异常及未见绒毛，组织物全部应送病理检查。

5.注意事项

正确判别子宫大小及方向，动作轻柔，减少损伤。扩宫颈管时用力均匀，以防止宫颈内口撕裂。严格遵守无菌操作常规。目前静脉麻醉应用广泛，应有麻醉医师监护，以防麻醉意外。

三、钳刮术

钳刮术是采用钳夹与电吸相结合的方法将妊娠的胎儿及胚胎组织清除。妊娠 11~14 周以内终止妊娠时均可采用。为保证钳刮术顺利进行，应先做扩张宫颈准备。

1.适应证

（1）妊娠 11~14 周内自愿要求终止妊娠而无禁忌证者。妊娠 12 周以上必须住院。

（2）妊娠 14 周以内，因某种疾病（包括遗传性疾病）不宜继续妊娠者。

（3）其他流产方法失败者。

2.禁忌证

（1）生殖器有急性炎症，如盆腔炎、滴虫性阴道炎、真菌性阴道炎、宫颈急性炎症。

（2）各期急性传染病或慢性传染病急性发作期，或严重的全身性疾病如心力衰竭、血液病等。

（3）在妊娠期间有反复阴道流血者或最近有阴道流血史，术前也不宜放置导尿管等作扩张子宫颈的准备。

（4）术前两次测体温在 37.5℃以上者。

3.术前准备

（1）血常规、血型，出血、凝血时间测定，宜住院手术。

（2）术前宫颈扩张准备：①宫颈内放置导尿管：置管前阴道冲洗每日 1 次，共 2 日。于钳刮术前 1 日放置导尿管；②使用前列腺素药物扩张宫颈。如无前列腺素禁忌者，可于钳刮术前 2~4 小时置入前列腺素栓剂于阴道后穹窿；③使用海藻棒（昆布条）扩张宫颈。

4.手术步骤

（1）排空膀胱，取膀胱截石位。

（2）术前外阴及阴道常规消毒。

（3）破膜，用小弯头卵圆钳经宫颈管、沿宫腔屈向放入，寻找有囊性感的部位钳破胎膜即有清亮的羊水流出，待羊水自然流出或用吸引器自宫颈口将羊水吸净。

（4）用弯卵圆钳深入宫腔，探测胎盘的附着部位，当触到胎盘组织有柔软感时，用卵圆钳尽量钳夹胎盘组织，轻轻向下牵拉，使其松动、剥离，以便将胎盘组织钳出。当大部分胎盘被钳出后，胎儿常可被宫缩挤出，否则用卵圆钳分别钳取胎儿各部。

（5）负压吸刮，清理宫腔。胎盘及胎儿大部分钳出后，在宫颈侧方注射缩宫素10U，以促进子宫收缩，再用7~8号吸引管以40.0~53.0kPa（300~400mmHg）负压吸引宫腔1~2圈，然后用中号刮匙按子宫倾曲方向伸入宫腔，直达宫底按顺序轻轻刮宫腔，当感到宫壁粗糙，子宫紧缩时，即示刮净，再用探针探测宫腔深度，取下宫颈钳，拭净宫颈、阴道，取下窥器。详细检查刮出物，估计与妊娠周数是否相符，如主要部分未取出应再次钳取，至全部取出为止。

5.并发症

常见并发症有术中出血、人工流产综合征、子宫穿孔、宫颈裂伤、感染、羊水栓塞、宫腔残留、宫颈管和宫腔粘连等。

6.注意事项

（1）术后需在观察室内休息2小时左右，观察阴道出血情况，按摩子宫底的位置，以防由于子宫收缩不良而导致宫腔积血。

（2）保持外阴清洁，禁性生活和盆浴1个月。

（3）术后如有腹痛、发热、阴道流血多或持续不净达2周以上等异常，随时就诊。

（4）注意避孕。

（5）术后休息1个月，遵医嘱复查。

四、人工流产并发症及处理

1.大失血

有时难免流产或不全流产可造成严重大失血，甚至休克。所以应积极处理。各种措施可同时进行。静脉或肌注催产素或垂体后叶素10U。争取给病人输血。在没有血库的条件下，可动员医务人员或其家属献血。确实一时得不到血，也可暂时静脉滴注葡萄糖酐。与此同时给予刮宫，在取出肧胎组织后，出血往往停止，即使在有感染存在的情况下也应将大块的肧胎组织取出。随后还应积极创造条件予以输血。

2.子宫穿孔

是手术流产严重的并发症之一。发生率与手术者操作技术以及子宫本身情况（如果哺乳期妊娠子宫，剖宫产后疤痕子宫再次妊娠等）有关。可由各种手术器械引起，当器械进入官腔探不到宫底部时，提示子宫穿孔。如为吸管或胎盘钳穿孔，有时可将腹腔内组织吸出或钳出。妊娠物已清除，穿孔小，无明显并发症，应当立即停止手术，并给予注射子宫收缩剂，为防止感染，应使用抗生素，住院严密观察。确诊宫内有妊娠残留物，应纠正子宫位置后，由有经验医生避开穿孔部位，可在B型超声引导下或腹腔镜下完成手术，也可应用宫缩剂后，改在10日内再行钳刮术。如穿孔裂孔较大，为吸管、刮匙、胎盘钳所造成，难以排除内脏损伤，应剖腹探查，根据损伤情况做相应的处理。

3.漏吸或空吸施行人工流产术未吸出肧胎及绒毛而导致继续妊娠或肧胎停止发育，称为漏吸。漏吸常因子宫畸形、位置异常或操作不熟练引起。一旦发现漏吸，应再次行负压吸引术。误诊宫内妊娠行人工流产术，称为空吸。若吸刮出物肉眼未见绒毛，要重复尿妊娠试验及 B 型超声检查，宫内未见妊娠，诊断为空吸。必须将吸刮的组织全部送病理检查，警惕宫外孕。

4.吸宫不全

是指人工流产术后部分胎盘残留，也可能有部分胎儿残留。术后阴道流血超过 10 日，血量过多，或流血停止后又有多量流血，应考虑为吸宫不全，B 型超声检查有助于诊断。若无明显感染征象，应尽早行刮宫术，刮出物送病理检查，术后用抗生素预防感染，若同时伴有感染，应在控制感染后行刮宫术。

5.人工流产综合反应

指手术时疼痛或局部刺激使患者在术中或术毕出现心动过缓、心律不齐、面色苍白、头晕、胸闷、大汗淋漓，严重者甚至出现血压降低、昏厥、抽搐等，迷走神经兴奋症状，这与患者的情绪身体状况及手术操作有关，发现症状应立即停止手术，给予吸氧一般能自行恢复，严重者可加阿托品 0.5~1mg 静脉注射。术前重视精神安慰，术中动作轻柔，吸宫时掌握适应负压减少不必要的反复吸刮，都能还好的降低，人工流产综合反应的发生率。

6.感染

各型流产皆可合并感染，发生在不全流产者较多。感染常发生于用未经严密消毒的器械施行流产手术；器械损伤宫颈；或宫腔原有感染病灶，手术流产或自然流产后可引起感染扩散。此外，流产后（自然或人工流产）不注意卫生、过早性交等均可引起感染。

感染可局限于子宫腔内，亦可蔓延至子宫周围，形成输卵管炎、输卵管卵巢炎、盆腔结缔组织炎甚至超越生殖器官而形成腹膜炎、败血症。

患者发冷发热、腹痛、阴道流血，有时有恶臭分泌物，子宫及附件压痛，子宫复旧不好，白细胞增多等炎症表现。严重者可发生感染性休克。可做血、宫颈或宫腔分泌物涂片、培养（需氧菌及厌氧菌）。B 超检查子宫腔有无组织残留。

五、药物流产

药物流产又称药流，是指用米非司酮（米非司酮片）加米索前列醇药物口服终止早期妊娠。近年来已广泛应用于临床，很受大家欢迎的药物抗早孕。在怀孕早期不须手术、而用打针或服药的方法达到人工流产。应用药物使妊娠终止，药流是近 20 年来的最新发展。目前常用的药物是米非司酮片（Ru 486）和前列腺素联合应用，前者使子宫蜕膜变性坏死、宫颈软化，后者使子宫收缩，促使胚胎排出。

1.药物流产的适应证

（1）停经在 49 日以内，确诊为早孕，年龄在 40 岁以下而自愿要求结束妊娠的健康妇女。

（2）不宜行手术流产的高危妊娠，如产后、近期剖宫产后、近期人工流产术后、连续多次人工流产、子宫位置不正常、生殖道畸形、有子宫穿孔史、有盆腔脊柱肢体畸形而不能采取膀胱截石位等。

（3）多次人工流产术时对手术流产有恐惧心理的妇女。

2.药物流产的禁忌证

（1）有内分泌疾病（肾上腺疾病、糖尿病、甲状腺疾病等）、肝或肾功能异常、妊娠期皮肤瘙痒史、与甾体激素有关肿瘤、血液病或性疾病等病史。

（2）心血管系统疾病高血压、低血压、青光眼、哮喘、癫痫、胃肠功能紊乱和过敏体质者。

（3）带环妊娠者。

（4）疑宫外孕、葡萄胎者。

（5）妊娠剧吐引起酸毒未纠正者。

3.用药方法

米非司酮分顿服法和分法。顿服于用药第 1 日顿服 200mg。分服法 150mg 米非司酮分次口服，服药第 1 日晨服 50mg，8~12 小时再服 25mg。用药第 2 日早晚各服米非司酮 25mg，第 3 日上午 7 时再服 25mg。每次服药前后至少空腹 1 小时。顿服法于服药的第 3 日早上口服米索前列醇 0.6mg，前后空腹 1 小时，分服法于第 3 日服用米非司酮后 1 小时服米索前列醇。

服药后应严密观察，除了服药过程中可出现呕吐、恶心、腹痛、腹泻等肠胃肠道症状外，出血时间长、出血多是要流产的主要副作用，用药物治疗效果差，极少数人可大量出血而急需诊刮宫终止妊娠，药物流产必须在正规抢救条件的医疗机构进行。

（曾晓玲）

第四节　计划生育措施的选择

避孕节育知情选择是指育龄群众通过参加宣传教育、培训，接受避孕节育信息和咨询，在了解人口国情和有关政策及法律，掌握用避孕方法的有关知识和优缺点等基础上，在技术人员和医生指导下，自主选择安全、有效、适宜的避孕方法，获得优质的避孕和技术服务的过程。避孕方法的知情选择权，是广大育龄群众应享有的合法权益。

一、新婚期

1.原则

新婚夫妇年轻尚未生育，应选择使用方便，又不影响生育的避孕方法。

2.选择方法

复方短效口服避孕药使用方便，避孕效果好，不影响性生活列为首选。男用阴茎套也是教理想的避孕方法，性生活适应后可选用阴茎套。还可选用外用避孕栓、薄膜等。由于尚未生育，一般不选用宫内节育器。不适宜用安全期体外排精及长效避孕药。

二、哺乳期

1.原则

哺乳期应不影响乳汁质量及婴儿健康。

2.选择方法

阴茎套是哺乳期选用最佳避孕方法。也可选用单孕激素制剂长效避孕针或皮下埋植剂，使用方便，不影响乳汁质量。哺乳期放置宫内操作要轻柔，防止子宫损伤。由于哺乳期阴道较干燥，不适用避孕药膜。哺乳期不易使用雌、孕激素复合避孕药或避孕针以及安全期避孕。

三、生育后期

1.原则

生育后期应选择长效安全可靠的避孕方法，减少非意愿妊娠进行手术带来的痛苦。

2.选用方法

各种避孕方法（宫内节育器、皮下埋植剂、复方口服避孕药、避孕针、阴茎套等）均适用，根据个人身体状况进行选择。对某种避孕方法有禁忌证者，则不易使用此种方法。已生育两个或以上妇女，宜采用绝育术为妥。

四、绝经过渡期

1.原则

绝经过渡期仍有排卵可能，应坚持避孕，选择以外用避孕为主的避孕方法。

2.选用方法

可采用阴茎套，原来使用宫内节育器无不良反应，可继续使用，至绝经后半年取出。绝经过渡期阴道分泌物较少，不宜选择避孕药膜避孕，可选用避孕栓、凝胶剂。不育选择复方避孕药及安全期避孕。

（曾晓玲）

第十六章　围产期保健

第一节　婚前保健

婚前保健服务是对准备结婚的男女双方，在结婚登记前所进行的婚前医学检查、婚前卫生指导和婚前卫生咨询服务。

一、婚前医学检查

婚前医学检查是对准备结婚的男女双方可能患影响结婚和生育的疾病进行的医学检查。

（一）婚前医学检查项目

检查项目包括询问病史，体格检查，常规辅助检查和其他特殊检查。

1.检查女性生殖器官时

应做肛门腹壁双合诊，如需做阴道检查，须征得本人或家属同意后进行。除处女膜发育异常外，严禁对其完整性进行描述。对可疑发育异常者，应慎重诊断。

2.常规辅助检查

应进行胸部透视，血常规、尿常规、梅毒筛查，血转氨酶和乙肝表面抗原检测、女性阴道分泌物滴虫、霉菌检查。

3.其他特殊检查，如乙型肝炎血清学标志检测、淋病、艾滋病、支原体和衣原体检查、精液常规、B 型超声、乳腺、染色体检查等，应根据需要或自愿原则确定。

（二）婚前医学检查的主要疾病

1.严重遗传性疾病

由于遗传因素先天形成，患者全部或部分丧失自主生活能力，子代再现风险高，医学上认为不宜生育的疾病。

2.指定传染病

《中华人民共和国传染病防治法》中规定的艾滋病、淋病、梅毒以及医学上认为影响结婚和生育的其他传染病。

3.有关精神病

精神分裂症、躁狂抑郁型精神病以及其他重型精神病。

4.其他

其他与婚育有关的疾病，如重要脏器疾病和生殖系统疾病等。

（三）婚前医学检查的转诊

婚前医学检查实行逐级转诊制度。对不能确诊的疑难病症，应由原婚前医学检查单位填写统一的转诊单，转至设区的市级以上人民政府卫生行政部门指定的医疗保健机构进行确诊。该机构应将确诊结果和检测报告反馈给原婚前医学检查单位。原婚前医学检查单位应根据确诊结果填写《婚前医学检查证明》，并保留原始资料。

对婚前医学检查结果有异议的，可申请母婴保健技术鉴定。

（四）医学意见

婚前医学检查单位应向接受婚前医学检查的当事人出具《婚前医学检查证明》，并在“医学意见”栏内注明：

1.双方为直系血亲、三代以内旁系血亲关系，以及医学上认为不宜结婚的疾病，如发现一方或双方患有重度、极重度智力低下，不具有婚姻意识能力；重型精神病，在病情发作期有攻击危害行为的，注明“建议不宜结婚”。

2.发现医学上认为不宜生育的严重遗传性疾病或其他重要脏器疾病，以及医学上认为不宜生育的疾病的，注明“建议不宜生育”。

3.发现指定传染病在传染期内、有关精神病在发病期内或其他医学上认为应暂缓结婚的疾病时，注明“建议暂缓结婚”；对于婚检发现的可能会终生传染的不在发病期的传染病患者或病原体携带者，在出具婚前检查医学意见时，应向受检者说明情况，提出预防、治疗及采取其他医学措施的意见。若受检者坚持结婚，应充分尊重受检双方的意愿，注明“建议采取医学措施，尊重受检者意愿”。

4.未发现前款第1.2.3.类情况，为婚检时法定允许结婚的情形，注明“未发现医学上不宜结婚的情形”。

在出具任何一种医学意见时，婚检医师应当向当事人说明情况，并进行指导。

二、婚前卫生指导

婚前卫生指导是对准备结婚的男女双方进行的以生殖健康为核心，与结婚和生育有关的保健知识的宣传教育。

（一）婚前卫生指导内容

1.有关性保健和性教育。

2.新婚避孕知识及计划生育指导。

3.受孕前的准备、环境和疾病对后代影响等孕前保健知识。

4.遗传病的基本知识。

5.影响婚育的有关疾病的基本知识。

6.其他生殖健康知识。

（二）婚前卫生指导方法

由省级妇幼保健机构根据婚前卫生指导的内容，制定宣传教育材料。婚前保健机构通过多种方法系统地为服务对象进行婚前生殖健康教育，并向婚检对象提供婚前保健宣传资料。宣教时间不少于40分钟，并进行效果评估。

（三）婚前卫生咨询

婚检医师应针对医学检查结果发现的异常情况以及服务对象提出的具体问题进行解答、交换意见、提供信息，帮助受检对象在知情的基础上作出适宜的决定。医师在提出“不宜结婚”“不宜生育”和“暂缓结婚”等医学意见时，应充分尊重服务对象的意愿，耐心、细致地讲明科学道理，对可能产生的后果给予重点解释，并由受检双方在体检表上签署知情意见。

（曾晓玲）

第二节 孕期保健

孕期保健是专门针对孕妇的一种保健服务，1998 年 WHO 提出了“妊娠人生大事，务使母婴安全“的号召，呼吁全球重视孕期保健（prenatal care）服务。

为了保障母亲和婴儿健康，提高人口出生素质，《中华人民共和国母婴保健法》强调了孕期保健服务，内容包括：卫生、营养、心理、咨询、定期产前检查、怀疑先天性或遗传性胎儿异常的产前诊断及高危孕妇和胎儿重点监护等。

一、孕期保健须知

1.孕妇不宜过多饮茶

孕妇不宜饮茶过多、过浓，因为茶中的茶碱（咖啡因）具有兴奋作用，会使胎动增加，乃至危害胎儿生长发育。

2.孕妇不宜过量喝饮料、饮酒，由于一些饮料含有咖啡因、可乐定等生物碱，孕妇喝后会出现恶心、呕吐、头痛、心跳加快等中毒症状，影响胎儿大脑、心脏和肝脏等重要器官的正常发育，致使婴儿出生后患先天性疾病。酒中含有乙醇，对人体的大脑、肝脏和心脏有一定的毒性。它可以通过胎盘进入胎儿体内，使婴儿出生后智力低下，面容特殊，身体矮小，严重者可导致智力障碍。

3.孕妇不宜多食醋

怀孕最初半个月左右，大量的酸性食物，可使体内碱度下降，从而引起疲乏、无力。而长时间的酸性体质，不仅使母体罹患某些疾病，最重要的是会影响胎儿正常的生长发育，甚至可导致胎儿畸形。、孕妇不宜多食山楂。

现代医学研究证实，山楂对妇女子宫有收缩作用，若孕妇大量食用山楂及其制品，就会刺激子宫收缩，严重的可导致流产。

4.不宜吃热性调料

怀孕后吃小茴香、大茴香、花椒、桂皮、辣椒、五香粉等热性香料，以及油炸、炒等热性食品，容易消耗肠道水分，使胃肠腺体分泌减少，造成便秘。发生便秘后，孕妇用力排便，令腹压增大，压迫子宫内胎儿，易造成胎动不安、胎儿发育畸形、羊水早破、自然流产、早产等不良后果。

二、孕期进补注意事项

误区 1：营养多总比少强。

很多准妈妈在孕期只想着如何补充更多的营养，殊不知营养过剩的一个直接后果就是导致肥胖，不仅增加妊娠糖尿病、妊娠高血压综合征的发生危险，还可能导致巨大儿出生，增加难产，容易出现产伤；而且巨大儿出生后容易发生低血糖、低血钙、红细胞增多症等，同时也是成年后患肥胖、糖尿病、心血管病的潜在因素。

误区 2：孕期补钙，多多益善。

准妈妈都知道钙的重要性，所以大多数孕妇孕期都补钙，但是有些准妈妈体内并不缺钙也盲目进补，这样就适得其反了。超量补钙，会增加肾结石的危险，还可能对其他因素诱发的癌症有促进作用。故正常孕妇应尽量从膳食中获取钙，缺钙孕妇可在医生指导下服用钙制剂。

误区 3：维生素补充要早，多点没关系。

孕早期是胎儿器官发育最为活跃的阶锻，服用过量的维生素对胎儿危害非常大，维生素 A 在早期摄入过量有致畸作用，维生素 C 超大量可导致流产。所以，维生素的补充提倡优先选择食物补充，饮食中不足再额外补充维生素制剂。

误区 4：主食没营养尽量少吃。

主食含有大量的碳水化合物，其主要作用是提供能量、维持血糖。准妈妈和宝宝脑细胞的代谢和胎盘也都要靠消耗血糖来得到能量。主食吃得过少，易发生低血糖，产生对神经系统有毒性作用的酮体。

误区 5：体重增加没关系，产后再减肥。

这种想法非常错误，孕妇的体重是孕期判断营养状况的指标之一，孕妇吃得过多，热量超标，营养失衡，导致妈妈肥胖，胎儿过大，易发生妊娠期糖尿病和胎儿过大，妊娠糖尿病可导致严重的母婴合并症和并发症。

（曾晓玲）

第三节　分娩期保健

分娩期保健是从临产开始到胎儿娩出期间的各种保健措施及处理，这段时间虽短，但非常重要而且复杂，是保证母婴安全的关键时期。本节将从分娩过程对母婴的影响、安全分娩、保护支持自然分娩、产时急救、新生儿窒息的预防及复苏等几个方面进行叙述。

一、分娩过程对母婴的影响

妊娠满 28 周以上，胎儿及其附属物自临产开始到由母体娩出的全过程，称为分娩。分娩是一种自然的生理过程，但若缺乏完善的产前检查或分娩的四因素（产力、产道、胎儿和精神心理因素）异常，造成难产，或处理不及时或不妥当，产妇、胎儿及新生儿可能受到不同的损伤、甚至死亡。因此，分娩期是围产保健工作的重要环节。

（一）分娩期生理变化及其保健

在妊娠期，由于胚胎、胎儿生长发育的需要，以及胎盘分泌的激素的参与下，在神经内分泌的影响下，使母体各系统发生了一系列适应性的解剖和生理变化。分娩期某些系统或器官的解剖生理变化对母儿会发生突出的影响，稍有疏忽可能由生理变化转为病理变化，给母儿带来极大危害，需适时加强保健。所以，了解妊娠期母体的变化有助于做好分娩期的保健工作。

1.分娩期子宫变化及保健

分娩期子宫下段是由子宫峡部在妊娠期逐渐伸展拉长而形成，分娩期其长度可达 7~10cm，肌壁变薄成为软产道的一部分。当宫缩时，子宫下段被动扩张。由于子宫肌纤维的缩复作用，子宫上段肌壁越来越厚，而下段肌壁被牵拉越来越薄，由于子宫上下段的肌壁厚薄不同，在两者间的子宫内面形成一环状隆起，称为生理缩复环。因胎先露部下降受阻，子宫收缩过强，子宫体部肌肉增厚变短，子宫下段肌肉变薄拉长，在两者间形成环状凹陷，称为病理缩复环。此时，随着子宫下段高度扩张，不仅分娩受阻，也是子宫先兆破裂的表现。产时子宫破裂一般都发生在子宫下段，可导致母、儿死亡。待产时必须仔细观察产程进展，及早处理头盆不称等各种因素，防止子宫病理性缩复环的出现，以免对母儿造成更大的伤害。

2.分娩期循环系统变化及保健

在妊娠期末期，心脏容量约增加10%，心排出量在孕32~34周达到高峰，左侧卧位则心排出量较未孕时约增加30%。在此基础上，分娩期第一产程，每当子宫收缩时，约有500mL血液增加到周围血循环内，使回心血量亦增加，心脏负荷明显加重。随产程进展，心排出量呈阵发性增加。第二产程，产妇随子宫收缩用力向下屏气，肺循环压力增高，腹压加大，使内脏血液涌向心脏；第二产程时腹肌和骨骼肌的收缩使周围阻力增加，产妇的心搏量和心排出量进一步增加，使第二产程心脏负荷达最重阶段。第三产程胎儿娩出后，腹内压降低，子宫收缩，血液暂时淤滞在内脏血管，回心血量骤减。当胎盘排出后，胎盘血循环中断，子宫收缩时，大量血液又参与血循环中。短短时间内血流动力学的急剧变换，心脏负担处于加重状态。孕妇如有心脏功能不全，在分娩期易诱发心衰。医务人员应注意了解孕妇的主诉及观察心脏情况，了解孕妇的心脏适应能力，指导孕妇克服宫缩的阵痛感，指导孕妇在产程中的饮食，休息，以及如何利用宫缩战胜这一较重的体力劳动过程，减少不必要的体力消耗，进行更有效的生产，使分娩顺利完成。子宫壁血管、脐带及胎盘等在宫缩时受到挤压，胎儿出现暂时性缺氧，缺氧刺激其迷走神经兴奋，使胎心减慢。一般来说，在宫缩停止15秒内胎心即可恢复正常，一个健康的胎儿是不会受此暂时缺氧的危害。但若较长时间不能恢复正常胎心，则提示胎儿宫内窘迫，重者可能发生新生儿窒息。所以，分娩期宜勤听胎心，有条件医院应作胎心电子监护，了解宫缩与胎心率的关系，及时对症处理。必要时缩短第二产程。

3.分娩期血压及保健

分娩期血压随分娩各期循环系统变化亦有生理性改变。第一产程，由于子宫收缩使回心血量增加，血压可随之升高5~10mmHg，第二产程，产妇随宫缩屏气，内脏血涌向心脏，血压较第一产程更明显升高，可升高25~30mmHg，但在宫缩间歇期应恢复原状。第三产程，因胎儿血循环停止，腹内压骤然下降，血压也恢复为原来水平。待产时，在各产程均需测量血压，一般2~4小时一次，如发现升高，观察更应密切，并于产后1~2小时再测一次，以便识别生理变化或病理范围，有利于及时处理。

4.分娩期呼吸系统及保健

产程进展过程中，由于子宫收缩及娩出胎儿的需要，母亲的氧耗量增加，约等于孕末期两倍。母儿需氧量增多，表现在呼吸频率，深度、节律及通气量均受影响，而且产生某些特征性的呼吸。妊娠期，由于子宫增大，膈肌上抬，胸廓活动加大，呼吸一般以胸式为主，气体交换保持不变。呼吸次数每分钟20次以内，呼吸较深。分娩期，产妇多表现为浅表、快速呼吸，每分钟呼吸次数增加，以缓解分娩应激和产痛。医务人员应认真指导孕妇，如何通过正确的呼吸方式消除紧张情绪，增加通气量，促进母体血氧供给。如果采用快而深的呼吸，虽然能增加每分通气量，但可出现过度通气，使血中二氧化碳急剧排出，引起一过性脑血管痉挛，使脑缺血，而孕妇出现如头晕、四肢末端麻木等不适。有研究表明，产妇呼吸过度，于第二产程有明显的血氧饱和量降低，血 pH 值下降。因此主张在规律宫缩前后采用深慢呼吸，以加强母、儿氧供。一般第一产程宜缓慢呼吸，经鼻缓慢吸气，经口用 3 秒钟时间缓慢呼出，呼气终末最好处于松弛状态。第二产程以屏气呼吸为特点，指导产妇在屏气明显能耐受时开始加腹压，闭口不漏气，宫缩高峰期保护会阴的手掌感到有抵抗。当胎头着冠时，充分吸气，经鼻呼气，使盆底肌、肛提肌不过分紧张，有利于减少产道损伤及继发感染机会。

5.分娩期消化系统变化及保健

分娩期胃肠平滑肌仍然处于低张力状态，胃的排空时间延长，结肠蠕动减弱，排空推迟。第一产程，初产妇宫颈扩张潜伏期或活跃期早期，无阴道流血、无胎位异常、无胎膜早破、无胎位未衔接、无剖宫产史、无严重心脏病等禁忌时，应给予温热肥皂水灌肠，即可清除粪便，避免在宫口开全后肛门括约肌松弛而排便污染，又可以反射性刺激宫缩。分娩期饮食宜进高热、易消化的流汁或半流汁。不能进食者，应酌情静脉输液。

6.分娩期泌尿系统变化及保健

分娩期输尿管轻度扩张和平滑肌张力降低依然存在，且妊娠后期膀胱三角区位置偏高，输尿管口间组织增厚，产程进展时，胎头下降挤压膀胱，均可致尿液瘀滞排尿困难。应鼓励产妇每 2~4 小时排尿一次，以免膀胱过度充盈，影响子宫收缩及胎头下降。若因为胎头下降压迫所致排尿困难者，要特警惕头盆不称所致之难产。6~8 小时小便不能自解者，应予以导尿。

（二）分娩期心理变化及保健

分娩是生理上的应激，孕妇的精神心理因素对分娩产生影响。目前我国以初产妇为主，无生育经验，对宫缩疼痛的认识不足，担心难产，面对陌生的环境，普遍存在焦虑、恐惧、等不安的情绪，心理负担较重。焦虑不安可导致宫缩乏力，影响产程进展。反之，强烈的宫缩疼痛更加重产妇的焦虑不安情绪，往往在分娩期大喊大叫，体力过多消耗，极易疲劳，致使产程延长，难产率高，分娩并发症及产后出血增加。同时，也促使孕妇神经内分泌发生变化，交感神经兴奋，儿茶酚胺升高，血压升高，导致胎儿缺血缺氧，出现胎儿宫内窘迫。有调查证实，孕妇在分娩期有恐惧感者占 98%；住院有心理负担和希望改善病房环境的占 82%，100%的孕产妇期望家属在身旁陪伴而得到鼓励和安慰。由上说明分娩期保健中针对精神心理因对分娩的影响采取有效措施势在必行。而且分娩期保健不应在分娩发动后才开始进行，应该在孕期举办多种形式的科普教育，提高孕妇对分娩这一自然生物学过程的认识，做好做母亲的充分思想准备，临产后尽早地、适时地对产妇进行心理护理，消除紧张焦虑情绪。医务人员的态度应亲切、热情，扎扎实实地做好待产和接生工作，让产妇有安全感。还应该积极创建和完善家庭化产房，顺应产妇的心理需要，增强产妇顺利分娩的信心，以减少产科异常情况的发生，进一步提高产科质量。目前，在全国推行的有“导乐”陪伴分娩及助产士陪伴分娩。它是一种以产妇为中心，有利于提高产时服务质量，促进母婴安全服务模式。

二、安全分娩

随着我国经济水平的发展人民生活水平提高，政府高度重视安全分娩。推行孕期保健、住院分娩、科学接生，及时发现分娩过程中异常，保障母婴安全，降低孕产妇及胎婴儿患病率、致残率及死亡率。我国孕产妇死亡率已由建国初期的 1500/10 万下降至 2012

年的 24.0/10 万。为保证安全分娩，应从以下几点做起。

（一）全面了解孕产妇情况并进行保健指导

1.了解孕产妇情况

分娩期应当对孕产妇的健康情况进行全面了解和动态评估，加强对孕产妇与胎儿的全产程监护，积极预防和处理分娩期并发症，及时诊治妊娠合并症。

（1）接诊时详细询问孕期情况、既往史和生育史，进行全面体格检查。

（2）进行胎位、胎先露、胎心率、骨盆检查，了解宫缩、宫口开大及胎先露下降情况。

（3）辅助检查：①全面了解孕期各项辅助检查结果；②基本检查项目：血常规、尿常规、凝血功能。孕期未进行血型、肝肾功能、乙肝表面抗原、梅毒血清学检测者，应进行相应检查；③建议检查项目：孕期未进行艾滋病病毒检测者，入院后应进行检测，并根据病情需要适当增加其他检查项目。

（4）快速评估孕妇健康、胎儿生长发育及宫内安危情况；筛查有无妊娠合并症与并发症，以及胎儿有无宫内窘迫；综合判断是否存在影响阴道分娩的因素；接诊的医疗保健机构根据职责及服务能力，判断能否承担相应处理与抢救，及时决定是否转诊。

（5）及早识别和诊治妊娠合并症及并发症，加强对高危产妇的监护，密切监护产妇生命体征，及时诊治妊娠合并症，必要时转诊或会诊。

2.分娩期的保健指导

（1）产程中应当以产妇及胎儿为中心，提供全程生理及心理支持、陪伴分娩等人性化服务。

（2）鼓励阴道分娩，减少不必要的人为干预。

（3）做好产时产妇心理保健，缓解紧张情绪，提高产妇对分娩应激的应对能力；向产妇介绍分娩的有关知识，随时告知产程进展情况，鼓励产妇及时进食进水，实行分娩镇痛，全程进行熟练的技术支持。

（二）对产妇和胎婴儿进行全产程监护

应积极做好如下几点：

1.积极预防滞产

及时识别和处理难产。

（1）严密观察产程进展，正确绘制和应用产程图，尽早发现产程异常并及时处理。无处理难产条件的医疗保健机构应当及时予以转诊。

（2）在胎儿娩出前严格掌握缩宫素应用指征，并正确使用。

（3）正确掌握剖宫产医学指征，严格限制非医学指征的剖宫产术。

2.积极预防产后出血

胎儿娩出后 24 小时内出血量达到或超过 500mL 者，剖宫产手术出血量超过 1000mL，称为产后出血。产后出血是一种严重威胁妇女生命健康的产科并发症，据统计在我国农村地区产后出血占孕产妇死亡原因的 50%左右。

（1）对有产后出血危险因素的孕产妇，应当做好防治产后出血的准备，必要时及早转诊。

（2）胎儿娩出后应当立即使用缩宫素，并准确测量出血量。2012 年 WHO 推荐对所有孕妇于第三产程时应用宫缩剂预防产后出血。如胎儿娩出后应当立即使用缩宫素，在胎儿前肩娩出时立即肌内注射缩宫素 10~20U，亦可静脉滴注以促进子宫收缩及胎盘剥离，防止产后出血。剖宫产的产后出血的预防推荐使用缩宫素（肌注或静滴）。对已经使用了缩宫素的产妇，不应该再把持续按摩子宫作为防止产后出血的干预措施。正确评估产后出血十分重要，估计出血量的方法有称重法、容积法、面积法及休克指数法。

（3）正确、积极处理胎盘娩出，仔细检查胎盘、胎膜、产道，严密观察子宫收缩情况。2012 年 WHO 建议产妇阴道分娩中，由熟练的助产士帮忙适度牵拉脐带以在一定程度上减少产后失血和缩短第三产程的持续时间；所有的新生儿均晚期钳夹脐带（出生后 1~3 分钟后进行），同时进行的必要的新生儿护理；不推荐早期钳夹脐带（出生后<1 分钟），除非是新生儿窒息，需要立即转移的复苏的情况下。

（4）产妇需在分娩室内观察 2 小时，由专人监测生命体征、宫缩及阴道出血情况。

（5）发生产后出血时，应当及时查找原因并进行处理，严格执行产后出血的抢救常规及流程。若无处理能力，应当及时会诊或转诊。

3.积极预防产褥感染

感染系指孕产妇患产褥热，以及新生儿感染败血症和破伤风等。感染可来自产妇自身感染和（或）外来感染。

预防措施如下：①助产过程中须严格无菌操作。进行产包、产妇外阴、接生者手和手臂、新生儿脐带的消毒；②对有可能发生产褥感染的产妇要合理应用抗生素，做好产褥期卫生指导。

4.积极预防新生儿窒息

（1）产程中密切监护胎儿，及时发现胎儿窘迫，并及时处理。

（2）胎头娩出后及时清理呼吸道。

（3）及早发现新生儿窒息，并及时复苏。

（4）所有助产人员及新生儿科医师，均应当熟练掌握新生儿窒息复苏技术，每次助产均须春 1 名经过新生儿窒息复苏培训的人员在场。

（5）新生儿窒息复苏器械应当完备，并处于功能状态。

5.积极预防产道裂伤和新生儿产伤

（1）正确掌握手术助产的指征，规范实施助产技术。

（2）认真检查软产道，及早发现损伤，及时修补。

（3）对新生儿认真进行体格检查，及早发现产伤，并及时予以处理。

6.在不具备住院分娩条件的地区，家庭接生

应当由医疗保健机构派出具有执业资质的医务人员或依法取得家庭接生员技术合格证书的接生员实施。家庭接生人员应当严格执行助产技术规范，实施消毒接生，对分娩后的产妇应当观察 2~4 小时，发现异常情况及时与当地医疗保健机构联系并进行转诊。

（三）安全接生必须具备的条件

1.接生的医务人员必须经过严格培训，提高理论水平及服务水平，掌握有关接生的全面知识和处理技能。

2.各级妇幼卫生机构应配备必需的医疗器械与药物，根据城市和农村各级医疗保健机构的分工不同，配备相应的医疗设备、器械及药物以加强产时监护。

3.各级医护人员应具备识别高危孕产妇的能力，结合本单位或本医院的技术、设备条件进行处理。条件或能力不足者应及时转入上级医疗单位处理。

4.医护人员应有高度的责任心，高尚的职业道德，加强分娩监护，正确处理分娩，严格遵守接生常规，提高产时质量。

三、保护、支持自然分娩

（一）剖宫产率升高的原因剖析

分娩是一个自然的生理现象，因为绝大多数母亲在十月怀胎后，都能经阴道自然分娩，只有少数母亲由于产道狭窄、产力异常或胎儿等因素经阴道自然分娩发生困难时，才需要采用剖腹手术取出胎儿，帮助完成分娩过程。随着围产医学的发展，对分娩期生理变化，尤其是血流动力学的研究，比较阴道分娩及剖宫产分娩对孕产妇的影响，提出了剖宫产是处理高危妊娠的一种方法，使剖宫产的应用范围有了扩大。一些产科疾病，如妊娠期高血压疾病、妊娠合并心脏病等过去被列为手术禁忌的情况，已可适时进行剖宫产来终止妊娠，从而保护母婴健康，降低了孕产妇和围产儿的死亡。另外，通过现代监护技术可及早发现胎儿窘迫，及时经剖宫产取出胎儿，使胎儿得以挽救。因此，剖宫产亦成为解决母婴并发症的一种手段。剖宫产率较以前有明显上升，成为一个世界性的倾向。

我国剖宫产在20世纪80年代末开始迅速上升，原国家卫计委妇幼司2002年的一项全国性调查显示，剖宫产率为38%~61%。WHO于2010年1月对亚洲9个国家的部分抽样调查显示中国的剖宫产率最高（46.2%），而其中无医学指征剖宫产率，中国也是最高（11.7%）。2012年我国平均剖宫产率为34.1%，关于我国剖宫产上升的原因，不少产科工作者都进行过调查和分析，其上升的原因归纳起来有以下几个方面：

1.手术技术及安全性的提高

由于手术技术的熟练，麻醉技术的改进，抗生素的使用，提高了手术的安全性，并减少了术后并发症。很多医师已将许多困难的阴道助产手术采用剖宫产术来替代；孕妇对剖宫产倾向于选择剖宫产为分娩的方式。

2.手术指征的改变和扩大

（1）综合因素：因头盆不称、产力异常，或胎位、胎儿异常所致难产是剖宫产首要指征，产钳已不再被使用。臀位现已成为剖宫产的主要指征之一。

（2）胎儿窘迫：监护胎儿宫内有无缺氧的手段日益增多，其假阳性率使胎儿宫内窘迫的诊断率上升，以此指征剖宫产者占剖宫产指征的比例也增高。

（3）产科合并症及并发症：目前已放宽重度子痫前期、子痫、心脏病、肝炎、急性脂肪肝等疾病的剖宫产手术指征。

（4）剖宫产后再次妊娠：这也是剖宫产率增高的主要原因。

（5）社会因素：比如选择分娩时辰、害怕分娩疼痛及孕妇盲目要求剖宫产等。医务人员压力大，分娩过程复杂多变，易引起医患纠纷，难于处理。

（二）自然分娩与剖宫产的比较

剖宫产是解决难产的一种手术方法，虽然剖宫产的安全性已大大提高，但是总要承担手术和麻醉的风险，难免在术中、术时发生并发症或意外，使母亲、婴儿安全受到影响。剖宫产术有近期并发症如出血多，子宫切口撕裂，邻近脏器损伤，羊水栓塞，麻醉并发症，胎婴儿窒息、湿肺、肺透明膜病变；远期并发症如子宫内膜炎，尿路感染，盆腔炎和深静脉栓塞，切口血肿和感染，子宫切口裂开致晚期产后出血，窦道或瘘孔形成，腹壁切口内膜异位症等。剖宫产术后恢复总是比自然分娩慢些，住院天数也长，费用也高。

剖宫产时由于胎儿是直接从腹部切口取出，胎儿呼吸道内的羊水和黏液未能在通过阴道经受阴道挤压时排出，因此新生儿发生湿肺（如肺透明膜病和呼吸窘迫综合征）的机会比自然分娩儿多。至于剖宫产对婴儿的远期影响，近年有报道，精神科医师发现剖宫产儿患感知综合失调而引起学习困难的较阴道自然分娩儿为多，因为剖宫产使孩子失去了唯一的经过产道挤压获得触觉训练的机会，引起出生后触觉学习不良。

随着剖宫产率的增加，一般而言，剖宫产者的死亡率高于阴道分娩者，甚至高达7倍（如荷兰）。国内外报道一致。关于剖宫产与围产儿死亡率的关系，因发现胎儿窘迫施行剖宫产围产儿死亡率有所下降。但是，随着剖宫产率的明显增加，围产儿死亡率并未相应显著下降。

总之，剖宫产是解决难产和某些母婴并发症的一种手段，并不是一种理想的分娩方式。

（三）保护与支持自然分娩的措施

为保护与支持自然分娩，开展分娩产前教育，加强分娩期保健，实施陪伴分娩，以及做好分娩镇痛被公认为有效的措施。

1.产前教育

在产前对孕妇进行分娩教育，是保护和支持自然分娩的重要措施之一。目前我国孕妇绝大多数是初产妇，对分娩缺乏亲身体验和经历，随着预产期的临近，准妈妈的心理会发生变化。既期待着分娩的来临和宝宝的降生，又担心分娩时是否会发生意外，再加上传统的观念使她们对分娩产生了恐惧和紧张的心理。这种心理在临产时会对产程产生负面的作用，影响产程的顺利进展。因此，对孕晚期的准妈妈开展产前教育，消除紧张和恐惧感，保持良好的心态，以顺利完成自然分娩。产前教育的内容包括：

（1）分娩知识：要用通俗易懂的语言及图像、模型等手段，普及分娩有关知识：①分娩四要素：产力、产道、胎位和精神心理因素；②分娩三产程：各产程的过程、产妇的感受，以及相应的处理；③临产先兆和潜伏期的表现。

（2）分娩前的准备：包括生理、心理和物质三方面的准备。

（3）临产的表现，急诊入院的指征。

（4）分娩疼痛的原因和分娩镇痛的方法。

（5）陪伴分娩的意义和重要性，使家属能早做准备，在产时可实行陪伴。

（6）产时各产程处理要点（详见妇产科学第八版教材分娩章节）。

2.陪伴分娩

妇女生孩子的能力和哺乳能力一样，很受环境和周围人的影响，在分娩过程中如果有人陪伴，给予鼓励和支持，有利于分娩的顺利进行，是保护与支持自然分娩的一个重要措施。目前，在全国推行的陪伴分娩有“导乐”陪伴分娩与助产士陪伴分娩。“导乐”是从希腊词“Doula”翻译而来，意为女性看护者。导乐陪伴分娩是美国的克劳斯医师（M.Klaus）倡导的，是指一个有生育经验而且富有爱心、同情性、责任心，具有良好的人际交往技能的妇女，能在分娩过程中通过目光、语言和行动来帮助产妇，使她在产程中能最好地发挥自身潜力来完成分娩过程。陪伴分娩是一种以产妇为中心的服务模式，有利于提高产时服务质量，促进母婴安全。

第一产程早期：尽可能鼓励产妇多走动，使胎头下降，缩短产程。洗温水澡（胎膜未破者），以放松身体缓解疼痛。多变换体：站、蹲、走，避免平卧位。多喝饮料，可以补充饮料，尽量排尿，减小对子宫收缩的影响。不断表扬和鼓励产妇，不断解释说明疼痛的作用，及产程变化情况。用手抱住产妇，或握住产妇手，用温毛巾给产妇擦脸，给产妇按摩背部。提醒产妇眼睛睁开，观察周围环境，以分散对疼痛注意力。

第一产程晚期：此时子宫收缩更强，间隔时间更短，更应全身心地给予支持和鼓励。

第二产程：无屏气感时，鼓励产妇坚持活动（立、走、蹲），有屏气感时，指导下屏的方法。改变体位，避免平卧位。多喝饮料。指导正确呼吸、屏气，及鼓励。

产后：分娩结束后，可让产妇和新生儿多接触。产后第二天与夫妇一起回忆分娩过程，让夫妇分享感受。并鼓励产妇尽早开始哺乳。

3.分娩镇痛

分娩镇痛即在分娩过程中由麻醉科医师提供的镇痛技术和生命体征监测，为母婴提供安全、舒适的分娩条件。分娩镇痛的方式有多种，包括全身性药物镇痛、吸入麻醉药镇痛、椎管内阻滞镇痛、心理助产法、经皮神经电刺激等。另外，其他区域麻醉技术，如骶尾部或宫颈旁阻滞技术现应用较少。分娩疼痛是客观事实，分娩疼痛有生理和心理学基础。分娩镇痛不仅能支持产妇的心理健康，而且还有利于增强自然分娩的信心。目前，有不少产妇是因为怕分娩疼痛而要求施行剖宫产术。

分娩镇痛所采用的方法要求：①对产程无影响或可加速产程；②对母婴无害；③起效快，作用可靠，方法简便；④产妇需保持清醒。常用的方法有药物性和非药物性两大类。

（1）非药物性镇痛：非药物镇痛操作简单、易行、安全，且对母婴无不良影响。目前推荐的非药物镇痛包括：①产前教育：使产妇了解分娩有关知识、产程经过、产痛的原因及作用；②心理劝导，肌肉放松训练，分散注意力，自由行走及温水浴等，可减轻疼痛；③呼吸镇痛：第一产程早期，胸式呼吸深而慢，宫缩开始和结束时用鼻吸气，用口呼气，间歇期停止；④按摩：压迫两侧髂前上棘和（或）耻骨联合，两侧腰部；⑤陪伴分娩：给予产妇精神、心理、生理、体力全方位的支持；⑥针灸镇痛：可针刺合谷、内关、足三里等穴位；⑦电磁刺激：采用神经电刺激仪以减轻孕妇疼痛。

（2）药物镇痛：①全身用药镇痛：是最主要的镇痛方法。常用药物有：地西泮、哌替啶等。其缺点在于对产妇过度的镇静作用会使产程延长，且对胎儿的呼吸中枢有抑制作用；②吸入镇痛法：是一种产妇自己控制的镇痛方法，常用的是一氧化氮。产妇在吸入麻醉过程中胃反流物的危险性亦影响了这一方法的临床应用；③神经阻断方法：宫颈神经旁阻断法是指当第一产程进入活跃期、宫颈扩张 3~4cm 时，在宫颈旁 3、9 点处，注射 1%利多卡因。阴部神经阻断法常用于第二产程会阴切开前；④硬膜外阻滞镇痛法：在宫颈扩张 2~4cm 的活跃早期，穿刺点为 L2~3 或 L3~4，实施硬膜外阻滞。给药方法有 3 种：间断注药法，即镇痛作用消失后再次给局部麻醉药；注药泵法，即按需要以≤1%利多卡因 2~4mL/h 速度持续给药，药量小，血中药物浓度恒定，低血压发生少；产妇自控硬膜外镇痛（PCEA）。

药物选用有：利多卡因、丁哌卡因、芬太尼及舒芬太尼等，复合用药效果更好。近来，硬膜外分娩镇痛法有很大改进，但仍有其潜在的缺点：①镇痛起效慢；②由于硬膜外导管位置的关系，有时镇痛效果欠佳；③采用的硬膜外局麻药液可能引起不必要的运动阻滞从而影响产程。总之，分娩是一个复杂的疼痛模型，其镇痛有多种方法。更新观念，重视分娩镇痛，提高分娩镇痛水平，也是产科服务中一个十分重要的内容。

4.开展人性化的产科服务

人性化服务的总原则是一切服务以产妇为中心的模式，要以“爱母分娩行动”为准则。应为孕产妇提供舒适、温馨、宁静而安全的环境；尊重孕产妇的尊严、感受，注意保护隐私，提供生理、心理、精神的支持；提供陪伴分娩服务；以循证医学的原则来确定适宜技术，减少医疗干预：对有效的、应鼓励使用的，如陪伴分娩、自由体位、非药物性镇痛等应积极采用；对无效的或有害的应废弃的措施，如灌肠、剃毛、肛查，及常用但不适宜的措施如限制饮食、全身性药物镇痛、胎儿电子监护、静脉滴注、会阴切开等，不应该再作为常规使用的方法。如医务人员转变服务模式，保护与支持自然分娩；孕产妇能通过健康教育提高自我保健能力，增强自然分娩的信心，剖宫产率是可以降低的。

四、产时急救

产时急症能否得到及时适当的处理，不仅是关系到胎儿的安全，也与孕产妇自身安危密切相关，因此，产科医师必须对产时急救相关知识全面掌握、并了解各种产时急救的预防措施。常见的产时重症有子痫、心力衰竭、羊水栓塞、产后出血与失血性休克、子宫先兆破裂、子宫破裂、忽略性横位等。为做好抢救工作，必须对各种重症有全面了解，并能早期诊断及时处理，而预防工作则更重要。

（一）子痫

子痫是妊娠期高血压疾病最严重的阶段，是妊娠期高血压疾病所致母儿死亡的最主要原因，应积极处理。处理原则为控制抽搐，纠正缺氧和酸中毒，控制血压，抽搐控制后终止妊娠。

1.子痫的处理

（1）防止损伤：主要是患者抽搐时别咬伤舌，一般要用压舌板挡住。

（2）防止吸入：取头低侧卧位，防黏液阻塞呼吸道。清除口腔内分泌物，以免吸入影响呼吸道通畅。

（3）防止再次抽搐：可用25%硫酸镁20mL加于25%葡萄糖液20nd静脉推注（>15分钟），继之用以1.5~2.0g/h静脉滴注，维持血药浓度，同时应用有效镇静药物，控制抽搐；还可用20%甘露醇250mL快速静脉滴注降低颅压。

（4）控制血压：脑血管意外是子痫患者死亡的最常见原因。当收缩压持续≥160mmHg，舒张压≥110mmHg时要积极降压以预防心脑血管并发症。

（5）纠正缺氧：子痫发作时需保持气道通畅，维持呼吸、循环功能稳定，予以面罩或气囊吸氧。

（6）记出入量：留置尿管记出入量，记患者24小时出入量，特别是每小时出入量。

（7）监护胎儿：对其进行胎心监护，注意其胎心变化。

（8）各种治疗操作均需轻柔，减少医护干预，保持环境安静以减少刺激。

（9）完善各项相关检验，了解肝肾功能变化、血小板是否减低、胆红素是否升高，特别是间接胆红素的升高等，如有异常情况予以积极处理。

（10）一般抽搐控制后 2 小时可考虑终止妊娠。对于早发型子痫前期治疗效果较好者，可适当延长孕周，但须严密监护孕妇和胎儿。

同时还要注意预防产妇视网膜剥脱及肝、肾、脑血管出血等并发症，询问产妇视物是否清楚、有无牙龈出血、有无上腹部疼痛等；HELLP 综合征（溶血、肝酶升高和血小板减少综合征）是重度子痫前期比较容易发生的，也应引起重视。

2.子痫的预防

（1）加强孕期保健管理，重视产前检查，及时筛查出高危孕妇，同时做好宣教，引起患者及家属对疾病的重视并能积极配合治疗。

（2）入院后重视病史的询问、采集，尤其一定要重视对不定期产前检查或从未产前检查的孕妇的情况。为防止患者隐瞒病史，必要时可避开家属，与其单独交流。

（3）重视实验室检查结果，对入院时血压不高或升高不显著者，但尿蛋白可疑或阳性、血小板减少、凝血功能异常、心电图异常等，必要时可定时监测血压变化，并做进一步检查等。

（4）定期监测血压，门诊产前检查仅 1 周或数周测量血压一次，有不定期检查者测量更少，并不能很好反映出血压变化情况，所以孕妇入院后，一般每天早晚各测量血压一次。可疑的孕产妇可 6~8 小时监测一次。入院时已确诊为妊娠期高血压疾病的孕妇，可根据需要定时监测血压变化，以便及时发现异常情况并予以积极治疗。

（5）左侧卧位休息，保证充足的睡眠。

（6）重视患者自觉症状的观察与分析，使有前驱症状者尽可能得到预防而避免子痫的发生。大多数子痫患者在子痫发生前有不断加重的重度子痫前期，如出现：头晕、头痛、眼花、血压突然升高等，但有的子痫仅表现为胃部不适、恶心、胸闷等，易被误认为饮食引起。

（7）做好宣教及心理安抚，使孕产妇保持一个平静、安稳的心情。

（8）重视产后休息、镇痛及关心。产后也不能放松警惕。对那些在乎婴儿性别的孕产妇更要引起重视，多与其交流，使其打开心结，还要注意观察阴道出血情况。⑨对确诊的子痫前期孕妇一定要让其住院，并按治疗原则进行治疗。

（二）急性心力衰竭

妊娠期、分娩期及产褥期均可能使心脏病患者的心脏负担加重而诱发心力衰竭，是孕产妇死亡的重要原因之一。妊娠合并心脏病在我国孕产妇死因顺位中高居第二位，位居非直接产科死因的首位，我国发病率约为 1%。

1.妊娠合并心脏病的种类

先天性心脏病、风湿性心脏病、妊娠期高血压疾病性心脏病、围产期心肌病、心肌炎及贫血性心脏病等。

2.心衰诱因

感染、心律失常、水容量增加、过度体力消耗或情绪激动、治疗不当、原有心脏病变加重或并发其他疾病等。

3.心衰先兆

心衰前常有体重增加，水肿加重，咳嗽加剧，尤其在夜间发生。

4.心衰的早期诊断

轻微活动后即有胸闷、气急及心悸，休息时心率超过110次/分，呼吸超过20次/分，夜间感觉胸闷需起床或坐起呼吸新鲜空气，肺底部出现少量湿啰音，咳嗽后不消失。

5.心衰的诊断

如有气急、发绀、端坐呼吸，咳嗽或痰中带血、肺底部持续性啰音，颈静脉怒张，上肢静脉压升高，循环时间延长，肝脏肿大、压痛等症状和体征时，均为心力衰竭的表现。

6.预防保健

（1）避免过劳及情绪激动，保证充足的休息，每天至少睡眠10小时。

（2）孕期适当控制体重，整个孕期体重增加不宜超过12kg，高蛋白、高维生素、低盐、低脂饮食，孕期每天限制钠盐在2g左右，16周后，每天食盐量不宜超过4~5g。

（3）防止心衰诱因：如心房颤动、妊娠期高血压疾病、上呼吸道感染、产后发热、劳累过度、输液过多过快等。定期进行超声心动图检查，了解心脏功能情况。

（4）纠正贫血：应用铁剂或含铁丰富的食物。

（5）及早控制感染：心脏病孕妇分娩或手术前常规应用抗生素。

（6）严重心脏病应劝告避孕、人工流产或绝育。

7.心衰的处理

（1）首先控制心衰：静脉注射毛花苷C，首剂0.4~0.8mg，2小时后酌情再给0.2~0.4mg。

（2）给氧及抗泡沫疗法：为了促进肺毛细血管壁从肺泡内获取氧气，可用面罩给氧与20%~30%酒精液混合吸入，或鼻管给氧与95%酒精溶液混合吸入。最好的抗泡沫剂为1%硅酮溶液以代替酒精。

（3）适当应用镇静、镇痛剂：如哌替啶、异丙嗪及地西泮等，使产妇保持安静。

（4）氨茶碱：0.25g溶于50%葡萄糖20mL，缓慢静脉注射，必要时2~4小时后可重复静注，该药具有兴奋心肌、扩张冠状动脉、增加心排出量，并具有扩张肺血管及支气管作用。

（5）利尿剂：呋塞米20~40mg，静脉推注，2小时后可重复应用。注意补钾。

（6）尽早结束分娩：宫颈开全后，防止产妇用力屏气，应行会阴侧切助产（胎头吸引术、产钳术、臀牵引术等助产）。妊娠晚期发生心力衰竭，原则是待心力衰竭控制后再行产科处理，应放宽剖宫产手术指征。

（7）胎儿娩出后，为防腹压突然下降，加重心衰，腹部应置沙袋加压。

（8）产后如子宫收缩不良，可静脉注射或肌内注射缩宫素10~20U，禁用麦角新碱，以防静脉压增高。如遇产后出血，在控制输注速度下，可以输血。

（9）产程开始及产后均应使用抗生素预防感染。产后严密观察心率、心律、血压、呼吸及体温，保证休息，产后不宜哺乳，不宜再次妊娠，可在产后1周行绝育术，产后继续用强心药物。

（10）血栓的预防：如怀疑患者为高凝状态，可予小剂量低分子肝素预防血栓的预防。

（三）羊水栓塞

羊水栓塞（AFE）是指在分娩过程中，羊水突然进入母体血循环，引起急性肺栓塞、过敏性休克、弥漫性血管内凝血（DIC）、肾衰竭等一系列病理改变的严重分娩并发症，死亡率高达60%以上。

1.诱因

（1）胎膜早破、人工破膜或剥膜。

（2）缩宫素引产、催产。

（3）宫缩强烈、产程进展快或急产。

（4）羊水混浊含胎粪。

（5）软产道损伤

（6）合并前置胎盘或胎盘早期剥离。由于羊膜和绒毛膜破裂，子宫壁血窦开放，强烈宫缩造成宫内压力增加，使羊水进入母体血循环，促使本病的发生。

2.临床表现

首先表现为心肺功能衰竭和脑缺氧的症状，如气急、烦躁、呛咳、呼吸困难、发绀、抽搐、昏迷、血压下降等。继之子宫大量出血、血液不凝固，手术伤口、全身黏膜皮肤、胃肠道和泌尿道也可出血。最后发生急性肾衰竭，出现无尿及尿毒症征象。

3.诊断

（1）临床表现及病史：羊水栓塞的诊断主要是根据诱发因素、临床症状和体征。在诱发子宫收缩、子宫颈扩张或分娩、剖宫产过程中或产后短时间内出现下列不能用其他原因解释的情况：①血压骤降或心脏骤停；②急性缺氧如呼吸困难、发绀或呼吸停止；③凝血机制障碍，或无法解释的严重出血。有这些情况首先诊断为羊水栓塞，并立即按羊水栓塞抢救，同时进行下列检查。

（2）辅助检查：①血涂片查找羊水有形物质：采集下腔静脉血，镜检见到羊水有形成分支持诊断；②床旁胸部X线摄片：双肺弥散性点片状浸润影，沿肺门周围分布，伴右心扩大；③床旁心电图或心脏彩色多普勒超声检查：提示右心房、右心室扩大，而左心室缩小，ST段下降；④与DIC有关的实验室检查示凝血功能障碍。

（3）若尸检，可见肺水肿、肺泡出血，主要脏器如肺、胃、心、脑等血管及组织中或心内血液离心后镜检找到羊水有形物质。

4.预防保健

为避免诱发因素，可采取下列措施：

（1）加强产前宣教，适时适龄怀孕，孕前应治疗可能影响妊娠的疾病如糖尿病、高血压、贫血，妊娠年龄最好在35岁以内，身体健康情况下妊娠。

（2）加强孕期保健，定期产前检查，加强营养，及时补钙补铁，预防贫血，及早发现和治疗产科合并症，如妊娠期糖尿病和妊娠期高血压疾病，将血压和血糖控制在合适水平，发现死胎及胎儿畸形，及早引产，选择合适的引产方法。

（3）遇有前置胎盘、胎盘早剥、子宫破裂等病理情况时应警惕羊水栓塞发生。

（4）加强产时监护，严格掌握医疗指征，产程中不能盲目凭经验去干预产程的自然进展：①掌握产科催产素的使用指征；②静点催产素时必须严密观察，控制宫缩过强，对急产或产力过强者，适当给予镇静剂如哌替啶 50mg 肌注，或子宫松弛剂硫酸镁 5g 肌注，也可用沙丁胺醇 4.8mg 口服；③人工破膜时应避开宫缩期，在宫缩间歇时进行。破膜时用针刺胎膜，使羊水缓慢流出；④尽量减少会阴侧切术，严格掌握剖宫产指征，预防子宫和产道裂伤。手术操作应轻柔，注意子宫切开后及时吸尽羊水。其意义就在减少分娩并发症的产生；⑤一旦发现临床症状，及早进行抢救，必要时行子宫切除以挽救患者生命；⑥剖宫产术中子宫切口血窦应钳夹止血，并用纱布垫保护伤口，然后再刺破羊膜囊吸出羊水；⑦中期妊娠钳刮术时，必须待破膜羊水全部流出后再行钳刮和使用催产素；⑧行羊膜腔穿刺引产时，穿刺最多不超过 3 次。

5.分娩期急救

一旦怀疑羊水栓塞，立刻进行抢救。保持呼吸道通畅，立即面罩给氧，或气管插管正压给氧，必要时气管切开；保证供氧以改善肺泡毛细血管缺氧状况，预防及减轻肺水肿；改善心、脑、肾等重要脏器的缺氧状况。

（1）抗过敏、解除肺动脉高压、改善低氧血症。①抗过敏：应立即给予大剂量肾上腺糖皮质激素抗过敏、解痉，稳定溶酶体，保护细胞，予以氢化可的松或地塞米松治疗；②解除肺动脉高压：盐酸罂粟碱为首选药物，在应用盐酸罂粟碱的同时予以阿托品治疗。常用的药物还有氨茶碱和酚妥拉明。

（2）抗休克：羊水栓塞引起的休克比较复杂，与过敏、肺源性、心源性及 DIC 等多种因素有关，应综合考虑。①补充血容量：不管任何原因引起的休克都存在有效血容量不足问题，尽快补充新鲜血和血浆。扩容可选用低分子葡萄糖酐 40、葡萄糖注射液，但每天输入量不超过 1000mL。同时抢救过程中应测定中心静脉压（CVP），了解心脏负荷状况、指导输液量及速度，并可抽取血液检查羊水有形成分；②升压药物：常用药物有多巴胺和间羟胺；③纠正酸中毒：用 5%碳酸氢钠液 250mL 静脉滴注，并及时纠正电解质紊乱；④纠正心衰：常用药物有毛花苷 C 和毒毛花苷。

（3）防治 DIC：①肝素：用于治疗羊水栓塞早期的高凝状态，25~50mg 加 5%葡萄糖液 100mL 静脉滴注，1 小时后再以 25mg 加 5%葡萄糖液 200mL 静脉缓滴，24 小时总量不超过 100mg。若有出血倾向，应给予抗纤溶药物；②补充凝血因子：应及时输新鲜血或血浆、纤维蛋白原每次 2~4g；③抗纤溶药物：纤溶亢进时，用氨基己酸（4~6g）、氨甲苯酸（0.1~0.3g）、氨甲环酸（0.5~1.0g）加于 0.9%氯化钠注射液或 5%葡萄糖液 100mL 静脉滴注。

（4）预防肾衰竭：羊水栓塞发生的第三阶段为肾衰竭阶段，注意尿量。当血容量补足后，若仍少尿应选用呋塞米 20~40mg 静脉注射，或 20%甘露醇 250mL 快速静脉滴注（10mL/min），扩张肾小球动脉（有心衰时慎用）预防肾衰，无效者提示急性肾衰竭，应尽早采取血液透析等急救处理。

（5）预防感染：应选用肾毒性小的广谱抗生素预防感染。

（6）产科处理：若发生于胎儿娩出前，应积极改善呼吸循环功能，防止 DIC，抢救休克，待好转迅速结束分娩。在第一产程发病者剖宫产终止妊娠；第二产程发病者阴道助产，并密切观察子宫出血情况。若发生产后出血，经积极处理仍不能止血者，应行子宫切除，以减少胎盘剥离面开放的血窦出血，争取抢救时机。

（四）产后出血及失血性休克

产后出血按发生的时间不同可分为早期产后出血（胎儿娩出后 24 小时内出血量 ≥500mL，剖宫产时超过 1000mL），产后出血的原因为子宫收缩乏力、胎盘因素、软产道损伤及凝血机制障碍。

产后出血常引起失血性休克。休克的严重程度与失血量的多少、失血速度以及患者全身情况有直接关系。休克时间过长，抢救越晚，需输血量越多，抢救效果越差，故应及时诊断，迅速处理。

1.临床表现

胎儿娩出后阴道流血及出现失血性休克、严重贫血等相应症状，是产后出血的主要临床表现。

（1）阴道流血：胎儿娩出后立即发生阴道流血，鲜红色，应考虑软产道裂伤；胎儿娩出后数分钟出现阴道流血，暗红色，应考虑胎盘因素；胎盘娩出后阴道流血较多，应考虑子宫收缩乏力或胎盘、胎膜残留；胎儿娩出后阴道持续流血，且血液不凝，应考虑凝血功能障碍；失血表现明显，伴阴道疼痛而阴道流血不多，应考虑隐匿性软产道损伤，如阴道血肿。

剖宫产时主要表现为胎儿胎盘娩出后胎盘剥离面的广泛出血，宫腔不断被血充满或切口裂伤处持续出血。

（2）低血压症状：患者头晕、面色苍白，出现烦躁、皮肤湿冷、脉搏细数、脉压缩小时，产妇已处于休克早期。

2.诊断

主要根据临床表现、估计出血量，明确原因，及早处理。但需要注意的是估测的出血量往往低于实际失血量。

（1）估测失血量有以下几种方法：①称重法：失血量（mL）＝[胎儿娩出后接血敷料湿重（g）—接血前敷料干重（g）]/1.05（血液比重 g/mL）；②容积法：用产后接血容器收集血液后，放入量杯测量失血量；③面积法：可按接血纱布血湿面积粗略估计失血量；④休克指数法（si）：休克指数＝脉率/收缩压（mmHg），31＝0.5 为正常；SI＝1 时则为轻度休克；1.0~1.5 时，失血量约为全身血容量的 20%~30%；1.5~2.0 时，约为 30%~50%；若 2.0 以上，约为 50%以上，重度休克。上述方法可因不同的检测人员而仍有一定的误差。

（2）产后出血的病因诊断：①宫缩乏力：发生于滞产、产程延长、妊高征、前置胎盘、子宫过度膨胀、子宫发育不良、产妇精神过度紧张或镇静剂应用过多。出血多发生于胎盘娩出后，为阵发性出血，子宫软、收缩差，按摩挤压后排出暗红色血液及血块；②胎盘因素：胎儿娩出后 30 分钟胎盘尚未娩出，影响子宫收缩而出血。出血发生在胎盘娩出前，阵发性出血不止，呈暗红色。其原因：

1）胎盘已剥离，因子宫收缩乏力，腹肌收缩不良或因膀胱充盈使胎盘滞留在宫腔内。

2）胎盘部分剥离、部分未剥离，影响宫缩而出血。

3）胎盘粘连，使用宫缩剂仍不能使其剥离，需徒手行人工剥离胎盘术取出胎盘。

4）胎盘植入，即胎盘全部或部分长人子宫肌层，用手进宫腔试行剥离时，发现子宫与胎盘间无分界线，不能剥离分开。

5）胎盘或胎膜残留，检查娩出的胎盘有缺损或胎膜边缘有断裂血管，则为胎盘小叶或副胎盘残留。

6）胎盘嵌顿，胎盘已剥离，因子宫收缩不协调，形成收缩环，影响胎盘娩出。

③软产道损伤：多发生于急产、横位、巨大儿分娩，产钳术时宫口未开全，臀位时后出胎头强行牵拉等情况。出血发生于胎儿娩出后即刻，为持续性出血，血色鲜红，出血时宫缩良好。疑有软产道裂伤时，应立即仔细检查宫颈、阴道及会阴处是否有裂伤。

1）宫颈裂伤：巨大儿、手术助产、臀牵引等分娩后，常规检查宫颈。裂伤常发生在宫颈 3 点与 9 点处，有时可上延至子宫下段、阴道穹隆。如宫颈裂口不超过 1cm，通常无活动性出血。

2）阴道裂伤：检查者用中指、示指压迫会阴切口两侧，仔细查看会阴切口顶端及两侧有无损伤及损伤程度，有无活动性出血。如有严重的会阴疼痛及突然出现张力大、有波动感、可触及不同大小的肿物，表面皮肤颜色有改变为阴道壁血肿。

3）会阴裂伤：按损伤程度分为 4 度，Ⅰ度裂伤指会阴部皮肤及阴道入口黏膜撕裂，出血不多；Ⅱ度裂伤指裂伤已达会阴体筋膜及肌层，累及阴道后壁黏膜，向阴道后壁两侧沟延伸并向上撕裂，解剖结构不易辨认，出血较多；Ⅲ度裂伤指裂伤向会阴深部扩展，肛门外括约肌已断裂，直肠黏膜尚完整；Ⅳ度裂伤指肛门、直肠和阴道完全贯通，直肠肠腔外露，组织损伤严重，出血量可不多。

④凝血机制障碍：为少见原因。孕前已有血液病存在，孕时合并或并发羊水栓塞、胎盘早剥、重症肝炎、妊娠期高血压疾病、死胎滞留宫内过久而导致 DIC 引起。出血发生于胎盘娩出后，持续出血不止，无凝血块形成或有凝血块但很快溶化。检查子宫收缩良好，胎盘完整。

3.产后出血的处理

处理原则为寻找病因制止出血，预防休克及感染。

（1）宫缩乏力：①排空膀胱，必要时导尿；②子宫收缩药的使用：10IU 肌注、静注或经腹宫壁注射。前列腺素类药物也可使用；③按摩子宫或刺激乳头以促进宫缩；④宫腔纱条填塞或宫腔放置球囊压迫止血；⑤出血不止时，根据情况可做子宫压缩缝合术、子宫动脉上行支结扎术、髂内动脉结扎术。有条件医院可用髂内动转造影栓塞术。必要时切除子宫。

（2）胎盘滞留：分为以下几种：①胎盘已剥离但未排出，注射缩宫素、按摩子宫，待子宫收缩变硬后，一手压迫宫底，另一手轻轻牵拉脐带，使胎盘娩出；②胎盘已剥离，但由子宫口缩小或子宫下段狭窄环将胎盘嵌顿子宫腔时，可从静脉注射地西泮 10mg，也可皮下注射阿托品 0.5mg，必要时用麻醉剂使狭窄环松解，然后徒手取出胎盘；③胎盘残留，用胎盘钳及大刮匙取出残留胎盘组织；④胎盘粘连，即行人工剥离胎盘术；⑤人工剥离胎盘困难，胎盘组织与子宫肌层无界面，应诊断为胎盘植入，不可强行分离，如有活动性出血、病情加重或恶化、穿透性胎盘植入时，应作子宫切除术。

（3）软产道裂伤：个别可裂至子宫下段。阴道裂伤最易发生于阴道后壁近穹隆处和会阴部。故应依次检查，仔细缝合。

（4）凝血功能障碍：应输新鲜血、纤维蛋白原，酌情慎重应用肝素或抗纤溶制剂。

4.产后出血的预防

（1）产后出血预防方面认真做好围产期保健三级管理，做到产前预防，孕前及孕期保健，加强婚前宣教，做好计划生育指导，减少多产、人流及引产次数，减少因胎盘因素所致产后出血；提高围产保健质量，积极筛查高危妊娠，针对潜在的产后出血高危因素进行防治；分娩期要做好五防（防出血、防滞产、防产伤、防感染、防窒息），特别注意预防产后出血：严密观察产程，及早发现和处理难产；正确处理产程，保护会阴，避免产伤；严格掌握使用宫缩剂的适应证和禁忌证，使用宫缩剂时加强监护；严格执行产后 2 小时产房观察制度，产后 2 小时是产后出血发生高峰期。产妇应在产房观察 2 小时，监测生命体征、子宫收缩及阴道流血等情况，发现异常及时处理。

（2）加强医护人员对产后出血的救治能力，特别是出血性休克的处理。产后出血多而急，血容量急剧下降而易发生低血容量休克，可导致产妇死亡。在治疗抢救中应注意：正确估计出血量，判断休克程度；针对出血原因行止血的同时，积极抢救休克；建立有效的静脉通道，选择合理的输液种类，尽快尽早恢复血容量；给氧，纠正酸中毒；应用升压药物及肾上腺皮质激素改善心肾功能等。

（3）加强人员培训对全体产科医务人员进行业务培训，掌握孕产妇危、急、重症的抢救、监测、护理。特别加强对医护人员的急救技术训练，要全体产科医护人员熟悉掌握各种妇产科危重患者抢救常规和掌握各种急救设备、仪器的性能和使用方法。

（4）建立完善的孕产妇抢救组织，发生产后出血患者时能及时组织抢救人员到位，并能很好地协调各方面的关系（技术力量、人力、车辆、血源、设备等），为抢救工作的顺利进行提供保证。

（5）产后出血抢救重要的一环在于及时发现与处理，而及时地发现产后出血主要依靠产房工作人员和护士认真细致的观察。因此，必须以高度的责任心，严谨的科学态度，审慎、慎独的精神做好病情的观察。

（五）子宫先兆破裂及子宫破裂

子宫破裂指在妊娠晚期或分娩期子宫体部或子宫下段发生裂开，是产科严重并发症，使围产儿死亡率及产妇死亡率明显增加，常发生在围产保健条件较差的地区，应积极预防其发生。子宫破裂前除子宫瘢痕破裂外常有先兆破裂阶段，应充分认识子宫先兆破裂的征象。

1.子宫破裂的原因

子宫破裂原因有多种，有时是综合性的。常见原因为瘢痕子宫再次分娩，阻塞性分娩（如骨盆狭窄、头盆不称、胎位异常、盆腔肿瘤、软产道异常等），滥用缩宫素，不正规及粗暴的助产术。

2.子宫先兆破裂的临床表现

（1）产妇有较强的宫缩或强直性宫缩，表现为疼痛难忍和烦躁不安。

（2）有分娩受阻的表现，先露高而不降，胎头颅骨重叠。

（3）子宫下段变薄延长且有压痛。

（4）出现病理性缩复环，子宫体部变硬变厚，而下段变薄变软，腹壁上可见两者间有一环形凹陷逐渐上升达脐或脐以上。

（5）胎心改变或不易听清。

（6）排尿困难，导尿可见血尿。

3.子宫破裂的临床表现

在子宫先兆破裂的基础上，突然发生撕裂状腹痛，继之宫缩停止，腹痛暂减轻，待羊水、血液进入腹腔，但很快又有全腹疼痛，常伴内出血休克，全腹压痛、反跳痛、肌紧张，可有移动性浊音。触诊胎体明显，位于腹部一侧，另一侧可触及缩小的子宫，胎心消失，先露回缩，阴道流出鲜红血液。

4.紧急处理

（1）子宫先兆破裂：应立即抑制子宫收缩：肌内注射哌替啶 100mg，或静脉全身麻醉。立即行剖宫产术。

（2）子宫破裂：在输液、输血、吸氧和抢救休克同时，无论胎儿是否存活均应尽快手术治疗。①子宫破口整齐、距破裂时间短、无明显感染者，或患者全身状况差不能承受大手术，可行破口修补术。子宫破口大、不整齐、有明显感染者，应行子宫次全切除术。破口大、撕伤超过宫颈者，应行子宫全切除术；②手术前后给予大量广谱抗生素控制感染。

5.预防

（1）重视对瘢痕破裂风险的评估：对于有剖宫产手术病史的孕妇若再次妊娠，建议剖宫产后 2~3 年再次妊娠，并在妊娠前行超声检查，了解上次剖宫产后子宫下段恢复情况，若子宫下段瘢痕处有薄弱区，很容易发生瘢痕妊娠，甚至子宫破裂。对前次剖宫产切口若有子宫体部切口、子宫下段切口有撕裂、术后感染愈合不良者，此次妊娠均应行剖宫产终止妊娠。

（2）科学规范的孕期保健及管理：合理控制孕妇体重，指导孕妇孕期适当运动；做好妊娠期糖尿病的筛查，指导其膳食，控制低体重儿及巨大胎儿的发生；去除封建迷信与陋俗，减少社会因素的剖宫产，使妊娠、分娩更加科学、符合人类生存的自然法则。

（3）严密观察子宫张力及宫缩情况，若有早产征兆，应积极予以抑制宫缩治疗，对于存在瘢痕部位发生破裂高风险的孕妇应入院实施计划分娩。

（4）严格掌握缩宫剂应用指征，诊断为头盆不称、胎儿过大、胎位异常或曾行子宫手术者产前均禁用；应用缩宫素引产时，应有专人守护或监护，按规定稀释为小剂量静脉缓慢滴注，严防发生过强宫缩；应用前列腺素制剂引产应慎重。

（5）正确掌握产科手术助产的指征及操作常规，阴道助产术后应仔细检查宫颈及宫腔，及时发现损伤给予修补。

（六）忽略性横位

忽略性横位亦称嵌顿性横位。系指胎儿呈横位，胎膜破裂，羊水流净，较强的子宫收缩使胎肩嵌入骨盆腔，常伴有脐带及胎臂脱垂，胎颈拉长，胎头与胎体始终被阻滞于骨盆入口之上的一种危急状态。若处理不当常导致子宫破裂，产妇可因休克、感染死亡，胎儿常因缺氧而致死。当前我国普遍开展围产保健工作，绝大多数异常胎位能及时纠正，故忽略性横位发生率明显下降，但在缺医少药的边远贫困地区仍有所发生，应加强重视。

1.原因

主要是胎儿在宫内活动范围较大（如羊水过多、经产妇腹壁松弛及早产等）或胎头衔接受阻（如骨盆狭窄、前置胎盘、子宫畸形、盆腔肿瘤等）。

2.诊断要点

宫底高度低于同孕周的头位或臀位，子宫外形呈横椭圆形，胎头位于母体腹部的左侧或右侧，耻骨上区空虚，胎心在脐周听到，阴道检查可能触及胎手、胎臂、胎肩、肋骨、腋窝及脐带。通过触摸脐带有无搏动，可诊断胎儿是否存活。

3.处理要点

首先应判断有无子宫先兆破裂。

分娩时应根据胎产次、胎儿大小、胎儿是否存活、宫口扩张程度、胎膜是否破裂、有无并发症等，综合判断决定分娩方式。

（1）足月活胎，伴有产科指征（如狭窄骨盆、前置胎盘、有难产史等），应于临产前行择期剖宫产术。

（2）初产妇、足月活胎，临产后应行剖宫产术。

（3）经产妇、足月活胎，首选剖宫产术。若宫口开>5cm 以上，破膜不久，羊水未流净，可在硬膜外麻醉或全麻下行内转胎位术，转成臀先露，待宫口开全助产娩出。

（4）双胎妊娠足月活胎，第二胎儿为肩先露，可行内转胎位术。

（5）出现子宫先兆破裂或子宫破裂征象，无论胎儿死活，均应立即行剖宫产术。术中若发现宫腔感染严重，应将子宫一并切除。

（6）胎儿已死，无子宫先兆破裂征象，若宫口近开全，在全麻下行断头术或碎胎术。术后应常规检查子宫下段、宫颈及阴道有无裂伤。若有裂伤应及时缝合。注意产后出血，给予抗生素预防感染。

4.预防

加强孕期保健管理，在妊娠晚期进行详细的检查，及时发现与纠正妊娠期横位。如为子宫结构异常或骨盆形态异常则应该在妊娠晚期即告知产妇，孕期需要注意的问题和避免临产后风险发生的办法，产妇无须做孕期的矫正。而对于有矫正横位机会的孕妇应该适时纠正胎位，对腹壁松弛者应该包扎腹带支持腹壁。如无明确的禁忌证可以根据情况可以做外倒转术，或用膝胸卧位纠正胎位，矫正成功后需要包扎腹部以固定胎头。妊娠晚期横位未能纠正者，应及时住院，行剖宫产终止妊娠。若无手术条件，应在未临产前转院处理。

（曾晓玲）

第四节　产褥期保健

产褥期指从胎盘娩出至产妇全身各器官除乳腺外逐渐恢复到未孕状态所需的一段时期，一般为 6 周。产褥期母体各个系统变化很大，虽然属于正常生理范畴，但容易发生感染和其他病理状况。为了保护产妇及新生儿的健康，应了解产褥期的生理过程，观察产妇的临床表现，进行卫生宣教和保健，积极预防和处理各种异常产褥情况。

一、产褥期生理变化及保健要点

（一）产褥期生理变化

1.生殖系统的变化

子宫产褥期变化最大的器官是子宫。子宫的主要变化是子宫复旧。胎盘排出后宫底位于脐耻之间或稍高处。产后宫底每天下降1~2cm。产后1周时，子宫如孕12周大小。至产后2周，子宫缩入盆腔，耻骨联合上不能扪及子宫底。但子宫需6周才能恢复到非孕期大小。产后随着子宫蜕膜的脱落和修复，子宫腔内的血液、坏死蜕膜组织、黏液等经阴道排出，称为恶露。在产褥期不同的时间，恶露的颜色、内容物不同，可分为血性恶露、浆性恶露、白色恶露。正常恶露有血腥味，但无臭味。持续4~6周。产后子宫复旧不良时，恶露增多，持续时间长，并伴有臭味，多为宫腔内胎盘或胎膜残留，或合并宫腔感染。胎盘一经娩出产妇便进入哺乳期，主要变化是产后开始泌乳。产褥期乳汁量与泌乳持续时间与新生儿吸吮及正确哺乳有关，也与产妇的营养、休息、情绪、健康状态及精神状态有关。新生儿早接触、早吸吮、早开奶，有利于乳汁分泌。

2.产褥期全身变化

产后产妇全身系统变化较大，产后72小时内，血容量增加15%~25%，特别是产后24小时内，心脏负担重，合并心脏病产妇极易发生心力衰竭。产后2~3周恢复正常。产褥早期血液继续处于高凝状态，纤维蛋白原、凝血激酶因子于产后2~4周内降至正常，白细胞总数在产褥早期可达（15~30）$\times 10^9$/L，一般1~2周恢复正常。中性粒细胞增多，淋巴细胞减少，血小板数增多。产后不哺乳者，一般在分娩后第6~8周月经复潮，10周左右恢复排卵。哺乳产妇月经复潮延迟，甚至发生哺乳期闭经，排卵恢复平均在产后4~6个月左右。若已恢复性生活，应采取避孕措施，哺乳者以工具避孕为宜，不哺乳者可选用药物避孕。

3.产褥期心理变化

产褥期是身体各器官、系统由孕期逐步恢复到孕前状态的阶段，也是心理转换时期。妊娠时孕妇常有感觉、知觉、智力及反应灵敏度下降等表现，产后逐渐恢复。分娩后2周内，产妇精神特别敏感，情绪不稳定，多思、多虑，如果受到内外环境的不良刺激，容易出现各种身心障碍，重者可发生产后精神障碍。孕产妇常见的心理焦虑甚至抑郁表现为以下几种：①孕产妇本人及其家庭对子代的期望值高，往往过分担心胎婴儿不健康等；②难产者更担心新生儿的并发症，或因并发症会引起的智力低下等；③孕妇担心自己的奶量不足，或担心自己某些疾病会传给婴儿等。产妇满月后，与外界接触较多，心理状态渐趋稳定。所以在产褥初期应特别关注产妇的情绪和思想，使产妇精神愉快，顺利渡过产褥期。

（二）产褥期保健内容

产褥期保健：分为住院期间保健、产后访视及产后42天健康检查三部分。

1.住院期间保健

（1）产妇住院期间保健做好如下几点：①正常分娩的产妇至少住院观察24小时，及时发现产后出血；②加强对孕产期合并症和并发症的产后病情监测；③创造良好的休养环境，加强营养、心理及卫生指导，注意产妇心理健康；④做好婴儿喂养及营养指导，提供母乳喂养的条件，进行母乳喂养知识和技能、产褥期保健、新生儿保健及产后避孕指导；⑤产妇出院时，进行全面健康评估，对有合并症及并发症者，应当转交产妇住地的医疗保健机构继续实施高危管理。

（2）新生儿住院期间保健做好如下几点。①新生儿出生后1小时内，实行早接触、早吸吮、早开奶；②对新生儿进行全面体检和胎龄、生长发育评估，及时发现异常，及时处理。做好出生缺陷的诊断与报告；③加强对高危新生儿的监护，必要时应当转入有条件的医疗保健机构进行监护及治疗；④进行新生儿疾病筛查及预防接种；⑤出院时对新生儿进行全面健康评估。对有高危因素者，应当转交当地医疗保健机构实施高危新生儿管理。

2.产后访视

（1）产后访视时间：产后3~7天、28天分别进行家庭访视1次，出现母婴异常情况应当适当增加访视次数或指导及时就医。

（2）产妇访视内容：①了解产妇分娩情况、孕产期有无异常以及诊治过程。②询问一般情况，观察精神状态、面色和恶露情况。③了解产妇精神心理状态。④监测体温、血压、脉搏，检查子宫复旧、伤口愈合及乳房有无异常。⑤产妇在妊娠期有合并症或并发症时，应做出相应的复查和处理。如子痫前期产妇血压高，产后应严密监测血压，复查尿蛋白，并给予指导、治疗，直至完全恢复正常。心脏病产妇产后应定期在心血管内科随诊。肝炎或肝功能不良的产妇应在内科医师的指导下积极治疗。⑥提供喂养、营养、心理、卫生及避孕方法等指导。关注产后抑郁等心理问题。督促产后42天进行母婴健康检查。

（3）新生儿访视：①了解新生儿出生、喂养等情况；②观察精神状态、吸吮、哭声、肤色、脐部、臀部及四肢活动等，必要时检测黄疸指数；③听心肺，测量体温、体重和身长；④提供新生儿喂养、护理及预防接种等保健指导。

3.产后42天健康检查

（1）产妇：①了解产褥期基本情况；②测量体重、血压，进行盆腔检查，了解子宫复旧及伤口愈合情况；③对孕产期有合并症和并发症者，应当进行相关检查，提出诊疗意见；④提供喂养、营养、心理、卫生及避孕方法等指导。

（2）婴儿：①了解婴儿基本情况；②测量体重和身长，进行全面体格检查，如发现出生缺陷，应当做好登记、报告与管理；③对有高危因素的婴儿，进行相应的检查和处理；④了解新生儿先天性疾病的筛查结果，指导相应的治疗；⑤检查新生儿的脐带情况：脐带是否脱落，脐周是否有红肿及分泌物；⑥提供婴儿喂养和儿童早期发展及口腔保健等方面的指导；⑦了解预防接种情况。

（三）产后观察护理要点

1.产后出血

多发生在产后2小时内，故应在产房内严密观察产妇的生命体征、子宫收缩情况及阴道流血量，并注意宫底高度及膀胱是否充盈等。用弯盘放于产妇臀下收集阴道流血量。产后出血时，应积极寻找病因并做处理。

2.观察子宫复旧及恶露情况

每天应于同一时间检查子宫底高度。测子宫底前应先排空膀胱，注意子宫有无压痛，同时观察恶露的量、颜色、有无臭味，如发生上述情况时，应予以治疗。

3.测量体温、脉搏、呼吸及血压

产后1周内应每天测量体温2~3次。正常产褥期大多数产妇体温在正常范围，少数产妇在产后24小时内可有体温升高，但不超过381。产后初期循环血量增加，而心排出量未迅速下降，故出现反射性心率减慢，为60~70次/分。产后由于腹压降低，膈肌下降，呼吸深而慢，约 14~16 次/分。正常产褥期血压正常。

4.产妇的休养室

应保持整洁安静，室内空气流通。炎热季节预防产褥中暑。

5.饮食

产后 1 小时可让产妇进流食或清淡半流食，产后 1~2 天逐渐改进普通饮食。食物应富有营养、足够热量和水分。若哺乳，应多进食蛋白质、热量丰富的食物，并适当补充维生素和铁剂，推荐补充铁剂 3 个月。

6.排尿与排便

鼓励产妇产后尽早自行排尿，产后 4 小时即应帮助产妇排尿。如在产妇下腹膀胱区置热水袋，温开水缓慢冲洗外阴等，凡有排尿障碍者，应给予抗生素预防感染。产后易便秘，应鼓励早活动，多食蔬菜。对便秘者可口服缓泻剂或肛用开塞露润滑粪便。

7.清洁卫生

产妇褥汗多，应勤换内衣及被褥，每天用温水擦浴，但要防止受凉。饭前、哺乳前或大小便后应洗手。注意外阴清洁，产后 4 周内禁止盆浴，外阴部可用 0.05%聚维酮碘溶液擦洗，每天 2 次。月经垫要经常更换，保持外阴清洁和干燥。如会阴伤口出现红肿等感染迹象，除用抗生素外，可行理疗、盆浴。

8.哺乳及乳房护理

医务人员应帮助产妇做好乳房护理。第 1 次哺乳前，先用温开水清洗乳头及乳晕，以后每次哺乳前后，均用温水毛巾擦洗乳房及乳头。帮助正确哺乳。哺乳完毕后，应挤出一滴乳汁涂抹于乳头。乳头轻度皲裂者，仍可继续哺乳，哺乳后局部涂抗生素软膏或 10%复方苯甲酸酊，下次哺乳前洗净。重度皲裂者，可借助乳头罩间接哺乳，或用吸奶器吸出乳汁。遇乳腺管不通者，可服用中药通乳，并用热毛巾湿敷，以防乳腺炎的发生。

9.早期活动及产后体操

（1）早期活动：阴道分娩者，在产后 6~12 小时可起床少量活动，产后第 2 天即可随意活动；阴道难产或剖宫产者，可在产后第 3 日开始，由医护人员协助下床活动。

（2）产后体操：有助于腹部及盆底肌肉恢复，减轻腹壁松弛，预防子宫脱垂、尿失禁。

10.心理保健

（1）消除心理障碍：产褥期心理保健对促进产妇的身心健康极为重要。医务人员应具有良好的医德医风，应掌握一定的心理学知识，关心产妇，有针对性地做出解释，态度和蔼，说话中肯，使产妇情绪安定，消除心理障碍。

（2）母婴接触：医务人员要注意保护性医疗制度，避免不良的语言刺激，对胎婴儿的意外如新生儿窒息、新生儿出生缺陷或死亡，应对产妇和家属交代病情，尽可能将产妇与有健康婴儿的产妇分开居住，避免精神创伤。

（3）精神医学诊治：若经过心理指导，产妇精神症状继续加重或持续不愈，应及时请精神病学医师诊治。

二、产褥期心理障碍

妇女在妊娠期、分娩期、产褥期承受了身体和心理上的巨大压力，足以造成精神障碍而诱发精神病，或使原有的精神病复发或程度加重。

产褥期精神障碍是指发生在孕妇分娩后的一组精神障碍，发病率国外报道为3.5%~33%，国内为3.8%~16.7%。根据临床表现分为忧郁型、神经症型、错乱谵妄型、躁狂型、幻觉妄想型和无力困惑型。1984年中华医学会精神疾病分类草案将其列入精神病范畴。现就最常见的忧郁型即产后抑郁症的发病因素和防治简述如下。

（一）产后抑郁症的诊断

产褥期抑郁症至今尚无统一的诊断标准。美国精神病学会在《精神疾病的诊断与统计手册》（DSM-1V）一书中，制定产褥期抑郁症诊断标准，见（表16-4-1）。

表16-4-1 产褥期抑郁症的诊断标准

1.在产后2周内出现下列5条或5条以上的症状，必须具备（1）（2）两条
（1）情绪抑郁
（2）对全部或多数活动明显缺乏兴趣或愉悦
（3）体重显著下降或增加
（4）失眠或睡眠过度
（5）精神运动性兴奋或阻滞
（6）疲劳或乏力
（7）遇事均感毫无意义或有自罪感
（8）思维能力减退或注意力不集中
（9）反复出现想死亡的想法
2.在产后4周内发病

产褥期抑郁症诊断困难，产后常规进行自我问卷调查对早期发现和诊断很有帮助。

（二）诱发因素

临床实践证明下列情况可成为抑郁症的发病因素：①患有内科合并症或产科并发症的孕产妇，如甲状腺功能减退、糖尿病、子痫前期等。器官的病理性改变给产妇带来极大精神压力，担心妊娠不能继续，一旦需终止妊娠，则感到一切落空，变得精神脆弱，思想负担沉重且有犯罪感。②产前诊断有异常，或有不良的妊娠分娩史，担心胎儿的安危，出现焦虑和压抑情绪。③高龄产妇和小年龄产妇易发生。④过去有过抑郁型精神病者产后复发机会增高，也有在妊娠中期已发生。

（三）临床治疗

包括心理治疗和药物治疗。

1.心理治疗

临床上产褥期抑郁症多为轻度，通过心理治疗方法取得良好的效果。心理治疗包括心理支持、咨询与社会干预等。通过心理咨询，解除致病的心理因素，为产妇提供更多的情感支持及社会支持，指导产妇对情绪和生活进行自我调节。对产褥期妇女多加关心和无微不至地照顾，尽量调整好家庭关系，指导其养成良好的睡眠习惯。

2.药物治疗

中重度抑郁症及心理治疗无效患者给予药物治疗。应在专科医师指导下用药为宜，可根据以往疗效及个性化选择药物。应尽量选用不进入乳汁的抗抑郁药，首选5-羟色胺再吸收抑制剂，常用药物有盐酸帕罗西汀和盐酸舍曲林。

（四）预防

产后抑郁症的发生受社会因素、心理因素及妊娠因素的影响。因此，产科医务工作者应运用医学心理学、社会学知识，对孕妇在孕期、分娩期及产后给予关怀，对于预防产后抑郁症有积极的意义。产科医师应了解精神病学的基本知识，密切观察孕妇，特别是有家族精神病史者的精神状态。产后更应注意其情绪变化，有疑虑时应及时请精神病科医师会诊，并防范产后精神病急剧发作，突然产生自杀或杀婴行为。

1.在妊娠不同时期的特殊心理状态进行安慰及劝导。如孕早期鼓励克服暂时的早孕反应所引起的不适，孕中期讲解产前诊断的必要性，孕晚期关心新生儿的出生，并介绍分娩方式等。

2.鼓励孕妇到孕妇学校上好宣传课。增进对分娩知识的了解，消除对分娩的恐惧，加强孕妇间的思想交流，积极开展导乐分娩。

3.孕期进行精神疾病的筛查，注意精神健康状态，仔细询问病史。

4.对有内外科合并症的孕妇，应掌握妊娠指征，帮助孕妇树立信心。

5.掌握药物应用指征，不能滥用成瘾药物。

三、产褥期疾病防治

（一）晚期产后出血

晚期产后出血，指分娩 24 小时后，在产褥期内发生的子宫大出血。多发生于产后 1~2 周，但也有延迟至产后 6 周发病者。子宫出血可持续性或间歇性，也可表现急骤大量出血。产妇多伴有寒战、低热，且常因失血过多导致严重贫血或失血性休克。

1.病因及临床诊断

（1）胎盘、胎膜残留：常发生在产后 10 天左右，多次反复阴道少量流血或突然大量流血。临床表现为血性恶露持续时间延长，以后反复出血或突然大量出血。检查时发现子宫复旧不良，宫口松弛，有时可触及残留的组织。

（2）蜕膜残留：子宫蜕膜在正常情况下于产后 1 周内脱落，随恶露排出，若蜕膜剥离不全长时间残留，或继发子宫内膜感染血栓脱落，可引起晚期产后出血。临床表现不易与胎盘残留鉴别。宫腔刮出物病理检查可见坏死锐膜，混以纤维素、玻璃样变的蜕膜细胞和红细胞，但不见绒毛。

（3）子宫胎盘附着部位感染或复旧不全：胎盘附着部位感染，影响子宫复旧，表面血栓脱落，血窦重新开放，引起胎盘附着部位大量出血，常发生在产后 2 周内，突然多量流血，且持续不断。检查发现子宫大而软，宫口松弛，阴道及宫口有血块堵塞。

（4）剖宫产术后子宫伤口裂开：常见于子宫下段剖宫产横切口两侧端。由于术中止血不良，形成局部血肿，或局部组织坏死，使切口不愈合。有时横切口选择过低或过高，或由于缝合技术不当。这些因素均可使自溶线脱落，血窦重新开放。多发生在术后 2~3 周，突然大量出血，甚至休克。

（5）其他：子宫滋养细胞肿瘤、子宫黏膜下肌瘤等也可引起晚期产后出血。

2.处理

（1）一般处理：观察患者一般情况、生命体征，并迅速静脉开放、补液、必要时输血，同时应用宫缩剂及抗生素。

（2）对因处理：有宫腔残留组织物则在静脉输液、备血及准备手术的条件下行刮宫术，刮出组织送病理检查。术后继续给予抗生素及子宫收缩剂。若是子宫切口裂开，多量阴道流血，应做剖腹探查及切除子宫准备。若系肿瘤应做相应处理。

3.预防

（1）分娩期严格按常规操作步骤，第三产程仔细检查胎盘、胎膜，疑缺损应及时作宫腔探查，或立即行清宫术。术后应用抗生素预防感染。

（2）严格掌握剖宫产手术指征，操作时应合理选择切口，缝合对齐，缝线不要过紧、过密，止血要彻底。

（二）产褥感染

产褥期感染分娩及产褥期生殖道受病原体侵袭，引起局部或全身感染。发病率为6%。产褥病率是指分娩 24 小时以后到产后 10 天内，每天测量口表温度 4 次，间隔时间 4 小时，体温有 2 次达到或超过 38℃者。造成产褥病率的原因是以产褥感染为主，但也包括产后生殖道以外的其他感染，如上呼吸道感染、泌尿路感染、乳腺炎等。

1.病因

（1）内源性感染：生殖道内非致病菌在母体的内环境改变，抵抗力减弱时，如孕妇产时过度疲劳、滞产、手术产、产时失血过多、产道损伤、组织坏死等条件下，生殖道或其他部位感染灶通过血行或淋巴扩散引起生殖道炎症。

（2）外源性感染：如病原菌通过空气传播给产妇，接产时器械消毒不严，孕晚期有性生活，产后卫生条件差等均可导致病原菌侵入母体。

（3）增加感染的危险因素：胎膜早破、分娩时产程长、会阴切开术或剖宫产术、产后出血等有关因素也可导致孕产妇的感染。

2.发病机制

分娩时胎盘附着面创面、产道损伤等均有利于病原体生长。病原菌可引起局部感染，向宫腔蔓延形成子宫内膜炎，并向输卵管、卵巢、盆腹膜、腹腔扩散。可向子宫肌层、宫旁结缔组织扩散，也可经血扩散形成菌血症、毒血症，甚至败血症，出现中毒性休克，甚至死亡。还可致盆腔内血栓性静脉炎和下肢血栓性静脉炎。

3.临床表现

（1）外阴、阴道、宫颈炎：会阴切口红肿、热、压痛，甚至流脓液，出现硬结，常不能采取座位，可伴有低热。阴道裂伤感染表现为黏膜充血、溃疡、脓性分泌物增多。感染部位较深时，可引起阴道旁结缔组织炎，形成阴道壁粘连及瘢痕。宫颈裂伤引起感染症状并不明显，但可达穹隆及阔韧带，宫旁组织，引起盆腔结缔组织炎。

（2）子宫内膜炎，子宫肌炎：轻者在产后 3~4 天有小腹隐痛、低热、宫底轻压痛，恶露量多、有臭味等；重者出现菌血症，出现全身症状如寒战、高热、脉速、白细胞增高、子宫复旧不良，但局部子宫压痛不一定严重，恶露不一定多，应警惕在缺乏典型体征时造成误诊。

（3）盆腔结缔组织炎：产妇可出现寒战、高热、单侧或双侧下腹坠胀及肛门坠痛、膀胱刺激症状、子宫举痛、宫旁组织增厚压痛或扪及肿物。严重者可使盆腔形成“冰冻骨盆”。

（4）盆腔腹膜炎及弥漫性腹膜炎：表现全身中毒症状，高热、恶心、呕吐、腹胀，检查下腹部明显压痛反跳痛，由于产妇腹壁松弛，腹肌紧张不明显。

（5）血栓性静脉炎：多为厌氧菌感染，尤为厌氧链球菌，起源于子宫内膜炎和底蜕膜炎。由胎盘处血栓感染向上蔓延，累及卵巢、子宫、髂内、髂总及下腔静脉，以及阴道静脉引起血栓性静脉炎。常见于单侧性，多于产后1~2周出现。继发子宫内膜炎后可出现寒战、高热，且反复发作，持续数周之久。下肢血栓性静脉炎多侵犯股静脉、腘静脉、大隐静脉，表现为局部温度升高、肢体疼痛，栓塞部位压痛或触及硬索状，下肢水肿，皮胀发白，习称“股白肿”。

（6）脓毒血症及败血症：脓毒血症，出现肺、脑、肾脓肿或肺栓塞而致死。若形成败血症，表现为持续高热，可达40℃，寒战、全身明显中毒症状，如未及时抢救可出现中毒性休克危及生命。

4.治疗

（1）一般治疗：产妇取半卧位休息，以利恶露引流。加强营养，增强全身抵抗力，入量不足应及时补液。贫血者可反复少量输血、血浆，防止电解质紊乱。做局部伤口和宫腔分泌物培养，血、尿培养，药物敏感试验确定菌种，正确使用有效抗生素。

（2）抗生素治疗：选择广谱高效抗生素，兼顾厌氧菌和需氧菌混合感染。如细菌培养结果和药物敏感选择结果出来后，应根据药敏选择有效抗生素。用药疗程应充足。中毒症状严重者，可短期加用肾上腺皮质激素。对血栓性静脉炎，在应用大量抗生素后体温仍不降者，可加用肝素等抗凝药治疗。用药期间应严密监测凝血功能。

（3）手术治疗：药物治疗无效，有子宫肌壁间多发性脓肿形成者，必要时行全子宫切除术。如盆腔脓肿局限在后陷凹，可经后穹隆作切开引流。

5.预防

（1）加强孕期保健：加强卫生宣传，临产前2个月避免性生活及盆浴。治疗孕期并发症，纠正贫血。加强营养及维生素摄入，增强体质。

（2）孕期疾病及时处理：及时治疗外阴阴道炎及宫颈炎等慢性疾病和并发症。

（3）分娩期处理：认真观察产程，处理好产程，避免滞产及产后出血。接生时严格无菌操作，正确掌握手术指征。产时仔细检查胎盘、胎膜是否完整。产道损伤及时正确缝合。保持外阴清洁。对可能发生产褥感染和产褥病率者，积极应用抗生素预防。

（三）产褥期中暑

产褥期中暑是在产褥期内因高温闷热，产妇体内余热不能及时散发，引起中枢体温调节功能障碍的急性热病。根据发病季节、病史体征易做出诊断。

1.病因

产妇深居室内，包头，且穿长衣长裤，使居室及身体小环境处在高温、高湿状态，导致体温调节中枢功能衰竭而出现高热、意识丧失和呼吸循环功能衰竭。当人体因体内热积蓄过度而引起高热，则发生中暑。

2.临床表现

（1）中暑先兆：发病急，表现为口渴、多汗、心悸、恶心、胸闷、四肢无力。此时体温正常或低热。

（2）轻度中暑：中暑先兆如没有及时辨别和处理，产妇体温逐步升高达38.5℃以上，随后出现面色潮红、胸闷、脉搏增快、呼吸急促、口渴。

（3）重度中暑：产妇体温持续升高达41~42℃，出现谵妄、抽搐、昏迷等。面色苍白，呼吸急促，数小时内可死亡。如幸存也常遗留中枢神经系统不可逆的后遗症。

3.治疗

治疗原则是立即改变高温高湿的环境，迅速降温，及时纠正水、电解质紊乱及酸中毒。其中迅速降低体温是抢救成功的关键。

将产妇置于阴凉、通风处，脱去产妇过多的衣着。补充水分及电解质。室内温度宜降至25℃。鼓励多饮冷开水，继而可用物理降温，在头、颈、腋下、腹股沟等处置冰袋，或用退热药。已发生循环衰竭者慎用物理降温，以避免血管收缩加重循环衰竭。使用药物降温时应监测生命体征。加强护理，注意体温、血压、心脏及肾脏情况。重视纠正脑水肿。抽搐可用地西泮、硫酸镁等抗惊厥。给予抗生素预防感染。出现心、脑、肾合并症时应积极对症处理。

4.预防

产褥中暑关键在于预防。对孕产妇做好卫生宣教，在产前就应做好宣教，产后及时改变家人及陪护人员的陈旧思想观念，破除旧风俗习惯，做好病室和家庭的通风，避免室温过高。并能识别产褥中暑的先兆。

（曾晓玲）

第五节 哺乳期保健

哺乳期是指产后产妇用自己的乳汁喂养婴儿的时期，就是开始哺乳到停止哺乳的这段时间，一般长约10个月至1年左右。为了保护母婴健康，降低乳幼儿死亡率，国际上已将保护、促进和支持母婴喂养作为妇幼卫生工作的一个重要内容。哺乳期保健为指导母乳喂养与哺乳期卫生，包括母乳分泌量、影响乳汁分泌量的因素，喂养方法及乳房护理，乳母饮食、休息、睡眠、断乳等。

一、哺乳期临床表现

（一）哺乳期生理变化

母乳期产妇基础代谢率增高，泌乳量逐渐增加；容易出现虚胖、面色晦暗等现象。产后乳汁分泌消耗的能量较多，必须及时补充。如果孕前营养不良并且孕期和哺乳期摄入的营养素又不足的情况下，乳汁的分泌量会下降。在泌乳量下降尚不明显之前，产妇体内分解代谢就已增加，常可看到产妇体重减轻，甚至可出现明显营养不良征象。健康而营养状况良好的产妇，膳食对乳汁中所有的营养素的影响不明显。

（二）哺乳期心理变化

哺乳期是女性非常特殊的一段时间，女性朋友们在哺乳期内身体会产生很大的变化，这哺乳期的女性身心变化是很大，哺乳期的催乳素的分泌增加，雌激素的分泌大幅下降，可能会导致阴道分泌物减少，这种状况可持续三个月到半年哺乳期女性有一定的心理障碍，对生孩子后身体的改变很不满意，嫌自己乳房松弛，腰围变粗，再加上由于刚刚生完孩子，精力和注意力全部都在孩子身上，容易产后郁闷、产后抑郁症、产后精神病等疾病。

1.产后郁闷

指产后3~5天出现的一过性的哭泣或忧郁状态。发生率高达50%~80%。一般24小时内即可恢复如常，但也有少数可能会发展为产后抑郁症。

2.产后抑郁症

指在产褥期内发生的以情绪低落、欲望下降、活动降低和评价消极为特征的一组综合征。临床表现为情绪低落、悲伤、哭泣、孤独、焦虑、易怒、自责自罪、处事能力下降、不能照看婴儿、对生活缺乏信心等，有的甚至有自杀倾向，同时伴有头昏、乏力、失眠、食欲不振等躯体症状。通常在产后2周内发病，如果积极治疗，预后良好，少数有残留症状或再次妊娠时有复发的危险。

3.产后精神病

指产后发生的严重的精神和行为障碍。临床特征是精神恍惚，急性幻觉和妄想、严重抑郁和狂躁交替出现，症状复杂、易变，伴有睡眠障碍、饮食变化等生物学改变。多于产后7天内发病，需要立即住院治疗。

4.哺乳期此期的妇女一般都有着初为人母的喜悦，心理状态良好。但亦有产妇、特别是初产妇对哺乳、产后护理、身材恢复、性生活等有着不同程度的困惑，此时医务人员和家人应给予充分的指导和关怀，帮助乳母顺利地度过哺乳期。

二、哺乳期妇女保健

母乳喂养和乳房护理推荐母乳喂养，必须正确指导哺乳。应在产后半小时内开始哺乳，这个时候乳房内乳量可能不多，但是通过新生儿吸吮动作可刺激秘乳。应该按需哺乳。

（一）母乳喂养的好处

母乳是婴儿最理想的营养食品，营养丰富，适合婴儿消化、吸收。母乳喂养是婴儿健康生长发育提供理想食物的一个独特途径，用母乳喂育婴儿省时、省力、经济又方便。母乳含丰富抗体、活性细胞和其他免疫活性物质，能增加婴儿抵抗力，预防疾病。通过母乳喂养母婴皮肤接触频繁，多增加母子感情。

（二）乳房护理

为使每个婴儿都能得到充足的母乳喂养，每位母亲必须掌握正确的乳房护理知识和保健知识，有利于乳汁的分泌和哺乳的顺利进行。

1.哺乳前

柔和地按摩乳房，有利于刺激排乳反射。切忌用肥皂或酒精之类物品擦洗乳房及乳头，以免引起局部皮肤干燥皲裂，如需要只许用含有清洁水的揩奶布清洁乳头和乳晕。

2.哺乳时

应注意婴儿是否将大部分乳晕也吸吮住，如婴儿吸吮姿势不正确或母亲感到疼痛，应重新吸吮，予以纠正。

3.哺乳结束时

不要强行用力拉出乳头，因在口腔负压下拉出乳头易引起局部疼痛或皮损，应让婴儿自己张口乳头自然地从口中脱出。

每次哺乳，应两侧乳房交替进行，吸空一侧，再吸另一侧，这样可促进乳汁分泌增多，预防乳管阻塞及两侧乳房大小不等。指导每位母亲手工挤奶的方法，避免手法不当引起乳房疼痛和损伤。哺乳期间，母亲应戴上合适的棉质乳罩，以起支托乳房和改善血液循环的作用。

三、哺乳用药原则

1.不可自己随意乱服药

有些药物对宝宝是安全的，有的药物却会产生不良甚或非常严重的反应，如病理性黄疸、发绀、耳聋、肝肾功能损害或呕吐等，因此，哺乳妈咪一定要慎重使用药物。明智的做法是需要用药时，应向医生说明自己正在喂奶，尽量使用不能通过乳汁的药，不可自己随意乱服药。

2.不应随意中断哺乳

除了少数药物在哺乳期禁用外，其他药物在乳汁中的排泄量，很少超过妈咪用药量的 1%~2%，这个剂量不会损害宝宝的身体，对于使用安全的药，不应该中断哺乳。

3.服药后调整哺乳时间

使用药物时，为了减少宝宝吸收药量，妈咪可在哺乳后马上服药，并尽可能推迟下次哺乳时间，至少要隔 4 小时，以便更多的药物排出妈咪体外，使乳汁中的药物浓度达到最低。

4.不宜使用避孕药

避孕药中含有睾酮、黄体酮以及雌激素类衍生物等，这些物质进入妈咪体内，会抑制泌乳素生成，使乳汁分泌量下降，分泌的母乳不够宝宝吃。而且，避孕药物中的有效成分会随着乳汁进入宝宝体内，使男婴乳房变大及女婴阴道上皮增生。因此，哺乳的妈咪不宜采取药物避孕的方法。

5.不可滥用中药

有些中药对产后的妈咪有滋阴养血、活血化瘀的作用，可增强体质，促进子宫收缩和预防产褥感染。但有些中药会进入乳汁中，使乳汁变黄，或有回奶作用，如大黄、炒麦芽、逍遥散、薄荷等。

宫血宁胶囊可用于产后或流产后宫缩不良出血，但是处于哺乳期的女性应可以停止喂哺，停母乳一周的时间，在此期间是可以吃宫血宁胶囊的。当然，如果要继续哺乳的话，应待停止治疗后再喂奶，以免药物影响宝宝。

6.哪些药须格外警惕

（1）长期服用镇静催眠药，可引起小儿嗜睡和生长发育迟缓。

（2）服用治疗“甲亢”的硫氧嘧啶可以引起婴儿甲状腺功能减退。

（3）服用甲苯磺丁脲可使孩子的胰岛功能下降。

（4）服用四环素后可诱发小儿过敏反应和耐药菌株的产生，同时与儿童新形成骨和牙齿中所沉积的钙相赘合，引起牙色素沉着、牙釉发育不全，进而易发生龋齿。

（5）异烟肼的乙酰化代谢物对乳儿有肝毒性；磺胺药和呋喃坦啶可引起小儿溶血性贫血。如果小儿缺乏葡萄糖-6-磷酸脱氢酶，母亲不仅口服伯氨喹可引起小儿中毒，就是吃蚕豆也能引起急性溶血。

（6）在动物实验中，发现喹诺酮类药能造成幼犬的承重关节损伤，所以儿童和乳母都不能服用诺氟沙星、环丙沙星、依诺沙星、氧氟沙星、左氧氟沙星等。此外，母亲在哺乳期绝对不能应用抗精神病药、抗癌药，不能酗酒或吸毒。乳母用药的原则有三条：

第一，尽量减少药对子代的影响；第二，由于人乳是持续地分泌并在体内不潴留，母亲如需服药，要在服药后 6h（药物的一个血浆半衰期）再喂奶；第三，如药对孩子影响太大则停止哺乳，暂时由人工喂养替代。鞠口影响儿童健康的药有哪些？

氨基糖甙类药物可引起儿童听神经损伤；喹诺酮类药物会影响儿童骨骼发育；四环素类药物能影响）七童牙齿发育；氨酚黄敏（感冒通）能引起儿童血尿；去甲肾上腺素和多黏菌素可引起儿童肾损害。因此儿童选择药物不仅要慎重，而且要注意剂量。

四、注意事项

现在新妈咪们越来越开始重视母乳喂养，母乳的作用也深入人心了，但是如果出现以下七种情况，则马上停止母乳喂养，否则对宝宝有害而无益，下面来看看是哪七种情况吧?

母乳喂养是指用母亲的奶水喂养婴儿的方式。有研究显示，用母乳喂养的婴儿发育更为健康。但是坚持母乳喂养，妈妈的身体必须是健康的，如果出现以下情况，妈妈就应该暂时或完全停止母乳喂养。

1.患传染病时

妈妈患有严重传染病时不能喂奶，以防传染给宝宝。如妈妈患有肝炎、肺病时，就必须停止母乳喂养。

2.服药期间

妈妈患病（如感冒、发烧等）不得不服用药物时，应停止哺乳，待病愈停药后再喂。但应注意每天按喂哺时间把奶挤出，保证每天泌乳在 3 次以上。挤出的母乳也不要再喂给宝宝吃，以免其中的药物成分给宝宝带来不良影响。

3.患有消耗性疾病时

如患心脏病、肾病、糖尿病的妈妈，可根据医生的诊断决定是否可授乳。一般情况下，患有上述疾病但能够分娩的妈妈，就能够哺乳，但要注意营养和休息，根据身体情况适当缩短母乳喂养的时间。

4.患有严重乳头皲裂和乳腺炎时

妈妈患有严重乳头皲裂和乳腺炎等疾病时，应暂停哺乳，及时治疗，以免加重病情。但可以把母乳挤出喂哺宝宝。

5.进行放射性碘治疗

由于碘能进入乳汁，有损宝宝甲状腺的功能，应该暂时停止哺乳，待疗程结束后，检验乳汁中放射性物质的水平，达到正常后可以继续喂奶。

6.接触有毒化学物质或农药

有害物质可通过乳汁使婴儿中毒，故哺乳期应避免接触有害物质及远离有害环境。如已接触者，必须停止哺乳。

7.运动后

人在运动中体内会产生乳酸，乳酸滞留于血液中会使乳汁变味，宝宝不爱吃。据测试，一般中等强度以上的运动即可产生此现象。故肩负哺乳重任的妈妈，只宜从事一些“温和”运动，运动结束后先休息一会儿再喂奶。

母乳不足或牛奶不够，可加用米粉作为补充来喂养婴儿。但有些父母只用米粉喂养婴儿，这是不妥的。

米粉，顾名思义就是以大米为主要原料制成的食品。其中成分：79%为碳水化合物，5.6%为蛋白质，5.1%为脂肪及B族维生素等。婴儿在生长阶段，最需要的是蛋白质，米粉中含有的蛋白质不但质量不好，而且含量少，不能满足婴儿生长发育的需要。

如只用米粉类食物代替乳类喂养，会出现蛋白质缺乏症。具体表现为：生长发育迟缓，影响婴儿神经系统、血液系统和肌肉成长，而且抵抗力低下，免疫球蛋白不足，容易生病。长期用米粉喂养的婴儿，身高增长缓慢，但体重并不一定减少，反而又白又胖，皮肤被摄入过多的糖类转化成的脂肪充实得紧绷绷的，医学上称为泥膏样。但这些孩子外强中干，常患有贫血、佝偻病，易感染支气管炎、肺炎等疾病。

有些父母，在新生儿期便加用米粉类食品就更为不合适。胰淀粉酶要在婴儿4个月左右才达到成人水平，所以3个月之内的婴儿不应加米粉类食品。3个月以后适当喂些米粉类食品，但不能只用米粉喂养，即使与牛奶混合喂养也应以牛奶为主，米粉为辅。

五、饮食保健

1.哺乳期吃什么

（1）哺乳期的母亲应含有下列营养成分：牛奶每日一公斤。可以是鲜奶、低脂乳、无脂乳、炼乳或奶粉，分6次喝。为了保证能摄取足够的维生素C，其中有2次必须将水果和蔬菜生吃，还有2次应食用橘子、葡萄柚、番茄、生卷心菜或浆果。为保证足够的维生素A，应该食用一种深绿叶蔬菜或淡黄叶蔬菜。肉、家禽、鱼每天至少一顿，量大一些，最好吃两顿。动物肝脏的营养价值特别高，应该偶尔吃一点。鸡蛋每天1只。谷类食物和面包每日3次，应该吃含各种维生素B的纯谷类食物。还要补充点维生素D制剂，以保证饮食中钙质的吸收。

（2）哺乳妈妈丰适合产妇食用的蔬菜有：莲藕、黄花菜、黄豆芽、海带、莴笋等。

（3）哺乳期可以按以下食谱，有利于奶水分泌。

①猪蹄汤

食材：猪蹄1只，通草10克，水1500毫升，葱、盐、黄酒等调味料制作方法：将所有食材放在一起，先用大火煮、水开后用小火煮，煮1~2小时，直至猪蹄酥烂为止。食用方法：待汤稍凉后，喝汤吃肉，每天一次，连服3~5天即可见效。功效：猪蹄含丰富的蛋白质、脂肪、有较强的活血、补血作用，而通草有利水、通乳汁功能。

②酒酿蛋花汤

食材：酒酿1块，鸡蛋1个制作方法：将酒酿加水煮开，再打入鸡蛋，煮成蛋花状即可，可趁热服用。功效：益气生津，活血止血，促进泌乳。

③虾米粥

食材：虾米30克，粳米100克。制作方法：粳米如常法加水煮粥，粥煮至半熟时，加入洗净的虾米，米汤稠时即可食用。功效：粥营养丰富，含有蛋白质、脂肪、钙、磷、铁等多种营养素，中医认为，本粥补肾壮阳，益精通乳，产后乳母乳汁分泌不足者宜经常食用。

2.哺乳期不要吃的食物

（1）麦乳精：因为麦乳精中的麦芽会抑制乳腺分泌乳汁，使乳汁减少，对宝宝健康不利。

（2）辛辣、刺激性食物：如韭菜、蒜薹、辣椒、胡椒、茴香、酒等食物哺乳期妈妈尽量少吃刺激性食物，刺激性食物不仅容易伤津耗气损血，加重气血虚弱，并导致便秘，还容易通过乳汁进入宝宝体内，影响宝宝健康，不过少量的调味品，如胡椒、酸醋等，还是可以的。

（3）油炸食物、脂肪高的食物：这类食物不易消化，哺乳期妈妈消化力较弱，而且油炸食物的营养在油炸过程中已损失很多，哺乳期吃了对产后恢复健康不利。

（4）韭菜、麦芽水、人参等食物：这类食物会抑制乳汁分泌，导致母乳供给不足。

（5）腌制的肉、鱼：成人每天食盐量为4.5~9克，根据平时习惯，不要忌食盐，也不要吃得太咸。食盐过多，会加重肾脏的负担，对肾不利，也会使血压增加。而且这些东西也不新鲜，多吃也不利宝宝健康。

（6）烟酒、咖啡等，烟酒、咖啡都是喂奶期间应该尽量远离的东西。吸烟的危害对宝宝有多大影响这个大家都知道，虽然少量的酒可以促进乳汁分泌，但是过量了就会抑制乳汁分泌。咖啡中含有咖啡因，哺乳期妈妈也最好少喝或不喝。

（曾晓玲）

参考文献

[1] 张庆悦，施丽洁.中西医结合妇产科疾病诊疗学[M]. 西安：西安交通大学出版社，2014.

[2] 孙梅玲，刘蕾，史文慧.妇产科常见疾病诊疗. 北京：科学技术文献出版社，2015

[3] 孙长冬.妇产科常见疾病诊治与诊疗. 长春：吉林科学技术出版社，2015

[4] 安红敏，杨平，汪向红.妇产科疾病的现代诊断与治疗精要. 北京：科学技术文献出版社，2015

[5] 程忠平.妇科微创技术基本功[M]. 上海：同济大学出版社，2014.

[6] 陈小祥.妇科肿瘤诊疗新进展第 2 版[M]. 北京：人民军医出版社，2015.

[7] 郎景和.妇科肿瘤的故事. 武汉：湖北科学技术出版社，2016

[8] （英）达克沃思. 临床笔记.妇产科. 济南：山东科学技术出版社，2015

[9] 王晓红.妇产科急危重症诊疗学. 长春：吉林科学技术出版社，2015

[10] （英）洛佩斯著.Bonney 妇科手术学. 上海：上海科学技术出版社，2015

[11] 单鸿丽，刘红.妇产科疾病防治. 西安：第四军医大学出版社，2015

[12] 石一复.剖宫产瘢痕妊娠及相关问题[M]. 北京：人民军医出版社，2016

[13] 薛敏.实用妇科内分泌诊疗手册第 3 版[M]. 北京：人民卫生出版社，2015.

[14] 李蓉，乔杰.生殖内分泌疾病诊断与治疗[M]. 北京：北京大学医学出版社，2013.

[15] 于云.实用剖宫产手术学[M]. 上海：第二军医大学出版社，2012

[16] 王彦.妇科微创手术操作与技巧[M]. 北京：人民卫生出版社，2011.

[17] 于云.实用剖宫产手术学[M]. 上海：第二军医大学出版社，2012.

[18] 刘兴会. 漆洪波.难产[M]. 北京：人民卫生出版社，2015.

[19] 张靖霄，王淑敏，段丽红.不孕不育症诊断与治疗[M]. 北京：人民军医出版社，2014.

[20] 熊庆，王临虹.妇女保健学第 2 版[M]. 北京：人民卫生出版社，2014.

[21] 朱爱萍.实用妇产科诊疗与护理. 北京：科学技术文献出版社，2015